医学发育生物学

（第四版）

刘厚奇　主编

科学出版社

北京

内 容 简 介

　　医学发育生物学是在近一个时期古老的发育生物学与分子生物学密切结合并不断应用于医学领域而形成的新型学科。本书从发育生物学的观点和方法阐明人体各类组织、器官、系统的形成过程中的结构特点及其功能的建立、完善、衰减及修复，为医学科研工作者和临床医师解决人体发育研究和发育相关疾病诊治中的理论和技术问题提供帮助。该书分总论和各论两大部分，系统介绍医学发育生物学的基本理论、方法和研究方向以及和各系统发育特征及畸形形成机制。

　　本书供医学研究生、医学科技工作者和临床医师参考，也供从事发育学研究的人员借鉴。

图书在版编目（CIP）数据

　医学发育生物学 / 刘厚奇主编. —4 版. —北京：
科学出版社，2018.8
　　ISBN 978-7-03-058463-2

　Ⅰ. ①医… Ⅱ. ①刘… Ⅲ. ①医学－发育生物学
Ⅳ. ①R329.1

中国版本图书馆 CIP 数据核字（2018）第 179452 号

责任编辑：朱　灵
责任印制：黄晓鸣 / 封面设计：殷　靓

科学出版社 出版
北京东黄城根北街 16 号
邮政编码：100717
http://www.sciencep.com
南京展望文化发展有限公司排版
广东虎彩云印刷有限公司印刷
科学出版社发行　各地新华书店经销
*
2004 年 4 月第　一　版　　开本：889×1194　1/16
2018 年 8 月第　四　版　　印张：26 3/4
2020 年 9 月第五次印刷　　字数：858 000
定价：80.00 元
（如有印装质量问题，我社负责调换）

《医学发育生物学》（第四版）
编辑委员会

主　编　刘厚奇

副主编　张远强　郭顺根　李　和　邵淑娟

编　委　（按姓氏笔画排序）

第四版前言

  《医学发育生物学》于2004年第一次出版,2005年荣幸地被国家教育部选定为全国研究生推荐教材后,作为医学院校研究生及本科教学的教材被全国医学院校广泛采用。由于发育生物学与医学的联系越来越紧密,了解人体组织和器官发生、形成、成熟及再生修复过程中细胞增殖和分化的时间性、空间性和方向性,以及对自身和其他细胞形态和功能的影响,认识机体发育与健康的关系,探寻发育相关疾病的成因及防治的方法和途径,成为医学界热门领域,受到人们越来越多的关注。2007年,《医学发育生物学》第二版添加了新的内容,介绍了大量的新进展,但功能分子介绍过于详细,强调分子与发育的联系不够,内容的层次感和连贯性不强。2012年,《医学发育生物学》第三版删除了过多涉及的分子机制表述,加强了章节间的统一性和连贯性。这次编写的《医学发育生物学》第四版继续针对教学过程中学生和老师反映的问题,弱化了普通发育生物学中低等动物发育方面的内容,在增加医学发育生物学新进展的同时,对至今仍不确定的观点和推断进行删除,便于把最新和最有说服力的理论传授给学生和读者。

  《医学发育生物学》是在传统的发育生物学理论和观点基础上,结合当今先进的分子生物学和细胞生物学技术,分析人体发生、发展、成熟及衰老的生理特点,了解人类疾病发生、发展与发育中遗传和环境因素的关系,为临床诊断和治疗提供理论依据。人体许多疾病,特别是一些重大疾病属于细胞、组织、器官缺陷性疾病与发育过程密切相关。譬如,个体的病原易感性和癌变潜在性与机体组织和器官的发育密切相关,分析其发育机制和调整其生理状态是控制疾病发生、发展的关键。另外,创伤医学、再生医学及老年医学都需要干细胞的功能应用,干细胞的分化调控是发育生物学研究的核心内容。因此,医学发育生物学与基础医学和临床医学学科关系是非常密切的。当今生命科学研究和生物技术的快速进展,使人类有能力在一定程度上干预甚至驾驭动物和人体的发育过程,从而有效地治疗疾病,促进人类健康。

  《医学发育生物学》第四版分总论和各论两篇共二十三章。第一至十章阐述了医学发育生物学的基本研究内容、模式生物、干细胞和胚体形成的机制(细胞增殖、分化和凋亡)等。后十三章则阐述了神经、循环、呼吸、消化、泌尿生殖、血液、免疫等系统的发育,并从分子机制上解释这些发生过程的演变规律,同时分析了胚胎发育与肿瘤和先天畸形的内在联系。

  《医学发育生物学》第四版在更新内容的同时压缩篇幅,并力求内容的层次感和连贯性。在编写过程中,我们力求做到内容新颖、文笔流畅、概念明确、可读性强。但医学发育生物学是一门新兴学科,在许多方面还有待进一步的学习、探索和实践,加之我们的知识和能力所限,遗漏及错误在所难免,希望得到广大读者的批评指正。科学出版社的编辑为此书的编辑工作倾注了不少心血,我们表示衷心的感谢。

陆军军医大学蔡文琴教授为此书付出了辛勤劳动,但她坚持要求退出此版的编写。我们以此书的再版祝愿蔡文琴教授健康快乐,心想事成。海军军医大学赵云鹏副教授对全书的图片进行了精心整理,在此一并表示感谢。

刘厚奇

2017年12月于上海

目　录

第二篇 各 论

第一篇　总　　论

第一章 概 论

许多研究证明,肿瘤多在年长者中发病是机体免疫功能的下降所致无法控制不良细胞的恶性增生并影响组织器官的正常功能。然而,肿瘤患者的年龄越轻,其肿瘤的恶性程度越高,说明肿瘤发生与组织器官的发育有着内在关联。另外,有些人对某些病原体易感,有些人对某些物质过敏,其相应的发病可能性大大增加。这种发病的潜在性与机体组织器官的发育正常与否十分相关。同时,许多先天性疾病就是组织器官发育出现问题所致,细胞增殖分化在时间地点上出现偏差导致组织器官功能不全或缺如而发病。因此,为了人类的健康,我们有必要了解人体组织和器官的生命来源和发育规律。作为医务工作者,我们应该掌握人体发生、发展、成熟及衰老的生理特点,了解人类疾病发生、发展与发育中遗传和环境因素的关系,有利于疾病的正确诊断和及时治疗。

人体发育是由单细胞的受精卵逐步演变成由多种组织、多个器官和系统构成的有机体的复杂过程。人体发育的过程是受精卵的基因组按照一定的时空顺序选择性表达调控的。它涉及多种细胞的聚集与相互作用,以及细胞的增殖、凋亡和分化。人体许多疾病在不同程度上都与发育的过程出现偏差有着密切关系。另一方面,生命科学和生物技术的快速进展,使人类有能力在一定程度上干预甚至驾驭动物和人体的发育过程,从而有效地治疗疾病,促进人类健康。

发育生物学(Developmental Biology)就是研究分析生物体从精子和卵的发生、受精、发育、生长直至衰老死亡的过程及其机理的一门学科,其通过现代科学技术和方法,从分子水平、亚显微水平和细胞水平入手,分析生命变化过程中形态和功能的内在联系。医学发育生物学(Medical Developmental Biology)则是从发育生物学的角度研究人体组织和器官形成过程中细胞增殖和分化的时间性、空间性和方向性,以及对自身和其他细胞形态和功能的影响,进而探寻发育相关疾病的成因及防治的方法和途径。

第一节 医学发育生物学的研究内容与方法

一、医学发育生物学的研究内容

发育生物学是随着细胞生物学、遗传学、生物化学及分子生物学等生命科学的发展和与胚胎学的相互渗透而形成的一门学科。它主要以细胞生物学、生物化学和分子生物学技术为基础,以胚胎形成、发展、成熟以及机体成长和衰老为主线,探讨基因及产物对细胞增殖、分化和凋亡的调节,阐明机体形态和功能变化的机制。

医学发育生物学研究的主要对象是人体。一方面,它从发育生物学的角度研究人体从受精卵到成熟胎儿,以及人体从小到大、从新生到衰老过程中的形态和功能的变化。一个受精卵如何通过一系列的细胞生长、分裂、增殖和分化生成具有形态各异和分工明确的不同细胞?这些细胞如何相互影响和协同作用构成不同组织和器官,以及整个机体?机体组织器官损伤修复和功能补偿,以及机体衰老的细胞和分子基础是什么?这是医学发育生物学研究的重要任务。另一方面,它还探讨影响人体发育的各种因素及异常发育与疾病的关系。人们常说的"病因"有两种,一种是致病的遗传因素,如染色体易位、缺失,基因突变、重组等DNA遗传物质的改变,另一种是致病的环境因素,如生物、物理、化学因子对机体细胞结构和功能的影响。然而,与异常发育相关的疾病则是在机体发育过程中各类不良影响因素作用于增殖分化阶段的细胞,使细胞内基因转录和蛋白质表达在时相和数量上产生偏差,导致机体器官、组织形态和功能的异常(如先天性心脏病、畸胎瘤等)或潜在隐患(如成瘤能力)。所以,医学发育生物学在疾病研究上综合了遗传和环境两方面的因素,更能切合实际地了解疾病的病因。

医学发育生物学的研究内容主要包括以下几个方面。

（一）细胞分化的决定与基因调控

细胞分化的决定是指细胞在出现特有形态结构、生理功能和生化特性前所发生的细胞分化方向的内在变化过程。目前的研究表明，细胞分化的决定受细胞内形态生成素（morphogen）所控制。这些生成素存在于细胞质中，随着细胞的分裂，决定子分配到不同的细胞中，决定了细胞的分化方向。细胞分化是胚胎细胞发育为具有特定结构、特定形态和专一功能细胞的过程，是含有相同基因库的细胞不同基因表达的结果，包括化学分化、形态分化和功能分化。研究证实，一般化学分化先于形态结构分化，而形态分化先于功能分化。基因表达的调控是细胞分化的关键，如细胞分化过程中不同基因表达受发育控制基因（development control gene）调控。同时，发育相关基因的启动子分析是研究细胞分化决定的有效手段，它包括基因特异调控序列、启动子（promoter）和增强子元件（enhancer element）的鉴别。人体发育过程中基因转录活性的变化是细胞增殖分化的必要条件。

在真核细胞中，基因表达的调控可以在不同的水平上进行，包括转录、加工、翻译及mRNA稳定性等，在某些情况下还涉及基因扩增和重排。发育分化程序虽然在受精时已基本确定，但必须在胚胎发育过程中通过一系列的相互作用才得以逐渐展开，包括控制发育分化特定方面基因之间的相互作用。也就是说，含有全套遗传基因的核，其基因活动随发育过程逐渐局限化，不同类型的细胞或组织各自局限于转录该类型细胞的特异mRNA，合成特异功能的蛋白质。

（二）细胞增殖分化与细胞微环境

在发育过程中，细胞增殖分化除了基因等遗传因素外，环境因素也是十分重要的。在激素、细胞因子、细胞外基质及毗邻细胞等的作用下，人体内发生一系列的分子水平、亚细胞水平、细胞水平、组织水平和器官水平的变化。这种经过长期进化而建立的定点、定时、定向并有序的变化为人体正常发育所必需。这种环境因素与细胞内的基因配合，使发育成熟的人体器官具有正常外形、正常构造、正常分布、正常功能并能适应于外界生存条件。然而，在胚体发生和发展过程中，病原体（如流感病毒、EB病毒等）的侵入会干预细胞正常的增殖分化，胚体出现畸形。像病毒一类的生物致畸因子引起的起始性变异通常发生在分子水平和亚细胞水平，如基因突变或缺失、染色体畸变、基因表达异常、有丝分裂异常、酶促反应障碍等。所以，我们研究正常或异常微环境对胚体发育的影响，对于保障胚胎在母体内健康发育和胎儿出生后健康生长很有必要。

细胞决定归因于胚胎细胞分泌的一些可溶性因子。这些因子是通过胞吐的方式释放到细胞间隙。小分子物质即可在一定细胞群范围内以分泌源为中心，建立起递变的扩散浓度梯度，以不同的分子浓度为处于梯度范围内的细胞提供位置信息，从而诱导细胞按其在胚胎中所处的局部位置向着一定方向分化。细胞获取位置信息最简单的途径是单纯降低某些形态决定子的浓度，形成恒定的形态决定子浓度梯度，给细胞提供有效的位置信息。形态决定子借助于空间浓度的不同，通过局部作用于细胞分化的空间模式。最近研究发现，外泌体（exosome）可通过转移蛋白质、mRNA及miRNA调节局部及整体细胞间的信息交流，进而诱导受体细胞发生相应的生理改变。另外，细胞表面存在各种受体及各种细胞黏附分子，可以介导细胞之间的相互识别、结合及相互作用。在真核细胞双层膜中镶嵌有大量蛋白质或糖蛋白分子，它们的部分分子片段暴露于细胞膜外，构成细胞表面的特征结构——细胞表面抗原，其中相当数量的表面抗原具有介导细胞间和细胞与细胞间质成分间相互黏附的功能。不同分化细胞有不同的表面抗原组合，进而产生了它们之间的亲和差异。

（三）基因表达的时序和空间分布与细胞增殖分化

目前对胚胎发育的基因表达与细胞分化研究虽处于起步阶段，但取得了较大的成绩。人们已认识到在发育分化过程中，细胞增殖、分化及形态发生与演变，最终发育成为具有特定形态的胎儿，都是基因表达的结果。人们同时认识到基因表达的特点是：① 按严格的时间和空间顺序启动或关闭；② 基因表达有其特异性，即不同细胞所表达的基因种类不同，如肾脏细胞和脑细胞虽然都从受精卵发育而来，含有相同的基因，但这两种细胞中的基因表达却差别很大；③ 基因表达可出现交叉性，即同一基因家族基因的成员可在不同组织细胞内表达；④ 组织细胞不同功能状态时基因呈不同表达状态，但其表达状态与组织细胞分化及形态发生过程基本一致。

控制细胞增殖分化的因素可分为两方面。一是细胞内的控制,细胞增殖分化是通过DNA遗传密码转录和翻译成特异性蛋白质表现出来的。也就是细胞中都含有一整套相同的基因,在人体发育过程中,有些细胞中的某些基因表达,合成某些特异的蛋白质,而另一些细胞则又有另一些基因表达合成特异的蛋白质,这些基因的表达降低了细胞的分化潜能,细胞特异基因的表达就决定了细胞的分化方向。二是细胞之间的相互影响,即细胞与细胞之间、组织与组织之间、器官与器官之间相互协调、相互影响和相互诱导,如脊索与外胚层的相互作用导致了神经系统的发生。因此,从个体发育角度看,细胞的分化和发育完全取决于单个基因在时间和地点上的选择性表达或差异表达,以及整个基因网络在时间和空间上的紧密联系和配合。

(四)器官发生和成熟

人体器官发育各自都有特定的规律,其体现在发生的先后次序、发展过程中的形态变化和分子机制,以及结构与功能的关联上。同时,器官发育与疾病、器官损伤与修复,以及器官手术(如肝、胃部分切除等)后形态和功能的恢复也是医学发育生物学研究的要点。值得注意的是,器官形成中形态的变化是基于功能的要求。譬如,胎儿手脚发生初期的形态为鸭蹼状,随着功能的建立,手指和脚趾间的组织发生程序性死亡并逐渐形成分开的五指(趾)。再者,肝部分切除一段时间后,剩余的肝组织会增殖至正常大小的肝脏而终止分裂,这除了受肝细胞基因激活和形态决定子的浓度等因素影响外,重要的还是机体对肝脏功能的要求所致。

心脏是哺乳动物在胚胎发育时期最早形成的器官,其发育受到精确的时空调控。miRNA作为一种新的基因调控因子,在心脏的发育过程中发挥了非常重要的作用。最近的研究表明,多种miRNA在心脏表达,如miR-1和miR-133特异表达于肌组织,miR-208则特异表达于心脏。这些miRNA表达的异常可导致心脏发育缺陷。人们进一步研究发现,miRNA的过表达或者敲除都可使心脏发育受阻,说明miRNA对心脏的发育和功能具有重要的作用。

(五)细胞工程

细胞工程是用人工方法对细胞成分进行加减和更替而获得所需的功能细胞。生殖细胞工程是通过显微注射等人工授精方法获得受精卵。无性繁殖技术是指将体细胞的胞核移植到去核卵细胞内,通过细胞培养、胚胎移植等技术培育新个体。该技术已取得突破性进展。如1997年先后在国内外繁殖出无性繁殖的猴、羊和小鼠等。1998年2月无性繁殖的良种奶牛在美国出生。通过研究也证实了哺乳类细胞核的全能性。另外,现在研究中普遍使用的基因敲除技术和干细胞驯化技术都是细胞工程的研究范畴。

通过导入特定基因诱导完全分化的体细胞重编程为诱导多能干细胞(inducing pluripotent stem cell, iPS cell)是一种新的意义重大的细胞工程技术。Yamanaka等于2006年用逆转录病毒载体在小鼠成纤维细胞中表达Oct3/4、Sox2、K1f4和c-Myc等转录因子,成功获得了具有ES细胞特性的诱导多能干细胞,取得了细胞重编程研究中重大的突破。2007年底Yamanaka等用相同的基因,Thomson等用Nanog和Lin28替代K1f4和c-Myc基因均成功获得了人成纤维细胞来源iPS细胞。从iPS细胞上,人们看到了它为人类疾病治疗所带来的希望和契机。

2015年,来自美国威斯康星大学的华人科学家张素春在国际学术期刊 *Cell Stem Cell* 杂志上发表了一项最新研究进展,他们利用CRISPR/CAS9技术实现了对人类干细胞系进行可诱导基因敲除,这一方法的成功对于研究基因在干细胞及分化不同阶段中的作用具有重要推动作用。在该项研究中,研究人员结合CRISPR/CAS9介导的基因组编辑和Flp/FRT以及Cre/LoxP系统成功实现建立了可诱导基因敲除的人类多能干细胞系。这种工程细胞对人类遗传性疾病的治疗有很大帮助。

二、医学发育生物学的研究方法

医学发育生物学的研究方法涉及基础与临床医学,以及细胞生物学、遗传学、生物化学及分子生物学等生命科学多个领域。常用的研究手段和方法有细胞谱系(cell line)的跟踪、诱变与"基因敲除小鼠"、转基因动物、差式筛选技术和RNA干扰技术等。特别是美国科学家安德鲁·法尔和克雷格·梅洛,发现RNA(核糖核酸)干扰机制并因此获得2006年度诺贝尔生理学或医学奖,就是在发育生物学模式动物——秀丽广杆线虫(*C. elegans*)上获得的,随之发展起来的RNA干扰技术更是为细胞和发育生物学研究广泛使用，并已逐步取代了被认为是"金标准"的基因敲除技术。另外，DNA甲基化、组蛋白修饰等表观遗传学分析方法已成为研究发育与疾病关系的新宠，越来越得到人们的青睐。关于医学发育生物学常用研究方法的原理和操作程序详见第二十三章"医学发育生物学相关技术"。

第二节　医学发育生物学的地位

一、发育生物学发展中的重要事件

发育生物学的鼻祖，是公元前4世纪的亚里士多德（Macedonian Aristotle，公元前384～前322），他是第一个系统地从事发育生物学研究的人。他不仅是一个博学的哲学家，还是一个热忱的自然主义者。对于有机体是如何产生的，他提出了4种可能：① 自发地产生于腐败物，因为当时认为苍蝇和爬虫可能来自腐败物质；② 出芽产生；③ 雌雄同体；④ 两性生殖。在他看来，卵子是卵生动物的繁殖工具，而哺乳动物、人及一些其他的胎生动物没有卵，雌性向后代提供均匀物质，雄性提供精液，精液才是后代形体形成的起因。

1860年以来，有了大量的重要发现，实验胚胎学、细胞生物学、遗传学的时代开始到来。发育遗传学的第一个先锋就是魏斯曼（August Weismann，1834～1914），他预见了基因的重要性，提出了染色体的自我复制决定子的假说，后来在19世纪70年代被Walter Flemming和Eduard Strasburger证实，前者发现了细胞的有丝分裂（mitosis），后者根据染色体的行为将有丝分裂分为前期、中期、后期和末期。20世纪初，Hans Driesch（1867～1941）研究了海胆卵，标志着现代实验生物学的开端。他把受精卵分裂形成的两个姐妹细胞（分裂球）分离开来，分离的细胞可产生完整的海胆幼虫。他认为，一个细胞将来的命运是由它在整体中的位置所决定的功能，每一单独的基本发育过程不仅仅有其本身的特异性，而且有其在整体中的位点特异性。这就是他的位置信息学说。另外，Wilhelm Roux（1850～1924）用青蛙卵所做的研究和Thomas Hunt Moran（1866～1945，于1933年第一个获得诺贝尔奖的生物学家）建立的遗传学领先模式生物——果蝇（Drosophila），以及Hans Spemann（1869～1941，1935年诺贝尔奖获得者）用外科手术方法分离两栖动物胚胎的胚胎不同部分之间相互诱导性研究，对发育生物学的研究产生重要的影响。

二、医学发育生物学的发展

1953年Watson和Crick继摩尔根染色体学说以后，提出染色体中的DNA是非常长的双螺旋的分子。现代遗传学进一步证明，DNA分子上碱基的排列顺序，带有有机体合成蛋白质的密码，并把能指导某一蛋白合成的DNA片段称为基因（gene）。这些发现把发育生物学带入分子水平时代。直到1956年，Tjio和Lewan才确定人胚胎细胞有46条染色体。随后，Moore（1966）发现Down综合征、Turner综合征患者的细胞染色体数目异常，证明先天性疾病是由基因的缺失和变化引起人体发育不良所造成的。

由于人们对人体胚胎发育的不断认识，以及分子遗传学和分子生物学、生物化学不断用于胚胎发育的分子机制研究，人类产生了认识自身和完善自身的愿望。从此，医学便与发育生物学的联系日益密切。通过研究人们意识到，除了遗传病和胎儿畸形外，许多临床常见病（如免疫性疾病、肿瘤、内分泌疾病和心血管疾病等）的病因分析都要运用发育生物学的理论、观点和方法，以便了解人类疾病的实质及发现诊断和治疗疾病的有效办法。

三、医学发育生物学的地位

医学发育生物学是一门十分活跃的学科。它的产生有赖于其他学科的发展，所以与许多医学基础学科和临床学科关系密切。

人体胚胎学是研究生殖细胞发生、胚胎发育过程、发育规律及胚胎与母体的关系，大多涉及胚体组织形态的变化。近年来，胚胎发生过程的研究所涉及的问题多为细胞分化，细胞和组织间的相互诱导、相互影响及基因调控。这就同发育生物学密不可分了。所以，医学发育生物学是以人体胚胎学为基础的。

医学发育生物学是在广泛的基础学科相互交叉中派生出来的，它和胚胎学、细胞生物学、分子生物学、遗传学、生物化学和生物物理学等学科有着密切的关系。它借助于这些学科的原理和方法发展起来，同时又充实并带动了这些学科的发展。遗传和发育是有机体在生命活动中同一问题的两个方面，发育过程受遗传物质的控制,而遗传特点要通过发育去体现出来,没有遗传就没有发育,没有发育也就无所谓遗传。所以,医学发育生物学和遗传学在分子水平上是融会贯通的。它利用分子遗传学的原理和方法进行研究,同时又用其新的研究成果来补充和修正分子遗传学。细胞生物学是医学发育生物学研究重要基础之一,它在细胞、亚细胞及分子水平等不同层次上研究细胞器结构与功能之间的关系,其核心问题是细胞增殖与分化。生物化学是上述学科的基础理论。所以,医学发育生物学与生物化学、分子生物学、医学遗传学等医学基础学科和儿科学、生殖工程学、肿瘤科学及优生优育等临床学科的密切联系,要求我们将分子生物学、细胞生物学、遗传学、生物化学、生理学、解剖学、胚胎学、免疫学等相关生物学科的知识融会贯通,整合起来形成完整的知识体系。只有这样,我们才能在医学发育生物学研究中有所作为。

早期发育生物学就是建立在卵细胞的观察和研究上的,后来的细胞分化和分裂研究便逐渐创立了细胞生物学的研究基础。因此,很多发育生物学家同时也是细胞生物学家。如J. Holtfeter, V. Hamburger 和 Paul Weiss 等研究细胞特性时是细胞生物学家,探讨细胞间相互诱变作用时便是发育生物学家了。

医学发育生物学不仅研究人体正常发育的机制,还探讨人体的异常发育变化。对于肿瘤、艾滋病、畸形发生的机制研究,临床医学和发育生物学同样受到关注。由于人类基因组研究计划的顺利完成,人们将能够更清楚地阐明人类正常发育和异常发育的分子机制,这也是攻克癌症和其他疑难疾病的必要理论基础。关于受精和早期胚胎发育机制的研究是计划生育、优生优育工作的理论基础。

第三节 医学发育生物学的重要进展

对于生物学、医学及遗传学等方面的学者来说,医学发育生物学受到越来越多的关注,其众多领域都有突破。在这里,我们选择几个重要的研究进展作概略介绍。

一、表观遗传学与医学

表观遗传是指DNA序列不发生变化而基因表达却发生了可遗传的改变,涉及的分子机制主要包括DNA甲基化、组蛋白修饰、染色质重塑。其中,非编码RNA如长链非编码RNA(lncRNA)和微小RNA(miRNA)是真核细胞生物中两类很重要的非编码RNA,不仅自身的表达受到表观遗传的调节,而且还能对表观遗传发挥重要的调控作用。lncRNA参与X染色体沉默、基因组印记、染色质重塑等重要的表观遗传学过程,miRNA可以通过靶向表观遗传的关键酶影响其他基因的表达。lncRNA与miRNA之间还具有复杂的相互作用关系,miRNA可以调控lncRNA的表达,而部分miRNA又起源于lncRNA并受lncRNA调节。

近年来,人们在多种肿瘤中发现lncRNA异常表达,如lncRNA HULC在肝癌中表达上升。癌细胞中HULC转录起始位点周围组蛋白H3、H4的乙酰化水平明显高于正常细胞,而抑制性组蛋白标记H3K9me3显著低于正常肝细胞,表明肝癌细胞中HULC转录激活与组蛋白活化维持开放的染色质构象密切相关。另外,lncRNA是X染色体失活的分子基础,雄性和雌性哺乳动物基因组中存在不同数目的X染色体,为了平衡X染色体的量,在雌性哺乳动物胚胎发育早期会表观沉默其中一条X染色体。在20世纪90年代,X失活特异性转录基因(Xist基因)的发现为理解X染色体失活的分子机制带来了突破性进展。现在,人们发现Xist是一类长约17 kb的lncRNA。Xist基因的表达受到一组位于X染色体失活中心的lncRNA的严格调控。Tsix是长约40 kb的lncRNA,包裹活化的X染色体,是Xist的反义序列,可以负调控Xist基因的表达。在将发生失活的X染色体上,Tsix表达下调引起短暂的异染色质状态,H3K27me3水平升高,Xist启动子区去甲基化,从而使Xist表达水平显著升高。同时,人们还发现,lncRNA能够直接调控各种印记基因。lncRNA Air转录起始于小鼠第17号染色体Igf2r基因第2个内含子,只在父源等位基因表达。在小鼠胚胎11.5 d时,Air附近的一簇蛋白编码基因Igf2r、Slc22a2和S1c22a3在父源染色体上被沉默,只在母源基因座上表达。而在父源基因座上删除Air的启动子区将导致父源Igr2r、S1c22a2和S1c22a3基因的异常活化。

在肿瘤细胞与正常细胞中存在大量差异表达的miRNA,关于miRNA的表达调控机制还有很多未知的方面。越来越多的证据表明,miRNA与蛋白编码基因类似,也受到表观遗传的调控。在血液系统恶性肿瘤中,miR203由于启动子甲基化而特异性地沉默,应用5-氮杂-2′-脱氧胞苷处理使启动子去甲基化而能恢复其表达,而其表达的恢复可以抑制肿瘤细胞增殖并促进细胞死亡。另外,单独应用组蛋白去乙酰化酶抑制剂能够上调脐带血来源的多能干细胞中 let-7al、let-7d、let-7fl、miR 23a、miR 26a 和 miR 30a 的表达水平,并证实 miR-23a、miR 26a 和 miR 30a 通过抑制 HMGA2 而加速多能干细胞的老化。

lncRNA 与 miRNA 之间也存在相互调节作用。Salmena 等提出了竞争性内源 RNA(ceRNA)调控基因表达的假说,所有包含 miRNA 应答元件的转录本,包括 mRNA、转录假基因及 lncRNA 都可以通过结合共同的 miRNA 来影响彼此的表达水平。Guo 等发现 lncRNA BGI3 发挥 ceRNA 的功能,通过与抑癌基因 PTEN 竞争性结合相同的 miRNA 而调控 Bcr-Abl 介导的细胞转化。在胃癌中,lncRNA HOTAIR 的高表达能够吸附结合更多 miR 331-3p,从而解除 miR 331-3p 对 HER2 表达的抑制作用。Wang 等证实 lnc-RoR 可以直接结合 miR145、miR181 等 miRNA,并且通过竞争性结合上述 miRNA 及 Ago2 蛋白,保护 Oct4,Nanog 等多能性因子不受到 miRNA 的负向调控作用。经过系统的实验证实,提出人类胚胎干细胞中存在一种新的表观遗传学调控机制:内源性 miRNA 海绵效应。多能性因子可以促进 lnc-RoR 的表达,使其可以结合抑制性 miRNA,最终保护关键性多能性因子,这一正反馈通路可以在 ESC 自我更新状态下维持多能性因子稳定表达。但是在分化因素刺激下,miRNA 浓度急剧增加,迅速降解 lnc-RoR,导致这一平衡被打破,多能性因子失去保护后随之下调,ESC 进入分化状态。

二、体细胞重编程

体细胞重编程(cell reprogramming)是细胞从一种基因表达谱转换为另一套不相关表达谱的过程。狭义的重编程一般指转换为分化能力更强的表达谱,即逆转了机体既定的正常发育程序。广义的重编程还包括转分化,即转换前后两种细胞类型的分化潜能差异不明显,但定向方向逆行或者跳转到另类组织。体细胞重编程最典型的成果是在特定条件下将完全分化的细胞逆转成为具有与胚胎干细胞(embryonic stem cell,ES cell)类似特点的多能性干细胞。

体细胞核移植(somatic cell nuclear transfer, SCNT)是研究较早的体细胞重编程技术。人们用细胞核移植技术将体细胞核转移到去核卵细胞中,培养形成的囊胚内出现一群细胞(内细胞群, inner cell mass, ICM)。这种细胞在体外培养可成团生长即为干细胞克隆,诱导分化(细胞、组织或器官)后移植到病人体内以治疗疾病,人们谓之"治疗性克隆"。与此相对应的"生殖性克隆",是用上述无性繁殖的手段制造出与体细胞的供体遗传完全相同的动物或人。两者的区别在于,前者是为了获取干细胞,而后者是为了获取新的生命个体。

不可忽视的是,人类细胞核移植的研究目前仍面临着很多难题。受体细胞——人卵母细胞来源有限,一方面应用人类卵母细胞有道德争议,另一方面捐赠者稀少;在早胚发育过程中胞质与核不匹配时会使正常发育中断,这是否影响核移植后 hES 细胞的衍化过程尚未可知;核移植后,成体细胞核基因组如何重排,是否会编码异常蛋白;ES 细胞分化的诱导和靶方向如何准确控制;ES 细胞增殖的控制;小鼠"滋养细胞"营养人体干细胞易于造成动物细胞污染;把干细胞诱导培养成专一、成熟的细胞和组织,在近期还很难做到。

诱导重编程在某种程度上克服了体细胞核移植的不足。Yamanaka 2006 年通过过表达 4 个转录因子,Oct4、Sox2、Klf4 和 c-Myc,成功获得了具有 ES 细胞特性的诱导多能性干(iPS)细胞后,科学家们对其在临床医学上的应用迅速展开研究。利用 iPS 细胞可以产生个体特异性的多能干细胞,移植用于治疗遗传和退行性疾病,可以最大限度地避免免疫排斥。Hanna 等用镰刀型贫血症小鼠的皮肤成纤维细胞建立了 iPS 细胞,通过对 iPS 细胞的改造和分化得到了具有正常功能的造血前体细胞,移植到患有镰刀型贫血症的小鼠体内,极大地改善了小鼠的症状。Angel 等发现,来自范康尼贫血(Fanconi anaemia)患者的"iPS 细胞"在纠正了基因缺陷之后,可被重新编程,而产生具有患者特异性的"iPS 细胞",它们能产生属于骨髓细胞系和类红细胞系的不含疾病基因的造血祖细胞。这些细胞对于细胞疗法有潜在价值。重症神经疾病脊椎肌肉萎缩症(spinal muscular atrophy, SMA)患者的皮肤细胞重编程为 iPS 细胞,然后将这些 iPS 细胞培育为神经细胞后,在体外成功再现了神经细胞因疾病死亡的过程。用 iPS 细胞可无限度繁殖病变细胞用于研究,意义实属非凡。

胞质孵育诱导重编程是另一设计完全不同的核移植手段,是将多个细胞核注射到两栖类动物第一次减数分裂前期卵母细胞生发泡(germ-vesicle, GV)内。注入 GV 内的体细胞核不经历 DNA 合成及细胞分裂,但 RNA 合成剧烈,这与正常 GV 期卵的行为是一致的。将多个哺乳动物细胞核移植到两栖类卵母细胞中,可以在完全不涉及 DNA 复制的情况下观察到体细胞核中处于抑制状态基因的直接激活,表明存在不受DNA复制干扰或辅助的、直接调控转录谱从体细胞状态向类卵母细胞状态转变的开关。转换过程涉及的分子改变直接反映了转录谱的重编程过程。

细胞融合也能发生重编程。细胞融合产生的多核细胞称为异核体。融合的两个细胞中一个对另一个起明显支配作用,将自己的状态强加于另一个细胞。例如,人类非肌性羊膜细胞与小鼠肌细胞融合后,肌细胞特异基因启动表达。胸腺细胞等体细胞与EG细胞融合后的表观修饰类似于多能性细胞,包括多能性基因再激活、Xist再激活、自我更新、DNA去甲基等。与多能性细胞融合形成的杂种细胞具有多能性细胞所有的分子特征。

三、上皮间质转化

上皮细胞与间充质细胞间的相互转变是胚体形成过程中组织形态发生和器官重建的不可缺少的生理活动。这种转型过程受到钙黏蛋白介导的细胞间黏附、生长因子和细胞外基质成分的调节。上皮细胞的极性及细胞间的紧密黏附由细胞膜两侧的特殊黏附连接装置完成,如肌动蛋白丝相关的黏附连接和丝与丝交联的桥粒。细胞间连接主要由一种非常重要的跨膜糖蛋白E-钙黏蛋白(E-cadherins)介导,它的细胞外区与钙离子结合后邻近细胞间发生同嗜性黏着;它的细胞内区与一组蛋白相连,因它们之间相互交连,所以这类蛋白统称为连环蛋白(catenin)。这样,钙黏蛋白聚簇、钙黏蛋白连环蛋白复合体形成,以及与肌动蛋白细胞骨架的反应是细胞间建立稳定连接的必不可少的环节。

上皮间质转化最早被发育生物学家用来描述在胚胎发育过程中某些特定部位的上皮细胞所发生的形态学改变,使其在生物学上更适合侵袭转移。例如,在胚胎期器官形成的过程中,上皮细胞变得类似于成纤维细胞,从而具有了强大的移动能力。细胞转化与立方上皮细胞通过下调细胞黏附相关基因(如E-cadherins)、丢失细胞之间的相互作用,以及改变细胞角蛋白(细胞骨架)的外形有关。同时,上皮细胞也获得了间充质细胞具有的一些特征:伸展性的成纤维细胞样的外形,波形纤维蛋白、Snail、骨桥蛋白的表达,这些改变导致上皮细胞在生物学特性上更具有侵袭性和移动性。研究表明,上皮间质转化至少从以下三方面调节着哺乳动物的胚胎发育:① 器官形成:与原肠胚、四肢以及肺、肾、胃、心等器官的形成有关;② 胚层分化:细胞转型与体壁内胚层和中胚层的分化,以及定形内胚层的形成有关;③ 神经系统分化:细胞转型促进了背神经上皮细胞向神经管嵴细胞的转化,进一步引起背神经上皮细胞向外周神经系统中的多种神经元细胞、神经胶质细胞、色素细胞以及心脏、面颊、颈部的结缔组织的分化。

在肿瘤的侵袭和演进的过程中,上皮细胞的多形性改变和去分化表现是肿瘤演进的标志。肿瘤细胞发生上皮间质转化,形成具有侵袭性和迁徙性的单细胞或细胞团。在这种转移机制下,肿瘤细胞发生上皮间质转化,形成间质细胞。同时,上皮间质转化可以被多种类型生长因子(如表皮生长因子、转化生长因子B)、转录因子(如Snail、Slug、ZEB1、ZEB2、Twist、FOXC2等)和非编码miRNA(miR200、miR155等)诱导,可发生在肿瘤生长的全过程中。

上皮间质转化是循环肿瘤细胞在远处定植并发展成转移灶的重要环节。发生上皮间质转化的循环肿瘤细胞在到达远隔转移部位后,间质性质的循环肿瘤细胞发生间质上皮转化,使循环肿瘤细胞再次表达上皮特性从而定植并形成转移灶。这就能解释转移灶与原发瘤有相似表型并在大多数病例中表达上皮标志物。随着检测技术的发展,从外周血中分离检测稀有循环肿瘤细胞和进行单细胞基因分析成为可能。目前已经有报道间质化循环肿瘤细胞更能准确地预测不良预后,间质细胞标志Akt2、Twist阳性的循环乳腺癌细胞的数量与乳腺癌的生存率有密切关系,数量越多,生存时间越短。

四、肿瘤干细胞

肿瘤干细胞的发现,为肿瘤基础和临床研究开辟了一条新途径。迄今为止的研究表明,不论是血癌还是实体瘤,肿瘤起始细胞都是在大量肿瘤细胞群体中仅占极少一部分的细胞亚群,但其具有显著的非对称性细胞分裂和强烈的自复制能力。第一批确定的肿瘤干细胞之一是在急性髓性白血病中,它们仅占肿瘤细胞群体的0.1%～1%,且具有CD34$^+$和CD38$^-$的标记。多发性骨髓瘤细胞系及其患者的细胞表达CD138,而只有＜5%的骨髓瘤细胞群体的细胞亚群为CD138$^-$,就是这少数CD138$^-$细胞在体外具有克隆能力,能成功种植到NOD/SCID小鼠(一种易患糖尿病和结核的小鼠)模型中,而CD138$^+$细胞无种植能力。显然,CD138$^-$细胞为肿瘤干细胞。目前,具有CD44、CD24和上皮特异性抗原的一种乳腺癌干细胞已被分离得到,虽然其仅占整个瘤细胞群体的2%,但已通过种植到NOD/SCID小鼠中获得证实。另外,一个推论的脑瘤干细胞也已被分离到,表面标志为CD133,能种植到NOD/SCID小鼠并导致脑瘤表型。

肿瘤干细胞似乎是干细胞的一种,它可以通过非对称分裂的方式产生子代的肿瘤干细胞和非肿瘤干细胞,并且具有自我更新能力。此外,它也共用着在成体干细胞(adult stem cell)中经典的三大信号通路——Wnt、Shh和Notch,但是其无法像干细胞那样产生类器官。

肿瘤的产生源于正常细胞的恶性转化,但肿瘤干细胞的产生却不仅限于正常细胞。迄今为止,有三种学说,一是来自正常组织成体干细胞,或是前体细胞(progenitor cell)由于基因或是表观水平的改变,又或是已经分化的肿瘤细胞可以通过EMT途径恶化成肿瘤干细胞;二是分化的细胞与组织干细胞发生融合,形成异倍体细胞(aneuploidy)。这个融合细胞的基因组不稳定,较容易产生突变导致肿瘤干细胞的出现;三是吸收外源DNA片段的细胞。肿瘤中有很多凋亡的细胞会释放出游离的DNA片段,如果这些DNA被邻近的细胞捕捉,随机整合到基因组,很可能导致某些基因的异位表达或是抑制,从而使得该细胞发生恶性转化,成为一个肿瘤干细胞候选者。

肿瘤干细胞因有很强的转移潜能,也有人将其命名为转移型的肿瘤干细胞(tumor stem cell, TSC)。原发瘤中的肿瘤干细胞通过与微环境的相互作用,影响干性因子或通路的变化,从而促进侵袭和转移特性的获得;同时,转移前灶形成后,某些因子的升高会指导肿瘤干细胞"归巢"到特异的远端组织;而在转移灶形成的过程中,肿瘤干细胞自身的代谢变化与微环境的共同作用,又调节了干细胞的自我更新和定居。

肿瘤干细胞的存在很好地解释了肿瘤经过化疗、放疗或靶向治疗后,起初肿瘤会有缩小甚至消失,但很快复发、导致患者死亡的原因。就是这一很小比例的肿瘤细胞可以通过休眠逃避药物的杀伤,通过高表达ABCG2等分子产生抗药,或依靠细胞体内激活的Wnt、Shh和Notch等信号通路来达到耐药的目的。因此,目前认为肿瘤干细胞很可能是肿瘤的"根"。只有"斩草除根",治愈肿瘤才成为可能。现在靶向肿瘤干细胞的临床治疗策略从之前针对单一信号通路到现在同时靶向三大信号通路,从仅仅针对肿瘤干细胞到综合考虑肿瘤干细胞和它生存的微环境来研发药物,从靶向治疗走向联合治疗。

小 结

医学发育生物学深入研究人体组织和器官形成过程中细胞增殖和分化的时间性、空间性和方向性,以及对自身和其他细胞形态和功能的影响,并分析与发育相关疾病的成因和寻找预防和治疗的途径和方法。其主要内容为遗传物质和环境因素对组织和器官发生、发展、成熟、衰老和死亡的影响,以及基因表达的时序和空间分布与细胞增殖分化的关系。其常用的方法有细胞谱系的跟踪、诱变与"基因敲除小鼠"、转基因动物、差异筛选技术和RNA干扰技术、表观遗传分析技术和细胞重编程技术和CRISPR/CAS9技术等。医学发育生物学与生物化学、分子生物学、表观遗传学等医学基础学科和儿科学、生殖工程学、肿瘤科学及优生优育等临床学科的密切联系,近几年来在表观遗传调控、细胞重编程、肿瘤干细胞、细胞工程和组织器官修复等方面取得了新的突破。可以预见,在不远的将来,发育生物学在医学领域的应用十分普遍,医学发育生物学会为医学事业的发展和人类健康的保障做出应有的贡献。

(刘厚奇)

主要参考文献

高小妹,张凯莉,郁新新,等.2016.干细胞在实体肿瘤转移中的作用与地位.复旦学报(医学版),43(1):81~85.

黄秀英,劳为得,郑瑞珍等译.1998.发育生物学.北京:高等教育出版社.

李鑫,王加强,周琪.2016.体细胞重编程研究进展.中国科学:生命科学,46(1):4~15.

杨海彦,陈杰.2015.长链非编码RNA、微小RNA与表观遗传学相互作用关系的研究进展.中华病理学杂志,44(12):926~928.

真德智,周世杰,刘志东,等.2016.循环肿瘤细胞上皮间质转化的研究进展.医学综述,22(4):699~701.

Chen Y, Cao J, Xiong M, et al. 2015. Engineering Human Stem Cell Lines with Inducible Gene Knockout using CRISPR/Cas9. Cell Stem Cell, 17(2): 233~244.

Ebert AD, Yu JY, Jr FFR, et al. 2009. Induced pluripotent stem cellsfrom a spinal muscular atrophy patient. Nature, 457(7227): 277~280.

Fire A, XuS Q, Montgomery M K, et al. 1998. Potent and specific genetic interference by double-stranded RNA in Caenorhabditis elegans. Nature, 391(6669): 806～811.

Guo G, Kang Q, Zhu X, et al. 2015. A long noncoding RNA critically regulates Bcr-Ablmedia ted cellular transformation by acting as a competitive endogenous RNA. Oncogene, 34(14): 1768～1779.

Paquet D, Kwart D, Chen A, et al. 2016. Efficient introduction of specific homozygous and heterozygous mutations using CRISPR/Cas9. Nature, 533(7601): 125～129.

Wang Y, Xu Z Y, Jiang J F, et al. 2013. Endogenous miRNA sponge lincRNA-RoR regulates Oct4, Nanog, and Sox2 in Human Embryonic Stem Cell Self-Renewal. Developmental Cell, 25(1): 69～80.

第二章 模 式 生 物

多细胞生物在胚胎期复杂的发育变化和调控一直是研究生物个体发育的难题之一。胚胎生长的本质是一个细胞不断分裂、迁移并在空间上发生巨大形态变化的过程,越是形态复杂的生物,其发育中细胞间关系的变化越剧烈。选取恰当的切入点,找出诸种复杂生命体发育现象背后潜藏的共同规律,是人们了解生物发育成长的内涵和驱动力的关键,也是帮助人类了解人体正常发育过程和预防人体异常发育的发生和发展的有效方法。

由于进化的原因,细胞在生命发育的基本模式方面具有很大的同一性,因此,生物复杂性阶梯较低级位置上的物种,可以用来研究发育的共同规律。相对简单的生物的细胞数量更少,分布相对单一,容易观察其变化规律。如果把关注的焦点集中在相对简单的生物上,则发育的难题可以得到部分解答。当从不同发育特点的生物中发现共同形态形成和变化特征时,发育的普遍原理也就得以建立。因为对这些生物的研究,能帮助我们理解生命世界的一般规律,所以它们被称为模式生物。在发育生物学的形成和发展过程中,许多划时代的突破往往与一些模式物种相关。特别是20世纪90年代,分子发育生物学兴起以及模式生物基因组计划的实施,极大地推动了模式生物的研究与利用。譬如,科学家已经利用同源重组技术的多种基因修饰方法,对模式动物进行修饰,从动物整体上观察基因的生物学意义。基因敲除(knockout)针对某个序列已知但功能未知的序列,改变生物的遗传基因,令特定的基因丧失作用,从而使部分功能被屏障,并可进一步对生物体造成影响。条件性基因敲除/入(conditional gene knock out/in,CKO/I)是指在特定的组织或者组织发育的特定阶段敲除某一特定基因的实验技术。Cre-loxP是动物常用的CKO/I系统,利用Cre-loxP的CKO/I技术已经广泛应用于小鼠基因功能的研究。新近科学家们又发明了ZFNs、TALEN与CRISPR/CAS9等主要的基因修饰的新方法。其中CRISPR/CAS9系统是目前最高效的基因组编辑系统,已经成功应用于植物、细菌、酵母、鱼类及哺乳动物细胞。本章将着重介绍现今仍广泛用于发育生物学研究的几种典型模式物种的生物学特性及其被用作研究模型的缘由。

第一节 海 胆

棘皮动物门海胆纲有22目900余种动物,它们外壳上生有许多可动的棘,形似刺猬,通称海胆(sea urchin)。海胆体呈球形、盘形或心脏形,无腕。内骨骼互相愈合,形成一个坚固的壳,多数种类口内具复杂的咀嚼器,其上具齿,可咀嚼食物。消化管长管状,盘曲于体内,以藻类、水螅、蠕虫为食。多雌雄异体,个体发育中经海胆幼虫(长腕),后变态成幼海胆,经1～2年才达性成熟。

海胆分布在从潮间带到5 000 m深的海底,多集中在滨海带的岩质海底或沙质海底,或有广泛的分布,或局限在特定的海域。我国海胆主要分布在南海、东海,黄渤海也有少量分布。海胆是生物科学史上最早被使用的模式生物,它的卵子和胚胎对早期发育生物学的发展有举足轻重的作用,是地球上最长寿的海洋生物之一。

休斯敦贝勒医学院人类基因组测序中心主持的海胆基因组测序计划,于2006年11月9日宣布完成对紫海胆(*Strongylocentrotus purpuratus*)基因组的破译、分析工作。

一、海胆的生命周期

绝大多数海胆为雌雄异体,外形无区别,某些种类为雌雄同体。生殖腺位于胆壳内间步带区,成熟时很长,悬垂在体腔内,由两层体腔上皮细胞、肌肉及结缔组织共同组成。每个生殖腺有一很短的生殖导管,穿过生殖板以生殖孔开口在体外,精子与卵子通过生殖孔排出,一年可排卵数次,但精、卵需在海水中受精。繁殖季节在6～7月中旬。

发育经过一个自由游泳的长腕幼虫阶段,它具4～6对长腕,形态相似于蛇尾幼虫。经几周的游泳取食后沉入水底,并不附着,很快变态成成体,这时仅1 mm左右。口面有5对管足,反口面顶板很大。以后不断地由口面形成新管足,顶板相对变小,逐渐发育成海胆。但有些受精卵可在口面或反口面刺间孵育卵及幼虫,而没有自由游泳的幼虫期,发育成小海胆后离开母体。

生长3年的海胆方能性成熟。海胆是群居性动物,在一个局部海区内,喜欢聚在一起,一旦有一只海胆把生殖细胞,无论精子或卵子排到水里,就会像广播一样把信息传给附近的每一个海胆,刺激这一区域所有性成熟的海胆都排精或排卵。这种怪现象被形容为"生殖传染病"。生活史具体如下。

1. 配子的释放

成熟海胆卵子和精子通过其背侧生殖孔释放到海水,之后在海水中受精。由于膜和胚胎的透明性,体外受精、卵裂和原肠形成很容易在显微镜下观察。

海胆卵和其卵裂模式已成为教科书中阐述动物卵和发育的原型(图2-1),海胆卵被一层有弹性的非细胞结构包裹,这个结构称为卵黄膜。卵黄膜外还有一层胶状膜。从卵子内部结构看,卵子沿动—植物轴极化,动物极是卵巢中的卵子减数分裂时极体排出的那极。极体是卵细胞的微型姐妹细胞,将会退化。卵子的单倍体核靠近动物极。极化的另一个标志是在一些地中海物种 *Paracentrotus lividus* 上发现的橘黄色色素亚赤道带(图2-1)。

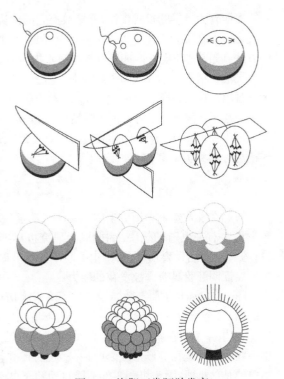

图2-1　海胆正常胚胎发育

2. 卵裂

精子核进入卵内形成受精卵,精子的进入激活卵子开始进行细胞分裂,称卵裂。卵裂开始,细胞越来越小,但卵的总体积没有大的变化。海胆以同步、放射状的全裂方式分裂直至囊胚期。在显微镜下可一个个区分的第一代子细胞叫分裂球,受内部分子生物钟驱动,其染色体迅速加倍,细胞每20～30 min就分裂一次。因此,细胞很快通过2-、4-、8-、16-、64-和128-细胞期。随着发育的继续,在胚胎不同区域,细胞周期长短和细胞分裂不再同步。此时,胚胎内出现一个充满液体的腔,细胞自身重新排列构成包裹着中间腔的外上皮壁,胚胎进入囊胚期。囊胚的细胞壁称为胚盘(blastoderm),中间腔称为囊胚腔。胚盘的外表面形成了纤毛,纤毛的协调摆动引起囊胚在膜内旋转运动。

囊胚形成后不久,原肠胚形成开始。原肠胚约含1 000个细胞,从受精膜孵化,其形成分几个时期。

(1)原肠形成的开始以小分裂球的子代迁移至中间腔为标志。细胞变成瓶状,脱离外透明层和相邻细胞的黏附,最后分开。然后细胞一个个移入囊胚腔,生成原始间充质。原来位于植物极周围的最小的分裂球子代被认为只在变态后才发生终末分化。

(2)小分裂球是诱导信号的发射者。移植到胚盘的另一位点后,小分裂球诱导其相邻细胞绕动—植物轴呈放射对称状内陷。内陷是原肠胚形成第二阶段原肠形成的方式。营养板在囊胚腔内向内弯曲并延伸形成管状幼虫肠(图2-1)。

原肠沿囊胚腔纵向延伸。原肠顶端细胞上的叶状假足转变成丝状伪足(filopodia),伸长并在胚盘内表面四周移动,探测囊胚层下部。丝状足指引正在延伸的原肠顶端至定型的嘴(definitive mouth)后来破裂的位点。原始的嘴(primary mouth),即胚孔将起幼虫肛门的作用。

(3)原肠顶端的细胞减少伪足和分支,全力行使寻路者的功能。它们生成次级间充质,后者产生围绕肠、四周的肌肉细胞及一些其他细胞类型。

虽有细胞进入和卷入囊胚腔,胚层形成仍不完全。随着幼虫发育,体腔囊作为原肠外翻部分膨胀形成中胚层。中胚层囊泡分离后,剩余的原肠构成内胚层。

3. 幼虫

当幼虫孵出时,胚胎发生即将结束。海胆幼虫透明而美丽,被称为长腕幼虫。幼虫漂浮在水中,利用其纤毛摆动将微型食物漩入口中。

4. 变态

从自由游动(浮游)的、双侧对称的幼虫转化成五聚体海胆需要一个基本的重构建过程。新构建从参与胚胎发生但被储存起来的一群细胞开始,其过程与"完全蜕变"的昆虫(如蝴蝶)类似。在海胆和昆虫中,这群细胞称为成虫盘(imaginal discs)。对海胆胚胎的实验观察只进行到长腕幼虫期止。

二、海胆作为模式生物的特点

海胆作为最早的模式生物,必定具有它的优势。海胆卵是研究受精、卵子激活和胚胎细胞周期的最好系统之一。在实验室中可以人为控制受精的时间,把海胆倒置于烧杯中并通过体腔内注射0.5 mol/L KCl的方法刺激其排出配子。卵子释放进海水中,而精子则"干"地释放到盘中,使其在合适的时间受精,受精是将乳液状精子悬液混入卵子悬液中。由于膜和胚胎的透明性,体外受精、卵裂和原肠形成很容易在显微镜下观察。精子和卵子可以大量获取,卵子(0.1 mm)是透明的,包裹在一个透明、易于剥脱的膜里。可以在水中甚至显微镜下发育。人工受精后,完全同步发育,直至孵化出幼虫,这一过程需要1~2 d(速度快)。

但是海胆世代的周期长,实验室很难使幼虫通过变态期;成熟海胆当年不能用,必须从其自然的海洋栖息处移到实验室;此外,海胆不适合用来进行突变研究。

三、海 胆 的 应 用

海胆在发育生物学历史上的地位不可动摇。不仅因其透明的胚胎有利于显微镜观察,更是因为它能激发许多有关生殖的想法,因此成为研究极早期发育很好的材料。以海胆为研究对象,提出了发育理论;在研究胚胎发育历史上,产生了两个具有里程碑意义的实验。

1. 证明胚胎具有调控发育的能力

Hans Driesch在那不勒斯做了如下有重大历史性意义的实验:如果在2细胞期将两个分裂球彼此分开的话,每个分裂球均能生成一个完整的幼虫,它们是同一单合子的孪生子,虽然其大小只有正常幼虫的1/2。如果卵裂球在4细胞期分开,则形成四胞胎。甚至囊胚也能一分为二,产生相同的孪生幼体,但提供的胚胎必须是在原肠形成之前一分为二的,并且是沿动一植物轴切开的。由此得出结论:活的生物体不单纯是部机器,因为机器零件不能自动补充自己而修复成一部完整的机器。这个解释与当时盛行的机械学家的观点形成鲜明的对比。生物学家认为调控是有可能的,因为所有细胞都拥有全套的遗传信息,并且当沿动一植物轴切开时,两个半球都接受了动一植物极细胞质成分。

从8细胞期开始,选取卵轴恰当的角度,从赤道板上将胚胎一分为二,技术上讲是可行的。但结果就不一样了:动物极部分发育成一个囊胚样的空卵裂球,但不能形成原肠;与之相反,植物极部分能形成原肠,但生成的幼虫出现相当大的缺陷,如无口或臂短。Boveri,Driesch和Morgan用压力或离心方法使细胞质移位,得到的实验事实表明,细胞质成分负责不同的发育潜能;Driesch进一步得出结论:一个细胞的未来命运,取决于它在整体中所处位置的功能;Boveri提出,沿着动一植物轴存在等级潜能。

2. 提出相互作用与梯度理论

Sven Hörstadius进行了胚胎学史上最引人注目的实验。他研究了早期胚胎细胞沿动一植物轴的发育潜能。通过横切分离,他从卵裂期胚胎中沿动一植物轴不同位置分出成排的细胞,然后并列放置。为了解释他的结果,Hörstadius提出梯度理论。

如果在64细胞期通过显微操作分离出动物极帽(盖),此帽则生成一个不能形成原肠的空球。近看这个囊胚样的球,发现一个奇怪的现象:长纤毛(即顶端器官的标志)没有在小范围内聚集形成顶簇,而是遍布整个囊胚。这样它形成一个顶端器官的能力在空间上被扩大了。这种动物半球结构特征被夸大的现象,称动物化(animalization),形成夸张性动物结构的趋势随着与动物极距离的增加而减少。

在完整的胚胎中,这个强大的动物化潜力必须得到来自胚胎植物部分影响的自制或弥补。产生了所谓的双梯度模式(double-gradient model):即沿动一植物轴的两种生理行为存在镜像梯度。这些行为被归于形态生成物质(morphogenic substances),现称形态生成素。推动决定向动物特性发展的"动物化"形态原位于动物极顶部;而推动决定向植物特性发展的"植物化"形态原位于植物极尖端。相反的形态原彼此中和,故每个因子的力量随着与它起源的距离的增大而减小。因此,局部发育图式是由两种形态生成素的比率决定的。

3. 最近的观点

Eric Davidson以检测海胆卵中发育因子为目的,找到了拥有DNA结合区的蛋白,并抽提出了编码这些蛋白质的mRNA。

如同果蝇和爪蟾一样,海胆的未受精卵含有在卵子发生过程中转录和储存用的母源mRNA,它们至少编码10个不同的转录因子。这些母源成分以一种嵌合形式存留在卵中,它们在分裂球中分布也不同。它们作为细胞质决定子起作用。

第二节　水　螅

水螅(hydra)隶属腔肠动物门水螅纲螅形目水螅科水螅属。其身体圆筒形,褐色,口周围有触手,是捕食的工具,体内有一个空腔。水螅为多细胞无脊椎动物,包含有无芽体、精巢。螅体通常透明,柔软。体壁由两层细胞组成,中隔一薄层。水螅一般很小,只有几毫米。水螅是最简单的多细胞生物体(图2-2)。尽管存在短命细胞如神经细胞,但是水螅总体上还是永生的。水螅能通过永生的干细胞替代任何老化或已完成使命的细胞,通过无限的自我更新获得永生。在这个更新的过程中,所有细胞甚至神经细胞也被更换。细胞增生、分化和迁移总在不停地发生,水螅是一个永久的胚胎,虽然其终末分化细胞会死亡,但细胞团体总是活的。

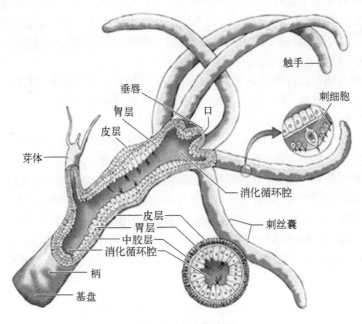

图2-2　水螅模式图

水螅基因组测序项目2004年启动,结果于2010年3月14日公布在英国《自然》杂志。测序结果显示,水螅大约有17万个基因序列,富含71%左右的(A+T)序列和57%左右的转座子。水螅基因数目虽然多,但与人类分享了诸多相同基因,如水螅也存在与亨廷顿舞蹈症以及阿尔茨海默病相关的基因,这表明水螅将来可能成为研究这两种疾病的模型。参与测序工作的加州大学欧文分校罗伯特·斯蒂尔表示:"完成水螅基因组测序也提高了我们利用水螅进一步研究干细胞基本生物学特征的能力,后者在治疗损伤和疾病方面具有巨大潜力。"

一、水螅的生命周期

水螅繁殖方式一般有两种:通常进行无性生殖(由身体长出芽体);还有就是在早春和深秋时进行有性生殖。

1. 无性生殖

水螅在室内饲养,若生活条件良好,特别是喂活鱼虫,往往生长很快,经常以出芽生殖进行无性繁殖。体下端1/3处为出芽区,每个芽最初为一个小水螅,以后其足盘部封闭,与其母体脱离,形成一个新个体。

水螅在良好的饲养条件下，母体带芽数目较多，一般有6～7个，最多达18个，这么多新芽，在母体上往往呈螺旋状排列。

2. 有性生殖

水螅有性繁殖一般是一年两次，时间在早春和深秋，在饲养水螅过程中，若人工改变水温，如从15 ℃上升到20 ℃时或从20 ℃下降到15 ℃时，都能引起水螅卵巢和精巢发育，促使其进行有性繁殖。突起的体壁发展成一个简单的卵巢或睾丸，睾丸将自由游动的配子释放到水中，与其他个体卵巢中的卵细胞受精。受精卵分泌一种坚硬的外涂层，当成体死亡时，这些受精卵就落在湖或池塘的底部等待更好的条件，最终孵化成成虫。多数水螅是雌雄同体，生殖能力很强，往往在形成卵巢或精巢的同时，仍能进行出芽生殖。

然而，研究从卵开始的早期胚胎发生，水螅不是一个很有用的模式生物，而且经典遗传学方法很枯燥无味。一般来说，水螅只在逆境或有压力的环境条件下才产生少量配子。水螅卵外有一层硬的、不透明的膜包裹。对胚胎发生（从卵到浮浪幼虫）或变态（从浮浪幼虫到水螅）的研究应考虑水螅的几个海洋亲戚，如具刺水螅（hydractina）。

二、水螅作为模式生物的特点

近年来对水螅的研究已偏重于细胞分化图式化和调控。

水螅不管在什么部位横切，一分为二，下面片段将在其上端长出头，而上面片段将在其下端长出足。水螅甚至能被彻底解离为单个细胞，从乳状的悬浮液中，可以发现团聚的细胞组成的无定型块，根据重聚团块的大小，几天或几个星期不等的时间里，能重新组织产生一个或多个完整的水螅。根据细胞群所处的位置，它们能自组形成有触角的小嘴、胃、茎或基盘。细胞的阿米巴运动，内胚层和外胚层细胞的互相选择，共同完成了这一惊人的自我更新过程，称重建。

水螅的高再生能力基于：① 细胞分化状态的可塑性；② 淡水水螅独有的特征。正常生长过程中水螅不断地更换现存的所有细胞，因此，必定有模式控制系统的作用贯穿其一生。这个系统必须监视新老细胞的替换：这种替换必须在量上平衡，在位置上受到调节，即发生于正确的地方。这个控制体系的重要参数就是位置值的梯度，这种梯度保证形成头的能力在柱状身体近头的区域更高些，这样，新头将始终在被切片段更靠近原来头部的一端产生，而在相对的一端产生尾部。

水螅主要由上皮细胞和间质细胞组成。上皮细胞决定身体基本构建。两个相邻的上皮层：外胚层和内皮层，形成管状样身体的壁。间质细胞位于上皮细胞间隙（间质）。间质细胞包括感觉神经细胞、神经节神经细胞、4种刺细胞、1种腺细胞、配子和所有这些类型细胞的干细胞。上皮细胞甚至包括头和足部的那些上皮细胞，都来自体柱中间的上皮干细胞。由此产生的细胞朝口迁移，逐渐与生长的触角或口圆锥整合；其他细胞向足部转移。到达身体各个末端的细胞经过终末分化最后死亡、脱落或被相邻细胞吞噬。

三、水螅的研究成果及应用

瑞士学者Abraham Trembley的淡水水螅再生与移植的系统性研究宣告了现代实验生物学时代的开始。水螅很容易替换身体失去的部分，包括头、足和管状体的任何部分。

在水螅及具刺水螅中，花生四烯酸和其他类花生酸参与发育过程的控制。花生四烯酸诱导多余的头形成。在具刺水螅中，一种比例改变因子（proportion-altering factor, PAF）显著地改变了胚胎发生和变态模式。当变态开始时，神经多肽，如Lys–Pro–Pro–Gly–Leu–Trp–NH2，作为一个内部信号激活并使浮浪幼虫同步转变成初级水螅。通过对比水螅和其他水螅虫类的生命周期发现，水螅没有浮浪幼虫阶段可能是Emx和Evx基因缺失导致的。糖蛋白SIF（生殖根诱导因子）从生殖根（与脉管系统相似的管网络）上释放，诱导生殖根分叉就像脊椎动物中血管生成因子诱导毛细血管分叉一样。

1988年，美国科学家对水螅进行了长达4年的研究，发现这期间它们的繁殖能力并未退化，老化的迹象也非常不明显，几乎可以称得上是"永生"。科学家们选取了2 256只水螅，历时8年完成了一项新的大规模实验。他们发现在适宜生存的环境中，水螅死亡率极低而恒定，每年每167只中仅有1只死亡。水螅"长生不老"的奥秘在于其拥有能够不断分裂繁殖的干细胞。科学家们希望通过此类研究，找到延长人类寿命的方法。在一项研究中，科学家在实验室中观察了数千条水螅，发现这些生物具有免于衰老的能力。水螅是一种长约0.4英寸（约合1 cm）的无脊椎动物，主要由干细胞组成，研究人员认为正是这一点使得它们具有较长的寿命。

水螅,以及其他肠腔动物,是至今还没有发现肿瘤或别的癌畸变的动物。这说明这些动物有一个非常有效的增生控制系统。虽然水螅中还不可能有遗传交叉,但使用反向遗传和分子扫描技术已证明了许多与控制身体图式发育有关的基因包括同源异型框基因。今天,在轴向图式、干细胞和再生生物学研究方面,水螅是一种重要的生物模型。

在日常生活中,水螅是淡水中最常见的刺胞动物,具有分布较广、容易被采集和培养等优点,生活在比较洁净、缓流、有水生植物着生的水域中,形态结构简单,易于观察。其对生活环境的污染极其敏感,可作为环境监测的指示生物,并为环境监测提供基础资料。

第三节　线　　虫

秀丽广杆线虫(*Caenorhabditis elegans*)隶属于线形动物门线虫纲小杆线虫目广杆线虫属,是一种长1 mm,自由生活于土壤中的小线虫。显微镜下,秀丽广杆线虫通身透明,纤细的身躯优雅地摆动,每一块肌肉的收缩与松弛都一览无余。秀丽广杆线虫是继病毒、细菌和酿酒酵母之后基因组已经被完整测序了的第一个多细胞动物,Sulston和Horvitz从20世纪80年代中期开始的线虫基因组测序工作,于1998年完成。秀丽广杆线虫基因组由97兆bp组成。在这97兆bp中,预计含有19 099个编码蛋白的基因,即平均每5 kb碱基含有1个基因。每个基因平均含有5个内含子,基因组的27%被预期的外显子占据。与以前基于部分少量序列所作的估计相比,由完整基因组序列所预测的基因数要多得多。其基因量大约是酿酒酵母的3倍,是人类的1/5～1/3。将秀丽广杆线虫中的18 891个蛋白与酿酒酵母的6 217个蛋白、大肠杆菌的4 289个蛋白及目前可利用的人类的4 979个蛋白进行比较分析后发现,人的4 979个蛋白中有74%可在线虫中找到对应蛋白,线虫有36%的蛋白可在现知的人类蛋白中找到相关蛋白。总的比较结果表明,较小的基因组有较多的组分与较大的基因组相匹配,且较大的基因组含有更多可与之对应的蛋白。有趣的是,线虫中没有发现在酿酒酵母和大肠杆菌中都能与之匹配的蛋白。当然,尽管线虫的基因组已全部测序,但已做过遗传分析的蛋白基因还只占其基因总数的10%～25%。因此,有关线虫基因的真正研究可以说是刚刚开始,前面还有很长的路要走。

一、秀丽广杆线虫的生命周期

秀丽广杆线虫由雌雄同体产下卵。卵在孵化后,会经历四个幼虫期(L1～L4)。当族群拥挤或食物不足时,秀丽广杆线虫会进入另一种幼虫期,叫做dauer幼虫。Dauer能对抗逆境,而且不会老化。雌雄同体在L4期生产精子,并在成虫期产卵。雄性能使雌雄同体受精;雌雄同体会优先选择雄性的精子。秀丽广杆线虫在实验室20 ℃的情况下,平均寿命为两三周,而发育时间只需几天(图2-3)。

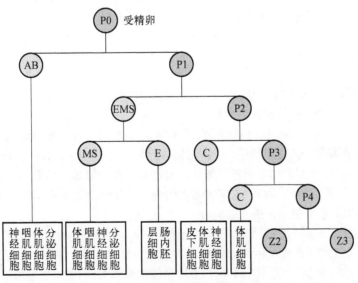

图2-3　线虫的胚胎发育的细胞谱系图解

1. 胚胎期

胚胎发生可以大致分成两个时期：增殖期和形态形成期。在增殖期受精卵会从一个细胞逐渐增殖成大约550个必要的未分化细胞，而增殖期又可以分为两个阶段，其中一个阶段是在母体内进行，这个阶段分裂出较少的创始者细胞，在增殖期结束时，胚胎形成一个含有三胚层的球型构造，这三个胚层分别是外胚层、中胚层和内胚层。而另一个阶段则进行大量的细胞分裂和原肠形成，这个阶段持续到胚胎进入器官与形态形成期。形态形成期，胚胎会增长约三倍并形成完全分化的组织和器官，根据胚胎内观察到的虫体折叠数可以分为comma stage、1.5折叠期、2折叠期、3折叠期及4折叠期。

2. 幼虫期(后胚胎发育期)

后胚胎发育期由孵化后有食物提供刺激启动，在有食物的情况下，细胞持续分裂，胚胎发育开始于孵化后的3个小时。一般而言，秀丽广杆线虫经历四个阶段的幼虫期(L1、L2、L3、L4)后变成成体，许多在胚胎期即设置好的胚细胞于这四个阶段的幼虫期以时间及空间规划几乎不变的模式进行分裂，而这也给予了秀丽广杆线虫固定数量细胞及注定(或早已决定)的细胞命运。

倘若胚胎孵化后没有食物的供应，这些刚孵化的幼虫会停止继续发育并停留在这个阶段直到有食物提供为止，这些停止继续发育的幼虫细胞会停留在细胞周期的G1期且无法进行分裂，这些停止继续发育的幼虫在没有食物供应的情况下可存活6～10 d。

在L2幼虫期的末期，如果环境状况不适合继续生长的话，秀丽广杆线虫的幼虫可能会进入dauer幼虫阶段，这些不适合生长的环境状况包括受到环境费洛蒙影响、食物匮乏、高温等，会促使幼虫进入L2的幼虫阶段。这个阶段幼虫同时具有可以继续进入L3幼虫期或dauer幼虫期的潜力，若环境逆境太强则进入dauer幼虫期，若环境转好则进入L3幼虫期。Dauer期为一个不会衰老的状态，dauer期的长短并不会影响dauer期后的虫体寿命。在取得食物供应后的1 h内，dauer幼虫脱离dauer，2～3 h之后开始进食，最后在10 h后蜕皮进入L4幼虫期。

3. 成虫期

22～25 ℃的环境下孵化45～50 h变成成熟的雌雄同体个体并产下第一个卵，成体雌雄同体个体大约可产生4 d的卵细胞，在这段具有生殖力期间后的3～4 d，成体会另存活10～15 d。自体受精的雌雄同体个体会产生大约300个后代，若和雄性交配的话，雌雄同体个体优先采用雄性的精子，此时后代数目可以增加到1 200～1 400个。雄性则在最后一次幼虫蜕皮后的6 d具有和雌雄同体个体交配的能力，且大概可产生3 000个后代。

二、秀丽广杆线虫作为模式生物的特点

将秀丽广杆线虫作为模式生物研究的先锋是分子遗传学家Syndey Brenner。他在20世纪70年代初进行的遗传学研究中，发现了该线虫作为模式生物的特点，即用它作为模型研究系统有可能鉴定参与发育调控的每一个基因及追踪每一个单细胞的谱系。近30年来的研究表明，秀丽广杆线虫的确是分子发育生物学、细胞生物学、分子生物学和神经生物学研究的极好模型。

作为模式生物，秀丽广杆线虫的主要特点如下。

(1) 能在实验室用培养皿培养，由于以细菌为食，在实验室培养时，一般是先让琼脂培养皿长满细菌，再接种线虫。

(2) 生命周期与性成熟时间短(一般为3.5 d)，胚胎发育速度快。在培养温度为16 ℃时，胚胎发育期为18 h；在培养温度为25 ℃时，胚胎发育期为12 h。

(3) 存在雌雄同体(hermaphrodite)和雄性两类不同生物型，主要是雌雄同体生物型。在雌雄同体生物型中，每尾线虫既含有卵子又含有精子，精卵在体内受精，胚胎在生殖腺管内发育，幼虫由阴门(vulva)产出。雌雄同体个体自体受精的结果可产生非常纯合的基因型。雌雄同体个体性别决定的染色体机制为XX型。在偶然情况下，可产生大约0.2%XO雄性个体。XO雄性个体可与雌雄同体个体交配产生后代，从而增加基因重组和新等位基因引入的机会。

(4) 体细胞数量少、谱系清楚、透明可见，易于追踪细胞分裂谱系。产出的幼虫含有556个体细胞和2个原始生殖细胞，幼虫经4次蜕皮后变为成虫。若成虫为雌雄同体个体，则含有959个体细胞和大约2 000个生殖细胞。若成虫为雄性个体，则含有1 031个体细胞和大约1 000个生殖细胞。

(5) 能观察到生殖细胞的发生及种系颗粒的传递过程。

（6）第一个完成了全基因组测序的多细胞动物，基因组相对较小，组成相对简单。

三、秀丽广杆线虫作为模式生物的应用

秀丽广杆线虫因其遗传背景清楚、个体结构简单、生活史短、基因组测序完成等，在遗传与发育生物学、行为与神经生物学、衰老与寿命、人类遗传性疾病、病原体与生物机体的相互作用、药物筛选、动物的应急反应、环境生物学和信号传导等领域得到广泛应用。通过各国科学家的密切合作，线虫研究的资源共享体系，为研究人员提供了极大的方便，如由美国国立卫生研究院（National Institutes of Health, NIH）资助的线虫种质中心（CGC）贮藏了大量的线虫品系，免费分发给世界各地的研究者，而AceDB系统为研究者提供了大量的有关线虫的信息，线虫的DNA序列可以在NCBI或Wormbase网站上进行在线比对。

1963年10月，Brenner从Dougherty实验室获得了线虫Bristol品系，并对此开展不懈的研究。在早期的研究工作中，Brenner分离得到了一些营养突变体，他转而使用EMS处理线虫，首先获得一种短小矮胖的个体，被命名为dpy-1。1974年，Brenner的论文 The Genetics of Caenorhabditis elegans 发表时，通过EMS诱变一共获得300多个线虫突变体，其中多数为隐性突变。突变表型涉及行为、运动和形态结构等方面，这些突变材料使得100多个基因得以表征，并被定位于6个连锁群。Sulston通过活体观察线虫的胚胎发育和细胞迁移途径，于1983年完成线虫从受精卵到成体的细胞谱系，是发育生物学史上具有里程碑性的发现，随后秀丽广杆线虫在胚胎发育、性别决定、细胞凋亡、行为与神经生物学等方面研究中得到广泛应用。Brenner, Sulston 和 Horvitz 因在线虫的遗传与发育方面的成就，获得2002年诺贝尔医学或生理学奖。科学家们最早在植物和脉孢菌中发现了dsRNA诱导的RNA沉默现象。RNAi在这些机体中作为抗病毒的防御体系而发挥作用。虽然在上述发现中，转基因病毒可以编码具有沉默功能的基因片段，并在复制过程中产生dsRNA，但针对RNA沉默现象的决定性发现还是由 Andrew Fire 和 Craig Mello 首先完成的。1998年Fire建立了线虫RNA干扰技术，该技术可以方便地沉默特定的基因，即通过反向遗传学研究特定基因的功能，在生命科学的许多领域得到应用，2006年Fire和Mello因此而获得诺贝尔医学或生理学奖。

第四节　两栖类（爪蟾）：脊椎动物奠定模型

光滑爪蟾（xenopuslaevis）属于脊椎动物两栖纲无尾目负子蟾科爪蟾属。因产于非洲，又名非洲爪蟾，现一般简称爪蟾。它们身长可达12 cm，雄性比雌性较小，头部及身体扁平，没有外耳或舌头，只能利用其前肢搅食水中的脊椎动物。后肢上有3趾短爪，用来挖泥躲避掠食者。2010年4月30日，科学家们成功完成对非洲爪蟾基因组测序，美国乌费·赫尔斯滕（Uffe Hellsten）等研究表明非洲爪蟾的基因组约有17亿个碱基对，包含2～2.1万个基因，其中约1 700个基因与人类相应的基因非常相似，而这些基因与癌症、哮喘、心脏病等疾病的发病有关。这项成果有助于理解一些人类基因的基本功能，从而更好地将其应用在人类健康领域；此外，还可以帮助科学家找到两栖动物在全球范围内迅速消亡的原因。

一、爪蟾的生命周期

爪蟾胚胎经过卵裂、囊胚、原肠胚、神经胚、尾芽期等阶段孵化成幼虫；蝌蚪在5 d左右后肢开始发育并逐渐进入变态期，到2个月时完成变态。幼体生长1～2年达到性成熟，爪蟾平均寿命为5～15岁（图2-4）。

1. 卵子的发生

1958年牛津大学的研究者们发现了一个突变体细胞：虽是双倍体，但胞核中只含一个核仁。异源合子突变体1-nu，有一套成束集聚在细胞核染色体组织区的核糖体基因，能制造足够的核糖体故能存活。1-nu×1-nu杂交产生的纯合子2-nu，异源合子1-nu和纯合子0-nu/0-nu。缺两个核仁的0-nu/0-nu子代不能存活很长时间。然而，令人惊讶的是，胚胎发育能正常进行，甚至能发育到蝌蚪期，然后死亡。

这一惊人发现促使了一个实效假说（working hypothesis）的产生：卵母细胞在发生减数分裂之前就可能已经提供了产生核糖体蛋白的核糖体RNA和信息。也许，0-nu/0-nu胚胎产生的卵母细胞中，生产核糖体的信使在减数分裂至单倍体阶段前已转录。在减数分裂完成前，0-nu/0-nu母体的卵母细胞中，除突变染色体之外还存在一条正常染色体；减数分裂后，突变染色体保留在卵母细胞中，而正常染色体被分配到极细胞中。事实上，两栖动物卵子具有即使自身基因组没有任何贡献，胚胎也能发育的天资。正

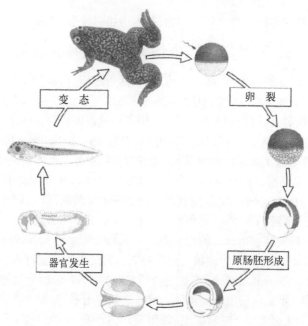

图2-4　光滑爪蟾的生命周期

常转录活动在原肠形成开始前不久称为"中囊胚转换"(midblastula transition)的时期就开始。在两栖动物卵子发生中,幼年雌性变态后不久减数分裂便开始,并历时数月。减数分裂前期进入到双线期时,前期中断很长一段时间,在此期间,卵母细胞剧烈生长。卵母细胞核高转录活动开始,灯刷染色体、rRNA扩增和多核仁在细胞核中出现。雌性肝脏供应的母源卵黄原蛋白(vitellogenins)运输到卵巢,被卵母细胞摄取并以卵黄颗粒的形式储存起来。

2. 卵裂和原肠形成

辐射状完全卵裂产生囊胚。原肠形成包括内陷和外包过程。蛙的原肠形成从灰色新月区的中心开始。一群细胞沉入胚胎形成一道沟并沿邻近细胞拉动形成胚孔,胚孔的新月形沟开始拉长,最后形成一个环。环的背部扇形面称为上胚孔唇(upper blastopore)。受胚孔周围区发散的信号吸引,囊胚层细胞汇聚向胚孔移动(会聚移动,convergence movement),到达胚孔时,将唇卷起来挤入内部。一旦进入胚胎,细胞朝前成片移动并沿整个囊胚内表面扩展,形成原肠。

通过这样活跃的移动,动物半球的细胞和赤道周围叫做边沿区的一条细胞带内陷,穿过唇沿囊胚层腹部含丰富卵黄的细胞牵拉。所有这些细胞都参与形成原肠的顶部和底部,在消耗囊胚腔的情况下,原肠变成主要的腔。差不多有一半的囊胚壁从表面迁移入内部。但原肠球(gastrulating ball)周围保持不变,因为保留下来的外壁细胞通过分裂和变扁平(外包)扩展以补偿损失。原肠的顶部与底部分离,顶部成为中胚层(也叫脊索中胚层,因为它将生成脊索和中胚层)。与顶部分离后,剩余的原肠壁扩展并会聚以置换原来的室顶,原来的原肠就成为内胚层,囊胚的外壁成为外胚层。囊胚的动物极区也称神经外胚层,因为它将形成神经系统。

3. 神经胚形成和器官发生

神经胚形成是一个细胞物质分离成脑和脊髓的过程。原肠待分离的顶部上方形成钥匙孔形的神经板。神经褶沿胚胎背中线会聚,彼此黏附、融合形成空的神经管。此时形成的胚胎叫神经胚(neurula)。当神经管正逐渐形成时,沉入胚胎内部并与表面分离。有时神经管闭合不完全,留下前后一个开放的神经孔。

在神经管上方,外胚层重新闭合外壁,神经管扩展的前半端将形成脑,而后半端将延伸形成脊髓。沿神经管两侧分布的细胞群叫"神经嵴细胞"(neural crest cell),它们将形成脊神经节和自主神经系统,成为中枢神经系统的辅助系统。

中胚层器官分离的脊索中胚层在自组过程中,再分成以下几部分。

(1)中胚层前部,产生脊索前头中胚层(prechordal head mesoderm)的第一个中胚层,形成头部肌肉。

(2)脊索中胚层,紧接头中胚层之后,脊索(notochord)圆杆沿中线分离。脊索是组织中枢神经系统和脊柱发育所需的暂时性结构。

（3）背轴中胚层，与脊索形成有关。两侧有两条外带：近轴（paraxial）和体壁中胚层（somitic mesoderm）。这两条带再分成细胞块，称体节（somite）。体节也是暂时性结构，但它们在构建基本身体模式中十分重要，它们生成许多组织，如脊椎、肌肉、皮肤内层即真皮等。

（4）侧板，由原肠顶部衍生出来的邻近遗留的细胞变扁平、扩展形成的片。这两个板向侧面和腹部扩展进入到外胚层与内胚层之间的间隙中。同时板内的一条裂缝将其转变成扁平的囊（bags），这些囊团合成一个新的腔，叫体腔（coelom）或次级体腔。体腔再分成心周腔（包裹心脏）和大体腔。紧贴外胚层的侧板壁（体壁层或腹壁层）将形成腹壁和体壁，而黏附在内胚层上的壁（脏壁层）将形成胃和肠的环行肌肉系统以及肠系膜需要在体腔中悬挂的消化道。

体节和侧板通过中胚层为中介连接，作为中介的中胚层将形成一纵向加厚系列即前肾原基（pronephrotic rudiments）。这个坚实的原基变空，形成向体腔开放的漏斗。原肾管来也逐渐转变并通过中胚层的进一步增补生成泌尿生殖系统。

在原肠的下前端，两个侧板彼此接近，迁移的中胚层细胞累积。它们是生肌细胞，将自我组织形成心和邻近的主要血管。

内胚层器官（endodermal organs）原肠形成有腮和肺的咽以及有黏附性组织的消化管，如胰、肝和胆囊。咽的顶部前叶、腺垂体（adenohypophysis）参与脑下垂体的形成。

4. 变态

爪蟾幼虫是透明的，食浮游藻类和其他微生物。和其他两栖动物一样，催乳素和甲状腺素控制了幼虫转变为成年有爪蟾蜍的基本重组。

二、爪蟾及两栖动物作为模式生物的特点

自20世纪50年代以来，光滑爪蟾已成为胚胎学、发育生物学、细胞生物学、功能基因组等研究的重要模式动物。其优势明显。

（1）爪蟾生活在水中，成体约长7 cm，易于在实验室人工养殖。

（2）易于进行人工繁育，特别是通过注射促性腺激素可以诱导其在任何时候产卵。

（3）爪蟾的卵子较大，直径为1～2 mm，在体外受精、体外发育，适合于用实验室制备的玻璃针进行显微外科操作，无须复杂昂贵的仪器。

（4）发育早期通过辐射状完全卵裂产生囊胚。其透明的卵壳可以采用手术或化学方法脱去，从胚胎上切下来的细胞团可以依靠细胞中的卵黄提供营养，在无菌的生理盐水中继续发育。

在研究过程中，光滑爪蟾也有一些局限：染色体和核型分析证明，光滑爪蟾具有36条染色体的基因组发生了重复加倍，是四倍体古老生物，基因组里有许多重复序列，不便于遗传学研究；爪蟾代代周期过长，从受精卵发育成有生殖能力的成年蛙需要1～2年，对建立新的动物种系极为不利。

三、爪蟾及两栖动物作为模式生物的应用

1. 在两栖动物上进行过许多著名的胚胎学实验

（1）核移植：克隆蛙（cloned frog）的实验是十分著名的。最初，实验并没有计划（由R. Briggs, T. J. King, J. B. Gurdon等设计）去克隆动物，而是想检测体细胞核在发育过程中是否仍然保持全能性，或遗传信息是否不可逆转地丢失或灭活。2012年英国发育生物学家约翰·戈登与日本京都大学山中伸弥两人分别在诱导干细胞iPC和细胞核重编程领域获得巨大进展而一起荣获诺贝尔奖。中国已故生物学家童第周的工作与约翰·戈登的十分相似。

（2）完全相同的双胞胎和嵌合体：早在1920年，Hans Spemann用婴儿头发制成的环将早期两栖动物胚胎（从2细胞期到原肠开始形成）分离成两半。如果沿动—植物轴分割，每一半都供给有灰色新月物质，则产生单合子（monozygotic）（一个卵子）的同卵双生子。部分压缩会导致产生"复合的"联体双生子。把蝾螈 *Triturus cristatus* 和 *Triturus vulgaris* 的两个分裂中的胚胎压在一起，就获得由完全不同的细胞嵌合组成的嵌合体。

（3）移植提出了怎样进行以及细胞从何处接受位置信息的问题。在1920～1940年，Spemann和他的学生们用两栖动物进行了发育生物学历史上最令人激动的实验。这些实验产生的第一条信息是：由胚胎的一部分发出的信号意义能指示其他部分（即胚胎诱导，embryonic induction）。通过显微外科手术

从供体胚胎中取下数块组织插入到宿主胚胎不同位置,该实验的目的是找出组织块是否按照它们(新的)位置行动,也就是说,它们是按位置暗示重编程,还是按照其遗传性去行动,后者意味着它们的命运已不可逆转。

在关于"位置信息"(Spemann: development according to location)问题的一个著名实验中,将尚未决定的、未来的腹部表皮移植到蝾螈注定成为嘴巴的区域,这块移植物按照其新的位置形成嘴和牙(但根据供体遗传特性长出的是角质牙,蛙的蝌蚪有角质牙,而没有蝾螈那样的真正的牙)。这个诱导现象是在研究过程中观察到的。

(4)胚胎诱导:一部分发出指令,另一部分做出反应。Spemann从1918年开始系统地、有计划地研究核移植,1924年发表论文,报道发现胚胎诱导现象。1935年获诺贝尔奖。一个经典的例子是,原肠顶诱导位于其上面的动物外胚层形成神经板,并进一步形成中枢神经系统,称神经诱导。然而,诱导开始得更早,当早期囊胚形成胚孔时已达到惊人的顶峰。在这个时间和部位,组织者变得活跃。

(5)单性繁殖:中国科学院上海实验生物研究所的朱洗和他的团队,利用上海蟾蜍离体产出的无胶膜卵球做实验材料,8年时间内,经过几十次的实验,涂血针刺了数以万计的卵球,得到了25只小蟾蜍。1961年,与正常雄体抱对受精,得到3 000多颗受精卵球,从中产生"没有外祖父的蝌蚪"800多只,多数登陆成为小蟾蜍,实现了世界上第一只无父的母蟾蜍产卵传种。后又成功利用人工单性繁殖的方法获得母蟾蜍。朱洗用单性生殖获得"无父"和"无外祖父"的蟾蜍,这是世界首例。这一有趣的实验,进一步证明了脊椎动物人工单性生殖的子裔照常能够繁育后代。

2. 爪蟾新进展

最近,有研究将脂代谢相关的基因,如低密度脂蛋白(LDL)受体基因导入爪蟾卵母细胞,体内干预胆固醇和脂类的转运和代谢,诱导出类似人类心脑血管疾病的动物模型,为研究这些与心脑血管疾病相关的致病基因奠定了良好的基础。有研究将爪蟾的异种同源的血管内皮细胞生长因子——VEGF制备成疫苗,靶向于血管生成有关的生长因子,进行实验性小鼠的肿瘤免疫基因治疗。又发现爪蟾的FGFR-1和VEGFR基因也可以作为异种同源抗原用来制备疫苗,在小鼠的肿瘤模型中有明显的抗肿瘤活性。由此通过爪蟾中的异种同源基因制备疫苗,克服免疫耐受;可以通过用爪蟾与人的同源基因来制备肿瘤疫苗,进行人类肿瘤的基因治疗研究。伴随着爪蟾基因组计划的实施,利用爪蟾作为模式生物进行肿瘤免疫基因治疗,有很广阔的前景。

四、热带爪蟾——光滑爪蟾的理想替身

光滑爪蟾是四倍体物种,在每个个体的基因组中,大多数基因不像二倍体动物那样只有2个拷贝,而是4个拷贝。因而在这一模式动物中,不可能进行类似于在果蝇、线虫和小鼠中进行的,通过干扰一个基因功能或者剔除一个基因而观察到什么错误的遗传分析研究。近年来,一种源于西非雨林湿地的热带爪蟾(xenopus tropicalis)作为爪蟾属中唯一的二倍体物种,已受到发育生物学家和细胞生物学家的关注,已成为替代光滑爪蟾的理想模型。热带爪蟾除具有前述光滑爪蟾作为模式动物的优势外,与光滑爪蟾相比,热带爪蟾还具有几个独特的优势。

(1)热带爪蟾为爪蟾属中唯一的二倍体物种,是基因组最小的两栖动物。与其他模式动物相比,热带爪蟾也具有明显优势。

(2)成熟的热带爪蟾比光滑爪蟾的个体要小得多,因而用同等空间养殖的个体数要比养殖光滑爪蟾多得多。

(3)热带爪蟾的世代周期比光滑爪蟾也短得多(4～6个月),在优化的实验室条件下,还可进一步缩短。

(4)个体较小,每次仍能排出1 000～3 000粒卵子,其胚胎(0.7～0.8 mm)虽比光滑爪蟾(1.0～1.3 mm)略小,但不妨碍进行精细的胚胎操作。

(5)它是光滑爪蟾的亲缘种,两种间许多基因高度保守,因而有关光滑爪蟾的研究资料可以直接应用于热带爪蟾。

热带爪蟾作为新的模式动物,主要用于转基因技术的独特应用。2001年NIH研究课题基金申请指南明确规定,用非洲爪蟾的近亲热带爪蟾研究基因功能及与人类健康和疾病相关机制者予以最高优先资助。

第五节　斑　马　鱼

斑马鱼(*Danio rerio*)属脊椎动物门辐鳍鱼纲硬骨鱼目鲤科短担尼鱼属,起源于印度和巴基斯坦,为小型的热带鱼类。斑马鱼体型纤细,成体长3～4 cm,孵出后约3个月可达性成熟。成熟的雌鱼每隔一周可产几百粒卵,体外受精,体外发育,胚胎发育同步、速度快,在25～31 ℃发育正常。胚体完全透明,使得研究者不仅能跟踪观察每一个细胞的发育命运,而且也可观察到像原肠期的细胞运动、脑区的形成和心跳等胚胎发育事件。此外,斑马鱼的精子还可通过冷冻来保存,为遗传操作和人工诱变提供了极为有利的条件。斑马鱼的染色体数为50条,2013年,英国桑格研究所研究生成了高质量斑马鱼参考基因组,将帮助人们更好地理解人类基因功能,大大推动相关疾病的研究。此前只有两个大型基因组完成了如此高标准的测序,即人类基因组和小鼠基因组。研究人员发现,斑马鱼共享了人类70%的蛋白编码基因,而且人类疾病相关基因中有84%可以在斑马鱼中找到对应基因。这说明斑马鱼作为模式生物,对于人类疾病研究非常重要。此外,通过该基因组,人们可以清楚地了解到斑马鱼基因组中特殊的重复序列,稀缺的假基因,以及富集在斑马鱼4号染色体上的和其他三个特定染色体区域的影响性别的关键基因等信息。

一、斑马鱼的生命周期

斑马鱼的发育分为6个阶段:卵裂期,囊胚期,原肠胚期,分裂期,成形期和孵化期。斑马鱼发育快、繁殖能力强、性成熟期短,受精后约40 min,就完成了第一次有丝分裂,24 h后,主要组织原基就基本形成,并且清晰可见,相当于人类第28天的胚胎,3个月可达到性成熟(图2-5)。

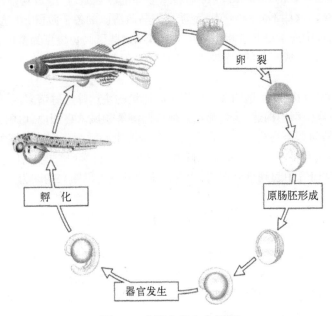

卵裂

原肠胚形成

器官发生

孵　化

图2-5　斑马鱼的生命周期

二、斑马鱼作为模式生物的特点

Streisinger博士于1982年首次将斑马鱼的胚胎用作致突变研究,奠定了斑马鱼用于人类疾病动物模型的早期基础。从此,斑马鱼的优势被发掘,开启了斑马鱼的研究热潮。其优势总结如下。

(1)容易在实验室繁殖:成熟鱼可以每天早上产卵,一条雌鱼可产200个卵。传统做法是,在晚上将一条雌鱼和两三条雄鱼放在准备好的容器里,容器底部是一栅栏,卵子可以落入下面,以防雄鱼吃掉卵子。

(2)卵透明:卵直径为0.6 mm,胚胎发育很快,2～4 d内就可完成。由于斑马鱼胚胎发育前期细胞分裂速度快、胚体透明、特定的细胞类型易于识别等有利因素,很快成为脊椎动物中最适于进行细胞谱系分析的物种。

(3)适合遗传分析:大规模研究时,将已遗传突变的雄鱼与正常雌鱼交配,其F_1和F_2代再杂交,F_3代就会出现纯合突变体。通过热失活，抑制第一次减数分裂使一套25条染色体的单倍体加倍，成为50条染色体的双倍体的方法已经成熟。单倍体卵将发育直至孵化期。

斑马鱼作为模型系统的主要优势在于它提供了将经典遗传学分析与胚胎观察和操作结合起来研究的机会，使我们有条件去鉴定和分析控制胚胎发育和器官发生的未知基因。

三、斑马鱼作为模式生物的应用

斑马鱼的基因组中约有30 000个基因，这个数目与人差不多，且它的许多基因与人类存在一一对应关系。斑马鱼的中枢神经系统、器官、血液及视觉系统，在分子水平上85%与人类相同，尤其是心血管系统的早期发育与人类极为相似，故斑马鱼是研究心血管疾病相关基因的最佳模式生物。更为难得的是，斑马鱼中的肿瘤发生情况与人类亦极为类似，斑马鱼的基因特点使它可以成为一种很好的人体肿瘤模型。Langenau等通过将与人类白血病和淋巴瘤发生密切相关的鼠源性c–Myc与一个存在于斑马鱼淋巴细胞内的Rag2启动子相融合，再将融合基因的末端连上GFP，随后将三个基因的嵌合体注射到斑马鱼的胚胎细胞中，使所有的鱼体细胞都包含有这种融合基因，从而建立起了白血病模型。其结果表明，所有携带有功能性c–Myc的鱼都会产生肿瘤。由于斑马鱼的皮肤透明，研究人员可以比较容易地观察到带有绿色荧光的白血病细胞的扩散情况：它首先出现在胸腺，随后逐渐扩散到胸腺附近的腮和眼后面的组织，进而扩散至骨骼肌和腹部器官。斑马鱼白血病模型的建立，使研究人员更容易弄清楚究竟是什么原因加快或减缓了急性成淋巴细胞性白血病（acute lymphoblastic leukemia, ALL）的进展，并为更快速、更直接的检验和药物治疗提供了方便的研究评价模型。该模型的建立将促进其他人体肿瘤模型的建立。

由于斑马鱼独特的体外透明胚胎发育过程，使人们对胚胎的获得、突变体表型的观察都极为方便和高效。比如，哈佛大学医学院的Leonard I Zon教授所领导的课题组，已经成功筛选出50多种影响红系造血功能的突变体斑马鱼。这些不同的突变表型涉及斑马鱼造血的各个阶段，在这些特定表型中，有许多和人类的先天性贫血、地中海贫血非常相似。有些学者以这些斑马鱼模型为基础，采取定位克隆策略，已经鉴定出了一种与血红素合成有关的关键基因ALAS–2。在人体细胞内，ALAS–2突变可引起X连锁的铁粒幼红细胞性贫血。

目前，斑马鱼基于发育快、胚胎透明及可以用于高通量的快速筛选等诸多优点，作为模式生物已经被广泛用于胚胎发育、疾病模型的构建、药物筛选及环境监测等领域。在国内，由国家科学技术部和中国科学院支持的非营利性科研服务性机构——国家斑马鱼资源中心致力于服务全国的斑马鱼研究者，收集、创制、整理和保藏了斑马鱼品系及相关资源。随着斑马鱼技术科学研究的日益完善，斑马鱼模式生物的研究将会在更多的科学研究中起到重要作用，为现代化的进程提供新兴的动力。

第六节　果　　蝇

果蝇（fruit fly）属于节肢动物门昆虫纲有翅亚目双翅目长角亚目短角亚目果蝇科果蝇属果蝇种。它是一种体长3～4 mm的昆虫，广泛地存在于全球温带及热带气候地区，除了南北极外，目前至少有1 000个果蝇物种被发现。大部分的物种以腐烂的水果或植物体为食，少部分则只取用真菌，而腐烂的水果易滋生酵母菌，所以多见于水果，故称为果蝇。

其代表物是黑腹果蝇，它生活史短，易饲养，繁殖快，染色体少，突变型多，个体小，是一种很好的遗传学实验材料。在1830年首次被描述，而到1901年才第一次把它用作实验研究对象，黑腹果蝇作为一种常见的模式生物，已经大量使用在遗传学和发育生物学上的研究。用果蝇的染色体，尤其是成熟幼虫唾腺中最大的染色体，研究遗传特性和基因作用的基础，已取得很多成果，但对果蝇在自然界的生物学了解得还不够。

1998年，Celera公司开始对果蝇基因组进行研究，用了不到两年的时间破译了果蝇的序列，并于2000年3月宣布了果蝇的全基因组测序基本完成，全基因组约165 Mb。

一、果蝇的生命周期

果蝇繁殖方式为有性生殖，它之所以可作为模式生物，其中有个非常重要的优点就是它的生命周期短，室温下一般为2周左右，可短时间内繁殖大量的果蝇，短时间内产生突变体（图2-6）。

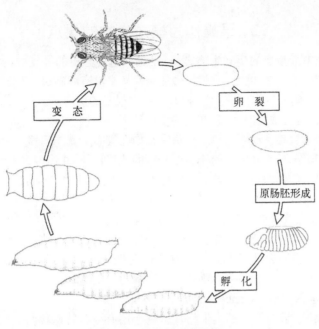

图2-6 果蝇的生命周期

1. 精卵产生及授精

果蝇成虫通过减数分裂产生精子与卵子,体内受精形成受精卵。

2. 胚胎发育

经过22 h发育后的胚胎角质层,在经过卵细胞受精,精卵细胞核融合以后,细胞核很快就开始连续同步分裂,但是这些细胞核处在同一细胞膜里,是个多核细胞胚胎,称为合胞体胚盘。在经过第七次核裂后,这些细胞核会游离到细胞膜下。在第九和第十次核裂时,八到十个核开始自行分裂,这些细胞会成为生殖细胞,称为极细胞。产卵后2.5~3 h,合胞体胚盘的细胞膜向内折叠包绕各个细胞核,成为细胞胚盘。至此,果蝇胚胎细胞的第一层单层表皮形成,细胞核也开始转向非对称型分化,其分化方向与该细胞在胚胎中所处的位置有关联。腹侧延长轴的卵裂标志着原肠胚开始形成,原肠胚形成三个胚层:腹侧的卵裂形成中胚层,腹沟的前段内陷形成口道,腹沟的后侧内陷则形成肛窝,与后来形成的内胚层分开,胚胎外层的细胞和口道、肛窝末端的细胞内陷形成外胚层。随着胚带的延长,后段的极细胞开始向胚胎内分裂,器官的分化就开始了,分节现象已可看到,在受精大约7.5 h后胚带开始缩短,结束于背向闭合,受精后22 h,经过一系列的分化发展,幼虫就会发育并形成。

3. 幼虫发育

幼虫能在几天内通过进食的方式,从卵体大小为0.5 mm长到正常形态大小为2.5 mm。其间蜕皮两次,所以可以将它的幼体发育分成三个阶段,分别是一龄幼虫、二龄幼虫、三龄幼虫。

4. 蛹化

晚期三龄幼虫从食物中爬出,寻找合适的干燥的位置并化蛹。幼虫身体缩短,角质层与表皮逐渐分离成为蛹壳,经过五天的变态发育,最终破蛹而出,形成成虫。蛹壳是半透明的,呈黄褐色,或深黄褐色,长椭圆形。

5. 成虫

野生型的果蝇具有深红色的复眼,灰褐色的身体,一对长翅膀,全身具有直立的刚毛。成虫的繁殖能力强,每只雌蝇平均每天可产20个卵,最高可产80个。恒温25 ℃时一个世代平均约10 d。染色体数目是2n为8,而且其形态特点十分明显。其代谢系统、生理功能生长发育等生理特性同哺乳动物的基本相似,由于果蝇突变型较多,如白眼果蝇、小翅果蝇、残翅果蝇及黑体果蝇等,所以是实验研究绝佳的材料。

受精卵经1 d的胚胎发育就孵化出幼虫;幼虫经历两次蜕皮,由第一期幼虫经第二期幼虫约3 d时间发育成第三期幼虫,第三期幼虫再经2~3 d的化蛹过程形成蛹;在蛹中约经过历时5 d的变态,然后孵出成虫。成虫孵出后在12~14 h内开始交配产卵,产出的受精卵又开始进入下一个生命周期(图2-6)。果蝇成虫的长度为2 mm,大约可存活9 d左右。

二、果蝇作为模式生物的优点

果蝇是生物学研究中最重要的模式生物之一，是进行遗传分析的最佳材料。最早可以追溯到20世纪初，摩尔根便开始研究，直至21世纪，黑腹果蝇的研究从来没有间断过，更被称为遗传学的王牌，发育生物学的新贵。相对其他模式生物，果蝇作为模式生物有很多的优点。

（1）果蝇的生命周期与性成熟时间短，在实验室条件下，一般12 d就可完成一次世代交替。

（2）个体小，易饲养和繁殖。给予很少一点适宜食物在实验室就能饲养一大群。

（3）容易进行遗传操作，具有几十个易于诱变分析的遗传特征，并保持有大量的突变体。

（4）由比较简单的染色体组成，只有4对染色体，且唾腺细胞中含有巨大的多线染色体（pdytenic chromosome）。

（5）卵子发生过程中已为早期胚胎发育积累了充分的养料，且产出的卵子大，易于观察。

（6）胚胎发育速度快，前13次卵裂每次只间隔9 min，细胞核成倍增加成为一个合胞体（syncytium），其胚胎发育过程是观察分析卵裂、早期胚胎发生和躯体模式形成等发育调控机制的绝佳材料。

（7）幼虫存在变态过程，是分析成虫盘细胞增殖机制的理想模型。

（8）基因组序列已全部测出（Science, Mar 24, 2000）。

随着科学技术的发展，果蝇作为模式生物在研究上还有一些特殊优势。在生物学方面，长期的研究积累了很多关于果蝇的知识和信息，制备了大量的分布于数以千计的基因中的突变体。果蝇还有很多携带便于遗传操作的表型标记、分子标记或其他标记的特征染色体，这些工具使得进行大规模基因组筛选分离一系列可见或致死表型，甚至可以分离那些只在突变个体的第二或第三代才表现的表型。与此同时，近些年把果蝇也作为模式动物来研究睡眠。在技术上，在果蝇研究过程中发展的一些有效技术，如增强子陷阱技术、定点同源重组技术、双组分异位基因表达系统、嵌合体分析技术及基因定点敲除技术等。

在选择果蝇作为模式生物时，也应该注意一些相关局限。

（1）成体果蝇生存时间短，不能对一果蝇做持续实验。

（2）受环境温度影响较大，对温度的变化很敏感，高温下生存时间短。

（3）实验中，在-70℃培养环境下，所有果蝇在1 h之后出现死亡特征。但再放在室温环境下放置24 h以后，个别果蝇出现复活现象。复活后的果蝇进行培养繁殖时不成功。

（4）在果蝇研究过程中发展的一些有效技术，现在还是只能应用于果蝇。

（5）神经系统相对简单，虽对其生理、生化及解剖的研究简单易行，但不能代表像人类这么复杂的神经系统，有一定的局限性。

三、果蝇作为模式生物的应用

以果蝇作为研究对象，已经成就了7位诺贝尔奖得主，我国科学家也在果蝇"视觉归纳能力"的研究方面取得了卓越的成就。

1. 果蝇的传奇白眼与"遗传学之父"

1910年，摩尔根发现一只突变白眼雄果蝇，他用这只白眼雄蝇做了一系列实验，并根据实验结果提出一种假设：决定果蝇眼色的基因仅存在于X染色体上，雄果蝇只要X染色体上有白眼基因，白眼性状就表现出来。雌果蝇只有其一对X染色体上都有白眼基因才会表现为白眼性状。白眼基因存在于性染色体上，它的遗传规律与性别有关，称为"伴性遗传"。

摩尔根发现了基因连锁，即位于同一染色体上的基因则会在一起遗传。不同基因之间的连锁程度有差异，摩尔根认为是因为形成配子时染色体上会发生基因交换。他推测，同一条染色体上的两个基因，相距越远则发生交换的可能性越大，据此，绘制了果蝇4对染色体的基因图：把每条染色体上的所有基因排成一条直线，交换率越小的基因的位置越近。这就是遗传第三定律——基因的连锁和交换定律。摩尔根有关白眼果蝇的研究，获1933年诺贝尔奖。随后，他的发现在育种工作和医学实践中产生了重要的应用价值。

2. 果蝇的致死突变和"果蝇突变大师"

摩尔根的学生米勒主要研究果蝇的诱变。米勒指出，无论是以X射线引起的基因突变还是自然界的突变,其本质上是一样的,都是为生物进化提供原材料。实验中清楚地看到,虽然用X射线等物理因素及其他化学因素均可以引起生物基因突变,大大提高突变率,但突变多数是有害的,甚至是致死的。由于有害基因的存在,造成生物群体对生存环境条件适应性的降低,米勒把这一现象叫做"遗传负荷",这一科学概念对进化遗传学和群体遗传学产生了重大影响。

1946年,米勒证明了X射线能使果蝇的突变率提高150倍,同时,辐射也会引起染色体畸变。为此,获诺贝尔奖和"果蝇的突变大师"称号。

3. 果蝇的"同源基因"与胚胎发育之谜

1995年,美国的E. B. Lewis、Eric F. Wieschaus和德国Nusslein–Volhard三位发育遗传学家摘取了诺贝尔生理学或医学奖桂冠。他们三人的研究揭开了胚胎发育的神秘面纱,建立了动物基因控制早期胚胎发育的模式。这一突破性的成就,将有助于解释、诊断和治疗人类自然流产及一些不明原因的畸形。

4. 果蝇的嗅觉记忆与"气味专家"

人类的嗅觉长期以来一直是一个非常神秘的领域。美国科学家理查德·阿克塞尔和琳达·巴克发现了果蝇在嗅觉功能上有个特定的大脑区域,他们因在气味受体和嗅觉上的杰出研究被授予2004年的诺贝尔生理学或医学奖。两位科学家的科研成果已经得到了运用。例如,训练老鼠搜寻地震后被埋在废墟下的人。老鼠经训练记住人类的气味后,科学家在它脑内植入与电子发报机相连的电极。当它们在废墟中,嗅到"目标"的气味之后,脑电波图形显示这一信息。技术人员就可以确定小老鼠的位置,找到被困人员的下落。

5. 果蝇的"视觉归纳能力"与中国科学家

中国科学院生物物理研究所刘力等和德国科学家合作利用基因操纵方法和一个果蝇飞行模拟器所做的一项实验中,首次发现果蝇具有对视觉刺激进行归纳并对视觉图像进行识别和记忆的能力,并找到了相关神经细胞,证明了果蝇由脑的一个特定区域控制视觉功能。在1997年和1998年连续两年被《科学》杂志称为当年十大重要突破性研究成就之一。

第七节 小 鼠

小鼠(*Mus musculus*)是隶属哺乳纲啮齿目鼠科的哺乳动物。小鼠体型小,生长期短、成熟早、繁殖力强,性情温顺,胆小怕惊,反应敏感,群居,昼伏夜动,喜啃咬。小鼠有20对染色体,推测有30 000多个结构基因,1999年成立了小鼠基因组测序协会(MGSC),小鼠基因组测序项目正式启动,2002年12月*Science*报道了他们在小鼠基因组测序方面的重大进展。2014年冷泉港实验室的Thomas R. Gingeras和西班牙巴塞罗那基因组调控中心的Roderic Guigo在*Nature*杂志发表了多篇论文,报告了人类和小鼠中表达水平在相对限制的范围内变化的6 600个基因,这项研究工作调查了参与调控小鼠和人类基因组的一些遗传和生物化学程序。从20世纪初开始,随着遗传学、胚胎学、营养学、发育生物学和生物医学的兴起,小鼠作为实验动物得到广泛的应用和发展。

按遗传学的划分标准,现今保持和使用的实验小鼠可分为远交群、近交系和同源基因导入系等。所谓远交群,指的是那些为了保持群体内相对稳定的遗传多样性而通过随机交配所获得的繁育群体。所谓近交系,指的是那些连续进行20代以上的兄妹交配,所获得的具有相同遗传背景的近交群体或具有同等遗传相似性的人工繁育群体。同源基因导入系是指通过一系列回交方法,把一个突变基因导入到一个近交系而形成的人工繁育群体。

一、小鼠的生命周期

(1)胚胎期:小鼠卵在输卵管壶腹部受精后开始分裂发育,至桑葚胚(约3 d)进入子宫,形成囊胚(约5 d)开始着床,妊娠期为19～21 d。

(2)生后早期及哺乳期:新生小鼠赤裸无毛,皮肤肉红色,不开眼,双耳与皮肤粘连;4～6日龄双耳张开耸立;7～8日龄四肢发育开始爬动游走,被毛逐渐浓密,下门齿长出;9～10日龄有听觉,被毛长齐;12～14日龄睁眼,长出上门齿,开始采食及饮水。

(3)断奶期:出生后3周龄可离乳独立生活。

(4)青春早期及生长期:4周龄,雌鼠阴腔张开;5周龄,雄鼠睾丸降落至阴囊,开始生成精子;出生后4～8周为生长期。

　　（5）青春后期：出生后5～8周。

　　（6）性成熟期：出生后45～60日龄性发育成熟,性周期4～5 d。

　　（7）体成熟期：出生后60～90日龄,此即为成年期。

　　（8）中老年期：出生后120日龄,逐渐进入中年期,至出生后180日龄,随后进入老年期。

　　（9）健康小鼠寿命可达18～24个月,最长可达3年(图2-7)。

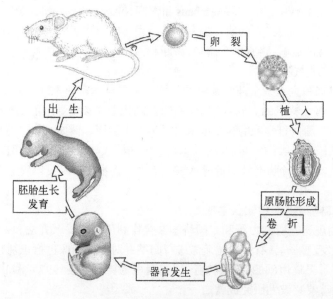

图2-7　小鼠的生命周期

二、小鼠作为研究模型的优点

　　哺乳动物的胚胎发育机制不但要比低等脊椎动物复杂得多,其研究过程也比低等脊椎动物困难得多。要想揭示包括人类在内这一大批高等脊椎动物的发育奥秘,必须在哺乳动物中找到理想的研究模型。小鼠就是因为具备一般实验动物繁殖快、幼仔多等优势特点,而成为发育生物学研究的理想模型。

　　小鼠的繁殖不受季节影响。出生后6周,小鼠达到性成熟,排卵周期短,每4 d一次,每次可排出8～12个已排出第一极体、完成了第一次减数分裂的成熟卵子。当处于这种发情期的雌鼠与雄鼠交配时,每个成熟卵子可能受到约5 000万个精子的包围,当然只有一个幸运的精子能进入一个次级卵母细胞。一旦受精发生,很快排出第二极体,完成第二次减数分裂。从受精到第一次卵裂开始一般约18 h,随后又经过数天的卵裂形成胚泡,接着,与外包的透明带脱离后的胚泡植入子宫内膜,即着床。着床后胚泡的滋养层细胞最终形成胎盘,而内细胞团则发育成胎儿。从交配受精开始,一般需经19～20 d的发育产出胎儿。由于小鼠每次交配有8～12个次级卵母细胞受精,因此从理论上来说,每窝可产出8～12只幼鼠。加上性成熟小鼠一年可多次连续交配受孕,每年产仔次数可多达8窝,为实验研究特别是受精卵和着床前囊胚的获得、转基因的应用、突变体的稳定与增殖等提供了充裕的材料和切实可行的实验操作过程。正是由于具有这些优势,在小鼠中已完成了诸如父系和母系的基因组印记,具有黑、白两种皮毛的嵌合体小鼠和由畸胎瘤细胞植入融合后产生的嵌合体小鼠等著名的发育生物学实验,并由此带动了研究技术和手段的发展,特别是那些经转基因所获得的含有不同基因的小鼠及经基因剔除所产生的各种各样的基因缺陷型小鼠的不断产生,不但给现代分子发育生物学研究带来了重大突破,而且使整个生命科学研究出现了空前的繁荣。

三、小鼠作为模式生物的应用

　　过去100多年的实践证明,小鼠已经成为建立人类遗传性疾病的动物模型的最佳实验材料。小鼠生理生化特征和发育过程与人类的相似性,基因组的高度同源性,以及基因组改造技术的成熟性,均说明利用小鼠建立人类疾病的模型,可以真实模拟人类疾病的发病过程及对药物的反应。因此,利用小鼠等模式动物建立的人类疾病模型具有重大理论和运用价值。20世纪90年代末,Nusslein-Vollhard和Wieschaus利用乙基亚硝基脲(ethylnitrosourea, ENU)进行化学诱变,建立产生突变型小鼠的方法。在过去的几年中,已有上千种新的突变型小鼠被筛选出来。从基因功能改变的角度来看,ENU不但可以诱导基因功能完全性缺失突变,也可以导致基因功能部分缺失性突变;从DNA结构改变的角度来看,ENU作为一种DNA烷化剂主要造成点突变。基于上述这些特点,ENU诱变产生的小鼠动物模型更能真实地模拟人类遗传疾病。而在另一方面,对小鼠疾病模型的深入研究为生物医药技术产业带来巨大商机。目前,几乎所有新培育的小鼠模型,特别是心血管、代谢疾病及老年病等严重危害人类健康的重大疾病的动物模型,都被申请了专利。研究人员运用ENU诱变方法已经得到了30多种小鼠突变品系,其中包括白内障、耳聋、骨密度异常、肢体缺陷及毛发异常等,克隆了部分相关突变基因,这些突变基因将为这些疾病的治疗找到新的药物靶点,并为新药的筛选和开发提供模型。1974年,Rudolf Jaenisch通过将SV40病毒的DNA注射到小鼠的囊胚中,创造了第一只携带外源基因的小鼠。后来又有研究人员把Murine leukemia病毒注射到小鼠胚胎得到了能通过生殖系统稳定遗传的小鼠,并且外源基因能在后代中稳定表达,使得转基因小鼠模型得到广泛应用。通过染色体位点特异性重组酶系统Cre-LoxP和FLP-frt获得在特定细胞里把目标基因敲除掉的条件性基因敲除小鼠,为人类精确地研究基因与疾病的直接关系提供了可能,而且可以在个体发生的每个阶段中进行遗传功能的分析。

1938年克劳德从小鼠肉瘤分离出含有RNA的小颗粒,后来发现在正常小鼠肝脏内也存在这种颗粒,从而发现了细胞的结构和各结构的功能,并因此获得1974年诺贝尔生理学或医学奖。Clarence Little和Ernest Tyzzer发现在同一株系小鼠间进行肿瘤移植不会产生排斥现象,但不同株系间的移植则会发生排斥反应。他们的研究发现几个显性的基因决定了肿瘤移植后是否产生排斥反应。Jackson实验室的George Snell对此问题进行了更深入的研究,终于在20世纪40年代发现了组织相容性基因。这项重要的发现从此开辟了免疫学研究的新时代。Snell也因此荣获了1980年的诺贝尔奖。1987～1989年,Martin Evans、Oliver Smithies和Mario Capecch领导的几个研究小组对胚胎干细胞中特定目标基因进行失活,培育出了第一只基因敲除小鼠。这三位科学家因为这项工作在2001年获得了Lasker奖。2007年的诺贝尔生理或医学奖授予了Mario R. Capecchi、Martin J. Evans和Oliver Smithies三位科学家,以表彰他们在使用胚胎干细胞对小鼠的特定基因进行改造中的杰出贡献。

第八节　家　蚕

家蚕(*Bombyx mori*)又名桑蚕,隶属于节肢动物门昆虫纲鳞翅目蚕蛾属,是蚕蛾的幼虫,家蚕有很强的食欲。它们昼夜不停地吃桑叶,所以生长得非常快。当它们头部的颜色变黑,即表明它们将要蜕皮。在完成四次蜕皮之后,它们的身体会变为浅黄色,皮肤也变得更紧,这表明它们将会用丝茧来包裹自己,在茧中变态成蛹。其基因组精细图的序列总长度除去DNA缺失的Gap区域后为431.8 Mb,序列覆盖率8.48倍,基因覆盖率99.6%。通过基因"本体论"方法注释了14 623个基因及近1 000个非编码蛋白质基因,将76.7%的基因组片段和82.2%的基因定位到家蚕的28对染色体上。建立具有中国特色的新型模式生物系统,是我国模式生物研究与发展的重要方向之一。家蚕不仅具备模式生物的基本要素,而且还有其突出的特点和优势,随着家蚕全基因组框架图和精细图制作的完成,家蚕将成为后基因组时代生命科学研究领域较为理想的模式生物。

一、家蚕的生命周期

家蚕是全变态昆虫,一个世代中,经历卵、幼虫、蛹、成虫4个发育阶段(图2-8)。

1. 幼虫

长圆筒形,由头、胸、腹3部分构成。头部外包灰褐色骨质头壳,胸部3个环节各有1对胸足,腹部10个环节有4对腹足和1对尾足。体侧有9对气门。刚孵化的幼虫遍体生黑褐色刚毛,称为蚁蚕。体壁表皮一般发生4次蜕皮。蜕皮前,幼虫停止食桑,静止不动,称眠。每眠一次增加1龄。生产上常用的蚕品种是4眠5龄蚕。至前半身呈透明时称熟蚕,即开始吐丝结茧,结茧过程需2～3 d。幼虫期春蚕一般24～26 d,夏秋蚕21～23 d。

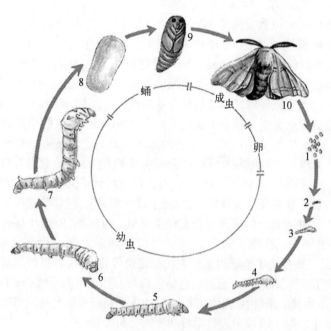

图2-8　家蚕的生命周期

2. 蛹

熟蚕吐丝毕,体躯缩小略呈纺锤形,静止不动,称潜蛹,约需2 d。化蛹蜕皮后,由乳白色转深褐色。蛹体分头、胸、腹3部分。蛹期体内剧烈地进行着幼虫组织的破坏,成虫组织器官的发生、形成及生殖细胞的发育、成熟等生理过程。化蛹后约14 d完成成虫发育。在羽化激素作用下,经40 min蛹便羽化。

3. 成虫

羽化后的成虫,吐出碱性肠液,以湿润和松解头端茧层,并用胸足拨开茧丝,从茧内钻出。蚕蛾有翅,全身披覆白色鳞片,头部有1对复眼和1对栉状触角,口器已退化。腹部雌蛾7节,雄蛾8节。交配1.5～2 h即产受精卵。成虫不摄食,交配产卵后经10 d左右自然死亡。

4. 卵

椭圆形略扁平,长1.1～1.5 mm,宽1.0～1.2 mm,厚0.5～0.6 mm,一端稍钝,另一端稍尖,尖端有卵孔,为受精孔道。刚产下时呈淡黄色。卵内容物有卵黄膜、浆膜、卵黄和胚胎等。

二、家蚕作为模式生物的特点

家蚕符合模式生物的基本要求,家蚕生理特征能够代表鳞翅目等一类生物,容易获得并易于在实验室内饲养和繁殖,容易进行遗传学分析及多种实验操作等。由于大小合适,家蚕具有比果蝇胚胎更好的操作性,还具有比线虫更加复杂的遗传和发育调控机制,很适合开展遗传和发育研究。

(1)遗传资源十分丰富并具有独特的动物遗传学研究优势,具有大量形态突变和遗传致死及生理缺陷系统,其中胚胎和幼虫期突变尤为丰富。

(2)具有悠久的基础研究历史和现代科学研究基础,20世纪初,家蚕就成为经典遗传学研究的著名材料,特别是目前已拥有详细的基因组生物信息支撑,并建有转基因等关键技术平台。

(3)已有40个系统重测序成果,为深入研究家蚕重要性状和进化历程提供了极为丰富的信息和课题。

(4)作为重要的产业化生产的经济昆虫,众多数量遗传性状被系统深入地研究,家蚕的生理、病理、生化基础等也已被广泛深入地研究,其理论背景明确,并实现了人为控制发育。

(5)在基础物质代谢、能量代谢和遗传方式上与人类有很大的相似性,分化程度较果蝇高,体积较果蝇大,为生命科学的一些基础学科和应用学科提供了一个复杂性适度和可操作性强的研究模型。基于现有丰富的家蚕突变基因资源和通过转基因等技术创造新突变类型,筛选具有与生长发育、疾病与环境感受性等相关的突变基因家蚕个体,深入研究其遗传学、生理学、病理学和分子生物学特性,将形成家蚕作为模式生物的特色。

三、家蚕在发育生物学领域的应用

（1）构建世界第一个家蚕遗传数据库。家蚕是目前唯一完成全基因组测序的鳞翅目生物，也是第一个由中国主导基因组研究工作的动物。对家蚕这样一个遗传背景清楚、基础研究积累丰富的模式昆虫，随着其基因组研究特别是功能基因组研究工作的深入，将极大地推动整个昆虫学科的发展，促进以家蚕为代表的昆虫产业的开发。

（2）保幼激素、蜕皮激素、脑激素和滞育激素的分泌器官、化学成分、生物合成途径及对生长发育调控，以及外界温度、光照等环境因子通过脑调节滞育激素的分泌以调控蚕的发育特性等。

（3）利用家蚕滞育发生与形成过程中温度对日节律生物钟基因 per、tim and cry 的影响，以及温度与光线对家蚕滞育发生与形成的协调作用，可能是研究温度对昆虫日节律生物钟基因的影响的重要方面。

（4）家蚕素（类胰岛素肽），能激活 MAPK 信号级联途径。

（5）86 个与胚胎发育相关基因。家蚕卵是胚胎发生、发育形成幼虫的阶段，有滞育卵和非滞育卵之分。家蚕为卵越冬（滞育）昆虫，滞育卵在低温环境下可以维持 3～6 个月，有些甚至 1～2 年，这种特性使家蚕成为航天生物学研究的优势动物，日本、中国、俄罗斯等多个国家和国际组织已经在太空进行了多次重力、辐射对家蚕胚胎发育、再生、生殖等重要课题的研究。

（6）雌、雄差异基因。家蚕性染色体的组成为 ZW 雌异型，在性别遗传研究方面具有独特的优势。

（7）家蚕血淋巴具有储存蛋白的能力，且外源蛋白又很容易从家蚕体液中分离纯化出来，利用家蚕血淋巴表达系统生产基因工程产品，具有成本低、安全、产品产量与活性高的特点。

（8）家蚕丝腺作为生物反应器表达外源蛋白的可行性已被充分证实，并且已经利用家蚕丝腺生物反应器成功高效表达荧光素酶、表皮细胞生长因子等多种药用蛋白。

第九节　鸡

鸡属鸟纲鸡形目雉科，是鸟当中的一种。生物研究时主要是用鸡的胚胎，鸡胚是研究动物发育的重要模型，已被大量用于发育生物学的研究。2003 年，美国国家人类基因组研究院在华盛顿大学基因组测序中心启动了鸡基因组测序计划。在 2004 年 3 月，一个 6.6 倍组装的鸡基因组序列完成了。大约 60% 的鸡编码蛋白质基因和人类同源，鸡和人类 1∶1 配对比较（75.3%）的序列保守性相对于啮齿类动物和人 1∶1 配对比较（88%）的序列保守性要低一些。涉及细胞质和核酸发挥功能的基因序列同源性要高于负责繁殖、自我防御和适应环境的基因序列。脑中表达的基因保守性要高于睾丸中表达的基因保守性。

一、鸡的生命周期

与其他家禽一样，鸡的胚胎发育过程分为两个阶段。

1. 蛋形成过程中的胚胎发育

从卵巢上排出的卵子被输卵管漏斗部接纳后与精子相遇受精。由于母鸡体温高达 41.5 ℃，卵子受精不久即开始发育。到蛋产出体外为止，受精卵约经 24 h 的不断分裂而形成一个多细胞的胚胎。随着卵黄的累积，生殖细胞即渐渐升到卵黄的表面恰好在卵黄膜的下面。未受精的蛋，生殖细胞在蛋形成过程中一般不再分裂。破视蛋黄表面有一白点，称为胚珠。受精后的蛋，生殖细胞在输卵管过程中，经过分裂，形成中央透明、周围暗的盘状形原肠胚，叫胚盘。胚胎在胚盘的明区部分开始发育并形成两个不同的细胞层，在外层的叫外胚层，内层的叫内胚层。蛋产出体外后，由于外界气温低于胚胎发育所需的临界温度，胚胎发育随之停止。

2. 孵化期中胚胎的发育

在适宜的孵化条件下，胚胎继续发育，直至长成雏鸡破壳而出。在孵化期中发育的早期（孵化第 1～4 天）为内部器官发育阶段；中期（孵化第 5～15 天）为外部器官发育阶段；后期（孵化第 16～19 天）为鸡胚的生长阶段（图 2-9）。

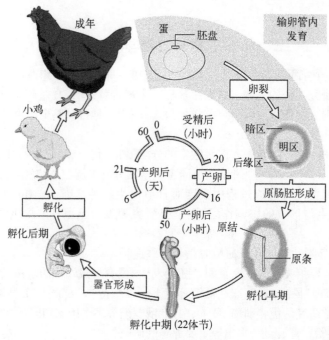

图2-9 鸡的生命周期图

二、鸡作为模式生物的特点

鸡是一种中间进化模式生物,与河豚和斑马鱼类似,其进化上正好介于哺乳动物和更远的脊椎动物之间。鸡的基因组研究的日益完善引起了人们的兴趣,许多研究结果都证明鸡具有不同于其他模式生物的独特优势。

(1)鸡胚作为胚胎学研究对象具有悠久的历史,对鸡胚的研究可以追溯到古希腊著名的博物学家亚里士多德,之后被很多生物学家予以深入的研究。

(2)与爪蟾和斑马鱼相比,鸡的胚胎发育过程与哺乳动物更为接近。由于鸡胚在体外发育,相对哺乳动物更容易进行实验研究。

(3)相应的研究手段已较成熟,如电转化、病毒感染等。鸡胚是研究肢、体节等器官发育的重要模型。

(4)鸡的基因组测序已经完成。鸡基因组的物理长度只有哺乳动物的1/3,主要由于重复序列少和内含子长度小。鸡和人的基因组保守同线性水平非常高。鸡基因图谱与大部分哺乳动物的长度相当,通过鸡和人基因组的比较定位发现进化过程中相当部分的染色体区段是非常保守的。

三、鸡作为模式生物的应用

1909年,美国一个农民发现其养鸡场里有只鸡右胸长了肿瘤,并把它拿给当时在纽约洛克菲勒医学研究所研究动物肿瘤的Peyton Rous博士。Rous博士为这只鸡做了活检,确定为肉瘤。他开始研究肿瘤从一只鸡传染到另一只鸡的机制,想要通过这样的研究预防传染的发生。令他兴奋的是,无论植入的是肉瘤组织本身,还是碾碎、过滤了肿瘤细胞和细菌的肉瘤组织,被接种的鸡都长出了肉瘤。Rous在世界上首次证实,病毒可能会导致恶性肿瘤。1911年,洛克菲勒医学研究所的官方刊物 *Journal of Experimental Medicine* 刊登了Rous的发现。然而Rous的发现引来科学界一片嘲笑。他们认为Rous的实验中去细胞组织之所以又引起了肿瘤,只是因为长出的并非肿瘤,或者肿瘤细胞未被过滤干净所致。打击之下,Rous放弃了这项研究。一只病鸡带来了两次诺贝尔奖。

1. 第一次诺贝尔奖

直到1940年,Rous肉瘤病毒被电子显微镜证实。随着20世纪医学的发展,研究人员对病毒有了更深刻的了解,并意识到病毒是某些肿瘤的原因。1955年,*Virology* 杂志的创刊号报道了Rous对鸡肉瘤的研究工作。1966年,85岁高龄的Peyton Rous获得了诺贝尔奖。

Rous肉瘤病毒是由RNA组成。1970年，Temin和David Baltimore同时发现逆转录酶。有逆转录酶的病毒被称作逆转录病毒。人们猜测宿主细胞内的病毒RNA在受到诸如辐射、化学物、其他病毒等外部刺激后转化为致癌因素。同年，Varmus和Bishop在Rous的基础上，他们开始研究Rous病毒内的致癌基因。1975年，Bishop和Varmus发现Rous肉瘤病毒只有四种基因，其中三种的作用是复制病毒，第四种是引起癌性生长的基因。他们发现了癌症发生的秘密：能将正常细胞转变为癌性生长的基因。这个基因并不是病毒本身的组成部分，而是在病毒的细胞中出现的，当病毒在同一只鸡体内从一个细胞到另一细胞，或从一只鸡到另一只鸡时，该病毒便拿走了鸡基因的一个RNA拷贝。最后发现，禽类和人类都有该基因。

2. 第二次诺贝尔奖

Bishop和Varmus把这种致癌基因称为细胞源性致癌基因。致癌基因原为控制细胞生长的正常细胞基因，当它突变后便成为致癌基因。因此，每个细胞内都有一个潜在的癌症基因，携带突变基因的细胞过度增生并转为恶性肿瘤，癌症是基因组水平的一系列事件。易感性是通过基因遗传的，但癌症的发生也离不开外界环境的影响，比如化学物质、致突变物质或逆转录病毒。13年后，他们因此获得1989年诺贝尔奖。他们所提出的致癌基因是癌症探索过程中的一个里程碑，将人们的目光引入了细胞的基因水平。他们的意外发现并开启了癌症研究的革命并一直延续至今。

近几年，鸡胚绒毛尿囊膜是兴起的一种新型肿瘤模型，与动物肿瘤模型相比具有简便价廉、便于动态观察、敏感性强等优点。利用鸡胚绒毛尿囊膜肿瘤模型可以筛选抗肿瘤药物，对其作用机制如抗血管生成、肿瘤侵袭、转移等方面研究做出一定贡献。

小　结

理想的研究系统是科学发展的关键。虽然科学家们对诸多物种开展了发育方面的研究，但绝大部分知识仅来自少数动物。正是由于现存物种同源结构与同源基因的存在，研究才有章可循，有依据选定一些模式生物并试图找出它们的共性，探寻发育的一般过程和普遍规律。模式生物已经在现代生命科学基础研究中具有举足轻重的地位。一种模式生物应具备以下特点：① 生理特征能够代表生物界的某一大类群；② 容易获得并易于在实验室内饲养、繁殖；③ 容易进行实验操作，特别是遗传学分析。模式生物在我国的研究才刚起步，与国际领先研究水平差距很大。我国已经启动了家蚕模式生物的研究计划，试图建立另具特色的新模式生物。这将不仅是新方法、新技术的应用，而且是一种研究观念、研究策略的进步。不论将来生命科学如何发展，果蝇、线虫、酵母、小鼠等这些经典模式生物在科学史上的地位已永远不会被撼动，与此相关的一串名字，将和他们闪光的思想一道，永载史册。

（黄　河　伍赶球　赵云鹏）

主要参考文献

付雷.2011.几种重要模式动物的研究简史.生物学教学,7～10.

桂建芳,易梅生.2002.发育生物学.北京：科学出版社.

Muller W A 著.黄秀英,劳为德,郑瑞珍等译.1998.发育生物学.北京：高等教育出版社.

刘晓金,陈华利,高燕,等.2016.斑马鱼模式研究现状及应用情况进展.辽宁中医药大学学报,(4)：125～127.

吕祥,夏英,凌丽,等.2015.鸡胚绒毛尿囊膜模型在肿瘤研究领域的进展.现代肿瘤医学,(7)：1005～1007.

毛炳宇.2008.非洲爪蟾：模式生物里的青蛙王子.生命世界,(5)：60～63.

裴柳.2011.果蝇与诺贝尔奖.生物学教学,36(2)：44～45.

张红卫.2001.发育生物学,北京：高等教育出版社.

Chen Y, Zhu W, Zhang W, et al. 2015. A novel mouse model of thromboembolic stroke. Journal of Neuroscience Methods, 256: 203～211.

Goldstein B, King N. 2016. The Future of Cell Biology: Emerging Model Organisms. Trends in Cell Biology, S0962–8924(16)30122～2.

Hellsten U, Harland RM, Gilchrist MJ, et al. 2010. The genome of the Western clawed frog Xenopus tropicalis. Science,

328(5978): 633～636.

Jarrod A. Chapman, Ewen F. Kirkness, Simakov O, et al. 2010. The dynamic genome of Hydra . Nature, 464（7288）：592～596.

Kerstin Howe, Matthew D. Clark, Torroja CF. 2013. The zebrafish reference genome sequence and its relationship to the human genome. Nature, 496（7446）：498～503.

La Deana W. Hillier. 2005. Sequence and comparative analysis of the chicken genome provide unique perspectives on vertebrate evolution. Nature, 432（7018）：695～716.

Maglioni S, Ventura N. C. 2016. Elegans as a model organism for human mitochondrial associated disorders. Mitochondrion. 30: 117～125.

Robert E. Steele. 2012. The Hydra genome: insights, puzzles and opportunities for developmental biologists. International Journal of Developmental Biology, 56(6–8): 535～542.

Sodergren E, Weinstock GM, Davidson EH. 2006. The Genome of the Sea Urchin Strongylocentrotus purpuratus. Science, 314(5801): 941～952.

Tang B, Wang Y, Zhu J, et al. 2015. Web resources for model organism studies. Genomics Proteomics Bioinformatics, 13(1): 64～68.

Waterston. R. 2002. Initial sequencing and comparative analysis of the mouse genome. Nature., 420(6915): 520～562.

Xia Q, Li S, Feng Q. 2014. Advances in silkworm studies accelerated by the genome sequencing of Bombyx mori. Annu Rev Entomol, 59（1）：513～536.

第三章　受　精

受精（fertilization）是精子与卵子相结合而形成受精卵（合子）的过程，是有性生殖动物个体发育的起点，也是新生命的开端。在受精过程中，单倍体的精子、卵子分别携带源自父本、母本的遗传物质互相混合，重新恢复为二倍体细胞，实现了遗传物质的重组，是维持物种稳定性和生物多样性的基础。同时，根据精子所携带的性染色体类型，受精过程也决定了新个体的性别。

按授精（insemination）的环境，可分为体外受精（in-vitro fertilization，IVF）和体内受精。某些无脊椎动物和鱼类等水生动物将精子和卵子排出体外，在水中进行天然的IVF，其过程便于观察。哺乳类、鸟类和昆虫等许多动物则采取体内受精的方式，在雌性生殖道内进行，其过程难以直接观察。近数十年来，科学家致力于研发哺乳动物的人工体外受精技术并获得巨大成就，迄今已用体外受精和胚胎移植技术培育出包括人在内的多种动物（俗称试管婴儿或试管动物）。人类对受精过程及其机制的认识大多源于IVF研究。无论何种受精方式，其基本过程大同小异，都涉及精子、卵子在形态、功能和生化上的一系列深刻变化。

20世纪末以来，基因修饰动物（转基因及或基因敲除动物）技术被引入受精研究，对哺乳动物受精过程及其机制的认识，获得了进一步的深入。

第一节　减数分裂与配子发生

从染色体组型的角度，可以把构成人和哺乳动物的细胞分成两类，即体细胞（somatic cell）和生殖细胞（germ cell）。人的体细胞（包括生殖腺中的早期生殖细胞）含有23对同源染色体（共46条），其中22对为常染色体、1对为性染色体，这样的染色体组型称为二倍体（diploid）。性染色体有2种类型，即X型和Y型。女子的性染色体是同型的，2条都为X型，故女子的染色体组型简写成"46，XX"；而男子的1对性染色体则是异型的，即包含1条X型和1条Y型，故男子的染色体组型简写成"46，XY"。体细胞在增殖时通常采取有丝分裂的方式，分裂前夕染色体复制倍增，分裂时2份染色体分别分配到2个子代细胞中，保持二倍体状态。

生殖细胞又叫配子（gamete），包括雄性配子（精子）和雌性配子（卵子），是由性腺（睾丸或卵巢）里的早期生殖细胞（精原细胞或卵原细胞）经过两次减数分裂（meiosis，详见细胞生物学有关章节）而形成的。第一次减数分裂前夕染色体复制倍增，分裂时配对的同源染色体分离，分别分配到2个子代细胞中，

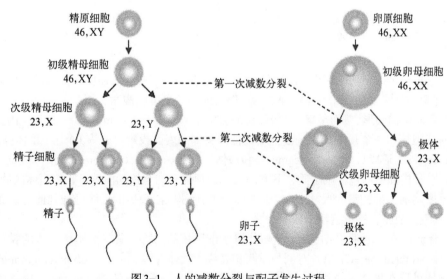

图3-1　人的减数分裂与配子发生过程

此时染色体的条数虽然也是46条但已不能配成23对。子代细胞不再进行染色体复制而直接进入第二次减数分裂，2份染色体分别分配到2个子代细胞中成为单倍体（haploid）的细胞，即每个配子中仅有23条染色体，其中一条是性染色体。精子携带不同的性染色体（X或Y），染色体组型分别为"23，X"或"23，Y"；卵子的染色体组型均为"23，X"。配子发生过程概况见图3-1。

第二节　精子和卵子的基本结构

一、精　子

哺乳动物的精子（sperm，spermatozoon）外形大致像蝌蚪，其基本结构包括头、颈和细长的尾部。各种动物精子的形态大同小异，头部的差异较为显著（图3-2）。以下以人精子为例，概要阐述精子的结构（图3-3）。

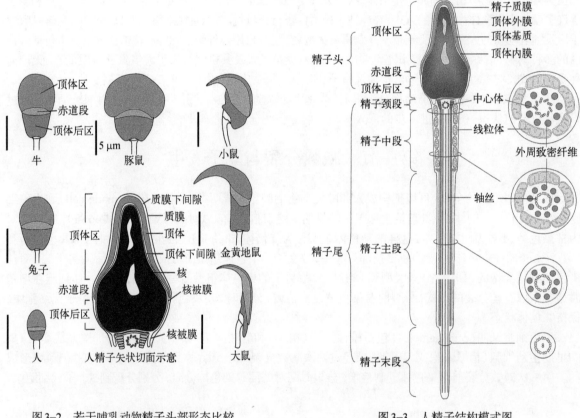

图3-2　若干哺乳动物精子头部形态比较
（改自Yanagimachi，1994）

图3-3　人精子结构模式图

人的精子总长约60 μm，分头、尾（含颈部）两段，全表面由质膜覆盖。质膜在头部的顶体后区紧贴核膜，将精子内部胞质分隔为头（前）尾（后）两个舱，但两舱的信息可以沟通。

精子头部正面呈椭圆形，侧面呈扁平梨形，长5～7 μm，宽2.5～3.5 μm，厚1～2 μm。内含一个染色质十分致密的细胞核和一个顶体及少量细胞质。精子头部的表面投影可分为3个区：顶体区，也叫顶体帽（acrosomal cap）、赤道段（equatorial segment）和顶体后区（post acrosomal area）。顶体区位于精子头的前部近2/3区域，其内部结构包含位于质膜下方的大部分顶体和细胞核的前端。紧邻顶体区的是赤道段，因其宽度与厚度均居头部的最大尺寸（类似于地球赤道）而得名，顶体的后缘延伸到此区。顶体后区位于头部后端，其表面质膜直接覆盖精子核。

顶体（acrosome）是一种膜系细胞器，呈帽状罩于细胞核的前方。其临细胞核一侧的膜称为顶体内膜（inner acrosomal membrane，IAM），对侧与质膜相邻称为顶体外膜（outer acrosomal membrane，OAM），顶体内膜与顶体外膜在顶体后缘相连。顶体内容物称为顶体基质（acrosomal matrix），内含多种水解酶如透明质酸酶、顶体酶和酸性磷酸酶等,相当于巨大溶酶体。顶体与质膜之间有一层极薄的细胞质,其内不含细胞器,称为质膜下空间(sub-plasma space)。精子的细胞核与体细胞的细胞核一样由双层单位膜构成的核被膜包裹,核内含有高度聚集的单倍体染色质。

颈部(neck)很短,位于核的后方,由中心体构成的节柱连接头尾。颈后的尾部又分成中段(middle piece)、主段(principle piece)和末段(end piece)。中段的长度大致与头的长度相当,之所以称为中段是指其位于整个精子长轴的中间。主段则指其在尾部占最长的尺寸。精子尾又称为鞭毛(flagellum),其轴心称为轴丝(axoneme)。轴丝由外周9条双联微管和中央2条微管组成"9×2+2"的结构模式,其前端连着节柱,后端抵达尾的末端,贯串精子尾全长。轴丝的外周双联微管可以滑动,导致轴丝产生侧向弯曲,进而使鞭毛发生摆动。从中段到主段,轴丝的外周围绕着9条外周致密纤维(outer dense fiber)。这些纤维呈柱状并与轴丝平行,故又称纤维柱,其功能主要是对轴丝起支持作用。中段的纤维柱外侧围绕着一层螺旋状的线粒体鞘,为鞭毛的摆动提供能量。主段纤维柱外侧则有一层由较细的环行纤维组成的纤维鞘,加强了主段的结构支撑。纤维柱与纤维鞘均终止于主段末端,精子尾的末段较短,结构较简单,只由中央的轴丝和直接包裹其外的质膜构成。

精子的主要功能为前向运动并与卵受精,借此将遗传物质送入卵母细胞内。但是,从睾丸产生的精子是不能运动的,经过在附睾里停留一段时间后,方获得运动功能。在液相介质中,精子的鞭毛像小船摇橹一样摆动,从而使精子摇摆着快速向头部前方泳动,以便游向卵子。精子于射精时随精浆排出雄性体外,在穿越雌性生殖道之前,精子受到精浆中某些因子的抑制,代谢相对不活跃,因此运动相对较缓慢,其受精能力作为一种潜能蛰伏下来,以待时机。

二、卵 子

雌性动物排卵时,卵巢表面的成熟卵泡破裂,排出卵冠丘复合体(oocyte-corona-cumulus complex)。该复合体的中心是处于第二次减数分裂中期的卵母细胞(oocyte)及一个体积相对小得多的第一极体,两者之外共同包裹着一层由卵母细胞分泌物形成的胶质膜,称为透明带(zona pellucida, ZP)。卵母细胞与透明带之间留有一狭窄的空隙即卵周隙(perivitelline space)。透明带之外还围绕着若干层卵丘卵泡细胞。其中,最内层、靠近透明带的卵泡细胞因排列紧密,剖面上看呈放射状附着于透明带上,故被称为"放射冠"(corona radiata)。成熟的卵母细胞表面大多数区域充满微绒毛,其细胞核已破裂[习惯上称为生发泡破裂(germinal vesicle break down, GVBD)],含有双份DNA的单倍染色体与微管等细胞骨架成分一起构成纺锤体分布于第一极体附近的细胞质中。卵母细胞的周边细胞质(皮质)里排列着一层叫做皮质颗粒(cortical granule)的分泌颗粒。GVBD和皮质颗粒位于周边细胞质,是卵母细胞成熟的主要标志(图3-4)。

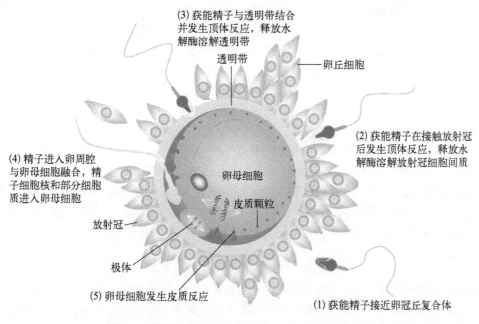

图3-4 受精过程模式图(改自江一平,成令忠,2002)

第三节　受精的基本过程

哺乳类的受精过程包括精子获能、精子顶体反应、精卵相互作用和合子形成四个基本阶段（图3-4）。这些阶段均发生在雌性动物生殖道里。

哺乳动物交配时，雄性将精液射入雌性生殖道——阴道或子宫（阴道射精型动物如人、兔、猴、牛、绵羊等射入阴道，子宫射精型动物如马、犬、猪和啮齿动物等射入子宫）。精液进入阴道或子宫后，精子离开精浆从精液里游出，穿越子宫和输卵管峡部，最后进入输卵管壶腹部与卵受精。在穿越雌性生殖道的过程中，精子受到各种环境因素的作用，经历了一系列被称为"获能"的机能变化，具备了与卵受精的能力。

雌性动物在排卵时所释放的卵冠丘复合体和卵泡液，通过输卵管伞端进入壶腹部。在输卵管壶腹部，已经获能的精子受到卵泡液中某些物质和卵冠丘复合体的作用，产生"顶体反应"。顶体反应使精子顶体内含的水解酶外露，借此溶解卵泡细胞的细胞外基质而使精子得以穿越卵丘细胞层和放射冠，进而可与透明带发生相互作用。

经典的观点认为，只有尚未完成顶体反应的精子能与透明带互相识别并结合，同时受透明带诱导产生顶体反应，并释放顶体酶解局部透明带而穿越之。但近年来研究发现，已经完成顶体反应的精子也能识别、结合并穿越透明带。穿越透明带后，精子进入卵周腔与卵母细胞相接触，并与卵母细胞相互识别，精子头部质膜与卵母细胞质膜融合，从而使精子的细胞核与部分细胞质进入卵母细胞。与此同时，卵母细胞发生"皮质反应"，即其表层细胞质中的"皮质颗粒"与细胞膜融合破裂，释放颗粒内物质至卵周腔，进而扩散至透明带。皮质颗粒内容物作用于卵母细胞质膜和透明带后，将使它们的分子结构发生修饰，分别称为"卵膜阻断"和"透明带反应"，从而使其他精子再不能与之结合，保证一个卵子只和一个精子受精。

精子细胞核进入卵母细胞后随即解体，染色质解聚并重新形成雄性原核。与此同时，卵母细胞的中期染色体也解聚并形成雌性原核。两原核互相靠拢、融合形成一个新的二倍体细胞核，从而使卵变成合子。受精过程到此完成。受精后，进入卵母细胞的精子线粒体在随后的卵裂期中被细胞自噬而消失。所以，新个体的线粒体基因全部来源于卵母细胞。

一般来说，受精具有严格的种间特异性，只有同种的精子和卵子才能相互结合。但也有个别例外现象，如马和驴可以交配受精并孕育出骡，但骡不具有繁殖能力。

第四节　精子获能

雄性动物射精排出的新鲜精子并不能直接与卵受精，但其原因长期不为人所知。因此，在超过75年的漫长历程中，科学家对哺乳动物的体外受精实验一直未能成功。1951年，美籍华人科学家张民觉（Chang M C）和奥地利科学家Austin C R分别发现，哺乳类精子需首先在雌性生殖道停留一段时间后才能与卵受精。这表明，在受精之前，精子必须先完成一个"获得受精能力"的准备过程。次年，Austin C R创用"获能"（capacitation）一词来表达这个新概念，从此开辟了一个全新的研究领域。现已公认，精子获能是哺乳动物受精的普遍现象，也是必经阶段。此后数十年来，人们对获能现象进行了大量研究，积累了丰富知识，并可利用人工配制培养液对精子进行体外获能。由于获能现象的揭示及其深入研究，IVF技术获得突破，为直接观察哺乳类受精过程奠定基础，并导致了"试管婴儿/试管动物"的诞生。所以，获能的发现在生殖—发育生物学史上具有里程碑式的意义。

继"获能"之后又发现了顶体反应。由于后者总是在获能后期，或经"获能"处理后才发生，故对获能有两种不同定义。其一是广义的，也被称为"张氏获能"（Chang's meaning of capacitation），即从精子离开精浆到发生受精，据此，顶体反应是获能的后期组成部分；其二是狭义的，即精子离开精浆至顶体反应前的阶段，据此，顶体反应是获能后的独立事件。为了阐述方便，本章采用狭义的获能定义。

一、获能的部位与条件

获能的部位随物种而异。子宫和输卵管峡部都可能是精子获能的部位。子宫射精型动物，其获能从子宫腔开始，而阴道射精型动物（如人）则从精子穿越子宫颈时就开始了获能进程。子宫颈可分泌黏液，具有阻隔精浆和死亡精子的"筛选"作用，只有活动力较强的精子才能穿透黏液进入子宫腔。精子在穿越宫颈黏液过程中可被除去其表面所黏附的精浆物质。随着精子向输卵管的运行,获能逐步进展,当到达输卵管峡部时,获能过程已接近完成。在峡部(主要是峡部黏膜的隐窝里),精子与输卵管上皮相互黏附,后者可能对精子施加某些影响,使获能进程暂时延缓下来。精子便在峡部贮存,待到排卵时才在某种信号(迄今尚未知)的诱导下,解脱与输卵管的黏附,奔向壶腹部与卵相遇。而进入壶腹部的精子,则已经完成获能并具备了与卵相互作用和产生顶体反应的能力。

精子在雌性生殖道里获能所需的全部条件目前还不完全清楚。大多研究表明,子宫和输卵管上皮及它们的分泌物都对精子获能有促进作用,而进入输卵管的卵泡液则不仅可促进获能还能诱导顶体反应。但也有人认为输卵管对获能没有明显作用,还有人认为获能的机制是子宫里存在某种酶可分解精子表面附着的获能抑制因子。然而,大量体外实验证明,非生殖道的多种体液和人工配制的含有少量血清或血清白蛋白的平衡盐溶液均可引起精子获能,说明获能的条件特异性并不强。

目前基本公认对获能至关重要的条件如下:① 解除精浆影响;② 时间,各种动物所需的获能时程不一致;③ 蛋白质,体内获能时,雌性生殖道中自然存在较高的蛋白浓度,而体外获能时若培养液缺乏血清蛋白,IVF就不能成功;④ 离子浓度及其比例,HCO_3^-、Ca^{2+}、K^+、Na^+、H^+等都为获能所必需,尤其是细胞内较高浓度的游离HCO_3^-和Ca^{2+},对获能起着关键的作用。

此外,精子体内获能还受动情周期时相的影响。Smith和Yanagimachi将动情期刚启动不久即进行交配,或于排卵时立即交配的雌金黄地鼠,各于交配后每隔30 min即从输卵管中冲出精子并令其与含颗粒细胞的同种卵子进行IVF。结果,于动情期刚启动即行交配,8 h后冲出的精子可迅速使卵受精,表明其已完成获能,提早冲出的精子则需额外的培养时间,说明较早交配的精子,要停留到排卵期才能完成获能。而于排卵时立即交配组,其获能时间只要前者的一半即可达同样效果,说明刚排卵后的雌性生殖道环境能加速精子的获能进程。

存在于雌性生殖道内的多种激素或细胞因子对获能具有促进作用,目前已知者有血小板激活因子(platelet activating factor, PAF)、γ-氨基丁酸(γ-aminobutyric-acid, GABA)、孕酮、肝素和载脂蛋白等。其中,PAF的促获能作用备受重视。

已发现多种动物精子表面含有PAF受体,在雄性生殖道中即能结合PAF。同时,精子中还含有PAF乙酰转移酶(lyso-PAF-acetyltransferase)和PAF乙酰水解酶(PAF-acetylhydrolase),前者可激活PAF,而后者则使PAF失活。有报道表明,异常精子的PAF在转录水平和分布形态上都发生变化。此外,多项研究证实,包括人和灵长类在内的多种动物,其精子中的PAF含量与精子的运动参数和生育力呈正相关关系,在获能过程中添加外源性PAF也具有同样效果,采用PAF的激活剂或抑制剂可分别促进或抑制精子的获能。在精子获能过程中,去除PAF乙酰水解酶可促进PAF的合成,同时提高精子的运动功能和受精能力。因此,有些学者甚至将PAF视为"获能因子(capacitation factor)"的候选者。

二、"去获能"现象

不论体内或体外获能,精子所经历的第一个事件就是摆脱精浆的影响。早在1957年,张明觉就发现,从输卵管回收的精子(已获能),如果再送回到精浆中,则将再度失去受精能力。此即"去获能(decapacitation)"现象,说明精浆中可能含有某种"去获能因子(decapacitation factor)",也说明获能在某种程度上是可逆的。许多学者试图搞清"去获能因子"究竟是什么分子,迄今也已证明,精浆中来源于雄性生殖道不同部位的多种糖蛋白、过氧化物歧化酶等,均具有抑制获能的作用。其他物质也有相似影响,我国学者石其贤等证明,精浆中的胺类尤其是其中的精胺具有很强的"去获能"效应,去除精胺,精子可重新获能。因此,所谓"去获能因子"可能并非某种特定分子,而是精浆中一系列对精子功能有抑制作用的因素的综合效应。去除精浆后,随着抑制的解除,精子逐步激活,也许首先是代谢的激活,继而引起一系列机能变化,最终获得受精能力。

但是,在起抑制获能效应的众多因子中,也许某些或某种因子起着关键性的决定作用。近年来,人们试图通过分离并分析那些在精子获能过程中从精子中释放出来的蛋白质,从中找到对抑制获能起关键作用的物质。有证据表明,人精子中的PAF乙酰水解酶就可能是主要的"去获能因子"。

三、精子在获能中产生的变化

获能是一个多时相的过程,从宫颈管、子宫到输卵管,各阶段有不同的变化,逐渐积累。获能也是一个可逆性的过程，精子所发生的变化主要是生物化学和生理功能方面的。除了膜系大分子构筑变化外，基本没有形态结构上的显著改变，一般的显微镜和电子显微镜难以看出获能精子与非获能精子的差别。

（一）质膜变化

在获能过程中，精子质膜的大分子构筑发生了一系列显著变化。主要有以下方面：① 质膜表面吸附充分减少、表面糖基得到修饰；② 膜脂组成发生改变，主要是胆固醇含量降低，膜流动性增强；③ 膜蛋白位移、膜蛋白分布和成分重组、镶嵌于膜上的一些酶和离子通道被激活等。这些变化主要有三方面意义：① 暴露于某些信号分子（包括游离的信号分子和结合于卵子结构上的信号分子）识别的特殊受体，以便启动细胞内信号转导通路；② 提高膜通透性以活化代谢，增强运动；③ 降低膜稳定性以利于发生顶体反应和精、卵膜融合。

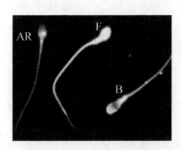

图3-5　人精子获能与顶体反应的CTC染色

F. 未获能精子；B. 获能精子；AR. 顶体反应精子

获能中精子质膜的变化可以通过金霉素（chlortetracycline，CTC）荧光染色给以显示。未获能的精子表面均匀地染上CTC，显示黄绿色荧光（F型）；获能后头部荧光集中于顶体区而顶体后区则荧光减弱或缺失（B型）；发生顶体反应后整个头部荧光缺失（AR型）（图3-5）。CTC染色是迄今唯一用于显示精子获能状态的方法。CTC是一种常用抗生素，在非极性条件下，可与精子质膜上亲Ca^{2+}的物质或其他带阳离子的多肽相结合。精子获能过程中CTC染色图形的变化，反映了精子质膜分子构筑的变化，可能主要是反映了Ca^{2+}结合蛋白，即钙调素的分布变化。

（二）代谢活化

精子获能时多方面代谢活性明显增强。获能前精子主要靠糖酵解维持较低的能量需求。获能启动后有氧氧化作用增强，葡萄糖的分解加速，能量的产生和利用加快，以利于精子提高运动能力。同时，氧化作用增强后产生许多活性氧，如过氧化阴离子；膜脂代谢加强，从而使膜系的分子构筑和理化特性发生改变；离子交换更加频繁，导致膜电位超极化，膜系尤其是质膜的稳定性降低；细胞内pH升高，细胞内游离HCO_3^-和Ca^{2+}浓度提高，它们作为细胞内信号分子，激活多种酶系，从而引起一系列生化、生理改变。其中，腺苷酸环化酶（adenylate cyclase，AC）和磷酸酯酶（phospholipase，PL）的激活有着特别重要的意义。前者促使精子内环磷酸腺苷（cAMP）浓度增高，激活蛋白酪氨酸激酶，从而使多种蛋白产生酪氨酸磷酸化（精子获能的生物化学特征），并促进游离的肌动蛋白（G-actin）聚集（F-actin），后者提高膜脂代谢速率，产生溶血磷脂，从而增强膜的可融合性。至后期，磷脂代谢过程中还产生二酰甘油，激活蛋白激酶C，进而促进获能的完成并诱导顶体反应。

上述代谢变化中，cAMP浓度增高起着核心作用。利用磷酸二酯酶抑制剂，如己酮可可碱（pentoxifylline）抑制该酶活性，减少精子内cAMP的分解，从而使cAMP浓度保持在较高水平，可以加快精子的获能进程，导致精子活动力和对顶体反应诱导剂的敏感性均得到提高。近年来，在部分人类辅助生殖临床实践中，已利用己酮可可碱来改善患者的体外受精效果。

（三）超激活运动与趋化性

1. 超激活

精子获能过程中，运动能力逐渐增强，运动方式也发生改变。早在20世纪60年代末期，Yanagimachi等在对金黄地鼠体外获能研究中发现，刚从雄性生殖道释放出来的精子，在体外获能初期呈活跃的线性前向运动（图3-6A），随后不久即进入一相对缓和的运动状态，此时精子以头对头方式互相凝集，尾部呈僵硬颤动。约2 h之后，精子从凝集团中解脱，说明精子表面特性发生改变，已经完成获能。此时精子开始前所未有地活跃运动，一开始还保持线性的前向运动方式，但很快便出现一种极猛烈的特殊运动，尾部呈现强烈的"鞭打样"摆动，头的运行轨迹呈不规则"8"字形（图3-6B）。小鼠等多种啮齿类动物精子的运动变化类似金黄地鼠，而许多哺乳动物和人的精子在获能中并不发生凝集。80年代以后，许多研究发现，哺乳动物精子经过获能后，普遍发生运动速度和运动方式的改变，主要特征是：① 尾部呈现强烈的"鞭打样"摆动；② 头部侧摆显著加大；③ 运动轨迹偏离线性。这种运动方式称为"超激活"

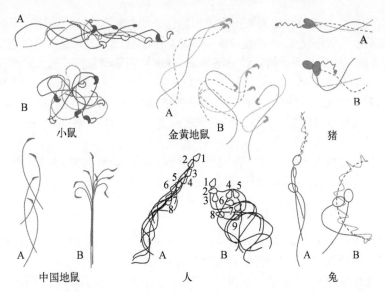

小鼠　　　　　金黄地鼠　　　　　猪

中国地鼠　　　　　人　　　　　兔

图3-6　多种精子超激活前后的运动方式模式图（改自Yanagimachi，1994）

A.超激活前的前向运动；B.超激活运动方式

（hyperactivation）。目前已知，超激活是哺乳动物中普遍存在的现象（图3-6），但不同物种精子的超激活表现形式不尽相同，例如，人的精子超激活时，其摆动幅度的变化就不如金黄地鼠和小鼠那样激烈。

在超激活运动中，精子头和尾的摆动幅度都急剧增大，导致运动方向变成非直线前行，而是大幅度摇摆着泳动，与获能前大不一样。如果将超激活的精子放到黏稠的介质中令其穿越，则精子的运动方式将表现得与超激活之前一样，但穿越黏稠介质的效果显著强于未发生超激活的精子。说明超激活的巨大摆动幅度在黏稠介质中被抵消了，但却使精子得以穿越黏稠的介质。在体模型研究发现，小鼠精子的超激活起始于精子穿越子宫—输卵管结合部位（UTJ），或从输卵管隐窝上皮挣脱奔向壶腹部的时刻，恰好此段生殖道内的介质黏稠度和黏弹性均很高。这些现象表明，超激活可能提供了一种力学的优势，使精子更容易通过输卵管中的黏稠介质并有利于对卵丘颗粒细胞的黏弹性间质的穿越。

近年来研究证实，超激活是由cAMP调控的大量Ca^{2+}内流引起的。2001年，Ren D等首先发现，精子尾部主段存在特异性的电压门控Ca^{2+}通道CatSper，正是这种独特的Ca^{2+}通道奠定了超激活运动的基础。现在已证明，CatSper缺陷的小鼠，其精子可有正常的运动能力，但不能产生超激活也不能穿越UTJ。此外，精子头部质膜上的Adam家族分子，主要是其中的Adam3，可能起某种调控作用。基因敲除研究证明，Adam3基因缺陷的精子，同时失去超激活和识别透明带的功能。

借助计算机图像分析技术，可对精子多项运动参数做快速测定，从而对超激活做定量分析。相关参数包括：① 曲线运动速度（curve linear velocity，VCL），以精子运行轨迹的总长度除以时间（μm/s）；② 直线速度（straight line velocity，VSL），为精子运行起止点距离除以时间（μm/s）；③ 线性（linearity，LIN），为VSL/VCL：表示精子运动轨道偏离直线的程度；④ 精子头部侧摆幅度（amplitude of lateral head displacement，ALH）：为精子运动时头部左右摇摆宽度的平均值（μm）。此外，还有DANCEMEAN（ALH × VCL/VSL）和摆动频率等。对这些参数的值加以界定可构成超激活的标准。Robertson等提出了界定人精子超激活的两种标准。① Transitional：VCL>80 μm/s，LIN>19且≤34，DENCEMEAN≥17；② Star-spin：VCL>80 μm/s，LIN≤19，DENCEMEAN≥17 μm。凡符合上述标准者为超激活精子。Burkman提出了另一种"all HA"标准：LIN≤65，速度≥100 μm/s，max ALH（头部侧摆最大幅度）≥7.5 μm。Wang等同时采用以上三种标准对52例参加IVF-ET男子精液进行分析，发现不论获能与否，三种标准均有高度相关性，其中按Transitional标准测定获能6 h精子超激活的百分率与IVF率呈直接相关，表明超激活图像分析用于判断获能并预测受精前景是有价值的。

2. 趋化性

趋化性是指获能精子受某种化学信号的吸引，逆该信号的浓度差而定向运动的特性。过去一度认为，精子的趋化性只存在于天然体外受精的动物如海胆等。这些卵子可释放一种称为"受精素（fertilin）"的化学物质，借以吸引远距离的精子逆浓度差地游向卵子。近十余年的研究证实，人和哺乳动物精子也同样具有趋化性。多种动物的卵丘颗粒细胞会分泌CCL型的趋化因子，吸引精子朝向卵子做趋化性的超激活运动。近年还发现，卵丘颗粒细胞分泌的孕酮也成为人和兔等动物精子的趋化因子。排卵后，进入输卵管壶腹部的卵丘团会持续性分泌孕酮，并向周围输卵管液扩散形成浓度差。人精子质膜上可能存在两种类型的孕酮受体，分别感受低浓度（pmol级）和高浓度（mmol级）的孕酮信号。刚从输卵管峡部上皮解脱下来并做超激活运动的精子，借其低浓度孕酮受体感受到孕酮的浓度梯度信号，从而调整其超激活运动方向而游向卵丘复合体。精子靠近或进入卵丘团后，则可能借高浓度孕酮受体感受信号并触发顶体反应。

精子超激活和趋化性都发生于获能后期，都需要大量Ca^{2+}内流来调控，因此有学者认为他们可能依赖相同的调节机制，但两者孰先孰后抑或同时发生目前尚未阐明。

（四）卵子识别与顶体反应能力激活

射精后未经获能的精子没有受精能力，具体表现在其既不能与卵子发生互相识别与结合，也不能接受生理性的顶体反应诱导剂（如孕酮、卵泡液和透明带溶解液等）诱导发生顶体反应。经过获能后，精子除了产生前述各种变化外，最重要的效应是能与卵子（主要是透明带）识别并与之结合，同时也可以接受孕酮或透明带溶解液的诱导而产生顶体反应。

超激活、趋化性、卵子识别（卵丘团或透明带）和可诱导顶体反应四项指标，可视为精子完成获能的功能标志。有趣的是，超激活和透明带识别可能由同一个基因ADM3调控。

四、精子获能的分子机制

精子获能的分子调控机制尚未完全阐明。20世纪后叶大量生物化学和细胞生物学研究表明，膜电位、离子通道变化和cAMP信号转导通路在获能调控中起了关键作用。这些结果于21世纪以来，在以基因敲除小鼠作为实验模型的研究中，获得进一步证明（表3-1）。

表3-1 影响精子获能的不同信号通路基因敲除小鼠模型研究

信号通路	敲除基因	表 型 变 化	作者索引
cAMP	蛋白激酶A催化亚单位α2（PKA Cα2）	不育，运动损害、无HCO_3^-介导的Ca^{2+}升高，无酪氨酸磷酸化	Nolan M et al., 2004
	可溶性腺苷酸环化酶（ADCY10/sAC）	不育，缺乏前向运动 不育，甚至在用cAMP类似物补救后依然不育 不育，cAMP产物低下，低ATP和超激活损害	Esposito G et al.,2004 Hess KC et al.,2005 Xie F et al.,2006
	A激酶锚定蛋白4（AKAP4）	不育，纤维鞘缺失和活动力丧失 可溶性PKA RII升高，蛋白磷酸酶1γ2活性下降	Miki et al.,2002 Huang Z et al.,2005
pHi	精子特异性Na^+/H^+转运载体（sNHE）	不育，运动能力完全丧失，cAMP类似物补救回复活力和生育力 sNHE乃sAC表达和双方膜蛋白复合体所需	Wang D et al.,2003 Wang D et al.,2007
膜电位（Vm）	精子特异性Na^+通道（SLO3）	不育，前向运动能力损害，膜去极化，无顶体反应能力	Santi CM et al.,2010 Zeng XH et al.,2011
	Na^+/K^+ATP酶α4亚单位	不育，精子活动力和超激活能力下降，细胞内Na+浓度升高，膜去极化	Jimenez T et al.,2011
Ca^{2+}	CAV2.3离子通道	生育力低下，Ca^{2+}反应变异，顶体反应力下降	Cohen R et al.,2014
	CatSper通道	CatSper1：不育，运动损害，缺乏cAMP诱导的Ca^{2+}内流 CatSper2：不育，无超激活运动能力 CatSper3/4：不育，无超激活运动能力	Ren D et al.,2001 Quill TA et al.,2003 Qi H et al.,2007

根据当前的实验研究进展，可以大致勾勒出精子获能的调控机制模式如下：在精子开始获能时，首先由于某种未明确的原因，造成精子内部的K^+外流，引起质膜静息电位发生变化，即逐步的超极化。这增加了质膜的不稳定性，同时由于白蛋白、转脂蛋白的作用使膜胆固醇脱落，促使部分离子通道（如Na^+/HCO_3^-转运通道和精子特异性钙离子通道CatSper）开放，导致HCO_3^-和Ca^{2+}内流，继而激活了质膜上的腺苷酸环化酶（AC），使细胞内的cAMP水平升高；cAMP将激活蛋白激酶A（protein kinase A，PKA），后者

进一步激活蛋白酪氨酸激酶（protein tyrosine kinase，PTK），包括家族激酶（Src Family Kinase，SFK），同时抑制蛋白磷酸酶（protein phosphatase，PP），尤其是丝/苏氨酸蛋白磷酸酶。这种双重效应促使多种蛋白质产生磷酸化。其中，PKA通路活化导致磷脂酰肌醇-3-羟激酶（phosphatidyl inositol 3-kinase，PI3K）的磷酸化而激活，合成更多的PIP2，并活化磷脂酶D（phospholipase D，PLD）产生磷脂酸（磷脂酰肌醇二磷酸PIP 2，PA），PIP2还抑制凝溶胶蛋白（gelsolin）对F-actin的解聚作用，从而使肌动蛋白聚集。这些信号通路的活动，为超激活运动、趋化性、精卵识别及顶体反应做好了充分准备（图3-7）。

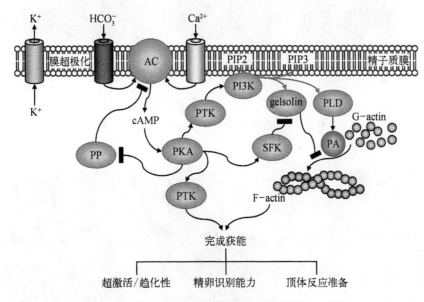

图3-7　哺乳动物精子获能的分子调控机制模式图（江一平绘于2016）

值得注意的是，PI3K激活后，因活化PIP2抑制gelsolin并产生PA促使肌动蛋白聚集，这在精子头部可防止精子过早产生顶体反应，而在尾部则调节产生超激活运动。但当新的信号进一步激活PI3K时，将使PIP2耗尽，从而减少PA并解除了对gelsolin抑制而使肌动蛋白解聚，引起顶体反应。

第五节　精子顶体反应

顶体反应（acrosome reaction，AR）是继精子获能之后所发生的重大结构、功能变化，是受精的必经步骤。临床上有些男性不育症患者，其精子不能产生顶体反应，称为"顶体反应缺陷症"。

一、顶体反应的模式

顶体反应是J. C. Dan于1952年首先于海胆发现的现象，继而Austin和Bishop等于1958年在哺乳动物发现，现已证明普遍存在于各种动物精子。从细胞生物学行为上说，顶体反应是一种表现特殊的细胞外吐即胞吐（exocytosis）现象。在顶体反应中，精子的顶体外膜与质膜发生多点融合并破孔，从而将顶体内容物释放至细胞外。顶体反应的具体过程，存在不同的理解模式，趋于公认的是三阶段模式。① 顶体反应初期：顶体内容物膨胀，精子质膜（PM）与顶体外膜（OAM）之间的质膜下空间变得更加狭窄，使得PM与OAM充分靠近，继而发生PM-OAM的多点融合。② 顶体反应中期：PM-OAM融合处破裂，融合的PM-OAM形成杂合膜泡（其上含有蛋白酶体，proteasome）。此时顶体通过破裂口与精子外部相通。③ 顶体反应后期：随着顶体反应进展，杂合膜泡逐渐脱落丢失，位于顶体区的顶体内膜（IAM）暴露，延伸至赤道段并在此与顶体内膜相连的部分顶体外膜保留在原处，其外缘与赤道段的质膜融合而使顶体内膜也与质膜相连（图3-8）。

以上过程已经得到形态学观察的证实。运用蛋白质染色试剂考马斯亮蓝（CBB）对经过诱导顶体反应的精子进行染色。在光学显微镜下，即可见精子顶体区染色显著变浅（图3-9A），说明顶体反应之后有大量的顶体蛋白质丢失。而电子显微镜则可显示更精细的变化，尤其是第二、第三阶段的变化形态，采用常规的透射电镜或表面复型技术，可以很方便地观察到（图3-9B、C）。因此，以上模式在当前得到普遍接受。

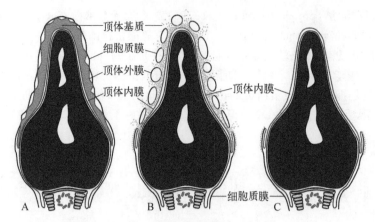

图3-8　精子顶体反应模式图

A. 顶体反应初期；B. 顶体反应中期；C. 顶体反应后期

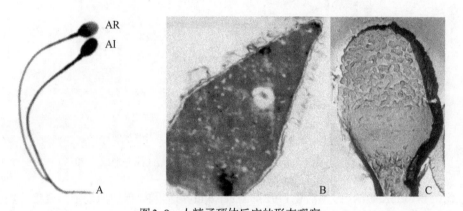

图3-9　人精子顶体反应的形态观察

A. 人精子CBB染色：AI顶体完整，AR顶体反应；B. 超薄切片透射电镜观察；C. 表面复型透射电镜观察

　　但是也有不同的理解模式。例如，透射电镜观察有时可以见到，在精子发生顶体反应期间，有些精子质膜尚完整，但顶体外膜已经破溃并形成一些微小的膜泡。有些学者据此提出，顶体反应的发生模式是顶体外膜首先破裂并形成微小的膜泡，使顶体基质扩散到精子头部细胞质里，并导致质膜解体消失。但是，基于同样的电镜图像，更多的学者倾向于认为这并非真正的顶体反应，而是一种顶体破坏或病变。因为在人工诱导发生顶体反应时，这种现象很少见，而且不符合一般的胞吐机制。

　　三阶段模式提示——在顶体反应中期，PM-OAM形成杂合膜泡并产生破口时，顶体内容物可通过破口扩散出精子头表面；杂合膜泡的形成使OAM内表面(接触顶体基质的一面)与PM外表面相连，这为两种不同来源的膜成分重新分布组合提供了机会，原先位于OAM内表面的某些膜成分(或附着成分)可能就此转位到PM外表面。在杂合膜泡从顶体脱落丢失之前，顶体膜泡彼此连成网络，因此有些OAM的成分，甚至某些顶体基质的成分，可能借此机会通过膜泡网络转移到赤道段和顶体后区的质膜表面来。

二、顶体反应的生理意义

　　顶体反应的生理意义主要表现在以下两方面：① 顶体反应激活了顶体内容物中的大量水解酶，并使这些酶暴露于精子头部表面，借此突破卵母细胞外部的屏障——卵丘细胞层和透明带，从而使精子进入卵周间隙并和卵母细胞接触；② 顶体反应激活了精子与卵母细胞融合的功能——顶体外膜中和顶体内容物中，有某些物质可能在顶体反应过程中转移到精子赤道段和顶体后区质膜表面，使该区域的表面分子结构和功能发生改变，从而能够首先与卵母细胞质膜识别与融合。

　　目前还不甚清楚，究竟哪些物质使赤道段和顶体后区质膜变得容易与卵母细胞识别，但已经有证据表明，某些分子在顶体反应之后，才出现在赤道段和顶体后区质膜，如小鼠和人精子的Izumol-1分子和人精子的甘露糖受体，推测这些分子可能在人精子与卵母细胞识别融合中起某种作用。

三、顶体反应的检测

由于顶体反应涉及复杂的细胞生物学机制,同时在不育症临床诊疗中具有重要应用价值,故顶体反应的检测也成为受精研究和临床诊断中常用的技术手段。顶体反应最可靠的检测方法是透射电镜观察,但该法存在技术复杂、设备昂贵、检测周期长等缺点,故通常只用于建立简易方法时作为对照标准。研究中常用较为简易的光镜水平的技术,包括凝集素亲和荧光细胞化学技术、特殊染色技术或顶体特异性抗精子抗体免疫细胞化学技术等。目前较常应用的是豌豆凝集素标记、金霉素染色和考马斯亮蓝染色技术。

(一)豌豆凝集素(PSA)标记技术

豌豆凝集素(pisum sativum agglutinin, PSA)技术的原理是,精子顶体基质含有大量甘露糖蛋白,可被PSA特异性识别并结合。未发生顶体反应的精子经过甲醇的萃取固定后,荧光素(FiTC或TRITC)标记的PSA可以透入顶体内而在顶体区显示荧光。顶体反应后,内容物丢失,该结合活性降低或消失,只在赤道带和顶体后区留下一带状荧光。PSA技术为Cross等创于1986年,目前主要采用Tesarik等改良的"快速顶体反应计量"法(fast AR measurement, FARM),即计数B型精子的百分率视为顶体反应百分率。由于方法稳定可靠、适用于大多数物种、检测效果经过电镜观察证实,PSA技术成为迄今应用最广泛的顶体反应检测法。

(二)金霉素染色技术

金霉素(chlortetracycline, CTC)荧光染色既可显示精子的获能状态也可检测顶体反应,因此在需要同时了解精子获能与顶体反应状况的研究中特别实用。

(三)考马斯亮蓝染色技术

考马斯亮蓝(coomassie brilliant blue, CBB)是常用的蛋白质染料,分为G–250和R–250两种类型。1992年Aaron等首创用CBB R–250检测小鼠精子顶体反应。采用溶解于5%高氯酸水溶液中的0.05%CBB染液,室温下染色2～5 min,即可显示顶体完整和顶体反应的两类不同精子(图3–9A),十分快速、简便,普通光学显微镜即可检测。该法现已移植应用于人和多种哺乳动物精子。经与PSA技术比较,证明CBB R–250染色是检测哺乳动物精子顶体反应的良好方法,其操作简单、可靠、标本可长期保存,实用性优于PSA和CTC等方法,值得进一步推广。

(四)顶体特异性抗精子抗体标记技术

有不少抗精子抗体是专门针对顶体区域抗原的,运用这类抗体来检测顶体反应,结果十分可靠。例如,单抗GB24特异结合于顶体内容物和顶体内膜;MN9抗体只与顶体反应后精子的赤道段结合;OBF13和CD46抗体只结合于小鼠精子的顶体内膜。对活精子,这些抗体只结合于已发生顶体反应者,所结合的抗原直接暴露于精子赤道段、顶体后区质膜或已裸露的顶体内膜表面,故不必对精子进行固定和助渗处理,方法更为简便。抗精子抗体间接免疫荧光标记除了荧光显微外,还可用流式细胞术快速定量检测。此外,还可将荧光标记改为酶标或金标,用于普通光镜或电镜观察。

(五)转基因荧光顶体技术

早在1999年, M. Okabe等就创建了顶体素(acrosin)启动子驱动的GFP转基因小鼠。这种小鼠的精子顶体内容物会发绿色荧光,顶体反应后顶体内容物丢失,荧光也随之消失。用这种精子(Acr–GFP sperm)做实验,可在荧光显微镜下实时观察活精子的顶体反应及精-卵相互作用。最近,他们又进一步建立了顶体和线粒体双色(绿+红)荧光精子小鼠品系,为观察生殖道内的精子迁移、受精提供了前所未有的优异手段。

四、顶体反应动力学

顶体反应的发生发展规律及精子对影响顶体反应因素的反应特征称为顶体反应动力学(dynamics/kinetic of acrosome reaction)。

依顶体反应的启动因素,可分为自发性顶体反应(spontaneous AR,SAR)和诱导的顶体反应(induced AR,IAR)两种。在体内受精中,自发性顶体反应一般是指精子在未经与卵—冠—丘复合体接触便发生的顶体反应,实际上这种顶体反应往往也受到生殖道(主要是输卵管壶腹部)中一些可溶性因子的诱导;而"诱导的顶体反应"则指精子与卵相互作用时受透明带诱导所产生的顶体反应。长期以来普遍认为,在许多物种,只有顶体完整的精子才能结合到ZP上并受其诱导产生顶体反应,进而穿越透明带;而已经发生顶体反应的精子却不能和透明带结合,显然失去受精机会。然而,许多精子的确在与透明带接触之前就已发生顶体反应。有报道表明,小鼠精子在输卵管内可有43%产生顶体反应。其意义或许在于:自发性顶体反应使精子释放或暴露出水解酶(如透明质酸酶)以溶解颗粒细胞的细胞外基质,为顶体完整的获能精子接触透明带开辟道路。近年来采用转基因荧光顶体小鼠的研究发现,原先认为只有顶体完整者才能与透明带发生相互作用的小鼠精子,在已经完成顶体反应之后也能穿越透明带。所以,就体内受精而言,两种顶体反应似乎都是受精所必需的。

在体外受精中,"自发性顶体反应"是指不加诱导剂而仅仅由于获能液影响而产生的顶体反应,而"诱导的顶体反应"则指在体外获能时添加某种诱导剂,如卵泡液、孕酮、A23187、透明带或透明带提取成分(如ZP3)等所触发的顶体反应。体外受精中的"自发性顶体反应"可能是精子退化的现象。这应该部分归因于顶体反应的检测方法,因为在光镜下,所谓"顶体反应"实质上只是顶体破溃、顶体内容物丢失或顶体内膜暴露的状态,并不能区分生理性还是病理性的改变。有资料表明,人精子体外自发性顶体反应不能预测体外受精结果,也与金黄地鼠卵的穿透率不相关,而用FF或A23187所诱导的顶体反应率却与体外受精结果显著相关。Fenichel等报道,体外自发性顶体反应在获能前6 h保持较低水平,24 h仅见轻度升高;但A23187诱导的顶体反应则在6 h突然升高,24 h保持不变,表明人精子体外获能所需的必要时间和最佳时间为6 h。在体外获能中,可能只有诱导的顶体反应才是正常的。其中,FF和A23187诱导的IAR率具有诊断不明原因不育症的临床意义。

五、顶体反应的诱导因子和调控机制

迄今已经发现雌性生殖道内有多种因子可诱导顶体反应的发生。目前普遍公认的生理性诱导因子,除透明带及其成分(主要ZP3)外,大多数存在于卵泡液、卵丘团或输卵管(壶腹部)中,包括孕酮、γ-氨基丁酸、血小板激活因子、溶血卵磷脂、转脂蛋白等。还有一些物质,如表皮生长因子、胰岛素、瘦素、神经降压肽、cAMP、肝素、Ca^{2+}载体和胆碱酯酶抑制剂(己酮可可碱和咖啡因)等,也具有较强的诱导作用。在这些诱导因子中,透明带溶解液及ZP3、卵泡液、孕酮和γ-氨基丁酸被视为可模拟体内发生的生理性顶体反应诱导剂,而Ca^{2+}载体A23187则是最广泛应用的人工诱导剂。

各种因子对顶体反应的调控,主要是通过细胞内信号转导系统的作用而实现。目前,普遍存在于体细胞内信号转导系统的两条主要途径——腺苷酸环化酶(AC)-cAMP通路和二酰甘油/蛋白激酶C(DG-PLC)通路均在人和哺乳动物的精子中得到证实。虽然各种诱导因子调控顶体反应过程的详细机制尚未完全阐明,但已经有一些关键因素及其主要信号转导过程比较清晰。

在精子完成获能的基础上,各种诱导因子作用于精子质膜上的相应受体(receptor,R),直接或间接地导致膜电位的波动,从而再次打开质膜的电位依赖性Ca^{2+}离子通道,促使新一波的Ca^{2+}向细胞质内流动。精子胞质内的Ca^{2+}浓度升高可激活AC-cAMP通路;有些信号受体(如透明带蛋白ZP3的受体)通过偶联的G蛋白(G_i)直接激活AC;G蛋白还与磷脂酶C_1(phospholipase C_1,PLC_1)偶联;有些受体则与其他亚型的PLC偶联,如TK,即是一种PLC偶联的酪氨酸激酶受体。已知透明带蛋白ZP3同时结合精子质膜上的R和TK两种受体,可分别通过偶联的PLC活化PIP2的分解,产生二酰甘油(diacylglycerol,DG)和三磷酸肌醇(inositol triphosphate,IP3)而激活DG/IP3信号通路,同时通过偶联的G_i激活AC-cAMP通路;EGF的受体可激活PLC和P进而激活DG/IP3通路;IP3可迅速打开顶体外膜上的电位依赖性Ca^{2+}通道,而DG可通过蛋白激酶C(protein kinase C,PKC)打开质膜的Ca^{2+}通道;DG/IP3和AC两条信号通路还互相交互激活,导致精子细胞内外钙库的Ca^{2+}一波一波地涌入细胞质,细胞质内高浓度的Ca^{2+}作为主要的触发因素,启动了顶体外膜与质膜的融合,即顶体反应(图3-10)。

近年发现,精子内的G-actin在获能中因PIP2的作用聚集成F-actin,在触发顶体反应的信号通路作用下,PI3K再度激活,大量的PIP2分解为DG/IP3而耗竭,从而解除了对gelsolin的抑制而使F-actin快速解聚,顶体外膜与质膜之间失去了细胞骨架网络的阻隔而加速两膜融合,产生顶体反应(图3-10)。

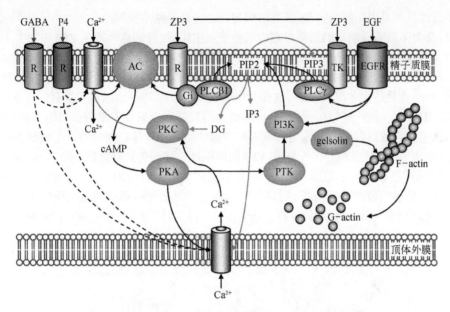

图3-10　精子顶体反应发生机制模式图（江一平绘于2016）

第六节　精卵相互作用

已经完成获能的精子在输卵管壶腹部与卵冠丘复合体相遇，开始了精卵相互作用过程，包括精子与卵丘细胞层的相互作用、精子与卵透明带的相互作用和精子与卵母细胞的相互作用三个环节。

一、精子与卵丘细胞层的相互作用

在卵冠丘复合体中，卵丘细胞层（包括直接围绕在透明带之外的放射冠）是精子要突破的第一道屏障。已知卵丘细胞会分泌趋化因子CCL和孕酮，这两类物质以卵冠丘复合体为中心向四周扩散构成浓度梯度，吸引从输卵管峡部挣脱的精子游来。卵丘细胞外基质的主体是透明质酸，精子在接触和穿越卵丘颗粒细胞层时，可能是受其中高浓度孕酮（也可能是其他细胞外基质因素，如GABA等）的诱导，发生顶体反应，并借助其所释放或暴露的水解酶（主要是透明质酸酶）消化透明质酸，从而使自身穿越卵丘细胞层抵达透明带，或使局部卵丘细胞脱落并暴露透明带。

卵丘细胞及其细胞外基质的结构完整性，不仅是精子的屏障，而且是对受精有益的。近年来研究表明，某些基因（如*Tnfip6*、*Ptx3*）与卵丘细胞外基质的合成和稳定有关，将这些基因敲除将显著降低雌性的生育力，但目前尚未知具体的作用机制。因此，精子与卵丘细胞的相互作用的分子机制还有待于进一步研究。

二、精子与透明带的相互作用

精子与卵透明带的相互作用是受精中特异性最强的环节。对于卵而言，透明带是一个精巧的生物保护系统，它能筛选精子，只有同种动物的获能或顶体反应（AR）精子才能与透明带相互作用，受精的物种专一性主要在此环节体现。同时，卵受精后透明带特性发生改变，不再接受新来的精子。此现象称为"透明带反应"或"透明带阻断"。因此，透明带也是阻止多精子受精的主要屏障。关于精子与透明带的相互作用，在小鼠中得到比较系统的研究。

通常认为精子与透明带的相互作用分为两个步骤，即所谓"一次识别"和"二次识别"。

（一）透明带的结构

透明带是卵母细胞所分泌形成的细胞外基质，是由糖蛋白组成的一层较厚的膜状结构，因在普通光学显微镜下呈透明状而得名。透明带的厚度在不同物种略有差异，小鼠透明带厚40～60 μm，人透明带约100 μm。20世纪80年代以来，Wassarman P M课题组首先从分子水平上系统地研究了小鼠透明带的成分与结构，开创了精子与透明带相互作用研究领域的新局面。经过20余年来的大量研究，人和小鼠透明带的分子组成及其基因编码、透明带三维结构与功能等已经基本阐明。

人、小鼠及大多数哺乳动物的透明带都由三种糖蛋白构成,分别称为ZP1、ZP2和ZP3。在小鼠,这三种成分的分子质量分别为200 kDa、180 kDa和83 kDa。在分子含量上,ZP2∶ZP3大致是1∶1,而ZP1则只占ZP2和ZP3两者之和的9%。这三种糖蛋白都是由单条肽链形成的球状蛋白质连接一段寡糖链(丝/苏氨酸[O–]连接或天冬酰胺[N–]连接)构成的,其中ZP1进一步组成双亚基的二聚体。每个蛋白质分子的C末端都有一段跨膜结构域(该结构域的上游紧邻一个碱性氨基酸蛋白酶切割位点)。这些蛋白质在卵母细胞内合成后以小泡运输至细胞膜并以胞吐的方式转移到细胞外。在细胞表面,ZP2和ZP3首尾相接、不断重复,联结成长链状大分子,ZP1则间隔地连接于各长链之间。随着胞吐的不断进行,积累的糖蛋白网络被推移离开细胞膜,并与下方新形成的糖蛋白链以ZP1联结,构成三维的大分子网络(图3–11)。这就是透明带的分子构筑,用高分辨扫描电子显微镜可见透明带的网络中存在大小两种网孔。这种构筑起着"分子筛"的作用,水和小分子物质可以透过,而大分子则被拦阻在外。

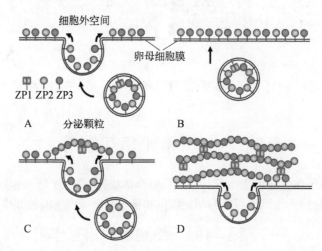

图3–11 透明带分子结构及其形成模式图(根据Wassarman P M和Green D P阐述绘图)

ZP1、ZP2和ZP3分别具有不同的功能。ZP3在精子与透明带相互作用中,起决定"一次识别"和诱导精子顶体反应的作用(因此被视为"精子受体"和"顶体反应诱导者")。其中,识别与结合精子的是ZP3的O–连接寡糖链部分,而肽链则诱导顶体反应。由于ZP3的寡糖链结构具有物种特异性,只有同种动物的精子才能识别。所以ZP3在受精的物种特异性上起关键作用。相对而言,ZP3诱导顶体反应的物种特异性则不强,如小鼠的透明带溶解液既可诱导小鼠精子,也可诱导人精子发生顶体反应。ZP2的作用是在精子穿越透明带过程中起"二次识别"和结合精子的作用,这种结合使精子被动态地锚定在透明带局部,而不至于在消化透明带时脱落。而ZP1则可能只起维持透明带网络结构的连接作用。

(二)精子对透明带的识别与穿透

许多观察发现,精子与透明带相互作用时,首先以顶体区质膜与透明带接触。有证据表明,该区质膜表面存在着ZP3受体,能和ZP3表面的寡糖链相识别(即一次识别),并由此使精子与透明带紧密结合。同时,ZP3的肽链则诱导精子产生顶体反应。结合于透明带上的精子一旦发生顶体反应,便暴露顶体水解酶开始溶解局部透明带,顶体素或其他位于顶体内膜上的精子蛋白则与透明带中的ZP2发生"二次识别"并结合,以使精子能锚定在原位继续水解透明带。最后,局部透明带被水解出一条隧道,使精子得以进入卵周腔。

在透明带与精子相互作用中,起识别、结合作用的主要是ZP3和ZP2的寡糖链,寡糖链与精子的结合特性相当稳定,不因一般理化因素如温度、去污剂、化学固定剂的作用而改变,但寡糖链很容易受糖苷酶修饰。卵子受精后,皮质颗粒中的糖苷酶扩散到透明带,同时修饰了ZP3和ZP2的寡糖链。将导致:①使后来的精子识别不了ZP3而不再与透明带结合;②已结合透明带的精子因ZP2寡糖链的改变无法继续结合而脱落。这就是透明带反应的分子基础。

精子方面与透明带发生一次识别的分子机制比较复杂,迄今尚无定论,但精子头部存在ZP3和ZP2的结合蛋白则已得到广泛接受。有报道表明,小鼠精子的ZP3结合蛋白不仅分布于顶体区质膜也分布于顶体后区质膜。顶体反应后,顶体区的ZP3活性消失,但顶体后区的结合活性依然保留,可能在顶体反应期间起着与ZP2一起继续维持精子锚定透明带的作用;ZP2结合蛋白则只分布于顶体反应前精子的顶体后区质膜,但顶体反应之后,顶体区也出现了较弱的ZP2结合活性,提示可能有部分ZP2结合蛋白定位于顶体内膜。

已从精子分离出若干与透明带识别的分子如SP56、zonadhesin(ZAN)和Adam3等,都在精子与透明带识别—结合中起关键作用。在人和小鼠中,SP56(分子质量56 kDa)被视为ZP3精子的ZP3受体,因其能特异性地识别ZP3寡糖链;ZAN则具广泛的物种特异性,ZAN基因敲除小鼠可以和异种的透明带识别并结合;Adam3则被证明同时介导精子超激活和识别透明带,但这些分子间的相互关系尚不清楚。

哺乳类精子顶体内普遍存在的顶体素,因为具有类胰蛋白酶活性而长期被公认为水解透明带的主要蛋白酶。然而,近年来发现,顶体素基因敲除后的小鼠的精子依然保持透明带识别与穿透能力,故定论被推翻。目前认为,顶体内另外两种特异性的丝氨酸蛋白酶Acr和Tesp5(也称Prss21)在消化透明带中起重要作用。

更有甚者,最近Okabe M等(2015)利用双色荧光转基因小鼠模型研究发现,已经穿越透明带进入卵周间隙的小鼠精子,将其用显微操作方法取出,并再次与透明带和卵丘颗粒细胞层完整的卵子进行体外授精,这些早已发生顶体反应后的精子,照样能够穿越卵丘颗粒细胞层和透明带。此现象挑战了传统认为只有顶体完整精子才能与透明带相互作用、只有在透明带结合中发生顶体反应的精子才能受精的理论。此最新发现提示,对受精而言,精子发生顶体反应是重要的,而与透明带的识别与结合却似乎是无关紧要的。那么,透明带在受精中的作用和意义究竟是什么? 有必要进行重新的探索和进一步研究。

三、精子与卵母细胞的相互作用

(一)精子与卵母细胞相互作用过程

穿越透明带的精子到达卵周腔,精子头部赤道带及顶体后区质膜首先和卵母细胞表面微绒毛接触,随后与微绒毛的质膜融合。大量研究证实,只有已经完成顶体反应的精子才能与卵母细胞融合。此时精子顶体内膜已经通过尾端残留的顶体外膜与赤道段质膜连成一体,构成新的精子头表面。精子与卵母细胞的膜融合往往分为两个步骤,分别称为"初次融合"和"二次融合"。精子首先以一侧的赤道段与所接触的卵母细胞微绒毛质膜识别并融合,融合处微绒毛随即缩短扩大,此为"初次融合"(图3-12 A、B);继而精子头部紧贴处的卵母细胞胞质下陷,周围的质膜和胞质隆起并围拢,隆起的卵母细胞膜与精子的另一侧赤道段和顶体后区质膜发生"二次融合"(图3-12 C)。精子质膜与卵膜的融合逐渐扩大,直至精子的大部分膜系全部汇入卵母细胞质膜,但头部原顶体内膜部分的质膜随少量卵母细胞膜一起被卷入卵母细胞内形成精子核旁的膜泡(图3-12 D)。融合完成后,精子的细胞核、细胞质以及包括精子尾内的细胞器全部进入卵母细胞。

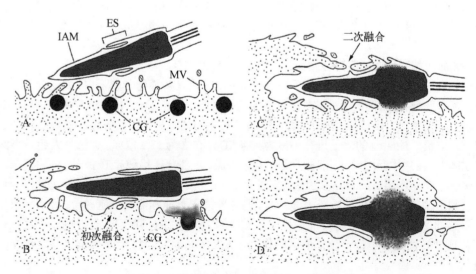

图3-12　精子与卵母细胞相互作用模式图

精子质膜与卵母细胞质膜发生融合的过程中,卵母细胞受到激活(activation),开始一系列生理生化反应。首先,卵母细胞质膜的膜电位发生变化,继而导致膜Ca^{2+}通道开放,大量Ca^{2+}迅速内流,细胞内游离Ca^{2+}浓度提高。后者将引起一系列细胞内信号转导反应,促使位于卵母细胞细胞质浅层的皮质颗粒向细胞膜迅速移动、紧贴到膜上并与之融合。随后,融合处破孔,皮质颗粒内容物释放到卵周腔。卵母细胞的这种反应称为"皮质反应(cortical reaction)"。其次,精卵膜融合引起的质膜重构,导致卵母细胞表面微绒毛变短、变少(图3-12)。

皮质反应是卵母细胞的胞吐,是一种受调分泌。其所分泌的内容物扩散到卵母细胞膜表面和透明带,并使它们相继发生变性,起到阻止第二个精子穿越透明带和与卵母细胞融合的作用。

精子与卵母细胞之间同样存在着相互识别现象。一般而言,这种识别也具有种间专一性,但不如精子与透明带之间那样强烈。种缘较近的哺乳动物之间,异种精—卵的融合是较常见的,例如,小鼠精子可以与大鼠卵母细胞相互融合。而金黄地鼠的卵母细胞似乎具有更广泛的兼容性,可以与实验过的所有哺乳动物精子相互融合。因此,去透明带金黄地鼠卵母细胞被作为研究精卵融合的模型而广泛应用。尤其是在研究人或其他一些难以获得卵母细胞的珍稀、大型动物的精卵融合机制时,金黄地鼠卵母细胞可作为一个良好的替代。世界卫生组织(WHO)曾经推荐采用人精子穿透金黄地鼠卵母细胞试验(简称精子穿透试验,sperm penetration assay,SPA),作为检测人精子受精能力和鉴定男性生育力的诊断参数。

(二) 精子与卵母细胞膜融合机制

精—卵膜融合是一个十分复杂的机制,其奥秘长期以来不为人所知。阐明该机制不仅对理解受精具有重大价值,而且对普遍意义上了解细胞之间的识别与融合机制,也具有重要参考价值,因此受到广泛重视,是生命科学中的重要课题。

精—卵膜融合涉及精子和卵母细胞双方的质膜,是一个包含两种性质不同的过程。首先是两质膜表面的分子相互接触,而后是质膜脂质的物理性合并。通常推测,在精子和卵母细胞质膜上,一定分别存在着与膜融合相关的、相互对应的分子,正是这些配对分子间的相互识别介导了两种质膜的融合。

1. 卵母细胞膜的CD9和GPI-AP

近10多年来的研究发现,卵母细胞质膜上有多种蛋白质分子与精卵质膜融合有关。第一个被发现的是CD9,免疫学领域的科学家为了研究其在免疫学中的作用而进行了CD9基因的敲除实验,结果意外发现CD9敲除小鼠不育,随后又发现了GPI-AP的作用。CD9是一种广泛表达于多种组织细胞质膜表面的四跨膜素超家族(tetraspanin superfamily)成员,是与整联蛋白(integrin)偶联的膜内在蛋白。GPI-AP则是一类糖基化磷脂酰肌醇锚定蛋白(glycosyl phosphatidylinositol-anchored proteins,GPI-AP)。2000年E. Mekada等、2003年J. A. Alfieri等分别制备了CD9和GPI-AP基因敲除小鼠,证明这两者之一的缺陷,都导致卵母细胞因不能与精子质膜融合而不育。但目前尚未知这两个不同家族的分子在介导精卵融合中分别承担何等角色,也不知两者的相互关系。由于CD9敲除小鼠并非完全不育而只是生育力严重下降,故推测CD9并非介导卵膜与精子融合的唯一和最关键分子。由于人卵来源有限,直接对人精卵融合的研究较少,但有报道表明,人卵母细胞CD9可能通过调控其他一些膜蛋白如整联蛋白α6β1等的重新分布而起作用。

2. 精子和卵母细胞配对的膜融合相关分子Izumo1与JUNO

20世纪用免疫细胞化学和体外受精手段的研究中,曾经有多种精子膜蛋白(如受精素fertilin等)被认为与介导精卵融合有关,但最终都被基因敲除实验所否定。目前确认,精子的Izumo1和TSSK6分子对精—卵膜融合至关重要。Izumo1是M. Okabe等2005年发现的一种精子特异性Ⅰ型跨膜蛋白,属于免疫球蛋白超家族成员。Izumo1的分子量在小鼠为56.4 kDa,在人为37.2 kDa。无论是人还是小鼠,Izumo1都存在于顶体内,在顶体反应后,一部分停留于顶体内膜,一部分转移到赤道带—顶体后区,在精—卵质膜融合观察中起介导作用。*Izumo1*基因敲除的小鼠,不论精子形态还是运动能力都正常,而且可以穿越卵丘细胞层和透明带并与卵母细胞膜表面结合,但这种精子不能和卵母细胞融合,因而导致雄性不育。M. Okabe等继而又发现,精子中特有的一种丝氨酸激酶TSSK6通过调控精子的细胞骨架蛋白而起着辅助*Izumo1*从顶体转位到赤道带—顶体后区的作用。*TSSK6*基因缺陷将导致*Izumo1*不能转位,从而阻断精—卵融合。

深入的研究发现,小鼠的Izumo1是一种含有397个氨基酸残基的单肽链蛋白质,其细胞外肽链的

N末端区域57-113残基片段是与卵母细胞膜上对应成分相结合的结构域。2014年，Bianchi等采用可分析极微量蛋白质的新技术AVEXIS(avidity-based extracellular interaction screen，基于亲和力的细胞外相互作用筛选)，成功地分离、鉴定出了卵子表面的Izumo1结合蛋白"JUNO"。JUNO是一种含有244个氨基酸残基的膜锚定蛋白(GPI)。虽然其与Izumo1结合的结构域尚不清楚，但基因敲除小鼠研究证实，JUNO基因缺陷的雌性小鼠完全不孕，原因恰恰在于其卵母细胞无法与小鼠精子发生质膜融合。

目前可以确认，精子与卵母细胞膜融合的分子机制，大致就是顶体反应后的精子在TSSK6协助下将Izumo1转移到赤道段—顶体后区质膜，并以Izumo1的胞外N末端结合位点与卵母细胞质膜上的锚定蛋白JUNO的某一段相结合，进而启动精子与卵母细胞质膜的融合。在此过程中，CD9可能起着某种协同作用(图3-13)。

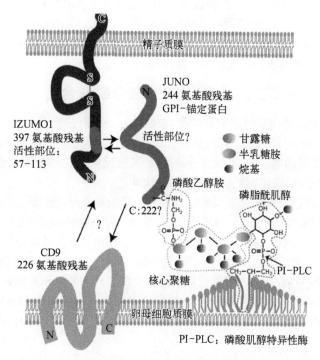

图3-13　精子与卵母细胞膜融合的分子调控机制模式图(引自Okabe M,2015)

第七节　合子形成

精子进入卵母细胞后，激活后者完成第二次减数分裂，使卵母细胞中期染色体一分为二，形成单倍体的雌原核，同时排出第二极体。进入的精子在卵母细胞内某些因子的影响下，细胞核膨胀、核染色质解聚，进而形成雄原核。在卵母细胞内细胞骨架的作用下，两原核移位并相互靠拢，最终融合为一个新的细胞核，恢复二倍体。与精子头一起进入卵母细胞的精子尾部成分，包括线粒体、鞭毛等成分，也在卵母细胞内重新分布或重组。这样形成的新的细胞即受精卵，也叫合子。在合子形成的过程中，精子和卵母细胞都受到激活，彼此发生了深刻的变化。

一、减数分裂的恢复及雌、雄原核的形成

哺乳动物排卵时所排出的卵母细胞，是停滞于第二次减数分裂中期(M Ⅱ期)的次级卵母细胞。受精时，在精子穿入的刺激下，卵母细胞内周期蛋白(cyclin)水解，促使细胞离开M Ⅱ期，从而使第二次减数分裂继续进行至完成，产生一个单倍体的卵细胞并排出第二极体。

卵细胞在形成雌原核(female pronucleus)时，细胞内的染色体首先分散开来，其周围有一些囊状的结构逐渐融合成双层包膜，包绕染色体形成染色体泡，接着，多个染色体泡互相靠近，包膜彼此融合，合并成一个形态不规则的雌原核，继后雌原核变圆变大，其内还出现类核仁。

雄原核（male pronucleus）的形成与卵母细胞恢复减数分裂同时开始。精卵质膜融合后，精子核进入卵内，得以直接与卵细胞质接触。核膜首先破裂，内、外两层核膜发生多点融合，呈囊泡化围着染色质，这些囊泡以后逐渐消失；接着，精子染色质去致密，去致密的过程与精子成熟过程中的核致密化正好相反。卵母细胞中的还原型谷胱甘肽（GSH）还原精蛋白的二硫键，二硫键被打开，当被消除的二硫键达到一定数量时，卵细胞中的精核去致密因子（sperm decondensing factor）与精核染色质接触，使其去致密，同时，由卵母细胞提供的组蛋白逐渐替代了精核中的精蛋白；染色质去致密后，其周围重新形成核膜构建为雄原核。雄原核形成后，精子尾继续保持与之相连一段时间，而后逐渐退化、消失，随精子入卵的线粒体等成分后来也逐步退化、消失（线粒体在第二次卵裂时基本被溶酶体自噬至完全消失）。

雌、雄原核的发育基本同步，一般雄原核较大，雌原核较小。原核一旦形成，两个原核内就分别开始DNA的复制，为受精卵的卵裂和胚胎发育做准备。由于精子几乎没有胞质和核质，因此DNA复制所需的原材料基本来自卵子，复制过程也受到卵子内细胞因子的调节。受精前的卵母细胞内积累了DNA复制所需的全套酶类和4种脱氧核糖核苷酸，还贮存了大量早胚发育所需的mRNA。受精后这些mRNA开始翻译合成蛋白质，使受精卵的蛋白质合成率大幅提高。

二、雌、雄原核的融合或联合

雌、雄原核形成后，就开始向受精卵中心移动，彼此靠近、相遇，进而互相融合（pronuclear fusion）或联合（pronuclear association）形成合子。原核是融合还是联合，取决于不同类型的动物。

融合发生于海胆型受精动物。雌、雄原核一旦接触，其核膜从外层开始到内层互相融合，同时染色质也互相混合，形成一个合子核，紧接着受精卵开始第一次卵裂。

联合则发生于蛔虫型受精动物，哺乳动物也属此列。开始联合时，雌、雄原核的核膜先呈指状相嵌，待两原核中的染色质各自形成染色体后，核膜即消失，雌、雄两原核的染色体混杂组成第一次卵裂的赤道板。在第一次卵裂后的卵裂球中，亲代染色体才合于同一个核中。在人类体外受精试验中，经常可见合子核，某些还能继续正常发育。因此，人类受精卵可能同时存在原核融合和原核联合两种方式。

雌、雄原核向受精卵中心的移动是受微管控制的。大部分动物的精子头部入卵后旋转180°，使核后方的中心粒转向前方，朝着卵子的中央，精子中心粒发出辐射状的微管组织，形成精子星体，逐渐将雌、雄原核一起迁移靠近。小鼠则例外，其精子中心粒没有形成星体，由卵母细胞中的胞质微管形成的星体负责雌、雄原核的移动。

小　结

哺乳类受精过程包括精子获能、精子顶体反应、精卵相互作用和合子形成4个基本阶段。精子在脱离精浆并穿越雌性生殖道时经历获能过程，至输卵管峡近壶腹端完成获能，具有超激活运动、趋化性、识别卵子和受诱导产生顶体反应的能力。HCO_3^-、Ca^{2+}和cAMP信号转导通路在获能中发挥关键的作用。获能精子受到孕酮或透明带等因素的作用后产生顶体反应，其头部质膜与顶体外膜多点融合、"胞吐"顶体内容物，暴露顶体内膜并将部分活性物质转移到赤道段—顶体后区质膜使之"活化"，其中Izumo1从顶体内膜的转移是关键因素。DP/IP3和cAMP信号转导通路共同调节顶体反应，精子胞质内的Ca^{2+}波动是顶体反应的主要触发因素。卵透明带是由ZP1、ZP2、ZP3三种糖蛋白组成的立体网络。获能精子头部质膜具有识别ZP3的受体，能够与之结合并受其诱导产生顶体反应穿越透明带。发生顶体反应并穿越透明带的精子与卵母细胞接触，已经转移到赤道段—顶体后区质膜的Izumo1分子与卵母细胞膜锚定蛋白JUNO相互作用，启动两种细胞膜的融合。卵母细胞质膜上的CD9分子在融合中也起某种重要作用。融合后，精、卵两者的单倍体核物质分别形成雄/雌原核，并继而形成一个新的二倍体细胞核。精卵融合激活卵母细胞，使其发生"皮质反应"，修饰了质膜和透明带的分子结构，避免多精子受精，并为卵裂做好准备。精子的细胞核和细胞器进入卵母细胞，但精子线粒体在受精卵形成后的卵裂过程中被卵母细胞溶酶体自噬而消失。

（江一平）

主要参考文献

陈大元,孙青原,李光鹏.2002.受精生物学.北京:科学出版社.

江一平,成令忠.2002.人体发育总论.见:成令忠,王一飞,钟翠萍.人体组织胚胎学——发育与功能组织学.上海:上海科学技术文献出版社.

江一平,卓丹心,陈勇.1998.考马斯亮蓝染色法检测人精子顶体反应的评价.解剖学报,（3）:235.

江一平,魏玉珍,吴翊钦,等.1998.精子甘露糖受体胶体金标记电镜观察.电子显微学报,19（6）:752～757.

杨增明,孙青原,夏国良.2005.生殖生物学.北京:科学出版社.

Aarons D, Boettger-Tong H, Holt G, et al. 1991. Acrosome reaction induced by immuno-aggregation of a proteinase inhibitor bound to the murine sperm head. Mol Reprod Dev, 30: 258～264.

Bianchi E, Doe B, Goulding D, et al. 2014. Juno is the egg Izumo receptor and is essential for mammalian fertilization. Nature, 508: 483～487.

Breitbart H, Finkelstein M. 2015. Regulation of sperm capacitation and acrosome reaction by PIP2 and actin modulation. Asian J Androl, 17(4): 597～600.

Breitbart H, Rubinstein S, Lax Y. 1997. Regulatory mechanisms in acrosomal exocytosis. Rev Reprod, 2(3): 165～174.

Gervasi MG, Visconti PE. 2016. Chang's meaning of capacitation: A molecular perspective. Mol Reprod Dev, 83(10): 860～874.

Gilbert SF. 2003. Developmental biology. Sinauer Associates, Inc., Publishers, 7 edt.

Green DP. 1997. Three-dimensional structure of the zona pellucida. Rev Reprod, 2(3): 147～156.

Inoue N, Hamada D, Kamikubo H, et al. 2013. Molecular dissection of IZUMO1, a sperm protein essential for sperm-egg fusion. Development, 140: 3221～3229.

Inoue N, Ikawa M, Isotani A, et al. 2005. The immunoglobulin superfamily protein Izumo1 is required for sperm to fuse with eggs. Nature, 434(7030): 234～238.

Inoue N, Ikawa M, Nakanishi T, et al. 2003. Disruption of mouse CD46 causes an accelerated spontaneous acrosome reaction in sperm. Mol. Cell. Biol, 23: 2614～2622.

Inoue N, Satouh Y, Ikawa M, et al. 2011. Acrosome-reacted mouse spermatozoa recovered from the perivitelline space can fertilize other eggs. Proc Natl Acad Sci U S A, 108: 20008～11.

Kerr CL, Hanna WF, Shaper JH, et al. 2002. Characterization of zona pellucida glycoprotein 3(ZP3) and ZP2 binding sites on acrosome-intact mouse sperm. Biol Reprod, 66(6): 1585～1595.

Miyado K, Yamada G, Yamada S, et al. 2000. Requirement of CD9 on the egg plasma membrane for fertilization. Science, 287(5451): 321～324.

Nayernia K, Drabent B, Adham IM, et al. 2003. Male mice lacking three germ cell expressed genes are fertile. Biol Reprod, 69(6): 1973～1978.

Robertson L, Wolf DP, Tash JS. 1989. Temporal changes in motility parameters related to acrosomal Status: identification and characterization of populations of hyperactivated human sperm. Biol Reprod, 141(5): 797～805.

Satouh Y, Inoue N, Ikawa M, et al. 2012. Visualization of the moment of mouse sperm-egg fusion and dynamic localization of IZUMO1. J Cell Sci, 125(Pt 21): 4985～4990.

第四章　干　细　胞

多能干细胞（pluripotent stem cell）具有在体外合适的培养条件下长期生长保持不分化，同时具有分化为体内各种细胞（包括生殖细胞）的能力。胚胎干细胞（ES cell）是最常见的一种多能干细胞。它是从哺乳类动物着床前囊胚内细胞群的细胞在体外特定培养条件下获得的永生性细胞。除 ES 细胞外，胚胎生殖细胞（embryonic germ cell, EG cell）、胚胎肿瘤细胞（embryonal carcinoma cell, EC cell）及近 10 年研究较多的诱导多能干细胞（iPS cell）也属于多能干细胞（图 4-1）。

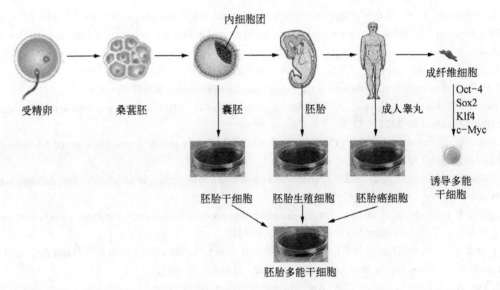

图 4-1　多能干细胞的来源

其实，多能干细胞最早是在畸胎瘤（teratocarcinoma）中发现的。畸胎瘤含有起源于胚胎三胚层（即外胚层、中胚层和内胚层）的多种组织，如软骨、鳞状上皮、原始神经上胚层、神经、肌肉、骨和腺上皮等。这些分化的细胞来自畸胎瘤中的 EC 细胞。而体外培养的 EC 细胞系就是从这些肿瘤细胞中分离得到的。不同于 EC 细胞，ES 细胞来自着床前囊胚的内细胞团。内细胞团的细胞在体外继续培养和扩增就可以得到永生的 ES 细胞系。虽然 ES 细胞与内细胞团的细胞有相似的特征，但是 ES 细胞不等同于体内内细胞团的细胞。内细胞团的细胞只短暂地存在于胚胎发育的早期，而 ES 细胞通过适应体外的培养环境可以长久生存。第三种多能干细胞，即 EG 细胞，是胎儿原始生殖细胞（primordial germ cell, PGC）在体外培养得到的。从胎儿生殖腺分离的 PGC 在含有血清和某些生长因子的培养液中和有滋养层细胞存在的条件下就会形成在形态上与 ES 细胞相似的克隆。此外，2006 年日本科学家 Yamanaka 博士的研究表明，在已经分化的体细胞中人为地表达特定的转录因子（Oct-4/Sox2/Klf4/c-Myc）可以诱导体细胞发生重编程，产生与 ES 细胞相似的多能干细胞，称为 iPS 细胞。这四种多能干细胞共有的特点，包括：表达碱性磷酸酶和核心转录因子 Oct-4、Sox2 和 Nanog，具有高的端粒酶活性，表达特定的细胞表面标记分子，如发育阶段特异性胚胎抗原（stage-specific embryonic antigen, SSEA）和肿瘤排斥抗原（tumor-rejection antigen）。Oct-4 是多能干细胞未分化的标志性蛋白。当这些细胞分化时，Oct-4 蛋白的表达明显地下降，并失去分化的多能性。

小鼠 ES 细胞早在 20 世纪 80 年代初就已经被成功分离培养。但是，人的 ES 细胞直到 1998 年才由美国科学家 James Thomson 分离培养成功。同年，美国科学家 John Gerhert 建立人的 EG 细胞。虽然小鼠 ES 细胞在研究哺乳动物的发育调控和基因的功能方面发挥了不可替代的作用，人 ES 细胞系的成功建立使利用这些细胞研究人类自身的早期发育事件成为可能。更令人们感兴趣的是,有可能将从人ES细胞分化得到的细胞用于疾病的治疗。由于ES细胞可以在体外大量扩增,它们可以为细胞治疗和组织工程提供无限的种子细胞。不仅如此,现代分子生物学技术可以使我们在ES细胞内对基因进行定点的修复和改造,这就使患有遗传性和代谢性疾病的患者有了被治疗的希望。因此,ES细胞不仅是研究胚胎发育、细胞分化和组织形成、基因表达调控的理想细胞模型,同时ES细胞在临床移植医学、细胞治疗、组织工程和药物筛选等领域具有巨大的应用前景,对于有效地治疗人类多种疾病、维护和促进人类健康具有巨大的潜在价值。

第一节 胚胎干细胞的特性

一、ES细胞的基本特性

1. 具有无限自我更新的能力

自我更新是指在细胞分裂时产生的子代细胞保持了母细胞的所有特征。也就是说,在体外合适的培养条件下,ES细胞能够长期地对称性分裂保持未分化状态。这一特性使人们可以得到无限量的ES细胞,这是任何正常体细胞所不具有的特性。克隆形成实验可以检验ES细胞自我更新的能力。

2. 分化的多能性

即具有分化为生物体内任何种类的细胞,包括生殖细胞的能力。这一特性使ES细胞不仅可以被用于研究细胞增殖和分化、哺乳动物早期发育调控的分子机制,更可以把分化的细胞用于修复疾病中损伤的组织器官。为了验证ES细胞分化的多能性,可以分别利用体外和体内的实验方法。体外方法有类胚体(embryoid body, EB)形成法。EB是ES细胞在脱离滋养层细胞和撤除维持自我更新的细胞因子后在悬浮培养中形成的细胞聚集体,呈球形。ES细胞在EB中可以自发地分化为胚胎三胚层来源的各种细胞。一般情况下,可以对EB直接切片进行组织化学染色,或把形成的EB再放回细胞培养皿,使其贴壁生长,分化的细胞会从EB向外生长。根据分化细胞的形态和免疫细胞化学或免疫荧光技术可以鉴定细胞的种类。体内检查方法有两种。一种是畸胎瘤法,即将一定数量的ES细胞注入免疫缺陷的小鼠(如ES细胞来自同一品系小鼠就不用免疫缺陷小鼠)体内(可以皮下、肌内、肾包膜内或精囊内)。当ES细胞在小鼠体内形成畸胎瘤后,可以取出肿瘤,对瘤组织进行组织化学检查,根据瘤组织的形态可以鉴定不同种类的细胞和组织结构。如果ES细胞所形成的畸胎瘤含有胚胎三胚层来源的细胞或组织,说明注入的ES细胞具有分化的多能性。以上体内和体外方法都可以用于小鼠和人的ES细胞。另外一种体内验证细胞发育多能性的方法,即形成嵌合体(chimera)。由于伦理学限制,一般只适用于小鼠ES细胞。该方法是把待检查的ES细胞注入受体小鼠的囊胚,再把已经注入供体ES细胞的囊胚移入假孕小鼠的子宫。供体ES细胞会与受体囊胚内细胞团的细胞一起参与胚胎的发育。供体ES细胞与受体囊胚可以选择不同毛色的小鼠品系。这样,如果供体ES细胞参与了受体胚胎发育,就可以得到杂色毛的新生小鼠,即形成了嵌合体。也可以对新生小鼠的各组织器官进行组织化学检查,根据供体ES细胞参与胚胎发育的组织器官分布来评估供体ES细胞的发育潜能。最后,杂毛的嵌合体小鼠与提供受体囊胚的小鼠进行杂交,得到与供体ES细胞来源小鼠同色的纯毛色小鼠,说明供体ES细胞在嵌合体中参与了生殖细胞的发育,发生了生殖系传递(germline transmission)。这是ES细胞发育全能性的最有力证明。此外,对小鼠ES细胞发育能力的检验还有更为严格的方法,即四倍体囊胚互补实验(tetraploid blastocyst complementary)。该方法是将发育到2细胞期的胚胎融合,得到四倍体的胚胎。继续体外发育到囊胚期时,将待检验的ES细胞注入四倍体细胞形成的囊胚,然后把囊胚移入假孕小鼠的子宫。由于四倍体的细胞只能发育为胚外组织,由此方法出生的小鼠体内所有的细胞都是由供体ES细胞发育而来,从而直接证明了供体ES细胞的发育多能性。

3. ES细胞保持正常的二倍体核型

这一特征使ES细胞区别于EC细胞,EC细胞的核型是不正常的。虽然小鼠ES细胞可以在体外长期培养中保持正常核型,但是在体外长期传代的ES细胞中往往可以发现核型异常的细胞。可以挑选核型正常的ES细胞克隆建立新的亚细胞系。科学家们发现人ES细胞在体外培养很容易发生核型异常,尤其是通过酶消化传代扩增时。最近的研究发现,在不同国家和实验室建立的人ES细胞系会发生同样的核型改变,如12或17号染色体出现三体。也有报道,如果用机械法传代,人ES细胞可以在体外长期保持正常核型。

4. ES细胞可以承受反复冻/融

这样可以保存大量细胞,在需要时继续扩增。小鼠ES细胞可以经过胰蛋白酶消化成单个细胞高效率地传代。但是,人ES细胞对细胞—细胞连接非常敏感。当人ES细胞被消化成单个细胞时,细胞会发生大规模死亡。人ES细胞对单细胞培养敏感,主要原因就是E-cadherin信号在单细胞化的过程中受到不可逆的损伤。当人ES细胞在较长时间内无法建立依赖E-cadherin的细胞间联系时,ROCK被激活,随后引发的肌动球蛋白超活化(actomyosin hyperactivation)引发细胞凋亡。因此,使用单细胞方式对人ES细胞进行传代时,通常需要加ROCK抑制剂Y-27632。

5. 可以相对容易地对ES细胞进行基因改造

如通过同源重组在ES细胞进行基因打靶(knockout和knockin)实验,更可以在ES细胞过表达外源基因。目前,结合RNA干扰技术,可以在ES细胞特异性地减少某一基因的表达,也可以进行可诱导或条件性减少基因的表达。近年来,新一代位点特异性基因改造技术,包括锌指核酶(zincfinger nuclease,ZFN)、TALEN和CRISPR/Cas已经被广泛地在ES细胞应用。因此,ES细胞为研究基因的功能提供理想的细胞模型。虽然,人们已经成功地对人ES细胞进行了同源重组基因改造及RNA干扰,但是技术难度比在小鼠ES细胞要大。有报道,利用慢病毒(lentivirus)可以实现对人ES细胞的有效转染。

二、ES细胞的形态学特征

ES细胞呈克隆状生长,其克隆边缘光滑,细胞致密地聚集在一起,形成类似鸟巢样集落,细胞间界限不清,克隆周围有时可见单个ES细胞和分化的扁平状上皮细胞。人ES细胞克隆(图4-2)没有小鼠ES细胞克隆致密(图4-3)。哺乳动物的ES细胞都具有与早期胚胎细胞相似的形态结构特征:细胞体积小;细胞核大,核质比高,多为常染色质;胞质较少,结构简单;具一个或多个核仁,且大;胞质内细胞器成分少,但游离核糖体较丰富,且有少量的线粒体;超微结构显示未分化的细胞特性。

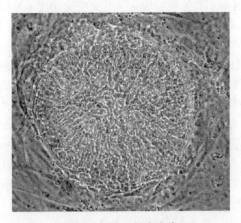

图4-2 人ES细胞克隆

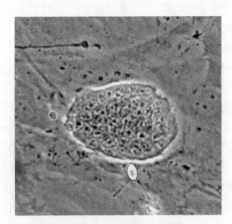

图4-3 小鼠ES细胞克隆

三、ES细胞的分子标记

小鼠和人ES细胞都表达一些未分化细胞特有的标志性基因,如转录因子Oct-4、Nanog、Sox2,以及生长因子Fgf-4、锌指蛋白Rex-1、碱性磷酸酶等。小鼠和大鼠ES细胞表达SSEA-1,而人和猴ES细胞SSEA-1阴性,表达SSEA-3和SSEA-4。表4-1显示了人、猴、小鼠ES细胞的区别。

表4-1 人、猴、小鼠ES细胞的分子标记

分子标记	小鼠ES细胞	猴ES细胞	人ES细胞
SSEA-1	+	−	−
SSEA-3	−	+	+

分子标记	小鼠ES细胞	猴ES细胞	人ES细胞
SSEA-4	−	+	+
TRA-1-60	−	+	+
TRA-1-81	−	+	+
碱性磷酸酶	+	+	+
Oct-4	+	+	+

四、ES细胞的细胞周期特征

ES细胞生长增殖较迅速,人ES细胞比小鼠ES细胞需要的增殖时间长。一般情况下,人ES细胞需要36 h,而小鼠ES细胞周期只需要12 h。

ES细胞周期与分化细胞周期相比,G_1、G_2期很短,细胞大部分时间处于S期。ES细胞在G_1期进入S期过程中,细胞周期重要调控蛋白成视网膜细胞瘤(RB)一直处于超磷酸化的无活性状态。

五、ES细胞端粒酶活性

端粒是染色体端部的一个特化结构,通常由富含鸟嘌呤核苷酸(G)的短的串联重复序列组成,对保持染色体稳定性和细胞活性有重要作用。端粒酶能延长缩短的端粒,从而增强体外细胞的增殖能力。体细胞中没有端粒酶的活性,所以体细胞每分裂一次,端粒也就缩短一些。随着细胞不断地进行分裂,端粒的长度将越来越短,当达到一个临界长度时,细胞染色体会失去稳定性,使细胞不能再进行分裂而导致细胞死亡。然而在ES细胞中端粒酶呈高水平表达,ES细胞在每次分裂后,可保持端粒长度,维持ES细胞的自我更新。

六、ES细胞的代谢特点

为维持快速的生长特点,ES细胞必须维持能量和代谢的平衡。与分化的细胞相比,人和小鼠ES细胞更大程度上依赖糖酵解(glycolysis)获得ATP。调节糖酵解的酶,如己糖激酶、乳酸脱氢酶,在多能干细胞中呈高水平表达。与此相一致,ES细胞具有低于分化细胞的线粒体氧消耗,高于分化细胞的糖酵解通量。此外,与分化细胞相比,人多能干细胞具有低的丙酮酸脱氢酶复合体的活性,减少代谢底物进入三羧酸循环。多能干细胞所表现的低氧化代谢水平有可能减少活性氧的产生,有利于维护细胞遗传物质和细胞成分。

第二节 胚胎干细胞的分类

ES细胞是哺乳类动物发育早期着床前囊胚内细胞团细胞在体外特定培养条件下得到的具有发育多能性的永生细胞。因此,根据囊胚来源的不同(图4-4),ES细胞主要分为以下三类。

一、来源于卵细胞体外受精发育的囊胚

用于人ES细胞建系的囊胚是由卵细胞体外受精发育而来。对于小鼠ES细胞,可以从小鼠体内获取囊胚。目前,在NIH注册的人ES细胞系均由卵细胞体外受精发育到囊胚期的内细胞团产生,称为人受精ES细胞(human fertilization embryonic stem cell,hfES cell)。这种ES细胞表达父本和母本的表面抗原,它们对卵细胞和精子的提供者及其他人都会产生同种异体免疫排斥。优点是技术成熟,所得到的ES细胞系不经过任何修饰,最接近自然状态。

二、来源于体细胞核转移重组胚发育的囊胚

首先将未受精卵细胞去核,然后将体细胞的细胞核转移到去核卵细胞中,再将这种经核转移处理的卵细胞进行体外培养,待囊胚形成后分离、培养其内细胞团,获得ES细胞系。体细胞的核与去核的未受

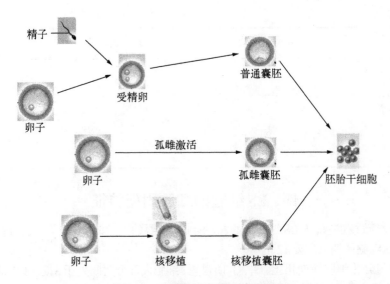

图 4-4　不同囊胚来源的 ES 细胞

精的卵母细胞融合后,卵母细胞的成分激活移植的体细胞核,使其重新编程(reprogram),由这样的重组胚胎产生的 ES 细胞被称为核转移 ES 细胞(nuclear transplantation ES cell, ntES cell)。从理论上讲,这种 ES 细胞所表达的细胞表面抗原应与核提供者完全一致,从而从根本上解决细胞移植的免疫排斥问题,这就是治疗性克隆的概念。目前,小鼠、猴和人的核转移 ES 细胞已经成功建系。建立人核移植的 ES 细胞系,不仅可以解决 ES 细胞衍生的功能细胞移植的免疫排斥问题,也可以利用患者的体细胞核与未受精的去核卵母细胞融合建立核移植 ES 细胞系,作为研究疾病的细胞模型。此外,这样的 ES 细胞系,也为研究基因的调控和印迹基因的表达提供细胞模型。因此,建立人核移植的 ES 细胞系有着重大的理论意义和应用前景。但是,由于卵细胞供体的缺乏和核移植效率问题,建立人的核转移 ES 细胞系的技术并未得到推广和应用。

三、来源于孤雌激活发育的囊胚

以上介绍的两种 ES 细胞都是利用正常二倍体细胞组成的胚胎建立的。2011 年,英国和奥地利的科学家分别利用孤雌发育的单倍体胚胎建立了小鼠单倍体 ES 细胞系,并利用这样的细胞系进行了正向或反向遗传筛选(forward or reverse genetic screen),以及基因敲除实验。2012 年,中国科学院周琪和李劲松领导的研究组分别利用孤雌发育的囊胚建立了小鼠单倍体 ES 细胞系。这些单倍体 ES 细胞,与正常二倍体的小鼠 ES 细胞一样,表达多能性标志性分子,具有在体内和体外分化形成三个胚层来源的各种细胞的能力。当把这样的单倍体 ES 细胞注入小鼠囊胚时,它们在嵌合体中参与生殖系细胞的分化。值得一提的是,孤雄单倍体 ES 细胞具有一定的精子表观遗传特点。周琪和李劲松研究组的工作都显示,当把孤雄的单倍体 ES 细胞注入成熟的卵母细胞时,可以获得具有生殖能力的小鼠。这两个研究组还分别尝试了利用孤雄单倍体 ES 细胞进行转基因和基因敲除实验。这些研究结果展示了单倍体 ES 细胞在进行基因修饰和遗传筛选,尤其是发现调节隐性遗传特征的基因方面的优势。虽然长期维持这些 ES 细胞的单倍体状态需要反复地进行单倍体细胞的分选,但单倍体 ES 细胞系的建立对加速我们对哺乳类动物基因功能的认识具有特殊的意义。2013 年,上海干细胞研究人员李劲松、孙强和金颖的课题组合作建立和研究了非人灵长类食蟹猴的单倍体 ES 细胞系。最近,人类孤雌单倍体 ES 细胞系被成功地建立。该研究指出,人类单倍体 ES 细胞具有与正常二倍体 ES 细胞类似的状态和分化能力。这里值得指出,孤雌激活发育的胚胎也可以用来建立二倍体孤雌 ES 细胞系。

人类 ES 细胞研究一开始就存在伦理争议。由于建立人 ES 细胞系要破坏人类早期胚胎,这就牵涉到人早期胚胎是否具有人的属性的重要问题。世界各国对人 ES 细胞研究制定了不同的规范,我国制定了《人胚胎干细胞研究伦理指导原则》来规范干细胞研究。目前科学家也试图通过各种不同的方法避免破坏人类早期胚胎来建立人 ES 细胞系。例如,用 8 细胞期的一个卵裂球建系等。随着科技的发展,围绕 ES 细胞研究的伦理争议将越来越少,因为人多能干细胞可能不是必须来自早期的人类胚胎。

第三节 诱导多能干细胞

2006年,日本科学家Takahashi和Yamanaka发表了使整个科学界为之振奋的消息:用4种转录因子(Oct-4,Sox2,Klf4和c-Myc)可以在体外直接诱导小鼠的皮肤成纤维体细胞成为具有像ES细胞一样有多发育潜能的多能干细胞。这种细胞被称为诱导多能干细胞(iPS cell)。2007年,美国Whitehead研究所Jaenisch博士研究组重复并改进了Yamanaka博士的iPS工作。他们建立的小鼠iPS细胞不仅在体外培养条件下可以无限地扩增和分化为体内任何种类的细胞,并且可以在注入囊胚后产生嵌合体和生殖细胞。随后,Yamanaka博士和美国Thomson博士研究组分别用特定的因子诱导人类成纤维细胞成为iPS。美国Jaenisch博士的研究组还利用患有镰刀状贫血小鼠的成纤维细胞建立了iPS细胞,并通过基因打靶修正疾病基因。然后,将含有正确基因的iPS细胞诱导分化为血液干细胞并移植回患病小鼠,使患病小鼠的症状得到改善。这一成果证明iPS细胞有用于疾病治疗的潜能。iPS细胞的分离培养成功是干细胞研究乃至生命科学领域的里程碑。它首次证明可以用已知的几种因子在体外逆转已经分化的细胞,使之成为具有发育多能性的干细胞。这种体细胞的直接重编程使我们有可能建立患者特异的iPS细胞,诱导其分化用于细胞治疗,解决异体移植的免疫排斥问题并实现因人而异的药物安全性和毒性检验;也可以建立疾病特异的iPS细胞,用于研究疾病的发生机制和治疗途径;此外,建立iPS细胞系还避开了建立人ES细胞所涉及的伦理障碍。

以上介绍的iPS细胞是通过逆转录或慢病毒把重编程的因子导入细胞内,具有诱发肿瘤的危险。Yamanaka博士研究组发现,通过逆转录病毒介导4种转录因子产生的iPS细胞在嵌合体内有较高机会发生肿瘤。主要是由在iPSC细胞中已经沉默的重编程因子c-Myc在分化过程中重新激活所致。近几年来,科学家们在努力研究新的基因转导技术,以建立更加安全和适合于临床应用的iPS细胞系。例如,Yamanaka博士的研究组尝试用非病毒载体反复转染小鼠成纤维细胞,美国麻省总医院研究组应用非整合性腺病毒导入4种转录因子以建立iPS细胞。此外,美国哈佛医学院Melton博士研究组仅用Oct-4和Sox2两种转录因子结合小分子化合物诱导人原代培养的成纤维细胞成为iPS细胞。最近,新的基因表达载体层出不穷,例如,Episomal附加表达载体,以及把4种转录因子组装在同一表达载体、诱导性表达载体、可被切除的表达载体及含有转座序列的载体等。还有研究应用Oct-4和Klf4两种表达载体结合两种小分子化合物诱导小鼠成纤维细胞成为iPS细胞。这些手段在不同程度上提高了iPS细胞的安全性,但还是有外源DNA的导入。2009年4月,美国Scrippt研究所Ding Sheng博士研究组实现利用体外表达的4种转录因子的重组蛋白结合应用组蛋白去乙酰酶抑制剂成功地建立小鼠iPS细胞系。这是首次通过非基因改造的方法实现体细胞重编程。随后,美国科学家报道了利用在哺乳类动物细胞表达的重组蛋白建立人的iPS细胞系。这些新的方法建立iPS细胞时避免了在基因组中插入外源序列,但是建立iPS细胞的效率非常低且所需的时间长。此外,有报道利用改造的mRNA导入重编程因子,实现高效率地建立iPS细胞系。尽管如此,最新研究提示人iPS细胞,包括利用改造的mRNA建立的iPS细胞,含有蛋白编码序列的突变。2013年,北京大学的邓宏魁研究组报道利用7种小分子化合物成功将小鼠成纤维细胞诱导为iPS细胞,CiPS细胞,其诱导效率可达到0.2%。而且,由CiPS细胞产生的小鼠嵌合体比普通iPS细胞产生的嵌合体生存时间更长。CiPS细胞的成功建立为推进iPS细胞的应用做出了重要贡献。目前,尚无小分子化学复合物诱导建立人iPS细胞的报道。应用比较广泛的诱导方法有Episomal附加载体和不与受体细胞基因组整合的Sendai病毒作为载体导入重编程因子。

研究表明,不同种类的细胞对诱导重编程因子的反应程度及所需的诱导时间有很大的差别。因此,除重编程因子导入技术的优化外,选择临床上取材方便和容易被重编程的细胞类型也是一个必须考虑的因素。目前,科学家们已经在成纤维细胞以外的若干类型的小鼠细胞进行了尝试。例如,胃和肝脏细胞、神经干细胞、胰腺细胞、终末分化的B淋巴细胞等。试验结果显示由胃和肝细胞产生的iPS细胞的成瘤性明显低于皮肤成纤维细胞来源的iPS细胞。德国Scholer博士研究组利用神经干细胞本身表达Sox2和c-Myc的特点,仅用Oct-4和Klf4使小鼠神经干细胞成为iPS细胞。最近,该研究组实现了只用Oct-4一种表达载体建立小鼠和人的神经干细胞来源的iPS细胞。建立人iPS细胞方面,除成纤维细胞外,人的血液CD34$^+$细胞、皮肤角质细胞、骨髓间充质干细胞、胎儿神经祖细胞、色素细胞、脐带血细胞、外周血细胞、羊水来源的细胞及尿液含有的细胞被成功地诱导成为iPS细胞。此外,科学家们还建立了疾病特异性和患者特异性的iPS细胞系,并利用这些患者来源的iPS细胞系研究了特定疾病的发生。这些细胞系的建立为研究这些疾病的发病机制和发现新的治疗方法提供了新的途径。iPS细胞研究领域的发展突飞猛进,已经成为细胞生物学领域乃至生命科学领域备受关注的研究。已经有iPS细胞分化的细胞在临床上治疗疾病的报道。但是,要真正能在临床上广泛应用iPS细胞还有很长的路要走。可以预见在未来的5～10年内,iPS细胞相关的研究将继续是生命科学领域的热点。尤其应该重视iPS细胞形成的规律和关键转录因子诱导体细胞重编程的分子机制及iPS细胞应用的安全性,以实现对iPS细胞研究和应用的指导。

第四节　胚胎干细胞的定向分化

定向诱导多能干细胞是其应用的前提。目前诱导的方法主要有以下三种策略:① 类胚体(embryoid body, EB)形成的方法;② 与其他细胞共同培养;③ 在成分明确的细胞培养液中单层细胞培养。这些策略各有优点和缺点,可以根据具体的需要调整分化方案。

一、ES细胞向神经外胚层细胞分化

研究人员在ES细胞的神经分化领域做了大量的工作,建立了不同的定向诱导分化技术,主要有:① 在有血清培养条件下采用维A酸(RA)诱导;② 前期去LIF,后期无血清培养的类胚体分化方法;③ 无血清单层因子诱导分化;④ 与基质细胞(MS5, PA6等)共培养。ES细胞的神经诱导具有较高的分化效率,在分化早期通过转基因技术进行细胞分选或筛选,所获得的细胞中,神经前体及祖细胞往往占有很高的比例。ES细胞神经分化最终能获得中枢神经系统3种主要的神经细胞,即神经元、星形胶质细胞和少突胶质细胞。目前,通过在诱导分化过程中加入相应的分化调节因子,研究人员已经能够从ES细胞分化获得比例较高的特定神经细胞类型,如神经元、胶质细胞,继续用不同的因子诱导分化可进一步获得如中脑多巴胺能神经元、运动神经元等特定细胞亚型。早期的动物模型研究表明,小鼠ES细胞分化获得的神经细胞能整合到受体中枢神经组织,并检查到了供体来源的3种终末分化的神经细胞;ES细胞分化获得的少突胶质细胞移植进入髓鞘缺失的多发性硬化大鼠模型能有效恢复受体神经轴突的髓鞘化。

人ES细胞建系成功以后,类似于小鼠ES细胞神经分化的方法被借鉴和采用,进行人ES细胞的神经分化研究并取得成功。这给基于干细胞的神经退行性疾病的细胞移植治疗带来了希望。最近,从人ES细胞分化获得了中脑多巴胺能神经元细胞,并移植进帕金森综合征的大鼠疾病模型,试验结果表明,在移植后的5～12周能在受体体内检测到供体细胞,并且移植组与对照组相比具有一定程度的功能恢复。Li等还将人ES细胞特异地分化成运动神经元。除了通过类胚体形成进行人ES细胞的神经分化,Park等还通过与体细胞共培养获得了多巴胺能神经元并进行了相应的体内体外功能研究。Gerrard等报道了在单层细胞培养条件下,通过Noggin阻断BMP途径诱导人ES细胞向神经分化的研究。2009年,Chamber等建立了两个抑制剂介导的人ES细胞单层细胞诱导的神经分化方法。这两个抑制剂都抑制SMAD通路,一个是Noggin,另外一个是SB431542,后者特异性地抑制TGFβ超家族的Ⅰ型受体,ALK4, ALK5和ALK7的磷酸化。两个抑制剂相比较,Noggin单个因子诱导更快、更高效。同时,由于使用了ROCK抑制剂Y27632和单细胞传代,单层贴壁培养的人ES细胞更加均一,并且更均匀地暴露在抑制剂的培养液中。使用这个方法能够在3周的时间得到特定分化的运动神经元,与类胚体形成或者共培养的神经分化(30～50 d)比较要快很多。因此,双因子介导的单层细胞诱导的神经分化方法被认为是一种更为理想的分化模型。

除了ES细胞及iPS细胞神经分化的临床应用前景,它还为哺乳动物特别是人类的神经系统早期发生和发育的研究提供了良好的实验模型。通过体外培养和诱导分化,可以细致研究各种生长因子、细胞因子或其他化学成分对神经发育和神经细胞分化的影响;通过基于细胞表面分子或转基因技术的细胞分选或筛选,更可以深入研究特定类型细胞的分化潜能。与体内神经发育相对应,通过对ES细胞神经诱导过程中所获得的各个分化阶段(对应处于不同发育阶段的)的细胞亚群进行比较分析,则有望发现神经分化过程中的关键的转录因子、功能蛋白或信号分子等,不仅有利于我们更好地认识神经系统的发生与发育,并为基于iPS细胞分化的神经系统退行性疾病的治疗研究提供坚实的理论基础。近年来,人们利用多能干细胞进行了三维培养的神经分化,得到类似人类大脑皮质的结构。此外,利用将多能干细胞分化为脑特定区域的神经干/祖细胞也将是一个备受关注的领域。

二、内胚层细胞定向分化

体内的很多重要器官都来源于内胚层,包括甲状腺、肺、肝、胰腺和肠等。这些器官都行使着非常重要的功能,一旦出现病变,都有可能威胁到生命。目前,细胞移植治疗受到越来越多的关注。因此,更多的研究会投入到将ES细胞在体外分化成内胚层来源的细胞。

1. 肝细胞定向分化

内胚层来源的器官中,最重要的也是研究得最多的是肝脏。已有很多文献报道,将ES细胞在体外诱导分化成肝样细胞,但其中大部分的研究对象是鼠ES细胞,只有小部分是人ES细胞。总体上,我们可以把这些研究中所使用的分化方法分成两种:自发分化和定向分化。自发分化和定向分化都是将ES细胞形成类胚体,悬浮培养几天后,再贴到铺着基质的培养板上进行培养。与自发分化不同的是,定向分化的体系中加入了促使细胞向内胚层方向分化的诱导剂,同时又可抑制细胞向其他胚层分化。现在所使用的定向分化诱导手段主要包括添加生长因子、激素,减少血清量和转染ES细胞使其持续表达肝细胞的转录因子。

(1)小鼠ES细胞向肝细胞定向分化:虽然已经报道的分化方法有很多种,但还没有一种是公认的、最有效的方法。第一篇小鼠ES细胞向内胚层分化的报道发表于1996年。目前已经积累了一些对小鼠ES细胞向内胚层分化的研究结果:第一,胶原(collagen)是最有利于促使ES细胞向肝细胞分化的基质。类胚体悬浮培养数天后,将其贴入铺有胶原的培养板中培养,可以提高肝细胞的分化效率。第二,目前研究中使用的最多的诱导因子有酸性成纤维细胞生长因子(acid fibroblast growth factor, aFGF)、肝细胞生长因子(hepatocyte growth factor, HGF)、制瘤素(oncostatin M, OSM)和地塞米松(dexamethasone)等。这些因子通过不同的机制促进肝细胞的分化。另外,还有一些研究通过降低培养体系中血清含量并添加activin A来诱导细胞向内胚层方向分化。同时,已知有许多转录因子在肝脏发育的过程中起重要作用,代表的有forkhead box(FOX),包括FOXA1和FOXA2,它们结合在基因序列的特殊区域促使细胞向内胚层分化。在ES细胞中持续表达这类基因,可以使ES细胞直接向内胚层分化。

鉴定ES细胞分化得到的肝样细胞是否是真正的肝细胞,需要通过分析形态特征、内胚层基因的表达情况、体内体外是否有代谢功能等指标。形态特征可以通过电镜和希夫试剂检测糖原颗粒的存在。检测内胚层基因在RNA水平上的表达情况,可以通过反转录PCR。目前检测的因子有TCF1、TCF2、FOXA1、FOXA2、HNF4、HNF6、甲胎蛋白(α-fetoprotein, AFP)和血清白蛋白(albumin),后两者还需在蛋白质水平上进行测定。另外,需要检测一些与肝功能相关的基因的表达情况,包括色氨酸双加氧酶(tryptophan-2, 3-dioxygenase, TDO)、转氨酶(TAT)和细胞色素(cytochrome P450, CYP)。体外的代谢功能指标有尿素和血清白蛋白的合成水平。在现有的研究中,这些小鼠ES细胞分化成的肝样细胞基本都能表达各种内胚层基因,并且在体外也具有肝特异性的代谢功能。但对这些细胞在体内功能的研究涉及得较少,有些肝损伤动物模型体内结果显示,它们确实能参与肝细胞损伤的修复。

(2)人ES细胞向肝细胞定向分化:对人ES细胞向内胚层分化的研究开始于2000年。目前在自发分化和定向分化两种条件下都能得到肝样细胞。在这些定向分化中所使用的基质是Ⅰ型胶原,使用的诱导因子有aFGF、胰岛素(insulin)、地塞米松、丁酸钠(sodium butyrate)和二甲基亚砜(DMSO)等。这些人ES细胞分化而来的肝样细胞都能表达一系列内胚层特异性的基因,在体外也具有肝代谢功能。早期的分化方法含血清成分。现在,可以实现无血清高效将人多能干细胞分化为功能性肝细胞。最近,Tolosa等报道,他们成功地利用成分明确的培养液将人ES细胞分化为具有双向功能的肝祖细胞。这些祖细胞能分化为胆管细胞前体和新生儿样的肝细胞。诱导人ES细胞30 d后,分化的细胞表达肝细胞特异性标志物,表现出成熟肝细胞的特征,如分泌尿素。他们将这样的细胞移植到Acetaminophen引起的急性肝衰竭小鼠模型。人ES细胞来源的肝细胞有效地植入并增殖,重建10%肝脏。移植人ES细胞来源的肝细胞降低了肝脏的转氨酶,没有肿瘤发生。这一研究提示,人ES细胞来源的肝细胞可以有效地治疗肝脏疾病。

2. 胰腺细胞定向分化

除了对肝细胞分化的研究,还有对胰岛细胞分化的研究。已有报道,使用activin A和反式维A酸可以得到在体外表达胰腺细胞基因和分泌胰岛素的胰岛样细胞。体内实验也显示可以在一定程度上改善糖尿病模型鼠的症状。

对鼠和人的ES细胞向内胚层分化最有效的方法应该是模仿胚胎发育过程。目前,科学家们已经根据胚胎发育过程中肝脏和胰腺的发育调控,分阶段地逐步诱导多能干细胞向特定胚层的细胞分化,并开始应用动物模型来检验分化细胞的体内整合能力和修复功能。

三、中胚层细胞定向分化

来自中胚层的分化细胞包括造血系统、血管及心肌细胞等。

1. ES细胞向造血细胞定向分化

由于造血干细胞及其分化具有较长的研究历史,从1985年Doetschman在ES细胞形成的类胚体中发现造血细胞开始,以ES细胞向造血细胞分化过程为模型,研究造血系统的早期发育成为研究热点。同时,鉴于ES细胞具有自我复制能力,许多研究者试图从ES细胞分化得到可用于移植的造血干细胞,从而提供一个造血干细胞的新来源。

小鼠ES细胞在诱导分化条件下,50%以上的细胞表达造血/血管受体酪氨酸激酶Flk-1(VEGF receptor 2),有5%的细胞为具有克隆形成能力的造血祖细胞。人ES细胞可通过与体细胞共培养或形成EB并添加BMP4、VEGF及造血相关细胞因子向造血细胞分化。

通过基因表达情况、细胞表面特异标志的出现,以及克隆形成细胞的扩增与分化等方面,人们研究了ES细胞向造血干细胞分化的过程,并能与体内研究相对比,深入理解造血组织的发生与发育。

2. ES细胞向血管及心肌细胞分化

最初,研究人员在ES细胞形成的类胚体中发现了血管样结构。将ES细胞定向分化成血管祖细胞并移植到带有肿瘤的小鼠。ES细胞来源的血管祖细胞能整合到肿瘤的新生血管,不仅证明了ES细胞分化得到的血管细胞在体内具有生物学功能,并且提示ES细胞分化系统可作为肿瘤形成中血管发生机制的研究模型。

ES细胞向心肌细胞的分化研究,开始于在分化的ES细胞(类胚体)的培养物中发现具有自发性有节律收缩的心肌样细胞。通过系统的细胞形态学、基因表达和生理学分析,证明了ES细胞向心肌细胞分化的过程与体内心肌发育的相似性。

然而,ES细胞心肌分化往往获得含有其他细胞的混合细胞群。为了提高心肌细胞的纯度,研究人员构建了用心肌细胞特异基因的启动子控制药物筛选抗性基因或荧光蛋白表达的质粒(如α-cardiac MHC、Nkx2.5、cardiac α-actin等),并通过转染整合进ES细胞基因组。采用这样的ES细胞进行心肌细胞的定向分化,进行抗性筛选或分选,可以获得高度纯化(>99%)的心肌细胞。

经ES细胞诱导分化的心肌细胞,其最大的应用前景被认为是为心血管疾病的治疗提供一种移植细胞的来源。采用ES细胞分化得到的心肌细胞进行的动物试验表明,移植了诱导后的心肌细胞的动物比对照组有明显的功能改善,组织学检查进一步证明已分化心肌细胞的存在。最近,研究者用经人ES细胞诱导的心肌收缩细胞移植入猪体内来治疗心动过缓,结果表明能帮助恢复正常心率,但有些人担心这些细胞会成为心律失常的潜在原因。

目前,有很多人多能干细胞定向心肌细胞分化的各种方案。为了减少所产生的心肌细胞异质性,科学家们调整了分化方法,可以专门诱导分化为心房、心室或窦房结样细胞。最近,人多能干细胞向心肌细胞定向诱导分化的研究有很大的进展,包括应用化学小分子的诱导分化,心脏细胞亚型的诱导分化、大规模的悬浮培养分化及化学成分明确的诱导分化。

到目前为止,ES细胞在体外培养中已被有效分化得到其他中胚层起源的细胞,如骨骼肌细胞、成骨细胞、软骨细胞和脂肪细胞等。研究发现,ES细胞体外分化基本再现了体内发育过程,表明所获得的分化细胞经过了正常的发育过程,可以作为移植治疗的细胞来源,同时也说明ES细胞分化能为体内组织发育的研究提供模型。

第五节　胚胎干细胞与成体干细胞

成体干细胞的发现最早可追溯到20世纪60年代对造血干细胞(hematopoietic stem cell, HSC)的研究。在此基础上,科学家提出成体干细胞是存在于已分化组织中尚未分化的细胞,它们具有自我更新的潜能,并且能够分化成组成该组织的各种类型的细胞。成体干细胞与ES细胞之间存在显著的差异

（表4-2）。在特定的条件下，成体干细胞发生不对称分裂，一个子代细胞保持亲代的特征作为干细胞保留下来；另一个子代细胞不可逆地走向分化成为功能特异的分化细胞。自我更新和分化的动态平衡受到严格调控，以维持一定的干细胞储存，同时提供组织所需的完全分化的功能细胞，从而使组织和器官发挥正常的生理功能。成体组织和器官中的成体干细胞必须产生大量的分化子代细胞。这些短暂扩增的前期细胞经过一系列的有丝分裂，然后进入有丝分裂后的完全分化状态。通过这种方法，少量的成体干细胞能扩增产生大量的分化子代细胞。例如，在个体的整个生命进程，骨髓中的少量造血干细胞能分化产生数十亿的成熟血细胞。

表4-2　ES细胞与成体干细胞的异同

	ES细胞	成体干细胞
来源	早期胚胎	胎儿和成人
细胞增殖能力	无限	有限
分化潜力	大	小
安全性	需要鉴定	需要鉴定
免疫排斥	一般有免疫排斥性	自体移植无排斥性
生物学功能	能分化成具有生理功能的细胞	能分化成具有生理功能的细胞

造血干细胞是最早被发现、研究最多和最先应用于治疗疾病的干细胞。长期以来，一直认为干细胞只属于造血系统。随着干细胞的不断深入研究，最近的研究表明很多的组织中都有这类能自我更新和有分化潜能的细胞存在，如皮肤组织、骨组织、肝脏、神经组织中成体干细胞都发挥着重要作用。其中间充质干细胞是组织更新的主要参与者。骨髓中包含造血干细胞和其他的原始祖细胞，包括间充质干细胞（mesenchymal stem cell，MSC）。间充质干细胞能分化为间充质细胞谱系，包括骨骼、软骨、脂肪、肌肉、腱和髓基质。不同组织来源的干细胞在形态和特性方面存在一定的差异，这可能与成体干细胞在不同组织中所处的微环境（niche）有关。

1978年，Schofield提出"niche"的假设以描述维持干细胞的生理微环境，后来的一系列研究证明了niche的存在。不同niche的整体结构和组成的细胞类型是存在差异的。Niche提供干细胞连接的生理锚定位点，使得干细胞可以定位在这一特殊的位置。在无脊椎和哺乳类细胞中，niche的结构不对称，可能与干细胞的不对称分裂有关。细胞分裂后，一个子代细胞作为干细胞留在niche中，另外一个子代细胞离开niche分化为组织特异性终末细胞。Niche同时分泌胞外因子调控干细胞的命运和数量。已有的研究证明许多的信号分子参与了这一调控过程，包括shh、Wnt、BMP、FGF、Notch、SCF、Ang1，以及LIF或者Upd。其中，Wnt信号通路是调控干细胞的自我更新和细胞命运的重要通路。

第六节　干细胞的应用

干细胞有着广泛的基础研究和临床应用前景（图4-5）。现阶段ES细胞的应用大致可以分为三个方面：第一是利用ES细胞研究细胞命运决定的调控机制，从而可作为研究人类胚胎发育过程，以及由于不正常的细胞分化或增殖所引起的疾病如出生缺陷或癌症等疾病的新的手段；第二是利用ES细胞可以分化成特定细胞和组织的特性，制造人类疾病模型用于基础研究、药物开发和筛选，以及毒理学研究；第三则是最广泛也是在医学研究上较令人期待的应用——细胞移植治疗。本节将就多能干细胞的应用前景进行一一探讨。

一、基础研究应用

目前人类早期胚胎发育过程中基因的时空表达调控和早期细胞发育分化机制的研究在很大程度上受到实际可操作性和伦理学的限制。然而，ES细胞可以在体外自发分化形成包括三个胚层来源的各种细胞的类胚体，这一系统在一定程度上可以模拟体内胚胎发育过程，从而为哺乳类早期胚胎发育的研究提供了很好的模型。人ES细胞作为一个潜在的发育研究模型，在早期人细胞分化为各种主要的细胞谱

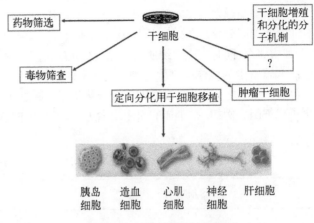

图4-5　干细胞的研究领域

系的过程研究,以及这些细胞谱系如何进一步发育成熟并构成各种组织和器官上具有很大的应用前景。目前,ES细胞系统已经被用于研究发育过程中特定基因的作用,分离和鉴定发育特定阶段的祖细胞群。此外,已经开始利用ES细胞系统寻找调节诱导各个胚层分化的关键因子。利用ES细胞进行发育的研究将推动多个领域的发展。例如,癌症研究,目前认为癌症大多是由正常细胞的增殖分化过程混乱引起,ES细胞研究结果将推动癌症生物学研究向前迈进一大步。此外,对ES细胞的研究还有助于促进对出生缺陷的病因学研究并将指导有效的临床预防。

二、药物筛选和新药开发

除了发育生物学和细胞移植治疗,ES细胞模型还被广泛地用于药物筛选和新药开发领域。人ES细胞来源的心肌细胞和肝细胞等可以模拟细胞和组织在体内对被试验药物的反应情况,还能观察到动物实验中无法显示的毒性反应,它们为药物毒理学的研究和药物筛选提供更安全、廉价的模型。ES细胞还具有其他的优势包括:① 与体内试验相比,需要的药物量更少,可以在新药开发的更早期进行试验;② ES细胞可以提供各种不同遗传背景的模型,从而便于对有特殊遗传药理学的药物进行药物反应及毒性试验。

ES细胞为再生医学的新药开发提供了很多研究策略,我们可以通过改造ES细胞从而使定量监测药物的疗效变得更为简便。在新药开发中,将GFP与特定祖细胞群的标记基因或者与细胞功能相关的基因进行融合,可以有效地检测药物是否具有促进某类细胞增殖分化的功能。ES细胞的这一特性是其他细胞所无法替代的。一个很好的例子就是在ES细胞中表达与胰腺发育或胰岛细胞成熟相关的报告基因,筛选这样的细胞可以较为容易地找到促进特定胰腺祖细胞生长或者促进分泌胰岛素的胰岛细胞成熟的分子。

除了经过基因改造的ES细胞外,利用那些具有不同遗传疾病背景的ES细胞系不但为研究这些疾病的发病机制打开新的窗口,而且也为开发用于治疗这些疾病的药物提供了有力的筛选系统。此外,很多人类疾病缺乏动物和细胞培养模型,许多病原性病毒包括人免疫缺陷病毒和丙型肝炎病毒都只能在人和黑猩猩细胞中生长。ES细胞来源的细胞及组织将为研究这些疾病及其他病毒性疾病提供很好的模型。iPS细胞的诞生,为利用多能干细胞研究疾病开辟了新的前景。另外,干细胞还可以用来作为基因治疗的一种新的基因运载系统。

三、细胞移植治疗

近几年来,ES细胞应用中最引人注目的方面就是其作为细胞移植治疗的新的细胞来源。许多疾病都源于细胞的损伤或身体组织的破坏,主要以组织或器官替换来进行修复,然而有此需求的患者远远高于可以获得的捐赠数目。由于ES细胞可在体外无限增殖并可以被定向诱导分化成几乎各种细胞、组织甚至器官,所以可以用于临床移植治疗以解决用于治疗退行性疾病的组织短缺的问题,以及结束在移植治疗中使用免疫抑制剂。Ⅰ型糖尿病、帕金森综合征、心血管疾病、阿尔茨海默病、脊髓损伤、骨缺损、类风湿性关节炎等都是适合细胞移植治疗的疾病。虽然已经有研究报道将ES细胞分化而来的特定细胞移植到临床前期人类疾病模型。目前为止,已有研究证明人ES细胞来源的细胞移植入患者体内后可有效纠正疾病表型。在广泛地利用ES细胞有效地移植治疗人类疾病之前还面临着几个重要的问题。

第一个问题是关于移植用的细胞类型和细胞数量。其中最重要的问题是移植分化到哪个阶段的细胞。不同细胞类型用于移植的要求不同,例如,考虑造血细胞移植治疗,需要移植相对成熟的仍具有增殖和再生能力的细胞。相反地,持续替代造血系统就要求移植最不成熟的造血干细胞。至于移植细胞的数量则取决于细胞系类型和发育阶段,要解决这些问题首先必须明确特定细胞系的发育机制。

第二个是关于细胞移植治疗过程中的生物安全性问题。移植ES细胞来源的细胞有可能因为移植物中所包含的未分化细胞而产生肿瘤。一方面我们可以通过改进特定分化细胞的筛选技术而减少移植物中未分化细胞的数量,另一方面通过消除移植物中未分化的细胞策略来降低其致瘤性。

第三个必须克服的障碍是供受体兼容性和移植免疫排斥问题。iPS细胞的建立为从根本上解决这一问题提供了新的途径。利用患者自身细胞建立的iPS细胞分化而来的细胞移植,将不会导致任何免疫排斥反应。如果这一设想能够变为现实,将是人类医学中一项划时代的成就。它将使器官培养工业化,解决供体器官来源不足的问题;器官供应专一化,提供患者特异性器官。但目前的研究结果表明,利用iPS细胞建立可供选择的供体库更为现实。

小　结

多能干细胞是一类具有无限自我更新的能力并能分化成机体内各种细胞的特殊细胞类群。这些细胞可用于研究细胞增殖和分化、哺乳类动物发育早期调控的分子机制;可把分化的细胞用于修复疾病和损伤的组织器官;可用于药物开发和筛选,以及毒理学研究。在医学领域具有广泛的应用前景。当前及今后很长的一个时期,ES细胞分化效率的提高、细胞移植的时机和条件,以及有效性和安全性的评估将成为人们关注的焦点。

(金　颖)

主要参考文献

Brivanlou, a. H., Gage, F. H., Jaenishch, R., et al. 2003. Setting standards for human embryonic stem cells. Science, 300: 913～916.

Donovan, P. J. and Gearhart, J. 2001. The end of the beginning for pluripotent stem cells. Nature, 414: 92～97.

Solter, D. 2006. From teratocarcinomas to embryonic stem cells and beyond: a history of embryonic stem cell research. Nature Reviews Genetics, 7: 319～327.

Vodyanik, M. A., Bork, J. A., Thomson, J. A., et al. 2005. Human embryonic stem cell–derived CD34+ cells: Efficient production in the coculture with OP9 stromal cells and analysis of lymphohematopoietic potential. Blood, 105: 617～626.

Yurugi–Kobayashi, T., Itoh, H., Yamashita, J, et al. 2003. Effective contribution of transplanted vascular progenitor cells derived from embryonic stem cells to adult neovascularization in proper differentiation stage. Blood, 101: 2675～2678.

Kehat I., Khimovich L., Caspi O., et al. 2004. Electromechanical integration of cardiomyocytes derived from human embryonic stem cells. Nat. Biotechnol, 22: 1282～1289.

Zhang S. C., Wernig M., Duncan I. D., et al. 2001. *In vitro* differentiation of transplantable neural precursors from human embryonic stem cells. Nat. Biotechnol, 19: 1129～1133.

Linheng Li, Ting Xie. 2005. Stem Cell Niche: Structure and Function. Annu. Rev. Cell Dev. Biol, 21: 605～631.

Kyba M, Perlingeiro RC, Daley GQ. 2002. HoxB4 confers definitive lymphoid-myeloid engraftmentpotential on embryonic stem cell and yolk sac hematopoietic progenitors. Cell, 109: 29～37.

Lessard J, Sauvageau G. 2003. Bmi–1 determines the proliferative capacity of normal andleukaemic stem cells. Nature, 423: 255～260.

Molofsky A V, Pardal R, Iwashita T, et al. 2003. Bmi–1 dependencedistinguishes neural stem cell self-renewal from progenitor proliferation. Nature, 425: 962～967.

Michael F. Clarke, Margaret Fuller. 2006. Stem Cells and Cancer: Two Faces of Eve. Cell, 124: 1111～1115.

Evans MJ, Kaufman MH. 1981. Establishment in culture of pluripotential cells from mouse embryos. Nature, 292(5819): 154～156.

Ebert A D, Yu J, Rose F F, Jr., et al. 2009. Induced pluripotent stem cells from a spinal muscular atrophy patient. Nature, 457(7227): 277～280.

Byrne J A, Pedersen D A, Clepper L L, et al. 2007. Producing primate embryonic stem cells by somatic cell nuclear transfer. Nature, 450(7169): 497～502.

Zhong X, Jin Y. 2009. Critical roles of coactivator p300 in mouse embryonic stem cell differentiation and Nanog expression. J Biol Chem, 284(14): 9168～9175.

Gao F, Kwon SW, Zhao Y, et al. 2009. PARP1 poly(ADP-ribosyl)ates Sox2 to control Sox2 protein levels and FGF4 expression during embryonic stem cell differentiation. J Biol Chem, 284(33): 22263～22273.

Takahashi K., Yamanaka S. 2016. A decade of transcription factor-mediated reprogramming to pluripotency. Nature reviews Molecular cell biology, 17, 183～193.

Talkhabi M., Aghdami N., Baharvand H. 2016. Human cardiomyocyte generation from pluripotent stem cells: A state-of-art. Life sciences, 145, 98～113.

Tolosa L., Caron J., Hannoun Z., et al. 2015. A. Transplantation of hESC-derived hepatocytes protects mice from liver injury. Stem cell research & therapy, 6, 246.

第五章　胚体形成中细胞间的相互作用

　　胚体的形成是由全能细胞→多能细胞→专能细胞→终末细胞的发展过程,是高等生物个体发育的最初阶段。此阶段包括5个主要过程:生长(体积增大)、细胞分裂(细胞数量增加)、细胞分化(分化成多种类型的细胞)、模式形成(组织的形成)和形态发生(形态结构的产生)。细胞的遗传物质、细胞间的信息传递和环境因素是胚体形成的根本原因。整体过程包括许多拼接、组合的相互作用和引发特定基因表达的机制。有数千种基因指导细胞向不同方向分化,但仅有少数基因在特定类型细胞中被激活发挥作用。

第一节　模式形成与位置信息

　　发育既有细胞的生长,又有细胞数目的增加。动物发育的早期阶段,只有细胞数目的增加,没有细胞的生长。卵裂过程中无细胞间期,细胞周期在DNA复制与有丝分裂之间快速交替,一个体积大的受精卵卵裂成为多个体积较小的卵裂球,这种卵裂方式有助于建立起胚体最初的形体模式。

一、模 式 形 成

(一)模式形成的概念

　　模式形成(pattern formation)是指胚体形成过程中,细胞获得个性(identity)并在胚胎中组织起来,形成初期基本的形体模式的过程。获得个性的细胞,将在胚胎内相应的位置上,按照一定的秩序,正确执行其功能,形成具有物种特征的特定空间布局的发育模式。这个过程离不开细胞分化,它关系到细胞形成的空间与组织形态结构。模式形成过程中,相关细胞接收了某些供发育特定模式的位置信息,摆脱细胞系的制约而决定细胞的命运,从而使细胞朝特定方向发展,最终形成特定的组织与器官。

(二)模式形成的过程

　　模式形成首先形成简单的结构——形体模式(body plan),又称发育体制。形体模式建立时,要求每个细胞明确其自身相对于其他细胞基本位置的坐标框架。框架主要由胚轴组成,所以,胚胎发生的最初模式化,是形成基本的机体轴线(前—后轴、背—腹轴与左—右轴)。一旦胚轴建立,相关的细胞即被确定在轴线的相关位置上。沿轴线的细胞因所在位置的形态发生素浓度不同,形成不同的发育区室(developmental compartment)(图5-1)。在基因的调控下,细胞模式逐渐发育为器官。

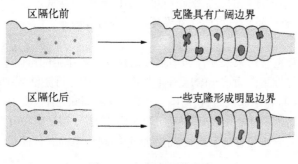

图5-1　发育区室模式图

（三）模式形成的机制

模式形成的本质是化学作用，除了化学作用，物理作用也参与了模式形成过程。物理学家James Valles和Jay Tang发现模式形成与微管形成有关。在生物体形成过程中，微管是支撑细胞形态、参与细胞内物质运输及形成纺锤体的重要结构。一束微管束弯曲会引起一连串微管束弯曲，直到形成"波浪"。排列整齐的微管束，在其自身生长产生的压缩应力作用下变弯曲。微管的弯曲可能是机体模式形成的触发点。在微管层次上解释模式形成机制，力是关键。

（四）模式形成的类型

在动物中有3种不同的模式形成：① 完全程序化，该类型以秀丽广杆线虫为代表，从合子到有959个细胞成体的整个过程井然有序。因为每个细胞的命运早已确定，它们在特定的时间分裂与迁移，分化为特定的组织。② 无程序化，细胞的命运有一定的随机性，如哺乳动物。③ 半程序化，果蝇的成虫盘在幼虫时，内有许多未分化的细胞小团块，细胞内有多个胞核和游离核糖体。若将它分离出来，再移植到同龄受体幼虫中，不论移植在何处，它都发育成某个特定的组织，表明它发育程序已经得到了安排。

二、位　置　信　息

（一）位置信息的概念

位置信息（positional information）是指在生物发育过程中，那些不断分裂和移动中的细胞根据其所在的位置所获得的位置标志信息，并依此决定分化方向或调整移动路径，使细胞获得在某一特定范围内的位置身份，即用分子信号确定细胞的所在位置。它是确定多细胞系中各个细胞在整体中的位置，并通过与各位置相应的活动，调节某种形态构成的信息分子，能决定细胞位置的结构，实现对细胞活动的调节。在胚胎发育过程中，位置信息影响着细胞分化、细胞的命运及胚胎模式的建立，并为细胞提供有关发育特定模式的轮廓，是一种错综复杂的综合效应。已获得位置身份的细胞，可通过某些影响细胞发育的特殊行为（如细胞外形或黏附性的改变）来发挥其作用，导致细胞分化为特定的细胞类型或改变其形态，同时参与其特定的生长过程，最终形成特定的发育模式。

（二）位置信息的起源

位置信息是一种重要的生理现象，决定着多细胞生物发育的细胞空间定位。

1. 起源于外界环境

核内的DNA不可能提示细胞所处的位置，因为核里没有胚胎整体结构图，细胞也不能探测其核内信息来确定自己的位置。因此，依赖于位置的细胞分化可能起始于细胞的外围，即位置信息可能起源于细胞核以外。胚胎细胞在演化过程中，来自外界环境的因素（如地球的引力、精子进入点及细胞所处的周围环境）是决定细胞位置的诱因之一。目前认为，造成卵子有极性的主要原因是其所处的环境和重力：在卵巢内的初级卵母细胞并非全部被卵泡细胞包围，初级卵母细胞的营养主要从卵的一侧获得，这可能是卵子不对称结构形成的诱因。初级卵母细胞内的各种物质也并非均匀地贮存在卵子内，卵黄颗粒通常集中于近植物极，而初级卵母细胞核位于近动物极。这也是卵子不对称结构形成的另一诱因。胚体形成过程中，卵子的极性决定了不同部位的胚胎细胞演化为不同的组织器官。这表明卵子的极性中包含了发育模式形成的位置信息，这种位置信息可能受外界环境因素的影响。

2. 起源于卵内的形态生成素

动物卵子胞质中普遍存在着对未来发育和细胞分化起着重要作用的母体基因产物的储备物质，称形态生成素。它们是某些特异性蛋白质或mRNA等生物大分子物质，可激活或抑制某些基因表达，决定着细胞分化方向，在细胞自主特化中起决定性作用。在卵子发生期间，细胞质中的形态生成素由初级卵母细胞合成或由邻近的滋养细胞提供，分布于卵母细胞的不同部位，其作用具有严格的空间秩序。卵子中各种不同的形态生成素及其分布位置的不同，决定了胚胎细胞将来的发育模式。

3. 储存于基因中

位置信息对生物发育中的模式建成的指导作用具有普遍性和保守性，这种信息至少应该部分储存于基因中。基因中的位置信息如何转化为细胞决定与命运决定的有两种解释：① 这些基因可以表达或翻译成球形的可扩散因子及可以在细胞间传递的因子，以指导细胞的分化；② 储存于细胞核内的遗传信息可表达为特殊的空间模式，这种模式本身可以作为定位的信号。

4. 起源于细胞的相互作用和行为的协调

类似于舞蹈演员通过相互排列和姿势的变换演出优美舞蹈的模式，细胞也注意到它们的邻居与自己命运的关系。细胞之间信息的交换、细胞与其邻居之间的协议排列，从而构成特定的结构模式。

（三）细胞对位置信息的获取及其作用模式形成的过程

1. 位置信息的获取

小分子物质在一定细胞群范围内以分泌源为中心，建立起递变的扩散浓度梯度，以不同的分子浓度为处于梯度范围内的细胞提供位置信息，从而诱导细胞按其在胚胎中所处的局部位置向着一定方向分化。细胞获取位置信息最简单的途径是单纯降低某些形态生成素的浓度，形成恒定的浓度梯度，给细胞提供有效的位置信息。正是形态生成素空间浓度的不同，在局部形成了一个促使细胞分化的空间模式。在1区形态生成素浓度高，决定了细胞类型或结构A；在2区低浓度决定了细胞类型或结构B。动物实验证明，细胞分化途径与形态生成素中的活化素B（activin B）的浓度有关。当暴露于高浓度的活化素B中时，未决定的动物帽（动物半球的帽）细胞演化成内胚层细胞；中等浓度的活化素B动物帽细胞分化成背部中胚层；低浓度的活化素B使其形成上皮型细胞。

图5-2是一个最简单的形态生成素模型。图中形态生成素在体轴的一端合成并沿体轴扩散，产生浓度梯度进而产生位置信息。

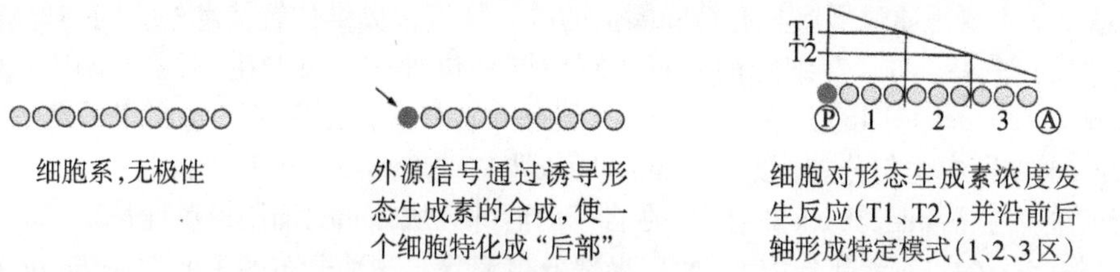

| 细胞系，无极性 | 外源信号通过诱导形态生成素的合成，使一个细胞特化成"后部" | 细胞对形态生成素浓度发生反应（T1、T2），并沿前后轴形成特定模式（1、2、3区） |

图5-2　形态生成素作用原理

2. 位置信息与细胞定型

细胞因在位置信息场域中所处的位置而获得的分化模式，称位置值（positional value）。具有相同位置值的细胞在不同的环境中，可对位置值进行不同的解译，进而以不同的模式形成结构。细胞获得位置信息后，朝特定方向发展。这一过程称细胞定型（cell commitment），即细胞决定（见本章第四节）。已定型细胞和未定型细胞从表型上无任何不同，但前者发育已受到严格限制。在细胞发育过程中，定型和分化是两个相互关联的过程。在胚胎早期发育过程中，某一组织或器官的原基（anlage）必须首先获得定型，然后才能向预定的方向发育，形成相应的组织或器官。

3. 位置信息发挥作用的场所——形态发生场

通常把响应诱导信号的同类细胞，称形态发生场（morphogenetic field），即形态生成素借助于空间浓度不同，通过局部效应作用于同类细胞，构建了细胞分化的空间模式，形成一个独特的结构或环境条件。所有模式形成均始于少数细胞形成的形态发生场这一区域，其范围在1 mm之内，细胞总数小于50个。前肢芽发源地是一个典型的形态发生场。该区域又分为演化为游离肢的中央圆形区和演化为肩带骨的外侧环形区。在前肢芽上第2个形态发生场是手场，它又分为掌和指。

4. 模式形成的机制

在胚体形成过程中，细胞命运的定型是由细胞质中的形态生成素来完成的，卵子胞质中的形态生成素可能是最早决定细胞发育方向的诱因。在卵子内部分化过程中，形态生成素进行了有秩序的空间排列，并有差别地分配到卵裂球中。发育后期，是细胞之间或细胞与细胞外基质之间的相互作用与信息交换的过程，影响了细胞形成和定型过程。遗传信息是介导细胞相互作用的分子。例如，基因决定了细胞表面能接受和识别信息分子的受体，或分泌到周围环境去发挥作用的信息分子（图5-3）。

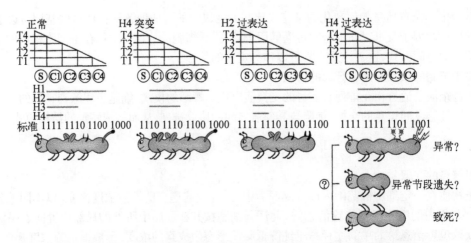

图5-3　位置值是如何通过形态生成素浓度梯度建立的渐成地址模型模式图

图5-3为渐成地址模型,说明位置值是如何通过形态生成素浓度梯度建立起来的。图中的形态生成素在S处合成,在相同的细胞(C1、C2、C3、C4)之间形成浓度梯度并最终使这些细胞形成4个结构不同的体节;细胞通过一个或多个基因(H1、H2、H3、H4)在4个不同浓度阈值(T1、T2、T3、T4)对形态生成素起不同的应答。

(四)位置信息分子的作用方式

位置信息分子主要是通过形成具有精确阈值的浓度梯度来提供位置信息的。同一位置信息可在发育的不同时期发挥作用,而且在细胞的发育历程中同一位置信息可产生不同的作用。Bicoid蛋白和nanos蛋白影响 *hurchback* 基因的表达。*hurchback* 编码一种转录抑制因子。它在卵子发生时即被转录,产生的hunchback在卵中均匀分布,受精后hunchback蛋白浓度形成一个双重机制:在合子的前部区域,bicoid蛋白浓度梯度激活hunchback的合成;在合子的后部区域,nanos抑制母源性 *hunchback* 的翻译。因此,*hurchback* 的水平在卵前半部分增强,而后半部分被消除。这种分布的重要性在于 *hurchback* 的调节作用,可抑制形成腹部结构所需的 *knirps* 和 *giant* 产物。可见 *hurchback* 的基本作用是通过抑制 *knirps* 和 *giant* 的表达,从而阻止形成腹部结构。

第二节　发育的不对称性

脊椎动物以中线为轴表现的器官不对称类型,称方向性不对称(directional asymmetry)。胚胎发育中,左—右轴确立后引发的从单一的受精卵到多细胞结构形成的过程中,细胞是如何接受和解释侧面信息,这种信息又是如何被翻译成形成胚胎的形态学变化,以及一开始的对称性又是怎样被打破的,已经逐渐成为发育学研究的主要内容之一。果蝇早期的胚胎发育由三类不同基因调控:母体基因、分节基因和同源异形基因。母体基因在受精前表达,又称坐标基因,有前部、后部、末端和背腹部4组。母体基因的作用是在胚胎决定定向和空间定位中的第一步,建立前—后轴梯度和背—腹轴梯度。

一、机体形态结构特征及其发育构建的多样性

机体的基本结构包括卵裂方式、胚层的形成和数目、体腔的类型,以及头—尾分化、体节形成、器官设置与机体的对称类型等,反映了机体的形态结构和发育构建的多样性。体形特征有不同的类型:① 非对称型,这类动物的机体无法切割成相似的两个部分,如蜗牛;② 辐射对称型,这类动物的身体有一个纵向的中心轴,与中心轴垂直的切面可获得一个辐射对称的图像,如水蛭;③ 两侧对称型,这类动物的机体通过正中矢状切面,可以将其机体结构分为左、右两个镜像对称的部分,如人类。可见,无论机体的对称性如何,所有的动物机体结构都有方向性。这一特性在胚胎发育的早期就已显现,并伴随着个体的发育被逐步地精细化。

二、发育的不对称性

(一)胚轴的形成

胚轴的形成又称胚胎极性的确立,是胚胎发育在三维空间上不对称结构的发生过程,也是在发育早期,要求胚胎中每个细胞都能明确其自身相对于其他细胞所处的位置的过程,即需要定义每个细胞基本的位置坐标框架,通过信息传递,按照空间方向进行有序组织。这个框架就是胚轴。胚轴的形成与卵的极性密切相关。发育过程中形成3个胚轴,即前—后轴(颅—尾轴)、背—腹轴和左—右轴。胚轴形成后胚胎即已极性化。极性化是胚轴特化的一个重要环节。在此过程中,打破了发育的对称性。一旦胚轴形成,每个细胞在胚胎中的位置就可以沿着这些胚轴定义了,相当于通过坐标在地图上找到一个城市一样。此时每个细胞都有了自己的地址以表明其位置,并按照这些信息产生合适的结构。所以,胚轴的确立是形体模式建立的基础。不同动物胚轴的确立方式差异很大。

线虫的前—后极是由精子进入卵的位置所决定。精原核的中心粒引发的卵胞质运动,将雌原核推到卵的另一端,形成了胚的后极,精子进入的部位形成前极。受精过程的胞质物理运动导致了生物大分子的重新分布,是决定胚(轴)极性的本质因素。前极细胞发育形成了线虫的背—腹轴,发育到12细胞后形成左—右轴。果蝇则是早在卵细胞发育成熟过程中,在滋养层与卵泡细胞的参与下,通过不同的mRNA差异定位确定了未来胚胎的头—尾轴和背—腹轴。两栖类是在卵细胞发育和排卵后,不同胞质成分自发地组织,促使动物极与植物极分化,以及在受精时精子在动物极进入的部位等因素,决定了胚孔发生的位置,引导了未来胚轴的确定。

在哺乳类,由于生殖方式的进化形成了胚外器官优先分化,胚轴出现延迟的现象:首先是在胚体与胚外器官过渡区,出现基因表达差异和位置信息浓度分布不同,进而诱导胚轴的分化与建立。前—后轴的建立依赖于两个信号中心,一个是原结,另一个是胚前端的前脏壁内胚层(anterior visceral endoderm, AVE)。AVE最初在小鼠胚胎中发现,是与背—腹轴一致的卵形结构。AVE在原肠形成之前向前旋转,占据了与原条形成处相反的位置(图5-7)。AVE作为头端诱导者在前—后轴形成中发挥作用。Hox基因(Hox genes)是生物体中一类专门调控生物形体的基因,一旦这些基因发生突变,就会使身体的一部分变形。Hox独特的表达模式与前—后轴的限定密切相关,主要调控其他有关于细胞分裂、纺锤体方向及附肢等部分发育的基因。在卵的发生阶段,卵的第2极体位置是胚的动物极,而胚体(下胚层)至胚外组织(极滋养层)方向正好与这一方向垂直,逐渐形成了背—腹轴,确定了胚体与胚外组织的方向。左—右轴是在前—后轴与背—腹轴的特化时或稍后,在胚体默认状态下产生并被极性化。左—右轴的形成,打破了胚体左、右的对称性。

动物生殖方式的进化包括胚胎营养物质的获得方式,对胚轴的确定有重要的调整作用。在进化的早期,不同动物的胚轴决定机制的差异,可能对其未来生殖方式的进化赋予某种限定,如对母体依赖性越大,早期决定的精确性越高,其生殖方式的进化可能就越困难,反之,则有较大的进化灵活性。

(二)胚轴的特化

胚轴的特化仍然是胚轴形成内容的重要部分。胚轴特化是一个打破辐射性对称,建立胚胎发育信息中心的过程。在两栖类囊胚中,最靠近背侧的一群植物半球细胞,对组织者具有特殊的诱导能力,称Nieuwkoop中心。转录因子和钙黏着结合蛋白——β-连环蛋白是形成Nieuwkoop中心的关键分子。在爬行类和鸟类,胚盘后端的边缘带相当于Nieuwkoop中心,该中心诱导形成组织者。β-连环蛋白能激活形成组织者需要的基因。组织者诱导信号的来源,可以发生在胚胎的任何一个区域,负责胚轴的形成和发育模式,指导周围组织的发育。一个组织者负责诱导一个发育中的结构轴,进而启动发育模式的形成。组织者中非对称性的信号与基因表达,在胚胎左、右的非对称发育中发挥着重要作用。哺乳动物胚胎的原结是初级组织者。

轴特化开始于原肠胚形成之前。该过程主要是3个胚轴的特化和3个胚层的多样化。这是所有脊椎动物发育都经历的一个比较保守、建立形体模式的过程。胚胎早期细胞的分化,出现在轴特化与原肠胚形成时期;胚胎与3个胚层在发育早期就已经被确定了。该过程的机制和具体时间在脊椎动物不同物种之间差异较大,但所有物种的原肠胚都有脊索和神经管的形成,使种系阶段所有脊椎动物胚胎在外形上都很相似。胚轴建立后,3个胚层细胞的特化通过细胞与细胞间的相互作用来完成。

(三)发育对称性的打破

发育对称性的打破实际上也是胚轴特化内容的一部分。脊椎动物的外部特征具有两侧对称性,但机体内部的组成,则是明显的两侧非对称性,左、右两侧差异性很大。例如,心位于左侧,肠呈逆时针方向盘绕,肝右侧比左侧大,脾位于左侧,以及脑的不对称等。这种正常器官左、右不对称的位置,称原位孤居(situs solitus)。这种非对称性是在进化过程中产生的,进化使得这些器官的包装与功能效率达到最优化。如果背离正常左、右不对称的器官,将引起严重的功能障碍,甚至导致疾病。

1. 卵细胞的极性

除哺乳动物外,所有脊椎动物的卵都有明显的动物极和植物极(图5-4)。卵的极性是卵母细胞在卵巢内发生过程中形成的,其原理是通过卵细胞与其周围的卵泡细胞之间的一系列交互(双向)信号转导,以及由此引发的基因活动而建立起来的。卵细胞与卵泡细胞之间信号交流的起始信号是由卵细胞内的grk编码而产生的,信号受体则是由卵泡细胞产生的。细胞信号的交流导致卵细胞内细胞骨架极性发生改变,首先建立卵细胞的

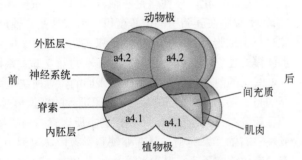

图5-4　卵的动—植物极结构模式图

头—尾轴,随后导致背部化信号定位于卵细胞的背前方,建立卵细胞的背—腹轴。

卵黄集中在植物极,细胞核在动物极。卵围绕动—植物极呈辐射性对称。哺乳动物卵内无卵黄,植物极由第2极体的位置决定。动物极是最重要器官(如眼、脑等)形成的部位,执行高级功能;植物极是贮存母体物质的部位,此处发育的器官执行低级的生理功能(如食物消化等)。胚体形成过程中,卵的极性决定了不同部位的胚胎细胞演化为不同的组织与器官。

哺乳动物的卵母细胞在发育阶段有分子学极性,并在整个胚泡中都存在。卵母细胞中有Leptin和一个下游激酶STAT-3,这两种物质在桑葚胚与早期胚泡中呈不对称分布。最典型的不对称是内细胞群与滋养层细胞的分离形成胚泡,这个分离建立了胚胎的极性,形成了胚胎—非胚胎轴,确定了未来胚胎的背—腹轴(图5-5)。

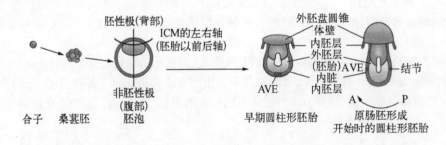

图5-5　小鼠胚胎中对称性的打破包括结节和前端的内脏内胚层(AVE)的确定

2. 对称性打破的机制

胚轴形成打破形体模式发育对称性的机制比较复杂。可能的机制是卵细胞中细胞决定因子的不对称分布;或是在某些外界的生理信号的刺激下发生极化,如重力的影响;或是发育过程中产生的某些内源性的不对称分子机制的作用。胚胎最初的极性化受到部分内源性基因的控制。现在认为,左—右轴的形成是通过一种决定左、右的信号因子决定的。该因子称左—右协调因子,它诱导组织者产生了非对称的信号,这些信号又依次诱导外侧中胚层内非对称基因的表达,从而使器官原基暴露在不同的信号分子环境,产生了左、右不对称。

(1)*iv*与*inv*:在小鼠中已经鉴别出*iv*和*inv*单个突变会扰乱总体的左、右极性。在*iv*的突变纯合子中出现器官异位,*inv*突变的纯合子出现了完全的逆位,表明这些基因的产物为极性化建立了一个倾向。

(2)F分子模型:该假说的核心是轴特化是内源性的,不需要外部对称性的打破。该学说认为在

左—右极性的建立过程中,细胞内合成了一个非对称性F分子,该分子特异性地指向一个方向,该方向与细胞的背—腹轴或前—后轴一致。F分子能在双侧表达,可能作为一个分子泵,强迫一种特异性的决定因子积累于细胞的一侧(图5-6)。细胞骨架可能参与了该过程,细胞骨架能与细胞的体轴一致,产生极性化的结构,如纺锤体。*iv*可能编码F分子,或编码F分子的成分。

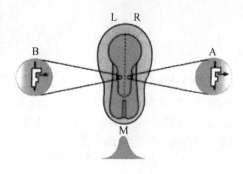

图5-6 左—右极性的建立过程中F分子模型

模型的核心点:细胞能依靠有方向性的"F"分子沿头—尾轴和背—腹轴的排列关系,感知其自身的左右。细胞也能依靠形态生成素(M)的浓度差而感觉中线的方位。如果一个细胞的右侧离中线远,此细胞则是位于胚体的右侧(A);如果一个细胞的右侧离中线近,侧细胞则位于胚体的左侧(B)。

近年来*iv*的克隆、产物特征的确定及超微结构的分析等,为F分子假说提供了证据。左、右极性的产生可能与细胞的纤毛运动有关。在人类器官逆位的疾病中,其特征是纤毛不能摆动。实际上,*iv*的产物就是一种微管运动蛋白(左、右运动蛋白,LRD),其缺失能使纤毛不能摆动。在早期发育的小鼠中,LRD在体节的双侧表达,纤毛的摆动使周围的体液流向左边,使左—右决定因子在左边积累。这个特异的左—右决定子是什么尚未最终确定。左、右问题的解决,有助于阐述自然界其他左—右不对称问题,如蜗牛壳的左旋或右旋,攀缘植物缠绕方向是以左手螺旋或右手螺旋等。

(3)组织者的作用:组织者能够诱导胚胎组织形成完整的体轴。细胞间信息交流是脊椎动物胚胎诱导作用的基础。其中最主要的机制是不对称基因的局部表达:不对称基因指的是在轴两侧某种基因不同时表达或在不同区域表达,有时仅在单侧表达。不对称基因对器官的正常发育是必需的。

左、右不对称表达的4个基因:*cAct–R Ⅱ a*(活化素受体Ⅱa)、*Shh*(Hedgehog家族蛋白Sonichdgehog)、*nodal*(TGF–β家族成员)和*HNF3–β*(肝细胞因子3–β)。

*Nodal*起源于5亿~6.5亿年前,是所有对称动物的共同祖先,具有调控的中心作用,可调控左、右器官的位置。*Nodal*作为早期胚胎诱导信号的关键成分,参与了中胚层和内胚层的形成、前—后轴的位置确定和左—右轴特化等一系列关键事件。*Nodal*基因仅出现于胚胎的左侧,专用于建立左、右不对称性。如果*nodal*出问题,机体内部器官就会紊乱甚至死亡。在不对称中线或侧板中胚层(LPM)附近,有4个高度保守的基因——*nodal*、*lefty1*、*letfy2*和*pitx2*的表达。

在LPM中建立广泛的左侧和右侧的基因表达结构域,这些基因的产物和(或)功能可阻止它们向对侧扩展。M. Levin等切除蛙胚胎脊索导致了左、右侧改变,于是提出了"中线屏障"的概念。随后Bisgrove等通过分析大量鼠和斑马鱼的突变异种实验,证实了它存在于胚胎中。中线屏障的主要结构是脊索和神经板,它们阻止某些发育信号通过中间线扩散到另一边。在分子水平上,*lefty1*和*lefty2*的作用证明了中线屏障的存在。

垂体同型框(*pitx2*)在左、右对称性发育中有重要作用。*Pitx2*是一个*bicoid*类的同源异型框因子成员,它在*nodal*活性的下游表达,将*nodal*信号在左侧LPM中向下传递信号因子。*pitx2*的表达被限制在LPM的左侧,且维持的时间很长,在整个器官发生中,都在原基强烈地影响左、右不对称。因此,*pitx2*作为一个关键的转录因子,对发育中的原基左边器官结构有重要作用。其他的转录因子可能通过*nodal*的介导参与传递左侧信息。

(4)左、右不对称表观遗传因素与器官左、右不对称发育的关系:在鸡胚中,不同部位的H^+/K^+–ATPase活性不同。引起H^+/K^+–ATPase活性不同的确切机制仍不清楚。近来有人提出,左、右不对称的膜电位与侧面基因级联放大有联系。鸡胚HH3-4膜电位呈明显的左、右不对称。亨氏节左侧有更大程度的去极化,导致左、右H^+/K^+–ATPase活性不同。一个差异的H^+/K^+–ATPase活性产生一个膜电位梯度,进而产生左、右轴不同的离子流。小分子物质能够穿过缝隙连接,带电的小分子被积累在胚胎的一侧。这些因子包括Ca^{2+}、磷酸肌醇、循环核苷和神经递质。细胞外Ca^{2+}的信号与器官发育的左、右不对称性有关。Angel Raya等人证明Notch信号通路可识别胞外Ca^{2+}浓度,并翻译成不同的信息;Ca^{2+}围绕在前—后轴进行运动传递,并结合左、右的基因信息,产生一个潜在的信息放大系统。Notch信号通路在左、右决定中,可能是一个传感器,扩大局部基因和电化学波动,直接产生*nodal*的表达区域。

第三节　细胞间的信息传递

动物胚体形成过程中,虽然位置信息可为胚体细胞提供有关发育特定模式的轮廓,但所有模式形成都始于少数细胞形成的形态发生场。位置信号分子仅在该区域存在并发挥作用。那么,邻近细胞及其他细胞,又是如何获得其特有的位置信息并完成其模式形成的呢? 细胞间信号传递的主要途径有: ① 邻近细胞间直接交换信号诱导模式形成; ② 通过胚胎诱导途径,细胞将位置信号发射到邻近区域,诱导模式形成。细胞与细胞间的通讯是发育的基本原则。近年来的研究发现,细胞间信息交流的新载体——外泌体也成为研究的热点和难点之一。

一、胚胎诱导的作用

在机体的发育过程中,一个区域的组织与另一个区域的组织相互作用,引起后一种组织分化方向上变化的过程,称胚胎诱导。发出诱导信息的组织或细胞称组织者(organizer); 接受诱导反应的组织或细胞称反应组织(responding tissue)。在动物胚胎发育过程中,有无数的和连续的诱导作用,它们对胚体的建成至关重要。

(一)诱导的分类

1. 初级诱导

原肠胚的脊索中胚层诱导其上方的外胚层形成神经系统这个关键的诱导作用,称初级胚胎诱导。初级胚胎诱导可分3个阶段: ① 发生在卵裂期,诱导中胚层的形成; ② 背部外胚层被脊索中胚层诱导,转变为神经诱导; ③ 中央神经系统的区域化。

初级胚胎诱导的诱导因子。许多诱导作用都是由胚胎细胞分泌的一些可溶性因子引发的,是由母源RNA所编码的,由植物极的细胞产生,经胞吐方式释放到细胞间隙。例如,有诱导能力的蛋白包括成纤维细胞生长因子(fibroblast growth factor, FGF)家族成员(bFGF、aFGF)、转化生长因子(transforming growth factor, TGF)家族成员(TGF-β、BMP4)、Wnt家族成员、活化素B、头蛋白(noggin)及脊索蛋白(chordin)等。

2. 次级诱导

通过一种组织与另一种组织的相互作用,特异地指定它的命运,称次级诱导(secondary induction),如初级胚胎诱导的产物神经管(或视杯)又可作为诱导者,诱导表面覆盖的外胚层形成晶状体,此即次级诱导。

3. 三级诱导

次级诱导的产物又可作为诱导者,通过与相邻组织的相互作用进行三级诱导(tertiary induction)。晶状体和(或)视杯又作为诱导者,诱导表面的外胚层形成角膜,即三级诱导。一旦一种组织被诱导,便能再诱导其他组织。

4. 异源诱导

异源诱导者能诱导原肠胚外胚层形成一定的结构,并有区域性诱导效应的组织,称异源诱导者(heterogeneous inductor)。它们虽不是组织者,却有与组织者相当的形态发生效应,无种属特异性,广泛存在于动物界。

5. 邻近组织的相互作用

邻近组织的相互作用(proximate tissue interaction)根据其性质可分为两种类型: 允许性相互作用和指令性相互作用。

(1)允许性相互作用(permissive interaction): 在这里反应组织含有所有要表达的潜能,需要一个环境允许其表达这些特性。但这种潜能的表现需依靠其他因子的参与。在发育中,许多组织需要有细胞外基质中的纤连蛋白(fibronectin, FN)和层粘连蛋白(laminin, LN)的固相结构。这些物质虽然不能改变组织的分化方向和细胞类型,但却能使被诱导组织的应答潜能得以实现。

(2)指令性相互作用(instructive interaction): 这是多细胞生物细胞分化的主要原因,这种相互作用改变了反应组织的细胞类型。此时反应组织的发育潜能不稳定,其发育方向和过程,取决于接收的诱导刺激的类型。如视泡诱导头部的外胚层使其表达晶状体基因。指令的相互作用有4个特征：① A组织存在时，B组织会产生定向分化；② A组织不存在时，B组织不能沿着一个方向分化；③ A组织不存在时，C组织的存在不能使B组织沿着一个方向分化；④ 若以另一发育方向的D组织取代B组织，则D组织改变其常规的分化方向，转而向B组织方向或类同的方向分化。

(二)胚胎诱导的发生条件

胚胎诱导的发生有2个基本条件：① 必须有诱导子，诱导子可能是形态生成素。在早期胚胎发育中，诱导因子不但作用于附近区域，而且也对自己所在区域的模式形成起作用。② 在胚胎诱导中，针对信号的受体细胞必须有反应能力。这种能力的获得意味着诱导信号的受体已经产生并已起作用，但对信号反应的能力，只限于几分钟或几个小时的短暂时间里。

(三)胚胎诱导的信息分子

诱导物质的化学本质是什么？目前仍有争论。胚胎诱导信息分子的鉴定十分困难。FGF、TGF-β和活化素等某些生长因子具有诱导的特性，是公认的胚胎诱导信息分子。

诱导信息有短程的(由细胞与细胞接触而传递)，也有远程的。远程信号由分子介导，通过细胞间的体液弥散。起初能对信号呈现反应的是一群相似的细胞，称形态形成野(morphogenetic field)。该区域只有少数细胞，甚至2个细胞组成，也可以由成千上万个细胞组成。只要有足够的信息与弥散途径，它们均可以被诱导。虽然信息分子的作用有一定的特异性，但在某些情况下反应组织的反应呈现出浓度梯度依赖性。例如，高浓度的诱导物可使靶细胞朝向一定方向发育，中等浓度时可使靶细胞向另一种方向发育，而低浓度的诱导物则可能不起作用。这种现象称信号浓度梯度效应(signal concentration gradient effect)。

二、旁分泌因子在诱导过程中的作用

在纷繁复杂的诱导过程中，众多的旁分泌分子参与诱导过程。这些分子在组织间进行短距离的扩散，从而作为诱导信息传递组织的中心。发现的主要旁分泌因子(paracrine factor)家族：FGF家族、Hedgehog家族、Wingless(Wnt)家族和TGF-β家族。

FGF家族与多种发育过程相关，包括血管发生、中胚层诱导、神经胚层诱导、轴突的延伸等。体外实验表明，FGF之间在功能上经常可以替换，它们在特定发育过程的功能，取决于其表达的时空差异性。Hedgehog家族蛋白Sonichdgehog(Shh)需要经过加工后，才能变成有功能的蛋白。加工过的蛋白参与决定神经管背—腹轴神经元命运、生骨节的分化、肢芽发育前—后轴的确定、胚胎左—右轴的限定，以及消化管、皮肤附属结构的区域特异性分化等发育过程。家族中的Deserthedghog(Dhh)蛋白表达于睾丸的支持细胞，小鼠编码这一蛋白的基因突变会导致精子发生的缺陷；Indianhefghog(Ihh)蛋白表达于肠管和出生后的骨骼，该基因对这两种组织的发育都起重要作用。Wnt家族蛋白参与多种组织分化和胚胎模式的构建过程。如Wnt1蛋白在体节发育过程中，作用于体节背部，使该部细胞向肌方向分化；在胚胎极性的建立过程中也起关键作用。TCF-β家族调节细胞外基质和细胞的分裂，以及影响肾、肺和唾液腺形成过程中的管状结构的芽生。如TGF-β1可通过促进胶原合成，纤粘连蛋白合成和抑制细胞外基质的降解作用，能稳定器官发生过程的上皮结构。部分成员还可以通过母源的方式从胎盘或乳汁中获得，从而为基因突变技术的分析带来困难。BMP家族，因可以诱导骨组织的形成而得名，但是，诱导骨组织的发生只是其作用的一小部分。

三、旁分泌信号转导通路与发育

发育过程中信号转导的主要效应是导致新的基因表达，使细胞产生定向分化。当配体与膜外区的受体结合时，则导致受体活性改变，使其自身或其他的蛋白发生磷酸化，改变这些蛋白质的活性；级联的蛋白质磷酸化反应，可导致转录因子的激活，引发相应基因的表达。

RTK通路存在于人和小鼠迁移的神经嵴细胞，该通路激活小鼠小眼相关转录因子(microphthalmia associated transcription factor, Mitf)，使迁移的神经嵴细胞向色素细胞分化。Mitf表达于成色素细胞，Mitf突变体的表型之一是小鼠的白色化。Smad通路为TFG-β超家族成员的旁分泌因子所采用，TFG-β超家族的成员被激活后，Ⅰ型TFG–β受体及Ⅱ型TFG–β受体活化，smad形成复合体进入细胞核，激活特定的基因转录。JAK–STAT通路主要由3部分组成，即酪氨酸激酶相关受体、酪氨酸激酶JAK和转录因子STAT，主要参与细胞的增殖、分化、凋亡及免疫调节等生物学过程。如STAT通路提前激活导致骨不能正常发育，可引起严重的侏儒症。发育程序中采用最多的途径是Wnt通路，在进化上相当保守。在大多数情况下，Wnt和Frizzled结合，激活了Disheveled蛋白，抑制了糖原合成激酶–3β的活性。激活状态的糖原合成激酶–3β可以导致转录因子β–catenin和LEF/TCF结合形成复合体，这一复合体再激活控制胚胎发育和细胞命运的特定基因，行使转录因子的功能。对于脊椎动物的神经分化和肢芽的发育非常重要的是Hedgehog通路，当Hedgehog和受体patched结合，解除了patched对与其结合的信号转导者smoothened的抑制。在没有Hedgehog信号存在时，smoothened下游的蛋白因子Ci与微管结合，部分Ci进入细胞核充当转录抑制因子，与某些基因的启动子结合，抑制与这一通路相关基因的表达。全长的Ci也可以进入细胞核，充当转录激活因子，激活在通路开放之前受其抑制的基因。

四、外 泌 体

外泌体是细胞旁分泌的重要活性成分之一，且其在细胞信息传递中起到了重要的作用，它正日益被视为疾病的生物标志物和预言家。1985年，Pan B T等人通过电镜发现在网织红细胞向成熟细胞发育过程中，晚期胞内体可与细胞膜相融合，不断释放其中大量的囊泡结构。1987年，"exosome"一词正式被用于定义这种由内吞系统释放的膜性结构，并命名为"外泌小体"或"外泌体"。外泌体或外来体是一种脂质双分子膜包裹的小囊泡，由细胞的多囊体与质膜融合后，以胞吐的方式释放到胞外环境中。

（一）外泌体结构与功能

近年来研究发现，外泌体实际上是一种特异性的亚细胞结构而不是简单的细胞残片。电镜观察外泌体是由双层磷脂分子包裹的扁平或球形小体，呈杯状，直径为40～100 nm，密度为1.13～1.19 g/mL，具有来源细胞的胞质和脂质胞膜成分，丰富的mRNA及microRNA。

构成不同细胞来源的外泌体的80%蛋白质成分是保守的，其中包括组织相容性复合物分子，热休克蛋白及四跨膜蛋白等（图5–7）。研究表明，不同来源的外泌体在生理功能方面存在一定的差别，它们来源于何种类型的细胞决定了其生理功能：一是消除细胞成熟过程中已经退化的蛋白质；二是介导细胞间信息传递。

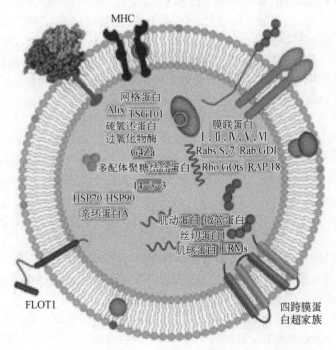

图5–7　外泌体典型结构

不同细胞来源的外泌体蛋白质按照生物功能不同分为两类：一类为所有的外泌体上均有分布的普通蛋白质，它们可能与外泌体的生物起源和生物学作用有关；如抗原结合或提呈相关的蛋白质、细胞骨架蛋白和信号转导相关蛋白质；另一类是涉及细胞特定功能的特异性蛋白质。

（二）外泌体形成过程

首先，多泡体（multivesicular endosome，MVE）向内出芽形成小的内囊泡，这些内囊泡含有蛋白质、mRNA和miRNA。当MVE与细胞膜融合时，这些内囊泡作为胞外体被释放到胞外，若MVE与溶酶体融合，溶酶体则降解MVE中内含物质。一旦胞外体通过结合其表面的特异性配体而到达目的地，立即通过靶细胞胞吞作用摄入到细胞内，或者通过融合到靶细胞膜，从而直接释放它包含的物质到细胞质中。细胞也分泌其他膜来源的囊泡，如核外颗粒体、脱落的囊泡或微泡，它们也是直接从细胞膜出芽产生的。已知这些囊泡也携带活性的蛋白质和RNA及一些以前从未在胞外体中描述过的化合物，但是它们对距离较远的组织的影响，人们知之甚少。

（三）外泌体信息转运的作用机制

外泌体介导的信息交流方式主要有3种，即表面信号分子的直接作用、膜融合时RNA的胞内调节、生物活性成分的胞外释放（图5-11A）。依赖于膜融合后的内容物释放进行信息转运：① Exosome来源的mRNA被翻译；② Exosome来源的脂质可通过Notch信号途径促进受体细胞凋亡；③ Exosome来源的microRNA参与受体细胞的转录后调节；④ Exosome来源的转录因子受体参与调节受体细胞的转录。

（四）CD24可作为胚胎肾脏发育中外泌体的标志物

有实验证明，不同细胞来源的外泌体可被分泌到血液、尿液及羊水等液体中，而且从健康人尿液分离出外泌体，其膜表面存在CD24。CD24作为一种小的糖基化蛋白，通过糖基磷脂酰肌醇锚定在细胞表面，一般表达于肾小管细胞和足细胞。用降低胆固醇的药物处理足细胞，发现细胞分泌含有CD24的外泌体。此外，新生鼠尿液和孕鼠羊水中也发现CD24为标志物的外泌体。敲除CD24基因鼠分泌外泌体的过程与野生鼠相似，其胎鼠分泌外泌体，母鼠则未检测到外泌体，表明CD24不是外泌体形成或分泌的必要条件。因此，它可作为胚胎肾脏与胎儿宫内的外泌体生物学作用的一个便捷标志物。

第四节 细胞决定与细胞微环境

动物机体由分化细胞（specialized cell）组成。分化细胞形态多样、功能各异。在早期胚胎中，卵裂球的发育命运尚未决定。随着胚胎的发育，不同卵裂球受其内在因素及环境条件的影响，其发育命运被确定下来，分化为内胚层、中胚层或外胚层细胞。细胞发育命运的决定是一个渐进的过程。

一、细 胞 决 定

细胞决定（cell determination）是指胚胎细胞发育命运逐渐被局限在某一方向的过程。这种逐步由"全能"局限为"多能"，直至最后趋向于"专能"稳定型的分化趋势，是发育过程的普遍规律。细胞决定与细胞分化是在细胞内在因素（核质关系）和细胞环境因素（胚胎诱导、激素、细胞因子和细胞外基质等）的共同作用及影响下发生的。

（一）发育命运图

对每一个卵裂球进行标记，通过追踪不同卵裂球的发育过程，可在囊胚表面划定不同的区域，显示每一区域细胞发育趋向的分区图，称发育命运图（fate map，图5-8）。命运图不是早期胚胎中各区域的细胞发育情况已经确定了，而是胚胎在发育过程中各区域细胞的运动趋势。特化图（specification map）可以在一定程度上反映细胞的分化情况。特化图与命运图之间有很大的相似性。不同脊椎动物命运图中，各胚层所在区域及原肠运动时，细胞内移位点非常相似，主要差别是不同卵子中的卵黄含量不同，使得卵裂的类型和胚胎的形状彼此不同。命运图的相似性，意味着不同动物可能有相同的细胞分化机制。

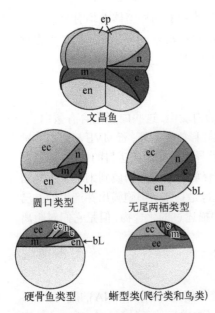

图5-8　几种脊椎动物卵内器官形成的特定区域位置图

bL：胚孔；n：预定神经系统；c：预定脊索；ec：预定外胚层；ep：预定表皮；m：预定中胚层；en：预定内胚层；ee：预定胚外外胚层

（二）细胞决定

1. 胚胎细胞命运决定的形成

胚胎细胞命运决定的形成取决于细胞的外部因素与内在因素，其形成方式主要有3种。

（1）胚胎诱导：胚胎诱导是外部因素。发育过程中，相邻细胞或组织之间通过相互作用，决定其中一方或双方的分化方向，这就是细胞发育命运。初始阶段，细胞有多种分化潜能，与邻近细胞或组织的相互作用逐渐限制了它们的发育命运，使其只能朝一定的方向分化。细胞命运的这种定型方式，称有条件特化（conditional specification）。对有条件特化的胚胎细胞来说，如果在胚胎发育的早期，将一个卵裂球从整体胚胎上分离，剩余的胚胎细胞则可以填补所留下的空缺，改变其发育命运。以细胞有条件特化为特点的胚胎发育模式，称调整型发育（regulative development）（图5-9）。海胆的发育是典型的调整型发育。在4细胞期或8细胞期分离卵裂球，细胞也能发育为完整的幼虫，但幼虫体积较小。一般来说，脊椎动物胚胎发育过程中，主要是细胞有条件特化发生作用，细胞自主特化次之。

（2）胞质分隔（cytoplasmic segregation）：细胞决定的内在因素之一。卵裂时，受精卵内含有特定决定子的细胞质分隔到特定的卵裂球中，卵裂球内所含有的特定胞质决定它发育成哪一类细胞。如果细胞决定与邻近的细胞无关，称自主特化（autonomous specification）。以细胞自主特化为特点的胚胎发育模式，称镶嵌型发育（mosaic development）或自主性发育（图5-9）。早期的卵裂肯定是不对称卵裂，卵裂产生的子细胞彼此之间是完全不同的，卵裂球的发育命运是由细胞质中储存的卵源性形态生成素决定的。海鞘（sea squirt）8细胞期卵裂球的发育命运已发生决定，尽管海鞘的胚胎发育为镶嵌型，实际上不同卵裂球之间依然有相互诱导作用。

（3）胞质决定域：受精卵中有特殊的胞质决定域，使卵裂球内的胞质模式化分化。遗传物质与区域性胞质相互作用，形成了不同类型的细胞（生殖细胞或体细胞）。大部分动物卵内的特定部位含有一种生殖质的胞质成分，在卵裂时进入原生殖细胞，将来发育为配子。

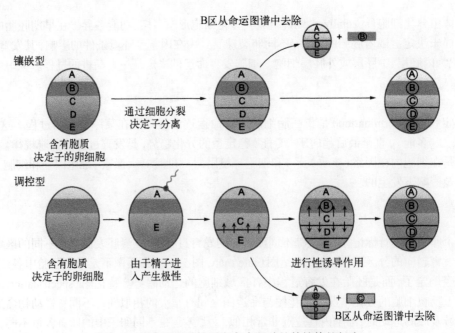

图5-9　镶嵌型和调控型发育中胚胎的外植体的行为

2. 细胞分化与细胞决定的关系

胚胎细胞决定先于细胞分化,细胞决定是细胞分化的基础,细胞分化是细胞决定稳定发展的结果。细胞在分化之前,发生一些隐蔽的变化,细胞决定将特殊的使命赋予细胞,使细胞朝特定方向发展,这一过程称定型。定型分为特化(specification)和决定(determination)两个时相。当一个细胞被置于中性环境中能自主分化时,这个细胞已经特化了;当一个细胞或组织被移植于胚胎另一个部位能自主分化时,这个细胞已经决定了。已特化的细胞,发育命运是可逆的。把已特化的细胞或组织移植到胚胎不同的部位,能分化成不同的组织。相反,已决定的细胞或组织的发育命运是不可逆的。在细胞发育过程中,定型和分化是两个相互关联的过程。在胚胎发育早期,某一组织或器官原基首先必须获得定型,然后才能向预定的方向发育形成相应的组织或器官。

二、细 胞 微 环 境

随着胚胎细胞数量的增多,细胞之间相互作用因素对胚胎发育的影响日趋重要,逐渐形成了细胞依存、发育与分化等的细胞微环境。微环境是胚胎细胞生存、形态形成与维持、执行功能活动、新陈代谢、增殖、相互识别、分化与迁移等基本生命活动的空间,又是细胞合成、分泌及组装细胞外基质的场所。细胞与其微环境共生共存,彼此影响。细胞微环境因素包括胚胎诱导、激素、细胞因子和细胞外基质等,在其共同作用及影响下,形成细胞决定与发生细胞分化。

三个胚层形成中,中胚层首先分化,启动了对相邻胚层细胞强烈的分化诱导(differential induction)作用,促进外、内胚层细胞各自朝着相应的组织器官分化。分化诱导与分化抑制(differential inhibition)的共同作用,保证了胚胎的正常发育程序和组织或器官形成,避免重复发生。分化后的细胞产生抑制性成分,抑制相邻细胞进行同类分化。

随着卵裂的进行,邻近细胞间进行3种类型信号交换:① 一个细胞表面的分子可以与另一个细胞表面的受体结合,将其指导信号传给相邻的细胞;② 一个细胞表面的受体与另一个细胞分泌到细胞外基质(extracellular matrixc,ECM)中的配体结合,启动信号的转导;③ 信号直接通过细胞缝隙连接从一个细胞的细胞质传向另外一个细胞。

受精卵第一次卵裂形成2个卵裂球时,细胞间就出现ECM成分,各种成分逐渐增加,在细胞周围组成网络系统。不同细胞间所有起作用的信息,必须通过ECM,它是细胞决定与分化所必需的微环境,允许形成细胞决定与细胞分化,在发育生物学中,该现象称对细胞分化的许可性作用(permissive interaction)。

研究细胞决定与细胞分化时,除细胞的空间因素外,发育过程的时间因素也不能忽视(胚胎诱导、激素、细胞因子、黏附分子等细胞微环境因素对细胞决定与细胞分化的影响,详见第七章第四节)。

第五节　细胞亲和力与组织形成

一、细 胞 分 化

细胞分化是发育实现的基础。细胞分化的实质是组成机体的不同类型的细胞合成不同种类的特异性蛋白质,是某一种类型的细胞仅有部分特定基因被激活,或基因表达发生改变,导致细胞特异性蛋白的产生,使完全分化的细胞具有不同特征。生物结构越复杂,其分化细胞的种类就越多。

细胞分化能力的强弱称发育潜能(developmental potential)。受精卵有分化出各种细胞和组织,并能发育成一个完整的个体的潜能。因此,受精卵的发育潜能具有全能性(totipotency)。高等动物除受精卵外,第一次卵裂后产生的2个卵裂球,以及胚胎干细胞都具有发育的全能性。细胞具有形成超过一种细胞的发育潜能称多能性(multipotency)。有的细胞只能分化出一种细胞类型,称单能性(monopotency)。终末分化细胞虽然其细胞核仍有发育全能性,但是对整个细胞其发育可塑性却几乎消失。

二、细胞的亲和性变化

胚胎发生过程中,由于细胞间亲和性减弱或消失,并通过运动和移位,原来相连在一起的细胞得以分离;细胞间亲和性的增加,则促进组织结构的形成和维持。细胞间选择黏附和定向迁移是形态发生的两个基本过程,由此导致组织发生和器官形成。分化细胞之间借助某些理化因子,选择性地有秩序地黏附在一起,构建了生物复杂形态结构和发挥它们的正常功能。

(一)细胞的亲和性

细胞间选择性地黏附现象称细胞的亲和性(affinity),亲和性的大小、有无,随细胞的种类和发育时期而定。胚胎的细胞经分散后,能按细胞的内在特性重新排列。从两栖类动物神经管形成期的胚胎中,分别取出部分神经板和将发育为表皮的细胞组织块制成细胞悬液,将两种细胞混合、培养,出现了不同来源细胞的相互分离,同来源细胞会自动地团聚在一起,未来发育为表皮的细胞包围在外面,神经板的细胞被包裹在里面并出现管状的结构。实验表明不同分化细胞间存在着一种自组织的能力,发育中细胞与细胞之间、细胞与ECM之间亲和性的差异,是该现象发生的主要原因。

(二)细胞黏附的分子种类及其机制

细胞选择亲和的机制与细胞表面,以及细胞间质分子的性质密切相关。细胞表面存在各种受体及各种细胞黏附分子,可以介导细胞之间的相互识别、结合及相互作用。在细胞膜中镶嵌有大量蛋白质或糖蛋白分子,构成了细胞表面抗原,其中相当数量的表面抗原具有介导细胞间和细胞与细胞间质成分间相互黏附的功能。不同分化细胞有不同的表面抗原组合,进而产生了它们之间的亲和差异。细胞亲和分子大致划分为三大类:细胞黏附分子、底物黏附分子、细胞连接分子。

1. 细胞黏附分子(cell adhesion molecule,CAM)

位于细胞膜表面,介导细胞间及细胞与ECM之间的相互作用,参与细胞内多种反应的大分子糖蛋白。高等动物的细胞黏附分子归为三大族:钙黏着蛋白家族(cadherin family)、选择素家族(selectin family)和免疫球蛋白超家族(immunoglobulin super family,IgSF)。

细胞黏附分子作用机制有3种模式:① 两相邻细胞表面的同种CAM分子间的相互识别与结合,即亲同性黏附;② 两相邻细胞表面的不同种CAM分子间的相互识别与结合,即亲异性黏附;③ 两相邻细胞表面CAM分子借细胞外的连接分子相互识别与结合。

钙黏着蛋白是最早发现的一种介导细胞间相互聚集的黏附分子,有Ca^{2+}存在时可以抵抗蛋白质酶的水解作用;可在Ca^{2+}的作用下产生同类分子间的结合,介导细胞间的黏附。钙黏着蛋白包括神经钙黏着蛋白(N-cadherin),不同的中胚层细胞中均有表达,但主要在神经系统中表达;上皮钙黏着蛋白(E-cadherin)胚胎早期即开始表达,后来被限制在上皮组织中;胎盘钙黏着蛋白(P-cadherin),在胎盘中表达,可能与滋养层细胞和子宫壁的黏着有关。若钙黏着蛋白mRNA分子在错误的时间或部位引入细胞使之表达,或抑制其正常表达,则出现胚胎发育异常现象。

选择素为一个糖蛋白家族,属于亲异性CAM,其作用依赖于Ca^{2+},主要参与白细胞与脉管内皮细胞之间的识别与黏附。它包括3种:内皮选择素(E-selectin)、血小板选择素(P-selectin)和白细胞选择素(L-selectin)。在胚胎时期,P-选择素表达于巨核细胞、活化的血小板和内皮细胞。E-选择素主要分布于毛细血管和后微静脉的内皮质膜。E选择素还结合P-选择素配体CD162,CD162表达于淋巴细胞、中性粒细胞和单核细胞。内皮细胞活化导致E-选择素胞质区同肌动蛋白细胞骨架结合。

免疫球蛋白超家族通过基因的遗传和随后发生的变异产生了识别抗原、细胞因子受体、IgFc段受体、细胞间黏附分子及病毒受体等不同功能的结构域,因其功能是以识别为基础,故又称识别球蛋白超家族(cognoglobulin super family)。在胚胎发育过程中,又称神经细胞黏着分子(neural cell adhesion molecule,N-CAM),对神经系统发育至关重要,主要作用是协助轴突与肌细胞的连接。

2. 底物黏附分子(substrate adhesion molecule)

细胞外基质是实现发育中细胞分化的重要条件,具有全部特异分化信息,并且已完全决定了各自不同分化方向的细胞。只有在有纤连蛋白或层粘连蛋白存在的情况下,细胞的分化才能表达出来。纤连蛋白和层粘连蛋白称底物黏附分子。

纤连蛋白由成纤维细胞等多种类型的细胞产生,纤连蛋白分子上存在多种特异性的与其他细胞间质成分和细胞识别、黏附的区域位点。借助这一性质,纤连蛋白分子成为众多细胞间质成分秩序组成的组织者,同时也凭借它的联络将不同的细胞成分有规律地与相关的细胞外基质成分组织在一起。研究发现,在一些细胞迁移的路径上像地毯一样"铺设"有纤连蛋白,细胞铺展是细胞间质各成分与细胞表面特异性受体结合后，通过不同的附着蛋白质与细胞骨架成分相连，并影响细胞骨架组装的结果。许多物种在原肠形成时，集团细胞的迁移都在其表面进行，而移去纤连蛋白，细胞迁移也同时停止。早期发育中，鸡胚心发生细胞与原嵴的移位必须有该蛋白的定位引导。一旦纤连蛋白通道被破坏，心的发育将出现异位。

层粘连蛋白是动物上皮组织基底膜的主要成分，由3条肽链组成的一种大分子糖蛋白。层粘连蛋白可与上皮细胞、神经细胞、肌细胞及多种肿瘤细胞结合，促进它们黏附在基膜的Ⅳ型胶原蛋白上并铺展开，促进上皮细胞增殖、损伤神经元的存活及轴突生长。与纤连蛋白类似，层粘连蛋白对上皮细胞的亲和性远高于间质细胞，在上皮和神经组织的形态建立中发挥着重要作用。

3. 细胞连接分子（cell contented molecule）

缝隙连接为相邻细胞间隙连接通讯提供低电阻通道，允许分子质量小于1 kDa的代谢物质、无机盐和其他相邻细胞的亲水性小分子通过。缝隙连接不仅实现了上皮组织细胞间的紧密连接，营造了胚胎发育中许多分割的小环境，而且形成了细胞间信息直接交流的通道，对正常发育起重要作用。

第六节 器官原基的发生

器官发生又称器官形成，指脊椎动物个体发育中，由器官原基演变为器官的过程。胚胎发育中能辨认出的未来发育为某器官的部分，称器官原基（organ anlage）。器官发生阶段的各器官经过形态发生和组织分化，细胞普遍进入终末分化阶段，许多组织、器官特异性的细胞开始形成，逐渐奠定了胚胎的基本格局。器官系统的发生是动物胚胎发育阶段的终末任务。

一、原肠期与胚层形成

原肠期是胚胎发育为2个或3个生殖层的过程，该过程又称"生殖层形成"。在低等动物中，外胚层形成外生殖层，内胚层形成内生殖层。在高等动物中，内、外胚层之间插入了中胚层，形成三胚层的囊胚。三胚层的建立规划了动物器官系统发育的原基。器官发生之前，必须要经过一个胚层组织进一步发育分化的中间过程与阶段，该过程包括必要的过渡性结构的建立、特定区域环境的营造、原基形成和前体细胞分化的准备等，这是高度特异化的器官系统发生的必要条件。

（一）囊胚的演化

哺乳动物的卵裂球达到16个时，外部细胞已经开始分化成扁平的、极化了的滋养层细胞，内部细胞仍为无极性的成胚细胞。随着液体数量的增加，成胚细胞与囊胚腔的一端分离，形成内细胞群。内细胞群分化形成上胚层与下胚层。上胚层细胞进一步分化形成外胚层与羊膜细胞层。羊膜细胞分泌羊水并在外胚层上方形成一个腔隙，称羊膜腔。下胚层细胞沿细胞滋养层内侧增生排列，形成初级卵黄囊。下胚层细胞分化出星状细胞和分泌松散的细胞外基质，形成胚外中胚层。上胚层细胞增生形成原条，随着原条的发育，原条前部的鞘形成原结。原条的形成处是未来胚胎的尾端。原条的形成，标志着原肠形成的开始。原条形成后，原条处的上胚层细胞增殖加速，其速度远大于卵裂球的分裂；同时上胚层细胞开始分化。部分细胞通过原条迁移至上胚层的深面，逐渐分化形成中胚层与内胚层，其余细胞留在原处形成外胚层。

（二）原条在器官原基发生中的作用

原条是胚胎发育的组织者。原条分早期原条、中期原条和晚期原条。上胚层细胞通过原条或原结迁移的时间与部位，决定着细胞的分化命运。通过原结、原条头部、原条中段或原条尾区的细胞，分化命运各不相同。通过原结而迁移的细胞分化为中轴细胞系、内胚层、脊索和体节的内侧；通过原条头区迁移的细胞分化为体节的外侧；通过原条中段迁移的细胞分化为侧板中胚层；通过原条尾区迁移的细胞分化为原始生殖细胞；通过原条最尾端迁移的细胞在体节出现之前，分化为胚外中胚层细胞。上述经细胞分化形成的新区域再分化、发育，逐渐形成相关的器官或系统原基。

（三）胚盘与器官原基的发生

三胚层的胚盘形成后，胚盘中轴区的外胚层细胞拉长排列成假复层上皮，形成神经板。神经板的形态发生一系列变化后形成神经沟,神经沟闭合形成神经管即神经胚,形成了神经系统的原基。在神经管形成过程中,*cDlx*在神经板的腹侧前脑区表达,在原肠胚期前脑区域的限定中起了重要作用。在神经胚形成的同时,中胚层逐渐分化为轴中胚层(脊索中胚层)、旁中胚层(体节中胚层)、间介中胚层、侧板中胚层和头部中胚层(间充质,或称中内胚层)。轴旁中胚层将分别分化发育为背部骨、肌等器官原基;间介中胚层将分化发育为泌尿与生殖系统的原基;侧板中胚层主要分化发育为体腔、循环系统与肢芽等器官的原基。*Brachyury*与*nodal*等是参与该分化发育时期的主要基因。内胚层发育的核心是形成消化系统与呼吸系统的原基,包括形成扁桃体、甲状腺、甲状旁腺和胸腺的原基。旁分泌因子在肺原基分化、发育过程中起重要作用。

(四)器官原基发生中的相关基因

非洲爪蟾的透明质酸和蛋白质多糖相关结合蛋白XHAPLN3参与维持心原基附近的透明质酸基质浓度,有助于正常心的发生。透明质酸合成酶*Has2*在心原基表达,该基因表达异常可直接影响心的正常形态发育。发现*XHAPLN3*和*X Has2*在早期尾芽阶段的心原基共同表达,敲除这两个基因后,则导致爪蟾幼体的心发育缺陷。

*Hox11*正常在脾原基表达。敲除*Hox11*的小鼠无脾发生,其他都正常。*Hox11*基因缺失的胚胎在脾发育部位无细胞组织,但其他器官的衍生物发育正常。转录因子Pbx1、Hox11、Nkx3.2(Bapx1)和Pod1也在脾发育中有调控作用。在*Pbx1*突变的小鼠胚胎脾原基的祖细胞,没有发现Hox11和Nkx2.5,暗示了*Pbx1*在脾原基细胞的分化中起重要的调控作用。如果没有*Pbx1*和*Hox11*的相互作用,则可导致脾原基细胞增殖减少,阻止了脾原基的发育。

Pax2,*Pax5*,*Pax8*在脊椎动物内耳的发育中起重要作用。*Pax2*敲除的小鼠出现耳蜗和前庭缺陷,敲除*Pax2*和*Pax8*两个基因后,小鼠在听泡阶段后不能发育为耳,说明这两个基因家族对于整个耳的形态发生和维持感觉神经的发育是必需的。*Pax8*敲除小鼠的耳形态发生正常,说明*Pax2*基因的表达对*Pax8*的缺失有补偿作用,而*Pax8*不能补偿*Pax2*导致的耳蜗表型异常。*Pax2*是柯迪器形成所必需的,其直接或间接地参与了螺旋神经节的形成。*FGF10*对小鼠耳发育也有重要影响。*FGF10*在11.5 d鼠胚内耳壶腹脊感觉上皮和耳蜗原基处表达。*FGF10*基因敲除小鼠壶腹脊发育不全;在18.5 d的*FGF10*基因敲除后,鼠胚无后半规管,且前半规管和外半规管发育异常,椭圆囊上的感觉上皮位置改变,毛细胞形成缺陷,但未发现柯迪器异常。

*FGF*基因通过调控其下游基因的表达在器官发生过程起重要作用。*FGF8*基因在生殖结节远端的尿道板上皮中表达,调控着生殖结节的生长,且能诱导间充质细胞的基因表达,共同促进生殖结节生长。*FGF10*不是早期生殖结节发育的关键调控分子,但*FGF10*基因敲除的小鼠出现了外生殖器发育异常,说明*FGF*基因是调控生殖结节发育的关键基因。

动物器官原基的总布局在发育的极早期已经决定了,甚至是由卵细胞胞质的布局决定的。愈是细的布局,出现得愈晚。最终,不同空间位置上的器官原基细胞形成特有的组织,发育成为器官。

二、器官形成的过程

脊椎动物胚胎的基本格局大致相同,即以中胚层的脊索为中轴,背面为来自外胚层的神经管,腹面为来自内胚层的原始肠管,两侧为体节和侧板中胚层,来自外胚层的表皮覆盖着整个胚胎。在以后的发育中,这3个胚层的细胞形成各种器官原基,通过组织分化发育为成体器官。

(一)器官发育的三维空间

器官的发生在三维空间内进行,涉及3个轴,即头尾方向的前—后轴、由中轴向左或右的近侧—远侧轴和背腹向的背—腹轴。目前对前—后轴和近侧—远侧轴上的空间位置信息了解得比较多。在这两个轴上,肢体发育的位置信息都与肢芽后缘的一群中胚层细胞有关,这一区域称极化区。移植实验发现,正在发育的肢芽细胞在前—后轴上是按其离极化区的距离而获得位置信息的。极化区近侧组织发育成第4指,远侧的发育成第1指。位置信息由极化区产生后在肢体上扩散,形成浓度梯度。浓度最高处发育出第4指,最低处发育出第2指,中等浓度处发育出第3指。

在正常情况下,肢体沿着近侧—远侧轴结构在顶端表皮嵴的影响下逐步产生,切除嵴,肢体远侧部分便不能发育。该轴上的位置值所停留的时间与细胞分化有关。分化早的细胞在发展区中所停留的时间短,发育成近侧结构;分化晚的细胞停留的时间长,发育成远侧结构。在近侧—远侧轴上不同水平的细胞所经历不同的分裂周期数,决定着细胞今后的发育。现已弄清,在发育区中经历7个细胞周期的细胞发育为鸡翼的指部。如果将由许多腕骨组成的腕部算作2节,则整个翼正好是7节,可分别与细胞在发展区所经历的各个周期数相对应。于是,细胞分裂周期的数量就代表了近侧—远侧轴上的位置值。

(二)器官发生的机制

1. 细胞间的相互作用

许多器官的发生要通过两个或几个不同胚层的细胞群接触后发生的相互作用来进行,即一群细胞可诱导另一群细胞的分化。

2. 细胞迁移

是器官发生中的普遍现象,也是细胞间相互作用的结果。肢体中的肌细胞起源于体节,由此迁移到肢体中。它们的迁移途径,是由位于其周围的那些非体节起源的间充质细胞控制的。间充质细胞使迁移的肌细胞定居在适当位置,并在该位置上与骨形成相配合,形成肢体的肌。

在胚胎发育中,器官发生阶段时间最长、变化最复杂,它既反映了系统发生的基本过程,也表现出物种本身发育的特点。各器官系统的发生过程有些相同基本原则,但不同器官有着各自独特的发生过程,就是同一个器官的发生,在不同的个体也有显著差别。在器官发生中,动物遗传性是内在的根据,一种动物的细胞不能分化出遗传上所没有的结构。动物遗传性在器官中的体现,是细胞不断综合所接收的位置信息和通过细胞间的相互作用,有条不紊地逐步进行。

小　结

胚体的形成包括细胞生长、细胞分裂、细胞分化、模式形成和形态发生。遗传物质、细胞间的信息传递和环境因素是胚体形成的根本原因。胚体形成过程中,细胞获得个性并在胚胎中组织起来形成基本形体模式的过程,称模式形成;该过程每个细胞明确其自身相对于其他细胞基本位置的坐标框架。在生物发育过程中,不断分裂和移动的细胞根据其所在的位置而获得位置标志的信息,使细胞获得在特定范围内的位置身份,称位置信息。细胞因在位置信息场域中所处的位置而获得的分化模式,称位置值。形态发生素借助于空间浓度不同,经局部效应作用于同类细胞,形成一个独特的结构或环境条件。胚轴形成后,胚胎打破了发育的对称性。胚轴特化是建立胚胎发育信息中心的过程。胚体形成过程中,卵的极性决定了不同部位的胚胎细胞演化为不同的组织与器官。动物胚体形成过程中,通过胚胎诱导途径与邻近细胞间直接交换信息。诱导分为初级诱导、次级诱导、三级诱导、异源诱导者与邻近组织的相互作用。外泌体是细胞旁分泌的重要活性成分之一,除了细胞表面信号分子的直接作用、膜融合时RNA的胞内调节、生物活性成分的胞外释放介导细胞间信息交流外,它正日益被视为疾病的生物标志物和预言家。随着胚胎的发育,不同卵裂球受其内在因素及环境条件的影响,其发育命运被确定下来。胚胎细胞命运决定的形成取决于细胞的外部因素与内在因素的共同作用。胚胎细胞决定先于细胞分化,细胞决定是细胞分化的基础,细胞分化是细胞决定稳定发展的结果。细胞微环境是胚胎细胞生存、形态形成与维持、执行功能活动、新陈代谢、增殖、相互识别、分化与迁移等基本生命活动的空间,又是细胞合成、分泌及组装细胞外基质的场所。细胞分化是发育实现的基础。细胞间选择性的黏附现象,称细胞的亲和性,亲和性的大小、有无由细胞的种类和发育时期而定。细胞选择亲和的机制与细胞表面及细胞外基质分子的性质密切相关。器官发生是器官原基演变为器官的过程。器官发生阶段的各器官经过形态发生和组织分化,细胞普遍进入终末分化阶段,逐渐奠定了胚胎的基本格局。

(徐　冶)

主要参考文献

樊启昶,白书农.2002.发育生物学原理.北京:高等教育出版社.

李云龙,刘春巧.2005.动物发育生物学.2版.济南:山东科学技术出版社.

刘厚奇,蔡文琴.2012.医学发育生物学.3版.北京:科学出版社.

王典英译.2006.发育生物学.北京:科学出版社.

Dickinson AJ, Sive HL. 2009. The Wnt antagonists Frzb-1 and Crescent locally regulate basement membrane dissolution in the developing primary mouth. Development, 136(7): 1071～1081.

Kourembanas S. 2015. Exosomes: vehicles of intercellular signaling, biomarkers, and vectors of cell therapy. Annual review of physiology, 77: 13～27.

Urbanelli L, Magini A, Buratta S. 2013. Signaling pathways in exosomes biogenesis, secretion and fate. Genes, 4(2): 152～170.

Keller S, Rupp C, Stoeck A, et al. 2007. CD24 is a marker of exosomes secreted into urine and amniotic fluid. Kidney Int, 72(9): 1095～1102.

Radwan Abu-Issa, Margaret L Kirby. 2007. Heart field: from mesoderm to heart tube. The Annual Review of Cell and Developmental Biology. Published online as a Review in Advance, 24(20): 13.

Teoh P H, Shu-Chien A C, Chan W K. 2010. Pbx1 is essential for growth of zebrafish swim bladder. Dev Dyn., 239(3): 865～874.

Yong Zhao. 2007. Dysregulation of Cardiogenesis, Cardiac Conduction, and Cell Cycle in Mice Lacking miRNA-1-2. Cell, 129(2): 303～317.

第六章　胚胎发育与表观遗传

第一节　胚胎发育与基因时空表达

胚胎发育是指从受精卵开始,经过卵裂、囊胚、原肠胚、神经胚轴及器官发生等阶段,发育到幼体脱离卵膜或母体为止的过程。胚胎发育是个体发育最重要的阶段,是一个连续不断的过程,并且伴随着细胞和组织渐进性的结构和机能变化。人类的胚胎发育是一个动态的连续变化过程,全程约为266 d,可以人为地划分为胚胎期(第1～8周)和胎儿期(第9～38周)。胚胎每一步的演变严格按照特定的时空顺序进行,有众多基因及其信号参与,胚胎发生的复杂性、多变性决定着分子机制的复杂性。在胚胎发育过程中,细胞基因的表达起决定作用,并受内外环境因素的影响,而表观遗传网络作为整合细胞内外环境因素与基因组遗传信息的媒介,调控着基因表达。

细胞分化是胚胎发育的基础。在胚胎发育中,由一种相同的细胞类型经细胞分裂后逐渐在形态结构和功能上发生稳定性的差异的过程称为细胞分化(cellular differentiation)。细胞分化是基因选择性表达的结果。实验胚胎学的证据表明,在卵细胞质中隐藏着大量mRNA和蛋白质,它们按一定的时空图分布,故最早决定细胞分化方向的物质是卵细胞质中的母源基因产物。卵为胚胎发育提供3种可以继承的信息:母源性物质,遗传信息和表观遗传信息。母体通过提供RNA和蛋白质等来主导某些早期发育事件,卵中的表观遗传信息也会影响基因组并对发育过程起调节作用。胚胎细胞在不同发育阶段,其分化潜能不同。根据分化潜能,细胞可以分为:① 全能细胞;② 多能细胞;③ 专能细胞;④ 终末分化细胞。哺乳动物桑葚胚期前的8细胞与其受精卵一样,均能在一定条件下分化发育成为完整个体。通常将具有这种特性的细胞称为全能细胞(totipotent cell)。胚胎干细胞来源于囊胚早期内细胞团的细胞,这些细胞可以分化为包括生殖细胞在内的各种胚胎细胞,具有高度的全能性。但是,内细胞团的细胞无法分化为囊胚外侧的滋养层细胞,不能独立完成胚胎发育的过程。在内细胞团和滋养外胚层中发生的表观调控有显著的区别,例如,在胚外组织中,DNA甲基化的总体水平较低。原肠胚细胞重排成三胚层后,随着细胞空间关系的改变和微环境的差异,三个胚层衍生的未来组织器官的轮廓开始决定下来,分化潜能出现一定的局限性,各胚层倾向于发育为本胚层的组织器官。这时的分化潜能虽然受局限,但仍具有发育成多种表型细胞的潜能,这种细胞称为多能细胞(pluripotent cell)。与此同时,近胚的一群特定的细胞也开始特化,形成原始生殖细胞。原始生殖细胞最终会发育成成熟的精子和卵子,以重复生命周期。原始生殖细胞和其他发育成体细胞的多能细胞在表观调控也有显著的区别。例如,植入后胚胎大部分组织器官的基因组DNA加上甲基化标记后将基本维持稳定,不再擦去。而含有要传递给后代遗传信息的原始生殖细胞从胚外中胚层向生殖嵴迁移时则要经历大规模的DNA甲基化擦除和重建过程。经过器官发生,各种组织、细胞的发育命运最终决定,在形态上特化,功能上专一化,这种细胞称为专能细胞(multipotent cell),最后分化为终末分化细胞(terminal differentiated cell)。专能细胞也称为成体干细胞。例如,骨髓中的造血干细胞可分化红细胞,中性粒细胞和单核细胞等。同样,通过各自干细胞的分化,皮肤细胞和肠道细胞也在不断的更新中。从分子水平看,细胞分化意味着各种细胞内合成了不同的专一蛋白质(如红细胞合成血红蛋白,肌细胞合成肌动蛋白和肌球蛋白等)。专一蛋白质的合成是通过细胞内一定基因在一定时期的选择性表达实现的,而这种选择性基因表达往往可为表观遗传信息所控制。例如,转录因子Oct4是胚胎干细胞的一个特异标志分子,在维持胚胎细胞的发育全能性中起着重要的作用。研究发现,Oct4不同的表达水平指导ES细胞的3种不同命运:Oct4表达上调2倍使ES细胞分化为原始内胚层细胞,Oct4表达下调使ES细胞分化为滋养层细胞,Oct4表达水平不变才能使ES细胞维持不分化状态。而这种基因的选择性表达又被表观遗传信息所控制。上述Oct4的表达差异就是由其启动子区域甲基化程度不同导致的。在全能性和多能性细胞中,表观遗传标记是不稳定的、可塑的,但在发育的过程中,细胞的这种分化潜力逐步受到限制,表观遗传标记也越来越稳定并受限制。

发育决定和表观遗传基因调控的互相依赖,在哺乳动物中建立了遗传和表观遗传的统一体。以人类原始生殖细胞发育的事件为例,我国的科学家发现处于发育早期阶段的人类原始生殖细胞也会表达一系列与干细胞多能性相关的基因(如OCT4、NANOG和REX1等),印证了用小鼠作为模式动物研究原始生殖细胞发育过程的重要性;另一方面,与小鼠不同的是,人类原始生殖细胞并不表达关键的转录因子基因SOX2,取而代之的是表达另外两个SOX家族基因——SOX15和SOX17,而这些特异性基因的表达也说明了其发育的独特性。除了基因表达的变化,在表观遗传学层面,还发现在人类胚胎发育到第10～11周时,原始生殖细胞在发育过程中会经历大规模的DNA甲基化擦除,DNA甲基,仅有7%左右保留下来。人类所有已知类型的体内正常细胞中DNA甲基化程度最低的细胞类型。虽然人类原始生殖细胞基因组中绝大部分区域的DNA甲基化被完全擦除,但在一些重复序列元件上仍然残留大量DNA甲基化,尤其是微卫星序列ALR及一些进化上比较年轻的元件,为人类隔代遗传现象的表观遗传学分析提供了有用的线索。此外,在如此大规模的DNA甲基化组重编程过程中,转录组水平的基因表达网络保持了高度稳定,组成性异染色质也保持稳定,提示表观遗传调控的其他关键组分,特别是组蛋白的各种共价修饰在这一过程中可能扮演重要角色。

目前研究还发现父辈的生活方式或者外界环境因素可通过影响表观遗传修饰,进而影响后代胚胎甚至成体的发育。我国1961～1962年经济困难时期,许多孕妇营养素摄入不足,其中足月低体重儿(出生体重低于2 500 g)比例增多。而这些低体重胎儿在发育早期经历的不利因素,将会影响成人糖尿病、心血管疾病、骨质疏松、肿瘤、精神类神经等疾病的发生。人们从表观遗传学角度来揭示这种获得性性状跨代遗传的分子机制。荷兰的科学家发现在“荷兰大饥荒”期间受孕遇到饥荒出生的儿童,其胰岛素样生长因子2(IGF2)基因差异甲基化区甲基化水平低于他们的同性兄弟。随后鉴定了181个差异甲基化位点是与经历饥荒相关的,这些位点所在的基因主要与代谢调控相关。我国的科学家运用高脂饲喂诱导的父代肥胖小鼠模型,发现一类成熟精子中高度富集的小RNA(tsRNA)可作为一种表观遗传信息的载体,将高脂诱导的父代代谢紊乱表型遗传给子代。除了生活环境,环境压力也可通过改变雄性小鼠精子中小RNA的表达,从而导致后代小鼠的精神行为和代谢水平发生改变。

总之,胚胎发育是以细胞分化为基础的细胞形态发生过程,表现为由受精卵经历胚胎期和胎儿期分化为不同的组织器官,从而产生不同体态结构与生理机能。胚胎发育是基因选择性地按一定的时空顺序模式表达的过程,是遗传和表观遗传的统一体,表观遗传变化调控着基因的选择性表达。

第二节 表观遗传与基因表达

真核生物的基因组DNA在细胞核中具有以核小体为基本单位的染色质结构,真核基因表达首先需要活化和去阻遏基因所处的染色质环境,使得染色质DNA暴露并与特异性转录因子结合而启动转录。所以,染色质上的修饰和高级结构的重塑与真核基因的表达调控密切相关。人们发现,不仅DNA序列包含遗传信息,而且DNA、组蛋白或染色体水平的修饰也会造成基因表达模式的改变,并且这种改变和经典的遗传信息一样可以遗传,基因能否表达往往受这些修饰的调控。这种通过有丝分裂或减数分裂来传递非DNA序列遗传信息的现象称为表观遗传(epigenetic inheritance)。表观遗传学就是研究在基因组DNA序列不变的情况下,表型上具有稳定的、可遗传的变化,主要包括DNA甲基化、组蛋白修饰、非编码调控RNA和染色质重塑。

1. DNA甲基化

DNA甲基化(DNA methylation)广泛存在于原核生物与真核生物中,是目前已知最早被发现的可以抑制基因表达的表观遗传机制。常见的DNA甲基化发生在DNA链的胞嘧啶第5位碳原子和甲基间的共价结合,被修饰为5-甲基胞嘧啶(5mC)。哺乳动物基因组中5mC占胞嘧啶总量的2%～7%,约70%的5mC存在于CpG二核苷酸。CpG二核苷酸常常以成簇串联的形式排列,这种富含CpG二核苷酸的区域称为CpG岛(CpG island),大小为500～1 000 bp,约56%的编码基因含该结构。CpG岛主要位于基因的启动子区,其甲基化的密度与转录的抑制程度密切相关。弱启动子能被密度较低的CpG甲基化完全抑制,当启动子被增强子增强时,又恢复转录功能;但如果甲基化密度进一步增加,可直接导致相关基因的沉默。如持家基因的启动子区都含有CpG岛,且保持非甲基化状态,而组织特异性表达的基因则缺乏这种结构。

　　生物体内的DNA甲基化是由DNA甲基转移酶来催化完成的,这些DNA甲基转移酶以基因组DNA为底物,将甲基从甲基供体S-腺苷甲硫氨酸(SAM)转移至胞嘧啶的C5上。DNA甲基转移酶分为:维持性DNA甲基转移酶和起始性DNA甲基转移酶。在哺乳动物中,维持性甲基转移酶为Dnmt1,而起始性DNA甲基转移酶包括Dnmt3a和Dnmt3b。维持性DNA甲基转移酶负责拷贝已存在的DNA甲基化模式到新复制的链中,能够维持细胞有丝分裂过程中甲基化模式的传递,防止DNA甲基化模式在有丝分裂过程中发生被动的去甲基化,从而构成表观遗传学信息在细胞和个体间世代传递的机制。起始性DNA甲基转移酶负责甲基化尚未被甲基化的DNA,在建立新的DNA甲基化模式中起到决定性的作用。Dnmt3a和Dnmt3b在个体发育中具有重要作用,二者同源性非常高,但在发育和不同区域DNA甲基化方面的功能却有显著差异。Dnmt3a特异性地负责一些单拷贝基因的甲基化,如生殖细胞中印迹基因及X染色体上的*Xist*基因;而Dnmt3b对微卫星及其他一些重复序列的甲基化是不可缺少的。近期研究发现,在进化过程中Dnmt3a和Dnmt3b间形成多个有意义的点突变,这些突变是它们行使特定功能的基础,并揭示了Dnmt3b的I662N点突变是其在染色质重复序列DNA甲基化及干细胞全能性维持和分化中具有关键作用的重要分子基础。Dnmt3L与Dnmt3a和Dnmt3b有一定的序列同源性,是Dnmt3a和Dnmt3b的重要调控因子。但是,其C端催化结构域内的序列发生了突变而不具有DNA甲基转移酶的活性。哺乳动物中的DNA甲基化仅发生在基因组的部分CpG上,可见在哺乳动物细胞中,起始性DNA转移酶是受到精确调控和靶向的。哺乳动物基因组DNA甲基化过程还涉及DNA去甲基化酶的作用。如在胚胎植入前期,整个基因组会在去甲基化酶的作用下发生普遍的非特异的去甲基化过程,随后通过Dnmt3a和Dnmt3b的作用全新甲基化并恢复,从而使基因在不同发育时期特异表达。

　　分子和遗传学研究都表明DNA胞嘧啶甲基化与基因沉默有关,在哺乳动物的生命过程中扮演着非常重要的角色,包括抑制基因的转录,建立和维持印迹基因,参与X染色体失活,对转座子和病毒基因组的甲基化以保持基因组的稳定性,并且在哺乳动物个体及细胞的发育中发挥重要作用。甲基位于DNA双螺旋的大沟内,许多DNA结合蛋白在这里与DNA结合,甲基就是通过吸引或排斥各种DNA结合蛋白而发挥其作用。能够结合在甲基化的CpG二核苷酸的蛋白家族被称作甲基化CpG结合蛋白,它们能够募集转录抑制因子到甲基化的启动子区域从而引起基因转录的沉默。例如,甲基化CpG-结合蛋白-2(methyl cytosine binding protein-2, MeCP2)可募集去乙酰化酶到甲基化的DNA区域,使组蛋白去乙酰化导致染色质浓缩。某些转录因子只与CpG未甲基化的DNA序列结合,若CpG发生甲基化就会阻止转录因子的结合,进而影响基因转录。研究证实,胚胎的正常发育得益于基因组DNA适当的甲基化,任何一种甲基转移酶的缺少对小鼠胚胎发育而言,都是致死性的。在人类中,*Dnmt3b*突变可导致免疫缺陷。同时,异常的DNA甲基化同许多遗传性疾病、癌症发生、机体衰老及神经退行性疾病等也有非常密切的关系。抑癌基因启动子区CpG岛的高度甲基化是许多癌症发生的主要事件之一。*MeCP2*的突变导致Rett综合征,患者出生即发病、智力发育迟缓、伴孤独症。

2. 组蛋白修饰

　　核小体是基本的染色质重复单位,组成核小体的核心组蛋白(H2A、H2B、H3和H4)是一类小分子强碱性蛋白,其氨基酸序列从酵母到人都是非常保守的。组蛋白修饰主要包括H3和H4的乙酰化、甲基化、磷酸化、泛素化等共价修饰。染色质中的组蛋白不仅在进化中高度保守,其修饰状态控制着转录复合物能否靠近并影响基因的表达活性;也是动态变化的,可通过改变组蛋白的修饰,使其和DNA的结合由紧变松,促使转录复合物和靶基因相互作用。

　　组蛋白乙酰化是常见的一种修饰形式,由组蛋白乙酰转移酶(histone acetylase, Hat)和组蛋白去乙酰化酶(histone deacetylase, Hdac)协调进行,Hat可以催化组蛋白底物中特定赖氨酸残基的乙酰化,而这种乙酰化作用能被Hdac所逆转。当组蛋白上的赖氨酸残基被乙酰化时,组蛋白无法与DNA结合,使DNA处于一个较为松弛的状态,可以与一些酶和转录因子结合,从而促使DNA上的一些基因得以表达。当组蛋白上的赖氨酸残基去乙酰化后,组蛋白与DNA紧密的结合,此时DNA上的基因便无法被转录。因此,Hdac主要通过去乙酰化组蛋白来抑制某些基因的转录,而Hat的作用则恰恰相反,主要通过乙酰化组蛋白来促进DNA上基因的转录。所以,Hat和Hdac在生物体内保持着一种平衡,共同调控基因的表达。

　　根据不同结构,组蛋白去乙酰化酶可分为4类蛋白,第Ⅰ类包括Hdac1、2、3、8,它们在体内的各种组织中广泛地表达,主要存在于细胞核中。第Ⅱ类包括Hdac4、5、6、7、9、10,它们只在体内特定的组织中表达,主要存在于细胞质中,也可以穿梭到细胞核内。第Ⅲ类Hdac是酿酒酵母*sir*基因的同源物,与其他几类有所不同。第Ⅳ类Hdac只有Hdac11,它和第Ⅰ、Ⅱ类都有部分同源。临床研究发现,Hdac的表达水平与许多恶性肿瘤的预后存在十分密切的联系。经典的Hdac是抗肿瘤药物的靶点,临床上证明使用Hdac的抑制剂可以抑制肿瘤,并且已经发现通过多种Hdac抑制剂治疗肿瘤的途径。SAHA作为第一种被美国食品和药物管理局(FDA)通过的Hdac抑制剂,可以通过激活Caspase 3来诱导细胞的凋亡,被应用于临床T细胞淋巴纤维瘤的治疗。组蛋白乙酰化转移酶包括CREB结合蛋白(CREB binding protein,Cbp)、E1A结合蛋白p300(E1A binding protein p300,Ep300)和锌指蛋白220(zinc finger220,Znf220)。其中,Cbp是cAMP应答元件结合蛋白的辅激活蛋白,通过乙酰化组蛋白使和cAMP应答元件作用的启动子开始转录;同时,Cbp和Ep300均可抑制肿瘤的形成。Cbp和Ep300的突变,可能导致错误地激活去乙酰化酶或错误地和去乙酰化酶相互作用,进而诱导疾病的发生。如Cbp的突变导致Rubinstein Taybi综合征,患者智力低下、面部畸形、拇指和拇趾粗大,身材矮小。此外,Znf220突变与人的急性进行性髓细胞白血病密切相关。

组蛋白乙酰化与DNA甲基化之间的互作机制也是表观遗传研究的热点,研究发现,Hdac2-Tet1复合物转换在iPS细胞成熟中具有重要功能,是组蛋白乙酰化与DNA甲基化间进行互作的重要机制。在pre-iPS细胞中,Hdac2和组蛋白结合蛋白RbAp46相互作用并结合在这些成熟相关基因的启动子区,从而抑制基因表达和iPS细胞的进一步重编程。随着Hdac2表达降低,这些基因启动子区组蛋白乙酰化水平升高并促进RbAp46对DNA去甲基化酶Tet1的招募,从而激活这些iPS细胞成熟相关基因的表达,促进pre-iPS细胞的成熟。这项研究不仅证实了Hdac2-Tet1复合物转换开关在pre-iPS细胞成熟中的重要功能,同时阐明了一个新的调控基因表达的组蛋白乙酰化和DNA去甲基化之间相互作用的机制。

组蛋白甲基化是由组蛋白甲基转移酶催化的。组蛋白甲基转移酶主要有两大类:组蛋白精氨酸甲基转移酶(protein arginine methyltransferase,PRMT)和组蛋白赖氨酸甲基转移酶(histone lysine methyltransferase,HKMT)。赖氨酸的甲基化状态有单甲基化、双甲基化和三甲基化三种形式,而精氨酸残基只能被单甲基化和双甲基化。组蛋白甲基化标记对基因表达调控的作用取决于甲基化的位点和甲基化的程度。如H3K4甲基化与基因激活相关,而H3K9和H3K27甲基化与基因沉默相关,H3和H4精氨酸的甲基化丢失与基因沉默相关。过去人们一直认为甲基化作用是不可逆的,目前发现组蛋白甲基化是可逆的,最新发现的去甲基化酶表明了组蛋白甲基化修饰机制的复杂性。赖氨酸特异性"去甲基化酶(lysine specific demethylase 1,Lsd1)"可以去除H3K4的甲基化修饰,通过辅酶黄素腺嘌呤二核苷酸(flavin adenosine dinucleotide,FAD)依赖的氧化来破坏氨-甲基键,最终产生非修饰的赖氨酸和甲醛。Lsd1对激活性H3K4甲基化标记具有选择性,只作用于三甲基化H3K4。另有证据显示,Lsd1与雄激素受体在靶位点形成复合物,通过对抑制性组蛋白标记H3K9me2去甲基化来促进转录激活。另一类组蛋白去甲基化酶为具有保守的jumonji结构域的羟化酶或称双加氧酶(jumonji domain-containing histone demethylase,Jhdm),可以通过一种更为有效的自由基攻击机制来发挥作用。其中之一只针对H3K36me2(一种活化状态)去甲基化,而不影响三甲基化的H3K36。这种有jumonji结构域的去甲基化酶在哺乳动物中已知有30多种,可能还存在可以特异性攻击其他残基和其他甲基化状态的未被鉴定的蛋白。

组蛋白的磷酸化修饰是另外一种重要的调控方式。组蛋白激酶家族的成员能将特定的丝氨酸或苏氨酸残基磷酸化,而磷酸酶则可去除磷酸基因标签。众所周知的有丝分裂激酶,如cyclin依赖的激酶或aurora激酶,能够催化核心组蛋白(H3)及连接组蛋白(H1)的磷酸化。磷酸化诱导基因转录的分子机制尚不清楚,一般认为磷酸基团携带的负电荷中和了组蛋白上的正电荷,造成组蛋白和DNA之间亲和力下降。组蛋白的泛素化水平也是动态变化的。一些可诱导基因启动子区域的H2B组蛋白会被泛素化修饰以启动基因表达,经过诱导后该组蛋白会被去泛素化。上述组蛋白中被修饰氨基酸的种类、位置和修饰类型被统称为组蛋白密码(histone code),不同的组蛋白修饰可以动态地调控转录的状态。这种组蛋白密码在高层次上丰富了基因组信息,赋予了遗传信息更广泛的多样性和灵活性,精确地调控着基因的表达。

3. 非编码调控RNA

非编码RNA(non-coding RNA,ncRNA),即不参与蛋白质编码的RNA,在细胞内外发挥着广泛和重要的作用。ncRNA按功能可以分为看家ncRNA和调节ncRNA。看家ncRNA通常稳定表达,包括转运RNA(tRNA)、核糖体RNA(rRNA)、核内小分子RNA(snRNA)等。调节ncRNA在细胞分化和器官发育的特定阶段或应对外界刺激时表达,在转录和翻译水平影响其他基因的表达,包括短链非编码RNA和长链非编码RNA(lncRNA)。

短链非编码 RNA 分为 3 类：microRNA(miRNA，约 22 nt)、内源性的小干扰 RNA(endo-siRNA，约 21 nt) 和 Piwi-interacting RNA(piRNA，24～31 nt)。miRNA 是一类由内源基因编码的、长约 22 nt 的单链 RNA 分子(Filipowicz et al.，2008)。人类发现的第一个短链非编码 RNA——lin-4，就属于这一家族。miRNA 可以通过碱基互补配对的方式，与目标基因 mRNA 的 3'UTR 或编码区域结合，进而抑制 mRNA 的翻译或直接降解 mRNA，最终发挥抑制基因表达的作用。每个 miRNA 都有众多的靶基因，而每个基因的 mRNA 又有可能受到多个 miRNA 的调控，由此构成了复杂的调控网络。在哺乳动物基因组中，30% 以上基因的 mRNA 都受到 miRNA 的调节。miRNA 的合成过程大致可以分成 3 个阶段(Kim，2005)：首先，在 RNA 聚合酶 II 作用下，miRNA 基因被转录成 pri-miRNA，pri-miRNA 经过剪切之后，形成具有小发卡结构的 pre-miRNA。随后，成形的 pre-miRNA 被 RNA 酶 III ——Dicer 切割成 22 bp 左右的双链 RNA(dsRNA)。最后，dsRNA 与 Ago 家族的蛋白质结合，其中一条链是最终行使功能的 miRNA，其互补链则被视为目标 RNA 而被切割和释放，成熟的 miRNA 最终形成并行使功能。大多数 miRNA 的表达都体现出组织和发育阶段上的特异性，这暗示着 miRNA 合成过程受到了严密的调控。miRNA 的表达水平受到转录水平和转录后水平的双重调控。与 RNA 聚合酶 II 相关的许多调节因子都参与了 miRNA 的调控。例如，与肌肉组织发生相关的转录因子 myogenin，可以结合到 miR-1 基因的上游而诱导其转录，从而促进肌肉组织的发生和发育。表观遗传调控也很重要的，如在 T 细胞淋巴瘤中 miR-203 基因的甲基化水平要远高于正常的 T 细胞。miRNA 表达水平的精确调控对于维持细胞的正常功能是不可或缺的，倘若 miRNA 表达异常，则可能导致人类疾病和肿瘤的发生。

siRNA 也是一类由 Dicer 酶作用而产生的短链非编码双链 RNA，其长度是 3 类小分子 RNA 中最短的，全长仅为 21 bp 左右(Chung et al.，2008)。双链 siRNA 的每条链的 5'端都含有游离的磷酸基团，3'端则含有羟基。当在细胞中导入外源基因的 siRNA 后，便会引起靶基因的表达沉默，这一现象被称为 RNA 干扰(RNAi)。目前，利用 siRNA 来沉默目标基因的表达，已经成为基因操作中非常有用的方法之一。然而，内源性 siRNA(endo-siRNA) 的发现则比较迟，最初发现于果蝇中。内源性 siRNA 主要来自转座子转录的 RNA，同时也来自一些较长的具有互补序列的转录产物。piRNA 的名称来源于它与 Piwi 蛋白的密切联系(Aravin AA et al.，2008)。Piwi 是 Ago 蛋白的一个成员，具有类似 RNaseH 的结构区域和切割活性。piRNA 是一类转录本长度为 24～31 nt 的单链 RNA 分子，比 miRNA 要长。piRNA 在抑制可移动的基因扩增和移位，以及维持细胞基因组稳定性方面发挥着重要的作用。一方面，piRNA 可以通过与转座子等编码的 RNA 相互配对，导致靶标 RNA 的降解，抑制转座；另一方面，piRNA 与 DNA 甲基化酶(DNMT3L) 等蛋白质相互协作，共同作用于目标基因的上游调控区域，导致甲基化的发生，进而抑制基因的表达和活性。

转录本长度超过 200 个核苷酸(nt) 的非编码 RNA，被称为长链非编码 RNA(lncRNA)。lncRNA 能调节生命过程中关键基因的表达，从而影响机体正常生理发育和功能维持。有研究显示，lncRNA 与染色质修饰酶复合物、转录因子、基因组 DNA、mRNA 和 miRNA 相互作用发挥其生物学功能，参与调控基因印记(genetic imprinting)、组蛋白修饰、染色质重塑、mRNA 剪接调控、mRNA 降解和翻译调控及抑制 miRNA 的功能等。

lncRNA 在骨骼肌发育调控中发挥了重要的作用。在未分化的肌细胞中，miRNA-133 和 miRNA-135 可以结合肌肉特异性转录调控因子 MAML1 和 MEF2C，从而抑制这两个基因的表达。lncRNA MD1 上有 miRNA-133 和 miRNA-135 的结合位点，在肌细胞分化中，lncRNA MD1 可以通过竞争性结合 miRNA-133 和 miRNA-135，解除了其对于 MAML1 和 MEF2C 的抑制作用。肺腺癌转移相关转录本 Malat1 对于小鼠成肌细胞向肌管分化非常重要，敲除了 Malat1 的成肌细胞的增殖受到抑制。并且发现，Malat1 也可竞争性地结合 miRNA-133 而调控肌细胞分化关键因子的表达。lncRNA-DUM 能够调节成肌细胞的分化和受损肌肉的再生，其表达受到 MyoD 的调控。lncRNA-DUM 在基因组位置上与多能发育相关基因 Dppa2 的启动子区域相邻，DUM 可招募多种 DNA 甲基转移酶 Dppa2 的启动子区域，使得 Dppa2 的启动子区域的 CpG 位点高甲基化，从而关闭 Dppa2 的表达。

Zhu 等人对于小鼠胚胎各个时期的心脏进行 lncRNA 芯片分析发现，在小鼠心脏胚胎发育的 E11.5、E14.5 和 E18.5 这 3 个关键时间点中有 1 227 个 lncRNA 表达发生改变，其中 454 个 lncRNA 在发育早期上调，在发育晚期下调，741 个 lncRNA 在发育早期下调，在发育晚期上调；16 个 lncRNA 持续上调，26 个 lncRNA 持续下调。lncRNA 的表达改变提示其在小鼠心脏发育中的重要调控作用。Bvht 被发现是在小鼠 ES 细胞心肌分化中重要的lncRNA,其转录自心脏特异性的增强子区,其在ES细胞往心肌分化过程中必不可少。Bvht可与PRC2复合物的关键元件SUZ12相互作用,使PRC2与心肌前体细胞标志物Mesp1的启动子分离,从而激活了Mesp1的表达,促进了心肌的分化。LncRNA Fendrr在胚胎期表达在侧板中胚层,Fendrr敲除小鼠胚胎期出现心脏、体壁发育障碍而死亡。Fendrr可与PRC2和TrxG/MLL蛋白复合物结合,调节侧板中胚层相关基因的甲基化修饰。在敲除Fendrr的胚胎干细胞往心肌分化过程中,H3K27me3/H3K4me3比值下降,Nkx2.5和Gata6启动子区的H3K4me3水平明显升高,而Foxf1、Irx3和Pitx2启动子区的H3K27me3水平显著降低,从而影响了心肌的分化。

在果蝇中调节"剂量补偿"的是roX RNA,该RNA还具有反式调节的作用,它和其他蛋白共同构成MSL复合物,在雄性果蝇中调节X染色体活性。在哺乳动物中Xist RNA具有特殊的模体,可与一些蛋白共同作用实现X染色体的失活。Tsix RNA是Xist RNA的反义RNA,对Tsix起负调节作用,在X染色体随机失活中决定究竟哪条链失活。air RNA则调节一个基因簇的表达,该基因簇含有生长调节基因。长链RNA常在基因组中建立单等位基因表达模式,在核糖核蛋白复合物中充当催化中心,对染色质结构的改变发挥着重要的作用。

4. 染色质重塑

在染色质为基础的遗传物质中,组蛋白和核小体是一种抑制性结构成分,DNA被高度压缩以致外界因子很难接触到DNA上的作用位点。在基因的复制、修复、转录及重组等过程中,染色质的结构会发生功能性的改变,这些改变就是染色质重塑(chromatin remodeling)。广义上重塑的途径包括:组蛋白共价修饰、DNA分子甲基化、RNA干扰及ATP依赖的染色质重塑。狭义的染色质重塑(本节所表述的)指的是一种依赖ATP的物理修饰,即由ATP依赖的染色质重塑复合物(ATP-dependent chromatin remodeling complex)通过ATP水解释放的能量使组蛋白和DNA的结合状态发生改变,使转录因子较易于接近DNA的过程。

酵母SW1/SNF是第一个被确认的ATP依赖性染色质重塑复合物,Snf2是SW1/SNF的最大亚基,具有ATP酶活性。SW1/SNF复合物在高等真核生物含量非常丰富,它是由大约11个亚单位组成的复合物。已知人类也有2种明确的类型,即BRG1/Hbrm相关因子(BRG1/Hbrm-associated factor, BAF)和多核相关BAF(polybromo-associated BAF, PBAF)。染色质重塑复合物可介导一系列的反应,包括核小体的滑动、重塑、核小体质换及核小体去除。具体机制如下:① 核小体沿着DNA滑动,暴露原本被封闭的区域;② 组蛋白变异体取代标准组蛋白而建立变异的核小体;③ 在重塑蛋白及其他蛋白如组蛋白伴侣或DNA结合因子等作用下,引起核小体驱除而开放一个大的DNA区域;④ 在SW1/SNF家族重塑因子等作用下,在核小体表面建立一个稳定的DNA环,使位于核小体中心的位点能够被利用。染色质重塑的生物学过程有待进一步阐明,其基本功能是调控真核生物的基因组功能状态。大量研究表明,染色质重塑复合物可被特异性激活因子直接引导到特定的基因区域激活转录。染色质重塑复合物可以激活转录,也可抑制某些基因转录。例如,SW1/SNF可通过依赖Hdac的方式抑制细胞周期D1的表达。染色质重塑异常引发的人类疾病是由重塑复合物中的关键蛋白发生突变,导致染色质重塑失败,即核小体不能正确定位,并使修复DNA损伤的复合物,基础转录装置等不能接近DNA,从而影响基因的正常表达。如果染色质重塑的突变导致抑癌基因或调节细胞周期的蛋白出现异常,那么这些异常便可以引起生长发育畸形,智力发育迟缓,甚至导致癌症的发生。

第三节　胚胎发育过程中的表观遗传事件

在胚胎发育中,虽然每个细胞拥有相同的遗传信息,它们却遵循着具有高度时空精确性的不同的发育途径。受精卵可以在不改变DNA一级序列的情况下产生众多的细胞表型,这是通过产生不同的表观遗传状态实现的。这些表观遗传修饰不仅影响单个基因的实时转录和表达,也通过全基因组水平染色质状态定义了细胞的分化状态。表观遗传始终与遗传程序相互作用,决定内细胞团、滋养外胚层、多能干细胞和生殖细胞等不同阶段的发育过程,包括早期发育重编程、基因组印记、X染色体失活和细胞分化等事件。

1. 早期发育重编程

雌雄配子都是高度特异化的细胞,但是在受精后,这两组高度分化的基因组融合以后,细胞转变成了具有全能性的状态,并逐步增殖、发育成整个个体。因此,在受精以及其后的早期胚胎发育中,发生了剧烈的、有效的重编程过程。正常人体在发育早期会发生2次表观遗传学重编程，主要以DNA甲基化改变为主，这对激活细胞的全能性有重大意义。这两次基因组范围的大规模甲基化和去甲基化，其中一个发生在配子形成过程中，另一次就是发生在受精后的发育过程中。

在小鼠中，父母双方在胚胎发育时其配子(精子或卵子)发生首次表观遗传学重编程，原生殖细胞从胚外中胚层向生殖嵴迁移时(胚胎第11.5～12.5天)基因组广泛地去甲基化，清除父母的基因组印记。此后，又重新建立表观遗传标记和印记，这个过程在雄性要持续到前精原细胞期(胚胎第18天)，在雌性要持续到成熟卵子排出前才结束。第二轮重编程开始于胚泡植入前期，在受精后的早期细胞周期里，父母来源的基因组发生主动和被动的去甲基化，但都不影响重新建立的印记。当精子与卵细胞结合以后的几个小时内，精子和卵细胞的细胞核保持相对完整，这时候雌雄原核发生了不同的变化。精子基因组中的鱼精蛋白迅速被来自卵细胞胞浆的组蛋白所替代，使得DNA从高度浓缩状态释放出来。同时，父本基因组发生了广泛的大规模的去甲基化现象，而母本基因组却基本没有变化。由于这种大规模的去甲基化是发生在受精后第一次细胞分裂之前的，因此是不依赖于DNA复制的"主动去甲基化"过程，这一过程可能是由DNA去甲基化酶催化介导的。同时，卵细胞受到受精刺激后，减数分裂纺锤体被激活，排出第二极体，减数分裂正式完成，染色体解聚。受精后的DNA去甲基化并不仅仅发生在上述阶段。在小鼠中，这种逐步的去甲基化会一直持续到囊胚期，在桑葚胚时期甲基化程度达到最低。这个阶段的DNA去甲基化是一种依赖于DNA复制的"被动的"去甲基化模式。一种解释认为受精卵中DNA甲基转移酶Dnmt1与DNA隔离，从而不能维持原有的甲基化水平，免疫染色也证实受精卵中Dnmt1只定位在其胞浆中。母体基因组的DNA甲基化水平在随后的胚胎发育过程中也会缓慢下降。总之在这一过程中超过半数的DNA甲基化丢失了。并不是基因组的所有区域都会经历这样一个主动或者被动的去甲基化过程。例如，着丝粒异染色质区域及一些重复序列在整个植入前的发育过程中都会维持较高的甲基化水平(可能是由于这些区域保持其染色质状态对细胞的正常分裂等行为有重要作用)。值得注意的是，在不同物种中，这种被动甲基化的模式也不尽相同，例如，与小鼠不同，在人的胚胎发育中，在4细胞期或8细胞期会有一个剧烈的DNA去甲基化，其后就不会再发生基因组范围的大规模去甲基化现象。

到了囊胚期，分化出的内细胞群(体细胞)和滋养层(胚外组织)开始了依赖于Dnmt3a和Dnmt3b的不同程度的从头甲基化。移除已有的表观遗传标记，分别建立胚胎和胎盘的DNA甲基化模式。囊胚期的内细胞团在随后的分化过程中甲基化程度逐渐升高，而滋养层细胞的甲基化程度维持在一个相对较低的水平。在这轮重新甲基化过程中，组织特异性基因发生强烈的甲基化，而管家基因保持低甲基化状态。虽然DNA甲基化模式可以在细胞间传递，但它不是永久的。实际上，人的一生中都发生着DNA甲基化模式的改变。一些变化可能是环境改变的生理反应，另外一些变化可能与恶性转化与细胞老化等病理进程有关。例如，人体中体细胞DNA甲基化的整体水平随着年龄增长而减少。与普通细胞相比，癌症细胞通常全体DNA甲基化程度较轻，并伴随着局部DNA甲基化的增加。

最近研究发现，TET家族在胚胎发育过程中参与了主动或者被动去甲基化过程。其作用方式为TET蛋白将5mc氧化为5hmC，然后5hmC在活化诱导脱氨酶的作用下脱氨基，形成5-羟甲基尿嘧啶，再经过碱基切除修复途径实现DNA主动去甲基。TET蛋白在细胞分裂期将5mC氧化为5hmC，5hmC能够阻滞Dnmt1维持甲基化的作用，进而导致甲基化胞嘧啶的密度在基因组中降低，实现DNA被动去甲基机制。哺乳动物TET蛋白家族共有3个成员，分别是TET1、TET2和TET3。人们发现敲除TET3的小鼠出生后致死，而TET1/2敲除小鼠对于胚胎发育的影响仍存在争议。TET1和TET2在内细胞团和胚胎干细胞中高表达，而TET3表达很低。反之，TET3在组织中表达水平明显高于内细胞团和胚胎干细胞。揭示TET家族蛋白在胚胎发育不同阶段参与DNA甲基化的精细调控。

2. 基因组印记

基因组印记(genome imprinting)又称遗传印记，是指亲代来源染色体上的等位基因差异表达，即两个亲本等位基因中一方表达，另一方沉默的现象。因为来自双亲的同源染色体或等位基因在功能上存在差异，不同性别的亲本传给子代时可引起不同的表型。印记基因是一类单等位基因表达的，且表达由亲本来源决定的基因，不遵守孟德尔遗传定律。1991年，*Igf2*、*Igf2r*和*H19*这个印记基因分别被3个实验室独立发现，使得人们初步认识了印记基因的调控机制。目前认为对印记基因最有效的修饰是DNA甲基化，组蛋白乙酰化、非编码RNA与染色质结构变化也被证明参与印记区域的修饰。据估计哺乳动物中大约有200个印记基因,大都具有如下几个特点:① 顺式作用机制,因此印记机制只在一条染色体上起作用;② 大多呈簇排列,很少单独存在,说明印记基因之间存在一种共线性的作用关系,印记区域紧密联系,相互依赖,且印记基因大多和一个非编码RNA聚集在一起;③ 印记基因都有一个或几个印记中心(imprinting center, IC),也即差异甲基化区(differentially methylated region, DMR);④ 在印记基因的DMR内富含CpG岛,易于被高度甲基化修饰,说明甲基化修饰对于印记状态的保持有重要作用;⑤ 基因印记是可以逆转的,个体产生配子时上代记忆消除,带上自身印记。

目前来看,基因组印记似乎没有在原生生物、真菌、植物和动物这四种真核生物的王国中广泛存在,胎生哺乳动物如人类及有袋类都有基因组印记,而卵生哺乳动物目前来看缺少印记基因。印记基因区域在配子中标记并在细胞分裂中的保持,使子代细胞中基因表达模式稳定遗传。哺乳动物印记基因的生命周期大致可概括为:配子形成中原来已经有的印记的去除,配子印记的建立及体细胞中基因组印记的维持。印记是在配子中建立的,卵子和精子已经携带了有印记的染色体(第一代印记)。受精后胚胎成为二倍体,胚胎和胎盘中细胞不断分裂,印记依然保持在相同的亲本染色体上。生殖细胞是在胚胎性腺中形成的,仅在这些细胞中,印记会在性别决定之前擦除,这些发生在原始生殖细胞向生殖嵴迁移的过程中。小鼠胚胎发育到15～16 d,雄性生殖细胞首先发生重新甲基化,开始建立新的印记模式;而雌性生殖细胞中印记的重新建立则要到出生后才发生,在卵母细胞生长的过程中逐步建立,第二次减数分裂中期的卵母细胞完全获得重建的所有印记(第二代印记)。

根据印记基因状态和功能可以将其分为3类:① 父源表达印记基因(如*Igf2*、*Peg1*、*Peg3*、*Dlk1*),其功能主要为促进生长;② 母源表达印记基因(如*Igf2r*、*Gnas*、*H19*),其功能主要为抑制生长;③ 其他印记基因(如*Nesp*、*Ube3a*、*Kcnq1*),其主要功能为组织特异性调控。DNA甲基化在细胞发育过程中是沉默基因的主要表观标记,印记基因的表达同样受到由亲本来源的DMR的影响,一些DMR在配子发育过程中形成,并维持发育过程中DNA甲基化状态,从而实现对亲本印记基因的表达调控。印记基因簇另一种调控方式是通过长链非编码RNA招募或者抑制染色体重塑复合物的形成(如PRC2)来调控印记基因区域组蛋白修饰的改变,进而实现对基因表达的调控。这些长链非编码RNA一般从ICE转录出来,通过顺式或者反式作用改变染色质结构,例如,*Igf2r*基因簇和*Kcnq1*基因簇中Airn与Kcnq1ot1。

大多数印记基因编码的是调控胚胎和新生儿生长的因子,且父方对胚胎的贡献是加速其发育,母方则是限制胚胎发育速度。因此,进化中基因组印记很有可能在哺乳动物生殖中起到特定作用。两套亲本基因组是哺乳动物生殖所必需的,印记防止了哺乳动物中的孤雌生殖。在人类胚胎发育中,拥有父源两套染色体的受精卵发育成葡萄胎,而拥有母源两套染色体的受精卵发育成卵巢畸胎瘤。此外,无论是双雄三倍体还是双雌三倍体都发育成畸胎儿。目前,人们发现的与基因组印记异常关联的一些人类遗传疾病有数十种,常常是由印记丢失导致两个等位基因同时表达,或缺失、突变导致有活性的等位基因失活所致。例如,患有脐疝—巨舌—巨人症(Beckwith-Wiedemamm syndrome, BWS)的胎儿在出生前后体重过度增长并伴随多种器官肥大的疾病,研究发现该病主要是患者父本的*Igf2*基因双倍表达。15号染色体q11～q13出现缺失会导致两种表型不同的遗传疾病发生,Prader-Willi syndrome(PWS)和Angelman syndromes(AS)。如果缺失父源的染色体片段,使本应父源表达的印记基因发生沉默会导致PWS;反之,母源表达的印记基因丢失导致AS。PWS患者表现为肥胖、身材矮小和轻度智力发育迟缓;AS患者表现为共济失调、过度活跃、严重智障、表情愉悦,这两种疾病都和神经功能失调相关。此外,目前在肿瘤的研究中认为印记缺失是引起肿瘤最常见的遗传学因素之一。

3. X染色体失活

哺乳动物的性别是由性染色体决定的:除常染色体外,雄性具有一条X染色体和一条Y染色体,而雌性具有两条X染色体。这就导致了两性所携带的X连锁基因的数量不同,雌性是雄性的两倍,为避免这一现象带来的问题,哺乳动物进化出剂量补偿机制,沉默两条X染色体中一条的大部分基因,其机制被称为X染色体失活。雌性动物发育过程中,细胞中X染色体的活性状态及变化是由一系列表观遗传的变化决定的,因此对它的研究为揭示胚胎发育过程中的一系列表观遗传事件提供了重要线索。总体上,雌性动物发育过程中X染色体的活性变化如下:在早期受精卵中,两条X染色体都处于激活状态,在胚胎发育的早期(桑葚胚时期)来自父方的X染色体Xp在所有细胞中选择性失活,随后在囊胚期,滋养层细胞及原始内胚层细胞维持Xp的失活状态,而内细胞团中的Xp被重新激活,并在进一步发育过程中选择性随机失活了Xp或Xm。

X染色体的失活是X染色体上的X染色体失活中心(X inactive center, Xic)通过顺式作用控制的。这个位点转录产生大的非编码RNA,Xist,它可以从转录位点开始,沿着整条X染色体顺式结合并不断积累,同时它还polycomb复合物沉默该X染色体,并进一步形成稳定的异染色质结构。沉默作用主要是由Xist上的repeat A行使,而Xist的其他部分主要负责包裹X染色体。并且Xist的表达也受到多重调控,Jpx激活和促进Xist的表达,Tsix作为Xist的反向非编码转录本拮抗Xist的功能。Xite作为Tsix的增强子,调节Tsix的表达。在X染色体失活起始阶段,Xist和Tsix可形成的RNA双链,这个双链会被切成长度约30 nt的small RNA,被称为。XiRNA会聚集在将要活化的X染色体周围抑制Xist的表达,所以XiRNA在X染色体的选择失活中起到重要的作用。在Dicer蛋白的缺失会导致XiRNA的减少,继而引起Xist在Xa上的表达。在X染色体失活建立之后其失活状态可被稳定维持。在失活状态建立过程中起重要作用的Xist在失活状态维持中并不需要。而DNA甲基转移酶对于失活状态的维持是必需的,敲除DNA甲基转移酶会使得随机失活的X染色体被重新活化。

在桑葚胚时期,由于Xp的失活是具有高度选择性的,因此可以推测父本X染色体上必然以某种方式被"印记",在受精卵中被识别,从而被准确失活。事实上,在精子发生过程中,Xist的启动子有一个特定区域的CpG位点去甲基化,这样,在受精卵基因激活的起始,父本Xist开始表达,介导了父本X染色体的失活。同时,小鼠胚胎中存在抑制Xm等位基因的印记,阻止了Xist的表达,保持X染色体的活性。囊胚期雌性胚胎中的内细胞团细胞中,两条X染色体都处于激活状态。这时需要随机失活一条X染色体以满足性染色体的计量补偿效应。每个二倍体染色体组中有且只有1条染色体是活化的,这一检测X染色体数量的过程称为"计数",决定哪一条X染色体沉默的过程称为"选择"。目前一种公认的模型为Rastan提出的"封闭因子模型"。这个模型的工作原理如下:在每个二倍体细胞中存在着一定数量的封闭因子,这些封闭因子由于数量有限只会结合在一条X染色体上,保护了该染色体;雄性胚胎中只有一条X染色体,从而受到了保护,而在雌性胚胎中,未受保护的那条X染色体就被失活了。封闭因子由X染色体和常染色体的组分共同构成,目前已发现的一个顺式作用元件为DXPas34,敲除该基因会导致"计数"过程的紊乱。在确立哪条X染色体失活后,该X染色体的Xist的表达量即上升,并沿X染色体分布,结合在LINE元件上,LINE元件的密度与Xist的蔓延密切相关。

失活的X染色体由于多层次的表观遗传修饰(包括组蛋白变体macroH2A的加入、PcG的结合、H3K27me3修饰、H2A泛素化修饰等),在体细胞中十分稳定。但在雌性动物配子生成过程中,失活的X染色体可以被重新激活。激活的过程基本上是上述多层次表观遗传修饰的逆转,首先是Xist RNA表达的衰减,随后各种抑制性修饰被移除,进而建立起活性表观遗传修饰标记。

哺乳动物的胚胎发育过程是一个受到高度精密调控的过程,在这一过程中主要通过表观遗传修饰与基因表达的相互作用、相互反馈达到各个阶段的相对平衡与发展。就目前而言,对于胚胎发育这一复杂过程中的一系列表观遗传事件,科学上还有很多具体的机制尚不清楚,同时有很多模型还有待证实。对于胚胎发育过程中的表观遗传事件的充分理解,将有助于人们理解胚胎发育的本质和加快发育相关疾病的攻克。

和X染色体失活相关的疾病多是由X染色体的随机失活使携带有突变基因的X染色体具有活性所致。例如,Wiskott-Aldrich综合征表现为免疫缺陷、湿疹伴血小板缺乏症。因为X染色体随机失活导致女性为嵌合体,该病是携带有正常Wasp基因的染色体在大多数细胞中失活所致。即便是失活的X染色体,也有一部分基因产生逃避,而使两个等位基因都有活性,这容易使得一些癌基因被激活,是引发女性癌症的一个重要因素,此外逃避基因的过量表达会增加某些疾病的易感性。如果女性的自身免疫性T细胞不能耐受两个X染色体所编码的抗原,则会导致自身免疫缺陷性疾病,如红斑狼疮等。

4. 细胞分化

在囊胚期,内细胞团细胞具有多能性,即具有向各个胚层发育的潜能。由此可知,在内细胞团细胞中,由于一方面要抑制分化相关基因的表达,维持细胞的多能性状态,另一方面又要保证分化基因在合适的条件下可以准确激活。这就要求分化基因在这一时期的抑制必须是可逆的,DNA甲基化、miRNA及组蛋白修饰都参与了这一过程。DNA甲基化在细胞分化中起了重要的作用。特异性基因的表达决定了细胞分化的命运,研究显示,在未分化的干细胞和分化的细胞中其CpG岛的甲基化区域是不同的,提示DNA甲基化参与调控这些基因的特异表达。胚胎干细胞的分化通常伴随DNA甲基化修饰的改变,部分基因由非甲基化变为甲基化,从而关闭其表达;部分基因由甲基化转变为非甲基化,而开启了其表达。在干细胞分化过程中,DNMT3a和DNMT3b协同作用使Oct4和Nanog基因的启动子区甲基化,从而关闭其表达。在DNMT1$^{-/-}$、DNMT3a$^{-/-}$和DNMT3b$^{-/-}$三敲除的小鼠ESC中,虽然能够增殖并保持未分化状态,然而突变的ESC不能进行分化,其分化缺陷是由DNMT1缺失导致细胞在分化中凋亡,以及DNMT3a和DNMT3b缺失导致不能抑制多能性基因Oct4和Nanog的表达。

miRNA通过调节基因表达参与胚胎发育的诸多环节:胚胎发生、发育时序及模式、器官形成、生长控制和程序性细胞死亡等。缺失了对产生miRNA关键的Dicer酶的小鼠胚胎会相应失去Oct4阳性细胞,并在胚泡植入后短时间内死亡。单个miRNA可以调控多个基因的表达,而多个miRNA可以调节同一个基因,这种既有特异性又有兼并性的调控是一种精细的、全局性的、协同性的调控。一系列miRNA的表达水平与细胞分化高度相关,例如,在未分化的小鼠ESC中成簇排列的miRNA(包括miR-290,291,292,293,294,295)高表达,而在未分化的人ESC中,miR-302家族和miR-520家族表达水平较高,研究发现miR-302-367家族受ESC多能性转录因子Oct3/4,Sox2和Nanog所调控,调节细胞周期并维持ESC自我更新。在分化过程中,这些miRNA的表达被抑制。另一些miRNA(如小鼠中的miR-15a,16,19b,92,93,96,130,130b以及人中的let-7a,miR-301,374,21,29b等),其在未分化的ESC中表达量较低而随分化,其表达量上调。同样miRNA在细胞定向分化中起着调控细胞分化命运的作用。肌特异miRNA,miR-1和miR-133,在分化中促进中胚层基因的表达,而抑制内胚层及外胚层的分化;在心肌祖细胞分化中,miR-1能促进ESC向心肌分化,而miR-133阻止肌浆蛋白祖细胞的分化并维持其增殖。而在神经分化中,过表达miR-9和miR-124会抑制往星形胶质细胞分化,而抑制miR-9和miR-124会导致神经元数目的减少。

组蛋白的甲基化修饰对基因既有激活作用又有抑制作用,组蛋白的不同赖氨酸或精氨酸位点可以被不同程度的甲基化,分别代表着不同的激活或抑制信号。在内细胞团细胞中,分化相关基因有着独特的组蛋白修饰规律,被称为"二价修饰"。这一修饰的主要特点是分化基因的染色质被大量的H3K27me3修饰所包围,并在转录起始位点附近有大量的H3K4me3修饰。各种转录因子、PRC2等复合物通过对二价修饰区域的调节,抑制分化基因,从而一方面维持细胞的多能性,另一方面随时响应外界信号,启动分化过程。由于上述的多能性状态本身并不是一个静态的过程,而是各种转录因子通过调节组蛋白甲基化与去甲基化酶而达到的一种动态平衡,这种平衡可以随时被一些信号,如自我更新相关转录因子的下调、胚层特异性转录因子的激活等打破,使细胞开始分化。以细胞向中胚层的分化为例进行分析:当内细胞团细胞决定向中胚层分化,必须有一系列的分子事件给予支持,主要包括以下三个方面:① 激活中胚层发育的早期响应基因;② 永久性沉默其他胚层发育的相关基因;③ 永久性沉默自我更新相关的基因。这个过程中具体的分子机制仍待阐明,但大体上细胞中进行着以下的变化:在外部信号的刺激下,一些中胚层特异的基因,如*Gata*和*Tbx*基因家族被激活,它们的二价修饰区域摆脱了PRC和相关干性因子(如Oct4和Nanog等)的结合,其结果是该区域丢失抑制性H3K27me3修饰,留下激活性H3K4me3修饰,基因得以表达。相反,非中胚层早期基因丢失H3K4me3修饰,保留H3K27me3修饰,同时积累其他抑制性修饰,如H3K9甲基化修饰及DNA甲基化修饰。此外,受到甲基转移酶G9a的作用,细胞中的自我更新基因(如Oct4,Sox2和Nanog等)被H3K9甲基化标记,从而进一步招募异染色质蛋白(Hp1)和DNA甲基化的参与。至此,内细胞团细胞中维持的稳态被打破,细胞按不同胚层进一步分化,胚胎发育如多骨诺米牌一样依次进行下去。

小 结

胚胎发育以细胞分化为基础,是基因选择性地按一定的时空顺序模式表达的过程,是遗传和表观遗传的统一体,表观遗传变化调控着基因的选择性表达。表观遗传是指由非DNA序列改变引起的、可遗传的基因表达水平的改变,它主要包括DNA甲基化、组蛋白修饰、非编码RNA调控和染色质重塑等。表观遗传通过调控基因表达参与胚胎发育的重要事件,如早期发育重编程、基因组印记、X染色体失活和细胞分化等。

(康九红 陈 文 汪贵英 贾文文 奚佳捷)

主要参考文献

孙开来.2008.人类发育与遗传学.北京：科学出版社.

薛京伦.2006.表观遗传学——原理、技术与实践.上海：上海科学技术出版社.

Allis CD et al.2007.表观遗传学.朱冰，孙方霖主译.北京：科学出版社.

Aravin A A et al. 2008. A piRNA pathway primed by individual transposons is linked to De Novo DNA methylation in mice. Mol Cell, 31: 785～799.

Barlow D P, St6ger R, Herrmann Bg, et al. 1991. The mouse insulin-like growth factor type 2 receptor is imprinted and closely linked to the Tme locus. Nature, 349(6304): 84～87.

Charalambous M, Ferron S R, et al. 2012. Imprinted gene dosage is critical for the transition to independent life. Cell Metab, 15: 209～221.

Chen Q, Yan M, Cao Z, et al. 2016. Sperm tsRNAs contribute to intergenerational inheritance of an acquired metabolic disorder. Science, 351(6271): 397～400.

Dawlaty MM, Ganz K, Powell BE, et al. 2011. Tell is dispensable for maintaining pluripotency and its loss is compatible with embry onic and postnatal development. Cell Stem Cell, 9: 166～175.

Guo H, Zhu P, Yan L, et al. 2014. The DNA methylation landscape of human early embryos. Nature., 511(7511): 606～610.

Gapp K, Jawaid A, Sarkies P, et al. 2014. Implication of sperm RNAs in transgenerational inheritance of the effects of early trauma in mice. Nat Neurosci, 17(5): 667～669.

Gu TP, Guo F, Yang H, et al. 2011, The role of Tet3 DNA dioxygenase in epigenetic reprogramming by oocytes. Nalure, 477: 606～610.

Guo X, Wang L, Li J, et al. 2015, Structural insight into autoinhibition and histone H3-induced activation of DNMT3A. Nature, 517: 640～644.

Kota SK, L, Bouschet T, Hirasawa R, et al. 2014, ICR noncoding RNA expression controls imprinting and DNA replication at the Dlkl-Dio3 domain. Dev Cell, 31: 19～33.

Mercer TR, Dinger ME and Mattick JS. 2009, Long non-coding RNAs: insights into functions. Nature reviews, 10: 155～159.

Shen L, Gao G, Zhang Y, et al. 2010. A single amino acid substitution confers enhanced methylation activity of mammalian Dnmt3b on chromatin DNA. Nucleic Acids Res., 38(18): 6054～6064.

Tobi EW, Goeman JJ, Monajemi R, et al. 2014. DNA methylation signatures link prenatal famine exposure to growth and metabolism. Nat Commun, 5: 5592.

Wang Z, Zang C, Cui K, et al. 2009. Genome-wide mapping of HATs and HDACs reveals distinct functions in active and inactive genes. Cell, 138: 1019～1031.

Wei T, Chen W, Wang X, et al. 2015. An HDAC2-TET1 switch at distinct chromatin regions significantly promotes the maturation of pre-iPS to iPS cells. Nucleic Acids Res, 43(11): 5409～5422.

Williams K, Christensen J, Pedersen MT, et al. 2011. TET 1 and hydroxymethylcytosine in transcription and DNA methylation fidelity. Nature, 473: 343～348.

第七章　早期胚胎发育与细胞分化

从合子发育为一个新的个体经历了复杂的演变过程,其中最重要的是细胞数量的增加和不同细胞类型的形成,前者主要是通过细胞增殖的方式进行,后者则通过细胞的分化完成。细胞增殖和分化是完全不同的概念,但又相互关联。增殖有多种方式,在哺乳类动物主要通过细胞分裂进行。分化则是细胞在增殖过程中,形态结构和生理功能发生了专一性的改变,最终产生多种多样的细胞。细胞一旦转化为一个稳定的类型之后,就不能逆转到未分化的状态。细胞分裂和分化贯穿于个体的一生,但胚胎早期合子的分裂方式与成体细胞的分裂方式不完全相同,本章主要介绍哺乳类动物合子形成早期胚胎中的细胞分裂(卵裂)过程和细胞分化及其调控机制。

第一节　早期胚胎发育过程

受精是新生命的开端,哺乳动物的卵子从卵巢释放,然后进入输卵管,停留在输卵管靠近卵巢一侧的壶腹部等待受精,此时,卵的第一次减数分裂已经完成,第二次减数分裂于受精后完成,受精成功的最重要标志是受精卵(合子)一旦形成即开始分裂。合子(zygote)在获得新的遗传物质和进行细胞质的重排之后,即发生一系列快速的有丝分裂,形成一个多细胞体,这一过程称为卵裂(cleavage),卵裂后形成的细胞称为卵裂球(blastomere)。第一次卵裂在受精后第一天发生。所有动物中,哺乳动物的卵裂是最缓慢的,12～24 h完成一次。卵裂的胚胎借助于输卵管上皮纤毛的摆动向子宫方向迁移,早先几次卵裂是在输卵管内进行的。人胚胎大约发育到72 h,形成一个有16～32个卵裂球组成的桑葚胚(morula),桑葚胚细胞进一步分裂增殖并开始分化,形成中空囊状的胚泡(blastocyst)(图7-1),胚泡中央的内细胞群以后发育成个体,周边的滋养层细胞形成胎儿的附属结构。

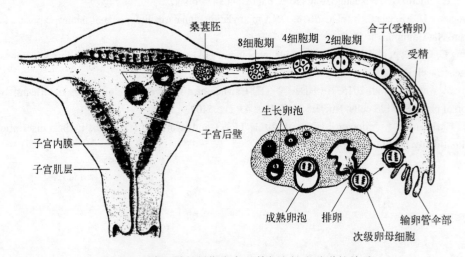

图7-1　人类胚胎的早期发育及其与女性生殖道的关系

一、卵　　裂

(一)卵裂的特点

卵裂基本上是一种典型的有丝分裂,其染色体的形态和体细胞的相似,但卵裂期的细胞分裂与以后发育阶段细胞及成体细胞的细胞分裂有着非常显著的区别。体细胞在分裂时经历正常的细胞周期,即

G_1、S、G_2和M期,而且在M期伴随一迅速的细胞增长期,使子细胞增长到母细胞的水平,当达到双倍大小时再平均分裂成2个细胞,因此分裂后的子细胞保持着原有细胞的大小和形态。这种方式的细胞分裂使细胞的核质比例维持恒定。而胚胎的卵裂则不是如此,卵裂球连续分裂并不间隔,细胞在两次分裂之间没有生长期,细胞体积并不增大,合子以二分裂、四分裂和八分裂的方式进行,于是合子的大量胞质被分配到数目不断增加的较小的细胞中去,每次分裂后的卵裂球仅有原来大小的一半。因此在卵裂期虽然细胞的数量增加了,但胚胎的体积并没有增加。同时,这种迅速分裂的结果导致胚胎核和细胞质的比值迅速增加,细胞之间的黏附也加强,这种现象称致密化(compaction)。此外,在卵裂中,细胞周期缩短,只有S期和M期,缺少G_1和G_2期,而且S期和M期均较短,其原因是DNA复制在多位点上同时进行,而体细胞仅在几个位点上进行。

(二)卵裂的方式

合子卵裂的方式在不同物种也是不同的,是一个受遗传控制的过程。卵裂的方式主要由3个因素决定:① 核的位置,决定特定的卵裂沟位置;② 卵黄的含量及其在细胞内的分布;③ 卵的细胞质,不同的细胞质成分和极性决定卵裂沟的方向。

哺乳类动物的卵裂与其他动物有明显差异,主要有以下特征:① 卵裂速度缓慢;② 卵裂时,第一次卵裂呈经线裂,第二次卵裂时其中一个卵裂球呈经线裂,另一个呈纬线裂,这种卵裂方式称旋转式卵裂;③ 早期卵裂不同步,因此哺乳动物胚胎的细胞数不是成倍增长,而通常由奇数个细胞组成;④ 合子基因组激活较早,合成卵裂所需的蛋白质。

1. 第一次卵裂

合子的卵裂具有明显的轴性,这一特性在受精时就已出现。小鼠的合子有动物—植物极(A–V),位于第二极体一侧为动物极,表面没有微绒毛,而卵子的其他部分覆盖有微绒毛,动物极也是精子穿越卵膜处,精子穿过时,局部的细胞膜出现Ca^{2+}震荡。与动物极相对的是植物极。合子的细胞分裂同样出现极性,第一次卵裂发生的平面接近或与A–V轴一致,这个平面也为两个卵裂球连线的垂直轴,卵裂后第二极体移至卵裂凹槽内。2细胞期胚胎的第一个卵裂球在经历第二次卵裂后形成胚极,而第二个卵裂球则形成对胚极,在胚泡中仍保留A–V轴。当进行几次细胞分裂形成胚泡后,胚极(embryonic pole)及对胚极(abembryonic pole)分布在相同的垂直轴上,第一次卵裂面的一侧为胚极的滋养层,而另一侧为对胚极的滋养层(图7–2)。

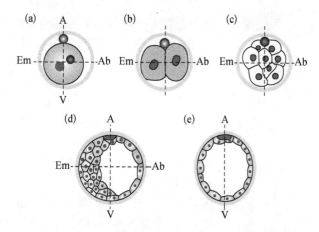

图7–2　小鼠合子的早期卵裂方式示意图(引自Stanton,2003)

(a)为合子(受精卵),第二极体和A–V轴处于同一方向,以后的胚极–对胚极(Em-Ab)与A–V轴成直角;(b)为2细胞期;(c)为致密化的16细胞期;(d)为胚泡;(e)为图(d)中的胚泡旋转直角后的横切面

2. 第二次卵裂

小鼠胚胎第二次卵裂与第一次不同,表现出不对称发育,即两个卵裂球卵裂不同步,一个先卵裂产生3细胞胚胎,然后另一个再卵裂,胚胎发育进入4细胞期。优先卵裂的是带第二极体的卵裂球。以第二极体为参照物研究第二次卵裂方式发现,多数胚胎有两个卵裂球,一个为纵裂(meridional,M),一个

为横裂（equatorially，E）或偏分裂（obliquely），少量胚胎以同种方式卵裂，如MM或EE。其中，ME卵裂方式最常见。ME卵裂的小鼠胚胎，M裂的细胞主要发育为内细胞群（ICM），E裂细胞发育滋养外胚层细胞（TE）。

（三）卵裂周期的特点

细胞增殖是胚胎早期发育的最基本的生物学特性之一，其基本过程是有丝分裂。在胚胎发育后阶段和成体中，体细胞从前一次有丝分裂结束到下一次有丝分裂完成，称为一个细胞周期。细胞周期是细胞生长与分裂的周期，可分为分裂间期和分裂期。分裂间期又分为三个时相，即DNA复制前期（G_1），DNA复制期或合成期（S）和DNA合成后期或分裂前期（G_2），分裂间期是细胞为下一次有丝分裂做准备的非常活跃的化学变化时期，这一时期进行着深刻的结构上和生物合成上的复杂变化。分裂期即M期，有极明显的形态改变。

和体细胞相比，胚胎早期的细胞分裂（卵裂）相对简单。对于爪蟾和果蝇，早期的卵裂没有G_1和G_2期，细胞周期只有S期和M期，而且分裂速度也比体细胞快。造成早期胚胎细胞有丝分裂周期短、速度快的原因源于卵母细胞的特殊性。受精后，合子中贮存了大量来源于卵细胞的组蛋白和其他染色体蛋白，能快速供应染色体复制所需的蛋白质。同时，合子胞质中已贮存了发育所需的全部mRNA，可直接用于指导蛋白质的翻译，不需要从染色体水平指导蛋白质的合成。因此，胚胎发育早期的细胞周期是连续的S期和M期的交替。但是哺乳类动物合子的发育并不遵从这一规律，它们的细胞周期相对较长。

二、桑葚胚的形成

随着卵裂的进行，卵裂球越来越多，在16～32细胞期形成的细胞团块称为桑葚胚。该阶段胚胎发育具有以下特点。

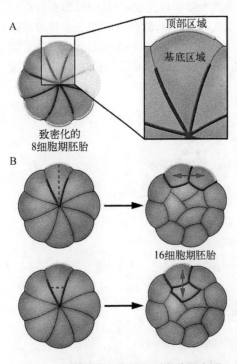

图7-3　小鼠桑葚胚期的卵裂方式示意图
（引自Cookburn K，2010）

A. 8细胞期所有卵裂球均有极性，分为外侧的顶部区和深部的基底区。B. 8细胞分裂形成16细胞，分裂轴和表面垂直时，形成的两个细胞仍在表面，均为极性细胞；分裂轴和表面平行时，形成的两个细胞中一个位于表面，具有极性。另一个位于深部，没有极性

（一）胚胎致密化

8细胞期前的卵裂球之间呈松散排列，各个卵裂球之间有许多空隙。而在第3次卵裂后，卵裂球突然相互靠近，卵裂球之间的接触面增大，形成一个紧密的细胞球体，哺乳类动物卵裂的这一特征即为致密化。此时，细胞球体外层细胞之间的紧密连接可使球体内部的细胞与外界隔绝，起稳定细胞球的作用。球体内部的细胞之间有缝隙连接，可以相互交换小分子和离子。

（二）胚胎极性形成

在8细胞期之前，各个卵裂球的发育潜能一致，都具有发育全能性。在8细胞期晚期，随着致密化起始，各个卵裂球出现极性变化。卵裂球的细胞质形成两个区域，顶部区和基底区（图7-3），顶部区聚集有微丝和微管，而核移至基底区，进一步，相邻的卵裂球在基底区形成缝隙连接，以相互传递信息，而在顶部区，相邻细胞形成紧密连接，接下来的卵裂形成两个不同的子细胞，一个位于胚胎内部，小而无极性，主要含有基底区的细胞质；另一个细胞大而有极性，位于胚胎周边，主要含有顶部区的成分及部分基底区成分，这部分有极性的细胞间保留了紧密连接，从而将内部细胞与周围环境隔离开来。极性一旦建立，在卵裂球的整个发育过程中极性轴能够稳定存在。胚胎由8细胞期向16细胞期卵裂时，出现了2种细胞分裂方式。一种是卵裂平面与胚胎表面垂直的卵裂球，所产生的2个子代细胞均有顶部及基底区域的胞

质,两者都有极性,分布在胚胎的外周。另一种是卵裂平面与胚胎表面的切线平行的细胞分裂,产生的两个子代细胞中,一个位于胚胎内部,小而无极性,主要含有基底区的细胞质;另一个细胞大而有极性,位于胚胎周边,主要含有顶部区的成分及部分基底区成分,这部分有极性的细胞间保留了紧密连接,从而将内部细胞与周围环境隔离开来。极性一旦建立,在卵裂球的整个发育过程中极性轴能够稳定存在。胚胎由16细胞期向32细胞期分裂时,胚胎外周的细胞仍然以垂直或者平行于胚胎表面的方式继续分裂,分别产生两个有极性的外部细胞或者是一个外部极性细胞和一个内部非极性细胞(图7-3)。

(三)卵裂球的形态变化特点

在卵裂过程中,卵裂球的形态和卵裂球之间的连接方式发生了改变,这些改变与卵裂球的功能分化有着密切的关系。

1. 卵裂球形态的变化

在4细胞期及8细胞期的早期,细胞呈圆形,细胞表面有均匀分布的微绒毛,以后随着致密化的开始,细胞逐渐变扁,细胞之间的接触面变大,且细胞与细胞间的接触界限变得不清,细胞表面的微绒毛分布于细胞的顶部区,在细胞之间形成黏附的区域,微绒毛消失。

2. 细胞质的变化

随着致密化的进行,微丝逐渐聚集在细胞顶部区的质膜下;微管与线粒体呈直线排列,且靠近基底膜处。

3. 卵裂球之间连接的变化

致密化之前,细胞之间没有胞间连接,细胞间依赖E-cadherin介导的胞间黏附相连,致密化后,相邻细胞间顶部接触区域形成紧密连接,最初呈局灶性,随着致密化进展,逐渐呈带状分布,相邻细胞的基底接触区域形成缝隙连接。

三、胚泡形成

桑葚胚细胞紧密化后,外层细胞形成滋养层(trophectoderm),细胞间的连接加强,呈单层扁平细胞,相邻细胞间形成连接复合体,包括缝隙连接、桥粒和紧密连接。进而细胞顶部和基底部的差异更加明显,在基底部的细胞膜上出现Na^+/K^+-ATP酶,这些离子泵将Na^+泵入胚胎内部,导致水分聚集,在胚胎的一极形成充满液体的腔—胚泡腔,这时的胚胎称胚泡。胚泡形成过程中,胚胎中央的细胞集中于另一侧,形成内细胞群(ICM)。内细胞群的细胞之所以聚集成团,可能是因为细胞间有缝隙连接、紧密连接和交织的微绒毛,也可能是因为有滋养层细胞的吸附作用。滋养层细胞间的细胞连接起封闭作用,使胚泡腔的水分不丢失,并使胚泡腔不断扩大,在64～128细胞期,占据了大部分的胚泡体积。接着,滋养层分成两个部分:一部分是极端滋养层,和内细胞群相连;另一部分称为壁滋养层,包裹着胚泡腔。滋养层细胞是胚胎植入过程中必不可少的结构,将来滋养层细胞参与形成绒毛膜,进一步发育成胎盘。内细胞团的细胞将发育成为胚胎,与卵黄囊、尿囊和羊膜相连。内细胞团的细胞不仅在形态上与滋养层细胞不同,而且在早期发育阶段合成的蛋白也不同。在64细胞期,内细胞团细胞(约13个细胞)已与滋养层细胞分层,相互间不再有细胞交换。因此,滋养层细胞与内细胞团细胞的分离代表了哺乳动物发育过程中的第一个分化事件。

卵裂球中的细胞哪些形成内细胞团、哪些形成滋养层完全依赖于细胞在桑葚胚中的位置。直到8细胞期,卵裂球之间的形态、生化和发育潜能等方面的特征都还没有差异,之后通过致密化作用形成内部和外部特性存在重大差异的细胞。通过标记不同部位卵裂球的方法证实,致密化作用后位于外层的细胞将分化为滋养层细胞,而内部的细胞将形成内细胞团。因此,一个细胞是否形成胚胎或滋养层细胞,完全取决于致密化作用后细胞所处的位置是位于内部还是外部。

早期胚胎的细胞之间可以相互置换和补偿,内细胞团一旦与滋养层分离即成为一种“等价群体(equivalence group)”,其中的每一个细胞均具有相同的潜能。在这种情况下,每一个细胞都能发育成胚胎中所有类型的细胞,但不能成为滋养层细胞。若将内细胞团的细胞转移到另一囊胚中,它们将参与发育成新的胚胎,而滋养层细胞则不能。由于内细胞团的细胞可以发育成体内的任何类型的细胞,内细胞团的细胞又被称为“全能干细胞”或“胚胎干细胞”。

四、早期发育胚胎的基因表达特点

（一）早期发育胚胎的基因表达时相

在多种动物，受精后的合子处于基因转录的失活状态，在经过几个细胞周期后胚胎的转录得以恢复并开始合成胚胎发育所需的蛋白质。不同的物种所需的细胞周期数是不同的，在哺乳类动物中，合子的基因表达激活经过了2个阶段，即辅助阶段和主要阶段。对于小鼠来讲，合子基因激活的辅助阶段开始于单细胞的晚期，此时合子仅有微弱的基因转录。到达2细胞期时开始有少量蛋白的合成。2细胞期晚期是基因激活的主要阶段，此时卵裂球的转录和翻译均加强，蛋白合成增加。在其他哺乳类动物中，合子基因激活的时间稍晚一些，通常基因激活的主要期在第2～3次卵裂后开始，小鼠胚胎基因组激活发生在2细胞期胚胎晚期；大型动物，如猪和牛发生在8细胞期和16细胞期；人类胚胎基因组的转录激活开始于胚胎的4细胞期和8细胞期。

（二）雌、雄原核基因表达的差异

在胚胎早期发育过程中，精子来源的DNA较早开始转录，在雄性原核形成时就可发现少量转录，而雌性原核DNA的转录主要开始于2细胞期（图7-4）。

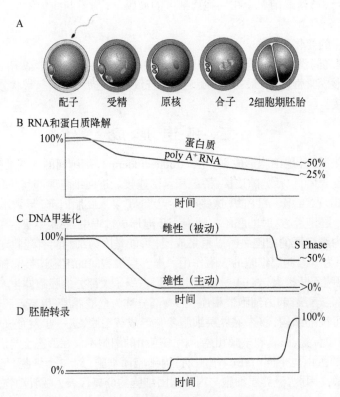

图7-4 小鼠配子、合子和2细胞期胚胎的基因表达特点（引自Li L，2010）

A.配子、受精、合子和2细胞期胚胎示意图；B.母源RNA和蛋白的降解；C.DNA甲基化；D.胚胎基因组转录

（三）DNA甲基化和组蛋白乙酰化的变化

在配子发生过程中，精子和卵子的DNA高度甲基化，然而在受精后数小时，来自雄原核的DNA首先发生去甲基化，至2细胞期时，几乎所有的基因均发生去甲基化。而来自卵原核的DNA则较晚发生去甲基化，大约发生在2细胞期的S期，而且大约只有50%的基因发生去甲基化（图7-4）。但在人胚胎，DNA去甲基化的时间早于小鼠胚胎，主要发生在受精到2细胞期阶段。两性原核的组蛋白也发生了不同的改变，如雄性原核组蛋白的乙酰化明显高于雌性原核。这种DNA甲基化和组蛋白乙酰化的不同导致了雌、雄原核基因表达的差异。

五、异常卵裂与胚胎发育

正常而有规律的卵裂是胚胎发育和妊娠的重要前提。所谓正常卵裂，就是指卵裂的速率和形成的卵裂球都符合标准。卵裂球为球形，分为大卵裂球和小卵裂球两类。正常的卵裂球呈晶莹、半透明状态，在卵裂球之间无碎片。异常的卵裂可能造成多胎、畸胎，甚至导致胚胎的死亡。

1. 卵裂时间延迟

正常人的合子在受精后22～24 h分裂为2细胞，36～50 h分裂为4细胞，48～72 h分裂为8细胞。延迟分裂的胚胎种植成功率明显下降。

2. 不规则卵裂及细胞碎片的出现

在卵裂时期，出现不整齐的卵裂球或细胞碎片则表示胚胎的异常发育或某些培养条件的不适宜。不规则卵裂的原因可能是受精的为未完全成熟或已经开始退化的卵细胞，如在试管内受精—胚胎移植治疗中，穿刺吸取的如是来自闭锁卵泡的卵细胞，则体外受精后常表现为合子的破碎。此外，也可能由pH、渗透压、湿度和温度的急剧变化所引起。正常卵裂时，在卵裂球之间也可出现少量的细胞碎片，对胚胎发育影响不大，碎片可以很快被吸收，但如果碎片较大且较多，则属于发育异常，会导致胚胎的死亡。

3. 多精受精与卵裂

只有一个精子进入卵细胞内称为单精受精，两个或多个精子进入卵细胞内则为多精受精。一般情况下，人类卵子的受精是单精受精，但有时也会发生多精受精，尤其在使用HMG/HCG诱发排卵时较易发生多精受精，其原因可能与卵细胞的成熟度有关，未成熟的卵因为皮质颗粒较少，皮质颗粒的内容也不丰富，卵细胞膜的结构也不完善，当精子接触卵细胞膜时，卵细胞不能发生皮质反应或反应较弱，不能使透明带发生变性，因此就不能阻止其他精子进入卵周隙和卵细胞内。

多精受精后的合子同样可以发生卵裂，但卵裂的方式不同于正常的卵裂，可能出现以下几种情况：① 两个以上精子同时与一个卵子受精，导致多倍体的形成，卵裂速度很快，卵裂不规则，卵裂球的染色体结构与分布紊乱，最终导致胚胎的死亡。② 双精受精，即两个精子进入一个卵细胞内，很快形成2个雄性原核和1个雌性原核，卵子排出第二极体。这种3个原核合子出现3种卵裂模式：第1种占62%，形成3个卵裂球，其染色体核型既不是二倍体，也不是三倍体，属严重畸形。第2种占24%，形成2个卵裂球，其染色体核型为三倍体。第3种占14%，形成2个卵裂球和1个小体，卵裂球的染色体核型为二倍体，而小体很快被排出。可见，多数的双精受精并不形成三倍体。

4. 单卵双胎或多胎

正常情况下，1个合子只能发育成1个胚胎，但少数情况下可发育成2个或2个以上胚胎。单个合子形成两个胚胎可发生在不同的发育阶段：① 最早发生在2细胞期，合子发育出2个胚泡，分离发生于滋养层形成之前，它们有各自的羊膜和绒毛膜；② 1个胚泡内出现2个内细胞群，发育为2个胚胎，分离发生在滋养层形成之后和羊膜形成之前，因此它们有各自的羊膜，但共有绒毛膜和胎盘；③ 胚盘上出现2个原条，发育为2个胚胎，分离发生在羊膜形成之后，导致2个胚胎处于同一羊膜腔内，并共用绒毛膜（图7-5）。

第二节　早期胚胎发育的调控

胚胎早期发育是一个复杂的过程，受到多种因素的影响。受精过程中，精子头部的DNA、精子线粒体和部分细胞质进入卵细胞内，对于卵子的激活发挥重要作用。但在胚胎基因组激活前，合子的早期卵裂主要依赖于卵细胞内的小分子物质，称母源因子，编码这些因子的基因，称母源作用基因（maternal-effect gene）。2细胞期开始，早期胚胎开始基因转录，分泌的因子进一步促进胚胎的发育，此外，胚胎发育所处的环境因素也发挥重要的作用。

一、母源因子对早期胚胎发育的调控

小鼠胚胎基因组激活发生在2细胞胚胎阶段，在胚胎基因组激活前，合子发育由卵子发生过程中储存在成熟卵母细胞质中的母源因子（包括mRNA和蛋白质）所调控。在卵子受精后，这些母源因子启动早期胚胎发育，基因组开始转录，表达新的基因和合成新的因子，并发生级联反应，合成更多的细胞因子，

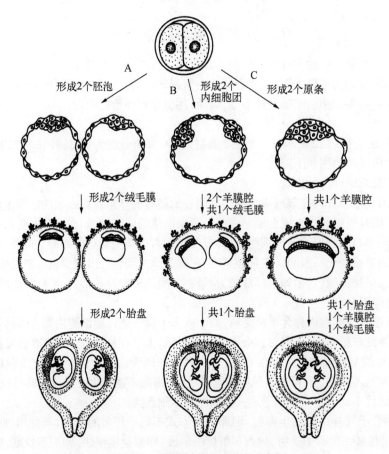

图7-5 人类同卵双生的形成示意图

A. 卵裂球分离为2团,形成2个胚泡,2个胚胎具有各自的羊膜和绒毛膜;B. 1个胚泡内形成2个内
细胞团,发育为2个胚胎,2个胚胎共用1个绒毛膜,但有各自的羊膜腔;C. 胚盘上形成2个原条,发育为
2个胚胎,2个胚胎处于同一羊膜腔内,并共用绒毛膜

保持早期胚胎继续发育。即使在胚胎基因组激活之后,持续存在的母源因子如E2钙黏蛋白等仍可与其他的母源因子一起,或者通过与新表达的合子基因产物相互作用促进早期胚胎的发育。

近年来,随着基因研究方法与技术的改进和成熟,由最初采用SDS-PAGE和2-D电泳的方法,到现在采用基因打靶、免疫荧光、原位杂交、microarray及基因组测序等方法,对母源因子基因的研究报道不断涌现,新的基因不断发现,而且其中部分基因的功能得到鉴定。已有资料表明,目前已发现100多种与小鼠早期胚胎发育相关的卵母细胞基因,但是仅有几十种基因研究得比较透彻,多数基因的生物学特性和功能仍有待进一步研究。2细胞胚胎期是小鼠早期胚胎发育的关键时期,因此对影响2细胞胚胎发育的母源因子基因的研究显得尤为重要。母源因子对早期胚胎发育的影响是多方面的,主要表现在以下几个方面。

1. 促进母源RNA和蛋白质的降解

卵细胞内存有大量的RNA和蛋白质,这些物质中部分对早期的胚胎发育起重要作用,但多数物质则会抑制胚胎的发育,因此这些物质的及时降解是胚胎发育的必要条件。抑制母源mRNA发挥作用的主要是一些非编码的小分子RNA,包括miRNA和siRNA,在母源蛋白中有促进miRNA和siRNA形成的DICER蛋白,形成的小分子RNA与Argonaute蛋白形成复合体,起降解mRNA或抑制mRNA转录的作用,如果DICER或Argonaute缺乏,则会出现母源物质降解减缓,导致两细胞胚胎发育至胚胎的过程受到抑制。母源蛋白的降解主要依赖泛素蛋白酶体系统。此外,自噬也是重要机制之一,自噬相关蛋白Atg5缺失会导致胚胎发育停滞在4细胞期。

2. 对染色质重塑的作用

受精和胚胎早期发育过程中,核物质发生了很大的变化,包括:两性原核的形成,其中精子核密度降低,核中的鱼精蛋白被卵细胞质中的组蛋白替代;两性原核的融合;两性原核的表观遗传改变;第一次核分裂等。卵细胞中的多个蛋白质在这些过程中发挥了作用。

3. 对合子基因组激活的作用

卵细胞中的多个因子发挥了作用，如 Heat shock factor 1（HSF1）、basonuclin 1、CCCTC-binding factor（CTCF）、OCT4、SOX2 等。特别是母源因子在合子的组蛋白重塑中（如组蛋白的 H3K4me3）发挥重要作用。

4. 皮质下母源复合物的作用

除了上述的单个发挥作用的因子，在卵细胞胞膜下还有皮质下母源复合物（subcortical maternal complex，SCMC），主要由 MATER、FLOPED、PADI6 和 FiLIA 蛋白组成，复合物成分的缺乏会导致卵裂阻滞。

5. 对胚胎致密化的调控作用

胚胎致密化后卵裂球表面微绒毛及胞质成分发生极性分布。卵裂球变扁平，相互之间形成缝隙连接及紧密连接，最终达到最大的接触。在致密化起始过程中，卵母细胞合成的 E-cadherin、α，β-catenin 在卵裂球的黏附中发挥了重要作用，E-cadherin、α，β-catenin 分布于细胞表面，相互形成黏附复合物，参与细胞间的黏附。

二、父源因子对早期胚胎发育的调控

既往的研究显示，母源因子对早期胚胎的发育至关重要，而精子的作用主要体现在将父性的遗传物质带给胚胎。但近年的研究显示，精子在胚胎早期发育中也有重要作用，特别是成熟精子中的表观遗传修饰模式的改变会导致某些疾病风险提高，如受精失败、胚胎发生功能障碍、早产、出生体重低、先天畸形、新生儿死亡，以及其他在辅助生殖技术后代中发现的发生频率较高的妊娠相关并发症。

（一）精子DNA甲基化与胚胎发育

精子DNA甲基化的建立是一个独特的过程，从原始生殖细胞（PGC）至成熟精子的复杂分化过程中，DNA甲基化呈动态变化。成熟精子的DNA维持高甲基化状态，但成熟精子中调控发育转录和信号因子的启动子呈低甲基化状态，提示其在胚胎的早期发育中发挥作用。受精后，父系染色质普遍重塑，伴随母源组蛋白替换了精子细胞核中的精蛋白，父系基因组发生了主动去甲基化，而母系基因组仍然保持高甲基化状态，随着合子的分裂，母系DNA甲基化水平逐步降低。种植前后，在从头甲基化酶作用下，父系基因组重新甲基化，这种表观遗传重编程为早期胚胎发育成最初两种细胞系（内细胞团和滋养外胚层）做了准备。精子DNA甲基化主要由Dnmt催化，胚胎发育过程中Dnmt1、Dnmt3a和Dnmt3b的失活可阻断胚胎早期重新甲基化的发生与维持，进而造成胚胎发育异常。已有研究证明，不育男性精子中存在甲基化状态的改变，甲基化的DNA能够保持到受精后乃至整个早期胚胎中，具有将此缺陷基因遗传给子代的更高风险。

（二）精子RNA与胚胎发育

孤雌生殖小鼠的出生表明，在早期胚胎发育过程中，可以没有父系RNA的参与。然而，孤雌生殖小鼠的成功率很低（0.3%），而且出生死亡率高（80%），这说明在雌核生殖胚球中存在一些基因补偿表达的缺失，导致发育受阻。假设精子RNA在染色质重包装以及维持父系印记中起巨大作用，那么孤雌生殖小鼠的低成活率，可能是雌核生殖胚胎中精子RNA的缺失引起的。

三、卵裂球表达因子的作用

小鼠着床前胚胎中的基因表达，使得2细胞期阶段轴的建立和8细胞期阶段发生致密化后滋养层和内细胞团的发育成为可能。现已证实，在小鼠着床前胚胎中有大约15 700个基因的表达。到目前为止，利用基因敲除方法对很多的基因进行了研究，其中一些基因被敲除后对小鼠胚胎的发育产生很大的影响，甚至导致死亡。

（一）Cdx2

8细胞期的卵裂球开始少量分泌Cdx2，随着卵裂的进行分泌逐渐增加，且为外层细胞分泌，桑葚胚和胚泡时由滋养层细胞分泌。Cdx2的作用是导致胚胎外层细胞形成滋养层细胞，同时抑制滋养层细胞分泌Oct-4、Nanog和Sox-2。*Cdx2*基因敲除的小鼠胚胎能够发育至胚泡，但滋养层发育不良，导致无法植入。

（二）Oct-4、Nanog 和 Sox-2

Oct-4为POU转录因子家族的成员，人与小鼠的Oct-4蛋白序列的同源性达到87%。*Oct-4*基因为母性遗传，在小鼠的成熟卵母细胞中有*Oct-4*活性，而精子中则没有。因此，母性*Oct-4*是合子中*Oct-4*的唯一来源，以后母性遗传的*Oct-4*减少，直到4～8细胞期时，胚胎的*Oct-4*基因开始表达，在桑葚胚和早期胚泡阶段，所有细胞均表达*Oct-4*，但到孵化胚泡阶段，仅在内细胞群有*Oct-4*的高水平表达，而在滋养层细胞中无表达，在胚胎着床后，仅在原始外胚层中有*Oct-4*的表达。在妊娠第7～8天的胚胎中，*Oct-4*仅在神经外胚层中有表达。到妊娠8.5 d，*Oct-4*的表达就仅局限在原始生殖细胞中。Oct-4的主要作用是作为许多基因的转录因子特异性地表达于全能细胞中。Oct-4缺乏的小鼠胚胎可以发育到胚泡阶段，但不能形成内细胞群，胚胎在着床后不久就死亡，因此，Oct-4对早期胚胎的发育有重要作用。

Nanog 和 Sox-2与Oct-4的表达模式基本一致，对于早期胚胎发育也有重要作用。

（三）热休克蛋白

热休克蛋白(heat shock protein, HSP)是机体在应激状态下大量合成的一类蛋白，根据分子量和诱导性的不同可以分成不同的家族，部分热休克蛋白在正常的生长和发育过程中就有不同水平的表达。在胚胎发育过程中，热休克蛋白的表达具有阶段和组织特异性，在合子基因组激活后，最先表达的基因之一就是热休克蛋白。其中研究的较多的是HSP70、HSP90和HSP30。

HSP70在小鼠的2细胞期开始表达，与合子基因组的激活时间一致，并且在随后的发育阶段持续表达，HSP70为类固醇激素受体，主要以同源二聚体的形式或与其他蛋白形成复合体，定位于细胞膜上，参与胚胎发育过程中的信号转导和发育调控，因此HSP70对于胚胎的早期发育起关键作用。

HSP30包括HSP30A、HSP30B、HSP30C和HSP30D，这些蛋白质在卵母细胞和胚胎中持续表达。在应激条件下，HSP30可能参与了胚胎中被损坏蛋白质的聚合或错误的折叠。

（四）细胞因子

在小鼠中，着床前胚胎表达一些多肽生长因子及其受体，这些生长因子包括胰岛素、胰岛素样生长因子家族、表皮生长因子家族、成纤维细胞生长因子家族、血小板衍生生长因子和肿瘤生长因子等。在不同物种中，早期胚胎中的基因表达形式不同，EGF在人胚胎中表达，但在小鼠和牛胚胎中不表达。IGF-1在人胚胎中没有表达，但在小鼠、牛和猪胚胎中有IGF-3表达。不同物种的着床前胚胎中，基因表达的形式均有所不同。表7-1列出了一些细胞因子在早期胚胎中的表达。

表7-1　细胞因子及其受体在人着床前胚胎中的表达

细胞因子或受体	1细胞期	2～4细胞期	8细胞期	桑葚胚	胚泡
VEGF		+		+	+
LIF		-	-	-	-
	+	+	+	+	+
LIF-R					+
					+
	+	+			+
	+	+			+
TNF-a			+		
			+		
TNF-R		+	+	-	-
PAF		+			
PAF-R		-	-	-	-
IL-1	+	+	+		

细胞因子或受体	1细胞期	2～4细胞期	8细胞期	桑葚胚	胚 泡
IL-1β	+	+	+	+	+
IL-1Rt1	+	+	+	-	+
IL-6	-	-	-	-	+
	+	+	+		
IL-6-R		-	-	-	+
TGFβR-T1	++	-	-		+
TGFβ-T2	++	-	-		-

第三节　细胞分化的决定和细胞分化

　　高等生物的生命起源于单个的细胞—合子,合子在形成后迅速通过反复的有丝分裂,产生大量的子代细胞,这些细胞将按照不同的发育方向,按一定规律增殖、凋亡和生长,最终组成机体的各种组织和器官。在胚胎发育早期,卵裂球的细胞之间并没有形态和功能的差异,但到胚胎成熟期时,机体内出现了几十种甚至上千种不同类型的细胞,这些细胞不但在形态结构和生化组成上有明显的差异,而且行使不同的功能。所有这些细胞的出现都是合子发生增殖和分化的结果。值得注意的是,合子和成体细胞一样,细胞核中含有相同的遗传物质,而成体细胞的有丝分裂不可能产生不同的细胞,两类细胞在发育过程中出现如此大差异的原因是什么? 合子分化的机制及其调控因素是什么? 异常的分化会带来哪些临床问题? 这些问题的解决对于揭示胚胎发育的机制、干细胞治疗及相关疾病的诊疗均具有重要意义。

一、细胞分化与决定的基本概念

　　细胞分化是指合子发育成为个体的过程中细胞之间逐渐产生稳定差异的过程。合子含有来自亲代的全套遗传基因,在早期的发育过程中,通过卵裂产生细胞形态结构、生化特性和生理机能相同的卵裂球。以后在遗传因素和整体因素的调控下,按既定的时空关系,经由复杂的细胞分裂和分化过程发育为预定的个体,其中细胞数量的增加通过分裂增殖完成,而细胞类型的增加则是通过分化完成。在胚胎发育中,原来的细胞形态结构、生化特性和生理机能相同,以后在形态结构、生化特性和机能上逐渐出现差异,变成各种细胞、各种组织,并执行不同的功能。这一系列变化过程称分化。通过这一过程,细胞由非专一性状态向形态和功能专一性状态转变,成为具有不同表型结构的各种类型细胞,不同表型的细胞进而组成不同结构和功能的组织和器官。完整的细胞分化概念包括时间和空间两个方面的变化过程,时间上的分化是指不同种类的细胞在特定的时间内开始分化,空间上的分化是指处于不同部位的细胞有不同的分化方向。

　　细胞分化是一个复杂的过程,在细胞之间出现可识别的形态和功能差异之前,细胞已经具备向特定方向分化、最终形成具有一定表型特征细胞的能力,这种细胞的发育选择,称细胞决定。实验证明,在胚胎的发育早期,某一组织或器官的原基必须首先获得决定,然后才能向预定的方向发育,也就是分化,形成所应当形成的组织或器官。决定发生在形态结构变化之前,主要标志是细胞内部开始合成特异性的蛋白质(包括酶和受体等)。在决定之前,细胞具有高度的可塑性和多向分化性,进入决定后,细胞一般只能朝专一的方向分化,形成特定的细胞类型。

二、细胞决定及其与分化的关系

　　在胚胎细胞分化上,决定先于分化,决定是细胞分化的前奏或基础,而分化是决定稳定发展的结果。决定是细胞做出发育方向的选择,而分化则是细胞在形态结构和功能产生稳定的差异。如果说第一点是时间概念,则第二点就是空间概念。

　　决定和分化两者都是生命的运行过程,都有起始、发展和稳定的阶段,因此,都有一个可逆性问题,决定和分化的程度影响可逆性程度。而决定和分化的界限不在DNA转录和mRNA翻译之间,而在化学决定和形态结构分化之间,因为DNA的转录产生mRNA,mRNA翻译产生蛋白质,这些变化离形态结构发生变化还有一段距离。因此,决定和分化是细胞发育的综合反应,是主基因和其他相关基因调控的共同效应。

三、细胞分化能力与胚胎发育

细胞分化的决定作用是随着个体发育过程逐渐发生的,也就是说,在胚胎发育的不同阶段,细胞的分化潜能是不同的。单个细胞在一定条件下分化发育成为完整个体的能力称为细胞全能性。全能细胞应该具有完整的基因组,能够表达基因组中的任何基因,分化成体内的任何一种细胞。哺乳类动物和人类的合子和8细胞期以前的卵裂球的每一个细胞均具有全能性。在小鼠2细胞期胚胎,将每一个卵裂球分开能产生完全相同的两个胚胎。将处于4~8细胞期的卵裂球结合在一起,可形成嵌合体,包含胚体和胚外组织,说明在这一阶段的卵裂球具有全能性。将分离的4~8细胞期的卵裂球培养,可获得胚泡,也可以植入,但不能发育成胚胎。研究发现32~64细胞期胚泡的内细胞群细胞仍然具有一定的全能性,能产生胚内和胚外组织,64细胞期胚胎的内细胞群的细胞丧失全能性。

在胚胎发育的三胚层形成后,细胞所处的环境和空间位置发生了巨大的变化,内细胞群的细胞就丧失了全能性,只能向发育成所在胚层的组织、器官方向分化,成为具有多能性的细胞,进一步的发育形成单能干细胞。一种干细胞只能分化为特定的功能细胞。单能干细胞存在于多种成体组织中,并可伴随着个体的一生。因此,大多数动物的体细胞已经单能化,虽然它们含有全套基因组,但已经有相当程度的分化和专一化,不太可能分化成其他类型的细胞,更难以重新分化发育为一个完整的个体。

大量体外研究表明,如果将动物体细胞的核移植到卵细胞或合子的细胞质中,这个具有新核的细胞可以发育成为一个新的个体,这说明分化成熟的体细胞核仍然保持完整的、在一定条件下可以表达的遗传信息。1996年英国科学家Wilmut等利用体细胞克隆技术将取自羊乳腺细胞的核移植入另一羊的去核的卵细胞中,成功培育出世界上第一只克隆动物——"多利"羊,就是最好的证明。所以,细胞的分化能力不同主要是细胞质的不同造成的。

细胞分化虽然有相对的不可逆性,在一些特殊情况下,也可有一定的可逆性,这种现象称去分化。例如,小鼠的体细胞在转入一些重要的基因后,能转化成胚胎干细胞样细胞(iPS细胞),这些细胞同样具有全能性,并能发育成新的个体。但自然状况下,动物细胞高度分化,完全去分化的情况较少,但可以见到转分化,即从一种分化状态变成另一种分化状态。

四、细胞增殖和分化的时空性与机体形态

胚胎发育经历了细胞增殖、细胞分化和形态发生等一系列的变化。细胞分化是个体发育过程中与细胞增殖同样重要的一种生物现象。分化是指胚胎细胞或幼稚细胞发育成为具有特殊形态和功能的专一化细胞的过程,是含有相同基因组的细胞不同基因表达的结果。由于不同基因的激活,转录出不同的mRNA,继而翻译成不同特异性结构蛋白和酶,最终分化为结构和功能不同的细胞,由可塑性细胞趋向于稳定的细胞。细胞分化是普遍的生命现象,有机体整个生命过程中均有细胞分化现象,但以胚胎时期最为明显和典型。一般认为,在分化过程中,化学分化先于形态分化,而形态分化又先于功能分化。例如,在骨骼肌分化形成过程中,首先产生了肌动蛋白和肌球蛋白分子等,然后才在形态上由单核星状细胞逐渐演变为多核长柱状细胞,最终出现收缩功能。

来自一个合子的后裔细胞,在发育过程中逐渐发生不同的形态和功能变化,这是时间上的分化。而由于所处的环境不同可以产生不同的细胞类型的生理功能,这是空间上的分化。也就是说,分化与时空有密切关系。这是由于生物体的遗传性规定了严格的程序和模式,通过遗传的作用机制决定某一种细胞群在何时、何地、何种状况下表达哪些基因。所以,分化的本质是基因调控的结果。分化的过程基本上是不可逆的,一旦受到某种因素的刺激而开始分化之后就不再改变,即使该条件已不复存在,仍能继续分化下去。因此,个体发育也是不可逆的,导致了个体的形成、成熟、衰老和死亡。但也有少数细胞能在特定条件下解除分化而发生逆分化或返幼,回复到原始的未分化状态,例如,在激素刺激下进行分化的某些细胞可因激素的消失而恢复到原来的未分化状态。

五、细胞分化过程

胚胎发育过程中可以看到连续出现由"区域分化"到"器官分化"和由"细胞分化"到"组织分化"等一系列的胚胎分化过程。机体通过这些过程,形成了各种具有特殊形态和功能的组织和器官。在分化过程中,细胞代谢呈现明显差异,包括核和胞质中的代谢率,以及核酸、酶和蛋白质等物质的合成过程。一般认为,化学分化是细胞分化的关键。

(一)化学分化

近年来分子生物学的发展深化了化学分化的研究,对细胞分化的实质有了进一步的了解。

1. 合子的基因激活

合子的分化在很大程度上依赖于来自精子和卵细胞内的物质,也就是生殖细胞的成熟构成了胚胎形态发生的准备阶段。在受精之前,精子和卵子经历了复杂的生长和分化过程。精子的头部带有一个浓缩的细胞核,带有父系的全部基因的遗传信息,其功能是将父系的基因注入卵子。在精子发生过程中,其染色质的化学成分发生了特异性的改变,其中以组蛋白为主转变为以鱼精蛋白为主,受精后又恢复过来,许多物种的精子DNA还发生了特异的甲基化,完成对碱基的修饰,从而参与基因的关闭过程,这可能是使精子DNA有特殊信息的储存而在一定时期不表达的机制之一。卵细胞在成熟过程中,不仅体积明显增大,而且活跃地合成了核酸、蛋白质和酶等,储存在卵内,成为早期胚胎发育所需的物质,以及引导以后发育的信息。这些信息物质是按卵基因组的指令产生的,并受卵周围细胞(如卵泡细胞)的影响。卵的质膜也含有非均一分布的信息。

在许多动物中,受精后形成的早期胚胎处于转录的非激活状态,胚胎发育的启动并不需要RNA的合成。在经过几个细胞周期后,转录得以恢复并且为胚胎发育所必需。

合子基因激活的机制尚不清楚,合子中大量染色质重排和核蛋白组成的改变可能控制合子基因的激活。此外,来自卵细胞的一些物质也参与了合子基因的激活,如卵细胞中大量的RNA聚合酶Ⅱ,其最大亚基(RPB1)的磷酸化可能与合子基因激活有关。

2. 蛋白质与细胞分化

特异蛋白的产生是细胞分化的表型,也是细胞分化的重要标志。目前已经明确了分化中蛋白质合成的机制,即DNA含有特异蛋白质合成的遗传信息,这种遗传信息通过mRNA移至蛋白质的合成场所——核糖体,在该处进行特殊蛋白质的合成,因此,基因和蛋白质在细胞内合成的时空关系是彼此相符合的。

在不同的发育时期,蛋白质合成的量是不同的,合成的蛋白质种类也是不一样的。如在海胆卵,受精后第1小时合成大量蛋白质A、少量蛋白质D;受精后第8小时,蛋白质A合成减少,而蛋白质D合成大大增加。这些蛋白质可能有相同的亚单位,但亚单位的数量不同或者结合有不同辅助因子,因而出现不同的作用。

3. 酶与细胞分化

细胞内许多过程需要酶的参加,细胞分化也不例外。胚胎细胞内酶的出现也体现了细胞化学分化和机能活动的开始。在胚胎期,酶的合成和线粒体的结构分化,以及与核酸、蛋白质合成在时间上是有一致性的。Gustafsan曾提出分化酶学说,认为在细胞分化过程中,酶的量增加与线粒体量的增加成正比。酶的合成一方面受一系列基因的调控,另一方面受到外界的化学因素的影响,两者的相互作用决定了合成物的类型即表型。

(二)形态分化

1. 核的分化

Karasaki于1959年进行了较为系统的核分化研究,观察了蝾螈从囊胚期到尾芽期外胚层细胞核的微细结构的变化过程,结果发现,在囊胚期及原肠胚早期,核质内有颗粒状结构,分布均匀,是为染色质的前体。到原肠胚后期,在神经细胞中可见到核质变浓,微粒开始积聚,有些形成较大的圆块,这是核仁形成的开始。到神经胚期,核仁形成。到尾芽期,核仁更大,有许多微粒密集聚集形成盘曲状圆块。可见核仁的分化开始于原肠期。核膜在原肠胚早期由两层构成,有孔,外膜无颗粒,在原肠胚,与核仁出现的同时,外膜上有许多微粒附着于表面。到神经胚期,外核膜局部突出于细胞质中,并与胞质中的内质网相连。核仁紧靠突出区,核外周有许多线粒体和脂质堆积,提示核与胞质间的关系。

2. 胞质的分化

胞质的分化与核同时进行,彼此相互依赖。

(1)线粒体:线粒体是细胞能量产生的主要场所,因此,它的发生和量的增加显示了细胞的分化状态。在两栖类动物,原肠期时,细胞内的线粒体数量尚少,结构也较简单。到神经板时期,线粒体开始增加,由圆形变成长杆状,并出现了线粒体嵴,嵴的出现增加了线粒体内膜的表面积,使线粒体的能量产生加强。

(2)内质网:与蛋白质、糖和脂肪的合成有关,是细胞内的管道系统,与物质的扩散和转移有关。在细胞分化过程中,内质网在数量和结构上也呈现一系列的变化。主要表现为数量由少变多,结构由简单趋于复杂,由单管状变成囊管状,其外膜由无颗粒到少颗粒和多颗粒,这些变化均属于细胞分化的形态学改变,也必然伴随其生理功能的分化。

(3)高尔基体:在胚胎早期发育过程中,发生于胞质中和核旁,由多层膜板和扁平小囊泡构成。数量也逐渐增多。

(三)转分化

在一般情况下,细胞分化为特种细胞类型后,多不能逆转,但在某些特殊环境下,如病理因子、激素或过量维生素等,可以发生转分化,往往通过增生的干细胞或低分化细胞再转化为其他类型的细胞。最典型的例子是在大量维生素A作用下,皮肤的复层扁平细胞可转化为分泌黏液的柱状细胞,腹部手术创伤后,有的瘢痕性结缔组织可以转化为软骨或骨;子宫黏膜的柱状上皮在绝经后缺乏性激素的情况下可以转化为复层扁平上皮。这表明,分化的细胞存在着潜在的可塑性,其转化机制可能是在外界因子的作用下基因表达发生了改变。

第四节　细胞分化的影响因素

胚胎发育的核心问题就是细胞分化。在胚胎发育过程中相继出现各种不同类型的细胞是由于特定的基因按一定的时空顺序相继启动的结果。在多细胞生物中,细胞分化发生于整个生活史中,但胚胎期是最重要的细胞分化期,此期的细胞分化表现得最为充分、最为典型而且异常迅速,来自细胞内外的多种因素都对细胞分化起着重要作用。

控制分化的因素可分为两方面。一是细胞内的控制。近年来,由于分子生物学的发展,明确了胚胎细胞分化受基因控制,认为细胞的分化是通过DNA遗传密码的转录和翻译成特异性蛋白质表现出来的。也就是认为在未分化的胚胎细胞中都含有一整套相同的基因,在胚胎发育过程中,有些细胞中的某些基因表达,合成某些特异的蛋白质,而另一些细胞则又有另一些基因表达合成特异的蛋白质,这些基因的表达就降低了细胞的分化潜能,细胞特异基因的表达就决定了细胞的分化方向。二是细胞之间的相互影响,即胚体内细胞与细胞之间、组织与组织之间、器官与器官之间相互协调、相互影响和相互诱导,如脊索与外胚层的相互作用导致了神经系统的发生。因此,从个体发育角度看,细胞的分化和发育完全取决于单个基因在时间和地点上的选择性表达或差异表达,取决于整个基因网络在时间和空间上的紧密联系和配合。

胚胎发育中,基因表达的调控是细胞分化的关键。早期实验证明了细胞核在分化中的作用。胚胎内的每一个细胞的细胞核都携带有亲代全套遗传基因,是"全能核",具有分化为任何细胞类型的能力。然而,在胚胎发育过程中,细胞携带的基因并不全部表达,而是有选择地按照严格的时、空顺序依次表达。简言之,细胞分化是基因选择性表达及大分子修饰和更新的过程。

在真核细胞中,基因表达的调控可以在不同的水平上进行,包括转录、加工、翻译及mRNA稳定性等,在某些情况下还涉及基因扩增和重排。发育分化程序虽然在受精时已基本确定,但必须在胚胎发育过程中通过一系列的相互作用才得以逐渐展开,包括控制发育分化特定方面基因之间的相互作用。也就是说,含有全套遗传基因的核,其基因活动随发育过程逐渐局限化,不同类型的细胞或组织各自局限于转录该类型细胞的特异mRNA,合成特异功能的蛋白质。许多学者认为,任一生物体的遗传程序不仅具有分化为何种类型细胞的指令,而且还有这些细胞类型位于何处的指令。

一、细胞核在分化中的作用

细胞分化过程中,细胞核起着决定性作用。核移植实验证明,发育正常的胚胎或成体,核是全能的,对细胞分化起主导作用。核是细胞遗传物质的贮存和活动场所。生物个体的各种类型的细胞均含有同样的整套基因,人类基因组的基因总数估计为3万～5万个。但对于每一个细胞来讲,这些基因并不完全表达。在细胞分化过程中,这些基因呈现按一定的时空顺序在不同的细胞发生差异性表达,转录生成不同的mRNA,翻译出不同的蛋白质,这样细胞之间就出现了差异。

(一)特异基因的表达

细胞中的基因可以分成两类。一类是管家基因,是维持细胞结构和功能所必需的基本成分,如染色质中的组蛋白、核糖体蛋白和细胞周期蛋白等,它们在各种细胞的任何时期都可表达,但不参与细胞分化方向的确定,对细胞分化只有协助作用。另一类细胞是奢侈基因,它们指导产生细胞分化时出现的各种特异蛋白,如骨骼肌细胞中的肌球蛋白、皮肤细胞中的角蛋白和红细胞中的血红蛋白等。这些蛋白质和分化细胞的特异性状密切相关,但不是细胞生命活动所必需的。细胞分化是奢侈基因按一定时空顺序表达的结果,在发育分化过程中,表达的基因数仅占基因总数的5%～10%。

细胞分化的调控可以发生在不同的水平,包括转录水平、翻译水平及蛋白质形成后的修饰,其中转录水平的调控是最重要的。

(二)基因印记与甲基化

经典孟德尔遗传学认为所有父系及母系等位基因有同等表达,但随着对遗传学研究的深入,人们发现了一种称为基因印记的非孟德尔遗传的现象,它是指在配子或合子发生期间,来自亲本的等位基因或染色体在发育过程中产生专一性的加工修饰,导致后代体细胞中两个亲本来源的等位基因有不同的表达方式,又称遗传印记或配子印记(gametic imprinting)。它是一种伴有基因组改变的非孟德尔遗传形式,可遗传给子代细胞,但并不包括DNA序列的改变。在哺乳动物基因组中可能存在100～200种印记基因。基因印记通常在配子发生过程中或合子的原核融合前产生。印迹基因具有3个特征:① 印记基因存在于一个配子内,该基因在有丝分裂过程中稳定地遗传给每一个细胞;② 印迹基因仅存在于二倍体细胞的单亲染色体上;③ 在性别决定以后,基因印记在生殖系统内被删除。

基因印记仅发现于哺乳动物,是在长期进化过程中形成的自我调控与监护机制。在哺乳动物中,基因印记的存在最早是通过核移植实验得到证实。将小鼠的精子和卵子体外受精,在精、卵的原核融合之前,通过显微操作方法,将其中的一个原核取出,再将另一个精子或卵子的原核注入该胚胎,结果,含有两个精子或两个卵子原核的鼠胚均不能正常发育。全为雌性原核的胚胎不能发育分化出滋养层和卵黄囊,而全为雄性原核的胚胎不能发育分化出胚体,两类胚胎均死亡。如果原有的精子原核被另一个精子的原核代替,或原有的卵子原核被另一个卵子原核代替,合子拥有正常互补的雄性和雌性基因组,此时胚胎能够正常发育。说明来自精子和卵子的信息是缺一不可的。来自精子和卵子的基因组均参与早期胚胎的发育和分化。对新生儿来说,母源性的产物对胚胎的适当构成尤其重要,而父源基因的产物则是胚外组织正常发育的关键。由于母源和父源基因之间存在机能上的差异,母系和父系配子间平衡的改变必然导致表型异常和病理变化。

哺乳动物的印记基因对胚胎的发育产生重要影响。*H19*、*IGF2* 和 *IGF2R* 是目前研究最多的印迹基因。*H19* 是母系表达基因,在小鼠的桑葚胚和胚泡早期,*H19* 没有表达,而在胚泡晚期,*H19* 在滋养层内表达,胚胎着床后,*H19* 基因在许多组织内均有表达,而在出生后,*H19* 基因表达减少。当 *H19* 基因失活后,其雌性胎儿的体重比正常胎儿重27%。*IGF2* 是父系表达基因,由该基因编码的胰岛素样生长因子2(insulin-like growth factor-2)是由67个氨基酸构成的多肽,该基因在胚胎发育到2细胞期时就已经被转录,并在胚胎发育过程中广泛地表达。*IGF2* 可对胚胎的正常发育产生重要影响。基因突变实验证明,当该基因失活时,出生胎儿的体重仅为野生型胎儿的60%。*IGF2R* 基因是母源性表达基因,可以编码产生IGF2受体,*IGF2R* 可以与IGF2结合,将 *IGF2* 转运到溶酶体,使其降解,维持 *IGF2* 在机体内的恒定。当胎儿缺乏 *IGF2R* 时,其体重比正常胎儿高30%,这时IGF2水平也升高,并可导致胎儿产前死亡。当将父系

IGF2 基因突变后，胎儿不再死亡，胎儿的死亡可能是 *IGF2* 基因过度表达的结果。*H19* 基因的母系表达可以通过抑制母源性DNA的转录而降低 *IGF2* 的含量，其作用机制可能是由 *H19*、*IGF2* 和 *IGF2R* 基因之间对共享增强子的竞争作用所致。以上结果表明，通过上述3种基因的印迹，可以准确地调节 *IGF2* 基因的表达，从而维持胚胎的正常发育。

现知基因印迹的分子机制与印迹基因DNA中胞嘧啶甲基化，尤其是CpG岛的甲基化密切相关。在目前发现的印迹基因中几乎所有的印迹基因其某一亲代的等位基因都有一段甲基化序列，称特异性甲基化区域（DMRs）。剔除小鼠甲基转移酶的重要基因Dnmt1后，胞嘧啶不能甲基化，小鼠中印迹基因缺失，表明甲基化在维持基因印迹中的重要作用。

（三）miRNA

miRNA是一类内源性非编码小RNA，miRNA由DNA转录而来，但并不被翻译成蛋白质，而是调控其他编码基因的表达，其生成经由细胞核和细胞质中两个过程完成。在核内编码miRNA的基因在RNA pol－Ⅱ的作用下转录成长度数百个nt的前体转录本（pri-miRNA），随后被Drosha酶加工形成约60 nt的发夹结构的茎环前体（pre-miRNA）。它与双链RNA结合蛋白形成微处理体转运出核，并由胞浆中的Dicer酶加工成约22 nt的双螺旋链miRNA分子，成熟的miRNA根据其与目标靶基因的3'UTR的碱基配对互补程度而切割降解靶基因mRNA或抑制翻译。研究表明miRNA在细胞分化和生长发育等方面发挥重要作用。研究表明，当生物体体内Dicer酶缺失或不足时，内源性miRNA无法正常生成，导致干细胞的丢失和细胞周期的改变、早期胚胎体致死和器官发育异常。已证明一系列miRNA与细胞分化高度相关，部分基因簇生排列的miRNA（包括miR-290、291、292、293、294、295）在未分化的ESC中高表达，而在其分化过程中被抑制表达。miRNA还参与细胞或器官的分化，如miRNA 143和145的高表达调控ESC向血管内皮细胞分化。

（四）LncRNA

人类基因组DNA核苷酸序列中约93%能被转录为RNA，其中仅2%的转录产物被翻译为蛋白质，余下98%属于非编码RNA（ncRNA）。ncRNA中长度超过200 nt的称为长链非编码RNA（long non-coding RNA，lncRNA），lncRNA占ncRNA的80%。长期以来，lncRNA被认为是转录过程中的副产物而不具有生物学功能。近年随着微小RNA（microRNA，miRNA）的研究进展，揭示了ncRNA在人类基因转录后调节、细胞生长、分化、增殖中起着相当重要的作用。LncRNA与胚胎细胞的分化密切相关，研究显示，胚胎干细胞和体细胞内的lncRNA有明显的差异，胚胎干细胞中的lncRNA与细胞的增殖和分化密切相关。如胚胎干细胞内的lncRNA Bvht是心脏发生的调控因子。

二、细胞质在分化中的作用

虽然细胞分化的基础是细胞核内基因组的选择性表达，但许多实验表明在细胞分化过程中，细胞核的遗传潜力受核所在的细胞质环境的调节。细胞质对细胞分化具有不可缺少的调节作用，主要表现为对细胞核内基因表达的调控作用，但不能改变细胞的基因型。许多动物的细胞质成分呈区域性分布，对以后不同胚胎器官的发生具有决定作用。这是由于细胞质的异质性可以影响基因的活动，反过来基因的活动又进一步引起细胞质的分化。

细胞质的非均质分布不仅在早期胚胎发育中决定着后代细胞的分化方向，而且在成体组织细胞分化中也有类似的情况。在某些组织中，一个细胞分裂后形成一个仍保留再次分裂能力的干细胞，而另一个细胞则分化为不再分裂的功能细胞。这种同一子代细胞向着不同方向分化的现象是由于细胞质分裂的不同质造成的。

三、细胞之间在分化中的相互作用

多细胞生物体中，细胞和细胞之间的相互作用极为复杂和多样，保证了细胞群体整合成为结构相连、功能可控的组织、器官和生物体。在早期胚胎发育过程中，细胞间作用对细胞分化有着很密切的关系。随着生物进化，多细胞生物的细胞间通信机制发展到更高阶段，这些相互作用有靠细胞直接接触的短距离通信和通过信号分子在血液中或其他细胞外空间的运动来传递信息的长距离通信。当胚胎细胞开始分化时，细胞与细胞短距离的通信机制便产生，它们由缝隙连接构成，这些缝隙连接通过共有的跨膜通道，将信号从细胞到细胞进行迅速传递。短距离相互作用机制还包括细胞之间的连接复合体及刚刚形成的细胞外基质。细胞膜有能结合多种基质蛋白质的受体。细胞通过彼此相互连接及细胞外基质的分化，如基膜和胶原纤维，保持其应有的位置。在离体细胞单层培养时，当细胞互相连接时，细胞增殖停止，细胞运动受抑制，细胞发生了结构变化，有的细胞间出现缝隙连接，是为细胞接触性抑制。随着胚胎发育的进展，短距离通信机制不断扩展，变得多种多样。同时，通过激素和生长因子的长距离相互作用的通信却显得越来越重要，如靶细胞对类固醇激素、某些肽激素和生长因子的应答。

（一）细胞的诱导

诱导是指一部分细胞对邻近细胞的形态产生影响，并决定邻近细胞分化方向及形态发生的过程。起诱导作用的细胞称为诱导细胞，被诱导发生分化的细胞称为反应细胞。诱导分化现象在胚胎发育过程中是普遍存在的，如脊索诱导其背侧的外胚层发生神经管，眼发生中的视泡诱导表面外胚层发生晶状体，肢芽中胚层诱导表面外胚层形成顶嵴，后者决定肢体的形态发生。还有多层次诱导现象，如视泡诱导晶状体，后者再诱导表面外胚层和邻近的间充质形成角膜。细胞和细胞间还可发生相互诱导，如在肾的发生过程中，输尿管芽诱导生后肾组织形成肾小管，生后肾组织又诱导输尿管芽分支形成集合小管。诱导作用有严格的组织特异性和发育时期的限制，若这一过程受到干扰，改变原有的时空关系，就可能发生先天畸形。以脊索诱导神经管形成为例，脊索可以分泌一种分泌型的信号蛋白，由 *Sonic hedgehog* 基因编码，在小鼠中该基因的突变可造成中枢神经系统中线结构缺失。细胞诱导分化的分子机制还不清楚，可能与信号转导有关。

（二）细胞的抑制

抑制是指在胚胎发育过程中，已分化的细胞抑制邻近细胞进行相同分化而产生的负反馈作用，其作用与诱导相对。例如，将发育中的蛙胚置于含有成体蛙心的碎片的培养液中时，胚胎就不能产生正常的心脏，同样用含成体蛙脑的碎片的培养液培养蛙胚，也不能产生正常的脑。这说明已分化的细胞可以产生某种物质，抑制邻近细胞往相同方向分化。这种物质称为抑素。正是由于有诱导分化和抑制分化，才使胚胎发育有序地进行，使发育的器官间相互区别而避免重复发生。

胚胎发生不只是依赖某些细胞对其他细胞的诱导或抑制，而且还依赖两群细胞之间的相互作用。例如，只要胚体内部的中胚层发生分化，在中胚层上方就必须有外胚层覆盖。另一方面，外胚层的继续分化则依赖于其下方中胚层的持续的作用，即两部分组织之间除了诱导和抑制作用中存在的物质单向刺激和抑制外，还会发生适当的物质交换。

（三）细胞识别和黏合

受精、胚泡植入、形态发生、器官形成都和细胞识别与黏合息息相关。例如，将蝾螈的原肠胚3个胚层的游离细胞置于体外混合培养，结果各胚层细胞又自我挑选、相互黏着，依然形成外胚层在外、内胚层在内、中胚层位于两者之间的胚胎，这说明同类细胞具有相互识别和黏合的能力。细胞识别作用主要由位于细胞或嵌于质膜之中或结合于质膜之上的糖复合物（糖蛋白、蛋白聚糖和糖脂等）担任。糖复合物的糖链可被凝集素或具有凝集素样结构域（糖识别结构域）的蛋白质识别与黏合。这种识别和黏合均是特异的。一旦细胞识别并黏合，其质膜各部分就紧密结合成细胞间传递离子、电荷及分子的通道。所以，细胞黏着性的差异可能是造成细胞相互识别的原因。失去控制分裂能力的肿瘤细胞缺少具有黏性的细胞表面物质，细胞之间不能黏着，也就不能相互识别，失去正常细胞具有的调节控制能力，因此不停地迁移和增殖。

细胞外基质在分化中的作用参见第五章第四节。

四、激素对细胞分化的影响

随着多细胞生物发育的复杂化和体积的增大，机体对个体的发育和细胞分化的控制必须要在相隔距离较远的情况下起作用，而且要对位于远处的靶细胞所出现的变化作出反应。在这种情况下，激素起着十分重要的作用。

目前认为，激素通过两种不同的途径对细胞分化起作用。第一种途径是小的非极化的甾体类激素（如蜕皮素、性激素等）容易通过质膜进入细胞质内，与特异性的受体非共价结合，激素－受体复合物激活后进入细胞核内，在一定位点上与DNA结合，从而激活特定的基因，使之转录、翻译合成蛋白质。另一种可能途径是多肽类激素（生长激素、胰岛素和抑素等）对靶细胞的作用方式。水溶性的多肽激素比甾体激素大得多，靶细胞的质膜成为它的一种屏障，因此，多肽类激素只是作为第一信使与细胞质膜的受体分子相结合，激活细胞质膜上的腺苷酸环化酶，催化ATP转化为cAMP，作为第二信使，在细胞内激活蛋白激酶系统，被激活的蛋白激酶进一步作用于核内遗传物质，引起对转录的调控作用。

五、环境因素在分化中的作用

环境中多种因素对细胞的分化起到重要作用，特别是胚胎发育早期，有害环境因素可以导致细胞分化的停滞或分化异常，严重者导致胚胎的早期死亡，轻者导致先天畸形的发生。环境因素对胚胎发育作用的大小受到很多因素的影响，包括环境因素的类型、剂量和作用时间等。

1. 影响细胞分化的常见环境因素

（1）物理因素：目前已确认的对人类有致畸作用的物理因子有射线、电离辐射、机械性压迫和损伤等。另外，高温、严寒、微波等在动物确有致畸作用，但对人类的致畸作用尚证据不足。

（2）化学因素：在工业"三废"、农药、食品添加剂和防腐剂中，含有一些有致畸作用的化学物质，如某些多环芳香碳氢化合物、亚硝基化合物、烷基和苯类化合物、重金属（如铅、砷、汞等）。有些化学物质对动物有明显的致畸作用，但对人类胚胎的致畸作用尚待进一步证实。一些药物也有致畸作用，如反应停（沙利度胺）是公认的最先被发现具有明显致畸作用的药物，它具有镇静、镇吐、安眠等作用，20世纪60年代被广泛用于治疗孕妇的妊娠反应，结果导致上万名"海豹样"畸形儿出生（似海豹四肢的短肢畸形）。

（3）生物因素：生物因素对胚胎发育的作用可分为生物体本身及其产生的生物类毒素两个方面。前者如孕妇淋球菌感染可致胎儿失明；梅毒可致胎儿与成人相似的器官病变；感染流行性腮腺炎可使胎儿死亡而自发流产；患麻疹的母亲生下的婴儿有各种异常等。后者如妊娠期接种风疹疫苗可能对胎儿致畸，天花疫苗能导致胎儿损伤和死亡等。

2. 环境因素作用时间对细胞分化的影响

胚胎发育是一个连续的过程，但也有一定的阶段性，处于不同发育阶段的胚胎对环境因素的敏感程度也不同。受环境因素影响最易发生畸形的发育阶段称为致畸敏感期。胚前期是指受精后的前两周，此期的胚胎受到致畸作用后容易发生损害，但较少发生畸形。因为此时的胚胎细胞的分化程度极低，如果致畸作用强，胚胎即死亡；如果致畸作用弱，少数细胞受损死亡，多数细胞可以代偿调整。胚期是指受精后第3～8周，此期胚胎细胞增生、分化活跃，胚体形态发生复杂变化，最易受到环境因素的干扰而发生器官形态结构异常。所以，胚期是最易发生畸形的致畸敏感期。

小　　结

早期胚胎发育是指受精卵通过卵裂形成桑葚胚，进一步形成中空囊状胚泡的过程。在这一过程中，细胞通过增殖数量增加，通过分化形成不同功能的细胞。早期胚胎发育受到父源和母源因子的调控，特别是母源因子在受精卵的早期卵裂中发挥重要作用。

（周作民）

主要参考文献

李和,李继承.2015.组织学和胚胎学.北京:人民卫生出版社.

张红卫.2006.发育生物学.北京:高等教育出版社.

杨增明,孙青原,夏国良.2005.生殖生物学.北京:科学出版社.

金岩.2005.小鼠发育生物学与胚胎实验方法.北京:人民卫生出版社.

Kim K H, Lee K A. 2014. Maternal effect genes: Findings and effects on mouse embryo development. Clin Exp Reprod Med, 41(2): 47～61.

Heikkila J. 2010. Heat shock protein gene expression and function in amphibian model system. Comparative Biochemistry Physiology Part A, 156: 19～33.

Chen L, Wang D, Wu Z, et al. 2010. Molecular basis of the first cell fate determination in mouse embryogenesis. Cell Research, 20: 982～993.

Cockburn K. and Rossant J. 2010. Making the blastocyst: lessons from the mouse. The Journal of Clinical Investigation, 120(4): 995～1003.

Hemberger M. 2010. Genetic-epigenetic intersection in trophoblast differentiation. Epigenetics, 5: 24～29.

Pan, Y., Balazs L, Tigyi G et al. 2011. Conditional deletion of Dicer in vascular smooth muscle cells leads to the developmental delay and embryonic mortality. Biochemical and Biophysical Research Communications, 408 (3): 369～374.

Li Y P, Wang Y. 2015. Large noncoding RNAs are promising regulators in embryonic stem cells. J Genet Genomics, 42(3): 99～105.

Klattenhoff C A, Scheuermann J C, Surface L E, et al. 2013. Braveheart, a long noncoding RNA required for cardiovascular lineage commitment. Cell, 152: 570～583.

Loh K M, Chen A, Koh P W, et al. 2016. Mapping the Pairwise Choices Leading from Pluripotency to Human Bone, Heart, and Other Mesoderm Cell Types. Cell, 166(2): 451～467.

Liu X, Wang C, Liu W, et al. 2016. Distinct features of H3K4me3 and H3K27me3 chromatin in pre-implantation embryos. Nature. 537(7621): 558～562.

第八章 胚胎发育与程序性细胞死亡

2002年10月7日,瑞典卡罗林斯卡医学院的诺贝尔奖委员会将本年度的诺贝尔生理学或医学奖授予55岁的美国科学家罗伯特·霍维茨(Robert Horvitz)、75岁的英国科学家悉尼·布雷内(Sydney Brenner)和60岁的英国科学家约翰·苏尔斯顿(John Sulston)(图8-1),以表彰他们在过去30年中在"器官发育和程序性细胞死亡的基因调控"方面所做出的贡献。部分中国学者也在其中做了大量工作。其实在这个获奖名单上,还应该出现一个名字,那就是生长周期只有3.5 d的秀丽广杆线虫(*C. elegans*)。在整个发育期间,秀丽广杆线虫从一个受精卵发育到成熟个体,共产生了1 090个体细胞,但成虫的组成细胞数为959个,其中131个细胞在发育过程中因为程序性死亡而消失。

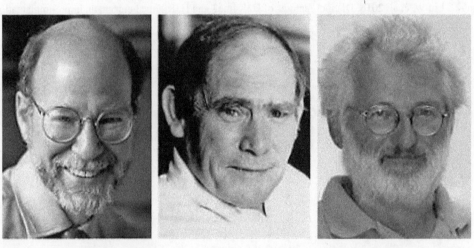

图8-1　2002年诺贝尔生理学或医学奖得主罗伯特·霍维茨(左)、悉尼·布雷内(中)、约翰·苏尔斯顿(右)

　　胚胎发育是一个细胞快速分裂、高度分化的过程,与细胞增殖、分化相伴随的还有细胞死亡。细胞死亡对于维持细胞的动态平衡、胚胎结构的重建具有非常重要的作用。Clark在研究神经元发育的过程中发现了3种形态的细胞死亡,即细胞坏死(necrosis)、细胞胀亡(oncosis)和程序性细胞死亡(programmed cell death, PCD)现象。其中,PCD对于胚体结构的形成意义最为重大。对PCD与胚胎发育的关系、胚胎发育过程中细胞死亡关系规律的研究已成为目前研究的焦点,并已取得较大的进展。本章将介绍PCD的概念、胚胎发育过程中的PCD及PCD发生的可能机制。

第一节　程序性细胞死亡的发现和提出

　　程序性细胞死亡作为一种不同于细胞坏死的死亡方式早在1885年由Walther Flemming发现。他在研究哺乳动物卵巢内卵泡细胞时发现,退行性卵巢上皮中散在着细胞核破裂的细胞。在他描绘的图中,清楚地显示了固缩成半月形的细胞核,具有今天公认的PCD的典型特征。Flemming称这种现象为染色质溶解(chromatolysis)。1914年,德国解剖学家Luduring Graper在一篇题为"细胞消失新观点"文章中再次报道了这种现象,并用"染色质溶解"解释了胚胎发育中器官收缩、生物腔消失等现象。

　　1951年,胚胎学家Glucksmann在胚胎发育的研究中发现了这一现象,并进行了详尽的描述,"首先是染色质浓缩,组成单个如帽状的染色质块,而非染色质部分在核心内形成空泡,细胞核和细胞质成分都因为丢失液体而收缩,细胞核对染色质的亲和力下降,Feulgen染色阴性,核断裂,最终消失,这就是染色质溶解,解体细胞可以被邻近细胞吞噬"。他同时还指出,"细胞核能裂解成几个凝固的颗粒",而"线粒体很少有所改变"。这是首次严格地描述发育过程中的PCD。但作为一个概念,PCD是19世纪60年代由Lockshin和Williams在他们的一系列论文中首先使用的,用来描述蚕蛾变态期间所发生的、由时间调节的节间肌退化。它是一个主要由发育生物学家所使用的名词,其含义是有一个固有的遗传程序,即生物钟。在一个受控的时间和空间内激活,从而导致细胞死亡。它是一种形态和生化特征明确的细胞主动死亡形式,是细胞对内外信息刺激作出的一种应答反应。发育过程中,PCD的典型例子是秀丽广杆线虫胚胎发生期间特定细胞精确地定时死亡淘汰。此外,在蝌蚪蜕变为青蛙的过程中也会出现大量的细胞死亡;在人的胚胎中最初形成的位于指(趾)间的中胚层,就是通过PCD得以消除的;在大脑发育初期存在的数量极大的神经元也是通过同样机制而得以清除。

胚胎发育过程中的PCD与细胞凋亡(apoptosis)的关系是现在争论比较多的问题。由于两者的发生机制都是主动性的,同时在形态学上具有较一致的特征,往往被当成一个概念,但两者是不完全等同的。第一,形成两个概念的研究背景不同。PCD出现于20世纪60年代,是胚胎学家在观察胚胎发育过程中及幼体到成体发育中发现的;而细胞凋亡是Kerr等在20世纪70年代才开始使用的,是用来描述细胞进行退化时的一种形态学表现。"apoptosis"来自希腊语,意思是凋落或凋谢,如树叶或花自然凋落等,指的是从群体中选择性地除去个别成员而不影响群体的其余大部分。最初,它主要是病理学家所使用的名词,是对死亡细胞结构变化进行观察后形成的。因此,PCD是一种发育学功能上的概念,而细胞凋亡则是形态学概念。第二,两者强调的侧重点不同。PCD指的是在胚胎发育过程中,到一定阶段某一群体细胞必然会发生的死亡,通过PCD实现胚胎形态不断改造;而细胞凋亡指的是细胞死亡方式。PCD强调的是死亡发生的时间,是何时发生死亡的问题,而细胞凋亡强调死亡是怎样进行的这一问题。第三,虽然细胞凋亡和PCD都涉及程序性,但这是两种不同的程序性。细胞凋亡的程序性是指细胞完成死亡的途径具有程序性。PCD程序性是指胚胎发育过程中,发生死亡的细胞在时间上受到严格的控制。第四,在发育过程中发生的PCD是一种正常的细胞行为,而细胞凋亡是形态发生过程中的一种正常现象,可能显示也可能不显示细胞发生PCD的全部形态学特征和生化特征。如烟草幼鹰蛾蜕变时,其幼虫体节间的肌细胞发生程序性死亡,使幼虫蜕变成蛾,细胞死亡时不表现出PCD的特征。第五,PCD仅存在于发育的细胞,而细胞凋亡既存在于发育细胞,也存在于成体细胞,如肿瘤细胞等。PCD可能最后归结于细胞凋亡,但细胞凋亡并不一定包括程序化。多种刺激诱导的细胞凋亡,有些是受程序性控制,而有的是对周围环境变化所发生的反应,如细胞毒药物诱导的细胞凋亡则明显是非程序性过程,因为它不需要启动基因或合成物质。但是,一般情况下细胞凋亡与PCD这两个概念常交互使用。近年来的研究发现,除凋亡外还存在其他的程序性细胞死亡方式,如自噬(autophagy)等,本文将分别介绍凋亡性PCD和自噬性PCD。

第二节 凋亡性程序性细胞死亡的特征

一、形 态 特 征

凋亡的形态特征与细胞坏死的形态特点不同(表8-1)。细胞坏死是外界毒性刺激(如缺血、高温、物理或化学损伤和生物侵袭等)直接作用于细胞所造成的细胞急速死亡。而凋亡是受基因控制的生理性细胞死亡,是一个主动的自杀过程。电镜观察发现,凋亡发生时,首先是细胞核染色质凝聚,产生边界清晰、密度一致的颗粒状物质,呈半月形、块状或帽状,位于核膜下。随着细胞核的改变,细胞皱缩变圆,相邻细胞间连接复合体普遍消失,其他单位膜特有的结构,如微绒毛等也随之消失,凋亡的细胞与周围细胞脱离。细胞质浓缩,有的细胞器,如内质网、高尔基体及核被膜扩张膨大,形成泡状结构与细胞膜融合,以胞吐方式离开正在死亡的细胞;线粒体变得不对称,出现有基质突出的疝、内膜扩张和部分线粒体嵴失去了有序折叠而变得宽大,伴有或不伴有基质肿胀。细胞膜内陷自行分割为多个由单位膜包裹、内含物不外溢的膜包颗粒,即凋亡小体(apoptotic body)。最后,凋亡小体很快被邻近的细胞或巨噬细胞吞噬(图8-2,图8-3)。整个过程中没有溶酶体及细胞膜的破裂,无细胞内含物的漏出,故不引起细胞周围的炎症反应。

表8-1　程序性细胞死亡与细胞坏死的主要区别

特　性	程序性细胞死亡	细胞坏死
形态学表现		
细胞核	染色质边缘化(在核膜下聚集),形成凋亡小体	染色质呈絮状,核浓缩、核破裂、核溶解
细胞质	浓缩,细胞器结构保留	肿胀与溶解,细胞器瓦解
细胞膜	膜泡状突起,但完整性依旧	膜的完整性被破坏
生化表现		
离子平衡	Ca^{2+}内流	离子平衡调节丧失
ATP	依赖ATP功能	不需要能量
合成代谢	新的RNA、蛋白质合成	合成代谢终止
DNA电泳	呈阶梯状条带	呈弥散状分布条带
核酸内切酶	活化	不活化
炎症反应	无	有
基因调节	有凋亡相关基因调控	与基因调节无关
生理学意义	单个、个别细胞死亡,被邻近的细胞或巨噬细胞吞噬	细胞群体死亡,被巨噬细胞吞噬

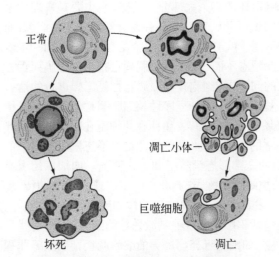

图8-2　凋亡与细胞坏死结构变化模式图

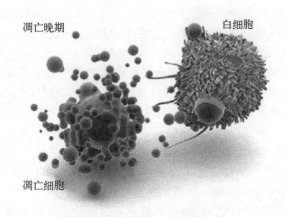

图8-3　凋亡小体被巨噬细胞吞噬
(引自 US National Library of Medicine)

胚胎细胞与成体细胞凋亡的形态改变基本类似,即具备凋亡的一般特征,但又具有其自身的特征。这是由于胚胎细胞属于功能活跃、分裂旺盛的细胞。根据电镜下的观察,凋亡胚胎细胞除出现细胞变小、染色加深、细胞核浓缩致密、凋亡小体形成之外,细胞核还具备特有的形态,即表现为细胞核致密区以外的低电子密度区存在明显的核仁。凋亡早期,仍可见细胞核颗粒状的染色质,尤其以致密区更加明显,此后致密区的电子密度加深,称为高电子密度的均质区。此外,在胚胎细胞核相互分割、连接处观察到环孔板样结构,细胞核往往裂解为2～3个致密块,在细胞核碎块尚未完全分离时,彼此连接处可观察到环孔板。环孔板为两条相互平行排列的有孔双质膜,相邻质膜孔相互对应极有规律,孔的密度远高于一般的核孔。待细胞核完全分离裂解后,环孔板消失。上述现象提示,环孔板参与了凋亡细胞的细胞核分割。环孔板主要见于生殖细胞、胚胎细胞和肿瘤细胞的细胞质中,认为是储备的核被膜。

二、生理和生化特征

凋亡除具有典型的形态特征外,细胞本身也经历了复杂的生理和生化变化,在凋亡的早期阶段,位于细胞膜内侧的磷脂酰丝氨酸(phosphatidylserine)转位到细胞膜的外侧,该过程可以用annexin V连接蛋白荧光标记,通过流式细胞仪检测到。在体内,磷脂酰丝氨酸的转位有助于巨噬细胞的识别和吞噬;在凋亡的最后阶段,依赖Ca^{2+}、Mg^{2+}的核酸内切酶激活,将DNA以核小体为单位降解成为180～200 bp及其倍数大小的DNA片段,称寡聚核小体。这在琼脂糖凝胶电泳上呈现出特征性的"梯子状(ladder)"带纹。流式细胞仪的检测结果显示,在G_1峰前出现凋亡小峰。凋亡往往需要新的基因转录和蛋白质合成,同时需要消耗能量。此外,还常有其他一些生化改变,如谷胱甘肽转移酶基因表达增强,组织蛋白酶D、组织型纤维蛋白酶原激活剂及与细胞骨架降解有关的酶活性均有不同程度的升高等。凋亡细胞表面还带有一些特异抗原,如Ley抗原等,并且凋亡的形态维持与细胞本身表达的一些因子密不可分,其中簇因子(clusterin)和γ-谷丙转氨酶发挥了重要作用。簇因子,又称睾酮抑制前列腺信息-2(testosterone repressed prostate message-2,TRPM-2),是一种糖蛋白,它参与了细胞的黏附、集聚和识别,抑制补体的细胞毒活性及脂质转运等过程,它还能维护凋亡细胞膜的完整性,防止细胞内容物的渗出。而γ-谷丙转氨酶与蛋白质作用后,可使蛋白质发生交联,如同支架一样巩固细胞形态,防止细胞裂解,与簇因子共同维持细胞和凋亡小体的形态。

第三节　胚胎发育中的程序性细胞死亡

在胚胎发育过程中,特别是在各器官的形态发生、发育中,有些细胞退化、死亡。这些细胞的死亡不是随机发生的,而是发生在胚胎的特定部位和特定时间,并有严格的时空程序。这种细胞的程序性死亡是胚胎正常发育过程,特别是形态发生过程的一个重要组成部分。因此,这类细胞死亡又称为生理性细胞死亡。有些器官的最终形态结构的形成主要依赖于细胞的程序性死亡。许多学者发现在很多种动物不同发育阶段中均有凋亡的发生(表8-2)。

表8-2　不同动物及人胚胎发育中的程序性细胞死亡

发 生 部 位	时 间	种 属
卵黄囊和内胚层	囊胚期	鸡
滋养层和内细胞团	70～89细胞阶段的囊胚	小鼠
内胚层	原肠胚期	蛙
羊膜增厚	羊膜发生折叠时	蜥蜴
原结	原条形成过程中	鸡
腹中线表皮、间质、间皮	胸骨形成前体二等分的单元	鸡
颅和尾侧的体节	胚胎分节的丧失	鸡、小鼠
脊索	与外胚层脱离和部分退化期间	鱼、兔
腹中体壁	背侧组织向内生长前	鸡
神经系统		
预定神经组织	原条形成时期	鸡
神经板	中央沿长轴下陷形成神经沟之前	鸡
神经管	中央沿长轴下陷形成神经沟之前/时从外胚层脱离期间	鸡
神经元	每一个神经元群都经历PCD期	线虫、苍蝇、蛾、鸟类、哺乳类
神经胶质细胞		
星形胶质细胞	与神经胶质细胞索分离时	小鼠、猫
少突胶质细胞	与神经元轴突发生联系时	大鼠
眼		
眼泡	内陷以形成视杯时	脊椎动物
晶状体	与内胚层脱离时	脊椎动物
结膜乳头	退化和形成变化时	脊椎动物
玻璃样毛细管网	退化过程中	小鼠
耳		
听泡	侵入腭和自腭分离过程中	鸟、哺乳类
鼻栓	进化过程中	鸟、哺乳类
复层的立方上皮	纤毛上皮形成时	鸟、哺乳类
血管		
血管原基	血管腔的开口	人
主动脉	主动脉分叉	鸡
动脉导管	退化	鸡

发　生·部　位	时　间	种　属
肢		
前坏死带和后坏死带	胚胎	鸟、哺乳类
指(趾)间的细胞	胚胎	鸟、哺乳类
肌肉、软骨、骨		
生肌节	第二肌肉或永久性肌肉的生成	硬骨鱼、蛙、鸟类
生皮节	内侧面的溶解	鸟、哺乳类
肌细胞	成肌细胞的早期分化及附着肌肉的塑形	人
生骨节	软骨形成之前	鸟、哺乳类
前软骨组织	基质形成之前	猿类
过度生长的软骨	骨化之前	鸟、哺乳类
下颌骨、脊椎、长骨	致密的前软骨间充质	鸟、哺乳类
下颌骨、中线	两侧的联合	鸡
下颌骨的间充质	背外侧组织向内生长之前	鸡
肾		
前肾、中肾、后肾	肾和肾小管形成中的退化	小鼠、大鼠
腭		
腭中线上皮	腭形成中的退化	大鼠、小鼠、人
生殖器官		
副中肾管(雄性)	退化	仓鼠、人
中肾管(雌性)	退化	仓鼠、人
生殖细胞	精原细胞、卵原细胞、卵母细胞	仓鼠、小鼠
腺体		
肾上腺皮质	ACTH减少时的退化	大鼠
腺泡细胞	与胰管连接时	仓鼠、人
子宫内膜	排卵周期	仓鼠、人
卵巢(闭锁卵泡、黄体)	排卵周期	仓鼠、人
乳房上皮	哺乳后退化	哺乳动物
肝细胞	肝脏超常增生后的死亡	大鼠
皮肤		
胎皮、中间表皮细胞、附属物	发育和重塑	人
肠		
小肠的上皮细胞	变态期缩短	蛙(蝌蚪)
肠滤泡细胞	哺乳动物发育	大鼠
造血细胞		
胸腺细胞	阴性选择	鸟、哺乳类
腔上囊细胞	退化	鸟类
过渡结构		
蝌蚪的尾巴	变态发生	蛙
尾	退化	人
节间肌	变形	苍蝇

一、程序性细胞死亡在胚胎发育过程中作用的实验研究

(一)肢体发生与凋亡

肢体发生中最重要的事件之一便是细胞死亡,以使肢体具有特定的造型和曲线。细胞死亡伴随着鸟和哺乳动物指(趾)的形成。但在有蹼动物,如鸭,在趾间蹼区很少或没有细胞死亡。胚胎肢体发育中,凋亡呈顺序性。有人观察了妊娠11～15 d的鼠胚的肢体发育中凋亡的作用。凋亡发生于"手"(足)间充质细胞,而非表面外胚层细胞。指(趾)形成过程中,指(趾)的间充质细胞的凋亡从近"手"(足)端开始向远端扩展。凋亡开始发生的部位决定了指(趾)形态的程度,以及掌骨和指(趾)骨的分离、关节腔的

形成。指(趾)间区的凋亡于胚第13天最强烈。凋亡亦见于指(趾)间关节的形成。胚4~5 d,凋亡于手、足板的胫骨、腓骨边缘大量发生,防止多指(趾)、并指(趾)等畸形。凋亡开始和终止的定时效应,凋亡发生的部位、强度、时限、由近及远进展的方向等均由遗传所决定。

在孵化3~9 d鸡胚肢芽的发生中可以观察到典型的凋亡现象。细胞间的死亡首先发生于肢芽与躯体相连的部位,然后沿肢芽的前、后缘蔓延,最后延伸到指(趾)间。常用的观察死亡细胞的染色方法有两种。一是用大分子质量的碱性染料,如台盼蓝(typan blue)染未固定的新鲜鸡胚,死亡中的细胞着色,正常细胞不着色。这是因为大分子染料只能进入退变死亡中的细胞,不能穿越正常细胞的细胞膜而进入正常细胞。第二种方法是用中性红(neutral red)进行活体染色,活细胞被染成红色而死亡细胞不着色。光镜观察显示,细胞死亡区的界限很清楚,最终引起这一区域的组织消失和器官形态的改变。如果比较观察相应发育阶段的鸡胚和鸭胚可以发现,在后肢的发生中,鸭胚的趾间组织不出现死亡,因而在趾间有蹼相连。鸭胚和鸡胚前肢芽的发生中,细胞死亡的形式相同,最后都形成了相同的翅。

(二) 中枢神经系统的发生、发育与凋亡

中枢神经系统(central nervous system,CNS)的发生和发育中,凋亡相关的首项重要事件便是神经板向神经管的转化。鼠胚9~20体节期神经沟的闭合首先发生于颈区,神经管闭合前在神经–体联合(neuro-somatic junction)处可见细胞死亡;第8期鸡胚间脑顶部亦观察到细胞死亡。该现象可能为早期死亡的细胞残余,参与了神经管从表面外胚层中分离出来的过程。在神经管闭合后,在兔、鼠沿头—尾轴的背侧中线亦存在细胞死亡。脑泡的闭合发生于头侧和尾侧,尤其在前神经孔区有大量的细胞死亡。胚胎发育早期CNS中存在凋亡,除沿脊椎CNS背侧中线各段有凋亡外,其腹侧板亦存在细胞死亡,其中以间脑和终脑连接处及视泡外突后的胚胎视网膜和视蒂的背侧中线处最为明显。胚胎发育中伴随大量神经元死亡。据观察,凋亡导致胚胎发育中80%以上的神经元的死亡。大量的证据表明,CNS和周围神经系统(PNS)大部分区域的发育过程中存在特定的神经元死亡期,其间,相当部分的神经元死亡,并迅速被周围的胶质细胞清除。在感觉神经节、自主神经节、脑运动神经核、脊髓运动神经元、视网膜、各种脑干核及脑皮质等中均有凋亡的存在。神经元的死亡具有严格的时空顺序。用原位末端标记技术证实,鼠胚第10天时,罕见神经元死亡,第14天约有70%大脑皮质细胞死亡,第18天约有50%的皮质细胞死亡,而成年鼠皮层细胞几乎无死亡。凋亡发生于全皮层,多数位于增殖活跃区。

出生后CNS仍存在神经元的凋亡,如哺乳动物的脊髓、视网膜及其连接,包括侧膝状核、视顶盖和视小丘,以及仓鼠和大鼠的下丘脑、小鼠的梨状皮层和仓鼠、大(小)鼠、猫的新皮层。凋亡主要发生于出生后1周内。在大鼠皮层,自出生至出生后第1周死亡细胞数目进行性增加,其高峰位于出生后第5~8天,之后下降。而丘脑中凋亡神经元少见。小鼠小脑颗粒细胞数目的减少主要见于出生后3~5周(死亡率为20%~30%),出生后5~9 d小脑颗粒细胞广泛出现核DNA片段化。Wood等推测,小脑颗粒细胞在突触形成前死亡可能有助于调节细胞的数目。

(三) 人胚腭的发生与PCD

在某些器官形态发生中,包含有两个部分互相融合的过程:① 表面上皮首先融合,而后退变死亡;② 中胚层组织相互融合。这一现象的最好例子是人胚腭的发生。在腭的发生中,首先左右两上颌突长出两个左右外侧腭突;然后左右外侧腭突在中线愈合。腭突主要由中胚层构成,表面覆盖着一层上皮组织。在左右外侧腭突水平方位向中线处生长时,未来左右腭突融合处的上皮表面出现了一层糖蛋白衣,上皮细胞的DNA合成停止并出现退变现象。当左右腭突在中线相遇时,两者的表面上皮相互黏着,上皮细胞死亡。上皮下方的间充质融合为一体,腭形成。当体外培养腭突时,也先后出现了上皮细胞表面的糖蛋白衣、DNA合成停止、表面黏着、细胞死亡和间充质融合等具有与体内发育相似的过程。如果单独培养一侧腭突,则上皮细胞的死亡现象仍定时、定位地发生。说明上皮细胞的死亡不是两侧上皮接触和黏着引起的,而是按照预定的死亡程序发生的。实验显示,在左右腭突融合过程中cAMP的水平急剧升高。在组织培养中也发现,如果向培养基中加入cAMP,培养中的腭突水平表面的糖蛋白衣形成、DNA合成停止、细胞死亡等过程均加快,说明cAMP的增加与腭突的融合过程密切相关。

（四）管（腔）道的形成与凋亡

发育中的脊椎动物最常见的结构元素便是管（腔）道。在某些情况下，在管（腔）道可见变性或固缩的细胞，提示细胞死亡在管（腔）道形成中具有一定的作用。在鼠胚早期管（腔）道形成的过程中，实体胚胎外胚层转化为围绕管（腔）道的柱状上皮。有人用已建立的细胞系和正常胚胎证实，小鼠胚胎早期管（腔）道形成是两种信号相互作用的结果：一种源于外胚层细胞的外层，通过诱导外胚层细胞内层细胞的凋亡来实现；另一种为与基膜接触而介导的生存信号，为管腔衬里柱状细胞存活所必需。鼠胚前羊膜腔的形成过程中，亦有凋亡存在。另外，人肝内胆管发育的全过程中均伴有凋亡，其阳性率于重塑中的管道中最高，管板次之，已重塑的管道中最低，凋亡的发生与细胞增殖正相关。大鼠肾小管 Henle 环升支细段细胞的凋亡高于升支粗段细胞的凋亡。

（五）晶状体的发育与凋亡

在正常孕鼠中，孕 10 d 包绕在晶状体原基周围的外胚层细胞极少发生凋亡，孕 10.5 d 时，在该区域出现凋亡细胞，孕 11 d 和孕 12 d，晶状体相连的外胚层和包绕晶状体泡的外胚层区域均出现凋亡细胞。但在纯合的晶状体发育不全的小鼠（lens aplastic mouse，Lap 小鼠）中孕 10 d 和孕 11 d 与正常小鼠相同，但孕 10.5 d 时在晶状体原基周围外胚层中出现极少量的凋亡细胞，在孕 12 d 时，Lap 小鼠中的晶状体原基内几乎没有凋亡细胞，但顶端区域和内部区域及原基周围的外胚层中则可观察到凋亡细胞。与此相对应的是在胚胎期，Lap 小鼠的晶状体基板发育正常，但晶状体泡发育异常，在孕 10.5 d 晶状体泡出现无凹陷的细胞群，孕 12 d 时组成晶状体泡的细胞减少，孕 13 d 或孕 14 d 晶状体泡消失。晶状体原基的消失是由于细胞凋亡的量远远大于细胞经有丝分裂产生的细胞的数量，其结果将会发育形成无晶状体畸形、视网膜结构紊乱、角膜和前房发育不良等。

（六）心的发育与凋亡

在心的发育过程中，心腔的形成及其与血管的正常相连均需凋亡的参与。小鼠孕 11～16 d，在心室壁出现了凋亡细胞，并且凋亡细胞的数量占细胞总量的比例在小梁区和致密区是不同的。这种比例随怀孕天数的不同而有所改变，除第 14 天外，致密区的凋亡细胞均多于小梁区，并且这种差异具有统计学意义。在心房的发生过程中，孕 11～16 d 凋亡细胞数量均呈增高的趋势，孕 16 d 以后逐渐下降，孕 17 d 时心几乎发育完善。肌性室间隔在孕 12～16 d 也出现不同数量的凋亡细胞。结合心壁的变化，孕 14 d 和 16 d，在室间沟及其相邻的左心室壁上的凋亡细胞较丰富，这与这些区域的形态发生吻合，并且在该过程中，凋亡细胞是心肌层的肌细胞和内皮细胞。

在心发生过程中，凋亡在组织形态的重建上也起着重要的作用。大鼠心的细胞凋亡涉及心球的形态重塑及调节大鼠心生后的形态改变：心房的完全分隔和过多的房室结及其分支的组成细胞的清除。

心的传导系统中，肌细胞凋亡发生在出生后的窦房结、房室结及其分支中。在房室结及其分支中，如果发生了大量的细胞凋亡，则破坏了正常的房室结构，从而在一定程度上引起传导阻滞。当发生在窦房结中，则形成阵发性心律不齐。发生在心肌细胞或者是内皮细胞均将导致心肌病。心肌层功能的异常程度与该区域由凋亡所引起的肌细胞数量减少成比例，因此正常凋亡的心肌细胞对维持心的正常功能起到了很重要的作用。

（七）生殖细胞的发生与凋亡

从早期胚的形态分析中得知，99.9% 以上的卵泡发生退化过程，导致生殖期内的卵泡闭锁。人卵泡闭锁现象早在胚胎 6 个月时已开始发生，并终生持续。女婴出生时约有 200 万个含有卵母细胞的卵泡（为胚胎期的 20%），青春期开始时仅剩 40 万，在这 40 万个卵泡中只有 400 个可发育成熟并排卵，而其余的大多数卵泡闭锁。形态学分析表明，卵泡闭锁为一不可逆过程，且其形态学变化的特征为颗粒细胞内形成固缩核。固缩核的不可逆性为凋亡的标志，提示凋亡参与了卵泡闭锁的诱导。睾丸生精细胞亦有凋亡存在。雄性鼠胚在孕 13～17 d 可见原始生殖细胞死亡，而在孕 2 d 无凋亡。在出生前后约有半数生殖细胞死亡，死亡细胞被睾丸支持细胞所吞噬。已证实，这些生殖细胞以凋亡方式退变。生精细胞的死亡与年龄相关，16～28 d 鼠睾丸内 DNA 片段含量是 8 d 鼠的 1.8～2.0 倍。此时凋亡最为活跃。灵长类和人类睾丸细胞凋亡的报道较少。

（八）无用结构的退化消失与凋亡

在哺乳类和其他高等脊椎动物的胚胎发生过程中，有些结构是生物进化过程的重演，只是暂时出现，很快便会全部或部分退化消失。这些结构在低等脊椎动物的成体终生存在并行使功能。在进化中，越高级的结构在胚胎发生中出现越晚，有些重演结构在退变消失前可出现一定的功能活动。有些重演结构只有部分退变消失，部分保留下来，成为其他结构的组成部分。还有一些重演结构虽然自身退变消失，但其出现却诱导出了其他重要结构的发生。如前肾是一种原始泌尿结构，在脊椎动物胚胎发生中出现很早，除低级的鱼类外，在几乎所有的脊椎动物都退化消失。尽管前肾作为一个功能系退化消失，但其前肾管却依然保留并衍化为其他重要的结构。

1. 血管演变与凋亡

在所有脊椎动物胚胎循环系统的发生中都出现6对弓动脉。在鱼类，6对弓动脉存留终生，是循环系统的重要组成部分。在哺乳动物胚胎发育早期，出现6对弓动脉，但随着胚胎发育，有的弓动脉退化消失，有的则衍化为其他动脉。静脉系统的变化也非常明显。随着中肾的退化和肝循环的建立，后主静脉和下主静脉退化消失，演变为下腔静脉。

2. 泌尿生殖管道的演变与凋亡

在高等脊椎动物胚胎发育中先后出现了三种肾。最早发生的是前肾，并随之退化。最晚发生的是后肾，是终生的功能肾。在后肾发生的同时，中肾逐渐退化。前肾退化时，前肾管并不退化而是变成了中肾管。中肾退化时，中肾管随着胚胎性别的分化而呈现不同的衍化。如果胚胎分化为雄性，中肾管变成输精管；如果胚胎分化为雌性，中肾管则退化消失。由于中肾管的诱导，在其外侧发生了与其平行的中肾旁管（又称Müller管，苗勒管）。如果胚胎分化为雌性，此管演变为雌性的生殖管道。如果胚胎分化为雄性，此管则退化消失。

3. 胚胎发育中凋亡的其他证据

胚胎发育过程中，许多器官或组织的发生，如人胚尾芽的消失，与功能相适应的正常心室结构的形成，口咽膜、泄殖腔膜、鳃膜等膜性结构的破裂，免疫系统和造血系统的发生，鳃弓和乳腺及牙的发生等均伴有凋亡。

二、胚胎发育中凋亡的生物学意义

多细胞生物的发生、发育、成长、成熟至衰老死亡是一种自然的有规律的程序化过程。从诞生到死亡的时间称为生物的寿命。凋亡是多细胞生物中不可缺少的生命活动现象。哺乳动物胚胎发育过程中，凋亡在保证多细胞生物个体各器官的形态发生和维持正常生理功能中发挥着重要作用。20世纪初就有人报道了这种现象，但未引起人们的重视。20世纪70年代后，人们采用新技术充分证实了这种现象的普遍性和重要性。研究发现，有不少畸形是由致畸因子干扰了凋亡过程而引起的，如并指（趾）畸形、食管闭锁、不通肛、阴道闭锁等。1975年，Pratt和Greene在体外实验中发现，当左右腭突愈合时，愈合处的上皮细胞先是融合，然后死亡自溶。如果在培养基中加入谷氨酰胺的竞争剂脱氧雪腐镰刀菌烯醇（deoxynivalenol, DON），就会使刀豆球蛋白A（Con A）与腭突融合缘上皮细胞表面结合量减少，说明Con A受体糖蛋白的合成被抑制，结果使细胞的程序性死亡被抑制，左右腭突不能融合，出现腭裂畸形。Shalk等曾用原位注射方法将胸腺嘧啶剂Brdu注入小鼠胚胎，引起了不同程度的并指畸形。这是因为这种物质抑制了指间间充质细胞的程序性死亡。1982年，Wise和Scott用免疫组织化学方法追踪了Brdu的存在，发现指间间充质细胞内含有Brdu，并且不出现死亡现象。综合上述过程中凋亡的现象，发现它有四个重要作用。

（一）系统匹配

凋亡用于淘汰那些在胚胎发育过程中没有作用或曾经起作用但不再起作用的细胞。如胚胎发育中80%以上的神经细胞和70%～95%淋巴细胞，以及80%卵母细胞发生了凋亡，以保证那些有功能细胞的营养和空间的需要。只有得到营养因子支持的细胞才是有价值、有作用的细胞，才可能存活下来。在这个过程中竞争失败的细胞发生凋亡。据此Raff指出，在发育生物体中的所有细胞都是命中注定要死亡的，除非由于与其他细胞相互作用而存活下来。此外，凋亡尚可消灭胚胎发育过程中迁移错误的细胞。

胚胎发育中存在广泛的细胞迁移现象,如原始生殖细胞由卵黄囊迁移至生殖腺,若迁移至生殖腺以外的部位便可被选择性消灭。

(二)雕刻躯体

在胚胎发生过程中,凋亡还行使着雕刻躯体功能。形成一个复杂的生物体,在某种程度上就像雕刻一个塑像。形成精细的结构不仅要经历细胞增殖与细胞迁移,还要经历凋亡以精确的选择性除去某些细胞。一方面使一些进化性重演结构在特定时空内退化消失以除去短暂结构,如胚胎发育过程中曾出现的尾、鳃、弓动脉、前肾等;另一方面,使某些器官形成正常的形态结构,并与其功能相适应,如消化管和阴道等的管化、指(趾)间蹼的消失(图8-4)、左右腭突融合成腭、双侧中肾旁管下端融合形成子宫、女性胎儿卵巢中卵原细胞和初级卵母细胞的大量死亡等。

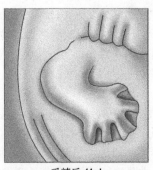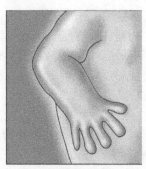

受精后41 d　　　　　　　　　　　受精后56 d

图8-4　人胚胎手指发育时程序性细胞死亡

左图示41 d胚胎,在黑色区域细胞已经开始发生凋亡;右图示56 d胚胎,手指已经完全分开

(三)除去短暂结构

在胚胎发生过程中,凋亡不仅能够除去多余的细胞,而且还除去那些超过其使用期限的细胞即短暂结构。这些短暂结构大量出现于进行变形的动物中,如两栖动物和昆虫。那些在幼虫期所需的结构将在成体发育中选择性地失去,如蝌蚪的尾巴。这些高度分化的短暂结构的使用不仅仅局限于低等生物,在哺乳动物中也可见到,如断奶后乳腺上皮的大量退化、月经周期子宫内膜的脱落与增生均与凋亡有关。

(四)保护机体

在胚胎发生过程中,凋亡还可以保护机体免受损伤。在胸腺发育的过程中,产生大量的不成熟的胸腺细胞,这些细胞生成自身反应性受体。自身反应性细胞在胸腺中存在和成熟,有可能启动自身免疫性反应,从而导致自身免疫性疾病的发生。通过阴性选择诱导这些能识别自体的自身反应性细胞死亡,而保留识别异己的淋巴细胞,可使这一灾难性后果得以避免。同样,B细胞在骨髓细胞中的分化、在淋巴结中分泌高亲和力抗体,以及B细胞的成熟都是通过凋亡实现的。凋亡在免疫系统的发育、分化和成熟及保持其功能稳定性方面均发挥着重要的作用。此外,一些细菌、药物或物理因素引起的胚胎细胞的损伤亦将通过凋亡清除。可见,凋亡为维持组织的发育和内环境稳定的重要机制,通过激活机体内在的自杀程序,以清除冗余的、感染的、转化的或损伤的细胞。

第四节　程序性细胞死亡的机制

一、胚胎发育中程序性细胞死亡的调节

(一)激素水平的调节

胚胎的发育受到多种激素的调节,以甲状腺素、胰岛素和性激素最为重要。两栖动物的变态过程中,

尾部和鳃部细胞100%死亡，变态过程中所有的细胞死亡均受甲状腺素的控制。甲状腺素可过早地启动培养的蝌蚪整体和组织发生凋亡。该过程可被外源性催乳素所阻断。切除甲状腺后的蝌蚪，其尾、鳃不退化。若再给蝌蚪甲状腺素，尾和鳃消失。进一步的研究表明，甲状腺素可诱导自身受体基因的表达，而催乳素则可阻断甲状腺素活化基因的表达。

哺乳类动物的胸腺细胞能被肾上腺皮质分泌的糖皮质激素诱导凋亡，然而拥有相同数量糖皮质激素受体的T细胞却不发生凋亡。由于两者拥有完全相同的基因，显然它们对类固醇激素有不同的基因表达形式，即胸腺细胞对糖皮质激素的刺激表达了自杀基因，而T细胞却没有表达。

苗勒管抑制物质（Müllerian inhibiting substance, MIS）为一糖蛋白激素，为正常雄性生殖发育所必需。MIS产生旁分泌介导的胚胎苗勒氏管的退化（具有凋亡的组织学特性），尚可在体内、外抑制胚胎肺的发育。胚第13.5天，肺原基和生殖腺解剖位置相近，为MIS影响肺的发育提供了可能性。闭锁卵泡的卵泡液中雄激素/雌激素比例升高，雌激素可抑制颗粒细胞发生凋亡，而雄激素则促进颗粒细胞的凋亡，卵泡刺激素（FSH）或人绒毛膜促性腺激素（HCG）/黄体生成素（LH）则可防止培养的排卵前卵泡发生凋亡。生精过程中，切除垂体的大鼠睾丸生精细胞DNA降解明显增多，补充FSH和LH后24 d可恢复至正常值的80%，睾酮亦可抑制凋亡。另外，雌激素尚可调节雌性大鼠视前区神经核团中神经元的数量。胰岛素可抑制鸡胚晶状体上皮细胞的凋亡过程，是晶状体上皮细胞的分化因子和存活因子。

（二）细胞因子调节

细胞因子，主要是生长因子，与胚胎发育中凋亡密切相关，主要包括神经生长因子（NGF）、神经营养因子（NT）、成纤维细胞生长因子（FGF）、转化生长因子（TGF）以及集落刺激因子（CSF）等。生长因子的缺乏可促进凋亡的发生，如胚胎发育中神经生长因子的缺乏可致神经元的凋亡。用神经营养因子-3的主要受体TrkC（酪氨酸激酶C）的抗体来检测TrkC的表达和功能。结果表明，未成熟背根神经节中的大部分神经元表达TrkC，若抑制TrkC活性，则神经元数量减少，凋亡发生。而且未成熟背根神经节呈神经生长因子依赖性。

在早期肢芽顶端中胚层内植入含FGF-2或FGF-4的肝素珠可替代顶部外胚层嵴（apical ectodermal ridge, AER）的作用，在指（趾）间细胞死亡前将含FGF-2或FGF-4的肝素珠植于鸡胚下肢肢芽的指（趾）间组织，可见组织增生，形成蹼状趾。骨形态发生蛋白（bone morphogenetic protein, BMP）8B为TGF-β超家族成员，BMP 8B表达于鼠睾丸生殖细胞和胎盘滋养细胞，在生精和生殖中起作用。BMP 8B纯合子突变缺失雄鼠具有不同程度的生殖细胞缺乏和不育。在幼鼠早期（2周龄），生殖细胞不能增殖，分化延迟；成年时大量精母细胞出现凋亡性死亡，引起生殖细胞缺失和不育。而睾丸支持细胞和间质细胞不受影响。生长因子与肾的发育也密切相关。G-CSF（粒细胞集落刺激因子）受体缺陷小鼠骨髓内的中性粒细胞的祖细胞数目减少，血液中的中性粒细胞易发生凋亡。

（三）凋亡相关基因/蛋白质调节

凋亡相关基因首先是在研究秀丽广杆线虫时发现的。在秀丽广杆线虫的发育过程中，有131个体细胞发生了凋亡，有15个基因与凋亡有关。

1. TNF死亡受体超家族

TNF死亡受体超家族（TNF receptor superfamily）包括两类。一类是在Fas和肿瘤坏死因子受体Ⅰ（tumor necrosis factor receptorⅠ, TNFRⅠ）所在膜表面受体胞质区的一段由80个氨基酸残基组成的死亡结构域（death domain, DD），这类受体与配体结合后都能引起细胞死亡，所以被称为死亡受体（death receptor, DR）。目前已发现的死亡受体有TNFRⅠ、Fas/Apo-1、DR3、DR4、DR5、CAR1（cytopathic ALSV receptor）等。另一类是与细胞膜表面受体相关的胞质信号蛋白，包括TRADD（TNF receptor-associated death domain protein）、FADD（Fas-associated death domain protein）、RIP（recptor-interacting protein）等，它们的作用是通过死亡结构域与某些受体分子结合，将受体与配体结合所引发的信号向胞质内传递。

2. Caspase家族

1993年袁钧英等报道人类白细胞介素-1β转换酶（interleukin-1β converting enzyme, ICE）与线虫的CED-3高度同源。ICE是1990年Schmidt和Tocci在研究抑制白细胞介素1β作用时发现的一种酶，以后又相继报道了10种与ICE同源的酶。1996年10月，*Cell*杂志发表了"人类ICE/CED-3蛋白酶命名法则",是由包括袁钧英在内的7位ICE/CED-3研究小组负责人共同署名。他们建议用一个新词"Caspase"作为这类蛋白酶的总称和词根。Caspase为半胱氨酸天冬氨酸特异性蛋白酶(cysteinylaspartate specific protease,Caspase)的缩写,它代表此类酶既具有半胱氨酸蛋白酶活性,又具有在天冬氨酸之后切割蛋白的独特催化活性。其中,"C"代表此酶为半胱氨酸蛋白酶(cysteinyl aspartate-specific proteinase),"aspase"指酶的作用为天冬氨酸(aspartic acid)特异性,即在底物的天冬氨酸残基后切断。如今已发现14个成员,按所发现顺序,命名为Caspase-1~14。人类Caspase家族成员至少有11种,包括Caspase-1~10、13,而Caspase-11、12有种族特异性,仅存在于鼠中。最近在鼠中又发现了Caspase-14。根据Caspases在机体中的作用可分为凋亡启动亚类、凋亡效应亚类和ICE亚类(细胞因子加工亚类)。

3. 凋亡蛋白酶活化因子-1

凋亡蛋白酶活化因子-1(apoptotic protease activating factor-1,Apaf-1)是一种分子量为130 kDa的蛋白质,由三个结构域组成。Apaf-1在线粒体介导的凋亡途径中发挥作用。不同形式的细胞刺激信号促使线粒体释放细胞色素C等促凋亡因子,后者在dATP/ATP存在的情况下与Apaf-1含多个WD-40重复序列的C-末端结合,继而促进Apaf-1之间相互作用,使Apaf-1从闭合的单体结构聚合成一个适合于Caspase-9前体(proCaspase-9)装配的开放七聚体平台。Apaf-1的N-末端Caspase募集域(CARD)为Caspase-9前体的结合位点,通常情况下并不暴露。多聚体化使Cyt C、Apaf-1、dATP、Caspase-9前体组装成一个大分子的Caspase活化复合物,称为凋亡体(apoptosome),也称为死亡复合体(death complex)。在凋亡体中活化的Caspase-9进一步激活效应Caspase,即Caspase-7、Caspase-6和Caspase-3,从而启动了Caspase级联反应。裂解核蛋白、细胞骨架、内质网等,造成凋亡典型的形态学改变。由于人体内一系列信号转导级联反应均以Apaf-1为靶子而调节凋亡体,因此,Apaf-1可被认为是凋亡体的真正核心。

在小鼠的实验中发现,Apaf-1基因的表达起初仅局限于眼睛和神经管,从胚胎第12.5天开始,表达范围扩大,至成年几乎所有的组织内均有表达。Apaf-1基因缺失的小鼠,其胚胎发育畸形的数量和范围远远超过Caspase-3或Caspase-9基因缺失的小鼠。Apaf-1基因缺失的小鼠大多在围产期死亡并伴有多种畸形,如脑内的神经元数量过多、面部畸形及由凋亡缺陷所致的指(趾)蹼退化延迟。从这些动物体内分离出来的细胞对各种各样的凋亡刺激剂(化疗药物、紫外线、γ-射线、神经酰氨)有抵抗能力。目前认为Apaf-1在胚胎发育中的作用主要有:① 保证大脑结构的适当发育;② 控制视网膜细胞的数量和极化;③ 清除指(趾)蹼细胞塑形指(趾);④ 引导次级腭形成。另有研究发现,约5%Apaf-1基因缺失小鼠可生存到成年,它们的大脑发育正常,但雄性小鼠精原细胞变性而无生育功能。

4. 线粒体膜间隙蛋白

线粒体是具有双层单位膜的细胞器。其膜间腔存在着多种促凋亡的线粒体膜间隙蛋白(线粒体释放的凋亡相关因子),如细胞色素C、凋亡诱导因子、Smac/DIABLO、Omi/HtrA2、Ca^{2+}等。不同的促凋亡信号传导通路和损伤通路汇集于线粒体,诱导线粒体膜通透性(mitochondrial membrane permeabilization,MMP)改变,线粒体释放可溶的、具有潜在致死性的膜间隙(intermembrane space,IMS)蛋白。后者或参与Caspase活化,或以非Caspase依赖的方式诱导凋亡。

5. 自由基

研究表明,生物体内存在的各种自由基能够通过多种途径介导凋亡。正常情况下,生物体内的自由基和抗自由基的氧化代谢处于平衡状态,一旦自由基产生过多或抗氧化能力下降就会使平衡失调,使生物大分子损伤,影响细胞功能,凋亡就是结果之一。自由基主要有活性氧自由基及活性氮自由基。

活性氧自由基是活泼的氧自由基与具有氧自由基反应特性的其他含氧物质的总称,包括超氧阴离子自由基(O_2)、羟自由基(OH)、过氧化氢(H_2O_2)及单线态氧($^1O_2$)等。活性氮自由基主要是指一氧化氮(NO)及二氧化氮(NO_2)。活性氧自由基和活性氮自由基在凋亡中起到了重要的作用。活性氧自由基可以通过损伤DNA、影响信号传导及参与基因表达调控等途径介导凋亡。活性氮自由基中,NO对凋亡的调控作用研究最多。

6. p53基因家族

长期以来,人们一直认为p53基因是一个不以基因族形式存在的独特的抑癌基因。但随着p73、p51等基因的发现,人们发现这些基因与p53除了结构上高度同源外,在功能上也存在非常复杂的联系,所以把这一类基因称为p53基因家族,而由其编码的蛋白称为p53蛋白家族。

*p53*非转录依赖性促凋亡发生主要通过三条途径：① *p53*通过诱导细胞膜表面受体Fas的增加而介导凋亡；② *p53*转位至线粒体通过线粒体途径；③ *p53*通过诱导溶酶体的不稳定来介导凋亡。*p53*还可能通过转录活化下游基因来提高细胞质内促凋亡因子的水平，为*p53*在细胞质中营造一种更为优化的环境，使*p53*转录非依赖的促凋亡活性得以发挥或者更为有效地促凋亡作用。

1997年，Kaghad小组在筛选介导胰岛素信号传递的因子时，得到了一个假阳性cDNA克隆，测序时发现与*p53*有着惊人的相似，他们称为*p73*。继*p73*之后，*p53*家族的其他新成员也相继被发现和克隆。Osada等应用简并引物PCR方法寻找*p53*相关基因，得到了2个与*p53*相似但不同的cDNA片段。一个即前已报道的*p73*，另一个新片段被命名为*p51*，定位于3q28。与*p53*类似，*p73*和*p51*基因同样可以上调p21蛋白水平，通过*p53*下游基因的转录激活而抑制增殖，诱导凋亡。

7. Bcl-2家族

*Bcl-2*基因是B细胞淋巴瘤/白血病-2（B cell lymphoma/leukemia-2, *Bcl-2*）基因的缩写形式，是1984年由Tsujimoto等从14号与18号染色体易位的滤泡性淋巴瘤中分离出的一种原癌基因。其产物Bcl-2是一种膜蛋白，分布于核膜、线粒体膜、内质网膜上，通过阻断凋亡的共同信号传导通路，以抑制或阻挡多种细胞或细胞系的凋亡过程。

目前已发现许多与*Bcl-2*具有一定同源顺序的基因所编码的蛋白质参与凋亡的调节，将这些蛋白质统称为Bcl-2家族。目前已经发现的Bcl-2蛋白家族成员有20多种，根据其结构和功能的不同分为3个亚家族：一是抗凋亡蛋白亚家族（Bcl-2亚家族，亚家族1），包括Bcl-2、Bcl-X_L、Bcl-w、Mcl-1、A1（Bfl-1）；二是含多区域的促凋亡蛋白亚家族（Bax亚家族，亚家族2），包括Bax、Bak、Bok；三是仅含BH3区域的促凋亡蛋白亚家族（BH3亚家族，亚家族3），包括Bik、Blk、Bid、Bad、Bim（Bod）、Puma、Noxa、Bmf、Hrk、Nix、Bnip3等。

8. 凋亡抑制蛋白家族

凋亡抑制蛋白家族（inhibitor of apoptosis family of protein, IAP）是近年来发现的一类新的凋亡抑制蛋白。*IAP*基因是在杆状病毒基因组中首先发现的，可以保护被病毒感染的细胞，使其免于死亡。目前，在人体中发现的IAPs蛋白有：XIAP（X chromosome linked IAP）、cIAP-1和-2（cellular inhibitor of apoptosis protein -1 and -2）、NAIP、ILP-2、Survivin、Bruce和Livin等。多数IAPs成员直接抑制Caspase家族的关键成员，通过阻断死亡受体途径的传导而抑制凋亡。XIAP、cIAP-1和cIAP-2能直接与Caspase-3和Caspase-7结合，抑制它们的活性，从而抑制凋亡，其BIR结构是抑制Caspase和抗凋亡所必需的。Suzuki等研究表明，XIAP抑制Caspase-3和-7的机制有所不同，通过活性部位定向机制抑制Caspase-3，通过活性部位定向和非竞争性机制抑制Caspase-7。XIAP、cIAP-1和cIAP-2也能结合并抑制Caspase前体和活性形式。

9. 核酸内切酶

染色质的降解是凋亡过程中一个重要的生化标志。DNA降解基本上有两个过程涉及了一个以上核酸内切酶。在核酸降解的早期阶段，染色质被剪切成50～300 kb的片段区域，这一步通常是由结合在基质附着部位（matrix associated region, MAR）的核酸内切酶所催化的。基质附着部位是DNA结合到核骨架的区域，因此核酸酶可以紧密地结合到染色质上。第二个阶段涉及广泛的DNA降解，通常产生寡聚核小体DNA片段。到目前为止，已知有20多个参与凋亡的核酸内切酶，大致分为：DNase Ⅰ家族、DNase Ⅱ家族、Caspase激活的脱氧核糖核酸酶（Caspase-activated deoxy-ribonuclease, CAD）等。

二、程序性细胞死亡的信号转导途径

程序性细胞死亡的信号转导途径包括死亡受体途径（death receptor pathway）或称为外源性途径（extrinsic pathway）和线粒体途径（mitochondrial pathway）或称为内源性途径（intrinsic pathway）两条经典途径。近来内质网应激反应性途径越来越受到人们的关注。

（一）死亡受体途径

Fas信号转导途径是凋亡最经典的两条信号转导途径之一，Fas受体通过其胞外区与Fas L三聚体结合并活化后，其胞内的DD相互聚集，形成同源三聚体，并募集接头分子FADD，由此把凋亡信号传到细胞内。Fas通过其胞内侧DD与FADD的DD相互作用，后者再通过其死亡效应结构域DED与Caspase-8前体(proCaspases-8),即FLICE的DED相互作用,形成死亡起始信号复合体DISC。DED的相互作用可使Caspase-8活化,后者可作为起始Caspase,进一步募集和激活Caspase家族中的下游信号转导成员,形成逐步激活的级联效应,如Caspase-7、Caspase-6、Caspase-3。此外,Caspase-8也可剪切活化Bcl-2家族的BID成tBID(truncated BID),从而促进Cyt C的释放,与Apaf-1、Caspase-9前体相互作用形成凋亡体,继而活化下游Caspase。Caspase最终可激活DNA裂解酶,引起染色体分解,导致凋亡(图8-5)。

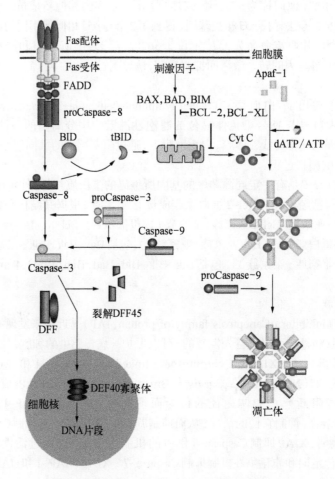

图8-5 程序性细胞死亡的经典信号转导途径

(二)线粒体途径

在凋亡诱导因素作用下,位于外膜的VDAC和位于内膜的ANT在线粒体内外膜交接处构成的线粒体PT孔(mitochondria permeability transition pore, MPTP)或由BID定位于线粒体膜,构成促凋亡因子释放孔道的长时间开放,线粒体膜间腔促凋亡因子Cyt C、AIF、Ca²⁺等释放入细胞质。线粒体内这些促凋亡因子的作用机制不同,其中Cyt C在ATP或dATP的参与下,与Apaf-1、Caspase-9前体组装成凋亡体。在凋亡体中活化的Caspase-9进一步激活效应Caspase,即Caspase-7、Caspase-6和Caspase-3,从而启动了Caspase级联反应(图8-5)。

因此,最为广泛认可的观点是Caspase-9是这条途径中的起始Caspase,而线粒体释放的Cyt C是Caspase-9活化所必需的。但目前这个观点已经受到质疑。研究表明,在凋亡程序中的早期步骤中,对于死亡蛋白BAX移位至线粒体,以及线粒体蛋白Cyt C和Smac/DIABLO的释放,Caspase-2的激活是必需的。Caspase-2可以诱导Cyt C、Smac和AIF从线粒体中直接释放或通过切割促凋亡蛋白BID。而经处理的BID转移到线粒体促进Cyt C释放。这就提示是Caspase-2,而非Caspase-9是压力信号启动的蛋白水解酶级联中的上游Caspase,即在新模型中,内源性通道(如那些由细胞压力所启动的)诱导Caspase-2的激活,对于线粒体通透化、Cyt C的释放和凋亡是必需的。线粒体可能是作为放大器,而非Caspases活化的起始子而发挥作用的。

（三）内质网应激反应性途径

越来越多的研究表明，内质网（endoplasmic reticulum，ER）、溶酶体和高尔基体等其他细胞器也是损伤感知和或凋亡信号整合的主要位点。最近的研究发现，ER可能是细胞内诱导凋亡的一个场所。因此，提出了ER应激（endoplasmic reticulum stress，ERS）反应性凋亡途径。

ER是蛋白质合成、折叠和运输及细胞内Ca^{2+}储存的主要场所，对细胞应激反应、细胞内Ca^{2+}水平及蛋白质合成等具有重要调节作用。ER内Ca^{2+}稳态改变和ER非折叠或非正确折叠蛋白质的堆积均可引起ERS反应。

ERS介导凋亡调节的一个主要因素是Caspase-12，它位于内质网的细胞质面，在内质网被活化，而在非内质网应激介导的凋亡中无Caspase-12的活化。Caspase-12缺陷的细胞，较有Caspase-12表达的细胞对内质网应激介导的凋亡有更强的抵抗能力，而对非内质网应激介导的凋亡，两者敏感性相似。表明Caspase-12与内质网应激介导凋亡的机制有关，而与非内质网应激介导的凋亡无关。Caspase-12以酶原的形式存在proCaspase-12，m-calpain（钙蛋白酶）可裂解proCaspase-12为活化的Caspase-12。与Caspase-9相同，Caspase-12也有一个Caspase募集域（CARD），有可能Caspase-12是通过其CARD与Apaf-1样蛋白结合发挥作用。近年来，对于其下游分子的研究认为，JNK定位于线粒体膜上，可刺激BIM（仅含BH-3的Bcl-2蛋白）磷酸化，从而导致BAX依赖的Cyt C释放。突变型Bcl-2（Bcl1-2/cb5）可抑制ER应激介导的Cyt C释放。因此，Cyt C释放在ER应激反应性途径中起着非常重要的作用。

但Morishima等人认为Caspase-12对Caspase-9的激活不依赖线粒体途径成分Apaf-1和Cyt C。重组Caspase-12切割，并激活Caspase-9酶原，活性Caspase-12需与另外内质网应激分子协同而使Caspase-9激活。活化的Caspase-9裂解Caspase-3酶原等效应Caspase，最终导致凋亡。Caspase-12和Caspase-9的突变及Caspase-9的肽抑制剂均可阻断这一凋亡反应。内质网应激触发了一个包括Caspase-12、-9、-3而非Cyt C依赖的特异级联反应。

ER应激导致的凋亡受Bcl-2家族及Caspases的调节。但ER应激是怎样导致凋亡、怎样受Bcl-2家族及Caspases调节的确切机制，仍需进一步的探讨。

此外，还有MAPK、JAK-STAT信号转导途径及G蛋白信号转导途径等。

第五节　自噬性程序性细胞死亡

除了凋亡，近年发现自噬性PCD在胚胎发育中也起着非常重要的作用。自噬由比利时科学家Christian de Duve在20世纪50年代通过电镜观察到自噬体结构，并且在1963年溶酶体国际会议（CIBA Foundation Symposium on Lysosomes）上首先提出。因此，Christian de Duve被公认为自噬研究的鼻祖。Christian de Duve也因发现溶酶体，于1974年获得诺贝尔奖。自噬是一种"自己吃自己"的现象，指从粗面内质网的无核糖体附着区脱落的双层膜包裹部分胞质和细胞内需降解的细胞器、蛋白质等成分形成自噬体（autophagosome），并与溶酶体融合形成自噬溶酶体（autolysosome），降解其所包裹的内容物，以实现细胞本身的代谢需要和某些细胞器的更新（图8-6）。根据细胞物质运到溶酶体内的途径不同，自噬分为以下三种：① 大自噬（一般所说的自噬）：由内质网来源的膜包绕待降解物形成自噬体，然后与溶酶体融合并降解其内容物；② 小自噬：溶酶体的膜直接包裹长寿命蛋白等，并在溶酶体内降解；③ 分子伴侣介导的自噬：胞质内蛋白结合到分子伴侣后被转运到溶酶体腔中，然后被溶酶体酶消化。

一、哺乳动物细胞自噬过程

1. 启动（initiation）

细胞接受自噬诱导信号后，在胞浆的某处形成一个小的类似"脂质体"样的膜结构，这个膜结构通常来自高尔基体、内涵体、内质网、线粒体或质膜等。

2. 成核（nucleation）

膜结构并不呈球形，而是扁平的，就像一个由2层脂双层组成的碗，可在电镜下观察到，被称为吞噬泡（phagophore）。

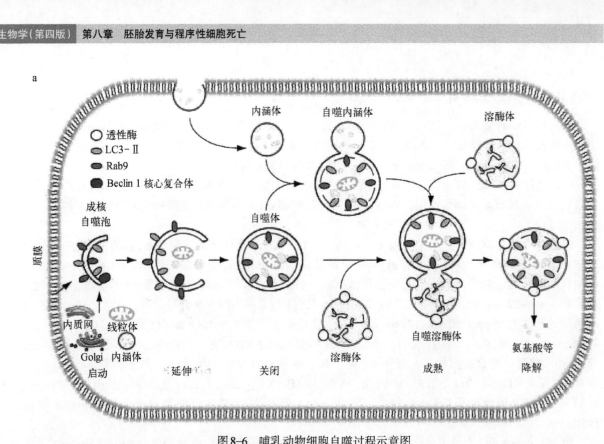

图8-6 哺乳动物细胞自噬过程示意图

3. 延伸（elongation）

吞噬泡不断延伸，将胞浆中的任何成分，包括细胞器，全部揽入"碗"中。

4. 闭合（closure）

吞噬泡"收口"，成为密闭的球状的自噬体。

5. 成熟（maturation）

自噬体形成后，可与细胞内吞的吞噬泡、吞饮泡和内涵体融合；自噬体也可与溶酶体融合形成自噬溶酶体。

6. 降解（degradation）

自噬体的内膜被溶酶体酶降解，两者的内容物合为一体，自噬体中的"货物"也被降解，产物（氨基酸、脂肪酸等）被输送到胞浆中，供细胞重新利用，而残渣或被排出细胞外或滞留在胞浆中。

二、自噬的调节

自噬过程是在严密的调控下进行的，包括多种刺激信号，如营养状况、生长因子、激素、细胞内钙离子浓度、ATP水平、受损蛋白的积累等。

目前，在酵母和其他真核生物中鉴定了许多参与自噬的基因，这些基因被命名为自噬相关基因（autophagy-related gene，ATG）。一系列由atg基因的产物组成的复合物参与协调自噬体的形成。ATG的克隆始于酵母。第一个酵母自噬基因（ATG）于1997年被克隆，命名为Atg1。第一个哺乳动物自噬基因于1998年被克隆，命名为Beclin 1。

Atg1/ULK1（哺乳动物同源蛋白）复合物是自噬体形成过程中的一个重要的正调控因子，这个复合物主要由Atg1、Atg13和Atg17三个蛋白组成。当营养足够时，哺乳动物雷帕霉素靶蛋白复合物1（mammalian target of rapamycin complex 1，mTORC1）与Atg1/ULK1复合物结合从而抑制自噬。mTORC1是细胞生长和代谢的重要调节因子，它由5个亚基组成，其中包括Raptor（与ULK1相互作用）和mTOR（具有丝氨酸/苏氨酸激酶活性）。mTORC1通过磷酸化Atg1/ULK1和Atg13从而抑制自噬的起始。在饥饿的条件下，mTORC1从Atg1/ULK1复合物上分离，从而诱导自噬体的成核和延伸。mTORC1能够被PI3K-PKB信号通路激活。相反地，PTEN通过抑制PI3K-PKB信号通路的活性能够诱导自噬。

自噬小泡的成核需要含有Atg6（其哺乳动物同源蛋白命名为Beclin 1）的复合物，这个复合物能够与第三类磷酸肌醇3激酶VPS34形成超级复合物，并使其激活产生磷脂酰肌醇3磷酸（phosphatidylinositol-3-

phosphate,PI3P)。

自噬体膜的延伸涉及两个类泛素的蛋白质(Atg12和Atg8/LC3)和两个相关的连接系统。其中一个途径是在类E1连接酶Atg7和类E2连接酶Atg10的作用下把Atg12共价连接到Atg5上,并与Atg16L1形成前自噬体(pre-autophagosome)结构,在连接酶Atg3的作用下共价连接到剪切过的Atg8/LC3上。这个过程导致LC3由可溶形式(LC3-Ⅰ)转变为脂溶形式(LC3-Ⅱ),LC3-Ⅱ能够与新形成的自噬体膜结合。LC3-Ⅱ一直结合在自噬体膜上直到自噬体与溶酶体融合,因此,它也经常被用作细胞内自噬的标志物。Atg9复合物在自噬体形成的过程中也起着重要的作用,它可能为自噬体的形成提供膜来源。

研究表明,肿瘤抑制蛋白p53也可以调节细胞的自噬。在基因组损伤时,p53的激活可以促进AMPK的激活进而抑制mTORC1的活性来诱导自噬。此外,p53可以通过转录激活自噬调节蛋白DRAM从而诱导细胞的自噬。p53的下游基因sestrin1和sestrin2也能够激活AMPK的活性进而抑制mTORC1的活性来诱导自噬。但是细胞质的p53抑制了细胞的自噬。

在哺乳动物细胞中,胰岛素(insulin)可以通过两个途径来抑制自噬:① 在氨基酸的协同作用下激活mTOR,使Atg1/ULK1磷酸化从而抑制自噬;② insulin激活PKB/Akt的活性从而使转录因子FoxO3磷酸化,并抑制其转录活性,FoxO3负责许多自噬相关基因的表达。

三、哺乳动物发育中的自噬

哺乳动物发育中最早的自噬现象是在受精卵中观察到的,Atg5在着床前的胚胎发育至关重要。高度分化的卵细胞在受精后突然变为高度未分化状态,这一"重编程"在细胞核和细胞质中同时发生。母体mRNA和蛋白质在胚胎的两细胞阶段后快速降解,合子基因组编码的新mRNA和蛋白质合成,导致4细胞至8细胞期后在合成蛋白质种类上的标志性改变。此外,母体蛋白质和mRNA的降解对合子基因组的激活是必要的。未受精卵细胞的自噬只低水平发生,但在受精后4 h内自噬被大量诱导。自噬的这种诱导完全依赖于受精,而不是因为排卵后的饥饿,因为直到受精,排出的卵的自噬才能被诱导。有趣的是,从单细胞晚期到两细胞中期阶段自噬被暂时抑制,然后被再激活。因为在培养的哺乳动物细胞的有丝分裂期也观察到了自噬的抑制,或许存在普遍的机制来避免细胞分裂期间重要核因子的降解。

常规的Atg5-/-小鼠在早期胚胎发育期可以存活,但这归因于Atg5-/-卵细胞中母体遗传Atg5蛋白的存在。使用卵细胞特异性Atg5基因敲除小鼠将母体Atg5蛋白清除,会导致4细胞至8细胞期的胚胎致死。自噬在这一过程期间的确切作用尚未完全清楚。因为在自噬缺陷胚胎中蛋白质合成的速率减慢,正常水平的自噬可能是为蛋白质合成而产生足够的氨基酸所必需的。然而,自噬对激活卵细胞中积累的不必要的蛋白质和细胞器的清除,或通过降解合子基因程序的母体抑制子而促进"重建"也是需要的。

胚胎至新生儿的转变。小鼠中大规模自噬在早期新生儿阶段被观察到。直到出生后1~2 d,在除大脑外的所有新生组织中自噬都被激活诱导。贯穿哺乳动物胚胎发育期间,通过胎盘提供必要的营养。出生后,这种供应终止,新生儿不可避免地面临严重的饥饿。因此,Atg5、Atg3、Atg7、Atg9和Atg16L1的常规敲除引起新生儿致死(1 d之内),尽管在出生时几乎表现正常。这些Atg敲除新生儿的细胞质和组织内的氨基酸水平下降,表明自噬在早期新生儿期间对维持氨基酸库是必要的。仍然没有确切地知道合成的氨基酸在新生儿中如何利用。他们可能在某些新生组织中以一种细胞自主的方式被用作能量产生,来面对高能量需求;作为这种可能性的支持,出生后心脏和横膈膜中自噬被高度激活,Atg5缺陷型心脏表现出低能量感应激酶AMPK[Adenosine 5'-monophosphate (AMP)-activated protein kinase]的活性。然而,还不知道氨基酸水平的降低是否是这些Atg敲除的新生儿中的未成熟死亡的唯一原因,因为小鼠还表现出其他的异常。第一,尽管在新生儿期间神经细胞中的自噬活性没有因为饥饿而增加,但神经细胞中基本的自噬的缺失可能与Atg敲除的新生小鼠的哺乳缺陷有关,这可能加重它们的营养不良。然而,仅仅哺乳失败不能解释早期死亡,因为Atg5-/-和Atg7-/-新生儿即使在非哺乳条件下也比野生型新生儿更早死亡。第二,自噬对除了蛋白质以外的其他大分子的降解可能也很重要。例如,糖原输送至溶酶体导致新生的肝脏和肌肉中葡萄糖和能量的产生。第三,作为脂肪生成缺陷的结果,Atg5-/-新生儿的脂肪组织量较少,这可能阻止足够的能量产生。第四,在Atg5-/-晚期胚胎中存在凋亡体清除缺陷,这也可能与发育异常有关。第五,随着出生后环境条件的明显改变,自噬介导的降解还可能通过产生一系列新的蛋白质和细胞器而有助于细胞重建。

尽管卵细胞特异性Atg5缺陷小鼠的完全自噬缺陷胚胎在着床前死亡,但常规的Atg3-/-、Atg5-/-、

Atg7-/-、Atg9-/-和Atg16L1-/-胚胎在整个胚胎阶段都存活，并且按照孟德尔频率出生。这些数据表明Atg3、Atg5、Atg7、Atg9和Atg16L1对胚胎发育不是必需的。尽管如此，这些ATG基因在胚胎发育中的更精细的作用还不能被排除。

小　　结

在胚胎发育过程中，与细胞增殖、分化相伴随的还有程序性细胞死亡（PCD）。最常见的PCD包括凋亡和自噬。PCD是一种发育学功能上的概念，具有典型的形态特征及生理生化特征。在保证多细胞生物个体各器官的形态发生和维持正常生理功能中发挥着重要作用。PCD的发生受多种因素的调节，如激素水平调节、细胞因子调节及PCD相关基因/蛋白质调节等。凋亡的信号转导途径中最经典的是死亡受体途径（外源性途径）和线粒体途径（内源性途径）。调控自噬的最常见通路是PI3K-PKB-mTOR通路。

（任彩霞　唐军民）

主要参考文献

安靓，董为人，戴云，等.2002.医学发育生物学.北京：人民卫生出版社.

刘厚奇，张远强，周国民，等.2007.医学发育生物学，北京：科学出版社.

Luis VZ, Hurle JM. 2005. Programmed cell death in the embryonic vertebrate limb. Seminars in Cell & Developmental Biology, 16: 261~269.

Strasser A, O'Connor L, Dixit VM, et al. 2000. Apoptosis signaling. AnnuRevBiochem, 69: 217~245.

Danial NN, Korsmeyer SJ. 2004. Cell death: Critical control points. Cell, 116: 205~219.

Baud V, Karin M. 2001. Signal transduction by tumor necrosis factor and itsrelatives. Trends in Cell Biology, 2001, 11: 372~377.

Wang ZB, Liu YQ, Cui YF. 2005. Pathways to caspase activation. Cell Biology International, 29: 489~496.

Twiddy D, Brown DG, Adrain C, et al. 2004. Pro-apoptotic proteins released from the mitochondria regulate the protein composition and caspase-processing activityof the native Apaf-1/caspase-9 apoptosome complex. J Biol Chem, 279: 19665~19682.

MatesJM, Francisca M, Sanchez J. 2000. Role of reactive oxygenspecies in apoptosis: implications for cancer therapy. InternationalJournal of Biochemistry & Cell Biology, 32: 157~170.

Mihara M, Erster S, Zaika A, et al. 2003. p53 has a direct apoptogenic role at the mitochondria [J]. Mol Cell, 11(3): 577~590.

Dobbelstein M, Strano S, Roth J, et al. 2005. p73-induced apoptosis: A question of compartments and cooperation. Biochemical and Biophysical Research Communications, 331: 688~693.

Van Loo G, Saelens X, van Gurp M, et al. 2002. The role of mitochondrial factors in apoptosis: a Russian roulette with more than one bullet. Cell Death Differ, 9: 1031~1042.

Letai A. 2005. The BCL-2 network: Mechanistic insights and therapeutic potential. Drug Discovery Today: Disease Mechanisms, 2(2): 145~151.

Shim S, Sung BJ, Cho YS, et al. 2001. An antiapoptotic protein human Survivin is a direct inhibitor of Caspase-3 and -7[J]. Biochemistry, 40: 1117~1123.

Szegezdi E, Fitzgerald U, Samali A. 2003. Caspase-12 and ER-stress-mediated apoptosis: the story so far. Ann N YAcad Sci, 1010: 186~194.

Fuchs Y, Steller H. 2011. Programmed cell death in animal development and disease. Cell, 147(4): 742~758.

Kang R, Zeh HJ, Lotze MT, et al. 2011. The Beclin 1 network regulates autophagy and apoptosis. Cell Death and Differentiation, 18: 571~580.

第九章　生殖细胞与性别决定

　　生殖细胞是动物机体内一种特殊分化的细胞,是个体发生的基础。包括人类在内的多细胞生物中,有一部分细胞高度特化,成为其下一代生物的起源,这就是生殖细胞(germ cell)。生殖细胞又称配子,可分为两类,即雄性的精子与雌性的卵子,两者融合的过程称为受精。受精以后形成的合子,即为新个体的始基。采用有性生殖方式繁殖的生物,其生命周期包括二倍体时期与单倍体时期的交替,二倍体细胞借减数分裂产生单倍体的精子或卵子,两者通过受精形成新的二倍体细胞。受精是自然界最完美的"细胞融合",精子基因在受精卵中的表达是自然界中最有效的"基因工程"。受精是两性配子之间相互识别、融合并启动分化发育的复杂过程。

　　性别决定与分化是种族得以繁衍的物质基础,也是一个多基因调控的复杂过程。其分子机制及其多样性使得性别决定机制的研究成为有关胚胎发育过程中分子调节开关如何起作用的一个丰富的信息源泉。阐明性别决定和分化的基因通路,并以性别决定机制作为一种模式去理解发育的各个过程是发育生物学家的主要目标。

第一节　生殖细胞的发生

一、生殖干细胞

　　人胚第3～4周,在靠近尿囊根部的卵黄囊内胚层内,出现大而圆、呈碱性磷酸酶(alkaline phosphatase,AKP)阳性的原始生殖细胞(PGC),直径25～30 μm。当原肠形成时,它们迁移至位于尿囊附近卵黄囊的内胚层。此后,它们分成两路,沿肠系膜向生殖嵴迁移,一路不断增殖,大约受精11 d后到达生殖腺嵴。以后由于胚胎的纵向折转,卵黄囊的这部分成为胚胎的后肠。第6周时,PGC沿后肠背侧系膜向生殖嵴迁移至初级性索内(图9-1)。PGC游走时呈变形运动,有伪足。PGC也是一种胚胎干细胞,有圆形或椭圆形的细胞核,其染色质分布均匀,有1～2个核仁。电镜下,PGC胞质内含有大量核糖体,内质网较少,线粒体较大,可见许多电子密度高的小粒,高尔基体及细胞周围呈AKP阳性。小鼠PGC的最早时间是胚胎进入原肠胚形成中期时,7～7.5 dpc(days postcoitum,发现阴栓的当天记为0.5 dpc),位于原条后端的胚外组织中。原肠胚形成结束时,PGC的数目为50～80个。8～8.5 dpc时,PGC约有100个,位于尿囊基部,并进入后肠内胚层中。9～9.5 dpc时,PGC离开后肠,沿着背部肠系膜向生殖嵴迁移。从10.5 dpc起,PGC开始进入生殖嵴,至12.5 dpc时,PGC全部进入生殖嵴并继续分裂。至13.5 dpc时停止分裂,PGC数目约可达到25 000个。

　　PGC迁移并最终止于生殖腺嵴原因可能有二:一是生殖嵴周边组织分泌的细胞外基质(ECM)与PGC表面的整联蛋白等相互作用,使PGC产生变形运动;二是生殖腺嵴能释放一些趋化因子,吸引PGC迁移并终止于生殖腺嵴,这说明PGC向生殖嵴移动是一种趋化作用。PGC有细的丝状伪足,它的末端附着ECM或其周围的体细胞上。迄今为止,已知与PGC迁移有关的ECM成分有纤粘连蛋白(FN)、层粘连蛋白(LN)、VI型胶原蛋白、硫酸软骨素和肌腱蛋白(tenasin-C,TN-C)、Foxc1基因、JAK/STAT信号通路、信号分子STAT和RAS、基质细胞衍生因子-1(stromal cell derived factor-1,SDF-1)、F-肌动蛋白(F-actin)等。ECM作用主要通过位于细胞膜上的ECM受体介导完成。整联蛋白是多种ECM分子如FN、LN、胶原TN-C等的受体,因此推测PGC表面受体为整联蛋白,但尚无实验证明。有关迁移过程的机制问题,目前最有说服力的是特异性结合机制,即PGC表面的糖蛋白与ECM中的某些因子相互作用。对迁移前、中、后三个阶段的PGC黏附力的测定表明:PGC与不同的ECM的黏附力不同,且这种黏附力随着迁移的阶段而变化。PGC和IV型胶原的黏附力在迁移中没有明显的变化。90%以上的PGC在三个阶段都与IV型胶原黏附。PGC和FN的黏附力随迁移而显著下降,在PGC到达

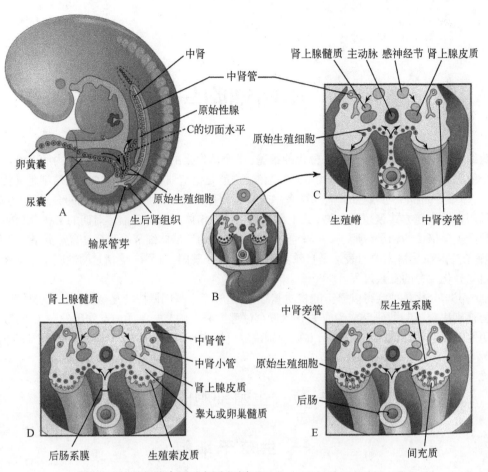

图9-1　生殖细胞来源示意图(引自 The Developing Human 8th ed)

生殖腺嵴后仍继续下降。PGC 和 LN 的黏附力也随迁移而下降,但在到达生殖腺嵴后回复或稍有回升。在离开后肠之前,FN 和 LN 紧密黏附于 PGC 上,这种黏附保证了 PGC 随内陷的内胚层被动进入后肠。这种被动运动一旦完成,PGC 的黏附力即下降,允许 PGC 进行主动迁移离开后肠,并从一个区域向另一个区域迁移。

　　PGC 之间的相互联系对迁移有重要的影响。PGC 离开后肠时,立即开始伸出伪足互相联系,最终连成一个大的网络。PGC 网络的形成可能参与 PGC 迁移的引导并促使它们在生殖腺嵴中聚集。PGC 在迁移过程中,PGC 周围存在诸多的生长因子,控制着 PGC 的存活和增殖,如青灰因子(steel factor, SLF)、白血病抑制因子(LIF)、EGF、b 纤维蛋白原生长因子(bFGF)和 TGFβ。其中,SLF 和 LIF 控制着 PGC 的存活,使迁移得以维持。SLF 是一种跨膜生长因子,有细胞膜外部分、跨膜部分和细胞质部分。由于在胞膜外部分有一蛋白质水解酶切位点可被酶切,因而产生两种形式:酶切后的膜外部分以可溶的形式释放到细胞外间质中;另一部分与膜密切结合,成为膜结合形式的 SLF。SLF 从小鼠妊娠的第9天开始表达,遍及 PGC 的迁移路径和生殖腺嵴。离体培养发现(小鼠胚胎的成纤维细胞系),在去除培养细胞后,SLF 大大提高了 PGC 的存活和运动能力,而且膜结合形式的因子比可溶性的 SLF 对 PGC 的存活更有效力。SLF 和 LIF 提高 PGC 存活力的机制是防止细胞凋亡,因而可能控制着 PGC 的数量和位置,并清除偏离正常迁移路径的 PGC。

　　近年来,在斑马鱼中发现了指导 PGC 的定向迁移关键因子——基质细胞衍化因子-1α(stromal-cell-derived-factor 1α, SDF-1α)及其受体 CXCR4b,后者表达于 PGC,是一个与 G 蛋白偶联的7次跨膜蛋白。抑制 *SDF-1α* 或 *CXCR4b* 基因敲除或者使 *SDF-1α* 过表达,都将导致 PGC 迁移的严重异常。在人类也发现了 SDF-1 和 CXCR4。在迁移过程中,PGC 不断分裂增殖,如果没有到达生殖腺嵴,则可分化为其最终到达的那个胚层的细胞,或者退化消失。在男性,若未分化性腺未得到 PGC,会导致一种先天性畸形,称唯支持细胞综合征(sertoli cell only syndrome)。患者睾丸生精小管上皮仅有支持细胞而没有生殖细胞,必将导致无精和不育。

二、生殖细胞发生的一般过程

精子和卵子发育的核心内容包括4个方面：① 通过减数分裂，染色体数目由双倍变为单倍，单倍体结合后重新恢复细胞双倍染色体的基因组构成，其遗传信息发生交换和重组，这种遗传物质的随机重排涉及后代逐一表现出新基因组合，并受到自然选择的考验。统计学表明，二倍体以执行新功能的基因来扩大和丰富其基因组的速度超过单倍体生物数百倍乃至数千倍。随机重排的基因可增加子代在复杂环境中存活机会，从而对物种有利。② 配子细胞的分化与成熟，以实现未来受精过程的进行，并保证受精的特异性和唯一性。③ 建立和储备子代发育必备的信息及营养成分，包括未来个体发育体制的初步设定，这方面卵子是主要的执行者。④ 与亲本性成熟及其性生理活动的协调也是配子发育的重要内容之一。

精子和卵子的发生各有其特征。① 发生时间，卵子发生在胎儿时期进行，至出生时已基本完成，所有的卵细胞均处于第一次成熟分裂的前期；精子的发生在青春期仍继续进行，在生精小管切片上可见到从精原细胞发育到精子的整个过程。② 生长程度，虽然精子和卵子在遗传物质上基本相等，各为子代提供一半遗传物质，但其胞质的数量大小悬殊，卵子的体积为精子体积的80 000倍。受精卵的胞质和营养主要来自卵子，因此，卵子在其发育过程中合成和储备大量营养物质，其体积迅速增大。而初级精母细胞的体积增大不明显，在其最终转变为精子时，还必须丢失部分胞质，以利于它的运动。③ 成熟分裂的时间，从青春期，精原细胞才开始进行成熟分裂；而卵原细胞的成熟分裂则早在胚胎发育的第6周即已开始。出生时，卵巢内只有初级卵母细胞，且均停留于第一次成熟分裂前期的双线期，停留时间可长达40～50年，直到排卵前的36～48 h才能完成第一次成熟分裂。

成熟分裂（meiosis）也称减数分裂，只发生在生殖细胞。同有丝分裂一样，减数分裂也分为前期、中期、后期和末期。其主要特点是两次连续分裂，中间的间期特别短，而细胞核的染色体只分裂一次。成熟分裂的重点：一是成熟分裂后的生殖细胞，染色体数目减半，由二倍体细胞变成单倍体细胞，受精（两性生殖细胞结合）后，合子（受精卵）又重新获得与亲代细胞相同的染色体数，保持了物种染色体数的恒定。二是在第一次成熟分裂前期，同源染色体发生联会和交叉，进行遗传基因的交换，从而使配子（精子或卵子）具有不同的基因组合（图9-2）。在成熟分裂过程中，若同源染色体不分裂或基因交换发生差错，将导致配子染色体数目及遗传构成异常，异常的配子受精后，将导致子代畸形。

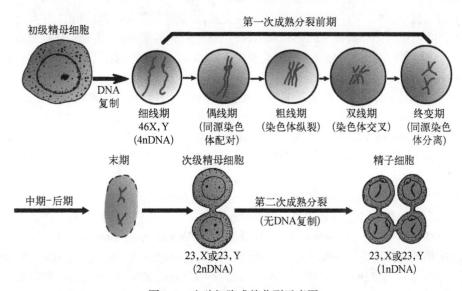

图9-2　生殖细胞成熟分裂示意图

（1）成熟分裂过程：生殖细胞的发生是在两次成熟分裂中完成的，在第一次成熟分裂之前已完成了DNA的复制，然后进入第一次成熟分裂的前期。此期比较复杂，成熟分裂的许多特殊过程都发生在这一时期。通常将此期分为5个不同的阶段，细线期、偶线期、粗线期、双线期和终变期。

分裂前期结束,进入第一次成熟分裂中期,原来配对的同源染色体并列于赤道板,随即开始分离为两组染色体,着丝点领先,向两极移动,胞质分裂后,即形成两个子细胞。总之,第一次成熟分裂前期的重要意义是进行遗传物质的交换。然后进入分裂的中期、后期和末期,第二次成熟分裂基本与普通有丝分裂相同,细胞的23条染色体已分裂为姐妹染色单体。姐妹染色单体彼此分离后,分别向一极移动,胞质分裂后,即形成2个子细胞。

(2) 联会与交换:在第一次成熟分裂的粗线期之前,在每条同源染色体之间沿纵轴方向形成联会复合体。在电镜下可见联会复合体两侧为侧生组分(lateral element),电子密度很高;两侧之间为中间区(intermediate space),是明亮区;中间区的中心称为中央组分(central element),是比较暗的区域。侧生组分和中央组分之间有细纤维相连接,称为L-C纤维。侧生组分的化学成分主要是蛋白质,同时还有两种DNA成分:一种DNA是染色质纤维,位于染色体与侧生组分接触的部位;一种DNA是沿侧生组分分布的线状轴丝,宽约6.5 nm。侧生组分中有蛋白质和RNA。L-C纤维主要由非组蛋白构成。中央组分主要由非组蛋白构成,尚未发现有DNA存在。

联会时,在细线期染色体的两个染色单体之间出现一种所谓的轴心结构,轴心呈线状沿染色体全长分布,宽约30 nm,它后来发育成侧生组分。在早合线期,互相靠近的同源染色体的两个轴心伸出细丝(L-C纤维),使它们互相联系起来。L-C纤维在中间区锁合,形成中央组分,从而使两个蛋白质轴心(侧生组分)牢固地连接在一起。这样,在同源染色体之间就形成了联会复合体。联会复合体消失始于早双线期,通常在双线期末结束。

在人类生殖细胞的成熟分裂过程中,每对同源染色体之间平均发生交换事件2~3次。首先,两条同源染色体的DNA双螺旋分别断裂,然后,断端相互交换再接上。粗线期有DNA合成(P-DNA),如果抑制P-DNA合成,则染色体发生断裂,可见P-DNA对保护染色体完整性十分重要。也有人认为,交换是由重组小结(recombination nodule)介导的。重组小结是一些直径约90 nm的含蛋白质的球形小体,它们在两条同源染色体之间,间隔一定距离分布于联会复合体上。重组小结参与交换过程的依据有:重组小结的数目、分布与交换事件的数目、分布相同;DNA前体优先在重组小结部位掺入粗线期DNA内。

同源非姐妹染色单体在实现交换前,必须在空间上联会,否则交换不可能发生。关于这一点,有如下证据:① 在合线期抑制蛋白质合成或DNA的合成,则联会复合体不能形成,进而也不可能发生交换和交叉;② 用秋水仙素处理细线期或早合线期的花粉母细胞,抑制联会复合体形成,也使交叉、交换受到阻碍;③ 联会缺陷型的突变体不能形成联会复合体,同时也不发生交叉与交换。

在成熟分裂过程中,通过同源染色体发生联会和交换,以及非同源染色体的重组,进行遗传基因的交换,从而使配子(精子或卵子)具有不同的基因组合,创造了物种的变异,是生物多样性形成的基础。在成熟分裂过程中,若同源染色体不分裂或基因交换发生差错,将导致配子染色体数目及遗传构成异常,而异常配子受精后,将导致子代畸形。

(3) 性染色体配对与分离:雌性生殖细胞含两条X染色体,其配对与分离和其他同源染色体相似。但雄性生殖细胞含有一个X染色体和一个Y染色体,它们必须在第一次成熟分裂中期配对。X与Y染色体在它们一端的小范围内就可以进行配对、交换,在第一次成熟分裂前期形成一个交叉点。这一少量的基因重组便足以使X与Y染色体在纺锤体上配对,结果只能形成两种类型的精子:含Y和含X染色体的两种精子。

(4) 基因图谱与交换:人类生殖细胞在成熟分裂过程中每一条染色体至少发生一次交换。遗传学家们已经对整个人类基因组构建了遗传图谱(genetia map)。每一对相邻基因的距离表现为它们两者之间发生重组的百分率。遗传图距(genetic distance)的标准单位是厘摩(centimorgan, cM),1 cM实际上表示减数分裂过程中两个相邻基因发生交换有1%可能性。而人类染色体长度通常大于100 cM,提示一条染色体可能发生一次以上的交换。芽殖酵母全基因组的DNA序列已被确定,使得有可能对其遗传图谱和物理图谱(physical map)进行直接比较。物理图谱表示DNA标记之间的实际距离(可用千碱基对kb表示)。在遗传图谱上有所扩大的区域表明该处是基因重组的热点,也即减数分裂过程中发生交换明显增多的部位;而遗传图谱上收缩的区域则表示基因重组的冷点(coldspot),交换发生明显减低。人类的遗传图谱也显示出相似的"扩大"与"收缩"特征。产生这些热点的可能原因是它们含有多度部位(abundance of site):该处的DNA螺旋被减数分裂内切酶所切断,产生了双股DNA断裂处,并由此开始了DNA重组过程。

在交换处,两条同源非姐妹染色单体之间的附着点称交叉。每一次交换产生一个交叉,交叉点可以起到类似普通有丝分裂中的中心粒作用。染色体交换减少的突变生物在成熟分裂中,部分同源染色体对之间交叉点缺失,这些染色体对便不能正常分离,导致两个子细胞所含的染色体过多或过少。不分离现象便是一例:即细胞分裂中期,成对染色体互相不分开,结果一个子细胞得到一对同源染色体,而另一子细胞缺少这一染色体。

三、精 子 发 生

生精细胞(spernatogenic cell)自生精小管基底部至腔面,依次有精原细胞、初级精母细胞、次级精母细胞、精子细胞和精子。从精原细胞到精子形成的连续增殖分化发育过程,称为精子发生(spermatogenesis),在人类需64 ± 4.5 d,经历了精原细胞的增殖、精母细胞的成熟分裂和精子形成三个阶段。

1. 精原细胞

精原细胞(spermatogonium)是成熟睾丸中最幼稚的生精细胞。一般将精原细胞分为A、B两型。A型精原细胞又分为暗型精原细胞A(dark type A, Ad)和亮型精原细胞A(pale type A, Ap)。Ad型精原细胞核呈椭圆形,染色质细小,染色深,核中常有1~2个浅染色区,核仁明显,胞质中有糖原、微管及由很多小管组成的Lubarsch晶体。Ap型精原细胞大而圆,附于基膜,核圆形,染色质细密,染色浅,核膜处有1~2个核仁,胞质中无糖原,无微管,无Lubarsch晶体。B型精原细胞呈圆形,与生精小管基膜接触面较少,有时仅有一个狭窄的胞质突起与之接触,核圆形,沿核膜上附有较粗染色质颗粒,核仁位于中央,不规则,线粒体分散在整个胞质中。精原细胞增殖是精子发生的重要环节,它不仅涉及精原细胞的更新和分化,也涉及精原干细胞。放射自显影研究发现Ad型精原细胞的细胞周期很长,分裂缓慢,因而认为Ad型精原细胞是精原干细胞(spermatogonial stem cell)。某些灵长类中,发现B型精原细胞数与Ap型精原细胞相等,因而认为Ap也是精原干细胞。由此推断,不同种属的精原细胞干细胞类型可能是不同的。

关于精原细胞的增殖、更新和分化,Clermont等提出一种模式。在此模式中,Ad型精原细胞是干细胞,一个干细胞通过第一次分裂产生两个新的Ad型精原细胞,其中一个Ad再分裂产生两个Ad,而另一个Ad则分裂产生两个Ap型精原细胞,后者再分裂分化形成B型精原细胞,B型精原细胞经过数次分裂后,分化为初级精母细胞。Huchins等详细观察了大鼠睾丸全部生精小管并结合应用放射自显影,提出了另一理论模式。根据这个理论,精原细胞可分三部分,即贮备型精原干细胞(reserve spermatogonial stem cell, As)、更新或增殖型精原细胞(renewing or proliferating spermatogonium, Apr-Aal-Aal)和分化型精原细胞(differentiating spermatogonium, 包括A1-A4、In、B)。贮备干细胞是分散的精原细胞(isolated spermatogonium, Ais),通常处于休止状态。当各种有害因素如射线、药物等其他类型的精原细胞耗尽时,贮备干细胞才进入分裂期。它们各自进行分裂,复制产生干细胞,同时也产生成对的增殖型精原细胞。当产生的精原细胞恢复到原来数量时,贮备干细胞即停止分裂,又回复到休止状态。更新或增殖型精原细胞具有更新和分化能力,可不断地增殖分化,并呈同步分裂,形成一链状精原细胞,相互间有细胞间桥相连。这些链状精原细胞(aligned spermatogonia, Aal)可继续同步分裂,最后达一定体积即停止分裂,并同步分化为精原细胞A1,继而是A2、A3、A4、In(中间型)、B,这些就是分化型精原细胞,进一步分化发育为初级精母细胞。在正常情况下,更新精原细胞可抑制贮备干细胞的活动,当更新精原细胞消失时,这种抑制作用即告解除,贮备干细胞就进入活动状态。据此有人提出,可在不影响贮备干细胞的条件下,应用药物或其他方法可逆地抑制精原细胞的增殖以达到节制生育。

目前没有公认的只表达于精原干细胞的特异性标志物。细胞表面标志物有Integrinα6、Integrinβ1、Thy-1、CD9、CD24、GFRα1。但这些标志物分子并非专一地表达于精原干细胞,例如,Thy-1是淋巴细胞标记物,而Integrinβ1亦可表达于支持细胞。细胞内标志物包括Oct4、Plzf、Neurogenin、Star8、Zbtb16、Sohlh2、Kit,这些分子也并非专一地表达于精原干细胞。由于这些分子在细胞内表达,因此不能通过免疫学方法标记细胞内标志物来筛选出活体精原干细胞。此外,不同细胞标志物在精原干细胞分化的不同阶段,其表达水平也会发生显著变化,例如,未分化的精原干细胞高表达Oct4和Zbtb16,而分化中的精原干细胞则会高表达Sohlh2和Kit。利用这一特点,可通过在体观察不同标志物的表达变化情况间接地判断精原干细胞分化状态。

2. 精母细胞

精母细胞(spermatocyte)位于生精上皮中层,分为初级精母细胞(primary spermatocyte)和次级精母细胞（secondary spermatocyte）。由B型精原细胞分裂形成的初级精母细胞位于精原细胞近腔侧，圆形，体积较大，直径可达18 μm，核大而圆，染色体核型为"46，XY"。初级精母细胞处于分裂间期，称细线前期精母细胞，其结构特点与B型精原细胞相似，此时称为静止期，为成熟分裂做好准备，然后进入生长期。生长期的初级精母细胞胞体逐渐增大，开始进入成熟分裂前期，复制DNA，使DNA量达到4n，并参与转录和合成精子发生过程中所需的大部分蛋白质和酶。细胞经过DNA复制后，进行第一次成熟分裂，形成两个次级精母细胞。由于第一次成熟分裂的分裂前期较长，可达22 d，所以在生精小管的切面中常见到处于不同增殖阶段的初级精母细胞。精母细胞的胞内标志物有Sycp3和CyclinA1。

次级精母细胞的第二次成熟分裂的过程与普通有丝分裂相似，不进行DNA的复制，染色体核型为"23，X"或"23，Y"（2n DNA）。一个次级精母细胞经过第二次成熟分裂，染色体着丝粒分开，染色单体分离，移向细胞两极，形成两个精子细胞。精子细胞的染色体核型为"23，X"或"23，Y"（1n DNA）。成熟分裂使生殖细胞最终成为单倍体细胞，两性生殖细胞结合后又可恢复与亲代细胞相同的染色体数，保证了染色体数量的恒定，而且在分裂过程中，通过同源染色体的联会和染色体交叉，使精子具有不同的基因组合。由于次级精母细胞存在时间短，因此在生精小管切片中不易见到。

3. 精子细胞

精子细胞（spermatid）靠近管腔面，不再分裂，但要经历复杂的变态，由圆形逐渐转变成为蝌蚪状的精子，这一过程称精子形成（spermiogenesis），其主要变化为核的浓缩和核蛋白转型，顶体、鞭毛的形成和多余胞质的丢失（图9-3）。

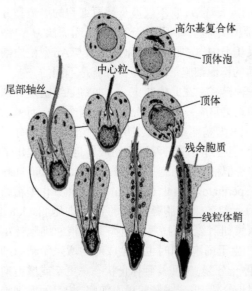

高尔基复合体
顶体泡
中心粒
尾部轴丝
顶体
残余胞质
线粒体鞘

图9-3 精子形成示意图

精子形成过程中，核浓缩变小，由中心位到偏位，并靠近精子膜。伴随精子核浓集，核蛋白类型发生明显改变。在这一变态过程中，单倍体精子细胞的核内物质高度浓缩，生出鞭毛，并排除多余的细胞质。已有研究结果表明，精子核染色质的浓缩主要由一组精子特异碱性蛋白，如精蛋白（protamine）等所引起，它们替代组蛋白，导致核DNA处于一种紧密、稳定和无活性状态。精蛋白是一种由50%以上的精氨酸组成的相对分子质量较小的蛋白质，其主要作用是中和DNA的电荷，降低DNA分子间的静电排斥作用，使核染色质高度浓集。同时，其分子中的胱氨酸可形成分子内或分子间的二硫键，使核更趋稳定，以便运动和进入卵子，也可使其基因在世代交替过程中免受物理和化学伤害，保护其遗传稳定性。在精子形成过程中，核蛋白的正常转换可发生障碍，即在精子形成后期不被或不完全被精蛋白所代替，以致精子功能发生异常，成为某些男性不育症或习惯性流产的原因之一。

精子细胞在结构上高尔基体十分发达，随后不久，在其中央凹面出现几个圆形小泡，称前顶体囊泡，内有致密颗粒，称前顶体颗粒。这些前顶体囊泡融合成一个大的顶体囊泡，与核膜相贴，前顶体颗粒也融合为顶体颗粒，此时期称为高尔基期（Golgi stage）。顶体囊泡以后变成扁平状，覆盖于精子细胞核表面，并逐步扩大向细胞核两侧延伸，直至包绕细胞核的前半，但顶体颗粒变化不大，此期为顶帽期（cap stage）。以后顶体帽进一步扩大，顶体颗粒弥散于整个顶体帽中，于是顶体帽变成了顶体。

中心粒迁移到细胞核的尾侧，其中一个中心粒分化形成轴丝复合体，成为将要形成的鞭毛中轴，轴丝的9对周围微管及两根中央微管特殊构筑的形成机制尚不清楚。最近研究认为可能和微管蛋白有密切关系。在中心粒迁移动同时，轴丝基部周围出现4个致密区：第一致密区形成基板；与两个中心粒相联系的第二致密区形成节柱，它和第一部分共同发育成颈部连接段；第三致密区位于节柱基部，发育分化成外周致密纤维；在致密纤维起始部周围的第四致密区，形成了精子中断和主段间的分界线，即终环。与此同时，线粒体逐渐集中于鞭毛起始部周围，形成线粒体鞘。而在围绕主段以上胞浆鞘中出现环形微管，然后变得致密并增厚，最终形成纤维鞘。在精子形成后期，部分细胞质浓缩聚集成一个不规则的胞质块，借胞质细带连于尾部中段，称多余胞质。多余胞质脱落即为残余体。至此，精子形成完成，并释放入管腔。精子细胞的胞内标志物有Acrv1和Dbil5。

4. 支持细胞

支持细胞也称Sertoli细胞,与精子的发生有十分密切的关系。人的每个生精小管的断面上可见8～11个支持细胞。相邻支持细胞侧面近基底部的胞膜形成紧密连接,将生精上皮分为基底室和近腔室。基底室位于生精上皮基膜与支持细胞紧密连接之间,内有精原细胞和精线前期的初级精母细胞。近腔室位于紧密连接上方,与生精小管管腔相通,内有精母细胞、精子细胞和精子(图9-4)。

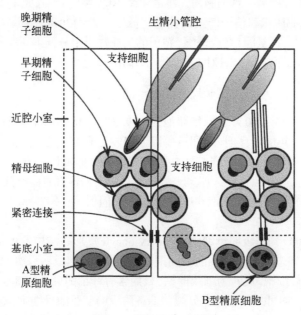

图9-4 精子发生示意图

生精小管与血液之间,存在血睾屏障(blood-testis barrier),其组成包括毛细血管的内皮及其基膜、结缔组织、生精上皮基膜和支持细胞紧密连接。紧密连接是构成血睾屏障的主要结构。由于血睾屏障的作用,各级生精细胞无法与间质内的高浓度的葡萄糖直接接触,支持细胞能将葡萄糖代谢为乳酸和丙酮酸,这样使胞外糖的代谢产物浓度升高。丙酮酸和乳酸都能被生精细胞所利用,它们能高效地提供能量。虽然许多小分子可溶性的营养成分可通过细胞间的连接或细胞分泌直接转运,但是大量的物质由于溶解度小、活跃的化学特性而需要由结合蛋白来转运。

支持细胞能合成多种不同的转运蛋白。最先被发现的转运蛋白是雄激素结合蛋白(androgen binding protein,ABP)。ABP是支持细胞功能标志,可将雄激素运至整个生殖管道。支持细胞还能合成转铁蛋白。转铁蛋白是一种能结合铁的蛋白质,能在循环系统中结合和转运铁。铁离子水溶性小,但与转铁蛋白具有高度亲和力。另一种由支持细胞合成的金属结合与转运蛋白是铜蓝蛋白,它能将铜离子结合并运至细胞中以满足某些辅酶的需要。铜蓝蛋白与转铁蛋白运输离子过程很相似,但铜蓝蛋白受体内吞后被降解而不能被循环使用。

在支持细胞和生精细胞中发现有几种独特的脂肪酸,推测它们可能从支持细胞转运至生精细胞中。硫酸糖蛋白1(SGP-1)是主要由支持细胞分泌的一种特殊的脂质结合蛋白,该蛋白质是唯一的鞘脂类结合蛋白。参与鞘脂结合与代谢的鞘脂激活蛋白前体与SGP-1具有高度同源性。生精细胞增殖需要更多的支持细胞转运的脂质前体和一些特殊的脂肪酸。此外,支持细胞代谢和降解脂质残余体也需要脂质结合蛋白对脂质的运输。支持细胞同时还能将维生素转运至生精细胞。叶酸和生物素结合蛋白是最早发现的由支持细胞合成的转运维生素结合蛋白。目前已知维生素A和类维生素A对睾丸功能和生精过程很重要。在支持细胞和生精细胞中已经发现有类维生素A结合蛋白。维生素A的缺乏也直接能影响支持细胞的功能。类维生素A可能通过支持细胞核中的类维生素A受体来调节支持细胞的功能。

支持细胞和生精细胞之间的调节作用是通过旁分泌因子和局部的营养因子来进行。支持细胞和生精细胞共同培养能促进生精细胞内RNA和DNA的合成,刺激生精细胞表面抗原的出现和维持谷胱甘肽的生成。当用EDS破坏间质细胞完全消除睾酮之后,支持细胞合成的大多数蛋白质不变,只是分泌量减少。外源给睾酮后，无助于这一现象的改善，而没有雄激素受体的圆形精子细胞蛋白产物的分泌却受到刺激而升高。其次，睾丸内睾酮浓度的20%足以使睾丸内所有的雄激素受体达到饱和，而实际上为维持啮齿类动物的精子发生所必需的睾酮浓度要比周边血浓度高出40倍，人则高达200倍。所以认为，睾酮对生精小管的作用与其对其他靶器官或组织的作用机制有根本性区别。基于这些发现，有人推测生殖细胞蛋白产物的分泌可能受控于支持细胞的某些未知的功能，睾酮可能通过生殖细胞膜效应直接对其行使调节，而不通过雄激素受体，因为生殖细胞内无雄激素受体的存在。切除大鼠垂体后，尽管LH或睾酮能促使精子发生，但其睾丸的体积和精子产生的数量均低于正常约20%。在许多其他种属包括一些灵长类，垂体切除后，尽管使用大剂量的LH或睾酮，精子的生成数仍十分低下。完整和持续的精子发生除依靠LH对间质细胞的作用外，还需要FSH对支持细胞的作用。

四、卵子发生

新生儿两侧卵巢有70万～200万个原始卵泡，7～9岁时约有30万个，至40～50岁时仅剩几百个。从青春期至更年期30～40年的生育期内，卵巢每隔28 d左右有15～20个卵泡生长发育，但通常只有1个卵泡发育成熟并排出1个卵细胞。女子一生中两侧卵巢共排卵400～500个，其余的卵泡则在发育的不同阶段退化为闭锁卵泡。绝经期以后，卵巢一般不再排卵。卵泡发育是个连续的过程，其结构发生一系列变化，一般可分为原始卵泡、生长卵泡和成熟卵泡三个阶段。

1. 初级卵母细胞

从卵原细胞（oogonium）到初级卵母细胞（primary oocyte），形态结构发生了巨大变化。卵原细胞完成最后一次有丝分裂后，即进入减数分裂前的间期，这是卵原细胞最后一次的DNA复制。人胚胎第11周，卵巢内即可见初级卵母细胞，此时为细线前期，核内含有纤细的染色体细丝。第12～13周时可见细线期。第3～7个月的卵巢内可见处于减数分裂前期各阶段的初级卵母细胞，有细线期、合线期、粗线期和双线期，随即进入静止期。胞质内细胞器丰富，细胞器在核的一端聚集成一个大的核旁复合体。

卵母细胞在整个发育和随后的胚胎发生过程中，最重要的场所之一是皮质。它是卵子细胞质的表层，其物理特性不同于其他部分的细胞质，呈凝胶状态，通常呈双折射，不被强离心力分离而改变其结构。受精时消失，但在第一次卵裂的后期又重新出现，并进而随卵裂表现出节律性的变化。在卵母细胞皮质中有一种特殊的颗粒，称为皮质颗粒。哺乳类卵中均有这种皮质颗粒，人类卵的皮质颗粒除糖类外可能还有一些蛋白质。皮质颗粒具有选择性的通透性，以调节卵细胞与周围环境的相互作用。在卵母细胞生长过程中，营养物质无论以扩散或胞吞作用等方式摄入的固体或液体的小分子，都必须经过皮质。在受精时，由于精子刺激导致皮质反应，而使卵开始发育。此外，皮质对卵子的极性和对称及对胚胎结构的发生均具有十分重要的，甚至是决定性的作用。

2. 次级卵母细胞

初级卵母细胞完成第一次成熟分裂后，成为次级卵母细胞，随后迅速进行第二次成熟分裂，并终止于分裂中期。初级卵母细胞的静止期可持续12～50年之久。成人在正常情况下，在排卵前36～48 h，卵母细胞恢复减数分裂进程，卵泡成熟排卵。由于卵母细胞减数分裂持续时间较长，有可能导致染色体的误差，这可能是高龄孕妇的胎儿畸变率高的原因之一。卵母细胞恢复核成熟分裂能力与其所在卵泡的发育阶段有关，只有成熟的次级卵泡中的卵母细胞才对促性腺激素发生反应，完成第一次成熟分裂并进入第二次分裂的中期。

卵子发生的主要目的是获得可受精的卵母细胞，即成熟的卵母细胞。卵母细胞的核成熟在形态上表现为生发泡破碎，第一极体排出。目前对参与调节生发泡破碎的机制和应答排卵前促性腺激素峰而启动卵母细胞进入第二次减数分裂中期（M Ⅱ）的信号途径尚不完全清楚。研究表明，卵母细胞减数分裂的能力是在卵母细胞的生长过程中逐渐获得的，这是卵母细胞自发获得的一种必需的特征。特别是在卵母细胞的最后成熟期，卵母细胞自发获得恢复减数分裂的能力，这一时期与卵泡腔的形成同步。减数分裂的过程有两个阶段，首先卵母细胞恢复以生发泡破碎为特征的减数分裂过程，随后这一过程完成并静止在第二次减数分裂中期。在培养液中添加高浓度的人细胞周期静止因子（cytostatic factor, CSF），如cAMP和次黄嘌呤能阻止生发泡破碎，而添加适当浓度的促性腺激素可诱导生发泡破碎。由于卵母细胞和卵丘细胞通过缝隙连接耦合，因而许多蛋白质因子可能通过调节卵丘细胞以控制生发泡破碎。生发泡破碎需要蛋白质的合成。并不是所有的卵母细胞在生发泡破碎后都能排出第一极体而完成核成熟，蛋白质的合成对于卵母细胞从GV期到MⅡ期的进程，以及保持在MⅡ期休止是必需的。抑制卵母细胞中的蛋白合成将不能激活成熟促进因子（maturation promoting factor，MPF）。细胞质蛋白、MPF、有丝分裂原激活蛋白激酶（mitogen-activated protein kinase，MAPK）和CSF均调节卵母细胞的核成熟。

3. 卵泡的发育和成熟

在整个性成熟期中，卵泡的生长发育是一个连续的过程。按其结构变化，一般分为三个阶段：原始卵泡、生长卵泡和成熟卵泡（图9-5）。

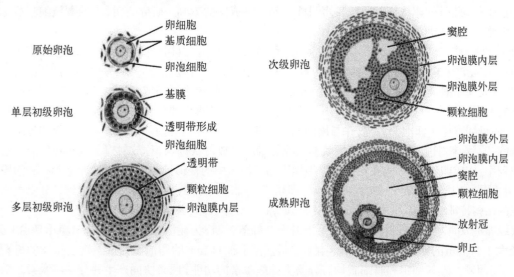

图9-5　卵泡发育示意图（引自Basic Histology 11th ed）

（1）原始卵泡：原始卵泡是处于静止状态的卵泡，位于卵巢皮质浅层，体积小，数量多，卵泡的中央有一个初级卵母细胞，周围是单层扁平的卵泡细胞。初级卵母细胞在胚胎时期由卵原细胞分裂分化形成，随即进入第一次成熟分裂，并长期停滞于分裂前期，直至排卵前才完成第一次成熟分裂。卵泡细胞呈扁平形，较小，核长形，有1~2个核仁，胞质内含有丰富的粗面内质网和线粒体。卵泡细胞与外周结缔组织间有薄层基膜。人类和啮齿类动物的转录因子研究中已经发现多种基因参与原始卵泡形成，如FiGα、Dazla、Nobox、减数分裂特异性酶和神经生长因子基因等。

（2）生长卵泡：青春期开始，原始卵泡生长发育变为生长卵泡，卵泡逐渐移至皮质深层。生长卵泡结构和大小差别很大，主要变化是卵母细胞长大、卵泡细胞和卵泡周围结缔组织的增生。生长卵泡又分为初级卵泡和次级卵泡两个阶段。

1）初级卵泡：凡是卵泡细胞间未出现液腔的生长卵泡均称为初级卵泡。由原始卵泡发育形成初级卵泡的主要结构变化是初级卵母细胞体积增大，核也增大，胞质内高尔基体、粗面内质网、游离核糖体均增多，卵泡细胞由单层扁平变为立方形或柱状，逐渐增殖为多层，此时期的卵泡细胞也被称为颗粒细胞。在初级卵泡早期，卵母细胞和卵泡细胞之间出现一层含糖蛋白的嗜酸性膜，称透明带，由初级卵母细胞和卵泡细胞两者共同分泌形成。透明带的化学成分也因动物种类而异。人、鼠等动物的透明带由3种糖蛋白分子组成：ZP1、ZP2、ZP3。ZP3与精子膜上的ZP3受体介导了精子和卵子透明带之间的初级识别，其与精子结合诱导精子发生顶体反应。小鼠ZP2可与顶体反应后的精子相互作用，引起精子和卵子透明带之间的次级识别和结合，有利于精子穿通透明带。精子与卵细胞膜开始融合时，卵母细胞皮质颗粒所释放的酶使ZP2和ZP3变性，当其蛋白质结构改变后阻止了后续精子的穿入，防止多精受精。ZP1与精子无直接作用，但可横向连接ZP2和ZP3，起结构支撑的作用，有利于构建透明带的三维立体构象。透明带上还有与精子相互识别的特殊结构，对受精时精子与卵细胞之间的相互识别和具有种属特异性的精卵结合意义重大。

电镜下，初级卵母细胞的微绒毛和卵泡细胞的突起伸入透明带，卵泡细胞的长突起可穿越透明带与卵母细胞膜接触，两者之间可见缝隙连接和桥粒。卵泡细胞与卵母细胞之间及卵泡细胞之间有许多缝隙连接，这些结构有利于卵泡细胞将营养物质向卵母细胞输送，以及细胞间激素、离子和小分子物质的交换,沟通信息,协调功能,而卵母细胞的生长和分化依赖于周围颗粒细胞的发育。在生殖细胞和颗粒细胞间信号的双向传递是获得有受精能力卵母细胞的必要条件。这种串话式信号除了以旁分泌和自分泌方式交流外,主要通过两个依赖缝隙连接的互作系统。缝隙连接是由连接蛋白(Cx)组成,连接蛋白属于整体膜蛋白家族,它调节绝大部分颗粒细胞与卵母细胞间的信号通讯。Cx的两个重要类型Cx43、Cx37已通过基因敲除受到广泛的研究。Cx43由Gja1基因编码,它存在于颗粒细胞间的联结中,主要促使新产生的卵泡死亡或使发育早期的卵泡休止,从而导致卵巢中生殖细胞的数量减少。而Cx37主要修饰卵母细胞和颗粒细胞间的信号通路,如果编码Cx37的Gja4基因缺失,将导致卵泡在次级卵泡期休止,卵母细胞也停止生长,此时的卵母细胞体积最多只能达到最终成熟的74%。研究表明,人的颗粒细胞黄体化影响卵母细胞的质量和胚胎发育潜力。

2) 次级卵泡:当卵泡细胞间出现液性腔时,称为次级卵泡。由初级卵泡继续生长成为次级卵泡,主要结构变化是卵泡体积更大,卵泡细胞间出现一些不规则腔隙,并逐渐合并成为一个半月形的腔,称为卵泡腔,腔内充满卵泡液。卵泡液由卵泡细胞分泌和卵泡膜血管渗出液组成,除含一般营养成分外,还有卵泡分泌的类固醇激素和多种生物活性物质,对卵泡的发育成熟有重要作用。随着卵泡液的增多和卵泡腔的扩大,卵母细胞居于卵泡的一侧,并与周围的颗粒细胞一起突向卵泡腔,形成卵丘。初级卵母细胞紧贴透明带的一层颗粒细胞增大呈柱状,围绕初级卵母细胞呈放射状排列,称放射冠。分布在卵泡周边的卵泡细胞较小,构成卵泡壁,称为颗粒层。卵泡周围结缔组织中的梭形细胞增生,形成卵泡膜。卵泡膜分化为内、外两层。内膜层含有较多的多边形或梭形的膜细胞及丰富的毛细血管,膜细胞具有分泌类固醇激素细胞的结构特征。外膜层主要由结缔组织构成,胶原纤维较多,并含有平滑肌。

次级卵泡发育早期阶段是雌激素水平上升至高峰值时期,为血清LH峰出现前5 d至出现后1 d。一般直径大于11 mm的卵泡可发育成熟和排卵,而直径小于11 mm的卵泡发育成熟直至排卵的机会则较小,有的将闭锁。颗粒细胞和膜细胞均有分泌类固醇激素的功能,两者协同产生并分泌雌激素。随之血清雌激素峰至LH峰时期,为血清LH峰出现前1 d至出现当天,此时期卵泡迅速生长。卵母细胞核由中央移向周边,核膜仍保存。放射冠细胞仍紧密排列,其胞质穿入透明带,但多数未达到透明带内层,因而与卵母细胞间的连接结构较少。颗粒细胞3β-羟类固醇脱氢酶活性增高,而膜细胞酶活性下降,卵泡液中孕激素含量增高,雌激素含量则开始下降。

次级卵泡发育过程中,颗粒细胞参与卵泡液的生成。FSH促使颗粒细胞分泌黏多糖,进而可促进卵泡液的生成,卵泡液增多使卵泡体积增大,卵泡液中的血浆蛋白由外周血管渗出。卵泡液中还含有性激素,其浓度随卵泡的增长而变化。小的次级卵泡的卵泡液中无雌激素,此后随卵泡增长而逐渐增多。卵泡液中的孕激素含量则较低,至排卵前LH峰日才达到高峰。较小的次级卵泡LH含量较低,至排卵前突然升高。FSH的浓度保持相对的稳定性,PRL在小的次级卵泡中浓度最高。卵泡液中还含有颗粒细胞和膜细胞分泌的多种细胞因子,对卵泡生长与成熟起着重要的调节作用。

次级卵泡发育过程中,颗粒细胞还出现LH受体、PRL受体和PG受体。初级卵泡的颗粒细胞仅有FSH受体,在FSH作用下产生LH受体,且数量随卵泡的发育而增多。排卵前,颗粒细胞和膜细胞的LH受体均增多,使这两种细胞对LH峰反应敏感而引起排卵。颗粒细胞内含有PRL受体,其含量随次级卵泡发育成熟而减少,即PRL在小的次级卵泡中的浓度高于其在大卵泡中的浓度。PRL有调节细胞分泌孕酮的作用。颗粒细胞内含PG受体,而PG可调节颗粒细胞的分泌功能。人的中、晚期次级卵泡颗粒细胞有PGFz受体,PGFz有抑制细胞生成孕酮的作用。与之相反,PGEz则可促进孕酮产生。

对小鼠遗传修饰基因的研究发现,一些抑制因子使原始卵泡一直处于休眠状态,丢失任何一个抑制因子都将导致原始卵泡池过早激活,引起卵泡池耗尽和卵巢早衰(POF)。这些抑制因子主要包括:结节性硬化病因子1(Tsc-1)、第10染色体丢失的磷酸酶张力蛋白同源物基因(PTEN)、Foxo3a,p27,Foxl2、Tsc/mTORC1。

(3)成熟卵泡:次级卵泡发育到最后阶段即为成熟卵泡。此时卵泡体积很大,直径可达20 mm,突出于卵巢表面。卵泡腔很大,颗粒层甚薄,颗粒细胞不再增殖。此时期的卵丘细胞松散,细胞间的缝隙连接消失,桥粒减少,卵丘细胞发生退行性变化。临近排卵时,卵丘从卵泡壁分离,与卵母细胞一起悬浮于卵泡液中。此时卵泡液增多,卵泡壁变薄,细胞内与类固醇激素代谢有关的酶活性增高,基膜消失。在排卵前数小时,卵泡膜中的毛细血管长入颗粒层。卵泡液内的孕激素含量可增高至45 pmol/μL,但在卵泡破裂前3 h下降至1 pmol/μL。雌激素含量在将排卵时下降到4 pmol/μL。

排卵前36～48 h,初级卵母细胞完成第一次成熟分裂,产生一个次级卵母细胞和一个第一极体,染色体数目减半,核型为"23, X"。第一极体位于次级卵母细胞与透明带之间的卵周间隙内,往往很快退化消失。次级卵母细胞随即进入第二次成熟分裂,并停止于分裂中期。人们一直认为,由原始卵泡发育至成熟排卵是在一个月经周期内完成(12～15 d)。近来的研究表明,一个原始卵泡发育成熟至排卵并非在一个月经周期内完成,而是跨越了几个周期。

4.排卵

排卵指成熟卵泡破裂,卵母细胞自卵巢排出的过程,约在月经周期的第14天。正常女性一般每隔28～35 d排一次卵,双侧卵巢交替进行,多为每次排一个卵,偶尔也可排2个卵。在排卵前,垂体分泌LH量骤升,成熟卵泡的颗粒层、卵丘和放射冠细胞间隙增大,卵泡膜内层毛细血管丰富,内皮细胞间隙增大,血管基膜断裂,颗粒层外周基膜呈不连续状,血浆及一些血细胞通过内皮间隙进入卵泡,使卵泡液急剧增加,卵泡腔急剧扩大,凸向卵巢表面的卵泡壁,白膜和表面上皮均变薄,局部缺血,形成圆形透明的卵泡小斑。卵丘与卵泡壁分离,小斑处结缔组织被胶原酶和透明质酸酶解聚和消化。卵泡液中可能存在蛋白水解酶、胶原酶和透明质酸酶等,当卵泡成熟时,这些酶活性增高。LH促进颗粒细胞合成的前列腺素使卵泡膜外层平滑肌收缩,导致小斑破裂。小斑处血流缓慢,最终血流中断,局部缺血。卵巢表面上皮可呈不连续状,小斑如半透明小泡。最终卵泡顶壁小斑区破裂,卵丘随卵泡液排出(图9-6)。卵母细胞连同外周的透明带、放射冠与卵泡液一起从卵巢排出,经腹膜腔进入输卵管。次级卵母细胞在卵排出后,若在24 h内不受精则退化;若受精,则完成第二次成熟分裂,形成一个成熟的卵和一个第二极体。

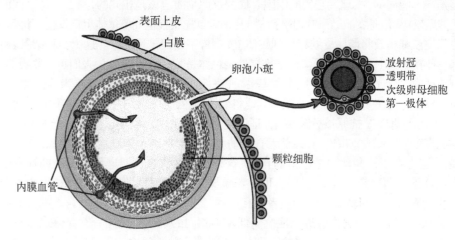

图9-6　成熟卵泡排卵模式图

整个排卵过程除受神经内分泌的调节外,还与多种调节因素的作用密切相关。排卵前的LH峰促使卵巢合成蛋白多糖酶、透明质酸酶和胶原酶。胶原酶可使胶原纤维和纤维间起黏合作用的黏多糖变性,卵泡壁张力降低。实验证明,胎牛血清和巨球蛋白可抑制胶原酶的活性,而小斑处缺血区的胶原酶血清抑制物含量下降,使得局部酶活性增高促使卵泡破裂。此时,卵巢表层上皮细胞及颗粒细胞内的溶酶体增多,释放的溶解体酶可能参与组织的解聚作用,并可促使胶原酶活化。上述酶主要作用于卵泡顶部小斑区的白膜和卵泡膜外层,可分解局部结缔组织,使卵泡壁顶部变得薄弱,最终促使卵泡破裂。

PG对排卵起着关键作用。在LH作用下,颗粒细胞可合成PG,PG使卵泡膜外层平滑肌收缩而使经酶作用变薄的卵泡顶壁小斑区破裂,卵丘随卵泡液排出。在排卵前,成熟卵泡中的PGF2a含量显著升高。PG有激活胶原酶的作用,并可使溶酶体膜变得不稳定,导致溶酶体酶的释放。已证实兔成熟卵泡近排卵时,卵泡液中含PGE和PGF,PGE1有增加血管渗透作用,PGF2a可促使卵泡壁平滑肌收缩,使卵泡壁在化学酶解和物理机械的双重作用下破裂。卵泡发育的另一个特点是从由Activin A主导到由Inhibin A主导的调控转化。小卵泡倾向于产生更多Activin A,然而被选择的大卵泡却分泌更多的Inhibin A。Activin A能减弱黄体生成激素(LH)诱导的小卵泡卵泡膜细胞的雄激素合成。另外,大卵泡释放大量的Inhibin A,对抗Activin A的作用,增加卵泡膜细胞分泌雄激素,为颗粒细胞合成雌激素提供大量的前体物质,排卵前卵泡中将有大量雌激素合成。Inhibin A还能增强颗粒细胞和卵母细胞间的联系机制,促进卵泡迅速增长,刺激卵母细胞成熟。

5. 卵泡闭锁

退化的卵泡称为闭锁卵泡。卵泡闭锁可发生在卵泡发育的任何阶段,故其形态结构颇不一致。原始卵泡闭锁时,初级卵母细胞表现核固缩和细胞形态不规则,卵泡细胞变小分散,最后两种细胞变性消失。初级卵泡和早期次级卵泡的退化与原始卵泡相似,但退化的卵泡可见残留的透明带,卵泡腔中常见巨噬细胞和中性粒细胞。晚期次级卵泡闭锁时的变化较特殊,卵泡壁塌陷,卵泡膜的血管和结缔组织伸入颗粒层和卵丘。膜细胞一度肥大,形成多边形上皮样细胞,细胞内充满脂滴,类似黄体细胞,称闭锁黄体。这些肥大的膜细胞被结缔组织和血管分隔成分散的细胞团索,称为间质腺。人类卵巢间质腺细胞数量少,分散分布,而猫及啮齿类动物卵巢的间质腺则较多,可分泌雌激素。间质腺最后也退化消失。卵泡的闭锁可能与雌激素和雄激素的对抗有关,如卵泡的雌激素相对较少,则导致对FSH的敏感性降低,从而降低了芳香化酶的活性,使局部的雄激素水平占优,导致卵泡闭锁。

第二节　性　别　决　定

一、性别决定的机制

1. H-Y抗原决定假说

1955年,Eichvald等人以高度自交的纯系小鼠——B6小鼠做个体之间的皮肤移植实验,纯系小鼠个体之间的基因型是基本相同的,按理说它们的细胞表面的抗原物质应该是相同的,那么个体之间的相互皮肤移植不应出现排斥反应,但是实验结果却出乎预料,凡是雄鼠皮肤移植到雌鼠体上都发生了排斥反应,而在同性别个体之间皮肤移植及将雌体皮肤移植到雄体上,则皆不出现排斥现象。这个实验结果表明,雄鼠的细胞表面具有一种在雌鼠中没有的抗原。由于雄鼠性染色体是XY,雌鼠是XX,人们自然联想推测,雄鼠所特有的这种抗原应当是由Y染色体上某种基因所决定的,因此称这种抗原为组织相容性Y抗原(histocompatibility Y antigen,H-Y抗原)。与小鼠的其他组织相容性抗原相比,H-Y抗原属于比较弱的抗原物质。

20世纪70年代末期H-Y抗原被分离纯化,证明是一种糖蛋白。以小鼠的H-Y抗血清能与人、各种哺乳动物、鸟类、爬行类、两栖类和鱼类,甚至无脊椎动物的异配性别个体发生免疫交叉反应,这不仅反映了H-Y抗原是普遍存在于这些动物之中,而且证实这种抗原物质在长期进化过程中具有高度遗传保守性。绝大多数动物的性别决定都是二态性的,即是雌雄异体的。这种共同的生理特征标志着大多数动物在性别决定分化发育模式上可能是一致的或者是相似的,推论在这种性别分化发育上起着关键作用的基因也应当是一致或相似的。既然这些进化地位高低互不相同的动物都受同一发育模式和同一类基因的控制,那么显然这个基因应当是早就存在的,而且是在长期自然选择之中保守存在的。显然,H-Y抗原的基因是符合这个条件的,H-Y抗原总是与性别分化保持一致的。在各种动物之中,雄性异配XY个体都可检测到H-Y抗原,而同配的XX个体则无H-Y抗原(仅鸟类刚好相反,雄性ZZ型个体无H-Y抗原,而雌性ZW型个体具有H-Y抗原)。H-Y抗原的表达不受激素的影响,而且是早在受精后卵裂细胞期就已开始表达,远远早于体内激素的合成分泌,这说明H-Y抗原的功能作用是在胚胎原始性腺分泌之前。人的H-Y抗原基因定位于Y染色体上的Yp11.3区段。由于H-Y抗原有这些特点,80年代生物学界曾普遍认为H-Y抗原基因有可能是人类及哺乳动物性别决定的关键基因。有人根据H-Y抗原假说对某些性别异常的患者,例如,对XX男性、XO男性、XY女性等假两性畸形的发生机制提出了一些推测,认为这些假两性畸形的产生,是因为其父亲精母细胞减数分裂过程中,由于X与Y染色体之间发生相互易位,或者是由于Y染色体与某条常染色体之间发生相互易位,使得原在Y染色体上的H-Y抗原基因转移到X染色体或某条常染色体上去了,结果导致XX男患者和XO男患者的核型中虽无Y染色体,但由于已具有易位到X染色体或常染色体的H-Y抗原基因,所以促成了雄性表型的形成。同样,尽管XY女患者的核型中具有Y染色体,但此Y染色体由于易位已丧失了H-Y抗原基因,因而形成了雌性表型。

2. 睾丸决定因子假说

由于在人和哺乳动物之中,性别决定的关键事件是胚胎性睾丸能否形成,因此有相当长的一段时期,科学家们都致力于在Y染色体上寻找一个性别决定的关键基因——睾丸决定因子(testis determining factor,TDF)基因。起初有人猜测H-Y抗原基因可能就是 *TDF*,但到20世纪80年代中期以后,这种观点开始动摇了,这是因为有些研究结果证实了H-Y抗原可能只与精子发生有关。有人利用分子生物学技术大量检测分析假两性畸形患者的Y染色体上的缺失片段,将*TDF*的位置定位于Y染色体短臂的近末端区Yp11.3,这个定位结果也提示H–Y抗原基因与*TDF*并不是一回事。

1987年,Page等人采用染色体步查技术,在Y染色体短臂的近末端区克隆出一个*ZFY*基因,这个基因编码的锌指蛋白可以结合到DNA序列起调控作用,因此,认定这就是*TDF*的候选基因。然而到1989年,随后的研究结果又否定了这一观点,这是因为在X染色体上发现了一段与*ZFY*同源的*ZFX*基因,证实它并不是雄性特有的基因。此外,对于一些假两性畸形患者的检测结果也不支持*ZFY*是*ZFX*的论断。1990年,Sinclair等人又在Y染色体短臂近末端区分离克隆出一个性别区基因*SRY*,同时在小鼠Y染色体相应区域找到了类似基因*Sry*。经过*SRY*敲除小鼠实验及对*SRY*表达特征和保守性的分析证实,*SRY*基因就是*TDF*。*SRY*基因具有高度进化保守性,在其他物种(包括果蝇、两栖类、鸟类、北美鱼和其他哺乳动物)中也发现了*SRY*同源基因。

目前学术界已普遍认为*SRY*基因是*TDF*的最佳候选基因,这是因为*SRY*基因有4个特点:① 在进化上高度保守;② 在人和哺乳动物中,只有雄性才具有;③ 是一个调控基因,只在初级性别决定的生殖腺嵴上表达;④ 通过转*SRY*基因小鼠实验,出现了性反转。这均说明*SRY*基因的确是性别决定所必需的关键基因。但是对*SRY*是否就是*TDF*尚有争议,因为经检测发现大约只有15%XY女性患者被证实是*SRY*基因突变所致的,而其他患者的发病原因不明。目前有许多学者认为*TDF*并不是由一种基因所组成,而可能是以*SRY*基因为主导,由一系列基因参与协调表达的调控串联模式。这也就是说,导致性别异常的基因突变既可能是发生在*SRY*,也有可能发生在*SRY*的上游基因或下游基因;而且这种基因突变既可能是发生在性别决定阶段,也有可能是发生在性别分化阶段。

3. 剂量效应假说

剂量效应假说认为在每条正常的X和Y染色体上,均具有一个与性腺分化有关的基因座,称为性腺分化位点(gonad differentiation locus,*GDL*),当一个染色体组中存在有两个具遗传活性的*GDL*拷贝时,即两个*GDL*都能正常转录,转录出2份蛋白质产物就能促使未分化的原始性腺发育成为睾丸,但如果仅存在一个有活性的*GDL*时,其产物就不足以促使睾丸分化,而代之发育成卵巢。因此,这个假说的核心观点是*GDL*产物对性别决定分化的诱导和控制作用不是定性式的而是定量式的,并且在性别分化之中,*GDL*的作用还要与其他基因座的基因作用相配合。

按照剂量效应假说的解释,对于"46,XY"的正常男性,是由两个有活性的*GDL*(即*GDL*^{X}和*GDL*^{Y})的正常转录决定睾丸的分化;对于"46,XX"的正常女性,则是由于一个*GDL*^{X}因莱昂化失活,而只剩下另一个*GDL*^{X}能转录,所以决定了卵巢的分化。男性假两性畸形病例中的XY性腺退化症是由*GDL*^{Y}基因突变或者是由易位引起缺失,只剩有*GDL*^{X}能转录,所以就形成了卵巢。女性假两性畸形病例中的XX男性患者的性别异常,则是由于其父亲减数分裂中发生不等交换,将*GDL*^{Y}易位于一条X染色体短臂远侧端(这个区域的基因一般是不失活的),所以这个胚胎细胞的两条X染色体上,一条有一个*GDL*^{X},另一条有一个*GDL*^{X}和一个在短臂末端的*GDL*^{Y},因此该细胞中无论是哪一条X染色体失活,其结果都是总存在有两个具活性的*GDL*,因此该患者体内发育的是睾丸而不是卵巢。对于XX真两性畸形,则可能是由于患者的两条X染色体中有一条因突变而具有*GDL*的串联重复,在胚胎早期阶段,当X染色体随机失活时,就会同时产生含有两个活性*GDL*的细胞系和只含一个活性*GDL*的细胞系,因此该患者则是这两种细胞系构成的嵌合体,在某一侧的原始性腺中或者是在原始性腺的某一部分中占优势的某细胞系,就能决定该处发育的是睾丸还是卵巢了,其最终导致该患者体内兼有两种性腺的共存状态。

剂量效应假说以上述的这种定量效应来解释核型与表型相悖的两性畸形,的确是有其独到之处,尤其是这个假说还能以X染色体上不同部位的*GDL*失活情况可能不同,并且失活的甲基化在一定条件下还可能转变为非甲基化而恢复活性,而非甲基化的在另外条件下也可能重新甲基化造成失活等理由,可以把众多的、阴差阳错的各类性别异常都归因于失活状况所引起的剂量效应,所以此学说受到了广泛的重视。当然如果说该学说已经揭开了性别决定的奥秘尚为时过早,因为现在对*GDL*的基因座,*GDL*^{X}和*GDL*^{Y}的碱基序列,以及*GDL*的产物是如何调控性腺分化等基本问题都尚不清楚。

4. Y染色体的睾丸决定基因

Y染色体的睾丸决定基因对于哺乳动物睾丸的发育是必要条件,但仍不充分,Y染色体上的基因必须同一些常染色体上的基因协同发挥作用。在一些近交系小鼠中发现了生长卵巢组织的XY个体,其中仅半数只有完全性逆转的卵巢组织,而另一半则兼有卵巢和睾丸组织。值得注意的是,每一种近交系小鼠的Y染色体上的睾丸决定基因,只同本身的常染色体上的睾丸决定基因(testis-determining, *Tda-1*)协同作用。在小鼠17号染色体上还发现另一个常染色体性别决定基因——*Tas*(T-associated sex reversal gene)基因,这个基因有不同的等位基因,当小鼠AKR品系的17号染色体是来自另一种C57品系时,它的Y染色体就不能指导形成睾丸。这些个体正常的睾丸决定作用被破坏,性腺成为睾丸和卵巢的混合物。但是,目前还不清楚这些基因是如何同*SRY*基因相互作用的。人群中发现有极罕见的XY、*SRY*⁺的女性和XX、*SRY*⁻的男性,表明除了Y染色体上的*TDF*外还有常染色体基因参与性别决定。据推测有一个Z基因,它的作用是抑制睾丸的分化而促进卵巢的生成。SRY蛋白可以抑制Z基因或其产物的活性。可是,如果Z基因或其产物的活性强于SRY蛋白的抑制作用,则尽管有Y染色体和SRY蛋白,也会出现XY、*SRY*⁺女性;XX、*SRY*⁻理应发育为女性,可是如果Z基因发生突变而其产物失去功能,则睾丸的发育不受抑制而出现XX、*SRY*⁻的男性。

二、性别决定基因

20世纪50年代确立了哺乳动物性别决定的2条规律:第一,性腺的分化决定了性别的分化,这条规律是通过一系列胎兔阉割实验确立的;第二,Y染色体决定雄性,这条规律是在发现性逆转患者的基础上确立的。哺乳动物性别决定基因的鉴定主要也是来自对性反转动物的研究。事实上经过对性逆转患者30多年的研究,并通过对H-Y抗原、ZFY、TDF候选基因地逐步认识,直到发现*SPY*。转基因小鼠实验及对*SRY*表达特征和保守性的分析证实,*SRY*就是*TDF*。*SRY*基因的发现及其保守性别决定基因或其祖先基因,从进化途径来阐明性别分化发育机制,是该领域研究的热点。*SRY*基因的发现是哺乳动物性别决定研究领域的一项重大突破。然而,最近研究发现X染色体和常染色体上某些位点的突变也和性逆转有关,这意味着还存在另一些基因介入了性别决定。近年来,人们已克隆了许多涉及性别决定的基因。至今为止,在哺乳动物中已分离鉴定了一些性别决定基因(表9-1)。

表9-1 哺乳动物中已发现的性别决定基因

基因		基因功能
缩写	全称	
SRY (Sry)	*sex-determining region Y*	为哺乳动物睾丸决定因子,启动睾丸的分化,是睾丸发育负调节的抑制子
MIH (AMH)	*Mullerian inhibiting substance*	使雄性体内的副中肾管退化,阻止其发育成雌性生殖器
Sox9	*SRY box gene 9*	与人类睾丸决定有关,突变可导致产生46XY性反转
WT1	*Wilm tumor gene 1*	可能在性别分化的早期参与SRY的激活
SF-1	*Steroidogenic factor 1*	可能是AMH基因的直接调控者,是AMH基因激活所必需的,在Sry表达之前启动性腺和肾上腺的发育
DAX-1	*DSS-AHC critical region on the X chromosome, gene 1*	决定雌性发育,SRY仅能抑制其一份剂量
FOXL2	*Forkhead box transcription factor L2*	决定雌性发育
Rspo1	*Roof plate-specific spondin, R-spondin-1*	决定雌性发育
DMRT	*Doublesex and mab-3 related transcription factor 1*	决定睾丸分化和精子细胞发生
RBM	*RNA binding motif*	精子发生
DAZ	*Deleted in Azooepermia*	精子发生
SOX-5	*SRY box gene 5*	精子发生
SOX-6	*SRY box gene 6*	精子发生
SOX-17	*SRY box gene 17*	精子发生

1. *SRY*基因

*SRY*基因定位在Y染色体短臂与长染色质相邻的Yp11.3,其结构有如下特点:① 无内含子,只有一个外显子,长850 bp;② 启动子位于上游310 bp的GC富集区内;③ 较长的AT富集区位于编码区两端,3'端长1 100 bp,5'端长1 000 bp;④ 在两个AT富集区内存在几个顺接重复区、反向重复区、互补反向重复区和发夹结构。以上特点提示它是祖先基因的转座基因。进一步研究发现,*SRY*的DNA序列功能主要由一

HMG盒DNA结合结构域决定,在46,XY女性性反转综合征患者中,有10%～15%的患者可检测到SRY基因突变,且大部分突变位于HMG盒(SRY基因的一个可移动性基因序列,在进化过程中高度保守,SRY的激活导致转录因子睾丸决定因子TDF的产生。SRY编码的HMG蛋白结构呈L形,以一种序列特异方式和DNA结合,DNA结合域中任何一个氨基酸的突变都会减弱与DNA的亲和力。人类的SRY识别AACAATG序列,通过小沟与DNA相结合,而小鼠的Sry与CATTGTT序列高度亲和,通过大沟与DNA相结合。SRY/Sry与DNA结合引起DNA弯曲,将调节位点和启动因子拉近,从而调节基因表达。现已发现一些基因的特定序列能与SRY蛋白结合,推测它们可能是受其调控的候选基因,其中细胞色素P450芳香酶基因和MIS基因的启动子与SRY蛋白有较强的亲和性。SRY蛋白与MIS间无直接作用,需要另一个中介因子SF1,SF-1直接调节MIS基因的表达。当TDF与HMG盒结构域结合后,可诱导一特异DNA序列构象改变,所以SRY被认为是作为一局部染色体结构的组织中心指使TDF激活次级基因的表达。有研究证实,在成熟分裂时,SRY基因可以从Y易位移至X染色体,导致XX受精卵发育成雄性特征,但生殖器官不能完全正常发育,且无生殖能力。另外,用基因打靶技术破坏XY组合中的SRY,可发现导致XY胚胎发育成雌性。这种现象称为性转换(sex reversal),这些雄性中的体细胞缺乏巴氏小体,巴氏小体是正常雄性细胞的特征。

SRY作为性别决定基因编码了睾丸的发生,这一假设已经在小鼠的同源基因里得到证实。小鼠的Sry也只有单个外显子,位于一个2.8 kb的单一序列的延伸部分,侧翼是一个至少15 kb的反向重复序列。人类SRY和小鼠Sry的HMG盒有71%同源性,但在此区域的外侧无明显同源性。小鼠的Sry基因也与其睾丸的发生有关;在基因型为XX的雄性表达SRY,而基因型XY的雌性则无。在小鼠睾丸分化前及分化过程中,Sry基因可在其性腺细胞中表达,随之渐趋消失。上述观点最有力的证据来自转基因小鼠。如果将Sry插入基因型为XX的正常小鼠,即可诱导该小鼠形成睾丸。将包含SRY基因的一段14 000个碱基大的DNA片段注入小鼠合子中,其基因型为XX的胚胎产生了睾丸、雄性附属器官和阴茎。因此,有足够的理由认为在哺乳动物中,SRY是Y染色体上决定睾丸发生的主要基因。此外,人类性腺发育是一个复杂连续的级联调控过程,需要多种基因间的精确平衡和相互作用,包括SRY、SOX9、SF-1、WT1基因等。性别决定这一复杂过程中可能还有其他基因参与。

2. SOX基因家族

自从发现SRY基因以来,又在人、小鼠、果蝇等真核生物中发现了一些保守的SRY样HMG盒(SRY-type HMG box, SOX)基因,目前已发现SOX基因家族有30多个成员,其中在性腺中表达的有SOX3、SOX8和SOX9基因,但只有SOX9证实与性别决定有关。

SOX9基因,是SOX基因家族中被证实的唯一与性别决定有关的常染色体基因,定位于染色体17q24.3～25.1区段,长度为3 934 bp。其结构特点为:① 含3个外显子和2个内含子,呈典型的剪切位点连接。② SOX9包含1个开放阅读框架(open reading frame, ORF),具有HMG基序和4个潜在的起始密码,能编码509个氨基酸,其中104～182位79个氨基酸残基构成的HMG盒,与SRY基因HMG盒编码序列的同源性达71%。SOX9基因结构及编码产物与SRY基因相似,认为SOX9基因作为转录元件而调控其下游基因的表达。③ 距SOX9蛋白C端约1/3处有一富含脯氨酸、谷氨酸和丝氨酸的区域,类似于某些转录因子的反式激活域(transactivation domain, TA),这一非酸性区域在进化上非常保守,推测SOX9蛋白因含有HMG盒和TA域而具有转录活性。近年来发现SOX9基因参与SRY表达后的睾丸发育,而与卵巢的发育无关。研究发现SOX9的表达在SRY表达后迅速开始,在11.5 dpc雄性小鼠生殖嵴有明显的上调,而在雌性生殖嵴却下调,并且SOX9的表达量对性别决定是关键的,通过转基因使XX型小鼠SOX9上游1.4 Mbp区域紊乱,即失去正常的下调区,使鼠胎性腺的SOX9持续表达,结果导致完全的雌性向雄性性逆转,所以SOX9是雄性性别决定通路中一个很重要的基因,它的表达与支持细胞的分化密切相关。因此,有人认为SRY基因不是直接行使功能的,而是通过与相关基因SOX9和SOX3协同才发挥作用的。

SOX3基因位于X染色体上,在两性发育中的性腺及早期神经组织中表达。SOX3在有袋动物、人、鼠有100%的同源性,而且这3个种类的SRY基因与SOX3的同源性高于SRY基因间的同源性,SOX3侧翼序列的平截就变为SRY,成为SOX3的有效抑制因子,提示SOX是SRY的祖先基因。有人认为SOX3基因最初存在于X和Y染色体上,其Y染色体上的等位基因SRY由于重组进化而独立分离。SOX3基因的缺失和突变对于XY男性的性别决定没有影响。SOX3的复制和过量表达不会影响女性胚胎表型,但会产生XY性反转女性。女性中,无SRY,SOX3通过抑制SOX9发挥功能,而在男性中,SRY抑制SOX3,SOX9得以发挥决定睾丸发育的功能。可能像Y染色体上的其他基因一样,SRY是从X染色体上的相关同源基因进化而来并获得雄性特定的功能。

3. 其他相关基因

（1）*DAX1*：由于*SOX9*基因仅在*SRY*表达后的雄性睾丸发育中表达，而在卵巢则关闭，这说明有一与*SRY*拮抗的分子存在。与*SRY*基因同样重要的是Zanaria等在*DSS*基因座（dosage-sensitive sex reveral，剂量敏感性性反转基因）区域内克隆的一个*DAX1*（DAS-AHC critical region on the X chromosome, gene 1, X染色体DSS-AHC决定区基因1）基因，该基因定位于Xp21.3～21.2，其转录子为1.9 kb，编码470个氨基酸的核酸蛋白。该蛋白属于核激素受体超家族，与DNA结合并调节转录，现明确该基因对卵巢的发育起决定作用。它的突变失能虽然不影响XY胚胎的雄性发育，但它的突变可导致性逆转和XY胚胎的雌性发育。研究发现，正在发育的小鼠性腺中，DAX1首先在11.5 dpc（days post coitum，性交后天数）雌、雄生殖嵴体细胞中表达，以后表现性别二态性，随着睾丸索的出现，在雄性中的表达水平降低，12.5 dpc时几乎很难检测到。这与*SRY*的表达水平升降相对应，SRY可能作为DAX1的负调控子。DAX1在性别决定中的功能还不清楚，普遍认为DAX1与SRY两者的产物相互拮抗，DAX1表达量的增加导致个体向雌性发育，SRY的活性增加则引导个体向雄性发育。DSS的*SRY*基因带X染色体短臂成分和一完整的XY染色体，显示雄一雌性逆转。但在这些个体中，单拷贝的X染色体并不显示X染色体失活，因此推测此综合征表现为剂量敏感性遗传。1980年，Bernstern等首次报道了基因型为XY的两姐妹，她们的Y染色体是正常的，但她们的X染色体短臂上160 kb区域却有两份Xp21。虽然此DSS区的基因对睾丸的发育并非必需，但当双拷贝存在时，不能形成睾丸。可以认定*DAX*是一个与*SRY*竞争的基因，并在卵巢的发育中起到重要作用。到目前为止，性别决定的观点是*SRY*基因决定雄性发育，而*DAX1*基因则决定雌性发育。

（2）*SF1*：DAX1被认为是DSS综合征发生的基础，那么*SRY*和*DAX1*怎样在分子水平起相互拮抗作用？研究证实DAX1能与一核激素受体超家族成员之一的*SF1*（steroidogenic factor-1，甾类生成因子1）形成杂合二聚体。该基因位于人类染色体9p33，含有7个外显子，编码461个氨基酸残基，是一个孤儿核受体，属于核内受体超家族成员，具有分开的配基结合区和DNA结合区。对小鼠的Sf1研究发现，在小鼠受精9～9.5 d后，即中胚层形成尿殖嵴时，Sf1就能在胚胎中表达；当睾丸开始分化时，Sf1的表达量有所增加，而在性别分化时，Sf1在卵巢中的表达量却降低，这充分说明Sf1能促进雄性性别的表现，而抑制雌性性别的分化。敲除Sf1基因的小鼠不仅缺少性腺和肾上腺，并且小鼠会发生由雄性向雌性转化的性反转现象。SF1除了影响雄激素合成外，*SF1*对早期性腺发育至关重要。大量证据显示*SF1*与几个基因的转录激活直接相关，包括*Steroidogenic*和*Amh*等基因，这些基因在类固醇合成中起重要作用。*SF1*位于睾丸的间质细胞中，可以激活编码睾酮合成酶的基因。近期研究表明，*SF1*基因敲除小鼠不能形成肾上腺和睾丸。*DAX1*作为互抑制因子存在，改变*SF1*的特性组成可导致其不能被靶基因激活。当基因型为XX小鼠胚胎生殖嵴中的*SF1*水平下降时，而发育中睾丸*SF1*水平保持不变，因此认为*SRY*激活了*SF1*基因，SF1蛋白又激活雄性性分化（支持细胞AMH和间质细胞睾酮合成）。对于激活*AMH*基因，*SRY*和*SF1*很可能都是必需的，并相互作用。*DAX1*作为互抑制因子存在，改变了*SF1*的特性并不被靶基因激活。另外，*DAX1*也被认为是互表达的，一般认为*DAX1*调节*SF1*的活性。*DAX1*和*SF1*组成的杂合二聚体抑制睾丸发育的二级决定基因（如*SOX9*）的表达。在XY生殖腺中，*SRY*通过改变DNA的构象来阻止*SF1*和*DAX1*二聚体与其靶序列结合，单独的*SF1*不能结合及转激活它们的靶目标，所以当*DAX1*表达时，*DAX1*与*SF1*的互抑制并阻止*SRY*的性别决定作用，从而使*SOX9*达不到所需浓度来促使睾丸支持细胞分化。*SF1*基因在性腺中的表达具有性别二态性。早期雌雄鼠胚均转录*SF1*，但交配受孕后12 d（两性间出现形态差异）时，雌性*SF1*表达降低。*Sry*基因可能通过*SF1*来激活*AMH*基因。因此，*SRY*、*SF1*、*AMH*依次作用决定哺乳动物的性别（图9-7）。

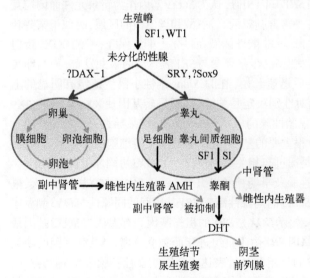

图9-7 哺乳动物性别决定中相关基因的功能示意图
（引自Marx，1995）

(3) *MIS*：苗勒管抑制物质(MIS)基因，也称抗苗勒管激素(anti-mullerian hormone, AMH)基因，位于人类染色体19p13.3～13.2，有5个外显子，可编码506个氨基酸残基的多肽。MIS是早期胎儿睾丸支持细胞分泌的560个氨基酸残基的糖蛋白，为转化生长因子β家族的一员，其主要功能是使雄性苗勒管退化，抑制雌性生殖管道发生。在未分化性腺中，*MIS*的表达在*SRY*表达之后，因此其表达受*SRY*诱导，但并不直接与*SRY*结合，可能在*SF1*等一些因子的作用下调控表达。它的表达是男性特异性基因转录的最早界标，因此*MIS*启动子可被用来分析*SRY*依赖的男性基因表达通路的活化。在永久性苗勒管综合征(persistent mullerian duct syndrome, PMDS)的患者中，发现了*MIS*基因突变，他们的社会性别为男性，核性别为XY，有子宫和输卵管，是一种罕见的男性假两性畸形。在早期的性腺发育中，*SF1*是*AMH*基因家族的一员，结合于*AMH*基因的*SF1*结合位点上，直接调节*AMH*的表达，对雄性个体的发育是必需的。

(4) *Wnt*：*Wnt4*最初在小鼠肾间充质及两性未分化的性腺中表达。性别特异分化后，*Wnt4*在雄性性腺中表达下降，而在雌性性腺中持续表达。但*Wnt4*缺失的雄性动物，其睾丸的发育并不受影响，而雌性性腺一旦缺失*Wnt4*信号，其结构和功能上都呈现雄性化特征。突变的性腺可以分泌MIS及睾酮并呈现雄性表型。*Wnt4*是中肾旁管形成的关键，缺失*Wnt4*的雌、雄小鼠都没有中肾旁管。因此，*Wnt4*突变的雌鼠没有中肾旁管的派生的器官(即输卵管、子宫、子宫颈和阴道上部)，而中肾管则继续存在。*Wnt4*引发中肾旁管的发育可能受*Wnt7a*调节。小鼠胚胎发育到12.5～14.5 d，其中肾旁管上皮表达*Wnt7a*，雄性中肾旁管退化后其表达即消失，但雌性中肾旁管的派生器官终生均可表达*Wnt7a*。*Wnt7a*缺失的雄性小鼠中肾旁管不退化，可能是由于缺少MIS受体。其结果由于存在中肾旁管，*Wnt7a*缺失的雄性小鼠输精管不能正常连接其远端，精子通路堵塞，并导致不育。但这种小鼠的睾丸及中肾管派生器官的形态看起来是正常的。*Wnt7a*突变的雌性小鼠由于中肾旁管的派生器官发育异常也不育，成体雌鼠缺少输卵管，并使子宫成为介于正常子宫和阴道的中间体。由于卵巢不是中肾旁管派生而来的，卵泡发育及周期性排卵不受影响。在人类中，男性的染色体1p31～p35片段的二倍性导致了*Wnt4*增多，*Wnt4*的过量表达使得*DAX1*上调，致使XY的男性具有了女性的表型。这说明*Wnt4*可能是一种性别表型的决定基因。

现已明确*Wnt4a*可能是另一个在卵巢发生过程中起重要作用的基因。在XY胚胎睾丸发育中未检出该基因，而在XX胚胎卵巢发育过程中始终表达该基因。缺乏*Wnt4a*基因的小鼠不能形成卵巢，但这种小鼠细胞可表达睾丸特异性标记物(包括*AMH*和睾酮合成酶)。*SRY*有可能是通过抑制生殖嵴*Wnt4a*或促进*SF1*的表达导致睾丸形成。

(5) *WT1*：*WT1*(Wilms tumor gene 1，魏尔门瘤基因)是一种肿瘤抑制基因，位于人类染色体11p13。*WT1*的DNA结合区包含4个Cys2His2结构，与转录因子的EGR家族同源。它的突变导致Dengs-Drash综合征，包括儿童肾癌(Wilm's cancer)、肾小球肾病和不同程度的性腺发育异常。某些点突变的杂合子个体除了胚胎起源的肾脏和性腺缺如外，还引起完全或部分的XY性反转，表明*WT1*可能在性分化早期参与*SRY*的激活。*SRY*-ORF5′端4.0 kb处有一个CpG岛(cytosine phosphorothioate guanine island)，可能是*WT1*基因潜在识别位点。*WT1*基因在生殖腺嵴向睾丸分化时表达，有抑制细胞分裂和诱导细胞分化的功能，并参与间质细胞和生精小管的分化。*WT1*突变导致多种表型效应，主要是由于其产物有4种蛋白异型体，不同蛋白质可能识别DNA上的不同启动子，从而调控不同基因表达。另外，Xq13上的*XH2*基因，7q32.1上的*SOL*基因也可能与性别决定有关。*WT1*编码一个转录因子，剔除该基因的小鼠缺乏性腺，但它对性腺发育的影响可能从属于一个依赖*SF1*的途径。WT1是哺乳动物构建双性潜能性所必需的，同时也在睾丸发育中起作用。WT1突变可引起Denys-Drash和Frasier综合征。上述疾病的患者，均同时伴有生殖器官发育异常和性别反转现象，这表明WT1在性腺生成和睾丸决定中起作用。敲除小鼠WT1导致性腺缺乏，且肾上腺和脾脏发育受损，性腺在雄激素和抗缪勒氏激素产生之前就出现了发育不全，内外生殖器沿雌性通路发育，表明WT1调节的目标基因对于雌、雄性腺形成都是必不可少的。

(6) *DMRT*：位于9p末端区的*DMRT1*(doublesex and mab-3 related transcription factor 1)和*DMRT2*(doublesex and mab-3 related transcription factor 2)可能是性别决定基因。*DMRT1*和*DMRT2*的表达方式与*SRY*类似，在人类雄性胚胎生殖嵴中表达，雌性则不表达，其缺失与性反转相关。Murova等用荧光原位杂交和微卫星分析6例9p末端单体的患者，结果也证实*DMRT1*和*DMRT2*是性别决定基因。他们推断*DMRT1*和*DMRT2*基因的单体不足(haploin sufficiency)主要是阻碍中间性性腺的发生，导致在性染色体为XY的雄性睾丸发育缺陷或在性染色体为XX的雌性卵巢发育缺陷。

（7）*FOXL2*：*FOXL2*（forkhead box transcription factor L2）基因位于细胞核内，是一个2.7 kb的单外显子基因，位于3q23（3号染色体2区3带）区域，包含一个特有的101个氨基酸的forkhead DNA结构域（位置在第54～148残基区域）和一个与此分离但功能尚未阐明的多聚丙氨酸肽段（*n*=14）。1993年，Fryns等在一个睑裂狭小、倒转型内眦赘皮和上睑下垂综合征（Blepharophimosis-ptosis-epicanthus inversus syndrome，BPES）的6岁男孩中发现其3号染色体长臂缺失，因此将BPES基因定位在3q22.3～q23区域。之后，一系列家系连锁分析也将BPES基因定位于3q22～3q23这一区域。2001年Crisponi等首先用STS制作了与BPES连锁的多态性微卫星标记的YAC图谱，定位克隆了该基因，并证明*FOXL2*为BPES的候选基因。人和小鼠的*FOXL2*基因氨基酸一致性>95%。*FOXL2*的表达与眼睑发育同步，也特异性表达于卵巢组织。

*FOXL2*是第一个被认定在维持卵巢功能方面发挥重要作用的人类常染色体基因，也是在脊椎动物中最早被发现的卵巢分化的性别二态性标记。鼠类中的*FOXL2*对卵巢发育并维持颗粒细胞分化是必需的。关闭雌鼠的*FOXL2*后，卵巢中的卵子死亡，卵泡滤泡细胞转变成Sertoli样和Leydig样细胞，雄激素浓度升高为原先的100倍。该实验中的雌鼠与雄鼠除生殖器官有变化外，其个体大小、皮毛等外观几乎几无差异，寿命也正常。显然，*FOXL2*与*SOX9*保持着排斥关系。*SOX9*通常只在雄性表达，当雄性的*SOX9*一旦被开启，*FOXL2*的表达被抑制，并进而终身停顿。这种情况在雌性正好相反，在雌性*FOXL2*会首先启动。

（8）*RSPO1*：R-spondins家族蛋白是一类在脊椎动物胚胎及个体中普遍存在的分泌型糖蛋白，共有4个成员。2004年在神经管发育的研究中首次发现*RSPO1*（roof plate-specific spondin，R-spondin）。该基因位于染色体1p34.3，全长约23 kb，含有9个外显子，编码265个氨基酸，作为Wnt/β-catenin信号的配体，通过结合FZD（frizzled）受体稳定β-catenin参与某些器官发育的调控。成人组织中，*RSPO1*在肾上腺、卵巢、睾丸、甲状腺均有表达，而在骨髓、脊髓、胃肠、白细胞、前列腺、胸腺和脾脏中无表达。

*RSPO1*在性别发育中的作用主要是参与并稳定Wnt/β-catenin信号通路。在Wnt/β-catenin信号传导通路中，*RSPO1*作为*Wnt*配体之一，通过与FZD家族特异受体和LRP6（低密度受体相关蛋白）辅助受体结合，触发细胞内的信号转导，启动细胞内β-catenin的聚集。当经典途径被激活时，通过一系列复杂过程，导致磷酸化β-catenin在细胞质中聚积避免被降解，进而转位进入细胞核，并与TCF（T细胞因子）/LEF（淋巴增强因子）等转录因子形成复合体结构，激活靶基因转录，诱发卵巢形成。人和小鼠的研究表明除了*RSPO1*基因外，*WNT4*基因与*RSPO1*等基因共同构成雌性通路，与*SRY*和*SOX9*等组成的雄性通路相拮抗，通过相互竞争来决定性腺向睾丸或卵巢发育。*RSPO1*是*WNT4*的上游基因，*RSPO1*可以通过提高细胞表面LRP6水平来增强*WNT4*的活性，而*WNT4*又能上调*DAX1*、*FST*等其他卵巢特异性基因的表达，从而决定性腺向卵巢发育。

总之，哺乳动物的性别决定并没有统一的模式，是在众多的基因参与下才能实现的一个复杂的程序，某一基因的功能丧失或表达失控，都将对其他的基因产生重大影响，并导致性别决定不能进行彻底。随着生命科学的不断发展，哺乳动物的性别决定机制这个谜团必将被解开，性别决定机制的研究将成为生命科学最具吸引力和最热门的领域之一。

三、哺乳动物次要性别决定

雄性或雌性个体的次要性别决定有两个阶段：其一为胚胎的器官形成阶段；其二为青春期。目前已知影响次要性别决定的有三大方面。

1. 性别表型的激素调节

次要性别决定机制涉及雄性和雌性的发育，这一过程受到睾丸或卵巢分泌激素的调控。性别表型的激素调节有许多激素。

（1）雄激素：雄激素包括睾酮及5α-双氢睾酮。睾酮在5α还原酶作用下形成5α-双氢睾酮。5α还原酶有1和2两个类型。5α还原酶-2敲除可引起雄性发生假雌性综合征（pseudohermaphroditism），这种小鼠同时具有正常的雄性内部器官和类似雌性外部器官。5α还原酶-2基因敲除小鼠卵母细胞发生、受精、着床、胚胎形态学均正常，但此酶突变的小鼠每一胎产仔数降低（217对810），且在妊娠10.75～11.0 d发生胚胎死亡。这是因为基因敲除后小鼠雄激素5α还原失败使其向雌激素转化，引起妊娠中期胚胎死亡。5α还原酶-1基因敲除（Srd5α⁻/⁻）雄鼠能正常生育，雌鼠表现正常的生殖行为，并能妊娠，但仅1/3妊娠雌鼠能正常产仔。

尽管有证据表明,睾酮促进了男性附睾、精囊和输精管的发育,它并不直接诱导尿道、前列腺、阴茎和阴囊的形成。这些后续发育的结构受 5α-二氢睾酮的调控。5α-二氢睾酮是在尿生殖窦和生殖结节由睾酮转化而来,并非在中肾管。有人在多米尼加共和国发现了一个特别的群体,该群体中有些居民缺乏编码 5α-睾酮还原酶2(5α-ketosteroid reductase 2)的基因,而该酶是睾酮向二氢睾酮转化必需的。尽管这些XY个体具备有功能的睾丸,同时也有一个闭锁的阴道、阴蒂和女性外阴,从外表看起来他们很像女孩,但内部结构却是男性。这说明外生殖器的形成受二氢睾酮的控制,而中肾管的分化受睾酮调控。奇怪的是进入青春期后,外生殖器对睾酮又敏感起来,并加速原来像女孩的个体男性化。

(2)雌激素:研究发现 ER 敲除雄性小鼠不能生育,虽然睾丸在青春前期是正常的,但在出生20~40 d后开始发生异常,到第150天时睾丸已经萎缩,附睾精子数减少并且异常。正常情况下睾丸输出小管非纤毛上皮重吸收90%睾网液,使进入附睾的精子得到浓缩,促进精子在附睾中存活和成熟,并保证射出大量的成熟精子。内源性雌激素作用机制之一是通过ERα来调节睾丸输出小管和附睾头部睾网液的重吸收。$ER\alpha$敲除雄性小鼠导致输出小管重吸收功能发生障碍是不育的主要原因。令人惊奇的是,$ER\beta$敲除雄性小鼠没有明显的精子发生受损而且可以生育,提示ERβ对雄性生殖并非必需。部分原因可能是ERα的补偿作用,因为小鼠睾丸内ERα的表达和定位可能有改变。作出这一假设的根据是:$ER\alpha$敲除雄性小鼠输出小管内ERβ与野生型雄性小鼠相比有不同的亚细胞定位,ERβmRNA和ERβ蛋白在睾丸间质细胞、长形精子、输出小管和附睾初始段持续表达,但ERβ的存在并没有抵消由 $ER\alpha$敲除引起的对雄性生殖的损害。体外实验也表明,细胞的ERα和ERβ的相对表达水平决定了细胞对雌激素的敏感度。将 $ER\alpha$敲除雄性小鼠生殖细胞移植到野生型雄性小鼠睾丸内可正常发育,可能是因为小鼠生殖细胞不表达ERα,而只是ERβ发挥作用之故。这说明了两个问题,一是ERα对于生殖细胞的发育不是绝对条件,二是 $ER\alpha$敲除雄性支持细胞功能受损。实际上许多其他雄性动物生殖细胞都不表达ERα,而且支持细胞只表达ERβ,间质细胞主要表达ERβ。但目前没有有关 $ER\alpha$、$ER\beta$和 $ER\alpha\beta$敲除雄性动物支持细胞数量变化的报道。有趣的是,$ER\alpha$敲除雄性小鼠间质细胞是正常的。

(3)孕酮:孕酮受体(PR)有两种,PRA和PRB。把A、B型受体基因敲除均可导致生殖系统发育异常。突变小鼠的胚胎期发育正常并能发育到成熟期,雄性具有生殖功能,但雌性不育,不能排卵、子宫畸形、发炎、乳腺发育抑制等。在 PR 敲除的雌性小鼠中,LH水平比野生型基础值上升了2倍,PRL基础水平也稍有上升。已经证实,排卵前LH峰诱导卵泡颗粒细胞表达 PR,PL作为一个核受体因子,对于排卵是必需的。研究表明,PR 敲除小鼠排卵过程中基质金属蛋白酶22和29不是PR调节的目标,而两种蛋白酶ADAM TS-1(A disintegrin and metalloproteinase with thrombospondin-like motifs-1)和组织蛋白酶L(cathepsin L protease)是PR作用的目标。PR 基因敲除鼠中这两种蛋白酶表达异常,表明两者在卵泡破裂中起着关键作用。这些结果肯定了PR在雌性生殖及调节下丘脑和(或)垂体控制性腺激素分泌过程中的作用。

(4)前列腺素:PGD$_2$、凝血噁烷A$_2$(TXA$_2$)、PGI$_2$、PGE$_2$、PGF$_{2\alpha}$的特异受体已被克隆并分别命名为DP、TP、IP、EP及FP,其中EP有4个亚型(EP1、2、3及4),EP3有4个同功型(EP3A、B、C及D)。$EP1$、2、3基因敲除的小鼠通常健康可育。EP3缺乏似乎不能对白细胞介素-1B等各种致热源表现出炎症反应,说明PGE$_2$可能通过EP3使子宫发生局部炎症反应,有利于胚胎着床。$EP4$敲除新生小鼠由于在子宫中能够存活,但在出生后3 d内因血管发生受阻而导致多数死亡。PGE2可能通过EP4诱导出的血管内皮生长因子使着床点的血管通透性增高,为以后的蜕膜反应和胚胎植入做准备。极少数的EP4突变体(<5%)能够存活,且可生育。FP纯合突变体小鼠发育正常,发情周期、排卵、受精及胚胎着床均正常,但分娩延迟,妊娠黄体不能溶解,由于妊娠期延长而导致胎盘退化,引起胎儿死亡。FP敲除小鼠用PGF$_{2\alpha}$及催产素(OT)不能诱导分娩,这是因为 FP敲除小鼠子宫中虽然OT转录正常,但不能被诱导产生催产素受体(OTR)。此外,野生型小鼠在妊娠19~21 d血浆P浓度显著下降,诱导OT的产生,引发分娩;而 FP基因敲除小鼠分娩前血浆P浓度不下降。在妊娠第19天切除卵巢后恢复了OTR的诱导,从而能正常产仔。这表明自然分娩中PGF$_{2\alpha}$的溶黄体作用是必要的,但OTR的诱导也很重要。

(5)促性腺激素释放激素(GnRH):自然发生的 GnRH 基因突变小鼠表现为生殖激素低下,脑内检测不出GnRH肽的表达。GnRH缺乏的小鼠出生后生殖系统不发育,注射外源GnRH后可促进生殖系统发育,持续注射GnRH后虽然垂体内LH及FSH量不变,但能显著刺激卵巢及子宫生长,并增加FSH

释放。虽然GnRH被认为可能促进性行为的表现，但GnRH缺乏的性成熟小鼠性行为并无异常。所以这一激素对小鼠雄性或雌性性行为可能并不重要。GnRH自然突变表型说明GnRH对生殖系统发育有重要作用。

（6）黄体生成素（LH）：LH、FSH、HCG和TSH属于糖蛋白激素家族，四种蛋白激素均由一个共同的A亚单位（CA）和一个特异性B亚单位组成，通过非共价键形成异二聚体。人LHB链的无效突变和小鼠相应的CA链基因敲除均表明垂体LH对于刺激胎儿睾丸甾类合成及雄性性分化并非必需，小鼠早期睾丸甾类合成不依赖于促性腺激素。相反，在人类早期睾丸甾类合成受胎盘HCG的调节，而垂体LH仅在出生后是必需的。LH受体失活阻断了胎盘HCG的作用，所以抑制了雄性性分化。对于雌性这一过程是自发的，并且LH仅在青春期是重要的，LH受体失活引起排卵受阻导致不育。LH受体激活的突变引起雄性限制性促性腺激素非依赖性青春期提前，而雌性则无此现象。

（7）卵泡刺激素（FSH）：FSH受体基因敲除后突变体雄性性成熟延迟，虽可育但睾丸较小，而且部分精子发生受阻，活力降低。所以FSH对起始精子发生并非必需，但对于维持精子生存及活力是必需的。相比之下，FSHR对于雌性生殖更为重要。与野生型相比，FSH受体敲除的雌性小鼠完全不育，卵巢体积小，阴道闭锁，子宫萎缩，卵泡发育停止。此外，突变小鼠中各种激素水平发生性别特异性变化，如在雌性FSH受体基因敲除小鼠中雌激素缺乏，血清中检测不到抑制素A和B，血清FSH和LH水平及垂体FSH含量显著增加；雄性FSH受体基因敲除小鼠中血清FSH和LH增加，睾丸抑制素A和B浓度与同一窝正常小鼠相比没有差别，垂体中这些激素也没有差别。

（8）泌乳素（PRL）：PRL基因敲除的雌性小鼠由多种生殖缺陷而导致不育，雌性乳腺虽可发育，但一直保持在处女乳腺状态。PRL基因敲除雄性小鼠与野生型相比有20%表现为生殖力降低，血浆LH水平、生精小管重量及前列腺体积显著降低。PRL基因敲除雄性与野生型雌性合笼的妊娠率及每胎成活率无明显变化。结果表明PRL基因敲除小鼠神经内分泌功能虽有明显改变，但不足以引起雄性不育。与PRL基因敲除相比，似乎PRL受体（PRLR）基因敲除模型对PRL起的作用更具有说服力。PRLR基因敲除小鼠由于胚胎着床完全失败而导致不育。这种小鼠体内黄体不能产生孕酮，而外源性孕酮可使着床前胚胎发育和胚胎着床恢复正常。PRLR基因敲除雌鼠乳腺可正常发育到青春期，但由于在第一次妊娠之后的乳腺发育受阻而不能泌乳。

（9）抗中肾旁管激素（AMH）：若把胎儿睾丸或分离的支持细胞置于培养的含中肾管和中肾旁管的组织中，中肾旁管即退化。这种退化通过程序性细胞死亡和导管上皮转化为间质来实现。小鼠的AMH有一结合SF1蛋白和SRY的启动子序列。可以看到，一旦睾丸形成，即可分泌两种引起胎儿男性化的激素。其中之一睾酮可通过外生殖器的组织转化为一种更活化的形式。在女性，由胎儿卵巢分泌的雌激素足以诱导中肾旁管分化为子宫、输卵管和阴道穹隆部。

2. 性别的细胞因子调节

（1）表皮生长因子（EGF）：现已证明，EGF可促进多种动物如兔、牛、猪、鼠及人的卵母细胞在体外成熟。EGF可增强体外猪卵母细胞的发育成熟。EGF还可作用于牛卵丘—卵母细胞复合体，促进卵母细胞的减数分裂，加速第一极体的排出。在无血清培养液中添加EGF，可加快卵母细胞胞质成熟，并促使精子穿入卵母细胞后形成雄原核。EGF刺激卵丘扩展并加快卵母细胞进入M期，还可使卵母细胞蛋白质合成增加。在正常生理条件下，卵泡液内EGF的含量很高，并参与卵母细胞的成熟过程。有人认为，EGF能够加速卵丘细胞之间缝隙连接的消失，从而促进卵母细胞的成熟。

在人月经周期子宫内，EGF主要定位于子宫内膜上皮。EGF在卵泡早期的人子宫内表达量较低，在卵泡晚期和黄体期的子宫内表达量较高，并以自分泌或旁分泌的形式参与子宫内膜增殖及早期胚胎发育过程的调节。在狒狒月经周期子宫内，EGF主要在子宫内膜腺上皮腺、基质和子宫肌膜表达，而在内膜上皮内未见表达。在月经周期黄体期，子宫内膜腺上皮内EGF的表达量明显高于卵泡期。在妊娠第18天、25天和32天的狒狒子宫内，EGF在子宫内膜腺上皮和基质内的表达量均很高，EGF可能在狒狒月经周期子宫内膜腺的发育和早期妊娠子宫蜕膜化等过程中起着重要的调节作用。

EGF能够维持正常前列腺组织的生长发育。EGF与受体结合后，引起受体磷酸化，将生长信号传导到胞内，并调控细胞生长。前列腺的发育是依赖雄激素的，然而在缺乏雄激素及其受体的情况下，EGF可诱使胚胎期大、小鼠尿生殖窦形成前列腺芽。经免疫荧光测定，发现在胚龄为19.5 d雄性大鼠的尿生殖窦间充质上存在内源性EGF及EGFR，而这个时期正是前列腺芽形成阶段。EGF可能是参与胚胎期前列腺发育的始动因素之一,并与雄激素共同维持前列腺组织的生长。

(2)胰岛素样生长因子(IGF):近年来的研究发现,IGF和IGFBP与哺乳动物生殖密切相关,几乎参与了雄性和雌性生殖过程的各个方面。在雌性大鼠中IGF-Ⅰ mRNA主要表达于颗粒细胞,IGF-ⅡmRNA则主要表达在膜细胞。在卵泡期早期颗粒细胞中IGF-Ⅰ含量丰富,而在闭锁卵泡中无IGF-ⅠmRNA表达。在人卵巢颗粒细胞中,排卵前主要表达IGF-Ⅱ,而人卵巢能否表达IGF-Ⅰ mRNA仍不清楚。人卵泡膜细胞从初级卵泡到成熟卵泡,均表达IGFBP-2、-3、-4和-5。IGFBP能抑制颗粒细胞产生甾类激素,因而推测IGFBP可能与卵泡发育停滞有关。与健康的卵泡相比,闭锁卵泡内IGFBP-2和-4处于高水平,生长卵泡存在大量低分子质量IGFBP-2、-3和-4。这是由于在生长卵泡内存有特异的IGFBP蛋白酶,通过水解IGFBP增加活性IGF多肽的含量,与促性腺激素协调一致,促进甾类激素合成和卵泡发育。人卵泡液中IGFBP-3含量丰富,在发育到排卵前逐渐减少。在培养的人颗粒黄体细胞中,生长激素刺激IGFBP-3的合成,而FSH抑制IGFBP-3的合成,反之,IGFBP-3则通过阻止IGF-Ⅰ与膜受体的结合抑制FSH对颗粒细胞的刺激作用。在黄体期,PGF2A刺激人颗粒黄体细胞产生IGFBP-3,并且抑制IGF-Ⅰ诱导的孕酮产生,这说明PGF2A可能通过IGFs影响黄体溶解,即IGF与IGFBP参与了孕酮的合成和黄体的自然退化。

IGF参与了雄性生殖的各个方面。在人类,男性缺乏IGF-Ⅰ可能导致原发不育症。精液IGF-Ⅰ浓度与精子数呈正相关,但在免疫不育的情况下,这种相关性会受到影响。因此,精液中IGF浓度可作为衡量精子质量的一个辅助指标。前列腺基质细胞产生的IGFBP-3一方面可能与IGF-Ⅱ结合,阻止其与IGF-IR结合,进而影响细胞的生长和存活;另一方面,IGFBP-3与自身受体或相关蛋白结合,直接介导细胞周期的停止和细胞凋亡。

(3)细胞周期调控基因:细胞周期调控基因 *PCNA* 在精原细胞和初级精母细胞中高表达。因为PCNA是细胞增殖抗原,它促进DNA复制酶δ的活性,在这两种细胞中的高表达是因为这些细胞存在DNA的复制,说明PCNA在生殖细胞发育过程中参与了DNA的合成,进而促进细胞的分裂增殖。*P16* 和 *P21* 是细胞增殖抑制基因,在精原细胞和初级精母细胞中不表达。这一事实与它们在非生殖细胞中的作用是一致的。然而,*cyclin D1* 和 *cdc2* 都是促进细胞增殖的基因,但在精原细胞和初级精母细胞中也不表达,这说明 *cyclin D1* 和 *cdc* 不参与精细胞发生中的细胞增殖。

3. 中枢神经系统调节

对次要性别决定机制具有重要意义的一个方面就是性特异行为的培养。在幼鸟,睾酮可以调节雄性大脑特异性神经细胞群生长。雄性金丝雀和斑纹燕雀的叫声要比雌鸟的雄壮有力,这些叫声是用来规划活动区域和吸引配偶的。鸟大脑中有6种不同的神经细胞群来调节"叫"的能力,且这些不同区域的神经元互相联系。雄性金丝雀这些区域的神经元的数量是雌鸟的数倍,而在雌性斑纹燕雀这些区域完全缺如。睾酮在鸟鸣产生中起到关键性的作用。Prove等证实成年雄性斑雀鸟鸣声音的大小与血清睾酮浓度呈一定线性联系。这些鸟类季节性的音频变化也与其血清睾酮季节性变化有关,当睾酮水平较低时,不仅鸟的叫声会降低,雄性特异性大脑核团也会缩小。阉割苍头燕雀织的睾丸叫声随之消失,而注射睾酮会诱发这些鸟在11月份鸣叫,而正常情况下这一时期不鸣叫。这几种类型鸟类,当给雌鸟注射睾酮时,可以诱发它们鸣叫,控制这些鸟鸣叫的大脑四个区域神经元的数量也增长了50%～69%,而其他区域无此变化。很显然,性激素在引发特异行为区域神经元的发育中起到了重要作用。

有关哺乳动物的情况还不清楚,因为还没有绝对的性别特异行为。大鼠的阴茎插入是雄性特有的行为,它受控于提睾肌和球状海绵体肌的运动神经元。支配这两种肌肉的神经元源自脊髓核团,均可特异性产生睾酮。睾酮似乎引起这些反应性神经元的变化,在胚胎和新生大鼠睾酮可阻止这一区域神经元的死亡。在成年大鼠,睾酮作用于这些核团并维持这些神经元及其树突的大小。当成年大鼠被阉割后,这些神经元的数量和树突的长度减少一半以上,注射睾酮后可逆转这一变化。在人类,不同性别间生长率的差异仅有细微的解剖学上的差异。虽然人类女性的大脑比男性小10%,但在某些皮质区颗粒细胞层含有比男性更多的包裹密集的神经元。

睾酮并非是唯一调节性行为的甾类化合物。在哺乳动物,雌激素敏感性神经元定位于下丘脑、垂体和杏仁核,业已明确这些神经元与生殖行为的调控有关。Pfaff和McEwen证实雌激素可改变雌下丘脑神经元电化学特性。Terasawa和Sawyer很早就注意到大鼠下丘脑神经元随其季节性雌激素周期而发生电活动变化,并在排卵期电活动加强。另外,雌激素可以刺激这一区域的神经元并诱导雌性生殖行为。将雌激素直接注入卵巢切除大鼠的下丘脑，受试雌性大鼠出现脊柱前凸，这一动作刺激雄性大鼠爬背性交，而对照组不出现此动作。有研究表明此时雌激素所致下丘脑神经元特异性活动是通过对钠的通透性增加来实现。

四、性别决定的环境依赖性

1. 性别决定的温度依赖性

大多数蛇和蜥蜴的性别是由受精时的性染色体决定的，但多数海龟和所有鳄鱼的性别则是由受精后的环境所决定。这些爬行类动物在发育的某一特定时期卵的温度是决定性别的关键因素，此时温度细微的变化都可导致性别比例的戏剧性变化。总的说来，在低温（22～27 ℃）或在高温（30 ℃或更高）孵育的蛋产生的性别刚好相反，且仅有一很小的温度范围，允许同一窝蛋孵出的雌雄大致相等。某些种类的海龟温度的突然变化会使性别比例改变。如果蛋在28 ℃以下孵化，所孵出的海龟均为雄性，而在32 ℃以上，则均为雌性。两者之间的温度所产生的雌雄比例均等。但也有例外，例如，快龟的蛋在冷（20 ℃或以下）或热（30 ℃或以上）均孵出雌龟。另一个最好的研究例子是欧洲池龟（*Emys obcularis*）。在实验室里，30 ℃以上所孵出的均为雌性，低于25 ℃均为雄性，其临界温度为28.5 ℃。至于在发育的哪个阶段决定性别，可以通过将蛋先在雄性孵化温度下孵育一段时间，然后转移至雌性孵化温度下孵育，反之亦然。在欧洲池龟，似乎在发育的最后第三阶段是决定性别的关键阶段，在此之后，其性别不可逆转。关于雌雄分化的过程，在雄性化温度下，雌激素可以诱导卵巢的分化，而且雌激素作用的敏感时间与性别决定的时间一致。在此过程中，芳香酶非常重要（它可将睾酮转化为雌激素）。在雄性化温度25 ℃时，欧洲池龟的芳香酶活性很低；而在雌性化温度30 ℃时，芳香酶在性别决定的关键时期戏剧性增高。这种温度依赖芳香酶活性在菱纹背泥龟亦可见到，该酶可抑制生殖器官雄性化。很有可能芳香酶受AMH的调节。AMH可以降低欧洲池龟性腺芳香酶的活性。

2. 性别决定的位置依赖性

Bonellia viridis 的性别决定于其幼虫的栖息地。雌性 *Bonellia viridis* 是水下穴居动物，体长10 cm，有一个可延伸1 m长的尾伞，这个结构有两个作用：其一将食物从岩石上卷入消化道；其二幼虫通过尾伞可进入雌虫的子宫，在那分化为1～3 mm长的共生雄虫。因此，当幼虫栖息于岩石表面上时，它就发育为雌虫，而在尾伞的则分化为雄虫，并且一直待在雌虫体内并使卵子受精。Baltzer发现，当幼虫在缺乏成年雌虫的情况下培养，约90%发育为雌虫，但当培养于有成年雌虫或分离的尾伞时，70%将黏附于尾伞变成雄虫。对引起幼虫雄性化的分子机制研究显示当幼虫培养于缺乏雌虫的正常海水中时，大部分变为雌虫；但当培养于具有尾伞组织的海水中时，大部分发育为雄虫或雌雄同体。另一个位置影响性别的例子是 *Crepidula fornicata*。这类生物常堆积在一起，年幼的通常为雄性，随后雄性生殖系统开始退化。向雌性或雄性发育完全取决于个体在堆积体中的位置：如果它依附于雌性，则变为雄虫，脱离便成为雌虫。自然界创造了很多的杰作，在一些物种，性别是由性染色体单一决定的，而在其他物种，性别可能受环境因素的影响比较大。在这两类情况中还存在很多变异。

小　结

高等动物的有性生殖现象十分复杂，它由一系列发育和生理过程组合完成，包括生殖干细胞的决定和分化、生殖腺的发育、性别的决定、副性特征的建立、青春期发育和生殖周期等。在动物的早期发育中，生殖干细胞决定、配子形成、生殖腺发生、性别决定是4个密切联系而又相互区别的发育现象，准确把握这些概念对于认识动物的发育是重要的。

对两性而言，性别决定与分化是种族得以繁衍的物质基础，也是个体正常发育和生存不可缺少的一环。人们发现雌性和雄性个体的形态、表型、生理和行为的许多特征及基因产物上都有很大的差异，然而它们在遗传信息上绝大部分是一致的，这就引致人们去探究其中的奥秘。目前对性别决定机制的研究已形成了由发育生物学、细胞生物学、分子胚胎学、分子生物学及遗传进化等多学科交叉的前沿研究领域，是生命科学研究的热点之一。迄今为止，我们已大致清楚无脊椎动物（果蝇、线虫）中性别决定信号转导的基本过程，但在低等脊椎动物中，由于其性染色体的分化程度较低，且性别决定受环境的影响较大，至今未获重大突破。在哺乳动物中，已经确定并克隆了一些与性别决定和分化的调控基因，并弄清楚了一部分性别分化早期的信号通路,并先后提出来一系列模型来解释哺乳动物的性别决定机制。但由于哺乳动物与无脊椎动物决定性别分化的基因完全不同,因此无法用从低等生物中所获得的信息来指导对高等生物的研究。包括人在内的哺乳动物性别决定机制的研究主要依赖于本身的研究系统。

(李 伟 王 卉 张远强)

主要参考文献

李云龙,刘春巧.2005.动物发育生物学.济南:山东科学技术出版社:263～275.

徐晨,周作民.2005.生殖生物学理论与实践.上海:上海科学技术文献出版社:4～86.

Bowles J, Koopman P, 2010. Sex determination in mammalian germ cells: extrinsicversus intrinsic factors. Reproduction. 139: 943～958.

Camerino G, Parma P, Radi O, et al. 2006. Sex determination and sex reversal. Curr Opin Genet Dev, 16(3): 289～292.

Hedrick P W, Gadau J, Page R E Jr. 2006. Genetic sex determination and extinction. Trends Ecol Evol, 21(2): 55～57.

Kim Y, Kobayashi A, Sekido R, et al. 2006. Fgf9 and Wnt4 act as antagonistic signals to regulate mammalian sex determination. PLoS Biol., 4(6): e187.

Ludbrook L, Harley V R. 2004. Sex determination: a window of DAX-1 activity. Trends Endocrinol Metab, 15: 116～122.

Matsuzawa-Watanabe Y, Inoue J, Semba K. 2003. Transcriptional activity of testis-determining factor *SRY* is modulated by the Wilms' tumor 1 gene product, WT1. Oncogene, 22: 5956～5960.

Mello M P, Assumpcao Jde G, Hackel C. 2005. Genes involved in sex determination and differentiation. Arq Bras Endocrinol Metabol, 49(1): 14～25.

Mittwoch U. 2005. Sex determination in mythology and history. 2005. Arq Bras Endocrinol Metabol, 49(1): 7～13.

Noordam M J, Repping S. 2006. The human Y chromosome: a masculine chromosome. Curr Opin Genet Dev., 16(3): 225～232.

OOstrer H. 2004. Alterations of sex differentiation in males: from candidate genes to diagnosis and treatments. Curr Pharm Des, 10: 501～511.

Rey R. 2005. Anti-Mullerian hormone in disorders of sex determination and differentiation. Arq Bras Endocrinol Metabol, 49(1): 26～36.

Saitou M, Barton S C, Surani M A. 2002. A molecular programme for the specification of gerrll cell fate in mice. Nature, 418: 293～300.

Tomizuka K, Horikoshi K, Kitada R, et al. 2008. R-spondin1 plays an essential role in ovariandevelopment through positively regulating Wnt-4 signaling. Hum Mol Genet, 17: 1278～1291.

Uhlenhaut N H, Jakob S, Anlag K, et al. 2009. Somatic sex reprogramming of adult ovaries to testes by FOXL2 ablation. Cell, 11, 139(6): 1130～1142.

Veitia R A. 2010. FOXL2 versus SOX9: A lifelong "battle of the sexes". Bioessays, 32: 375～380.

Wallis M C, Waters P D, Graves J A M. 2008. Sex determination in mammals—before and after the evolution of SRY. Cellular & Molecular Life Sciences Cmls, 65: 3182～3195.

第十章　器官与组织的更新与再生

生物体自诞生就已建立了一套具有维护、修复自身形态、结构和功能的开放动力学机制。该机制在一定阶段、范围和程度内可对生物体进行自我维护，并对损伤部分进行自主修复或重建，以保持生物体特定的形态、结构和功能，于是生命才可得到维系。生物体这一开放动力学机制主要通过更新（renewal）与再生（regeneration）方式予以实现。

第一节　更新与再生的发生条件

更新与再生，意为弃旧推新。构建生物体所有物质形态、结构和功能无时无刻不在发生更新与再生。随时间推移，蛋白质将发生不可逆的变性（denaturation），由新合成的蛋白质所替代。酶也是一种特殊蛋白质，若某关键酶不能更新，其功能将丧失，最终导致细胞死亡。而分子的更新和由此产生的返幼（rejuvenation）现象在细胞分裂过程中经常发生。返幼现象使得单细胞原生生物可以永生，同样，成体终末分化细胞由于不能分裂更新与再生而必定面临死亡。

更新与再生是生物体应对损伤缺失和衰老死亡有效的拮抗方式。生物体若失去持续的更新与再生，生命将很快终止。事实上，更新中伴有再生，同样，再生中也伴有更新。更新与再生是两个密不可分的相伴过程，两者相辅相成，密不可分。

一、再　生　的　分　类

再生指生物体以现存细胞和组织的重新生长方式来修复受损或丢失组织器官的过程。再生是生物体保存自己及后代的一种本能。动物界无脊椎动物的再生能力大于脊椎动物。相比之下，哺乳类动物的再生能力最弱。尽管生物体的再生能力与其进化地位呈现反比趋势，即生物体再生能力越强，其进化地位越低，反之再生能力越弱，其进化地位越高。但事实上，各类生物体的再生能力与其在系统发育中的进化地位等级尚无显示严格的对应关系。

广义的再生包括生命的所有水平，即分子、细胞、组织、器官和整体水平的再生，而狭义的再生通常指成体生物对机体缺失部分（器官或组织）的重建。生物体的再生类型很多，下面介绍几种常见的再生类型。

1. 生理性再生

生理性再生是指生物体对变性和衰老的生物分子和细胞组织清除与更新的现象。在生物进化中，多细胞生物表现出了一系列程序化的生理性再生机制。例如，造血干细胞的终身存在以保证各种血细胞的不断更新；皮肤表皮基底细胞层不断分裂、分化、向表层推移并最终脱落；以及毛发、指甲的生长等。生物体的上述生理性再生能力可维持终生，并广泛存在于各类生物体中。短寿的小动物如线虫，则无此类再生，而人体内却存在大量"细胞更新"含义上的生理性再生如血细胞、上皮细胞等，若这些短寿细胞不能反复更新，人体只能生存数周。

2. 修复性再生

修复性再生是指多细胞生物在意外情况下，当失去某些器官或身体某部分时，可自动对失去的结构进行重新构建和恢复的现象。许多无脊椎动物的修复性再生能力极强，如海绵、腔肠、涡虫等动物，它们几乎都可在身体失去相当大的部分以后，仍然可实现完整的个体重建。通常随着生物体进化程度的提高，其修复性再生能力往往相对降低，但仍表现出还保留一定的修复性再生能力。节肢动物在蜕皮时能够修复不完整的腿，有尾两栖动物（水蜥，蝾螈）即使在变态发育后也保留了较强的修复性再生能力。同样，人类的肝脏在部分切除后也可修复性再生后复原。由此可见，生物体修复性再生能力与其在系统发育的等级之间并无直接、必然的联系。

某些生物体偶尔产生有缺陷的器官时，当修复性再生发生后，常出现与原位器官不同的现象，称异形形成（heterornorphosis）。例如，虾的眼柄切除后，原位处长出一根触角。异形形成是生物进化中返祖现象的一种。

自体切割（autotomy）是生物体以部分身体的自残和脱落（如蜥蜴的尾巴、节肢动物的腿）的方式，用于逃避天敌的一种防卫现象。尽管自体切割是陆生动物中的个别现象，但足以表现出陆生动物中修复性再生奇特的一面。

3. 无性繁殖

无性繁殖是一种生物体自我克隆现象，可通过如分裂（涡虫及环节动物）、出芽（水螅）或多细胞被囊体（如海绵的芽球、苔藓虫的休眠芽）等不同方式得以实现。典型生物体的无性繁殖是水螅出芽的方式。而无性繁殖在植物界中极为普遍，如竹子的出芽繁殖、马铃薯的块根繁殖、秋海棠的营养叶繁殖、柳树的插枝繁殖等。无性繁殖与修复性再生尽管再生方式不完全一样，但两者有很大的相通性，有时很难区分，如柳树的插条繁殖既可说是通过断枝部分进行无性繁殖，也可说是通过断枝部分进行修复性再生。

4. 重建

重建是指人工实验诱导条件下的特殊修复性再生现象。重建过程反映了多细胞生物体强大的自我组织能力。当胚胎（海胆囊胚）、切下的器官（两栖动物的尾巴、芽期幼虫的眼睛），甚至整个动物（如水螅）被分离呈单个细胞时，从细胞悬液中制备出的重聚体也能几乎完全重建原结构。

二、脊椎动物的再生

尽管脊椎动物的再生能力并非最强，但某些组织或器官如皮肤、肝脏、肌肉、外周神经等确有相对较强的再生能力。生物体实现再生有其自身严格的条件限制，已知至少需要满足3个基本条件：① 存在具有再生能力的细胞；② 局部及全身内环境应符合引导再生细胞进入再生途径的需求（与瘢痕组织形成不同）；③ 清除阻碍再生的有关因素及物质。其中，存在具有再生能力的细胞这一条件尤为重要。依据不同组织器官及种属差异，脊椎动物主要通过以下两个途径实现再生。

1. 干细胞或祖细胞激活增殖

脊椎动物最常见的再生途径是通过干细胞或祖细胞的激活增殖。在哺乳类动物的许多组织已发现存在干细胞，如表皮干细胞、骨骼肌干细胞、肝脏干细胞、胰腺干细胞、血液造血干细胞、骨髓间充质干细胞、脑和脊髓神经干细胞等。虽然对有些干细胞（如神经干细胞）的存在意义和功能尚不清楚，但现有研究已表明不同组织的干细胞均参与其所起源组织终生再生过程。如表皮干细胞参与皮肤的再生，造血干细胞参与血液组织的更新甚至重建。故利用干细胞的分化增殖功能，皮肤、骨髓和外周血液的干细胞移植已在临床得到广泛运用。然而，生物体内的部分干细胞，如肝脏干细胞和神经干细胞，通常处于不分裂的"静止"状态。肝脏干细胞只有当肝脏受损后，在肝内现存肝细胞分裂增殖仍不能满足替补受损细胞时，才被激活增殖而进行肝脏再生。而中枢神经系统的神经干细胞在体内目前还很少观察到分裂增殖的现象。

干细胞在参与组织再生过程中，通常需经一个中间类型细胞的过渡，即定向祖细胞（committed progenitor），才能最终分化为成熟的末端细胞。正常生物体内的干细胞池（stem cell pool）始终保持稳定状态，而且分裂速度相对较慢。邻近干细胞周围常分布着由干细胞分裂而来一定数量的定向祖细胞，相对于干细胞而言，定向祖细胞的自我更新和分化能力有限。生物体组织细胞的正常更新及受损后的修复通常由定向祖细胞经分化、增殖来完成，而干细胞则通过分裂周期性补充定向祖细胞群。

人们对干细胞及其特性的发现和了解，给哺乳类动物特别是人类的组织器官再生研究、某些退行性疾病治疗带来了新的曙光。研究发现，中枢神经系统（脑和脊髓）存在神经干细胞，若能找到体内引起神经干细胞激活增殖的条件，使其分裂增殖，即可有望能使神经受损得到恢复。正是由于干细胞这一潜在的医学价值，使得多年来席卷全球的干细胞研究热潮不断升温，并取得了一些重大突破，已引发了继药物和手术之后的新一轮医疗技术革命，并在发育生物学的基础与临床组织器官再生研究中发挥了重要作用。

2. 分化细胞去分化

有尾两栖类动物的再生途径主要通过分化细胞去分化。分化细胞去分化在有尾两栖类动物的再生中较为普遍。哺乳类动物的肝细胞也需经去分化后才能重新进入细胞周期，实现组织再生。生物体某些成熟的末端细胞如软骨细胞，在体外一定培养条件下可呈现去分化状态。尽管通过分化细胞去分化途径实现再生在哺乳类动物只是个别现象,但从一个侧面说明了脊椎动物实现再生方式多样性的一面。

第二节 更新与再生的细胞与分子基础

多细胞生物发育完成后,当生物个体失去某部分结构时,仍然可自发地对丢失部分的结构进行重新构建和恢复,以维系生物个体形态结构和功能的完整性。发育生物学中的更新与再生现象致使人们提出了许多耐人寻味的问题:生物体如何察觉机体哪部分结构丢失;更新与再生是剩余原胚胎细胞的衍生,还是来自永久分裂的干细胞或是已分化细胞的转分化;原结构重建是通过变形再生(morphallaxis)即现存细胞补充形成新组织,还是通过新建再生(epimorphosis)即伤口处残留细胞增殖替代缺失的原结构而复原;更新与再生的物质基础等。

一、再生时细胞分裂和去分化

当蝾螈前肢被部分切除后,断肢近端表皮细胞即可在快速分裂的同时,向裸露的创伤面迁移,并覆盖封闭创伤面。封闭创伤面的这部分细胞称顶帽(apical cap)或顶外胚层帽(apical ectidermal cap)。与此同时,受损组织处的细胞外基质(ECM)中蛋白质成分如胶原蛋白、弹性蛋白、硫酸糖蛋白等,被溶酶体酸性水解酶、酸性磷酸酶、金属蛋白酶及酸性磷酸酯酶迅速降解,而被富含冷凝集蛋白、透明质酸和黏性蛋白等近似胚胎基质成分所取代。此时,受损组织处的细胞被释放,并即刻去分化而失去原分化特征,重新进入细胞周期,逐步形成胚芽(blastema)结构。再由胚芽细胞分裂增殖,最终再生形成与原丢失断肢完全一致的新肢结构。

二、细胞去分化的调控机制

(一)细胞周期调控因子和pRB的磷酸化

1. 细胞周期调控因子具有调控细胞增殖和分化的双重功能

细胞增殖和分化既是相互对立的过程,也是相互协调的过程,主要受到许多具有双重调控功能因子的调控。细胞的分裂主要受到依赖于周期蛋白激酶(cyclin-dependent kinase, Cdk)的调控,而Cdk一个重要的作用底物即视网膜瘤蛋白(retinoblastema protein, pRB)。当有活性的pRB与转录因子E2F结合后,使后者无法激活与细胞分裂相关基因的转录,因此不具备分裂能力。而当pRB磷酸化后失去活性时,释放出E2F,E2F在核定位后便可激活相关基因的转录,从而促进细胞增殖。

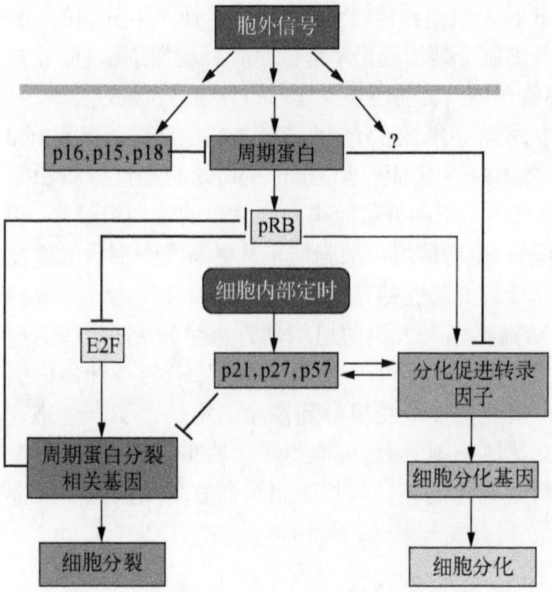

细胞分化也受细胞周期调控因子的调控。已知Cdk活性受如下因子和方式的影响:周期蛋白的结合、Cdk磷酸化和去磷酸化,以及依赖于周期蛋白激酶抑制因子(cyclin-dependent kinase inhibitor, CKI)的结合等。当Cdk活性受到CKI抑制,有活性的pRB可通过另外的效应子激活促分化转录因子而促进细胞分化,可见pRB在调控细胞分化方面同样起到关键作用。无论细胞分化还是分裂,胞外信号(如生长因子)均起着决定性作用,当然,细胞内在的时钟机制也可启动调控细胞在预定时间的分化,但目前这方面精确的调控机制尚不清楚(图10-1)。

2. pRB家族调控分化细胞去分化

至少某些分化细胞并不完全锁定在静止状态,仍可保持细胞分裂能力。pRB及其家族成员p107和p130,以及CKI在去分化过程中的作用至关重要。高度分化的小鼠骨骼肌细胞和神经细胞研究已表明:pRB能够控制分化细胞处于分化静止状态,

图10-1 细胞周期因子调控细胞分裂及分化模式

胞外信号决定细胞的增殖或分化,细胞内在时钟机制在预定时间启动细胞分化

其作用底物可能也是 E2F 及其他效应子。与调控细胞分裂和细胞分化相同，pRB 通过磷酸化或去磷酸化作用于不同的相关效应子，激活后促使细胞重新进入细胞周期相关蛋白的合成或促进分化的转录因子，从而调控分化细胞是去分化或稳定细胞处在静止的分化状态。

（二）神经支配作用

胚芽的分裂增生依赖于神经的支持。神经能为胚芽的生长提供再生促进因子，如神经胶质生长因子（glial growth factor, GGF）、成纤维细胞生长因子（FGF）等。缺少神经支持的断肢不能再生，如在截肢前切断神经，虽能形成胚芽，但胚芽不能分裂增殖，因而无法重建丢失的断肢。而断肢发生在发育早期（尚无神经），则断肢的再生不需要神经的支持；若给予神经支持，这种无脉产生的肢体即可迅速对神经支持产生依赖。这表明神经支配的依赖性可能发生在生物体神经生长发育之后。

三、胚芽位置值引导肢体再生

1. 胚芽再生高于截面位置值结构

胚胎发育期间，沿肢体远近轴决定浓度梯度的位置值。肢体再生中，胚芽的位置值很重要。变形再生中，胚芽生长和产生什么样的结构，取决于截面的位置值，即生长出比截面位置值更高的结构。如手腕部位截面，则只有腕部和指再生；如截面在肱骨中部，则产生截面远端所有结构，包括失去的近端肱骨都能完整再生。

胚芽具有形态发生的自主性，其产生的结构总是截面远端结构，甚至无论是被截肢体的哪个截面都能长出同样的结构。若将从蝾螈手腕处截面的近端插入自身腹部，建立血管联系后，在肱骨中部处再次截断，结果两个截面均能再生出完全一样、具有桡骨和尺骨的完整远端结构。

2. 位置值和细胞表面特性

再生肢沿远近轴具有梯度位置值，表现在胚芽的细胞表面特性上，则远轴细胞黏附力高于近轴细胞黏附力。将来自近端和远端的胚芽共同培养，由于远端胚芽细胞黏附力高于近端胚芽，因此近端胚芽形成月牙形，将远端胚芽包裹在内。但两种胚芽之间具有明显的分界线。若从腕处截断，将远端胚芽移植到更近端的背部胚芽表面，则再生的肢体结构是由两种不同位置值的胚芽相互作用的结果：再生肱骨等结构的细胞来源于近端胚芽，而远端胚芽随着重建的肢体向前移动，当到达与原来位置值相当处即可再生出一只手。

肢的再生实际上是一种居间生长（intercalay growth），不同胚芽能清楚识别各截面所有位置值丢失的结构，从而实现精确重建，恢复丢失的所有结构。因截面细胞和形成胚芽细胞的位置值总存在差异，导致近端截面细胞再生大部分的肢结构，而胚芽在再生肢远端的适当位置仅再生出手结构，两者共同再生恢复丢失的肢体结构，所以完成再生过程事实上是截面细胞和胚芽细胞共同作用的结果。

3. 视黄酸对肢体位置值的影响及可能机制

视黄酸（retinoic acid, RA）具有使肢体再生位置值沿远近轴近部化作用。在肢的再生中，若用 RA 处理远端胚芽（尺骨、桡骨处截断）48 h，再生的肢不仅包括被切除的部分，而且重建了完整的桡骨和尺骨，随着 RA 剂量增加，近部化作用更加明显。

已知 RA 对位置值的改变主要是激活胚芽细胞中 RA 受体，而 RA 受体是一类核受体家族的转录因子。在已发现的多种 RA 受体中，仅 δ1 受体与位置值的改变有关。用 δ1 受体转染的细胞可引起细胞位置值发生近部化改变。推测 RA 作用机制可能与改变位置值基因的同源异型框基因（*hom/hox* 基因）和细胞黏附分子（CAM）两者的表达有关。

四、昆虫肢的插入

昆虫肢的再生与两栖类相同，昆虫肢沿远近轴也具有位置值梯度。两只蟑螂胫骨在不同位置处被截断，将其中一只蟑螂的远端胫骨移植到另一只蟑螂的近端胫骨截桩（stump）上（插入肢方向与原方向相同），它们的相互作用可重建两个截面位置值之间的所有结构。反之，若将一只蟑螂的近端胫骨移植到受体远端胫骨截面，同样也能再生两种截面位置值差异之间的结构，但再生的结果是茎结构变长，而且插入肢方向与原方向相反。可见昆虫肢的再生至少有 2 个特点：① 远端截面在再生中发挥重要作用；② 相互作用的两个截面因位置值差异需重新确定细胞生长极性。

第三节　更新与再生的生物学意义

由于细胞持续生长和细胞更新是生物发育过程中的重要环节，胚胎发育时组织器官通过细胞增殖的方式获得生长属普遍现象。即使成体后，大多数生物仍需保留细胞增殖能力。不但许多短寿细胞如此，即使完全分化的某些长寿细胞，如肝细胞，也同样保留了细胞的增殖能力。正常状态下，肝细胞寿命较长，细胞分裂缓慢，然而在应对损伤或毒害反应时，肝细胞即可迅速分裂，以替代已受损的细胞。

机体多数类型的细胞在其终末分化过程中失去了有丝分裂的潜能，有的甚至失去核，如表皮的角化细胞和血液的成熟红细胞。因此，这类细胞中必定存在具有保持分裂能力，并在分裂后进入终末分化的细胞，这样的细胞称为干细胞（stem cell）。干细胞是一类具有自我更新和多向分化能力的细胞，当干细胞永久地保留着"胚胎"的特性，并能在培养基中无限制地扩增时，可称其为永生干细胞（immortal stem cell）。

（一）单能干细胞与表皮更新

在胎儿和幼年期，表皮在扩展中伴随着更新。表皮暴露在机械拉力、化学刺激、紫外线照射和微生物侵袭等内外环境下，通过单能干细胞的有丝分裂实现持续生长和更新。这些单能干细胞常位于表皮的基底层，其子代在向外生长的过程中，取代了外部表皮细胞，最终分化形成角化细胞后随即死亡，并保留2～4周后脱落（图10-2）。干细胞在表皮的基底层中能持续分裂。某些刺激性生长因子，如角质细胞生长因子（KGF）、表皮外长因子（EGP）和转化生长因子（TGF）等，以及某些抑制性信号物质，如肾上腺素等，均参与了表皮增殖的调控。

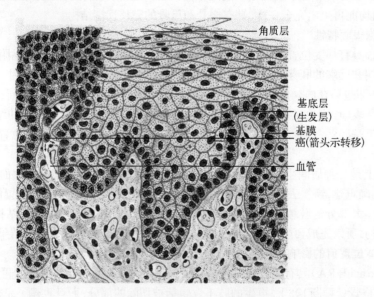

图10-2　干细胞与皮肤的癌变

位于生发层的干细胞增殖并分化为角质细胞即角质层，角质细胞最终死亡。若来源于干细胞分裂增殖的子代细胞持续不断分裂且不能分化时，便形成了肿瘤即癌。癌变的细胞穿越基膜进入血管而转移他处

（二）单能干细胞与肌肉更新

骨骼肌细胞因系高分化细胞而通常处于"静止"状态，仅在特殊需要时才出现更新。当肌肉受损时，位于骨骼肌细胞旁的成肌细胞或称肌卫星细胞（muscle satellite cell）被激活，可重新分化并增殖。当增殖的细胞融合成肌管后即可停止分裂，肌管内填充着成束的肌动蛋白和肌球蛋白并扩大，最终替代受损的肌纤维。

（三）多能干细胞与肠绒毛上皮更新

小肠绒毛表面的柱状细胞和杯状细胞分别具有吸收和分泌功能，这些上皮细胞更新换代较快。在从绒毛基底部迁移到达绒毛顶端时，细胞以释放消化酶的方式"自杀"，残骸脱落进入肠腔。取而代之的是

位于绒毛间、肠壁固有膜隐窝处的多能干细胞,由多能干细胞增殖分化,实现小肠绒毛各类上皮细胞的更新(图10-3)。

(四)多能干细胞与血细胞形成及更新

人体每秒钟约有600万个新生红细胞从骨髓被释放入末梢血液,以替代因衰老而死亡的红细胞。血液中含有多种功能不同、形态各异的血细胞,如具有携带氧和二氧化碳功能呈扁盘状的红细胞,具有抗感染功能呈椭圆状的单核细胞,具有免疫功能呈球状的淋巴细胞等。令人惊奇的是,所有这些功能不同、形态各异的血细胞均起源于同一种干细胞,经血细胞形成、分化等造血(hemtopoiesis)过程后形成的产物。

1. 干细胞的起源及意义

胚胎发育时,血细胞发生于胚胎中胚层的血岛(blood island)。最早的血管同样是在血岛上由生血管的创立者细胞(angiogenic founder cell)形成。人类的血岛位于胚盘外侧覆盖在卵黄囊上的胚外中胚层(与鸡相同)。此后造血干细胞迁移到肝脏、脾脏,也可能到胸腺后最终在骨髓中增殖。出生后的哺乳动物,只有骨髓中保留约万分之一的造血干细胞,这些多能干细胞是提供成体各类血细胞的唯一来源。

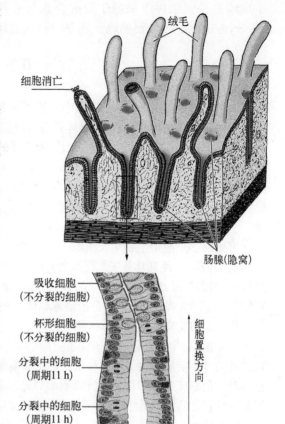

图10-3　干细胞与小肠绒毛上皮更新

近代有关血细胞形成的研究始于防止X射线全身照射的破坏效应研究。小鼠的造血系统被高剂量的X射线破坏后,能通过悬浮的骨髓细胞注入循环血液而得到挽救。然而,因造血干细胞只占骨髓中总体细胞的0.01%,所以分离和辨别造血干细胞并非易事,尽管如此,这类技术已被普遍掌握。

血细胞的寿命较短,人类红细胞的半衰期为120 d。衰老或死亡的红细胞主要在脾脏被检出,并被脾脏的巨噬细胞吞噬而清除。这一检出过程称没收(sequestration)。

2. 干细胞、母细胞和终末分化

骨髓中为数不多的多能干细胞具有无休止的分裂增殖能力。它们的部分后代仍能保持其多能干细胞的生物学特征,即自我更新,而其余的可被决定分化称为祖先细胞,或被称为母细胞,其发育潜能进一步受到限制,尽管仍然能够分裂,但分裂的次数已经有限,分裂后形成的前体细胞以有限增殖或称扩增分裂(amplification division)形式实施调控特定血细胞种类和数量的功能。前体细胞在完成最后一次分裂之后,细胞进入终末分化,并发育成熟。

(五)多种细胞因子和激素对血细胞生成的调控

许多可溶性的细胞外多肽可影响血细胞生成的类型和数量。现已分离获得许多此类物质,并进行了鉴定和基因克隆。通常称这些小分子多肽为细胞因子(cytokine)。

干细胞因子(stem cell factor, SCF):能刺激髓性谱系的干细胞增殖。细胞因子不能对谱系根部的细胞系(即多能干细胞)起作用,但能刺激特殊分支上的双能或单能干细胞的生长和分化。常见的有:① GM-CSF颗粒细胞和巨噬细胞集落刺激因子;② G-CSF颗粒细胞刺激因子;③ M-CSF巨噬细胞刺激因子。

刺激淋巴细胞前体的细胞因子已知为白细胞介素(interleukins)。该名称表明,这样的细胞因子来源于别的白细胞。白细胞介素是白细胞间如淋巴细胞与巨噬细胞或B细胞与T细胞之间行使信息交流的信使。

最经典的细胞因子当属红细胞生成素(erythropoietin)(希腊文意为"制造红色的血细胞")。红细胞生成素在缺氧条件下来源于肾脏合成的一种糖蛋白,通过血液运输,可刺激骨髓中的原红细胞(proerythroblasts)更为迅速地分裂,诱导红细胞数量增加,并提高血氧结合能力。

第四节　更新与再生的医学应用

　　人工组织器官在医学临床应用中发挥了重要作用,但目前大多临床应用的人工组织器官只能替代人体组织器官的部分功能,或作为机体自身健康组织和器官修复再生过程中的一种过渡性手段,尚不能替代正常组织器官的全部原功能。采用同种异体的组织器官移植则可修复机体组织器官的全部功能,属根治性的治疗方法。但组织器官移植依然存在术后排斥、感染、终生服药、费用高昂及供体来源困难等诸多问题。近年来,以研究组织器官修复与重建为目标的再生生物学研究取得了快速发展,以再生生物学理论为指导,开展受损组织器官修复和重建的研究已形成一个多学科交叉、渗透、融合并发展迅速的新型领域——再生医学(regenerative medicine)。

　　再生医学是应用生物学及组织工程学的理论方法,通过干细胞的增殖分化而替代受损或衰老的细胞、组织和器官,使其具备正常组织器官的结构和功能。当前再生医学所涉及内容主要包括干细胞与克隆技术、组织工程、组织器官代用品、异种器官原位组织再生四大方面。组织器官再生大致分为体内再生和体外再生两大类:体内再生是指诱导和促进损伤组织和器官在体内进行自我修复;体外再生是指在体外形成组织和器官后再植入体内相应部位。

　　近年来,再生医学领域的研究主要集中于干细胞和组织工程学的研究,特别是骨髓来源干细胞的分化潜能为许多疾病提供了细胞移植与再生修复新的治疗手段。组织工程产品如皮肤、骨和肌腱等,以及基因治疗的临床应用和组织器官的研制等已取得了令人振奋的进展。人工制造的替代品技术与天然组织来源的替代品技术虽然是两个不同的概念,但在医疗实践中却是不可偏废的统一体。各种体外人工器官装置及技术如人工肝、人工肾、人工呼吸机、体外循环装置及立体生物打印技术等,仍是促进组织原位再生和器官功能恢复的主要辅助工具,并在天然组织再生的过程中起重要的支持作用,有力地促进了机体组织器官的修复与重建及功能恢复。当前再生医学的应用研究不仅仅在一定程度上解决了临床组织器官供体来源不足的问题,更重要的是再生医学正在引领当今临床治疗模式的深刻变革,再生医学在疾病治疗中的作用和优势已日益显现,展示出广阔的应用前景,并由此正孕育着重大的科学突破与巨大的相关产业带动。

一、立体生物打印技术

　　立体生物打印技术即3D生物打印技术(three dimensional bioprint,3DBP)是以自身成体干细胞经体外诱导分化的活细胞为原料,基于计算机三维数字成像和多层次连续打印技术集一体而打印活体组织的一种新兴生物再生应用技术。3D生物打印技术是工程学、生物材料科学、细胞生物学、物理学与医学等领域多学科多技术的整合,主要包括三个方面技术支持。

　　(1)仿生学(biomimicry):以微型规模复制生物组织,即制备与再生重构组织或器官的细胞和细胞外基质同样的复制物。

　　(2)自动自装配(autonomous self-assembly):利用胚胎器官发育为导向,采用自装配细胞球体(cellular spheroid),通过细胞融合和细胞构建的方法,以细胞作为组织发生(histo-genesis)的原始动力,引导组织的组成、定位及功能结构特性。

　　(3)小组织建筑材料(mini-tissue building block):含较小功能的建筑材料称“小组织”,即一种组织的最小结构和功能组分,通过合理的设计,自装配或两者的结合,可将小组织装配组合成结构和功能较大的组织。3D生物打印技术根据其工作原理可分为三种:喷墨生物打印(inkjet bioprinting)、微挤压成型生物打印(microextrusion bioprinting)和激光辅助生物打印(laser-assisted bioprinting)三种类型,各有长处。

　　自1986年Charles W.Hul首次提出薄层材料可经紫外线加工处后可打印出三维立体结构为起点,发展至今采用活细胞等生物材料代替非生物材料,3D生物打印技术已在再生医学的器官移植领域,以及药物开发研究及毒理学的高产率组织模型等方面,取得了丰硕的成果。从2010年Organovo公司用3D生物打印技术成功打印出动脉,并经动物实验证明在器官移植方面应用的可能性以来,该技术已被广泛应用于皮肤、骨骼、人造血管、血管夹板、心脏组织和软骨质结构的再生与重建。2011年,美国Wake Forest

University的Anthony Atala在TED(technology,entertainment,design)大会上展示了3D生物打印技术打印的肾脏;2012年,艾尔肯·热合木吐拉等利用3D生物打印技术以石膏为原料打印出志愿者的指骨模型;2013年,Zeni等打印出半透明的人体肝脏模型,同年,美国Organovo用3D生物打印技术还打印出人体肝脏薄片,Koch等打印出人体皮肤;2014年,美国University of Louisville的科学家用3D生物打印技术打印出心脏瓣膜和大血管;2015年,比利时Hasselt大学BIOMED研究所用激光辅助3D生物打印技术为患者打印并移植了下颌骨。这些3D生物打印技术成果有效缓解了临床供体器官短缺和器官移植时出现的排异反应等一系列临床亟待解决的问题。尽管3D生物打印技术仍存在不少技术及安全问题,但有理由相信,3D生物打印技术不远的将来必然会为人类的健康带来巨大的福音。

二、肝脏的再生

哺乳动物的再生能力总体较差,但机体某些组织器官,如肝脏、肾脏、肌肉、皮肤和外周神经等却有较强的再生能力。其中人们对肝脏再生的认识较早,研究相对较深入。

(一)肝脏的三种再生方式

正常情况下,肝细胞属高度分化、静止、相对长寿命的细胞,极少观察到分裂现象,在2×10^4个肝细胞中约能见到一个肝细胞发生分裂。肝脏作为哺乳动物的重要器官,当受到各种损伤(如毒素、病毒、外科手术)后,有其独特重建丢失肝细胞的能力。已知肝脏有三种修复重建机制:① 剩余细胞的分裂增殖;② 干细胞增殖和分化;③ 门管区周围肝细胞的过度生长(hypertrophy)。当剩余肝细胞的增殖不能完全补偿丢失的细胞时,干细胞才开始增殖分化,若干细胞的增殖分化被完全抑制,肝脏的再生则可通过已有肝细胞体积肥大方式来恢复肝脏体积和功能。本节主要叙述剩余细胞的分裂增殖机制。

(二)肝脏具有分裂增殖功能的细胞

肝脏再生的研究起源于1938年Higgins和Anderson对肝脏部分切除(partial hepatectomy,PHx)实验:切除小鼠肝脏的2/3,残留的1/3未受损的肝脏经过7～10 d能恢复到原肝脏体积大小。PHx后的肝脏再生主要依赖于组成肝脏的各类成熟细胞的分裂,这些成熟细胞包括:① 肝细胞,是肝脏的实质细胞,也是肝脏的主要功能细胞,占肝脏细胞总量的94%～96%;② 胆小管上皮细胞和有孔内皮细胞(fenestrated endotheliaol cell),是一类质膜有孔的内皮细胞,易于血液与肝细胞的物质交换;③ 库普弗细胞(Kupffer cell),肝内具有吞噬功能的细胞;④ 肝星形细胞(hepatic stellate cell,HSC),又称Ito细胞或贮脂细胞,能贮存维生素A和合成相关蛋白质及分泌多种生长因子;⑤ 大颗粒淋巴细胞(large granular lymphocyte,LGL),具有NK细胞活性,能溶解和杀伤多种肿瘤细胞。

PHx后,门静脉、肝动脉、胆小管周围等处的肝细胞首先进入细胞周期,36～48 h扩散到肝叶中心区域,并分泌生长因子。大鼠PHx后10～12 h,肝细胞开始DNA合成,24～48 h出现第一个DNA合成峰。肝细胞分裂24 h后,在各种生长因子的作用下,肝脏其他细胞(非实质细胞)才开始陆续进入细胞周期(图10–4)。由于肝细胞分裂增殖ECM的不平衡,3～4 d后新生的肝细胞可在毛细血管周围形成串状。

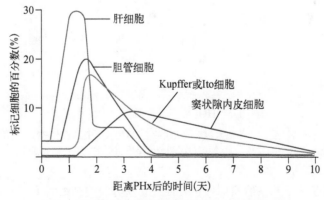

图10–4　PHx后不同类型的肝脏细胞参与再生时DNA合成曲线比较

肝脏不同细胞进入细胞周期的时间各异

HSC可渗透到新生的肝细胞周围,并分泌各种层粘连蛋白进行细胞加工,将这些分散肝细胞聚集成肝细胞板,并重建血管结构。至第7天,再生的肝脏体积恢复到PHx前的大小。

肝细胞的分裂能力极强,一个成熟的肝细胞至少可以反复分裂34次,产生1.7×10^{10}个肝细胞。以一只大鼠肝脏共有3×10^{8}个肝细胞计算,一只大鼠的肝细胞通过分裂增殖可产生供50个正常肝脏所需的肝细胞。

(三)肝脏再生时基因表达变化

PHx后的大部分肝细胞在进入细胞周期时同样可行使其正常功能,如血糖调控、清蛋白和凝蛋白合成、胆汁分泌、毒素降解等。肝细胞这种既进行分裂又行使功能的完美结合实际上是在多种细胞因子调节和一系列基因表达改变的结果。

已知PHx后$1 \sim 5$ min内尿激酶(urokinase, uPA)活性剧增,30 min内肝细胞质膜超级化(hyperpolarization),立即早期基因(immediate early gene)开始表达。如IGFBP1,一类结合胰岛素样生长因子Ⅰ和Ⅱ(IGF-Ⅰ, IGF-Ⅱ)的蛋白质,其活性上升到原水平的100倍;STAT3(siganl transducer and activator of transcription-3)和NF-$_K$B(nuclear factor kappa B, p50 $\sim$ p60复合物)在PHx后几分钟内被激活,并迅速转位到细胞核。STAT3、NF-$_K$B和AP1可能是介导DNA合成的胞内级联放大的主要因子。与细胞分裂相关的蛋白质和酶如胸苷激酶、组蛋白mRNA、周期蛋白、CDK等在肝细胞增殖中也发生表达变化。此外,在再生肝中还出现了"胚胎"标记基因的表达,如甲胎蛋白(α-fetoprotein)、醛缩酶胚胎异构酶、丙酮酸激酶等。5 h内胆小管发生形态改变,胆汁分泌量出现下降等。

(四)肝脏再生的启动

肝细胞生长因子(HGF)是从血清中分离获得具有促进肝脏再生功能的一种促细胞分裂原。PHx后1 h,血浆HGF浓度上升至正常的20倍,直至再生过程结束才恢复正常。HGF在肝脏再生的启动中起重要作用。

HGF大量存在胞外基质中。尿激酶(uPA)能激活蛋白水解作用,将纤溶酶原水解成纤溶酶。PHx后5 min内随着uPA受体(uPA-R)转位于细胞膜,uPA活性急剧上升,纤溶酶原转换成纤溶酶,肝脏生物基质(层粘连蛋白、巢蛋白entactin、纤连蛋白等)被水解,存在于生物基质中的HGF被释放。同时,uPA还能激活基质中无活性单链HGF转换成有活性的双链结构。释放的HGF通过内分泌和旁分泌途径与肝细胞膜上的c-Met受体结合,最终导致肝细胞DNA开始合成,从而启动肝脏的再生(图10-5)。

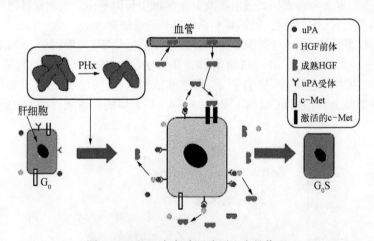

图10-5　HGF在启动肝脏再生中的作用

uPA受体上调激活uPA,启动蛋白水解酶的级联放大,肝细胞周围基质水解释放前体HGF,并被uPA
激活成活性状态,而与c-Met受体结合,经内分泌和旁分泌机制刺激肝细胞DNA合成

机体内其他一些生长因子和细胞素同样也是促进有丝分裂的刺激因子。主要的生长因子有表皮生长因子(EGF)、转化生长因子(TGF-α)等,细胞素有肿瘤坏死因子(TNF-α)、白细胞介素-6(IL-6)等,而去甲肾上腺素、胰岛素在肝脏再生中同样起着重要作用。

EGF由十二指肠腺产生,是肝脏再生的早期刺激因子。正常情况下,EGF通过门脉循环贮存在肝脏或门脉周围(periportal)的基质中。PHx后,门脉循环及去甲肾上腺素刺激的加剧,血浆EGF浓度可剧增。

TNF-α和IL-6也是肝脏再生的早期信号因子,均由Kupper细胞产生。IL-6的分泌受到TNF-α的调控,PHx后可诱导激活STAT3、NF-kB、AP1、Myc及周期蛋白D1。

TGF-α是由肝细胞产生的晚期再生刺激因子,通过肝细胞自体分泌机制刺激肝细胞的增殖。其他一些生长因子如酸性成纤维生长因子、血管内皮生长因子等经旁分泌途径也能促进邻近内皮细胞的增殖。胰岛素和去甲肾上腺素尽管不是促分裂原,但能调控生长因子的分泌。

HGF的再生启动作用不需要其他任何因子的帮助即可刺激肝细胞发生有丝分裂,但所需时间要稍长。EGF在PHx之后的一系列事件中发挥重要作用,其他因子如胰岛素、IL-6、去甲肾上腺素尽管不是主要的促分裂原,但却是再生的信号传导途径。虽然当前还不清楚肝脏部分切除5 min内uPA活性上升、30 min内立即早期基因表达的机制,但很显然,诱导肝脏再生应该是多种信号途径共同作用的结果:PHx后30～60 min内血浆HGF活性剧增,加上EGF、IL-6、去甲肾上腺素、基质重新模式化等促分裂信号的启动,促使肝细胞重新进入细胞周期(图10-6)。

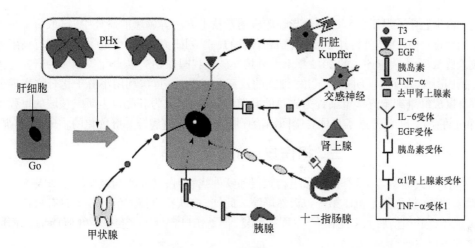

图10-6　多种信号途径共同作用促进肝细胞进入细胞周期

包括IL-6、甲状腺激素、胰岛素、去甲肾上腺素、EGF等多种信号途径作用于肝细胞

以往肝脏再生的研究主要集中在激活肝细胞增殖的机制上。最近发现正在分裂的肝细胞分泌的血管内皮生长因子(vascular endothelial growth factor, VEGF)是刺激窦状隙内皮细胞增殖的主要促增殖因子,故窦状隙内皮细胞进入细胞周期的时间比肝细胞约晚24 h。

(五)肝脏再生的终止机制

肝脏再生的终止机制目前尚不清楚,但很显然,肝脏再生的终止非并某单一物质效应,而是多种物质(因子)和机制共同作用的结果。有丝分裂抑制子TGF-β1由HSC合成,是最早发现的再生终止信号因子。TGFβ1与肝脏再生的终止密切相关,其在48～72 h肝细胞DNA合成完成时达到峰值。虽然在PHx后3～4 h血浆TGF-β1浓度即可出现上升,但此时的去甲肾上腺素拮抗或中和了其终止作用。

细胞凋亡也是再生终止的一种方式或机制。已知肝caspase-3样蛋白酶是一种在细胞凋亡中被激活的酶,近来已在小鼠PHx后18 h、36 h、48 h即肝细胞DNA合成期间(S期),检测到肝细胞和血浆中肝caspase-3样蛋白酶活性增高,可在同期出现3个相应的峰值。

(六)肝脏再生在医学上的应用

人们对肝组织再生机制和临床应用研究已较深入,其中具有代表性的是活体肝脏移植。利用肝细胞在体内旺盛的再生能力是实现受损肝组织功能修复和重建的有效治疗手段,但将健康人肝组织作为供体还存在一些伦理学问题,由于脑死亡供体的不足,肝组织移植的组织来源远远不能满足临床上的实际需要。因此，人们将目光转到了采用体外细胞培养的方法以解决供体肝细胞来源困难的难题。但在体外进行肝细胞增殖同样存在挑战，因普通培养条件下，肝细胞很难维持正常的增殖。通常用于肝组织再生的细胞来源包括原位肝细胞、肝内干细胞和骨髓干细胞。正常成体肝细胞在体外只能维持1周左右的分化能力。至今尚未见到体外培养肝细胞既可长期保持肝细胞固有功能，又能稳定增殖的报道。

肝细胞移植一般采用经血管将肝细胞移植入肝脏和脾脏等部位的方法，与摘除受体脏器、植入供体器官的器官移植不同的是对受体的干扰较小。移植后的肝细胞在体内增殖再生，可起到补充原肝功能不足的效果。目前，异位性肝细胞移植植入较多的部位有脾脏、腹腔及肾皮质内等。移植到脾脏的肝细胞可形成组织集落块，并形成细小的胆管，胆汁可直接排入血中，具有一定的合成、代谢和解毒机能。脾脏内移植肝细胞进入肝脏，如能逃过免疫攻击则可成活。但脾脏容积有限，这是肝细胞脾脏移植一个有待解决的问题。相比之下腹腔有很大的容积，但移植后的肝细胞仅能生存数周。在肝组织工程研究过程中，可利用创伤修复时微血管再生的原理，以纤维蛋白凝胶作为基质支撑，以血管内皮细胞生长因子为诱导因子来模拟肉芽组织的微血管形成，在此基础上以胶原蛋白作为基质，采用维持肝细胞表型和功能的特殊培养方法，以肝细胞生长因子和表皮细胞生长因子诱导骨髓来源干细胞向肝细胞样细胞分化，而实现肝再生。

近年来，再生医学在肝脏的基础理论与临床应用及技术方法等领域的研究中，已取得了令人注目的成果。采用干细胞直接在体外构建了肝脏、脑和肾脏的一系列研究成果，引起了国际同行高度而广泛的关注，已被入选*Science*杂志评选的2013年十大科技突破。我国在iPS、转分化等领域的研究已进入国际领先水平，我国科学家首次证明了小鼠iPS细胞的发育全能性，并首次利用小分子化合物实现了细胞的重编程，将小鼠成纤维细胞直接重编程为成熟的肝细胞样细胞，成为肝脏再生研究领域的里程碑。同样在国家政策允许条件下，已开展了自体骨髓回输治疗肝硬化及艾滋病合并肝硬化的临床试验（常州）。

三、损伤皮肤的愈合和再生

皮肤是人体最大的器官，具有抵御微生物入侵和紫外线辐射、防止水与电解质丢失及参与免疫系统的组成等诸多功能，被称为是机体第一道天然屏障。此外，皮肤在维持人的外貌上具有独特性和不可替代的作用。成体皮肤损伤后大多能在1～2周内修复，但是伤口愈合后常会留下瘢痕（scar），而胚胎皮肤损伤的再生则不产生瘢痕。

皮肤由两层结构组成：浅层的表皮和深层的真皮，表皮主要由角质形成细胞组成；真皮除由富含胶原蛋白的疏松结缔组织为表皮提供支撑和营养外，还有皮肤的附属物毛发和腺体等。皮肤损伤后主要由表皮中的干细胞或定向祖细胞的增殖，以及角质形成细胞的转分化修复补充。

（一）表皮的再生过程

1. 血液凝结
受损伤口的深度至真皮时，破损的血管即刻出血并凝结成血块将伤口覆盖。凝结的血块主要含交联的血纤蛋白纤维（fibrin fiber）、少量胞外基质蛋白［血浆纤连蛋白（fibronectin）、玻连蛋白（vitronectin）、血小板反应蛋白（thrombospondin, TSP）］等物质组成，其作用为：① 保护裸露伤口，提供表皮修复时细胞迁移的临时基质；② 贮存大量的细胞素和生长因子，启动伤口的修复和愈合。

2. 炎症细胞向伤口聚集
在脱粒血小板、细菌蛋白裂解多肽和基质蛋白水解产物的信号调控下，损伤后数分钟内血液中的炎症细胞如嗜中性粒细胞、单核细胞等即刻可向皮肤受损部位集结。炎症细胞分泌蛋白水解酶和多种活性氧，可杀灭细菌等微生物、吞噬基质残渣，同时还分泌促进细胞增殖的多种生长因子。

3. 伤口处的上皮再形成
（1）角质形成细胞的增殖再生：炎症细胞分泌的生长因子和细胞素可促使伤口处的上皮再形成开始。首先伤口边缘的角质形成细胞沿临时基质和真皮层的间隙移动，并启动细胞分裂。同时伤口处残留毛囊的角质形成细胞也开始分裂增殖，最后形成表皮。角质形成细胞在移动过程中，必须溶解阻挡细胞前移、位于临时基质与健康真皮之间的血纤蛋白，溶解作用由贮存在临时基质中的血纤蛋白酶原承担。血纤蛋白酶原首先被激活、转化成有活性的血纤蛋白酶，水解血纤蛋白，为角质形成细胞打通一条前行的道路。

（2）表皮干细胞的增殖再生：上皮再形成除了角质形成细胞去分化增殖外，很大程度上依靠表皮干细胞的增殖。虽然对表皮干细胞所处位置和数量有不同意见，但一般认为毛囊隆突部（皮脂腺开口处与立毛肌毛囊附着处之间的毛囊外根鞘）富含干细胞。干细胞与定向祖细胞在表皮基底层呈片状分布，在无毛发的部位如手掌、脚掌，表皮干细胞位于与真皮乳头顶部相连的基底层，其他有毛发的皮肤表皮干细胞则位于表皮脚处的基底层。表皮基底层有1%～10%的基底细胞为干细胞，随着年龄增长，表皮脚与真皮乳头逐渐平坦，表皮干细胞的数量也随之减少。

表皮干细胞具有慢周期性与自我更新的特点。慢周期性在体内表现为通常处于"静止"状态，分裂极为缓慢。标记滞留细胞，即在新生动物细胞分裂活跃时掺入氚标的胸苷，由于干细胞分裂缓慢，因而可长期探测到放射活性，小鼠表皮干细胞的标记滞留可长达2年。表皮干细胞另外一个显著特点是对基底膜的黏附，干细胞主要通过表达整联蛋白的途径实现对基底膜中多种成分的黏附。

干细胞对基底膜的脱黏附是诱导干细胞脱离干细胞群落、进入分化周期的重要调控机制之一。表皮干细胞在受到各种细胞因子包括白细胞介素（IL）、干细胞生长因子（CSF）、表皮细胞生长因子（EGF）、成纤维细胞生长因子（FGF）、肝细胞生长因子（HGF）等作用下，部分干细胞脱离干细胞群开始进入分化程序，首先分化成定向祖细胞，经过定向祖细胞的多次分裂，最终分化成角质形成细胞。

上皮再生形成过程一旦完成，细胞分裂即刻停止。有关皮肤上皮再生终止信号机制的细节，目前尚不清楚。

4. 伤口的收缩

在多种细胞因子的影响下，邻近伤口的真皮成纤维细胞在皮肤损伤后不久就开始增殖，3～4 d后开始迁移至由凝集的血块组成的临时基质，并重新建立富含胶原蛋白的基质。填补丢失的真皮层。与此同时，大量新的血管和神经在伤口边缘形成。大约1周后，临时基质全部由激活的成纤维细胞所代替，一部分成纤维细胞开始转化成肌样成纤维细胞。肌样成纤维细胞表达α-平滑肌肌动蛋白，有很强的收缩力，导致伤口收缩，体积变小。

（二）毛发及汗腺的再生

若皮肤伤口深度过深，导致无毛囊残留，此时表皮不能再生出毛发和汗腺。已知胚胎发育过程中，由真皮结缔组织的成纤维细胞发出的指令性信号，可控制不同种类的毛发和其他皮肤附属物在表皮定位、分化的信号。然而在皮肤再生中，由于损伤的真皮已失去原有发出指令性信号的功能，因此丢失的毛发和汗腺无法得到再生。

（三）瘢痕形成及胚胎皮肤的再生

大多数皮肤愈合非常迅速，但却常常留下瘢痕。瘢痕不但外观与正常皮肤有别，而且在功能上也有欠缺，如没有新的毛发和汗腺生成。形成瘢痕的主要原因是伤口收缩，导致重建基质的胶原纤维呈致密平行串状样排列，与正常皮肤结构出现较大差别。

但胚胎皮肤受损后再生的皮肤不产生瘢痕，即使在胚胎晚期也是这样。胚胎皮肤再生时，表皮细胞不必变更表达它们的整联蛋白而脱离所黏附的基底膜迁移，在伤口处即可形成肌动蛋白，通过肌动蛋白的收缩使伤口周边合拢，所以重建真皮的成纤维细胞不需要转化为肌成纤维细胞使伤口收缩。已知胚胎上皮再形成是由一种称Rho的GTPase介导。TGF-β与成体皮肤再生时瘢痕形成有关，在皮肤伤口愈合时使用TGF-β1和TGF-β2中和抗体，可减少瘢痕的形成。TGF-β在胚胎和成体皮肤的表达有显著差异，胚胎皮肤受伤时只短时表达TGF-β1，表达量也很低，而在成体皮肤受伤修复过程中一直处于高水平表达。因此，若能揭示TGF-β的信号传导机制，就有可能找到解决成体皮肤再生中瘢痕形成的难题。

（四）生长因子对皮肤再生调控作用

皮肤再生是一个复杂而又有序的过程，整个过程受到多种生长因子的调控。皮肤受损后的早期，多种生长因子即可启动并参与损伤修复一系列过程：炎症细胞向伤口处聚集、角质形成细胞的移动及分裂、结缔组织的收缩及血管的生成等。参与皮肤再生的有关生长因子和来源及作用见表10-1。

表10-1 参与皮肤再生的生长因子和来源及作用

生 长 因 子	分 泌 来 源	重要靶细胞和作用
EGF	血小板	角质形成细胞的运动及增殖
TGF-α	巨噬细胞、角质形成细胞	角质形成细胞的运动及增殖
HB-EGF	巨噬细胞	角质形成细胞、成纤维细胞的增殖
FGF1、2、4	巨噬细胞和损伤的内皮细胞	血管生成和成纤维细胞的增殖
FGF7(KGF)	真皮成纤维细胞	角质形成细胞的运动及增殖
PDGF	血小板、巨噬细胞、角质形成细胞	巨噬细胞和角质形成细胞的趋化作用、激活巨噬细胞、成纤维细胞分裂、基质的形成
IGF-1	血浆、血小板	内皮细胞和成纤维细胞的增殖
VEGF	角质形成细胞、巨噬细胞	血管生成
TGF-β1、TGF-β2	血小板、巨噬细胞	角质形成细胞的迁移、巨噬细胞和成纤维细胞的趋化作用、成纤维细胞基质的形成和重新模式化
TGF-β23	巨噬细胞	抑制瘢的形成
CTGF	成纤维细胞、内皮细胞	成纤维细胞,TGF-β1下调作用
Activin	成纤维细胞、角质形成细胞	刺激增殖
IL-1α、IL-β	嗜中性粒细胞	早期激活巨噬细胞、角质形成细胞、成纤维细胞分泌生长因子
TNF-α	嗜中性粒细胞	同IL-1

(五)皮肤再生的应用

目前,组织工程皮肤研究重点集中在以下几个方面:① 种子细胞的分离、培养、增殖分化及调控;② 真皮组织和支架材料,复合人工皮肤;③ 临床应用的相关基础研究,如组织工程皮肤成活机制,移植后的免疫学变化及对人体远期影响等。理想的组织工程皮肤是具有活性的表皮和真皮结构的复合皮肤。国内通过组织工程方法在体外建立毛囊器官型培养模型,在胶原凝胶中利用毛囊真皮细胞首次在体外培养条件下诱导了毛囊上段角质形成细胞,形成了毛囊结构。在此基础上,将胶原、硫酸软骨素、壳聚糖及成纤维细胞按比例分布混合在一起,形成真皮替代物,再接种表皮细胞,生产出组织工程化人工皮肤。这种人工皮肤从组织学和生理功能上接近天然皮肤,具有分化良好的表皮层和真皮层,力学性能较好,有一定弹性,可随意剪切和缝合。更为重要的是,它是目前唯一具有主动抗感染作用的组织工程产品。此外,皮肤具有排汗功能的基础研究也取得明显进展,通过在体和离体方法诱导自体MSC和表皮干细胞再生汗腺,实现汗腺的修复。

近年来,采用3D生物打印技术打印出多层皮肤已用于组织的再生与移植,而基因治疗在组织工程皮肤构建及相关疾病治疗中应用所获得的成果已有目共睹。组织工程表皮广泛用于溃疡治疗、烧伤修复、创面修复等临床医疗中。表皮干细胞在可降解支架上生长后再移植技术也已非常成熟,自体细胞移植后获得了较理想的长期疗效。已有数种产品经美国食品和药物管理局(FDA)批准应用于临床治疗,应用脱细胞异体真皮作为支架,与网状自体薄皮片复合移植,其皮片韧性、外观、收缩程度均取得了理想的临床效果。脱细胞真皮作为一种新型生物活性材料不但受到烧伤与整形外科的重视,也引起整个美容医学界的兴趣。国外将脱细胞真皮材料植于鼻中隔两侧的黏膜软骨瓣间修复鼻中隔缺损或用于唇增厚术,均获得成功。组织工程皮肤目前虽然在临床应用取得了成功,但普遍推广仍有许多困难,主要是对其移植的适应证要求较高,故移植成功率相对较低。此外,由于缺乏皮肤附件,如汗腺、皮脂腺等,因此这些人工皮肤仍然不是真正意义上的天然皮肤器官。如何提高组织工程皮肤的生物学性能,扩大皮肤移植的适应证,使其更简便、成活率更高等,仍是皮肤再生医学研究中亟待解决的问题。

四、神经的再生

(一)外周神经的再生

哺乳动物外周神经系统(peripheral nervous system,PNS)纤维被切断后可再生。有髓神经纤维和无髓神经纤维的轴索外均包裹有施旺细胞(Schwann cell),施旺细胞外表面还有基膜包裹。PNS受损后,被切断的神经纤维可产生一系列称为断离神经纤维脂肪变性(wallerian degeneration)的特征性变化:髓鞘和轴索(突)崩解破碎,残体被吞噬消除,但包裹神经纤维的施旺细胞仍保持活力。PNS的再生过程可依次简单归纳如下:① 受损神经的轴突退化溃变,髓鞘破碎分解成许多卵圆形残体,随之被入侵的巨噬细胞吞噬。② 当被切断的轴突和髓鞘溃变时,周围的施旺细胞和基膜依然完好无损。在溃变的轴突周边,施旺细胞开始有丝分裂增殖,并形成许多饰带(cordon),构成轴突修复延伸的管道。分裂的施旺细胞表达肌联蛋白46(connecxin 46),细胞成对通过间隙连接通道(gap junctional channel)。③ 在损伤处近端(神经细胞胞体端),轴突形成一个或多个生长锥(growth cone)。生长锥进入施旺细胞管道,并通过生长锥不断延伸,最后与损伤处远端靶细胞重新连接。再生初期,一个施旺细胞可围绕几个正在再生的轴突,当再生完成时,每个结间段内再生的轴突均有自己独立的施旺细胞包裹,新生的基膜也在施旺细胞外表面形成。至此整个外周神经纤维完成了再生(图10-7)。

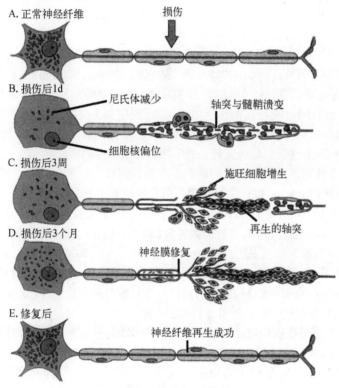

A. 正常神经纤维　损伤

B. 损伤后1d
尼氏体减少
轴突与髓鞘溃变
细胞核偏位

C. 损伤后3周
施旺细胞增生
再生的轴突

D. 损伤后3个月
神经膜修复

E. 修复后
神经纤维再生成功

图10-7　外周神经再生的模式图

在断离神经纤维脂肪变性及其一系列有序再生过程中,施旺细胞的作用极为重要。施旺细胞不仅分裂形成施旺细胞管道结构,为轴突细胞的延伸作引导,而且还可分泌多种与再生有关的细胞因子、细胞素和细胞黏附分子,为PNS神经再生提供了多方保障。

(二) 中枢神经的再生

人体中枢神经系统(CNS)损伤后一般不具备修复能力。成年后中枢神经系统不再形成新的神经元,也不能再生出能在神经元之间传导冲动的突触,故中枢神经系统的损伤通常为永久性和不可恢复性。因此,脑神经的大量死亡,即通常所说的脑死亡现今被视为判断人体死亡的标准,较心跳呼吸停止的传统死亡标准更具科学性。

CNS神经受损后虽然不能恢复功能,但是被切断的轴突仍有生长现象。1928年Ramon首先观察到CNS轴突顶端在受损之初似乎仍会生长,但随后便逐渐退化。此后又证明成人中枢神经系统中的神经元轴突可通过移植到外周神经中继续生长。这些发现似乎都表明,中枢神经的轴突不能再生可能与处在抑制其再生的环境有关。进一步的实验发现,这种抑制再生的环境是由中枢神经系统中少突胶质细胞和星状胶质细胞所为,背根节(DRG)神经突可在外周胶质细胞中生长,而不能在中枢白质环境

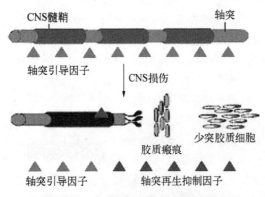

CNS髓鞘   轴突

轴突引导因子

CNS损伤

少突胶质细胞

胶质瘢痕

轴突引导因子   轴突再生抑制因子

图10–8 CNS受损后所处环境示意图

CNS受损后，再生轴突的生长锥受阻而形成收缩球。胶质瘢痕含有多种生长抑制因子。轴突受损处的少突胶质细胞分泌Nogo等多种抑制因子

中生长。

随着研究的深入，发现CNS的再生环境与PNS迥然不同。一些具有促进细胞生长的蛋白质因子可在胚胎发育和PNS中表达，但在CNS中不表达；在受损的CNS中有大量抑制轴突延伸的髓鞘相关抑制子（mylelin-asscociated inhibitor）表达，以及星形胶质细胞被激活后形成神经胶质瘢痕（glial scar）出现。胶质瘢痕中包含有多种抑制子，并对促生长因子的分散具有抑制作用。当轴突生长锥通过CNS向靶细胞延伸时，遇到抑制因子即可形成阻止延伸生长的收缩球（retraction bulb）（图10–8）。因此CNS的损伤不能自行恢复，且由于损伤在神经中枢，通过级联放大作用，将影响机体一系列正常功能的永久性丧失。

（三）轴突再生抑制因子

CNS轴突再生抑制因子的研究在1988年取得突破。Caroni、Schwab和Savio于1988年首次鉴定CNS受损后由少突胶质细胞产生、分子质量为35 kDa（NI35）和250 kDa（NI 250）的两种抑制蛋白，并制备了其特异性抗体NI–1。NI–1能与这两种蛋白结合，还能中和少突胶质细胞及髓鞘对轴突再生的抑制作用。将NI–1注入损伤后的大鼠脊髓，发现大约有5%的轴突能够生长进入脊髓组织，功能得到恢复。但随后的十几年对此类抑制性蛋白的研究却一直未能取得实质性进展。

直至2000年，CNS轴突再生抑制因子的研究再次取得突破。有三个实验室同时报道了一个未知基因Nogo，可编码Nogo蛋白。Nogo被认为是浆膜蛋白家族的第四个成员，含有一个功能尚未清楚的跨膜区域。Nogo有3个异构体，分别命名为Nogo–A、–B和–C。三个实验室均认为Nogo–A的全长序列具有最强的抑制作用，能和NI–1结合，可能是分子质量为250 kDa的蛋白质。且正如所预料的一样，Nogo–A只在中枢神经系统的少突胶质细胞表达，Schwann细胞并不表达。Nogo–B和–C在某些神经元及非神经组织中存在，功能尚不清楚，其中之一是分子质量为35 kDa的蛋白，也能和NI–1结合。对Nogo–B和–C是否存在抑制作用、Nogo–A的结构及功能域的定位分布目前尚未定论。Nogo–A分布在细胞内质网，是一种髓鞘抑制性蛋白，在抑制轴突生长时可移到细胞表面。

大多髓鞘抑制性蛋白只在损伤时才释放，并非所有的轴突再生都是受到髓鞘抑制因子的抑制。将DRG神经元移植入CNS的白质区域，DRG神经元可以再生。因此，损伤后被激活的星形胶质细胞较白质更具有抑制再生作用。由星形胶质细胞组成的胶质瘢痕包含多种抑制性蛋白质，如健生蛋白–R（tenascin–R）、角蛋白（keratin），以及蛋白多糖硫酸软骨素（chondroitin sulfate proteoglycan，CSPG）等。此外，还发现了许多具有抑制作用的生物活性分子，包括轴突引导分子（develomental guidance factor）、Semaphorins、Ephrins、Slit和髓鞘相关糖蛋白（myelin-associated glycoprotein，MAG）及蛋白多糖等，现已被鉴定确认的轴突再生抑制因子见（表10–2）。

表10–2 已鉴定的轴突再生抑制因子

CNS髓鞘抑制因子	胶质瘢痕	轴突引导因子
Nogo	Tenascin	Semaphorin
MAG	Keratin	Slit
Arretin	（CSPG）	Netrin
CSPG		Ephrin

（四）CNS受损后的再生修复策略

目前，脑和脊髓受损后依靠机体自行恢复的可能很小，因此需考虑利用某些有效手段来帮助受损细

胞的恢复。成体CNS神经的成功再生必须经过以下几个重要步骤：① 受伤的神经元必须存活；② 受损的轴突能延伸与原来的神经靶细胞重新连接；③ 一旦连接成功，轴突须立即再生髓鞘；④ 能与靶神经元形成功能连接。鉴于CNS神经再生必须经过的以上步骤，CNS受损修复的策略与途径可包括：细胞替换（cellular replacement）、神经营养因子传递（neurotrophic factor delivery）、生长抑制因子去除、细胞内信号处理（manipulation of intracellular signalling）、桥接（bridging）及人工基质利用（artificial substrate）、免疫反应调节（modulation of immune response）等（图10-9），现仅就部分策略与途径简述如下。

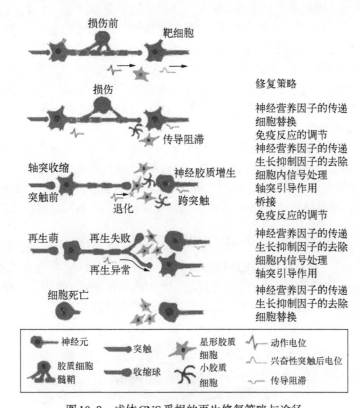

图10-9　成体CNS受损的再生修复策略与途径

成体CNS受损在细胞水平上通常包括脱髓鞘、退化、出芽失败或异常及细胞死亡等阶段

1. 细胞替换（神经干细胞的利用）

在大多数CNS损伤中，神经元和神经胶质细胞均有不同程度的损失，通过某种手段重新补充这些丢失的细胞并行使其功能尤为重要。早期有移植胚胎组织治疗CNS损伤的尝试，但碍于利用人类胚胎存在伦理等问题，限制了包括胚胎组织、胚胎干细胞在内的深入研究。

利用成熟组织干细胞可进行细胞替换。哺乳动物（包括人）的脑和脊髓均存在神经干细胞，利用上皮细胞因子和成纤维细胞因子已在体外成功分离和培养。由于神经干细胞的多能性，可直接移植到受损的CNS处，在体内分裂增殖、分化，完成细胞替换。通过对干细胞进行体外基因修饰，如导入治疗基因，将有针对性地对某些有基因缺陷的疾病进行治疗。已有实验表明，神经干细胞移植到脑，能够分化成神经元和神经胶质前体细胞，因此利用神经干细胞进行细胞替换已成为现实。另有研究表明，移植胚胎干细胞到脊髓损伤的大鼠，胚胎干细胞能分化成少突胶质细胞，大鼠行动能力也得到部分恢复。提示用于CNS替换的细胞不限于脑或脊髓。

机体神经干细胞的存在意义目前还不十分清楚。某些条件下（如锻炼等）可观察到内源干细胞的增殖，急性脱髓鞘（acute demylination）时，前体细胞能增殖形成具有髓鞘的少突胶质细胞。这表明内源干细胞有一定程度的细胞替换能力。另外，还发现神经干细胞不仅仅只能分化成神经组织细胞。移植到受照射小鼠的脑神经干细胞可分化成多种类型的血细胞，提示神经干细胞的潜能很大，只是人们尚未了解掌握。若能弄清神经干细胞在体内激活、增殖、迁移、分化的分子调控机制，就有可能实现神经再生和恢复功能的目的。

2. 神经营养因子的传递作用

神经营养因子（neurotrophic factor）对细胞存活和轴突生长有促进作用，但其需要有合适的底物存在，一般情况下可与某些促生长的细胞联合使用。如具有表达脑衍生神经营养因子（brain-derived neurotrophic factor，BNDF）的少突胶质细胞就能促进脊髓轴突的生长，并能延伸生长通过受损的成体脊髓。

3. 轴突引导和去除生长抑制因子

CNS再生失败的主要原因是产生了抑制生长的多种抑制因子及环境。如受损后存在诸多降解的髓鞘质、少突神经胶质细胞和轴索表面的毒性蛋白，钙内流和相关的毒性反应，谷氨酸兴奋毒性作用，经花生四烯酸途径的胆甾醇耗竭，以及星形神经胶质细胞激活导致的瘢痕等。胶质瘢痕不仅包含多种抑制因子，而且还能够抑制促生长因子的分散。早在1988年发现的抑制轴突生长的蛋白基因Nogo已于2000年成功被克隆，但这仅是开端，进一步鉴定确定新的生长抑制因子和促生长因子，并深入研究其分子机制，就可利用其分子调控的手段，对其实施正、负调控，以达到促进轴突再生的目的。

4. 细胞内信号的调控修饰

传统的促神经再生策略往往注重在消除抑制因子的作用。最新的研究表明，所有效应子对CNS神经再生的作用可能是通过一个共同的细胞内信号传导机制，改变生长锥肌动蛋白等细胞骨架相关蛋白的磷酸化水平，从而介导轴突再生或抑制。cAMP、cGMP及其他信号途径可能参与了抑制因子介导的再生调控。这种共同信号传导机制的存在，则有可能通过改变途径中某一共同底物即可消除所有生长抑制因子的作用。

Fournier和Strittmatter进一步推测，各种抑制因子通过cAMP、cAGP及其他信号途径最终影响到细胞内一个共同的下游底物，然后通过这个底物的级联放大作用决定轴突的再生促进或抑制作用，并且认为这个共同的下游酶底物可能是Rho家族成员（图10-10）。因为Rho家族是一类小的GTPase，包括Rho、Rac、CDC42，能介导肌动蛋白的磷酸化，以及轴突生长锥的行为。

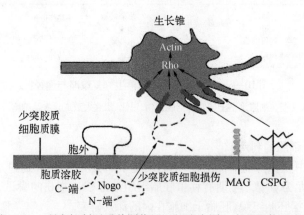

图10-10　所有抑制因子共同作用于细胞内同一个酶底物示意图

少突胶质细胞的Nogo、MAG、CSPG等多种抑制因子作用于轴突生长锥未鉴定受体，并刺激下游信号级联放大，使细胞骨架相关蛋白磷酸化，抑制轴突生长或再生

5. 桥接损伤和人工合成基质

活体内刺激组织再生的策略可利用组织工程手段，其中桥接损伤区是主要方式之一。桥接物质为各种天然或人工合成基质，这些基质可促进局部具有再生能力的细胞迁移、增生和分化。这些基质植入CNS后，在损伤部位能中和抑制因子，产生一个能诱导组织初始生长发育的分子环境。

在受损的CNS中，部分神经细胞丢失，大量的瘢痕形成，桥接似乎是一种很有效的方法，因桥接可引导轴突顺利通过胶质瘢痕的壁垒、重新连接靶细胞。用外周神经和胚胎组织在视觉系统和脊髓发现了轴突再生的证据，表明施旺细胞和胚胎组织提供了轴突再生的有利条件。髓鞘的神经胶质细胞（ensheaing glia）移植到脊髓促进轴突的再生，Ⅰ型胶原蛋白也被用来作为细胞移植的底物，或与神经营养素混合直接用于桥接。

利用无毒、可被快速吸收的人工合成基质进行桥接具有更广泛的用途。理想的人工基质容易进行分子修饰,受体对其有一定免疫忍受力,包括有孔的支架和可被CNS快速吸收的细胞种群。在外周神经中由硅、有孔或无孔胶原、聚羟基丙酸、聚羟基乙酸等物质,其内掺入多种有效ECM分子和生长因子所构制的人工管移植,已在一定程度上达到了辅助神经定向再生修复缺损区的目的。应用这一技术,在脊髓横断的施旺细胞人工基质中种植后,已成功实现了引导轴突的再生。

虽然现有研究结果表明,人类中枢神经系统损伤后仅靠其自身条件并不可能实现再生修复,但若将损伤局部原有不利于再生修复的微环境进行人工干预,改造成适宜再生修复的微环境,中枢神经系统损伤后的再生修复并不是不可能。

近年来,随着再生医学的不断发展和深入,已知基因治疗后的组织能够稳定地提供神经再生修复所需的细胞因子,从而为中枢神经系统损伤后的治疗带来了新的希望。早在2011年,美国利用少突胶质细胞已开展治疗急性脊髓损伤的GRNOPC1 I 期临床试验。国内针对神经退行性疾病开发的髓鞘再生及神经修复的化合物Xie-1,即将完成临床前研究而进入 I 期临床。

我国已建立并完善了临床级干细胞制备标准和应用规范,国内第一株临床级脐带间充质干细胞系和临床级胚胎干细胞系相继建立,并获得中国食品药品检定研究院的认证。

五、骨 的 再 生

基因治疗用于骨组织再生后,能加速骨组织的修复重构。基因治疗的成骨细胞和成纤维细胞接种后,可在特定的损伤部位或区域稳定而持续地分泌诱导骨再生的生长因子。经基因修饰的干细胞,在局部分泌生长因子的同时,还可分化为成骨细胞,使骨组织周围有大量骨膜、肌肉等软组织包围,形成密闭的封套,以促进骨骼组织修复与再生。

在组织工程领域,原位组织再生以粉末、溶液或微粒等形式的生物材料为载体或诱导剂,同时添加特异性细胞因子后,一并植入损伤部位,即可以一定速率释放生长因子或离子形式的化学物质,如能诱导损伤组织自身分泌特异性细胞因子或骨形成蛋白(bone morphogenic protein, BMP)等,并通过扩散或系统的连锁反应激活相应的细胞。被激活的细胞再产生新的生长因子,可进一步刺激被激活的细胞,遵循生物化学和生物物理学原理,经过自组装,最终形成原位修复组织。例如,将生物活性玻璃微粒注入骨缺损部位后,该部位即可快速重建起符合原位骨结构及功能的再生骨组织。而骨传导和骨生成均是由该生物活性玻璃微粒表面一系列的反应所直接导致的结果,这些反应还可通过释放临界浓度的Si^{2+}、Ca^{2+}、P^{5+}和Na^+,以提高生物活性玻璃微粒与细胞交界处内外环境的应答,有助于骨组织的再生。

冲击波是能量瞬间释放而产生的一种高能压力波,作用机体后,可经力–化学信号转化而产生一系列生物学效应,如可诱导骨形态发生蛋白和骨细胞内皮生长因子的表达,能促使成骨细胞骨化。体外冲击波治疗(ex-tracorporeal shockwave therapy, ESWT)被用于骨质疏松和骨再生修复等。

生物反应器在软骨再生的研究表明,经生物反应器处理后的组织移植物,可显著提高移植物移植后的细胞活性和仿生性,从而大幅提高组织再生的效果,并有助于损伤组织功能的修复,为骨再生研究提供了又一方法或途经。

我国首个组织工程三类医疗新技术——组织工程软骨移植于2010年已实现了临床转化。近来美国FDA已批准含有rh BM P–2和rh BM P–7的两种骨修复材料。国内北京医用内植物工程技术研究中心研发具有自主知识产权的人工骨已通过了理化性能检测。我国杭州华东基因技术研究所研究的含rh BM P–2的骨修复材料也取得国家食品药品监督管理局的注册批件,并已应用于临床。

目前以甲状旁腺激素为主要代表的促进成骨的药物,国内尚未广泛应用于临床,日本Yoshikazu Mikami等人通过人工合成色氨酸衍生物,发现了两种新型骨形成促进剂——SST–VEDI和SSH–BMI,这为促进成骨的药物相关研究提供了一个新的途径。人工合成促进成骨的药物通常具有较高的抗骨质疏松作用,再生医学在抗骨质疏松的研究领域,其种子细胞的选择途径,尤以去分化脂肪细胞和牙髓干细胞为便捷,同时获取这类种子细胞对患者创伤较小,应用前景广阔。

六、基因治疗前景与风险

2014年,我国科学家在世界上首次利用CRISPR/Cas9技术获得了灵长类动物和大型经济动物基因修饰的模型,从而实现在细胞上开展高效基因打靶,修复iPSCs,再进行细胞分化并移植成为可能,这一研究成果极大地推动了iPSCs再生医学的应用,并引起国际同行高度关注,也展示了其广阔的应用前景。

随着再生医学中基因治疗不断深入，基因治疗的基本策略为导入正常基因，从而替代病变基因。自视网膜疾病的相关突变基因逐渐被发现，基因治疗有了靶标，已知采用基因治疗的方法治疗 LCA 有效。2013 年，日本厚生劳动省审查委员会批准了利用 iPSCs 开展视网膜再生的临床研究。全球首个"人工角膜"产品已由我国深圳艾尼尔角膜工程公司研制成功。上海第二军医大学（海军军医大学）转化中心已建成了分子诊断和干细胞技术转化基地，专门从事分子诊断产品与临床对接，以及临床级干细胞的 GMP 生产，这必将在国内发挥示范引领作用。

在缺血性心脏病的治疗中，通过基因治疗，使受损部位表达所需的细胞因子，以促进血管及心肌再生。MSCs 具有分化为多种细胞的潜能，并作为靶细胞可广泛应用于基因治疗。将 Bcl-x L 基因转染后的 MSCs 能抑制缺血处的心肌细胞凋亡，甚至延长心脏移植过程中心脏的冷冻保存时间。将 Bcl-x L 基因转染后的 MSCs 移植至受损心脏，其心肌凋亡率可下降约 40%，表明基因治疗可进一步促进 MSCs 在心肌再生修复中的作用。

胰岛再生研究表明，通过基因治疗的重构技术，可使肝和肠干细胞、成纤维细胞、脂肪细胞等，异位表达胰腺内分泌发育因子中的转录因子，从而在产生具有生物活性的胰岛素同时，还可促进胰岛 β 细胞的增殖，并恢复受损的胰岛功能，以达到胰岛再生的目的。

当前，人们看到基因治疗在再生医学研究领域拥有广阔应用前景的同时，同样认识到转入的外源性基因尚存在导致基因突变的风险。人们为此着力于对转基因技术进行改良，从而有效地避免目前基因治疗尚存的潜在风险、不稳定性及相对低效率现状。因此，基因突变、靶细胞老化、增殖缓慢、定向分化和降低毒性等问题仍是再生医学研究领域面临的研究重点。

小　结

更新与再生在生物发育现象中，仅是九牛一毛，而生物发育现象在整个生命画卷中又只是沧海一角。当生命还处在亲本的生殖细胞发育阶段时，就已开始并启动了自身未来个体发育的系统工程或机制。从受精开始到新生命诞生的胚胎发育过程，就是该系统工程或机制演绎的序幕。对许多生物而言，胚胎发育的完成并不等同于成体发育的实现，胚后发育现象则是包括人类在内许多生命体的一种特有进化方式，并由此实现了成体形态结构和生理功能的完善或改建。需要强调的是这种成体发育机制并不是后天获得，而是在胚胎发育阶段就已决定，并伴随生命的全过程。成体发育是个体发育系统工程或机制中继胚胎发育后的延续，无论是个体发育，还是成体发育，均有更新与再生的伴随。大数据时代的今天，人们借助单细胞理念和精准测序技术，更新与再生的分子演变机制，必将全方位被世人所揭示，并造福于人类的健康与延年。

（郭顺根　张　玮）

主要参考文献

刘厚奇，蔡文琴.2012.医学发育生物学.3 版.北京：科学出版社：154～173.

林源，陶树清.2015.应用于骨再生医学的干细胞及药物治疗骨质疏松：现状与未来.中国组织工程研究，19（19）：3107～3111.

杨帆，杨延坤，郑宏，等.3D 打印技术在先天性心脏病诊疗中的应用.中国介入影像与治疗学，11（9）：630.

周琪.2015.干细胞与再生医学研究进展.生物工程学报，31（6）：871～879.

余晓明，孟昊业，孙振等.2016.生物反应器中的力学刺激促进组织工程软骨再生.中国组织工程研究，20（2）：185～190.

Obregon F, Vaquette C, Ivanovski S, et al. 2015. Three-Dimensional Bioprinting for Regenerative Dentistry and Craniofacial Tissue Engineering. J Dent Res, 94(9 Suppl): 143S～152S.

Chia HN, Wu BM. 2015. Recent advances in 3D printing of biomaterials. J Biol Eng, 1; 9: 4.

Zhang X, Zhang Y. 2015. Tissue Engineering Applications of Three-Dimensional Bioprinting. Cell Biochem Biophys, 72(3): 777～782.

Cui X, Boland T, D'Lima DD et al. 2012. Thermal inkjet printing in tissue engineering and regenerative medicine. Recent Pat Drug Deliv Formul, 6(2): 149～155.

Seol Y J, Kang H W, Lee S J, et al. 2014. Bioprinting technology and its applications. Eur J Cardiothorac Surg, 46(3): 342～348.

Zein N N, Hanouneh I A, Bishop P D, et al. 2013. Three-dimensional print of a liver for preoperative planning in living donor liver transplantation. Liver Transpl, 19(12): 1304～1310.

Zwerver J, Dekker F, Pepping G J, et al. 2010. Patient guided Piezo-electric Extracorporeal Shockwave Therapy as treatment forchronic severe patellar tendinopathy: A pilot study. Jour-nal of Back and Musculoskeletal Rehabilitation, 23: 111～115.

Wang C J, Huang C Y, Hsu S L, et al. 2014. Extracorporeal shock-wave therapy in osteoporotic osteoarthritis of the knee inrats: an experiment in animals. Arthritis Research &Therapy, 16: R139.

Wang L B, Zhu H, Hao J, et al. Progress in stem cells and regenerative medicine. Chin J Biotech, 2015, 31(6): 871～879.

Southwood L L, Kawcak C E, Hidaka C, et al. 2012. Evaluation of direct in vi-vo gene transfer in an equine metacarpal IV ostectomy model using anadenoviral vector encoding the bone morphogenetic protein–2 and pro-tein–7 gene. Veterinary surgery, 41((3): 345～354.

Ishihara A, Zekas L J, Litsky A S, et al. 2010. Dermal fibroblast-mediatedBMP2 therapy to accelerate bone healing in an equine osteotomy model. Journal of orthopaedic research, 28(3): 403～411.

Rakoczy E P, Narfstrom K. 2014. Gene therapy for eye as regenerative medi-cine? Lessons from RPE65 gene therapy for Leber's Congenital Amau-rosis. The international journal of biochemistry & cell biology, (56): 153～157.

Cisternas P, Henriquez J P, Brandan E, et al. 2014. Wnt signaling in skeletalmuscle dynamics: myogenesis, neuromuscular synapse and fibrosis. Molecular neurobiology, 49(1): 574～589.

Xue X D, Liu Y, Zhang J, et al. 2015. Bcl-x L Genetic Modification En-hanced the Therapeutic Efficacy of Mesenchymal Stem Cell Trans-plantation in the Treatment of Heart Infarction. Stem cells inter-national,: 176409.

Kantor B, Mc Cown T, Leone P, et al. 2014. Clinical applications involvingCNS gene transfer. Advances in genetics, (87): 71～124.

Mittermeyer G, Christine C W, Rosenbluth K H, et al. 2012. Long-term evalu-ation of a phase 1 study of AADC gene therapy for Parkinson's disease. Human Gene Therapy, 23(4): 377～381.

Wells A, Nuschke A, Yates C C. 2015. Skin tissue repair: Matrix microenvironmental influences. Matrix Biology, 49: 25～36.

Chen J, Chen S, Huang P, et al. 2015. In vivo targeted delivery of AN–GPTL8 gene for beta cell regeneration in rats. Diabetologia, 58(5): 1036～1044.

Campochiaro P A. 2011. Gene transfer for neovascular age-related maculardegeneration. Human gene therapy, 22(5): 523～529.

Zhang J X, Wang N L, Lu Q J. 2015. Development of gene and stem cell therapy for ocular neurodegeneration. International journal of ophthal-mology, 8(3): 622～630.

Cideciyan A V, Jacobson S G, Beltran W A, et al. 2013. Human retinal genetherapy for Leber congenital amaurosis shows advancing retinal de-generation despite enduring visual improvement. Proceedings of the National Academy of Sciences, 110(6): E517～E525.

Takanori T, Keisuke S, Masahiro E, et al. 2013. Vascularized and func-tional human liver from an iPSC–derived organ bud transplant. Nature, 499(7459): 481～484.

Murphy S V, Atala A. 2014. 3D bioprinting of tissues and organs. Nat Biotechnol, 32: 773～785.

第二篇　各　论

第十一章 神经系统

第一节 神经系统的发育与分化

神经系统是机体最重要和最复杂的系统,随着物种由简单向复杂逐步进化,神经系统亦相应由分散的简单形式向集中的复杂形式发展,可概括为网状、链状、管状三个进化阶段(图11-1)。

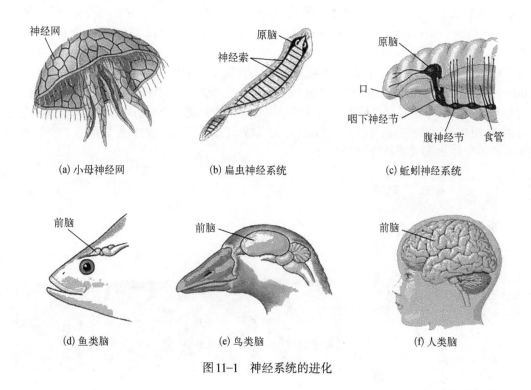

(a) 小母神经网　　　　(b) 扁虫神经系统　　　　(c) 蚯蚓神经系统

(d) 鱼类脑　　　　(e) 鸟类脑　　　　(f) 人类脑

图11-1　神经系统的进化

网状神经系统常见于水母,它的传入和传出神经元的树突和轴突分布于整个动物体,相互联系成网状。其特点是任何一个传入神经元受到刺激都可把神经冲动传到整个个体并引起整体收缩。

随着机体进一步演化,到扁形动物时已具有内、中、外三个胚层,此时神经元开始集中于头部两侧称为头神经节,两侧由联合纤维相联系。每侧头神经节向后延伸出一条腹神经索,两侧腹神经索由横向纤维联系形成梯形。腹神经索发出纤维分别到达源自外胚层的皮肤和源自中胚层的肌肉,已经初步具有感觉神经系统和运动神经系统的雏形。

环节动物整体结构较扁形动物复杂,全身分为许多体节,其神经系统进一步集中在头部,出现左右对称的脑神经节、咽下神经节及由此延伸向尾侧的一对腹神经索。腹神经索在每一体节内均具有一对神经节,因而形成一对贯穿体内的神经链。环节动物脑神经具有控制全身感觉和运动的功能,神经系统已可明确区分为中枢神经、周围神经及内脏神经三个系统,在中枢神经系统的控制下进行复杂的、完善的本能反射活动。

当动物演化至脊索动物如文昌鱼时,神经系统的中枢部进一步集中于脊索背侧,形成管状的神经管,头端部位膨大成为脑泡。

脊椎动物中枢神经系统发育起源于胚盘背侧中轴外胚层细胞增殖形成的神经板,历经神经沟、神经褶,最终发育成为神经管。神经管的前端膨大,衍化为脑,后端变细,衍化为脊髓,而周围神经系统发育起源于介于神经板和表皮外胚层之间的神经嵴,我们将在此分别进行重点阐述。

一、中枢神经系统发育的基本规律

中枢神经系统发育过程中的核心事件是神经管发生,即从神经板(neural plate)出现到神经管(neural tube)关闭的胚胎发育过程,从而建立中枢神经系统的发育原基。在此过程中,上胚层(epiblast)中的多能干细胞发育成为神经板中的神经上皮细胞(neuroepithelium),这一过程称为神经诱导;在神经板逐步卷曲并左右融合为神经管的过程中,带有多部位发育潜能的初始神经上皮发育为带有明显部位特征的神经前体细胞,这一过程称为区域化(patterning);而神经管中的神经前体细胞通过不对称分裂产生成神经细胞(neuroblast),逐步向外层迁移,并成熟为神经元或胶质细胞的过程,称为神经元生成或胶质生成(neurogenesis,gliogenesis)。

(一)神经管发生过程中的形态学变化

神经管的形成经历了4个有序而重叠的阶段,即神经板形成(formation of the neural plate)、神经板塑形(shaping of the neural plate)、神经板卷褶(bending of the neural plate)和神经褶融合(fusion of the neural fold)(图11-2)。

(1)神经板形成:上胚层发育后期,细胞发生快速迁移,在上胚层中后部的正中形成凹陷,称为原条(primitive streak)。细胞通过原条迁移到原始上胚层的腹侧,分别形成中胚层和内胚层,而保留在最背侧的部分即成为外胚层。中胚层的最正中部分邻近原条的下方特化为脊索(notochord),脊索通过分泌神经诱导因子,阻止位于其上方的外胚层细胞发育为表皮外胚层,从而选择神经外胚层的细胞命运,在小鼠胚胎8 d,人胚约18 d,形成神经板(图11-3)。

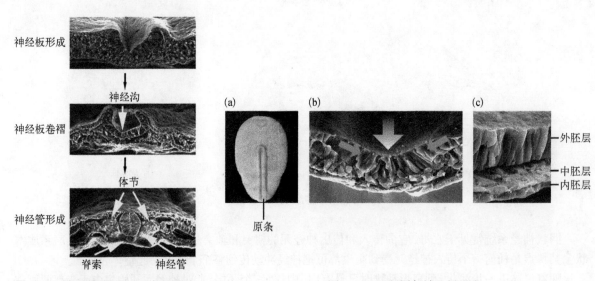

图11-2　神经管发生过程中的形态
　　　　学变化

图11-3　三胚层与神经板形成

(2)神经板塑形:此阶段神经板从头尾方向增长,从内外方向变窄,从顶底方向增厚,但中线上的细胞则呈楔状锚在脊索上。

(3)神经板卷褶:此阶段开始于神经板塑形过程中,故与之重叠。有两个重要的形态学事件发生于此阶段,第一是结合点(hinge point,HP)的形成,即神经板在正中线和背外侧分别与相邻组织形成一个正中结合点(median HP,MHP)和两个背外侧结合点(dorsolateral hinge point,DLHP)。第二是神经褶的出现(formation of the neural fold),此过程是在内、外力作用下,由于MHP处被固定,神经板背外侧和与之相连的表皮外胚层升高。在逐渐升高过程中,神经板外侧的基膜与各自相连的表皮外胚层内侧的基膜相贴,形成成对的具有双层结构的神经褶。

(4)神经褶融合:在外力的作用下,神经褶开始升高并向对侧靠拢,随后双侧的神经褶与各自相连的表皮外胚层脱离,并相互融合形成神经管的顶板(roof plate)。与此同时,双侧脱离的表皮外胚层相互融合形成胚体背部的皮肤。此时,神经嵴细胞从正在关闭的神经褶或从刚形成的神经管顶板中迁出,发育为周围神经系统。在神经褶融合后,神经管真正形成,神经管的最底部邻近脊索,称为底板(floor plate)。所以一个完整的神经管由位于最顶部的顶板、神经上皮主体和最底部的底板共同组成(图11-4)。

神经管的闭合由中间开始,其前后两端暂时保留两个孔道,分别称前神经孔(anterior neuropore)和后神经孔(posterior neuropore),暂时形成神经管管腔与羊膜腔之间的通道。人胚胎发育过程中,前神经孔的关闭发生在18～20体节期(第25天),后神经孔的关闭发生在25体节期(第27天)。这时中枢神经系统就成为一个封闭的管状结构,与外胚层完全脱离而位于深部的间充质中(图11-5)。神经管必须准时准确地关闭,神经系统才能正常发育,否则将出现神经管关闭缺陷(neural tube closure defect,NTCD)和随之而来的脊柱裂(spina bifida)及无脑畸形(anencephaly)等。

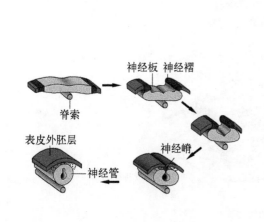

图11-4　神经管发生模式图

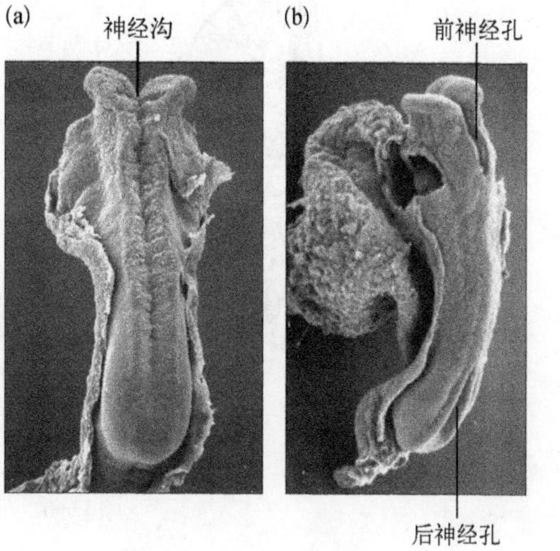

图11-5　神经管的闭合

(二)神经管发生过程中的细胞学改变

(1)神经板:上胚层中的多能干细胞表达Oct4,Sox2,Nanog等多能性转录因子。神经板中的神经上皮细胞为单层柱状上皮,此时已经不表达Oct4和Nanog,但是保留Sox2的表达。在神经板细胞增殖并逐渐成为假复层单层柱状上皮时,开始表达特有的表面标志分子如神经细胞黏附分子(neural cell adhesion molecule,NCAM)等。

(2)神经管:神经管管壁由一层较厚的假复层神经上皮组成,神经上皮细胞除了表达Sox2外,还开始表达Sox1等神经上皮特征性转录因子。

神经上皮的内、外表面均有一层薄膜,分别称内界膜(inner limiting membrane / membrana limitans interna)和外界膜(outer limiting membrane / membrana limitans externa)。神经上皮细胞呈柱状、锥形或梭形,细胞核位于不同平面。在腔面,细胞间彼此以紧密连接相连。神经管的神经上皮细胞分别处于细胞周期的不同时期,而且核的位置随细胞周期的不同而在内、外界膜之间往返移动。应用同位素示踪实验,可见处于S期的神经上皮细胞核位于外界膜下,随着细胞周期的进展细胞核逐渐向内界膜移动,细胞进入G$_2$期;随之细胞突起脱离外界膜,与邻近细胞的连接消失,胞体变圆进入M期;分裂完成后,细胞间重建连接结构,细胞再度变长伸向外界膜,胞核也向外界膜移动,进入S期,居于外界膜下。靠近内界膜处M期细胞聚集成M带,而S期细胞核在近外界膜处形成S带,在M带和S带之间的是Ⅰ带(intermediate zone)。

而随着神经管的前后轴向和背腹侧轴向的形成,位于神经管不同部位的神经前体细胞开始表达部位相关的特征转录因子,如前脑相关的FoxG1,中脑相关的En1,和后脑与脊髓相关的Hox家族基因。

(3)神经生成与胶质生成:在神经上皮细胞和前体细胞不断增殖的过程中细胞也开始进行迁移和分化。处于细胞周期中的神经上皮不断增殖,分裂后的一个子细胞向神经上皮的外周迁移,分化为成神经细胞(neuroblast),形成套层(mantle layer),各种类型的神经元和神经胶质细胞在套层发生分化。神经胶质细胞则暂时离开细胞分裂周期或永久离开细胞周期,而神经元则是永远离开细胞周期的。

来自神经上皮的成神经细胞形成后,整个细胞移入套层并逐渐失去分裂能力。套层内的成神经细胞起初为圆形无突起,称无极成神经细胞(apolar neuroblast),以后细胞两端出现突起,成为双极成神经细胞（bipolar neuroblast）。双极成神经细胞朝向神经管腔一侧的突起退化，变为单极成神经细胞（unipolar neuroblast），其突起分化为轴突，向外界膜方向生长，在套层与外界膜之间形成边缘层（marginal layer）。此时神经管管壁由内向外由三层组成，依次为神经上皮层、套层和边缘层。单极成神经细胞的内侧端又发生原始树突，成为多极成神经细胞（multipolar neuroblast），多极成神经细胞进一步生长分化为多极神经元（图11-6）。

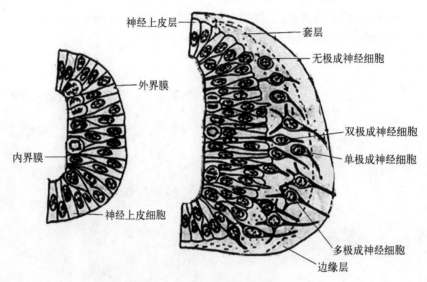

图11-6　神经管的组织发生

二、周围神经系统发育的基本规律

神经嵴（neural crest）是脊椎动物神经发育过程中一个暂时性结构。在神经褶形成过程中，神经板的外侧出现一群细胞，这群细胞随着神经褶的合拢，也逐渐移向中间相互融合，并脱离表皮成为单条的纵嵴。以后神经嵴分成左右两半，分别渐渐向神经管的背外侧方向迁移，位于神经管与体节之间，分成节段性细胞群。在脑泡部分形成第Ⅴ、Ⅶ、Ⅸ、Ⅹ脑神经节，在脊髓部分形成全部脊神经节（图11-7），还向腹侧迁移并分化形成交感神经节与副交感神经节。除此以外，还形成肾上腺髓质、黑素细胞、内分泌细胞、旁神经元（paraneuron）与中外胚层（mesectoderm），后者分化为头部的软骨细胞、骨细胞、肌细胞、成牙质细胞等。

三、脑 的 发 生

（一）脑外形和内部结构的发育

神经管的头段发育为脑。人胚胎发育第4周末，神经管头段形成三个膨大的脑泡（brain vesicle），从前向后依次为前脑泡、中脑泡和菱脑泡。至第5周时，前脑泡的头段向两侧膨大，形成左右两个端脑，以后演变为左右大脑半球；而前脑泡的尾段则形成间脑；中脑泡演变为中脑；菱脑泡的头段演变为后脑，尾段演变为末脑；后脑又演变为脑桥和小脑；末脑演变为延髓。

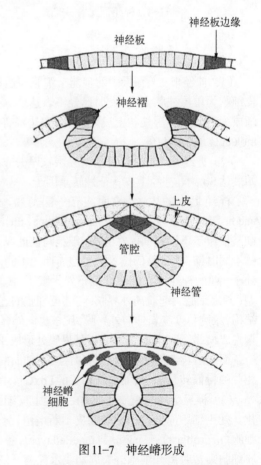

图11-7　神经嵴形成

（引自Clare Baker. In Developmental neurobiology, Fourth Edition. Mahendra S. Rao and Marcus Jacobson. edited. New York: Kluwer Academic / Plenum Publishers）

在脑泡演变的同时,神经管的管腔也演变为各部位的脑室。前脑泡的管腔演变为左右两个侧脑室和间脑中的第三脑室;中脑泡的腔形成狭窄的中脑导水管;菱脑泡的腔演变为宽大的第四脑室。

在脑泡形成和演变的同时,出现了几个不同方向的弯曲。首先出现的是凸向背侧的头曲和颈曲。前者位于中脑部,故又称中脑曲,后者位于脑与脊髓之间。之后,在端脑和脑桥处又出现了两个凸向腹侧的弯曲,分别称端脑曲和脑桥曲(图11-8)。

神经管头段管壁的演变与尾段的相似,但更为复杂。其神经上皮细胞增殖并向外界膜侧迁移,分化为成神经细胞和成胶质细胞,形成套层。套层在增厚的同时,分成位于背侧的翼板和位于腹侧的基板。端脑套层中的大部分细胞都迁至外表面,形成大脑皮质;少部分聚集成团,形成神经核。中脑、后脑和末脑中的套层细胞多聚集成细胞团或柱,形成各种神经核。翼板中的神经核多为感觉中继核,基板中的神经核多为运动核。

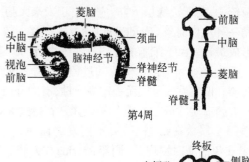

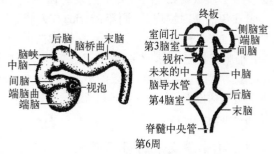

图11-8 脑泡的发生及演变(侧面观及冠状切面观)

(二) 大脑皮质的组织发生

大脑皮质位于端脑的背侧部,其发生过程的研究相对清楚,在此做重点阐述。人类大脑皮质的发生过程重演了脑皮质的种系进化过程。海马和齿状回是最早出现的皮质结构,相当于古皮质(archicortex)。胚胎第7周时,在纹状体的外侧,大量成神经细胞聚集并分化,形成梨状皮质,相当于旧皮质(paleocortex)。旧皮质出现不久,神经上皮细胞增殖,分期分批地迁至表层并分化为神经细胞,形成新皮质(neocortex),这是大脑皮质中出现最晚、面积最大的部分,也是人类作为最高级的动物和其他物种神经系统之间的本质差别所在。

由特定神经元规则排布从而形成板层结构是大脑皮质最显著的特征之一。和其他部位的神经元生成机制类似,大脑皮质神经元发生的数目、时间、位置和细胞类型特化(type specification)是受神经元之间的相互作用、细胞外基质、信号分子和基因表达的影响。如上所述,在神经管形成后,神经上皮的增殖和向外围的迁移,造成了神经管的三层结构,依次为神经上皮层、套层和边缘层。在端脑背侧,靠近管腔的神经上皮层即成为后面的室层(ventricular zone),套层即成为后面的室下层(subventricular zone),而边缘层仍然为神经细胞的突起组成。室层和室下层的细胞是产生大脑皮质各层神经元的基础,亦称神经上皮生发细胞(neuroepithelial germinal cell),或神经祖细胞(neuroprogenitor cell)。第一批退出增殖的成神经细胞从室层或室下层迁移出去,形成一个暂时性的结构——皮质前板(preplate),位于软膜下,由表面的缘层和深层的皮质下板(subplate)构成。随后分裂迁移的细胞穿越皮质下板在边缘层和皮质下板之间形成皮质板,将皮质前板分离成两个部分——表层的边缘层和皮质板,以及深层的中间带(intermediate zone)。此时,从浅向深皮层的结构依次由边缘层、皮质板、中间带、室下层与室层5层构成(图11-9)。

现有的研究表明,人和灵长类动物的皮层中间带较其他物种厚,可能和物种的进化相关。室层和室下层作为神经祖细胞的储蓄池,生成的细胞放射状向周围迁移,填充到中间带和皮质板中。而随着发育的进行,室层和室下层的细胞逐渐变薄,最后成为脑室膜。皮质板是将来形成大脑皮质板层结构的关键。最初形成的皮

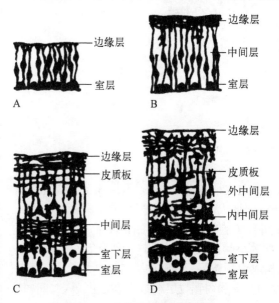

图11-9 大脑皮质的组织发生

质板较薄，位于边缘层下方，它相当于未来大脑皮质的最深层。然后室层、室下层、中间带产生出的细胞遵循一种从内向外（inside-out）的方式迁移。较晚迁出的细胞到达已形成的细胞层的上方，皮质的最浅层形成最迟。由于细胞的迁移是连续进行的，因此，迁移中的神经元处于不同的皮质深度中。未成熟神经元垂直迁移到其最后位置的过程，造成了皮质柱组合的基础。胎儿出生时，新皮质已形成6层结构。古皮质和旧皮质的分层无一定规律性，有的分层不明显，有的分为3层。

大脑皮质的inside-out的神经元迁移模式和Cajal-Retzius细胞相关。在扫描和透射电镜下，可见大脑皮质第Ⅰ层散在形态不一、不同发育阶段的Cajal-Retzius细胞。Cajal-Retzius细胞是1891年Ramon Y Cajal在兔的脑内发现的，同年Retzius在人胚胎脑内发现，故称Cajal-Retzius细胞，简称C-R细胞。C-R细胞存在于各种哺乳动物，如小白鼠、大白鼠、狗、猫和人等。在大脑皮质板层的组织结构发育过程中，C-R细胞起关键作用。C-R细胞表达细胞外基质蛋白reelin，在早期发育中reelin信号主要调节皮质神经元的放射状迁移。Reelin缺乏的小鼠会导致reeler表型，分裂迁移的成神经细胞不能穿越皮质下板，小鼠新皮质结构出现异常，细胞排列无序，大致呈倒置状。在人发育过程中reelin功能不全会导致无脑回畸形（lissencephaly）。

（三）小脑皮质的组织发生

小脑起源于后脑翼板背侧部的菱唇。左右两菱唇在中线融合，形成小脑板（cerebellar plate），为小脑的原基。第12周时，小脑板的两外侧部膨大，形成小脑半球；板的中部变细，形成小脑蚓（图11-10）。

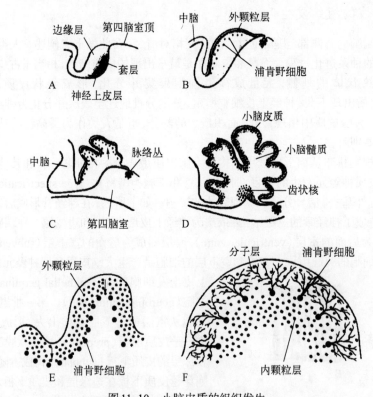

图11-10　小脑皮质的组织发生

A. 第8周；B. 第12周；C. 第13周；D. 第15周；E. D图放大；F. 出生后

起初，小脑板由神经上皮、套层和边缘层组成。而后，神经上皮细胞增殖并通过套层迁至小脑板的外表面，形成外颗粒层。此层细胞仍然保持分裂能力，在小脑表面形成一个细胞增殖区，使小脑表面迅速扩大并产生皱褶，形成小脑叶片。至第6个月，套层的外层成神经细胞分化为浦肯野细胞和高尔基细胞，构成浦肯野细胞层；套层的内层成神经细胞则聚集成团，分化为小脑白质中的核团（齿状核等），外颗粒层细胞向内迁移，位居浦肯野细胞层深处，分化为颗粒细胞，构成内颗粒层。外颗粒层细胞因大量迁出而变得较少，这些细胞分化为篮状细胞和星形细胞，浦肯野细胞的树突和内颗粒层细胞的轴突也长入其间，共同形成小脑皮质的分子层，内颗粒层则改称颗粒层。

四、脊髓的发生

脊髓由神经管的尾段发育而来。管腔演化为脊髓中央管，套层分化为脊髓的灰质，边缘层分化为脊髓的白质。神经管的两侧壁由于套层中成神经细胞和成神经胶质细胞的增生而迅速增厚，腹侧部增厚形成左右两个基板，背侧部增厚形成左右两个翼板。神经管的顶壁和底壁则相对薄而窄，分别形成顶板和底板。由于基板和翼板的增厚，两者间在神经管的内表面出现了左右相对的两条纵沟，称界沟（sulcus limitan）（图11-11）。

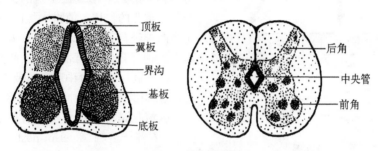

图11-11　脊髓的发生

由于成神经细胞和成神经胶质细胞的增多，左右两基板向腹侧突出，致使在两者之间形成一条纵行的深沟，位居脊髓的腹侧正中部，称前正中裂。同样，左右两翼板也增大，但主要是向内侧推移并在中线融合，致使神经管管腔的背侧部分消失。左右两翼板在中线的融合处形成一隔膜，称后正中隔。基板形成脊髓灰质的前角（或前柱），其中的成神经细胞主要分化为躯体运动神经元。翼板形成脊髓灰质后角（或后柱），其中的成神经细胞分化为中间神经元。若干成神经细胞聚集于基板和翼板之间，形成脊髓侧角（或侧柱），其内的成神经细胞分化为内脏传出神经元。边缘层由于灰质内神经细胞突起的长入和神经胶质细胞的产生而增厚，其中还含有脊神经节细胞长入脊髓的中枢突和脊髓内部的联络纤维，于是，边缘层内突起数量不断增加，发育为白质。至此，神经管的尾段分化成脊髓，神经管周围的间充质则分化成脊膜。

胚胎第3个月之前，脊髓与脊柱等长，其下端可达脊柱的尾骨。此时，所有脊神经的发出处与它们相对应的椎间孔处于同一平面。第3个月后，由于脊柱和硬脊膜的增长比脊髓快，脊柱逐渐超越脊髓向尾端延伸，脊髓的位置相对上移。至出生前，脊髓下端与第3腰椎平齐，仅以终丝与尾骨相连。由于呈节段分布的脊神经均在胚胎早期形成，并从相应节段的椎间孔穿出，当脊髓位置相对上移后，脊髓颈段以下的脊神经根便越来越向尾侧斜行，再穿过其相应的椎间孔离开椎管。腰、骶和尾段的脊神经根则在椎管内垂直下行，与终丝共同组成马尾。

第二节　神经系统发育过程中的调控模式

神经系统的发育过程是较复杂的，包括神经诱导、区域化、神经元生成与胶质生成、神经细胞的迁移、突起的生长和突触形成、神经细胞的凋亡与环路重塑等过程，而每一过程均受到精确的调控。一般说来，对发育核心事件的调控包括两个方面，胞外基质和分子信号所形成的胞外微环境（niche），转录因子和表观遗传性状所决定的胞内转录环境。

一、神经诱导与区域化过程中的调控模式

神经诱导（neural induction）是神经发育过程中由上胚层通过原肠胚形成外胚层并进一步形成神经盘的过程。早在1924年Spemann就提出了神经板发育的信号中心（organizer）假说，认为是由中胚层诱导了神经板的发生。此后直至1992年，人们才在此假说的基础上，从中胚层特化的脊索中分离出"神经诱导物（neural inducer）"，包括noggin、follistatin、chordin等基因编码的产物，而这些产物被证明均为成骨因子（BMP）的拮抗剂。在此基础上，人们逐步提炼出"default"假说，即原始的外胚层细胞在没有其他任何信号激活的情况下，主动获得神经外胚层命运，完成神经诱导的过程。但是在鸡胚中的研究中发

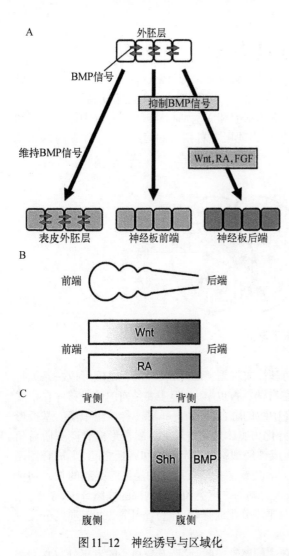

图 11-12 神经诱导与区域化

现，FGF信号的激活对神经诱导同样重要，从而对该学说提出了挑战。

在神经诱导过程中，Sox家族转录因子，包括Sox1、Sox2、Sox3在其中起着重要的调控作用。由于Sox2在上胚层中就有很高的表达，敲除Sox2小鼠胚胎致死。但是单独敲除Sox1的小鼠没有明显的表型，提示Sox家族之间有一定的功能代偿。有研究进一步表明，锌指家族ZNF521在小鼠的神经诱导过程中也起着至关重要的作用。值得一提的是，人或非人灵长类动物的神经盘表达转录因子Pax6，而不表达Sox1，这和小鼠神经盘的基因表达特征截然不同。而Pax6在人神经外胚层的发育中起着重要的决定作用，提示了进化过程中物种间的神经发育差别。

区域化是神经外胚层细胞在形态生成素的作用下，沿着前—后轴（anterior-posterior, A-P）和背—腹轴（dorsal-ventral, D-V）被特化为不同部位神经前体细胞的过程。区域化的过程和神经盘发育为神经管的过程重叠，当神经管闭合的同时，各部位的神经前体细胞将稳定获得相应的部位特征。在A-P轴区域化的过程中，Wnt, RA和FGF信号以浓度梯度的方式起重要的作用，高浓度的Wnt和RA信号使神经管尾侧化，参与胚胎早期脊髓和后脑的发生。激活FGF及抑制Wnt和RA信号促进神经管头侧化，调控前脑、中脑和菱脑的发育。在A-P轴区域化的过程中，同时进行D-V轴的区域化，D-V轴的区域化主要受BMP、Wnt和Shh信号的调控，表皮外胚层和顶板分泌的BMP、Wnt与脊索和底板分泌的Shh互相拮抗，分别促进神经管的背侧化和腹侧化。神经管的细胞在高浓度BMP、Wnt和低浓度的Shh的作用下背侧化，表现为背侧基因的表达，如Pax6、Emx2等；在高浓度Shh、BMP拮抗剂及低浓度BMP作用下，细胞腹侧化并表达腹侧基因，如Nkx2.1、Mash1等（图11-12）。上述这些区域特征性转录因子不但可以用来标记神经前体细胞的部位特征，他们还可以调控神经前体细胞的区域化。在鸡胚胎的神经管的腹侧异位表达背侧基因Pax6会抑制腹侧标志因子Nkx2.2的表达，同样的，在背侧异位表达Nkx2.2会抑制Pax6的表达。

二、神经元生成与胶质生成过程中的调控模式

（一）神经元生成过程中的调控模式

在神经元发生的过程中，神经前体细胞最开始以对称分裂（symmetrical division）的方式增加细胞数量，随后转换到非对称分裂（asymmetrical division）模式，开始神经发生。这一发生过程是受一系列的外在因素和内在因素精细调控的，主要包括信号分子（signaling pathways）调控、转录（transcriptional）调控、表观（epigenetic）调控和转录后（post-transcriptional）调控等方面。

1. 神经元生成的信号调控

（1）Notch：Notch信号通路是胚胎时期和成年神经生成过程的必需信号途径。在果蝇的研究中发现，Delta-Notch通过侧面抑制的过程调控神经生成。其配体Delta或者Jagged激活邻近的Notch信号通路，导致NICD释放从而介导Hes基因的表达，后者抑制bHLH成神经元基因的表达，如Ngn和Ascl，维持NPCs的增殖特性。

神经前体细胞不对称分裂产生的两个子代细胞（daughter cell）也显示出不对等的Delta-Notch信号

组成和活性。例如,发育中的斑马鱼或小鼠端脑,神经前体细胞非对称分裂产生的子代细胞中,Notch信号激活程度高的细胞维持在前体细胞状态,而活性低的细胞进入到终末分化过程。这些定向分化的细胞高表达Delta和成神经元基因,并启动细胞从脑室表面分离,开始神经元分化。在发育中的皮层,Notch配体和促进Notch信号的E3泛素化连接酶Mindbomb都表达于神经元和中间祖细胞,通过动态瞬时突起传递到神经前体细胞。因为新生神经元的Notch信号仍然是高度激活的,一个重要的问题是在神经生成过程中细胞对Notch信号通路的反应变化的机制。虽然已经发现了一些Notch信号的抑制分子,但是并不是很清楚这些分子是否在神经形成过程中特异性地上调了。最近的研究发现了一个转录抑制分子-Bcl6,在神经发生过程中高表达。Bcl6改变Notch依赖的转录复合体对Hes5启动子的组成,从而通过去乙酰化酶Sirt1沉默Hes5,从而直接抑制Notch下游靶基因表达。

(2)Wnt:Wnt/β-catenin信号途径对神经发育过程中的区域化,以及神经前体细胞的增殖和分化都具有非常重要的调节作用。Wnt配体与Frizzled/LRP5/6受体结合后,稳定细胞浆内的β-catenin并转位到细胞核,通过LEF/TCF调控基因的转录。Wnt信号通路在神经生成的过程中具有双向作用。神经发生早期,Wnt信号通路促进神经前体细胞的对称分裂而抑制其分化。在神经元生成的晚期,Wnt信号通路通过上调N-myc促进神经元分化。尽管目前还不清楚Wnt信号不同反应性的原因,可能性之一是Wnt信号通过调控不同的靶基因实现不同的功能。

(3)Sonic hedgehog:音猬因子(Sonic hedgehog, Shh)信号通路对脊椎动物中枢神经系统D-V轴的分区至关重要。Shh缺失时,Gli蛋白体现为抑制模式。Shh存在时,其与Patched受体结合后激活下游通路,随后Gli转录因子转化为激活模式并调节下游基因转录。Shh信号通过调控细胞周期从而促进神经前体细胞的增殖和干性维持。神经元生成过程中,激活的Shh信号途径减弱。

(4)成纤维生长因子:成纤维生长因子(FGF)叠加在不同的信号通路间,如FGF和Notch信号通路的叠加。除了调节神经元生成外,Fgf因子对大脑的A-P轴的分区同样有重要的作用。

2. 神经元发生的转录调控

在神经发育早期,区域化因子的梯度分布决定了神经前体细胞的区域特征。这些因子包括Fgf、Wnt、Shh、BMP等。区域化的神经前体细胞表达同源域(homeodomain)和bHLH(basic helix loop helix)转录因子。其中一个关键分子是对盒包含同源域转录因子,Pax6(paired box 6),这个转录因子在中枢神经系统的多个区域表达,如前脑、视网膜和后脑。Pax6除了调控中枢神经系统的区域化外,还能够促进神经前体细胞的增殖和纺锤体的方向,后者与细胞的不对称分裂密切相关。此外,Pax6还能够促进一系列促神经元形成基因的表达,如bHLH转录因子—神经原素(neurogenin, Ngn)。Pax6具有不同,甚至相互矛盾的功能,这可能是通过不同的剪切体(alternative splicing)或者与其他的转录因子如Sox2和Hes1的结合实现的。另一方面,背侧端脑的神经前体细胞表达Ngn1/2,从而促进谷氨酸能神经元的产生;腹侧端脑表达Ascl1,从而诱导GABA能抑制性中间神经元的产生。

3. 神经元发生的表观遗传学调控

近年的研究表明表观遗传学调控,如DNA甲基化和组蛋白修饰,在神经元发生过程中具有重要作用,也调控神经前体细胞分化为神经元或胶质细胞的命运抉择。一些表观遗传学修饰的调节因子在不同时期的神经前体细胞中的表达存在差异,如调节核染色质状态的HMG蛋白和组蛋白H3K27甲基化的Ezh2。在神经前体细胞从神经元生成转化为胶质生成模式的过程中,染色质更加致密凝结,也意味着表观遗传学修饰和某些基因表达的改变。如胶质基因GFAP的甲基化能够防止神经前体细胞过早的从神经元生成转化为胶质生成。Notch信号通路通过NFIA分离DNA甲基转移酶,诱导GFAP启动子的去甲基化,从而促进胶质细胞的生成。

4. 神经发生的转录后调控

一个转录本形成前信使RNA(pre-mRNA),可在处理过程形成不同的蛋白。可变剪切体在神经发生过程中发挥重要的作用。如通过剪切分子nSR100形成抑制因子REST的变异剪切体能诱导神经元特异性基因的表达。多聚嘧啶区RNA结合蛋白Ptbp2抑制外显子的剪切是成年组织剪切变异体的典型状态。敲除Ptbp2蛋白导致神经发生早熟。

另外一个与神经前体细胞分化有关的转录后调控机制是miRNA。miRNA是高度保守的18~24个核苷酸的非编码RNA,能够和mRNA的3′非编码区(3′UTR)结合,从而降解或者抑制mRNA。发育中的小鼠大脑皮质,miR-92通过沉默转录因子Tbr2抑制神经前体细胞的神经分化。

最近,长非编码RNA(lncRNA)在调控神经发生的发育过程中的作用引人关注。LncRNA位点编码>200核苷酸的RNA转录体,不编码蛋白质。Rmst是一种lncRNA,通过与Sox2的转录调节协同作用,激活成神经元基因如Ascl和Ngn1,调节中脑的神经元生成。

(二)胶质生成过程中调控模式

胶质细胞(Glia)来源于古希腊语"胶水(Glue)",最早是1985年德国科学家Rudolf Virchow首先描述和命名的,推测这些细胞在中枢神经系统中起着支持和黏附的作用。近二十年来的研究,使人们逐渐认识到胶质细胞的重要性,尤其在神经功能可塑性、神经元的能量代谢支持等方面的重要作用。胶质细胞的比例与物种进化密切相关,果蝇中枢神经系统胶质细胞占总细胞的10%～20%,这一比例在高等动物中逐渐升高,估计在人脑,胶质细胞占总数的50%～90%。中枢神经系统的胶质细胞类型分为四类:星形胶质细胞、少突胶质细胞、室管膜细胞和小胶质细胞。其中小胶质细胞来源胚胎时期的造血系统;室管膜细胞仅分布在脑室和中央管表面,被认为是由部分室区的神经前体演变而来。本部分内容主要阐述星形胶质细胞发生过程的调控机制。

(1)Jak/Stat信号通路:在促胶质形成信号中,Jak/Stat信号途径是最主要的调控机制。在胶质细胞生成的过程中,Jak/Stat信号途径迅速上调。这个突然的上调过程可能是由以下几个机制共同作用的结果。一是Notch信号途径通过甲基化导致Stat启动子的去抑制化;二是Jak/Stat的抑制分子Ngn1/2的表达下调,这一过程可能是通过隔断转录共激活子CREB结合蛋白p300实现的;三是分化的神经元开始高表达细胞因子心肌营养蛋白-1(cardiotrophin-1,CT1),后者是Jak/Stat信号的活性配体。

(2)Notch信号通路:在Jak/Stat信号途径激活的同时,Notch信号途径也逐渐增强。Notch信号途径一方面促进神经前体细胞的增殖;另一方面,在胶质细胞形成期,Notch激活又促进星形胶质细胞的分化并阻断神经元分化。Notch主要是通过胞内转录因子RBPJ(或被称为CSL或CBF1)形成转录复合体激活GFAP启动子。而在皮层发育过程中,Notch信号可直接激活核因子NFIA,后者可促进胶质形成的过程。

(3)BMP信号通路:与Notch信号相似,BMP信号途径也在存在功能的阶段性差异。早期BMP信号主要促进神经元生成,而晚期主要促进星形胶质生成。过表达BMP4能够促进神经前体细胞向星形胶质细胞分化。BMP信号也与LIF协同进一步促进胶质形成,BMP/LIF与Stat3,Smad1和p300形成复合体激活GFAP启动子。同时LIF也是Jak/Stat的另一个激动分子。BMP的另一个重要作用是在神经发育晚期,诱导负性bHLH转录因子Id家族的表达,后者能够抑制促神经元形成转录因子Ngn1/2和Ascl1的表达。

(4)Fgf信号通路:Fgf信号途径在胶质形成晚期具有促进胶质分化的作用。离体研究证明Fgf2在Jak/Stat介导的胶质基因表达的过程中是必需的。在体的研究显示,Fgf9可以诱导转录因子Sip1在神经元表达,后者能够促进脑室区神经前体细胞向胶质分化而抑制其向神经元的分化。

综上,当神经元生成到达顶峰时,从神经元来源的CT-1、Fgf9、BMP和Notch信号不断加强,这些信号途径结合其他信号途径的相互作用,最终停止了神经元的发生而启动了胶质发生。从这个角度讲,神经元本身的数量是启动胶质形成的控制机制。也有研究提出,细胞内部可能也存在一个转化"计时器"。在体的情况下前体细胞总是被自己产生的分化细胞所包围,细胞外的信号的聚集更能解释前体出现命运改变的机制。

三、神经细胞的迁移

神经系统发育过程中一个很独特的现象就是神经细胞的迁移,发生细胞迁移的原因主要有两个,一是由于神经细胞的发生区与最终的定居区不同,多数神经元发生于神经管的室层,而最终定居部位却离开室层一定距离,这就必须从发生区向最终定居区迁移。二是神经元的纤维联系均有其特定的靶细胞,为了到达靶部位,神经细胞需要在发育过程中"翻山越岭"和"长途跋涉"才能准确到达目的地。因此发育过程中神经细胞的迁移就成为神经系统发生过程中最独特的生命现象。研究发现发育过程中细胞的迁移主要借助三种因素,一是细胞及突起的积极移动,二是沿着星形胶质细胞形成"脚手架"爬行,三是受多种化学因子局部浓度梯度的指引。

（一）脑中神经元迁移的模式

中枢神经系统中神经元迁移模式主要有两种：放射状迁移（radial migration）和切线式迁移（tangential migration）。放射状迁移就是神经元沿垂直于脑表面的方向迁移；切线式迁移是指神经元沿着与脑表面平行的方向迁移。

放射状迁移是发育期端脑和小脑投射神经元的主要迁移方式，而起源于神经节隆起（ganglionic eminences）的GABA能中间神经元则大多采用切线式迁移进入皮质板。在放射状迁移过程中，锥体神经元前体细胞沿放射状神经胶质纤维从室区向外迁移，向外迁移的神经元以由内而外的模式形成皮质板。在小脑的发育过程中，浦肯野细胞沿着放射状神经胶质纤维从小脑原基的神经上皮向表面迁移，在边缘层下形成了浦肯野细胞层。

放射状迁移时神经元的行为可以分为移动（locomotion）和胞体转移（somal translocation）两种模式。以移动模式迁移的神经元形态上呈双极状，有一个较粗的伸向软膜方向的前突（leading process）和一个相反方向的较细的后突（trailing process），整个神经元附着于放射状胶质细胞上迁移。以胞体转移模式迁移的神经元通常仅有一个长的前突终止于软膜，前突不断收缩，引导细胞迁移。胞体转移是新皮层发育早期的一种常见模式，移动则在后期发育中更为多见。

除了移动和胞体转移两种截然不同的放射状神经元迁移方式外，发育的大脑皮层还有第三种放射状迁移方式——多极迁移（multipolar migration）。皮层中间带有大量多极神经元，它们在胞体缓慢移动途中朝不同方向伸出多个细突起。这些神经元没有固定的细胞极性，通常也不径直向着软脑膜表面移动，而是频繁变换迁移的方向和速度。

切线式迁移也可以在嗅球、海马、脑桥和脊髓中观察到。与放射状迁移不同的是，切线式迁移不依赖于神经胶质纤维。现在还不清楚，切线式迁移是否有与放射状迁移存在类似的胞体转移和移动的差别。

还有些神经元既可作切线式迁移也可作放射状迁移。例如，小脑外颗粒细胞层的细胞在改变为放射状迁移前作的是切线式迁移。究竟什么决定了神经元前体细胞迁移采用的方式以及怎样调控不同方式之间的转换依然是未知的。

（二）生长锥和神经细胞迁移

Cajal在研究单个神经纤维生长过程中，观察到在神经纤维的末端出现膨大，称之为"生长锥"，他设想生长锥的阿米巴样运动能有助于神经细胞的迁移。生长锥是发育神经元引导突前端的结构，包括丝状伪足和板状伪足（lamellipodia）。生长锥内有微管蛋白，这些微管蛋白负责运输小泡到生长锥。由肌动蛋白和肌球蛋白负责提供生长锥移动的收缩力。生长锥突起上还有许多膜受体，可接受GABA、NE和某些蛋白酶的作用，通过电压依赖的Ca^{2+}通道对生长锥膜兴奋性产生影响。生长锥的运动是通过丝足在附着层上伸展或穿过附着层进行的。不同类型的神经递质和调质如DA、NE、5-HT、VIP等可作用于生长锥膜受体，通过腺苷酸环化酶（AC）以cAMP为第二信使起作用。

（三）放射状胶质细胞与神经细胞迁移

放射状胶质细胞在引导神经细胞迁移过程中起着决定作用。应用电镜三维重建技术表明，单个迁移细胞能同时和几条胶质纤维接触，并在不同的放射状胶质纤维束之间转换，当大部分神经细胞完成迁移任务后，放射状胶质细胞即转变为星形胶质细胞。

研究发现，大脑壁内有两次细胞迁移的高峰期，第一次发生于胚胎8～12周，由室层迁出形成套层和最初的皮质板；第二次发生于胚胎11～15周，造成皮质板的增厚。大脑的室下层产生后，在其中产生的成胶质细胞变成横跨大脑壁全层的放射状胶质细胞，其突起呈细长的垂直排列的束状纤维。随着脑壁的增厚，这些突起也被拉长。拉长的胶质突起被向表面迁移的幼稚神经元附着，这些攀附于胶质纤维的神经元有前突，前突沿着放射状胶质纤维持续前进，神经细胞的后极随之移动。因此，神经元的这种向表层的移动是由放射状胶质细胞形成的"脚手架"引导的。这与小脑Bergmann胶质纤维引导外颗粒细胞向内迁移的情况极为相似，只不过两者的方向相反。

（四）神经元迁移的空间导向

我们用嘴侧迁移流（rostrol migration stream，RMS）中的切线式迁移作为一个模型来讨论神经元迁移的空间导向。SVZa（anterior SVZ）神经元的生成和通过RMS迁移至嗅球这一过程存在于成年哺乳动物，包括啮齿类。在灵长类动物，SVZa神经元必须迁移数厘米距离以到达嗅球。脑中其他区域也有类似的持续的神经元迁移。

在神经元迁移的研究中，我们提出一个假设，即从SVZa到嗅球的神经元迁移过程中存在吸引和排斥的信号调控。这些信号是由特定位置的细胞分泌的可扩散性蛋白分子，它们作用于SVZa细胞。如果有足够的信号引导，神经元前体细胞的迁移将不依赖神经胶质纤维。已经发现分泌的信号分子在引导神经元迁移中扮演重要角色，如Slit、Ephrins、Netrins和导向蛋白Semaphorins等活性物质，它们既可影响神经元的迁移，又对轴突的生长有导向作用。

（五）调控皮层神经元迁移的因子

如前所述，哺乳动物的皮层神经元发育是自内向外的，先发生的神经元分布在较深的皮层中。Ena/VASP家族蛋白可能参与调控发育中新皮层内神经元的迁移运动，而细胞外基质分子Reelin则给放射状迁移神经元提供了细胞迁移诱导和迁移终止的信号。Reeler小鼠（*reelin*基因缺陷）大脑和小脑皮质分层异常，在皮层细胞定位方面有缺陷。Reelin可能促进迁移神经元从放射状的神经胶质纤维上脱落下来，也可能直接调节放射状神经胶质框架的功能，这对于皮质分层尤其重要。缺少细胞周期依赖性蛋白激酶-5（cdk5）的小鼠在小脑和大脑皮层中也有神经元迁移缺陷，这些缺陷与reeler小鼠不同。Reeler小鼠皮质前板不能被迁移神经元分离，皮层神经元位于皮质前板下，排列无序。在*Cdk5*$^{-/-}$小鼠中，早期迁移的神经元可以分离皮质前板进入边缘层和皮质下板之间，但是较晚迁移的神经元不能作由内而外的迁移，在皮质下板下呈倒置状聚集。Cdk5是一种广泛表达的丝氨酸-苏氨酸激酶，其激活需要p35和p39蛋白，缺少p35和p39的小鼠皮质表型近似于*cdk5*突变小鼠。体外实验表明，Cdk5通过磷酸化Pak激酶和微管相关蛋白来调节细胞骨架的动力学特性。p35和p39在迁移神经元的表达是细胞通过POU结构域转录因子Brn1和Brn2自我调控的结果，Brn1和Brn2的突变同样引起皮层的倒置。

（六）神经营养素等与神经细胞迁移

神经营养素（neurotrophin）家族成员，脑源性神经营养因子（BDNF）和神经营养素-4（NT-4）通过与TrkB反应促进皮质神经元迁移。将NT-4或BDNF输入侧脑室，或者在发育期皮层脑片上使用这些蛋白，结果造成神经元异位，这种异位可能是神经元迁移增强引起的。BDNF在发育期小脑中有高水平表达。*Bdnf*$^{-/-}$小鼠颗粒细胞在体外不能启动沿神经胶质纤维的迁移，外源性给予BDNF后颗粒细胞就可以迁移。

（七）细胞黏附与神经元迁移

细胞黏附在放射状迁移和切线式迁移中都很重要。细胞黏附分子（CAM）是细胞表面蛋白，可以通过与细胞外基质（ECM）相互作用来介导细胞与细胞之间的识别和黏附。CAM在CNS神经元迁移过程中扮演重要角色。Astrotactin（Astn1）是迁移神经元表达的一种糖蛋白，在小脑和大脑皮层中都存在。Astrotactin抗体可以阻止颗粒细胞和小脑胶质细胞之间的黏附，减缓迁移的速度。过度表达Astrotactin可促进3T3细胞与神经胶质细胞的黏附，而*Astn1*敲除小鼠放射状迁移速度变慢。表明Astrotactin可能通过神经元-神经胶质细胞黏附作用影响神经元的放射状迁移。

血小板反应蛋白（TSP）表达于未迁移的颗粒细胞和迁移颗粒细胞的前突，它可能参与了颗粒细胞的迁移，因为anti-TSP抗体可以抑制颗粒细胞迁移。用抗tenascin独特域抗体也能达到抑制颗粒细胞迁移的效果。

整联蛋白是位于细胞膜上的糖蛋白，是由α和β亚单位构成的异聚体，可能也参与了神经胶质细胞引导的神经元迁移。尽管整联蛋白β1亚单位基因敲除小鼠没有表现出皮层迁移缺陷，但是整联蛋白α$_3$亚单位突变小鼠大脑皮质中的放射状迁移发生了改变。

综上所述，细胞迁移的控制机制可能依靠多种因子的协调性相互作用。细胞迁移对于脑和脊髓最终细胞构筑的形成是很重要的。许多人类疾病就源于神经元定位缺陷如无脑回畸形、癫痫症、孤独症以及一些遗传性疾病等。

四、突起生长和突触生成过程中的调控模式

在发育过程中,轴突从神经元胞体特定的方向长出,选择特异的路径,到达正确的靶细胞并与之建立突触联系是轴突发育的重要特征之一。现认为神经元联系最终模式的建立与下列五个过程有关：① 轴突的长出,选择合适的路径到达正确的靶细胞。② 树突的长出并形成特定的树突形态。③ 轴突选定特定的靶细胞。④ 除去不正确和多余的突触和轴突及树突的分枝,并剔除错配的神经元(mismatched neurons)。⑤ 突触联系的最终模式的功能性改造(refinement)。

大量的研究表明,在发育过程中,轴突和树突的长出是神经元内在的固有特性,轴突的长出先于树突,轴突和树突的长出不是随意的,它的始发方向由神经元内在因素决定,但其进一步生长和延长受其细胞外环境,如细胞黏附分子、细胞外基质、胶质细胞和一些生长因子等的影响。

突触是实现神经元之间或神经元与效应器之间信息传递的机能性接触的一种特殊结构。在神经系统发育的早期,大约在第8周,皮质内即已出现突触,突触的发育大致可分为发生、分化、消退与重排四种形式。

突触发生(synaptogenesis)：轴突到达靶点后,它们按照竞争排斥的法则相互间竞争与靶细胞形成突触,称为突触发生。

突触分化(synaptodifferentation)：神经轴突特异导向其靶细胞,生长锥碰到靶细胞后停止生长,分化形成突触前膜,靶细胞与突触前膜相对应的细胞膜发生分化形成突触后膜。分泌性信号分子及其受体、细胞外基质成分、细胞黏附分子以及神经活动等参与了这个过程。突触形成的启动按照一个明确不变的程序发生。同一种属不同个体的哺乳动物,在它们的神经系统内第一个突触出现的时间差只有1 d左右。

突触重排(synaptorearrangement)：突触形成后,已形成的突触即开始重排,这一过程很长。突触重排是由突触前神经元的电活动决定。一个突触后神经元起初可被许多不同的突触前轴突支配。只有那些突触前电活动与特定突触后细胞的电活动同步时,突触形成才得以稳定,而电活动不同步的突触前轴突则回缩甚至消失,因此,在发育后期由多神经元支配的突触后单位经重排后变化为单个神经元支配。

突触消退(synaptoregressive)：在神经系统的发育期间,消退现象(regressive event)被认为是清除错误结构的一种机制。越来越多的证据表明,突触过量现象存在于中枢和周围神经系统的许多部位。突触是突然出现,随后迅速地增多,并形成过量的突触,最后多余无用的突触逐渐消失。大鼠大脑皮质的突触连接在生后第12天到第30天增加了10倍。恒河猴大脑皮质在出生前的2个月内,突触数目密度开始逐渐增高,并在生后第2个月达到高峰。随后在大约3周岁时,突触数目密度下降到成年时的水平。在人视皮质中,突触形成的高峰是在生后的第2个月到第4个月内。随后在第8个月到11周岁期间,大约有40%的突触被清除,为神经胶质细胞所吞噬。

突触联系的重建是由分子调控的,在整个成长过程中都在继续,而且在学习、记忆的突触可塑性中,以及神经损伤后的修复中发挥重要作用。但由于实验技术条件的限制,具体的分子调控机制多在模式动物如线虫、果蝇或水螅上进行的,人的突触很小难以分离,突触模型多取自神经—骨骼肌接头。因此,参与突触形成的具体的分子及其调控机制尚需进一步研究。

五、神经发育过程中的程序性死亡

神经系统发育中还有一个十分引人注目的现象就是伴随着细胞生长分化的同时也发生了大量的细胞死亡,发育中出现的这种由细胞内特定基因程序性表达介导的细胞死亡称为程序性细胞死亡(PCD)。有人估计胚胎时期产生的神经元在向成体发育过程中通过程序性细胞死亡几乎丢失了50%～80%。越来越多的资料表明PCD存在于神经系统发育的多个环节,凡不能与靶区正确匹配和参与正常神经网络形成的神经元均通过PCD加以清除。因此,PCD在神经系统发育中最突出的意义是雕塑了神经系统,它使神经系统的发育达到了结构的高度精细和功能的尽善尽美。

出生前的PCD主要发生在两个时期,第一个时期的PCD发生于未分化的神经上皮,第二个时期的

PCD发生于有丝分裂后神经元，此时神经元的轴突正在与突触后进行匹配。近年研究表明，正常PCD在神经板形成神经管的过程中是不可缺少的因素之一。神经管形成阶段PCD的生物学意义主要有二，一是有助于神经管与外胚层脱离；二是有助于神经管头端脑泡的塑形，使其在形态上具备头端发育为脑泡、尾段发育为脊髓的外形基础。因此，神经管形成阶段的PCD应属器官发生水平的PCD。

与神经管形成阶段的PCD相比较，发生在神经管分化阶段的PCD应属组织发生水平的PCD，其生物学意义在于对神经细胞的表型进行负向选择（negative select）。目的主要有两个，一是企图通过PCD消除那些对机体不适合的细胞类型（inappropriate cell type）；二是企图通过PCD来平衡神经元与非神经细胞之间的数量比例。

第三节　体外神经定向分化与成体神经干细胞

一、基于神经发育原理的体外神经定向分化

1981年小鼠胚胎干细胞以及1998年人胚胎干细胞成功培育。胚胎干细胞来源于内细胞群（ICM），可在体外培养的条件下具有维持细胞的多能性和分化为不同类型的细胞的能力，能够在体外用不同的分化方法模拟体内神经发育的过程，分化得到神经上皮、带有部位特征的神经前体细胞，以及亚型特异性神经元或胶质细胞，进而用来治疗神经系统疾病。

研究表明，与胚胎发育过程相似，胚胎干细胞在体外神经分化的过程也包括神经诱导、区域化、神经元生成和胶质生成等过程。在体外神经诱导的过程中同样需要BMP信号的抑制来诱导神经分化。研究发现，在分化的早期加入BMP抑制剂，如Chordin、Follistatin或者BMP受体的拮抗剂都能够诱导干细胞的神经分化，表达神经标志性蛋白Sox1和Nestin。反之，激活BMP信号则抑制神经分化的过程。除此之外，Wnt和Nodal信号的抑制，以及RA和FGF信号的激活都可以促使胚胎干细胞的神经诱导过程。同样和体内发育类似，在神经诱导过程完成后，Shh、Wnt、RA、FGF信号通路可以分别区域化神经上皮为带有部位特征的神经前体细胞，后者进而生成各类亚型特异性神经元。

胚胎干细胞体外神经分化的方法主要包括两种，即悬浮分化法和贴壁分化法。在悬浮分化条件下，胚胎干细胞在无血清的培养基中形成拟胚体（embryoid body，EB），即在无BMP信号激活条件下通过三胚层形成阶段进而完成神经诱导过程，细胞向神经方向分化形成花环状结构（rosettes）排列的神经上皮。随后神经上皮在不同的信号作用下进行区域化形成不同类型的神经前体细胞。例如，在无信号的刺激下神经上皮区域化为前脑背侧神经前体细胞；在Shh作用下沿着D-V轴分化，区域化为前脑腹侧神经前体细胞；在RA刺激下沿着A-P轴分化，区域化为后脑和脊髓的神经前体细胞。在贴壁分化过程中，胚胎干细胞在贴壁培养条件下，通过BMP和TGF-β抑制剂（LDN193189和SB431542）的作用下驱动神经诱导过程，并进而与悬浮分化方法相似，通过区域化信号的刺激进行神经区域化，分化为不同部位的神经前体细胞，进一步分化为亚型特异性神经元。

迄今为止，基于以上分化方法，人们已经成功将人胚胎干细胞定向分化为皮层神经前体细胞和兴奋性谷氨酸能神经元、前脑腹侧神经前体细胞和GABA能或前脑胆碱能神经元、中脑底板神经前体细胞和中脑多巴胺能神经元、脊髓运动神经元，以及星状胶质细胞或少突胶质细胞等，并在动物模型中验证了这些细胞在亨廷顿疾病、癫痫症、阿尔兹海默病、帕金森病和脊髓损伤中的治疗作用（图11-13）。

二、成体神经干细胞

中枢神经神经系统具有很强的可塑性，例如，能够储存记忆并形成新的记忆，适应环境，学习新的技能。与这种高度可塑性不同的是，中枢神经元很少更新，几乎没有细胞的交替。成年动物是否能够产生新的神经元呢？早在1913年，西班牙著名的神经科学家Ramon Cajal提出"成年中枢神经系统神经元是终末细胞，不具有再生能力"的观点。直到1965年才有研究提示成体大脑不断有新的神经元产生，但是这个观点很长时间内都没有得到广泛的接受。到20世纪90年代，神经科学家逐渐认识到成体动物中枢神经系统是有神经元发生的。至今，已证明所有被研究的哺乳动物的成体大脑都不断有新的神经元产生的，而且这些新生的神经元能够参与到中枢神经系统功能可塑性中。

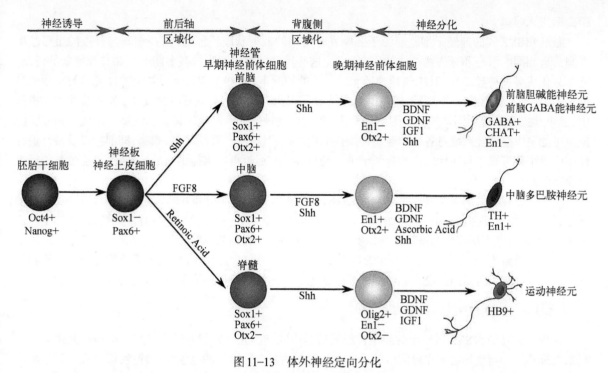

图11-13 体外神经定向分化

(一)新生神经元的鉴定

新细胞的生成可以通过多种实验方法证明,追踪新分裂细胞的命运转归是最常用的方法之一。新细胞的产生意味着母细胞进行了DNA合成和染色体复制。常用策略之一是使用能够掺入到DNA合成,保持稳定,并能够被检出的化合物,同时结合神经元的特异性标记物,鉴定新生细胞的命运转归是否生成新的神经元。常用的化合物有H^3胸腺嘧啶、溴脱氧尿苷(bromodeoxyuridine, BrdU)和5-乙炔基-2'-脱氧尿苷(5-Ethynyl-2'-deoxyuridine, EdU)等。1962~1969年,Altman等在成年大鼠脑内的新皮质、海马以及嗅球中发现H^3胸腺嘧啶标记的新生神经元,并得到Kaplan等的证实。随着神经生物学技术的发展,1992年成体神经发生再次成为关注的焦点,Reynolds从成年啮齿类动物的脑中分离出成体神经干细胞。随后,其他研究者又在成年兔、猴以及其他高等哺乳动物包括人脑某些区域观察到了相应的神经发生。但值得注意的是,DNA修复过程也存在DNA的合成。因此,这些标记物也可能掺入到发生DNA修复的细胞内,而出现假阳性。且上述化合物都存在一定的毒性作用,尤其是长期或大剂量暴露的情况下,可能干扰正常的生理过程。

逆转录病毒感染(retroviral infection)因为只感染增殖的细胞,且能够整合到基因组,也被用于观察新生细胞的命运转归。目前还可采用诱导性的在特定启动子控制下的转基因动物,证明新生细胞的命运转归。例如,位点特异性重组酶系统(Cre-Loxp系统),结合报告基因,可以示踪新生细胞。

以上这些实验方法已经广泛地应用于实验动物的研究,推动了对成体动物新生神经元的认识。但是,除了少数癌症患者因为诊断和治疗的需要,可接受标记核酸外,正常人体的研究显然不能采用以上的研究方法。20世纪60年代冷战时期,美国和苏联都进行了上百次的核爆炸试验,从而导致空气中的^{14}C含量在1960~1970年间急剧升高后下降。^{14}C通过水和食物,可以进入人体,并可掺入到增殖细胞的DNA中。这些^{14}C成为新生成细胞的"标签",科学家们可以通过检测神经元的基因组^{14}C含量,回溯新生细胞生成的时间,从而证明是否有新神经元的生成。

(二)成体脑新生神经元的来源

中枢神经系统神经元的产生,都是来源于神经干细胞(neural stem cell, NSC)或神经前体细胞的分裂和分化。成年脑内的新生神经元,目前认为主要来源于两个生态微环境(Niche),即成年大脑的海马齿状回(hippocampal dentate gyrus)的颗粒细胞下层和前脑的室下区(subventricular zone, SVZ)。在嗅球发现的新生神经元,目前认为是在SVZ区产生,分布在侧脑室周边,通过吻侧迁移流,迁移一定距离后进入嗅球。

海马和SVZ区的神经干细胞起源于胚胎发育时期的放射状胶质细胞,这些细胞与普通的星形胶质细胞具有相同的形态和标志物。体外研究证明,这些特殊的胶质细胞具有多能干性和自我更新的特点,能够分化成多种神经细胞,其中包括神经元。在体的情况下,这些干细胞生成新生神经元的效率要明显低很多,因而在正常生理条件下,产生的新生神经元很少。而在一些病理的情况下,如实验性中风模型中,这些生态微环境周围的神经干细胞增多,产生新生的神经元。且越来越多的证据显示成年神经元的产生可能是中枢神经系统对各种神经病理损伤的内源性代偿反应,在脑缺血、癫痫、抑郁症以及慢性退行性疾病等中都可观察到病灶区内的神经干细胞动员、增殖,通过再生来提供新的神经元,可能参与神经组织损伤的修复。

另外一类有趣的细胞是室管膜细胞(ependymal cell),这些细胞分布在脑室系统表面,游离面具有动纤毛,与星形胶质细胞具有很多相似的标志物。离体培养条件下,室管膜细胞具有多能性,但在体生理情况下,很少增殖也不能产生非室管膜的细胞。在损伤刺激下,脊髓的室管膜细胞增殖旺盛,产生星形胶质细胞形成胶质瘢痕,也能够分化成为少突胶质细胞形成髓鞘,也有研究表明啮齿类动物前脑的室管膜细胞能够持续的产生嗅球的神经元。但是室管膜细胞的前体细胞特性还需要更多地在体研究证据。

(三) 成体脑新生神经元的功能

在成年脑海马和SVZ区产生的新生神经元都是中间神经元。它们能够与已存在的神经元建立突触联系发挥功能。新生神经元在形成后的最初几个星期内具有特异性的电生理学特性,即使在抑制性的环境中也保持较高的可兴奋性,从而对神经环路产生调节作用。有研究证明,新生的神经元对海马齿状回神经元特有的模式分离(pattern separation)功能具有影响,调控相似的理解如何分离到不同的记忆中。

除了在成年脑海马和SVZ区能够产生新的神经元外,大量的研究报道了在大脑皮质、小脑、中脑和纹状体等其他部位,也成功鉴定出新生成的神经元。但这些研究结果,还存在争论,尚未得到广泛的认可。

(四) 人脑的成体新生神经元

目前对成年人脑的神经元生成的认识还十分有限。研究发现了人脑的海马和SVZ区内存在具有神经干细胞形态和表达成神经细胞标志物的细胞。但是这种细胞的数量在出生后迅速的下降,能检测到的细胞数量非常少。1998年,Eriksson首次报道了成年人脑的神经元生成的研究结果。他们比较了头颈癌患者的人脑样本,这些患者都以诊断为目的接受了BrdU注射,结果在海马齿状回发现了BrdU阳性的神经元。另一些研究通过分离成体脑神经元的细胞核,检测基因组中^{14}C的丰度,回溯神经元的生成时间、分布特点和数量。结果发现,海马的神经元生成在小鼠和人相似,都局限在海马齿状回,出生后都下降明显,成年后的交换率相似。与小鼠不同的是,人海马齿状回的大部分神经元都会发生更替,而小鼠的更替比例仅为大约10%。而且人成年后神经元生成速度下降较小鼠慢。与在啮齿类动物嗅球中发现大量新生的神经元不同,采用^{14}C检测,在人的嗅球内目前尚未发现新生的神经元,也就是意味着100年的时间内,嗅球内神经元的更替比例最多只能达到1%。另外,在人的纹状体检测到一定数量的新生神经元,这些新生神经元主要是表达标志物calretinin的中间神经元,细胞更替率可以达到每年2.7%。目前还不清楚这些新生神经元的来源,SVZ区可能为这些新生细胞提供了微环境。而小鼠的纹状体内,几乎检测不到新生的神经元,在大鼠、兔和非人类的灵长类动物也很少。

虽然成体神经元发生仅局限于特定的区域,人海马和纹状体的神经元仅占中枢神经系统神经元总数的1%或者更少,绝大多数神经元终生不被替换。对于实现通过神经元再生从而修复损伤的目标,显然还有很长的一段路要走。科学家希望通过对神经发育、干细胞与神经定向分化等相关机制的研究,为各类神经损伤、遗传性疾病和神经退行性疾病提供新的靶点和方法。

小　结

作为机体最重要和最复杂的系统,神经系统的发育过程伴随着由神经板出现到神经管关闭一系列形态学改变,同时也是神经诱导、区域化、神经元生成与胶质生成、神经细胞的迁移、突起的生长和突触形成、神经细胞的凋亡与环路重塑等关键细胞学事件的连续发生，而每一个改变都是由信号通路、遗传和表观遗传共同精确调控的。通过多能干细胞神经定向分化、成体神经干细胞结合各类重编程技术是获得各类神经细胞，是实现神经细胞替代治疗的有效途径。

（章小清　梅　峰）

主要参考文献

刘斌,高英茂.1996.人体胚胎学.北京：人民卫生出版社.

葛学铭,范明.2004.与神经系统发育相关的基因.鞠躬等主编《神经生物学》.北京：人民卫生出版社.

蔡文琴.2007.发育神经生物学.北京：科学出版社.

Mahendrd S. Ra. Ed. 2001. Stem cells and CNS development. Totow Newjersey: Human Press.

Lambert J J, Mayo W, Melcangi R C, et al. 2003. Steroid hormones and neurosteroids in normal and pathological aging of the nervous system. Progress in Neurobiology, 71: 3～29.

Lavaute T M. 2009. Regulation of neural specification from human embryonic stem cells by BMP and FGF. J. Stem cells, 27: 1741～1749.

Yu J. 2007. Induced pluripotent stem cell lines derived from human somatic cells. J. Science, 318: 1917～1920.

Chambers S M, Fasano C A, Papapetrou E P, et al. 2009. Highly Efficient Neural conversion of humanes and iPS cells by dual inhibition of SMAD signaling. J. Nat. Biotechnol, 27: 275～280.

Cooper J A. 2008. A mechanism for inside-out lemination in thee neurocortex. J. Neurosci, 31: 113～119.

Ma D K, Bonaguidi M A, Ming G L, et al. 2009. Adult neural cells in the mammalian centeral nervous system. J. Cell Res, 19(6): 672～682.

Denham, M. Dottori, M. 2009. Signals involved in neural differentiation of human embryonic stem cells. J. Neurosignals, 17(4): 234～241.

Zhang, X Q. 2010. Pax6 is a human neuroectoderm cell fate determinant. J. Cell Stem Cell, 7(1): 90～100.

Osakada, F. Takahashi, M. 2011. Neural induction and patterning in Mammalian pluripotent stem cells. J. CNS Neurol Disord Drug Targets, 10(4): 419～432.

第十二章 内分泌系统

内分泌系统是由内分泌腺体和散在的内分泌细胞组成的一个信息传递系统。它通过分泌高效能生物活性物质——激素,对机体各个系统的功能有着广泛的调节作用。在胚胎生长发育中,内分泌系统所分泌的激素也起着非常重要的作用,激素一方面直接作用于胚胎,调节细胞分化、增殖及器官的成熟等,另一方面通过调节母体的内分泌、免疫和代谢功能,为胚胎提供一个适宜正常生长和发育的宫内环境。事实上,妊娠期间胚胎的发育受到了来源于母体、胎盘及胎儿自身内分泌腺体所产生激素的影响。目前,有关激素对胚胎发育的调控机制还所知甚少。但近年来有关此方面的研究愈来愈受到关注。

第一节 内分泌腺体的发育

一、甲状腺的发育

(一)甲状腺的结构和功能发育

甲状腺在种系发生上是最古老的内分泌腺体,所有的脊椎动物都有甲状腺。甲状腺组织含有两种类型的内分泌细胞:分泌甲状腺素的滤泡细胞和产生降钙素的滤泡旁细胞。甲状腺起源于内胚层,但两种类型的内分泌细胞来源于不同的胚胎结构,滤泡细胞来源于甲状腺胚基,滤泡旁细胞则来源于第4咽囊后腮体。

甲状腺是胚胎内分泌腺中出现最早的腺体。人类甲状腺胚基的出现是在胚胎20～22 d,此时在原始咽底正中处,相当于第1咽囊的奇结节尾侧,内胚层的细胞增生,即为甲状腺胚基。它向尾侧生长,在第1、第2咽囊的平面处分为2个芽突。在胚胎24 d左右,甲状腺芽突移行向颈下部生长,其根部借甲状舌管与原始咽底部相连,发育成一个烧瓶状的憩室。在30～40 d时,甲状舌管萎缩退化,在舌根部留一痕迹,称为盲孔。在胚胎7周左右,甲状腺移行抵达其最后前颈部位置。在60 d,与后腮体融合。70 d时,甲状腺滤泡开始形成。滤泡的形成可能是因为芽突所形成的细胞团,这些细胞之间形成间隙,间隙逐渐形成大的空隙,于是细胞团变成了小的滤泡。在第13～14周时,滤泡腔内充满嗜酸性胶状物质,滤泡上皮呈立方形,细胞具有聚碘和碘化及合成甲状腺素的能力(图12-1,表12-1)。甲状旁腺是在妊娠5～12周,从第3和第4咽囊发育而来。

目前对原始甲状腺迁移的分子机制尚未阐明。研究表明,甲状腺滤泡细胞的前体细胞本身在迁移中起重要作用,即是一种主动的迁移过程,而不是被动的转运(如重构)。

(二)甲状腺的发育畸形

1.家族性甲状腺肿性功能低下症(familial goitrous hypothyroidism)
由基因缺陷所致,甲状腺合成激素障碍,甲状腺素分泌减少,甲状腺功能低下。由于甲状腺素分泌减少,而反馈性使垂体分泌促甲状腺素增多,而导致甲状腺滤泡增生,甲状腺肿大。

2.甲状腺发育不全或缺如(thyroid gland hypoplasia or absence)
也是由基因缺陷所致,主要表现为甲状腺功能低下。可有少量的甲状腺组织或者少量已分化的滤泡,或仍处于发育阶段的上皮细胞。

3.异位甲状腺和异位甲状腺组织(aberrant thyroid and thyroid tissue)
在甲状腺向尾侧下降过程中滞留,则形成异位甲状腺,常见于舌盲孔处的黏膜下、舌肌内、舌骨附近和胸部。

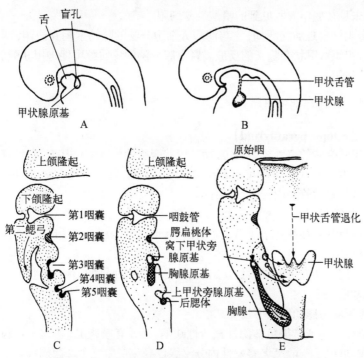

图 12-1 甲状腺和甲状旁腺的发育(引自高茂英,2001)

A、B.矢状面;C、D、E.冠状面

表 12-1 人甲状腺发育的重要分期

形态发生的阶段	胚龄/d
甲状腺基出现	20～22
甲状腺芽开始迁移	24
甲状舌管消失	30～40
甲状腺迁移完成	45～50
与后腮体融合	60
甲状腺滤泡开始形成	70

引自：Felice M D, Lauro R D. 2004. Thyroid development and its disorders：genetics and molecular mechanisms. Endocrine Reviews,25：723.

二、甲状旁腺的发育

(一)甲状旁腺的发育

上、下两对甲状旁腺原基出现于胚胎第5周。第3对咽囊的背侧壁细胞增生,形成细胞团,最初与胸腺原基相接,于第7周脱离咽壁随其腹侧胸腺下移而下降至甲状腺下端背面,为下甲状旁腺。与此同时,第4咽囊背壁的细胞增生,并随甲状腺下移,附着在甲状腺的上端背面,为上甲状旁腺,其移动距离较下甲状旁腺短。原来这两对原基起始部位的上下关系,经迁移后发生了颠倒,其发育分化过程基本相同。胚胎前3个月,甲状旁腺发育缓慢,3个月以后则迅速发育(图12-1)。

甲状旁腺原基细胞在7周时迅速增殖,形成实心的结节状结构,细胞排列成索,其间有大而不规则的血窦和少量结缔组织。此期的甲状旁腺细胞较大,胞质弱嗜酸性,称为原始细胞,至妊娠中期才分化为各型细胞。在胚胎3～4个月期间,腺体明显增大,出现大而核染色深的细胞,即分泌甲状旁腺激素的主细胞。电镜观察显示,妊娠5～6个月的胎儿,其甲状旁腺实质仅由主细胞构成,其胞质内有丰富的粗面内质网、线粒体,高尔基体发达。处于分泌期的主细胞还含有分泌颗粒,而处于休止期的主细胞,各种细胞器少,胞质着色浅。未见在成年人所见到的嗜酸性粒细胞。

胎儿期的甲状旁腺已出现功能活动,它与滤泡旁细胞分泌的降钙素相互协调,调节胎儿的骨发育平衡。雌激素可抑制骨组织对甲状旁腺素的反应。肾上腺分泌的皮质醇可促进甲状旁腺素的分泌,对胎儿体内钙的代谢起调节作用。

(二)甲状旁腺的先天性畸形

1. 甲状旁腺异位(ectopic parathyroid)

一般情况下,上甲状旁腺的位置较为恒定,而下甲状旁腺的位置变化甚大,它可定位在下降路途中的任何部位,约有10%异位。下甲状旁腺可附着在胸腺组织表面,甚至包裹在胸腺内,也可埋于甲状腺内,还有的位于胸骨后,或气管食管沟内,或食管后面。

2. 甲状旁腺数目的变异

在甲状旁腺迁移过程中,往往有小块组织游离出来,形成多达8~12个或更多的额外甲状旁腺。

3. 甲状旁腺功能低下

有人报道,甲状旁腺功能亢进的妊娠妇女,其胎儿受母体高血钙的影响,甲状旁腺的发育和成熟受到抑制,形成甲状旁腺功能低下。

4. 特发性家族性甲状旁腺功能低下症

是一种X连锁隐性遗传或常染色体隐性遗传性缺陷,50%有家族史,多幼年发病。常在白色念珠菌感染后显现甲状旁腺功能低下,故又名多发性内分泌腺自身免疫白色念珠菌病综合征。血清中往往有抗甲状旁腺抗体。

5. Di George综合征(Di George syndrome)

由于第3、第4对咽囊发育不良,甲状旁腺和胸腺未能很好地发育分化,其主要表现是甲状旁腺功能低下引起的低血钙和胸腺功能低下引起的免疫功能差,常伴有其他畸形,如眼间距宽、耳位低、小颌等,有的还伴有法洛氏四联症等心血管畸形。

6. 假性甲状旁腺功能低下症(pseudohypoparathyroidism)

是一种常染色体或X连锁遗传缺陷,由于靶组织(如骨和肾)对甲状旁腺素不敏感,致使甲状旁腺代偿性增生。此症往往伴有躯体发育畸形,如侏儒、指骨和掌骨粗短、软组织钙化等。

三、肾上腺的发育

肾上腺是机体重要的内分泌腺体之一。成年期肾上腺皮质分泌的甾体激素不仅在水盐代谢、物质代谢、心血管功能等方面起非常重要的作用,还是机体应激反应的关键激素。胎儿期肾上腺所产生甾体激素虽与成年期不尽相同,却在妊娠维持、胎儿重要器官如脑、肺、胃肠道、肝等脏器发育和成熟中起重要作用。

(一)胎儿肾上腺的结构和功能特点

人类胎儿肾上腺的体积较大,主要为皮质,髓质部分不明显。皮质从外向内分为永久带(definitive zone)、过渡带(transitional zone)和胎儿带(fetal zone)(图12-2)。妊娠期胎儿肾上腺总重量约为8 g,其中以胎儿带为主,约占腺体重量的80%,且内分泌功能最强。胎儿肾上腺皮质分泌的激素与成年期有所不同,在妊娠早中期,胎儿肾上腺皮质主要分泌一种雄激素——脱氢表雄酮硫酸酯(dehydroepiandrosterone sulfate, DHEAS),也可分泌少量的糖皮质激素等。而脱氢表雄酮硫酸酯是人类胎盘雌激素合成的前体,它通过脐带血转运到胎盘,是胎盘雌激素前体的重要来源。因此,胎儿肾上腺通过提供雌激素合成的前体而参与了妊娠的维持。在妊娠后期,胎儿肾上腺合成和分泌糖皮质激素的量逐渐增加。这些糖皮质激素一方面参与了胎儿肺、胃肠道、肝等

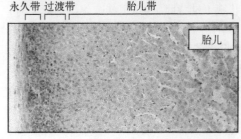

图12-2　人类成人和胎儿肾上腺皮质的形态
(引自Mesiano Sand Jaffe RB,1997)

脏器的成熟；另一方面，糖皮质激素通过脐带血转运到胎盘，调节胎盘的内分泌功能，进而参与分娩启动过程。

胎儿肾上腺髓质的结构不甚明显，髓质细胞散在于皮质细胞中，出生后1周开始，这些细胞逐步向髓质迁徙，出生后4周所有髓质细胞迁移至髓质部位。

（二）肾上腺的结构和功能发育

1. 肾上腺结构发育

肾上腺皮质和髓质的来源不同，皮质来源于中胚层，而髓质则来源于外胚。

肾上腺皮质发生较早，胚胎3～4周，来源于中胚层的尿生殖嵴和肠系膜上皮之间的体腔上皮发生凝聚、增殖，增殖的体腔上皮细胞向头端和内侧迁移，在胚胎第4周时形成细胞索，称为肾上腺胚基。5周时，这些细胞分化成为嗜酸性大细胞，形成肾上腺皮质的胎儿带。7周时，体腔上皮又产生体积较小的嗜酸性细胞，并沿胎儿带增生扩展而形成永久带。永久带和胎儿带之间有一较薄的区域为过渡带。胚胎9周时，肾上腺内部血窦形成，来自肾小球包膜的细胞形成肾上腺包膜。胚胎10～12周，肾上腺进入快速生长期。至20周时，胎儿肾上腺的体积可达到肾的体积，之后肾上腺继续生长，并超过肾的体积。30周时肾上腺的体积可为肾体积的十几倍，足月时，肾上腺的重量可达8 g。

胎儿肾上腺皮质细胞处于不断增殖、分化的过程。胎儿带细胞在胚胎16～20周时已逐步分化具有内分泌细胞的特征，这些细胞直径为20～50 μm，核大，细胞内含有大量的滑面内质网、高尔基体，线粒体较发达，呈典型的甾体激素分泌细胞的特征。永久带细胞较小，其直径为10～20 μm，细胞核较大，细胞浆内存在游离的核糖体和密度较高的线粒体。在妊娠中期永久带细胞脂肪颗粒较少，但随着妊娠的进展，永久带细胞内的脂滴逐渐增加，并开始具备甾体激素分泌细胞的特征，30周时具备成年肾上腺皮质球状带特征。过渡带细胞也在这个时期具备成年束状带特征。胎儿带演变为网状带是在出生后。出生后前3个月，胎儿带细胞开始发生凋亡，最后萎缩为网状带。在胎儿带细胞凋亡的同时，永久带和过渡带则不断增殖和增厚。10～20周岁时，肾上腺皮质才逐渐成熟，具备成年肾上腺皮质的细胞特征。有人把肾上腺皮质的发育分为5个阶段。① 胚胎3～4周：体腔上皮的聚集。② 4～5周：体腔细胞的增殖和迁移。③ 8～10周：胎儿带和永久带的形成。④ 出生后3个月：胎儿带的萎缩和消失。⑤ 10～20周岁：成人带的建立和成熟。胎儿肾上腺各个带细胞的增殖、分化、迁移、凋亡的能力不同。胎儿带细胞体积增大较快，但增殖能力很差。永久带细胞增殖能力较强，这些细胞不断向胎儿带迁移，不断补充胎儿带细胞（图12-3）。

肾上腺髓质的发生较晚。胚胎第6周时，从邻近的交感神经节取道腹腔神经丛迁移出来的神经嵴细胞移向皮质内侧。起初这些细胞散在于皮质细胞之间，在出生后1周才开始沿着血管迁移到髓质部位，在出生后12～18个月时，髓质具备成年期形态。

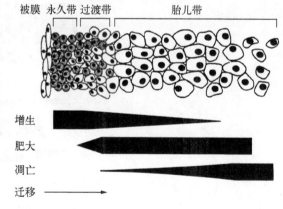

图12-3　人胎儿肾上腺结构及各皮质带生长和细胞移行示意图（引自Mesiano Sand Jaffe RB，1997）

2. 肾上腺的功能发育

从肾上腺的结构发育来看，在妊娠的早期，胎儿肾上腺细胞已具备内分泌细胞的特征。胎儿肾上腺可提供胎盘雌激素合成的前体——脱氢表雄酮硫酸酯，而胎盘雌三醇合成前体的90%来源于胎儿。因此，根据母体血中雌三醇的水平可判断胎儿肾上腺的功能发育情况。研究发现，妊娠第8周时，母体血中就可检测到雌三醇，提示此时胎儿肾上腺已经具有合成脱氢表雄酮的功能。12周时，母体血中雌三醇的水平增加了近100倍。根据母体雌三醇的水平，推算出在妊娠中期时，胎儿肾上腺每天分泌的脱氢表雄酮硫酸酯约100 mg，在足月时每天的分泌量可达到200 mg。由此可见，胎儿肾上腺具有极强的合成脱氢表雄酮硫酸酯的能力。除了可产生脱氢表雄酮硫酸酯，在胎儿发育的不同时期，肾上腺是否还具备产生其他的类固醇激素如糖皮质激素的能力呢？对胎儿脐带血中各种类固醇分析结果表明，在妊娠10～20周，胎儿脐带动脉血中的皮质醇、皮质酮和醛固酮均高于静脉血，提示这些类固醇来源于胎儿本身。给妊娠16周的胎儿肾上腺灌流孕酮，孕酮可被转化为皮质醇，但仅灌流胆固醇，在灌流液中不能检测到皮质醇，提示此时的胎儿肾上腺可利用孕酮合成皮质醇，但不能利用胆固醇合成皮质醇。妊娠20周的胎儿肾上腺灌流皮质酮，皮质酮可被转化为醛固酮，这说明在妊娠早中期胎儿肾上腺具有利用孕酮等合成糖皮质激素和盐皮质激素的能力。

肾上腺类固醇的合成需要一系列酶系的参与。P450scc催化胆固醇合成类固醇的第一步反应，因此该酶是肾上腺利用胆固醇合成类固醇激素的先决条件。合成脱氢表雄酮硫酸酯则需要P450scc和P450c17。从胆固醇合成糖皮质激素和醛固酮，除了P450scc外，还需要3β-羟基类固醇脱氢酶（3β-HSD）、P450c17、P450c21和P450c11，如果从孕激素开始合成糖皮质激素，仅需要P450c17、P450c21和P450c11。

对妊娠不同时期胎儿肾上腺内分泌细胞类固醇合成酶表达的研究发现，在妊娠的整个过程，胎儿肾上腺皮质三条带的细胞都表达P450scc，胎儿带和过渡带的细胞还可高表达P450c17，这充分说明了胎儿肾上腺可合成和分泌脱氢表雄酮硫酸酯。在妊娠的早期和中期，胎儿肾上腺不表达3β-HSD，但可表达P450c21和P450c11，说明此时期的肾上腺不能从胆固醇合成糖皮质激素和醛固酮，但可利用孕酮合成糖皮质激素。有实验证明，在妊娠10周时，肾上腺过渡带细胞可利用孕酮合成糖皮质激素，但合成的量较少。到妊娠晚期（28周以后），胎儿肾上腺的永久带和过渡带开始表达3β-HSD，此时，胎儿肾上腺可从胆固醇合成糖皮质激素和盐皮质激素。由于肾上腺的进一步发育，妊娠晚期时，胎儿肾上腺合成糖皮质激素的能力也随着妊娠而逐步增强（图12-4）。妊娠不同阶段，胎儿肾上腺结构和功能发育所表现的合成各种甾体激素能力的差别具有重要的生理意义。众所周知，糖皮质激素是胎儿器官发育与成熟的关键激素，但胎儿过早地暴露高浓度的糖皮质激素，却可抑制胎儿组织的生长。妊娠早中期胎儿肾上腺产生少量的糖皮质激素对垂体产生负反馈抑制作用，使胎儿肾上腺增生和分泌雄激素的功能控制在适当的水平。而妊娠后期，胎儿肾上腺所产生糖皮质激素的逐渐增多，一方面可促进胎儿肺、胃肠等器官的成熟，使胎儿适应宫外生存环境；另一方面，糖皮质激素通过调节胎盘内分泌功能而促进分娩启动。妊娠期

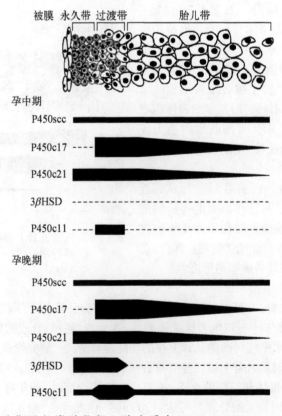

图12-4　妊娠中晚期灵长类胎儿肾上腺皮质中P450scc、P450c17、P450c21、3β-HSD和
P450c11表达分布示意图（引自Mesiano Sand Jaffe RB，1997）

线形粗细代表表达的相对丰度；虚线表示表达的缺失

间,胎儿肾上腺所产生的雄激素——脱氢表雄酮硫酸酯,是胎盘雌激素合成的前体。随着妊娠的进展,胎儿产生脱氢表雄酮硫酸酯的能力逐步增强,使得胎盘雌激素的合成量也逐渐增加,雌激素既是维持妊娠的关键激素,也是激活子宫、启动分娩的关键激素。由此可见胎儿肾上腺发育在妊娠维持、胎儿生长发育中所起的重要作用。

(三) 肾上腺的先天畸形

1. 肾上腺发育不全(suprarenal gland hypoplasia)

多见于无脑儿,由于下丘脑—垂体未发育或缺如,缺乏ACTH,造成肾上腺皮质退化。近年来的研究发现肾上腺发育不全与孤儿核受体蛋白SF-1(类固醇合成因子-1)和DAX-1(剂量-敏感的性反转基因,X染色体因子)等的表达有着密切的关系。

2. 肾上腺皮质增生(hyperplasia of the suprarenal cortex)

是一组先天性常染色体隐性遗传病,最常见的是P450c21的缺乏,也可见P450c17和P450c11的缺乏,所以患者存在皮质醇、醛固酮、雌激素、雄激素的缺乏,使男、女均表现为假两性畸形。

3. 肾上腺性征综合征(adrenogenital syndrome)

染色体为"46, XX"。由于先天性肾上腺皮质增生,肾上腺产生雄激素过多,导致不同程度的男性化,如外生殖器的男性化。

四、下丘脑和垂体的发育

(一) 下丘脑

下丘脑来源于间脑的基板,这层细胞不断增殖和向外迁移构成了许多纵区,最初形成的纵区将逐步发育成为下丘脑。下丘脑的各个神经核团形成的时间不同。乳头核最早形成,当胚体长为9 mm时,就已形成了乳头核的雏形,此后视窝附近的成神经细胞集中在一起形成视上核。当胚体长到34 mm时,又分别形成了腹内侧核与视上垂体束。50 mm时,形成了室旁核、乳头内侧核、乳头外侧核及背内侧核,最后发生的是结节核。

下丘脑可产生促性腺激素释放激素(GnRH)、生长激素释放激素(GRH)、生长抑素(SS)、促肾上腺皮质激素释放激素(CRH),以及催产素和加压素等神经肽。在胚胎9周时出现GnRH神经元,随着妊娠GnRH神经元的数目明显增加,分布于下丘脑的前部、基部内侧与乳头前部。14周时,在视上核和室旁核内可见催产素和加压素神经元。

(二) 垂体

脑垂体发源于外胚层,它由两个独立原基在胚胎期融合而成,其中腺垂体来源于原始口腔,神经垂体来源于间脑。

1. 腺垂体的发育

胚胎4周时,在口咽腔上方与原始口腔顶的交界处,外胚层上皮向顶端突出一囊状结构,称为拉特克囊(Rathke's pouch)。此后该囊逐渐向间脑底部伸展,其与原始口腔顶部形成一细长的柄相连,拉特克囊本身变为圆形。9周时拉特克囊的柄断裂,拉特克囊前壁细胞增殖、分化成为腺垂体远侧部,囊的后壁形成垂体的中间叶,囊腔完全封闭或遗留一狭缝。拉特克囊的另一部分围绕垂体漏斗部,形成腺垂体结节部(图12-5)。

腺垂体各类内分泌细胞的分化较早。在7~8周时,在拉特克囊前壁和后壁有些细胞就显示ACTH免疫活性。12周时,有些细胞显示出生长激素免疫活性。13~16周时,就可见促甲状腺素免疫活性的细胞。15~16周,在女胚的垂体前叶可见卵泡雌激素和黄体生成素免疫阳性的细胞,男胚垂体前叶上述细胞要在20周时出现。催乳素阳性的细胞在16~18周时出现。腺垂体上述内分泌细胞的出现,提示了胚胎腺垂体具有的内分泌功能。

对腺垂体发生的分子机制的研究表明,腺垂体的发生与间脑底部产生的诱导因子有关。由间脑底部发出的骨生成蛋白-4(bone morphogenic protein-4, BMP-4)是垂体前叶形成中起关键作用的蛋白。成纤维细胞生长因子-8(fibroblast growth factor-8, FGF-8)也表达在间脑的底部,且与BMP-4有所重叠。

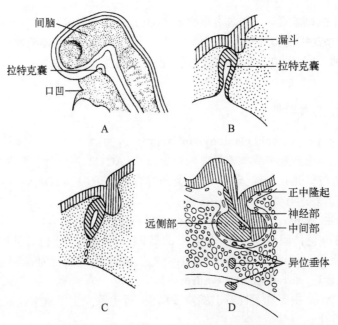

图12-5　脑垂体的发生(引自高茂英,2001)

A. 24 d时；B. 6周时；C. 8周时；D. 后期

BMP-2则是由拉特克囊表达的因子。来自间脑底部的诱导因子和来自口腔囊的诱导因子可分别在拉特克囊的背侧和腹侧形成不同的转录因子表达,而这些转录因子决定了垂体前叶不同的内分泌细胞分化。FGF-8通过诱导一些转录因子如Nkx-3.1、Pax-6、Prop-1等使拉特克囊背侧的细胞分化。BMP-2是腹侧细胞分化所必需的因子,腹侧所表达的转录因子包括ISl-1、Brn-4、P-Frk、GATA2等。

2. 神经垂体的发育

神经垂体来源于间脑底部。在拉特克囊形成的同时,间脑底部发生一向下的凹陷,即神经垂体的原基。它逐渐地向下延伸,与拉特克囊的后壁相接触形成神经部,与下丘脑相连的部分形成正中隆起与漏斗部。在胚胎10周来自下丘脑的神经元轴突进入漏斗,以后又进一步延伸至神经部。直到妊娠后期,神经垂体具有分泌激素的功能。

五、松果体的发育

松果体的始基是间脑顶部的一个突起。室管膜上皮增厚,形成松果体板,以后逐渐成为一个薄壁的憩室。7周时形成松果体囊,分前壁与后壁,前后壁围成一腔称为松果体室。8周时松果体的前后壁增厚形成前叶及后叶,以后两叶合并并变薄。松果体室最后消失,形成松果体隐窝,与第三脑室相通。

(一) 松果体细胞的发育

松果体细胞在胚胎3个月以前核较大,周围不规则。120 d后其结构与成年人的松果体细胞相似。细胞质内含有线粒体、内质网、高尔基体、中心粒、脂肪内含物与糖原颗粒。随着胚胎胎龄的增大,这些细胞器也增加,细胞之间出现中间连接与桥粒。在胚胎第3个月初,交感神经的分支开始长入松果体,第5个月进入腺实质,其轴突末端与松果体细胞发生接触。多数学者认为松果体内的间质细胞是神经胶质细胞,属于星形胶质细胞,核长椭圆形,染色质浓密,胞质嗜碱性强,有丰富的游离核糖体和微丝,微管稀少。

(二) 神经的发育

60 d时,来自交感神经的神经分支循缰连合进入松果体始基,最初在血管周围间隙分支,5个月时进入腺实质,轴突末端与松果体细胞接触。

82～85 d,松果体内开始出现神经胶质细胞。至5个月时明显,在松果体的后极可观察到副交感神经节。此时在松果体内出现含黑色素小体的细胞。

（三）血管的发育

毛细血管在松果体内形成网,毛细血管周围有间隙,胚胎越小,间隙相对越大。内皮细胞无孔,内皮细胞之间有连接复合体。松果体细胞与毛细血管之间有基膜,这种结构与"血脑屏障"相似,但松果体分泌的褪黑素能顺利通过。

（四）出生后松果体的发育

出生后2～3周内,新生儿松果体的实质呈镶嵌状,由明区与暗区重叠而成。明区是由大而明的细胞组成,周围是一群小而暗的细胞,核深染,细胞质很少(淋巴样细胞)。这种形态一直维持到6个月。9个月时,小而暗的细胞大为减少。松果体细胞长出细长的突起,具嗜银性,这时可见到一些纤维性星形胶质细胞。

出生后18个月,松果体的结构与成人相似。至于脑砂,约在17岁出现,但也有报道在3岁、6岁、8岁及10岁儿童的松果体内发现脑砂。

（五）胚胎时期松果体的功能

体外培养的人胚胎松果体能分泌褪黑素和8-精氨酸升压素、催产素等物质,说明在胚胎期的松果体已有功能活动。

（六）松果体的先天性畸形

1. 松果体旁器囊肿(cyst of parapineal organ)

在人类胚胎的松果体原基前方曾出现另一个同源突起,即松果体旁突。它在胚胎早期即萎缩消失。如果出生后仍继续存在,则在松果体前方形成一个小的囊肿。

2. 松果体畸胎瘤(teratoma of pineal body)

多见于少年男性患者,伴有性早熟。由于瘤内含有异位滋养层细胞,故能产生具有黄体生成素活性的绒毛膜促性腺素,使睾丸间质细胞分泌睾酮、生精小管发育。由于卵巢的卵泡发育需要FSH和LH的双重作用,故此种畸形一般不引起女孩性早熟。

3. 精原细胞性松果体瘤(seminomatous pinealoma)

又名生殖细胞瘤(germinoma),来源于早期胚胎的原始生殖细胞。在正常发育下,原始生殖细胞从卵黄囊壁迁移到胚体内,最后定位于生殖腺嵴内。如果有的原始生殖细胞迁至松果体并在此居留下来,便可转变为生殖细胞瘤。

4. 松果体胚细胞瘤(pineoblastoma)

多见于青少年。由于松果体细胞大量增殖,功能亢进,褪黑素浓度升高,致使性发育延缓。部分肿瘤细胞可以逆分化,形成视网膜胚细胞瘤、光感型松果体细胞瘤等。

第二节　激素对个体发育的调节作用

胎儿的生长和发育过程非常复杂,受到了母体、胎盘及胎儿来源因素调控。在胎儿生长的早期,胎儿的基因是最主要的决定因素。胎儿生长的后期一直到出生后,激素、环境对机体生长和发育起着越来越重要的作用;而激素在胎儿及新生儿期的规划作用,可对其成年后内分泌系统的功能产生影响。

一、胰岛素样生长因子系统的作用

1957年, Salmon和Daughaday提出了体内存在着介导生长激素作用的介质,该介质可被生长激素诱导产生。这些介质最早被称为生长介质(somatomedin),后来发现它们的结构与胰岛素具有同源性,因而被命名为胰岛素样生长因子(insulin-like growth factor, IGF)。体内存在两种IGF,分别为IGF-Ⅰ和IGF-Ⅱ,同时还存在两种IGF受体(即Ⅰ型和Ⅱ型)及6种IGF结合蛋白(IGFBP)。它们共同组成复杂的IGF系统,以内分泌、旁分泌和自分泌的方式调节机体的生长、发育和分化。血液中的IGF主要来源于肝,但体内多数组织具有合成IGF的能力,包括中枢神经系统、胎盘和胎儿组织。早在妊娠第12周就可以在人类胎儿组织检测到IGF-Ⅰ的存在，甚至在胚泡期就可以检测到IGF mRNA的表达。在不同的胎儿组织和妊娠期，IGF mRNA的丰度有所不同。人类胎儿的所有组织均可表达IGF-Ⅰ/Ⅱ的mRNA，而且IGF-Ⅱ mRNA的表达显著高于IGF-Ⅰ mRNA的表达。在胎儿血液中也存在两型IGF，妊娠第15周时，就可以在胎儿血液中检测到IGF-Ⅰ和IGF-Ⅱ的存在。胎儿IGF-Ⅱ的浓度比IGF-Ⅰ高5～6倍，这与出生后的情况刚好相反，且它们的含量均随妊娠进行而缓慢增加。众多研究表明，胎血中IGF-Ⅰ的浓度与胎儿出生体重呈正比，宫内发育迟缓（IUGR）的胎儿血浆IGF-Ⅰ的水平较正常胎儿低，而新生儿巨大症胎儿其血浆IGF-Ⅰ的水平则较正常胎儿高。IGF-Ⅱ的浓度则与胎儿体重无关，而在胚泡植入期IGF-Ⅱ在母体血中的浓度显著升高。由此可以推测IGF-Ⅱ是促进胚胎早期植入和发育的主要因子，而IGF-Ⅰ则在胚胎晚期发挥更重要的作用。

IGF的Ⅰ型受体（IGF-1R）在第一孕程的中期即可在胎盘表达，其亲和力随妊娠进行逐渐升高，是胎盘中介导IGF作用的主要功能性受体。IGF对胚泡植入、滋养细胞入侵、胎盘支持、妊娠维持和胎儿发育等作用都是通过IGF-1R所介导的。IGF-1可通过IGF-1R增加早期胎盘滋养细胞对葡萄糖和氨基酸的摄取。胎盘IGF-1R水平及其细胞内信号通路的表达降低可能与胎儿宫内发育迟缓（IUGR）的发生密切相关。当IGF-1R所在的第15号染色体发生缺失突变时（Silver-Russell综合征），胎儿会在发育早期即出现IUGR、小头畸形、房室间隔缺失等损害，并常伴有运动功能发育障碍和社会心理功能异常。

胎儿IGF的合成受多种因素的调节。IGF-Ⅰ的合成和释放受到胎儿营养状态及营养相关激素（如胰岛素）的调节，营养缺乏可导致IGF-Ⅰ的水平降低，而胰岛素则可升高IGF-Ⅰ的水平。糖皮质激素可以调节两型IGF的表达，但这一作用具有组织特异性。雌激素和孕激素都可调节IGF的表达，而IGF反过来又可以调节雌、孕激素的受体表达。值得一提的是，尽管出生后生长激素是诱导产生IGF的主要激素之一，在胚胎期，生长激素对IGF几乎没有调节作用，这可能是由于胚胎期的胎儿组织中生长激素受体的表达非常低。而人胎盘泌乳素（human placental lactogen，HPL）受体含量较高，对促进IGF-Ⅰ的分泌作用较大。

二、甲状腺激素的作用

早在1912年，Gudernatsch就发现了当给蝌蚪喂食马甲状腺组织，可促进其向蛙过早转化。1916年Allen又做了进一步的实验，如果把蝌蚪的甲状腺摘除或者破坏，蝌蚪不再发育成蛙而是长成巨大的蝌蚪。这足以说明甲状腺分泌的激素在生长、组织分化、成熟中的作用。

如前所述，胚胎13～14周时，甲状腺滤泡就具有聚碘和合成甲状腺激素的能力，而T3受体（TR）更是早在妊娠第10周即可在胎脑中检测到，这一时期正是基底神经节和大脑皮质发育的关键时期，提示了妊娠早期母体来源的甲状腺激素对胎儿生长和发育可能就有调节作用。先天性甲状腺功能低下或黏液水肿型克汀病患儿，由于胎儿甲状腺功能低下，患儿的四肢尤其是下肢短、头发稀少、腹部胀隆、鼻梁塌平、眼裂小、眼距宽、表情呆滞、智力低下，但其神经损害症状不明显，提示母体来源的甲状腺激素在妊娠期的大部分时间，尤其是第一、二孕程对胎儿起到了重要的保护作用。出生后早期给这类患儿补充甲状腺素可改善生长发育的状况，但不能使其达到正常水平。而对于神经源性克汀病患儿，其神经损害和心理缺陷更为严重，如出现聋哑症、失语症等，且对这类患儿只有在胚胎期补碘可对其起到预防作用，即使在出生后早期给予甲状腺激素治疗也无法改善这类胎儿的生长发育状况。这提示了甲状腺激素对胚胎期机体生长发育有着深刻的影响。

出生后，甲状腺激素仍然是正常生长所必需的因子，年龄越小，甲状腺激素缺乏使生长发育受阻越明显。正在生长的动物切除和破坏甲状腺，可使生长完全停止。对儿童甲状腺低下症患者的研究表明，甲状腺激素对骨骼与神经系统生长发育的影响最明显。甲低患儿骨龄比实际的年龄要小，骨骺闭合甚晚；对神经系统的影响则主要表现为智力发育严重受阻，呈痴呆状。

三、糖皮质激素的作用

在人类妊娠10周时，胎儿肾上腺过渡带细胞就可利用孕酮合成糖皮质激素，到妊娠晚期（28周以后）胎儿肾上腺可从胆固醇合成糖皮质激素。由于肾上腺的进一步发育，妊娠晚期时，胎儿肾上腺合成糖皮质激素的能力也随着妊娠而逐步增强。而妊娠期间母体血液中的糖皮质激素浓度随着妊娠期不断升高，母体产生的糖皮质激素也可通过胎盘作用于胎儿。

糖皮质激素对促进胎儿器官的发育和成熟具有重要的作用。在人类和许多动物中，妊娠末期胎儿器官的成熟与皮质醇浓度的升高是平行的。实验表明,地塞米松可以促进胎儿的肺组织脂肪酸的合成并增加脂肪酸合成酶的活性,从而增加肺表面活性物质的产生。给有早产危险的孕妇使用倍他米松,可以降低新生儿呼吸窘迫综合征(NRDS)的发生率,从而进一步证实了糖皮质激素在促进胎儿肺成熟中的作用。糖皮质激素可以增加羊水中卵磷脂与鞘磷脂之比,而这一比率正是胎儿肺成熟和肺表面活性物质合成的标志。此外,糖皮质激素还可以促进胸腺、胃肠道、肝、肾等器官的发育和成熟。最新的研究还表明,妊娠期给予糖皮质激素可以增加胎儿出生后心肌细胞ATP的生成,并可上调M-型肌酸激酶(M-CK)和线粒体肌酸激酶(MiCK)的mRNA和蛋白表达,从而促进胎儿出生后心肌功能的发育和成熟。

然而大量的回顾性研究表明,胎儿过多、过早地接触外源性的糖皮质激素,可能会导致一系列的不良反应,如胎儿宫内发育迟缓、胃食管反流及胎儿心率变化等。胎儿时期接触过多的糖皮质激素是导致小于胎龄儿(SGA)的一个重要因素,而SGA又是导致成年心血管疾病与代谢性疾病发病的一个重要原因。由此可见,胎儿时期暴露于糖皮质激素可能对胎儿的发育有印迹效应(imprinting)。

四、生长激素的作用

生长激素(GH)是由垂体前叶分泌的一种肽类激素,几乎对所有组织和器官的生长都有促进作用,特别是骨骼、肌肉和内脏器官,但对脑的发育没有影响。生长激素可以诱导胰岛素样生长因子的产生,后者介导生长激素的很多促生长作用。然而由于胚胎期的胎儿组织中很少表达GH受体,生长激素并不能调节妊娠期胎儿的IGF,对出生前胎儿生长发育的影响也很小。

在胎盘组织中还可以产生一种生长激素的变体(hGH-V),在妊娠第9周时就可以检测到hGH-V的mRNA。其在母体血浆中的水平从妊娠第21~26周开始升高,并持续到第36周,稳定在这个水平直到妊娠,但胎儿血液中及羊水中均未检测到hGH-V。研究表明,hGH-V可以抑制垂体生长激素的分泌,患有妊娠期胎儿宫内发育迟缓的孕妇,母体血液中的hGH-V水平下降,胎盘中hGH-V mRNA的表达也降低。有人认为,胎盘hGH-V可能与IGF-I表达有关,由此而影响胎儿的生长和发育。

五、甲状旁腺激素的作用

胎儿的甲状旁腺和胎盘可以分泌甲状旁腺激素(PTH),与胎盘分泌的甲状旁腺激素相关蛋白(PTHrP)共同调节胎儿钙的代谢和骨骼发育。PTH和PTHrP都可以促进胎盘对Ca^{2+}的转运,但与PTH不同,PTHrP对胎儿低钙血症不敏感,其分泌主要受胎盘局部因素的调节。胎儿PTH和PTHrP水平降低可以减少胎盘Ca^{2+}转运载体的表达,进而影响胎儿的骨骼发育。

第三节　激素与器官发育

一、激素对脑发育的调节作用

(一) 甲状腺素对脑发育的影响

在人类,如果胚胎期缺碘或出生后甲状腺功能低下(甲低),就会发生呆小病(克汀病),临床主要表现除了体格矮小外,主要是脑机能发生不同程度的障碍。脑组织病理变化包括神经细胞变小,轴突、树突与髓鞘及胶质细胞数量均减少,神经组织内的蛋白质、磷脂及一些重要的酶与递质的含量降低等。

轴突和树突的生长、突触的形成、髓鞘的形成、细胞的迁移、特异种群细胞的分化等都发生在脑发育的晚期,并受到甲状腺激素的调节。这一过程的失调可能就是甲低时智能障碍、学习和行为缺陷的主要原因。事实上,我们对甲状腺激素对脑发育的影响是在研究甲状腺激素缺乏所致脑组织的病理变化基础上认识的。胚胎期甲状腺功能低下主要引起以下的病理变化。

1. 大脑皮质

在脑发育的后期,如果缺乏甲状腺激素,可使大脑皮质的树突生长和突触形成均减少,大脑皮质的细胞呈堆积状态,因而使脑体积减小。在生后10 d时切除甲状腺的大鼠,其视皮层的锥体细胞顶树突上的棘突数量明显减少,但如果给该动物补充甲状腺激素,则棘突数目的变化将是可逆的。另外,甲低时大鼠胼胝体成熟异常。人们发现在大鼠的视皮层和顶叶皮层,胼胝体细胞数量明显增多,且在各层连续分布。

而在正常大鼠的同一脑区,这些细胞的分布仅仅局限于少数几个不连续的层内。给予母鼠低碘饮食(low iodine diet, LID)后14～16 d,胎鼠躯体感觉皮层的层次变得模糊不清,皮层功能柱界限不明显,神经元分布弥散(图12-6A、B)。

2. 海马

海马参与学习和记忆过程。脑发育晚期,去除甲状腺激素可导致海马结构中齿状回的颗粒细胞数目;苔藓纤维系统的体积减小;苔藓纤维与CA3区锥体细胞形成的突触数目减少;CA3区的海马锥体细胞数目虽未减少,但这些细胞的树突发育明显障碍,因而CA3区的体积也减小。给予母鼠低碘饮食也可使得胎鼠海马CA3区锥体细胞分散,层次模糊(图12-6C)。

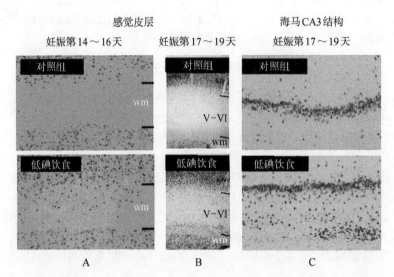

图12-6　母体低碘饮食(LID)导致的低甲状腺素血症对胎鼠感觉皮层和海马结构及神经元分布的影响(引自de Escobar, G.M., S. Ares, et al., 2008)

A. 低甲状腺血症母鼠妊娠第14～16天躯体感觉皮层变化;B. 低甲状腺血症母鼠妊娠第17～19天躯体感觉皮层变化;C. 低甲状腺血症母鼠妊娠第17～19天海马CA3区变化。wm:皮层下白质;Ⅴ-Ⅵ:不同的皮层层次。

3. 小脑

正常情况下,生后第21天,大鼠小脑外颗粒层已经消失,内颗粒层为完全成熟的颗粒细胞。甲状腺激素缺乏时,由于外颗粒层颗粒细胞的分化障碍及向内颗粒层迁移迟缓,导致外颗粒层消失被延滞;分子层的浦肯野细胞树突分枝减少;浦肯野细胞树突与平行纤维间的突触、苔藓纤维与内颗粒层颗粒细胞间的突触均显著减少;浦肯野细胞树突与攀缘纤维间的轴体突触的消失被延滞。

4. 少突胶质细胞

甲低时脑组织发生另一个严重的特征性病变就是髓鞘形成显著减少。髓鞘是由少突胶质细胞形成、包围在神经元轴突上的多层膜结构,主要作用是促进神经冲动的传导、支持轴突和促进轴突生长。甲低时中枢神经髓鞘质成分合成明显减少。髓鞘形成减少就导致神经元之间的连接和神经网络的形成发生障碍。

甲状腺激素调节少突胶质细胞的前体细胞O-2A细胞分化为少突胶质细胞。因此,髓鞘形成减少有可能与少突胶质细胞的分化障碍有关。

上述甲状腺激素缺乏所致脑组织的病理变化及甲状腺激素在这种变化中的作用机制,主要是以啮齿类大鼠为模型得到的。对脑组织形态学变化与行为效应的观察表明,甲低对大鼠脑发育的影响与人类的呆小病非常相似。而且,如果在一个关键的"窗口期"给予补充甲状腺激素治疗,甲低所致的脑组织病变大多可以恢复或部分恢复正常;而在这个时期以后再补充治疗,将收效甚微,脑组织将发生不可逆的损伤。这个关键的"窗口期",在人类,为生后第3个月之前;在大鼠,为生后第2周之前。有人曾给"窗口期"之外的怀孕大鼠注射大剂量T4使胎鼠脑中的T3超过生理水平,然而这种超过生理水平的T3仍然不能促进甲状腺激素的靶基因浦肯野细胞蛋白-2和髓鞘碱性蛋白的基因表达。这种现象发生的机制目前还不清楚。

与上述"窗口期"现象矛盾的是,对人类胚胎研究表明,在妊娠头3个月,当胚胎的甲状腺还没有功能时,胎脑中就已经可测到T4和T3,并且妊娠7周以后的胎脑中就可检测到多种甲状腺素转运蛋白,而这时除脑以外的其他组织还未测到T4和T3。人类先天性甲状腺缺如的胎儿出生时,血中甲状腺激素的水平为正常新生儿的25%～50%,脐带血T4水平可达到正常新生儿的30%～60%,证明母体的甲状腺激素可以通过胎盘进入胎儿血循环,并对避免严重甲状腺素缺乏对胎脑的损伤产生一定的保护作用。人类正常胎儿大脑皮质中,T3的水平在妊娠15～18周时达到峰值,这正是胎儿甲状腺开始合成甲状腺激素的时间。对甲状腺激素受体的测定表明,在人类胚胎第10周就可用RT-PCR在胎儿大脑皮质测到甲状腺激素受体(thyroid hormone receptor, TR)所有亚型的mRNA,用免疫染色的方法在人类胚胎前3个月就可在皮层锥体细胞和小脑浦肯野细胞中检测到TRα1和TRα2。妊娠中期时,这两种甲状腺激素受体亚型的表达量都是妊娠早期的至少4倍。既然甲状腺激素及其受体的活动早在胚胎早期及中期的脑中存在,那么它们在早期和中期发育活动中发挥何种作用呢?而且,与脑发育晚期"窗口期"现象是否有所区别?是何种机制启动了甲状腺激素的靶基因在特定的时间产生对甲状腺激素的反应性呢?其中机制尚不清楚。

（二）糖皮质激素对脑发育的调节

除了甲状腺激素外,甾体激素如糖皮质激素,也能影响和改变胚胎期神经系统的结构、脑内神经环路,从而影响其成年后的行为,甚至导致疾病。过去十余年的流行病学研究表明,妊娠期过多接触糖皮质激素是导致小于胎龄儿发生的重要原因,而小于胎龄儿在成年后高血压、糖尿病、神经精神疾患的发病率远远高于出生体重正常的胎儿。基于上述研究结果的动物实验发现,给孕鼠在妊娠末期一次性注射大量的地塞米松,其子代在出生后16周血压开始升高,如果在妊娠末期给孕鼠连续4次注射地塞米松还可导致其子代成年后下丘脑—垂体—肾上腺(HPA)轴对应激产生过强反应、学习记忆能力下降、焦虑等。妊娠期间,母体处于应激状态,也可导致类似的效应。由此看来,胚胎期过早或过多地接触糖皮质激素对脑及其他组织产生永久的影响,并留下了"烙印",重新编排成年期HPA轴反应、神经系统的高级功能甚至疾病等。糖皮质激素的这种作用被称为印迹和编程(programming)作用。

糖皮质激素对神经系统的印迹和编程作用可能是因为改变了脑的结构,其中受影响最显著的是海马。在恒河猴上的实验发现,在妊娠132 d起连续2 d注射地塞米松,在妊娠135 d及出生后,子代海马内锥体细胞和苔藓纤维数目显著地减少,在20个月大的成年期,MRI也显示海马结构比正常者减小约10%。糖皮质激素导致脑结构改变的机制尚不清楚,可能与糖皮质激素可阻止神经元对氨基酸的摄入而间接地损伤神经元有关。此外,糖皮质激素还可影响不同类型神经元神经营养因子及其受体的表达,神经元的存活与否还依赖于糖皮质激素对神经营养因子及其受体的作用。最近的研究发现,糖皮质激素可影响神经元突触的发育。

糖皮质激素对行为和HPA轴进行编程作用,除了可能是通过对海马结构的影响外,也可能是通过影响脑内神经递质的浓度、各种受体、离子通道的密度等,并具有性别特异性。如妊娠期接触糖皮质激素的子代雌性豚鼠,糖皮质激素受体(glucocorticoid receptor, GR)在室旁核(paraventricular nucleus, PVN)的表达减少,而在海马中的表达增加,海马中盐皮质激素受体(mineralocorticoid receptor, MR)的表达减少。这些子代雌性豚鼠成年后,在月经周期的卵泡期中皮质醇(cortisol)的水平明显增加,这主要是由这些动物体内糖皮质激素负反馈调节的重调定所致。而妊娠期接触糖皮质激素的子代雄性豚鼠,其海马MR表达升高,使得子代糖皮质激素负反馈调节的敏感性增加。糖皮质激素对雌性子代海马内NMDA受体不同亚基可能也具有不同的作用,降低NR1,但升高NR2A的水平。

二、激素对性发育的影响

哺乳类动物的性别决定一方面是由性染色体决定了性腺的形成,另一方面性腺以外的性特征则是由性腺所分泌的激素所决定的。前者被称为原发性性别决定,而后者被称为继发性性别决定。性腺外性特征不仅包括外生殖器、第二性征,也包括脑性别特征。

（一）激素与性特征的形成

继发性性别决定发生在两个时期,一是在胚胎器官的形成时期,二是在青春期。

染色体为"X，Y"者将形成睾丸，胎儿期睾丸将分泌两类激素：抗中肾旁管激素（anti-Müllerian duct hormone，AMH）和雄激素。AMH属TGF-β家族成员，它可与包绕中肾旁管（Müllerian duct）的间质细胞结合，这些细胞产生的因子可使中肾旁管退化、萎缩。雄激素中的睾丸酮可使Woffian管发育成精囊腺、附睾、输精管等。睾酮经尿生殖窦转化为双氢睾酮，后者则可促进尿生殖结节、尿生殖窦发育成阴茎、前列腺等。

染色体为"X，X"者将形成卵巢，胎儿期卵巢分泌的雌激素可使中肾旁管发育成子宫、输卵管及阴道上部，尿生殖结节、尿生殖窦发育成女性外生殖器和阴道下部。

事实上，雌激素对Müllerian管和Woffian管的完全发育都是必需的。动物实验表明，雌激素受体敲除的雌性小鼠，成年后卵子细胞死亡，卵巢的颗粒细胞则分化成Sertoli细胞的形态结构。而雌激素受体敲除的雄性小鼠，精子产生量极少，原因与睾丸丛膜层腔内水分不能被及时地吸收有关。胎儿睾丸中输精管细胞的功能之一就是吸收睾丸丛膜层腔内水分，以浓缩精子，延长精子的存活时间。而输精管细胞对水分的吸收受到了雌激素的调节。尽管雌性动物外周血中雌激素的浓度远远高于雄性，但在睾丸的丛膜层局部的雌激素浓度却高于雌性动物的外周血，由此可见雌激素在睾丸丛膜层中的作用。

到青春期，随着下丘脑GnRH神经元的发育成熟，诱导垂体产生FSH和LH生成增加，后者又使性腺产生性激素。对于女性，青春期卵巢所产生的雌激素和孕激素可进一步促进机体发育与生长。雌激素的主要作用是刺激副性器官如刺激乳腺导管和结缔组织的增生，产生乳晕；使毛发和脂肪分布呈女性特征，骨盆宽大，臀部肥厚，音调较高，刺激女性第二性征的出现；促进蛋白质合成，从而促进生长发育；刺激成骨细胞活动，抑制破骨细胞活动，加速骨骼的生长，促进钙盐沉积及骨骺软骨的愈合。孕激素是在雌激素作用的基础上产生效应，主要作用于子宫，使其适应孕卵着床和维持妊娠；促进乳腺腺泡发育，为泌乳做准备。对于男性，雄激素维持生精的作用。睾酮自间质细胞分泌后，进入精曲小管，直接或者转变为双氢睾酮而与生精细胞上的受体结合，促进精子的生成；刺激生殖器官的生长、发育与成熟；促进男性副性征的出现；促进蛋白质合成，特别是肌肉和生殖器官的蛋白质的合成，促进骨骼生长与钙磷沉积。

（二）性激素决定脑的性别特征

众所周知，在生殖的个体和社会行为如求偶、相互吸引和配偶的维系，交配，生子和养育后代等的各个情形，雌性和雄性的行为通常完全不同。由于行为依赖神经系统的结构和功能，因此，可以认为脑是有性别特征的。典型的例子是一些鸣禽类，只有雄性会发出有节奏的鸣叫，而雌性则不会。这是因为只有雄性鸟的脑内才具备与鸣叫相关的大型核团。另外，我们推测雌雄脑不同的一个简单理由就是雌雄性的不同。每种性别特异性身体部分需要特异性的神经系统去控制它们。例如，雄鼠有一种支持阴茎的特殊肌肉，在它们的脊髓中有一小群神经元支配这些肌肉，而雌性鼠缺乏这些肌肉和相关的神经元。不同性别的身体结构不同，因此感觉和运动神经元的分布也有不同。

1. 脑结构和功能的性别二态性

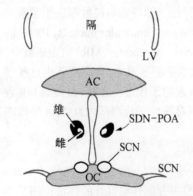

图12-7　大鼠内侧视前区，示此区雄的比雌的大（引自Shepher GM.，1983）

AC：前连合；LV：侧脑室；OC：视交叉；SCN：视交叉上核；SDN-POA：视前区性别二态核

不同性别脑结构和功能的不同被称为性别二态性（sexual dimorphism）。鸣禽类动物如金丝雀，雄性和雌性发音中枢的结构有着显著不同。鸣叫的器官受舌下神经运动核的支配，脑内还有管理鸣叫的核，包括纹体、古纹体大核、迢间核、旁嗅核等，这些核在雄性均大于雌性的相应核。哺乳类动物脑最明显的性别二态性集中在第三脑室的周围，在下丘脑前部的视前区，此区被称为视前区性别二态核（sexually dimorphic nucleus of preoptic area，SDN-POA）。在啮齿类动物，雄鼠该核的体积比雌性大5～8倍（图12-7），神经元的数目也多数倍。新生的雄鼠如果受到阉割，则SDN-POA的体积可减小50%。

人类的视前区也有二态性，有4个被称为下丘脑前部间质核（interstitial nuclei of the anterior hypothalamus，INAH）的神经元群。有人观察到男性的INAH-2和INAH-3是女性的2倍，INAH-1似乎类似于大鼠的SDN，但其是否具有二态性还有较大的争议。1991年，美国Salk研究所的LeVay发现同性恋男性INAH-3的大小与女性相似,只有一般男性的一半,提示了这个核团可能与性取向有关(图12-8)。在下丘脑之外,还发现了一些结构可能具有二态性。一些研究报道男性胼胝体的横切面积可能比女性大,还有些研究发现女性胼胝体的底部比男性大,胼胝体的形态在男性和女性也可能有差别,成年女性胼胝体的底部比男性更接近球形。

在认知方面男女也是有差异的。研究表明,女性在完成词语任务方面优于男性。大约从11岁开始,女孩在理解和写作测试中的表现比男孩稍好。这也许反映了两性脑发育的速率不同。在查阅地图、迷宫训练、数学推理等测试上男性具有优势,在空间测试中男孩的优势更加明显。

2. 性激素对脑性别特征发育的调节

在个体早期的发育中,性激素可以改变神经系统的结构,影响脑内神经环路,使脑具备本性别的特征。Phoenix等

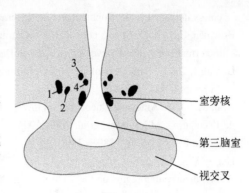

图12-8 人类的视前区的性别二态性核(引自 Bear M, Connors BW, Paradiso MA, 2004)

1, 2, 3, 4: 下丘脑前部间质核

把这种作用称为组构(organization)。鸣禽类发音中枢的性分化是性激素组构作用的一个例子。用睾酮、二氢睾酮处理新生的雌禽,则可使发音中枢的纹体、古纹体大核明显增大。如果在妊娠16 d到出生后10 d雌鼠一直接受大剂量的雄激素,可使SDN-POA的体积明显增大,与雄鼠相似。而成年去性腺鼠接受大剂量的性激素可恢复雄或雌的性行为,但不能影响SDN-POA的体积。

性激素通过组构效应使胚胎或新生儿脑组织产生不可逆转的变化,并使其在性成熟时产生性别固有的行为。但是为了使成熟的动物完整地体现性功能,在性活动时期又需要性激素对神经系统提供激活效应(activational effect)。例如,一些雄性鸣禽的睾酮在春天达到峰值,它可使发音中枢的相关核团继续长大,并鸣叫。

小　结

本章首先叙述了甲状腺、肾上腺、垂体等几个重要内分泌腺体的结构和功能的发育,以及它们发育异常所造成的畸形和功能异常。在激素对个体生长与发育方面,介绍了甲状腺激素、胰岛素样生长因子、糖皮质激素等对生长和发育的影响,着重介绍了甲状腺激素对脑发育的影响及其可能的机制,性激素对脑性别发育的作用。

(高　路　倪　鑫)

主要参考文献

高茂英.2001.组织学与胚胎学.北京:人民卫生出版社.

孙刚.2001.胎盘内分泌的基础与临床.上海:第二军医大学出版社.

Cohen LEand Radovick S. 2002. Molecular Basis of Combined Pituitary Hormone Deficiencies. Endocr Rev23: 431～442.

Kapoor A, Dunn E, Kostaki A, et al. 2006. Fetal programming of hypothalamo-pituitary-adrenal function: prenatal stressand glucocorticoids. J. Physiol. 572: 31～44.

Gicquel C, Bouc Y L. 2006. Hormonal regulation of fetal growth. Horm Res 65(suppl 3): 28～33.

Bryan S M, Hindmarsh P C. 2006. Normal and abnormal fetal growth. Horm Res 65(suppl 3): 19～27.

Boelaert K, Franklyn J A. 2005. Thyroid hormone in health and disease. JEndocrin 187: 1～15.

Simmons R. 2005. Developmental origins of adultmetabolic disease: concepts andcontroversies. Trends Endocr Metab16: 390～394.

Mesiano Sand Jaffe R B. 1997. Developmental and functional biology of the primate fetal adrenal cortex. Endocr Rev 18: 379.

Felice M D, Lauro R D. 2004. Thyroid development and its disorders: genetics and molecular mechanisms. Endocr Rev 25: 723.

Chan, S. Y., A. Martin-Santos, et al. 2011. "The expression of thyroid hormone transporters in the human fetal cerebral cortex during early development and in N–Tera–2 neurodifferentiation." J Physiol.

Bowman, C. J., R. D. Streck, et al. 2010. "Maternal-placental insulin-like growth factor (IGF) signaling and its importance to normal embryo-fetal development." Birth Defects Res B Dev Reprod Toxicol 89(4): 339～349.

Bernal, J. 2005. "Pathophysiology of thyroid hormone deficiency during fetal development." J Pediatr Endocrinol Metab 18 Suppl 1: 1253～1256.

Arai, M. 2010. "Antenatal glucocorticoid therapy for fetal heart development." Circ J 74(1): 47～48.

de Escobar, G. M., S. Ares, et al. 2008. "The changing role of maternal thyroid hormone in fetal brain development." Semin Perinatol 32(6): 380～386.

Harley V R, Clarkson M J, Argentaro A. 2003. The molecular action and regulation of the testis-determining factors, SRY (sex-determining region on the Y chromosome) and SOX9 [SRY–related high-mobility group (HMG) box 9]. Endocrine reviews, 24(4): 466～487.

Santisteban P. Development and anatomy of the hypothalamic-pituitary axis. In Braverman LE, Utiger RD, eds. The Thyroid, 9th ed. Philadelphia: JB Lippincott, 2005: 8～25.

Fisher D A. Fetal and neonatal endocrinology. 2006. In DeGroot LJ, Jameson JL, eds. Endocrinology, 5th ed. Philadelphia: Elsevier Saunders, pp. 3369～3386.

Longitudinal data for intrauterine levels of fetal IGF–I and IGF–II. Horm Res 2004; 61: 200～204.

Moisiadis V G, Matthews SG. 2014. Glucocorticoids and fetal programming part 1: Outcomes. Nature reviews Endocrinology, 10(7): 391～402.

Moisiadis V G, Matthews SG. 2014. Glucocorticoids and fetal programming part 2: Mechanisms. Nature reviews Endocrinology, 10(7): 403～411.

第十三章 心血管系统

心血管系统是一个封闭的分支管道系统,由心脏、动脉、毛细血管和静脉等器官组成,是胚胎发育中最早建立并发挥功能的系统,出现在胚胎发育第3周,约第4周开始血液循环。心血管系统主要由中胚层分化而来,首先形成原始心血管,再经过生长、合并、新生和萎缩等改建过程而逐渐完善。这些复杂的变化过程受遗传、血流动力学等多种因素的影响,一些基因的特定表达、血流速度与方向、血流压力的变化等均可调控心血管系统的发育。

第一节　心脏的发育

心脏是机体在胚胎形成期间首先表现出生命特征(即心搏动)的器官,也是循环系统的动力器官,它的发生导致了血液循环。心脏的发育是一个极其复杂的过程,它经过原始心管的形成和复杂的形态发生,最后形成四腔室结构的心脏(图13-1)。

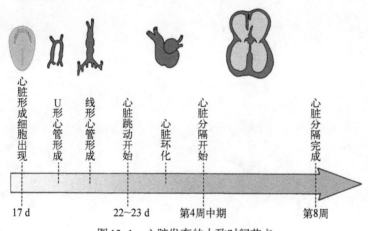

图13-1　心脏发育的大致时间节点

一、原始心脏的形成

心脏发生的原基主要来自三胚层胚盘头端、口咽膜前方的脏壁中胚层,此处称生心区(cardiogenic area)。此区前方的中胚层为原始横隔(septum transversum,图13-2)。在上胚层细胞经原条迁移形成中胚层的过程中,含有心脏前体细胞(cardiogenic precursor)的中胚层,最早位于原结之后的原条两侧,然后向两侧、头端迁移,形成新月形的生心区,称心脏新月(cardiac crescent)或生心中胚层(cardiogenic mesoderm)(图13-3)。

人胚第18～19天,生心区出现腔隙,称围心腔(pericardiac coelom),其腹侧心脏新月中的心脏前体细胞则原位分化,并经过复杂的形态发生而形成U形心管(U-shaped cardiac tube,图13-1)。最初,心管位于胚体的头端。由于出现头褶,胚体头端向腹侧卷屈,原来位于口咽膜头侧的心管和围心腔便转到咽的腹侧,原来在围心腔腹侧的心管则转至它的背侧(图13-4)。当胚体发生侧褶时,U形心管逐渐向腹侧中线靠拢并融合成线形心管(linear cardiac tube)。与此同时,心管在心包腔(即围心腔)的背侧渐渐陷入,于是在心管的背侧出现了心背系膜(dorsal mesocardium),将心管悬连于心包腔的背侧壁(图13-5)。心背系膜的中部很快退化消失,形成一个左、右交通的孔道,即心包横窦。心背系膜仅在心管的头、尾端存留,将心管两端固定于心包。此时的心管由内皮细胞与周围覆

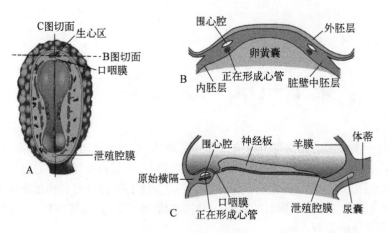

图13-2　原始心脏的发生

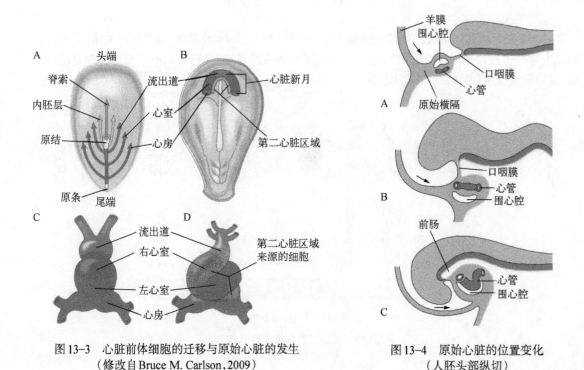

图13-3　心脏前体细胞的迁移与原始心脏的发生
（修改自 Bruce M. Carlson, 2009）

图13-4　原始心脏的位置变化
（人胚头部纵切）

盖的原始心肌膜组成，两者之间为胶样结缔组织，即心胶质（cardiac jelly），将来分化为心内膜下层和内皮下层，参与组成心内膜。

随着线形心管形成，心脏开始跳动（心管搏动）。通过心管的血流方向由尾向头，因此心脏的静脉流入道最初位于尾端，动脉流出道则位于头端。

心内膜和心肌膜均起源于生心中胚层。在心管形成之初，生心中胚层首先形成上皮样细胞层，并表达依赖钙的细胞黏着分子N-钙黏蛋白（N-cadherin）。随后这一层细胞分化成两个亚细胞群：大多数仍然维持着上皮样细胞的形态，持续表达N-钙黏蛋白，然后分化为心肌细胞；而较小的亚细胞群从初期的上皮样细胞层中分离出来，其N-钙黏蛋白表达逐渐减弱或呈阴性，成为心内膜内皮层的祖细胞，进而分化为心内膜内皮细胞和以后的心内膜垫细胞。部分心房和心室肌细胞特化形成心传导系统的细胞（图13-6）。

心外膜的形成相对较晚，出现在随后的心脏环化过程中，其细胞来源是心外膜前体（proepicardium）。心外膜前体是原始心脏流入道区域附近的一簇细胞，除了产生心外膜，它们还参与形成冠脉系统和产生大多数的心脏间质细胞。

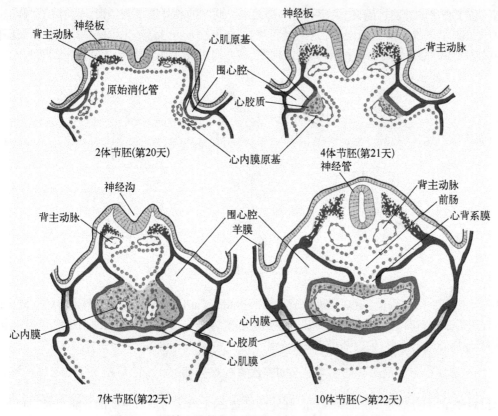

图13-5 原始心脏的发生(改自 Bruce M. Carlson, 2009)

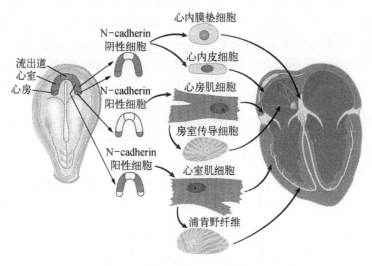

图13-6 心内膜细胞与心肌细胞的起源(改自 Bruce M. Carlson, 2009)

二、心脏外形的建立

心管的头端与动脉连接,尾端与静脉相连,两端固定在心包上。起初,心管在围心腔内呈直管状。随后,由于心管各段生长速度不同,首先出现3个膨大,由头端向尾端依次称心球(bulbus cordis)、心室和心房。以后在心房的尾端又出现一个膨大,称静脉窦(sinus venosus),其末端分为左、右角,分别与同侧总主静脉、脐静脉和卵黄静脉相连。心球的头端连接于动脉干(truncus arteriosus),借动脉囊与弓动脉的起始部相连(图13-7)。

在心管发生过程中,由于其两端固定在心包上,而游离部(即心球和心室部)的生长速度又远较心包腔扩展的速度快,因而心球和心室形成“U”形弯曲,称球室襻(bulboventricular loop),凸面向右、前和尾侧。不久,心房渐渐离开原始横隔,位置逐渐移至心室头端背侧,并稍偏左,静脉窦也相继从原始横隔内游离出来，位于心房的背面尾侧，以窦房孔与心房通连。此时的心外形呈"S"形。上述的这些形态变化使原始心脏由线状转变为螺旋盘绕形，这一过程称心脏环化（heart looping，图13-7）。在心脏环化的过程中，心房受前面的心球和后面的食管限制，故向左、右方向扩展，结果便膨出于动脉干的两侧。

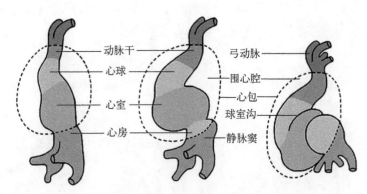

图13-7　心脏环化（改自Bruce Bogart等，2007）

心房扩大，房室沟加深，房室之间遂形成狭窄的房室管（atrioventricular canal）。心球近侧段随后被心室吸收，成为原始右心室。原来的心室成为原始左心室，左、右心室之间的表面出现室间沟。至第4周末时已初具成体心脏的外形，但内部仍未完全分隔。

三、心脏内部的分隔

人类心脏内部的分隔始于胚胎第4周心脏外形建立之前，至第8周末主要的分隔完成。心脏各部的分隔是同时进行的。

心脏的分隔有两种形式。第一种分隔形式是由相对两侧的组织相向生长，最后融合，结果达到完全分隔。这种分隔形式取决于细胞的积极增生和细胞外基质的不断合成和沉积。第二种分隔形式是由于该部位两侧的结构如心房和心室的迅速生长膨大，以至于最初的管腔相对狭窄，两侧扩大的壁进一步相互靠近彼此融合，形成一种始终保留最初通道的不完全分隔。此外，神经嵴细胞也参与了心脏的分隔。

（一）房室管的分隔

心房与心室之间原以狭窄的房室管通连，此后，房室管背侧壁和腹侧壁的心内膜中发生内皮向间充质细胞的转化，间充质细胞迁移到心内膜下并在此增生，在背、腹侧各形成一个隆起，分别称背、腹心内膜垫（endocardiac cushion）。两个心内膜垫彼此相对继续向腔内生长，最后在管腔中线彼此融合，于是将房室管分隔成左、右房室孔。围绕房室孔的间充质局部增生并向腔内隆起，逐渐形成房室瓣，右侧为三尖瓣，左侧为二尖瓣。心内膜垫不仅参与房室管的分隔，还参与心房和心室的分隔（图13-8）。

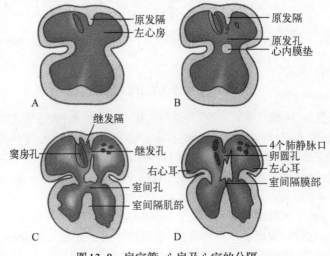

图13-8　房室管、心房及心室的分隔

(二)原始心房的分隔

胚胎发育至第4周末,在原始心房顶部背侧壁的中央出现一个薄的半月形隔,称原发隔(septum primum)或第一房间隔。此隔沿心房背侧及腹侧壁渐向心内膜垫方向生长,在其游离缘和心内膜垫之间暂留的通道,称原发孔(foramen primum)或第一房间孔。此孔逐渐变小,最后由心内膜垫组织向上凸起,并与原发隔游离缘融合而封闭。在原发孔闭合之前,原发隔上部的中央变薄而穿孔,若干个小穿孔融合成一个大孔,称继发孔(foramen secundum)或第二房间孔。原始心房被分成左、右两部分,但两者之间仍有继发孔交通。第5周末,在原发隔的右侧,从心房顶端腹侧壁再长出一个弓形或半月形的隔,称继发隔(septum secundum)或第二房间隔。此隔较厚,渐向心内膜垫生长,下缘呈弧形,当其前、后缘与心内膜垫接触时,下方留有一个卵圆形的孔,称卵圆孔(foramen ovale)。卵圆孔的位置比原发隔上的继发孔稍低,两孔呈交错重叠。原发隔很薄,上部贴于左心房顶的部分逐渐消失,其余部分在继发隔的左侧盖于卵圆孔,称卵圆孔瓣(valve of foramen ovale)。出生前,由于卵圆孔瓣的存在,当心房舒张时,只允许右心房的血液流入左心房,反之则不能。出生后,肺循环开始,左心房压力增大,致使两个隔紧贴并逐渐愈合形成一个完整的隔,卵圆孔关闭,左、右心房完全分隔(图13-8)。

(三)静脉窦的演变和永久性左、右心房的形成

静脉窦位于原始心房尾端的背面,分为左、右角。最初,静脉窦开口于右心房,其左、右角大小基本对称,各自与同侧总主静脉、脐静脉和卵黄静脉通连,窦口处有左、右瓣膜以防止血液倒流。静脉窦在发育中受以下两个因素的影响,使回流至静脉窦左、右角的血流量发生变化:① 肝的发生使卵黄静脉和脐静脉的大部分被吸收、退化改建成下腔静脉的头段,汇入静脉窦右角;② 左、右头臂静脉的形成,使左、右前主静脉尾段和右总主静脉共同形成的上腔静脉也汇入静脉窦右角,这样使静脉窦右角的回流血量大大增加,右角因此逐渐变大,而左角因血液回流量的大大减少则渐萎缩变小,其远侧段成为左房斜静脉的根部,近侧段成为冠状窦,从而导致静脉窦向原始心房的开口——窦房孔(sinuatrial orifice)移向右侧。胚胎发育第7~8周,原始右心房扩展很快,以致静脉窦右角被吸收并入右心房,成为永久性右心房的光滑部,原始右心房则成为右心耳(图13-9)。

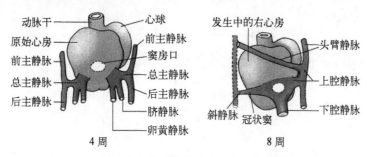

图13-9　原始心房与静脉窦的演变(改自高英茂等,2010)

原始左心房最初只有单独一条肺静脉在原发隔的左侧通入,此静脉分出左、右属支,各支再分为两支。当原始心房扩展时,肺静脉根部及其左、右属支逐渐被吸收并入左心房,结果有4条肺静脉直接开口于左心房。由肺静脉参与形成的部分为永久性左心房的光滑部,原始左心房则成为左心耳(图13-10)。

(四)原始心室的分隔

人胚第4周末,心室壁底部组织向上凸起形成一个较厚的半月形肌性嵴,称室间隔肌部(muscular part of interventricular septum)(图13-8)。此隔不断向心内膜垫方向伸展,其游离缘凹陷,与心内膜垫之间留有一半月形孔,称室间孔(interventricular foramen),使左心室、右心室相通。胚胎发育第7周末,由于心球内部形成左、右球嵴,对向生长融合,同时向下延伸,分别与肌性隔的前缘和后缘融合,如此关闭了室间孔上部的大部分,室间孔其余部分则由心内膜垫的组织所封闭,由此形成室间隔膜部。室间孔封闭后,肺动脉干与右心室相通,主动脉与左心室相通。

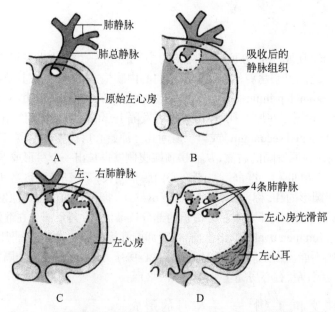

图13-10　原始肺静脉被吸收并入左心房(改自高英茂等,2010)

(五) 动脉干与心球的分隔

胚胎发育第5周,管状的动脉干腔内,内膜下来源于心脏神经嵴的细胞局部增殖增厚,连同表面内皮沿动脉干全长形成一对螺旋状纵嵴,称动脉干嵴(truncus ridge)。与此同时,心球内部也同样形成一对纵行的球嵴,称左、右球嵴(bulbar ridge)。以后动脉干嵴和球嵴相互延续、融合成为一螺旋形隔膜,称主肺动脉隔(aorticopulmonary septum)。主肺动脉隔将动脉干和心球分隔成肺动脉干和升主动脉(图13-11)。因为主肺动脉隔呈螺旋状,故肺动脉干成扭曲状围绕升主动脉。当主动脉和肺动脉分隔完成时,主动脉通连第4对弓动脉,肺动脉干通连第6对弓动脉。随着心球逐渐并入心室壁及主肺动脉

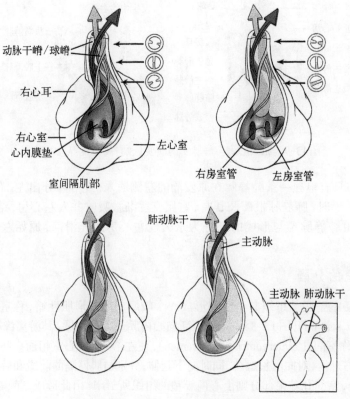

图13-11　动脉干和心动脉球的分隔

隔呈螺旋状，被并入的心球分别成为成体右心室的动脉圆锥和左心室的主动脉前庭，它们分别与肺动脉和主动脉相连接。

主动脉和肺动脉起始处的内膜下组织增厚，各形成3个隆起，并逐渐改变形状成为薄的半月瓣。

四、心脏发生的分子机制

心脏的发生和早期发育是一个极其复杂的连续过程，涉及多种基因在不同时空的依次精确表达，并受多种转录因子的调控。

（一）心脏细胞的特化

心脏的发生在进化上是保守的，由特定的信号分子激发，并由组织特异性转录因子介导。心肌细胞起源于生心中胚层，来自邻近组织特别是内胚层的阳性作用信号能诱导生心中胚层的细胞分化为心脏发生细胞，这些信号包括骨形态发生蛋白2（bone morphogenetic protein 2，BMP-2）、成纤维细胞生长因子-8（FGF-8）、Crescent和中胚层来源的*Wnt*11。来自外胚层、原结、脊索和中胚层等邻近组织内的抑制信号如*Chordin*、*Noggin*、*Serrate*和*Wnt*3a、*Wnt*8在早期心脏发生中也起作用。这些信号可能通过诱导与心脏发生有关的转录因子基因，如*Tal1*、*Tbx2*、*Tbx3*、*Tbx5*、*Nkx2.5*、*GATA*等的表达，使中胚层细胞向生心细胞系方向分化。

1. 骨形态发生蛋白

骨形态发生蛋白（BMP）是重要的心脏特化信号，为心脏前体细胞转化为心脏细胞的过程所必需，其中BMP-2和BMP-4是Nkx2.5的诱导者，可诱导心肌的发生。在BMP下游信号通路中，Smad-和TAK1-依赖的通路参与BMP对*Nkx2.5*的诱导。生心中胚层下方的内胚层细胞产生和分泌BMP，与心脏前体细胞表面的BMP受体结合，从而激活适当的信号转导通路，如TAK1-MKK3/6-p38/JNK通路和Smad通路。BMP对心脏细胞的不同影响还依赖于时间和空间的差异，以及与其他细胞外刺激的相互作用。BMP除了诱导心脏细胞的特化，还是心腔分隔、瓣膜发育等的关键调节者。

BMP的结合抑制物Noggin可通过BMP信号通路抑制心脏前体细胞的分化。BMP促心脏特化的功能是通过影响GATA转录因子的水平，并与来自中胚层的FGF信号共同作用而实现。BMP-2和FGF-4分别具有分化和增殖活性，它们的联合作用能诱导心脏细胞系的发生。如利用BMP-2与FGF-4的联合作用，能在一些非心脏发育中胚层处诱导出心脏发生，短暂FGF-4处理和持续BMP-2处理能100%诱导移植分化。

2. NK同源框基因

心脏NK同源框基因*Nkx2.5*或*Csx*（cardiac-specific homeobox）的原型即果蝇的*tinman*基因，是在心脏发生区域中最早表达的心脏细胞特化基因，是心脏前体细胞最早的标志物，可启动心脏前体细胞向心脏细胞分化。与果蝇*tinman*不同的是，*Nkx2.5*对心脏的分化并不是必需的，因此，其他基因可能与*Nkx2.5*共同参与相关功能。

3. 心肌细胞增强因子2

心肌细胞增强因子2（myocyte enhancer factor 2，MEF2）属于含MADS-box的转录因子家族，哺乳动物基因组中包括4种*MEF2*基因，即*MEF2A*、*MEF2B*、*MEF2C*、*MEF2D*。MEF2C是心脏前体细胞中最早出现的分子标记之一。受精后7.5 d小鼠胚胎中，MEF2C在心脏中胚层细胞中表达，此时还可探查到最早心脏结构蛋白的表达。在受精后8.5 d的小鼠胚胎心肌中可检测到*MEF2A*、*MEF2C*和*MEF2D*的mRNA，因此*MEF2*家族的产物在调节心肌特化的转录过程中起作用。在果蝇，*MEF2D*是Tinman的直接靶分子。*MEF2D*有两个*MEF2*增强子，一个是心肌特异性增强子，带有两个与Tinman结合的位点，对*MEF2D*起激活作用；另一个由*twist*控制，与肌肉生成有关。MEF2C的表达同时受BMP和FGF信号的调控。此外，*Nkx2.5*基因的表达可以启动心肌的发生，并在心肌分化过程中激活*MEF2C*基因，而*MEF2C*基因的表达在启动心肌发生的同时可以上调*Nkx2.5*、*BMP-4*、*GATA-4*等的表达。

4. 血清反应因子

血清反应因子（serum response factor，SRF）是另一种含MADS-box的转录因子，能结合到血清反应元件/CArG box（CC[AT]$_6$GG）的核心序列上。虽然SRF不是心脏特异性转录因子，但某些心脏特异性基因中有功能性的CArG元件，而且在胚胎发生早期阶段，SRF优先表达于心脏中胚层。它还能与Nkx2.5或GATA-4相互作用并协同调节下游的靶基因。因此，SRF在心脏发育和心脏特异性基因表达上有重要作用。

心肌细胞特异性SRF敲除可引起胚胎致死，原因是心脏形态发生异常，并伴有*Nkx2.5*和*GATA-4*表达下降。Myocardin和Hop是SRF的辅助因子，两者分别对SRF依赖的转录起正性调节和负性调节作用。

5. Wnt家族

Wnt家族在诱导心脏发生过程中既有阳性作用分子（如Wnt11）促进心脏发生，也有阴性作用分子（如Wnt3a和Wnt8）抑制心脏发生。为了启动心脏发生，这些阴性作用分子必须被抑制。它们被Wnt信号特异性抑制分子（如Dkk-1和Crescent）抑制，形成部分诱导过程。

使用非洲爪蟾和鸡的研究显示，诱导心脏前体细胞需要激活Wnt/Ca^{2+}通路、Wnt/polarity通路和抑制Wnt/β-catenin通路。激活Wnt/Ca^{2+}通路引起PKC活化，而激活Wnt/polarity通路引起JNK活化和核基因表达上调。心脏形成需要在空间上控制两种相反的Wnt信号：通过Dkk-1和Crescent抑制前、侧中胚层（anterior lateral mesoderm）的Wnt/β-catenin心脏抑制信号，通过Wnt11激活心前中胚层（precardiac mesoderm）的Wnt/Ca^{2+}通路和Wnt/polarity通路。Wnt沿着前后轴活性逐渐降低，而BMP沿着背腹轴活性逐渐增高，它们相互作用，在一个高BMP和低Wnt的区域诱导心发生。

6. 成纤维细胞生长因子

成纤维细胞生长因子（FGF）与BMP信号通路在诱导心脏发生中具有协同作用，如鸡胚FGF-1、-2、-4、-8和小鼠胚胎FGF-8能与BMP-2共同诱导心脏发生。FGF信号可通过三种主要通路转导：Ras/MAPK通路、磷脂酶C-γ/Ca^{2+}通路、磷脂酰肌醇-3-激酶（PI3K）/Akt通路，其中Ras/MAPK是FGF的主要信号通路。

（二）心管的发生

心脏细胞特化后不久即迁移聚集，形成线形心管。心脏细胞特化不久，终末分化如表达收缩蛋白、产生肌节装置也会迅速发生，使心管开始搏动。这种终末分化与心脏特化一样，也受BMP与FGF的调节。心管的发生主要受GATA家族、Mesp家族和*miles apart*等基因的调节。

1. GATA家族

GATA家族是一类锌指转录因子，含有6个成员，可分为GATA-1/-2/-3和GATA-4/-5/-6两组，其中GATA-4/-5/-6在心脏中表达，对心管发育具有调控作用。GATA家族转录因子在心管中线融合中扮演重要角色，尤其是GATA-4。许多心脏特异性基因的启动子上含有GATA结合位点，并且GATA-4能够与其他转录因子（如Nkx2.5）协同作用以激活心脏特异性基因的表达。GATA因子可能在心脏发育后期发挥作用，并且它们之间具有相互补偿的功能。心管分叉的形成是由GATA-4下游基因N-钙黏蛋白表达下调所致。N-钙黏蛋白表达于前心中胚层和神经管，与GATA-4表达部分重叠。N-钙黏蛋白启动子上存在GATA-4高亲和力结合位点，敲除N-钙黏蛋白及用抗体封闭，都会造成心管发育缺陷、心管分叉和心管无序卷曲。多种刺激因素可通过MAPK和ERK1/2激活GATA-4，从而启动心脏特异性基因的表达。GATA-4还存在一个磷脂酰肌醇3（PI-3）激酶激活通路，抑制PI-3激酶能够抑制GATA-4表达，阻断心肌分化。

2. Mesp家族

*mesp1*基因编码碱性螺旋-环-螺旋（bHLH）蛋白，在早期中胚层细胞中表达，为中胚层细胞从原条中分开并建立单个心管所必需。*mesp1*的突变除导致早期胚胎死亡外，还伴有心脏形态建成的异常，即由于心脏前体细胞的迁移缺陷而产生分叉的心管或2根完全分离的心管。*mesp2*在原肠胚时期对*mesp1*有补偿功能，如*mesp1*缺失导致的胚胎心脏前体细胞迁移的抑制以后可被挽救，这些细胞可逐渐从原条处迁移至生心区，这是因为*mesp2*被激活而替代了*mesp1*的功能。

3. *Miles apart*基因

*miles apart*基因编码一种鞘氨醇磷酸盐受体，该受体能介导一个中线信号，从而吸引来自早期胚胎侧面的心肌细胞向中线迁移。在*miles apart*突变体中，尽管心脏前体细胞在原肠胚时期的初始运动是正常的，但从前侧板中胚层到中线的迁移却不能进行。

（三）心脏的环化

心脏的环化是指在原始的、对称的直管心脏转化为非对称性的环化心脏过程中发生的一系列方位和形态的改变，这一过程对右心室和左心室的定位，以及对心腔与脉管系统的正确分布都是必要的。心脏的环化既涉及生物力学机制，也与基因调控有关。控制心脏环化的确切分子机制还不清楚，但环化心管外侧弯曲和内侧弯曲的基因表达存在差别，表明这两侧的内在特性可能是这一关键形态发生事件的原因。心脏环化的方向由一种不对称轴信号系统（asymmetric axial signaling system）决定。在器官形成开始之前，这一信号系统指导 Sonic hedgehog（Shh）和 Nodal 在侧中胚层不对称表达。左—右信号的最终效应至少有部分通过转录因子 Pitx2 介导。

1. *Hedgehog* 基因

脊椎动物有 3 种 *Hedgehog*（*Hh*）基因：Sonic Hedgehog（*Shh*）、Indian Hedgehog（*Ihh*）和 Desert Hedgehog（*Dhh*）。Hedgehog 蛋白是分泌蛋白，通过作用于邻近细胞而发挥功能。*Hh* 在建立左、右胚胎轴性中起主要作用，对心管环化极为关键，也参与中胚层细胞向心肌细胞系转变这一更早期的事件。

2. *Nodal* 和 *Lefty* 基因

Nodal 是一个非常重要且保守的左、右不对称表达基因，其表达产物 Nodal 是 TGF-β 家族的一员，参与中胚层和内胚层形成，以及胚胎左、右轴的建立。在斑马鱼、蛙、鸡及小鼠中，*Nodal* 基因主要表达在左边的侧中胚层，对于确立起初的左/右不对称性、指导正常的心脏和身体形态发生非常重要，如异位表达，则导致心脏位置和环化方向的改变。Lefty1 和 Lefty2 是 TGF-β 样信号分子及 Nodal 信号的功能性拮抗剂。不断扩大的 Nodal 活性可被 Lefty2 限制，Nodal 还能诱导 Lefty1 的表达，以阻止 Nodal 活性扩展到胚胎的右侧。

3. *Pitx2* 基因

Pitx2 是一种同源盒转录因子基因，在左侧板中胚层的左边以及在心管和肠左边表达，在决定心脏发育的左、右不对称方面和心脏向右环化中具有重要作用。Pitx2 至少包括 Pitx2a、Pitx2b、Pitx2c 和 Pitx2d 4种，其中，*Pitx2c* 可在 Nodal 诱导下呈不对称表达，限制在左边的侧中胚层以及心管的左部和头部中胚层表达，从而决定心脏发育的左、右不对称及心脏向右环化，而 *pitx2a* 在左侧板中胚层无表达，但在头部和胚胎外中胚层出现。如 *pitx2a* 和 *pitx2c* 在右侧板中胚层异位表达，心脏环化的方向将随机化。

4. *Snail* 和 *nkx2.5* 基因

Snail 基因编码一个具有锌指结构的转录因子，在侧板中胚层右侧表达，与 *nodal* 基因互为镜像，可引起心的不对称环化。*Snail* 基因的同源物 *cSNR* 基因与 *Snail* 具有同样作用。*nkx2.5* 除了参与心脏细胞的特化外，对心脏不对称性的确立也具有直接作用。Snail 可能作为 Nodal 下游分子及转录因子 pitx2 的上游分子，从而发挥两侧机体不对称作用。

（四）心脏发育成熟

虽然每个心腔直到心脏环化后才变得形态上可区别，但其细胞命运可能很早就程序化了。线形心管沿着前—后轴呈节段性模式化发育为主动脉囊、圆锥动脉干（流出道）、右心室、左心室和心房的前体。每个心腔在形态、收缩特性及基因表达模式上不同。心腔特性如何确定还不清楚，但这可能涉及心脏特异性和非特异性转录因子的组合编码。

1. 心内膜的分化

除了在心脏内形成与其他脉管系统相延续的内皮层，心内膜在心脏的发生中还有其他功能，如传递信号给心肌层细胞从而正确形成肌小梁，并参与心肌细胞向浦肯野纤维的分化。此外，特定区域的心内膜细胞还发生心内膜向间充质的转化（endocardial-to-messenchymal transformation，EMT），从而形成心内膜垫。

心内膜和血管内皮功能相似但来源不同。心内膜至少部分来自心脏前体细胞，在前端内胚层的作用下聚集，并被夹在线形心管中。*Clotch* 基因与心内膜发生有关，*Clotch* 基因产物不仅能够启动心内膜细胞系的建立，而且在心内膜、内皮细胞表型的成熟过程中起作用。*Clotch* 基因突变则胚胎心内膜完全缺乏，心肌和外周的血管内皮都能形成，但血管内皮细胞表型不正常。

心内膜的分化与其他内皮细胞类型共享基本的转录因子网络，如 Etv2 和 Scl/Tal1。但心内膜发育也有其独特性，如心内膜能表达与其他内皮细胞类型不同的特异标志物 Nfatc1 等。Nfatc1 对稍后的心脏发育和瓣膜发生非常关键，但对心内膜特化或增殖并非必需。

2. 心肌膜的分化和成熟

心脏发生的转录调节比较复杂，初级心内膜和原始心肌膜共享多种转录因子（如 GATA4、GATA5 和

Nkx2.5），但目前知道得比较多的是一些经典转录因子如Nkx2.5、MEF2c和GATA4等在心肌膜分化过程中的相互关系。功能性破坏其中的单独一种基因，并不能完全取消心肌膜的分化，但能改变双侧心脏区域在中线的融合，或损害心肌多样化、心腔形成和成熟。

碱性螺旋–环–螺旋（basic helix-loop-helix, bHLH）转录因子家族成员dHAND/HAND2和eHAND/HAND1在心室的发育中起关键作用。在胚胎发生时它们表达于心脏中胚层，随后Hand1的表达局限于未来的左心室，而Hand2则局限于未来的右心室。Hand1是左心室的一种早期标志物，其表达依赖Nkx2.5；Hand2表达在早期的右心室，为其形态发生所必需。靶向断裂Hand2可引起右心室发育不良，并导致胚胎致死。而Hand1则与左心室发育有关，小鼠缺乏Nkx2.5时，其心室的形态发生出现致死性缺陷，伴有Hand1的表达失败，表明HAND1可能作为Nkx2.5的下游而控制左心室发育。心室特异性同源盒基因Irx4的表达依赖Hand2和Nkx2.5。

MEF2C可能对一个或多个心室局限性调节蛋白是必需的共因子。缺乏MEF2C（正常表达于整个心房和心室腔）的小鼠，其左、右心室的发育不良，并导致胚胎发生的早期死亡。

Notch信号途径与心室的分隔有关，编码Notch配基Jagged–1的基因突变会导致室间隔发育不全，并伴随有Alagille综合征或法洛氏四联症。

肌小梁是心肌膜的特征性脊突，表面被覆心内膜，以后将改造成乳头肌和室间隔，部分合并到心脏传导系统的远端组件（浦肯野纤维）。在小梁形成之前，心管包括外面的心肌层和内面的心内膜细胞层，中间被心胶质分隔。从心内膜到心室心肌层的信号会引起心肌层向更厚的、能够收缩的心室肌性壁转变。该过程第一步必须包括：在环化心管外侧弯曲处的细胞增殖、分化、从心肌层迁出并进入心室腔形成小梁。神经调节蛋白生长因子（neuregulin growth factor）由心内膜分泌，它们的心肌受体ErbB2和ErbB4为小梁的发育所必需。神经调节蛋白生长因子基因或其受体基因突变可导致肌小梁消失，胚胎会因此而死亡。在缺乏血管生成因子（angiogenic factor）的小鼠，可观察到心室肌小梁的形成缺陷，这些血管生成因子包括表达于心内膜的血管内皮生长因子（VEGF）和血管生成素–1（angiopoietin–1）。维A酸（retinoic acid）信号通路和neuregulin/ErBb信号通路参与形成带小梁的心肌层，BMP–10、serotonin信号也起重要作用。

3. 心内膜垫的形成和心脏分离

心脏瓣膜的正当位置和功能对心腔分隔和确保心脏血液单向流动是必需的。心脏垫（cardiac cushion）是瓣膜的前体，形成于心房、心室之间的房室管内及心室流出道内。心脏发育早期，线形心管分段为流出道、流入道，以及将来的心房和心室。沿着心管形成心脏垫的位置取决于心内膜细胞和心肌层细胞之间预模式化（prepatterning）的交互信号及环化心脏内这些预模式化区域的正确定位。心管环化先确定未来心房和心室腔的位置，然后心内膜垫的形成就出现在其连接处即房室管。在房室管，心内膜垫的形成开始于心胶质扩大并隆起进入心内膜垫原基，然后来自心内膜细胞、由上皮转化而成的间充质细胞注入。之所以是这些而不是其他心内膜细胞进行这种选择性扩展，是因为它们在基因水平上能够对附近心室层发出的诱导信号产生反应。这一诱导信号包括心肌层来源的BMP–2信号及心内膜细胞对心肌层来源的信号产生反应后所产生的细胞外基质的某些组件。因此，心肌层的诱导活性与内皮细胞能够接受诱导信号的预置模式是心内膜垫形成所必需的，其中指导心内膜形成房室心内膜垫的信号有Wnts、Notch、TGF–β、血管内皮生长因子（VEGF）、BMP、透明质酸、神经纤维瘤蛋白（neurofibromin）和EGF。

心内膜垫可产生心脏内几个重要结构，包括瓣膜、室间隔膜性部和房间隔。此外，心内膜垫中内皮来源的细胞，与神经嵴来源的细胞一起，将流出道分隔成主动脉和肺动脉。

4. 心外膜的发生

心外膜起源于前心外膜浆膜，α4整联蛋白（integrin）和血管细胞黏附分子1（vascular cell adhesion molecule–1, VCAM–1）的相互作用对原始心外膜细胞转运到心脏中具有不可缺少的作用。α4整联蛋白由心外膜表达，VCAM–1由心肌表达。敲除α4整联蛋白或者VCAM–1的小鼠，起初能正常形成心外膜，但在随后的进一步发育中心外膜丢失，因而不能覆盖心脏。

5. 流出道的发育

在非常早期的管状心，流出道是一个单管即心球。室间隔开始形成时，心球已经延长，并能分成近端的动脉圆锥和远端的动脉干。离心脏最近的流出道管壁，其组成细胞大多来自生心区；更远端的细胞则主要来自神经嵴。自神经嵴迁移而来的细胞，在流出道内膜下增生形成一对螺旋状走行、对向生长的动脉球嵴，然后相互汇合形成主动脉肺动脉隔，将单个流出道分隔成主动脉和肺动脉，分别与左心室和右心室相连。神经嵴细胞也参与形成双侧对称的弓动脉，它们起自主动脉囊，并经历广泛地重塑，最终参与形成主动脉、动脉导管、锁骨下动脉、颈动脉和肺动脉等。干扰神经嵴细胞特化或迁移，能导致威胁生命的该区域畸形，这在人类约占先天心脏畸形的30%。

转录因子Pax-3在神经管和迁移的心脏神经嵴中广泛表达，对心脏神经嵴细胞迁移至流出道具有重要作用，同源框基因 *msx2* 是 *pax3* 下游的直接效应子，*pax3* 通过与 *msx2* 启动子上一个保守的 *pax3* 结合位点的直接作用来抑制 *msx2* 的表达。*pax-3* 的突变将使 *msx2* 的表达上调而导致心脏神经嵴缺陷，主肺动脉隔因此严重缺损或导致动脉干永存。

此外，PDGF-α、核因子1（nuclear factor 1，NF1）、内皮素1（endothelin-1，ET-1）及视黄酸受体均与心脏神经嵴的发育有关，因此对心流出道的发育也具有调节作用。小鼠缺乏ET-1或它的G蛋白偶联受体ETA，会导致心脏神经嵴缺陷、唇裂和其他颅面畸形。*dHand* 和 *eHand* 正常时表达在神经嵴来源的咽和主动脉弓，在 *ET-1* 或 *EFA* 缺陷时两者表达下调，表明HAND蛋白受ET-1信号的调节。Neuropilin-1是信号素（semaphorin）和VEGF的受体，在 *dHand* 突变时下调，并且靶向突变 *neuropilin-1* 引起的表型与 *ET-1* 突变相似，表明ET-1、dHAND和neuropilin-1可能通过同一途径调节心脏神经嵴的发育而影响心脏流出道的发育。

心脏神经嵴细胞的特化和迁移可能也是由Wnt、BMP、FGF和维A酸信号、Eph/Ephrins信号、Endothelin和PDGF信号、Semaphorin信号等介导。

五、心肌细胞前体起源的两个心脏区域学说

以前认为，心肌前体细胞只有一种来源，但以后的研究显示，心肌前体细胞有两种不同来源：其中一个细胞系参与形成2个心室、房室管和2个心房，另一个细胞系参与形成流出道以及除左心室以外的所有其他心脏区域。也因此提出了两个心脏区域的概念，即第一心脏区域（first heart field，FHF）和第二心脏区域（second heart field，SHF）。FHF和SHF都表达转录因子GATA4、Nkx2.5、Mef2c，但LIM-同源结构域基因 *islet1*（*Isl1*）却只表达在SHF，表明心脏前体细胞是一个不同的细胞群。

在鸡和小鼠胚胎，心脏前体定位于原条的前部区域。在这个阶段，它们成为心脏的命运仍是可塑的。随后，它们离开原条，迁入头褶下方的前外侧部，在中线两侧形成两组细胞。

小鼠E7.5 d，约相当于人胚第2周时，FHF细胞在胚胎前端形成所谓新月形（crescent shape）的结构（心脏新月），而SHF细胞则位于FHF的前端内侧。在小鼠E8.0 d或人胚3周时，FHF细胞沿着腹侧中线融合，形成原始心管（primitive heart tube），而SHF细胞位于线形心管的背侧。随着心管的向右环化，SHF开始向心管的前、后两末端迁移，参与形成右心室、圆锥动脉干和部分心房。此时，心脏神经嵴细胞也从神经褶迁入流出道，并分隔流出道（图13-12）。因此，只有左心室单独由FHF形成、流出道单独由

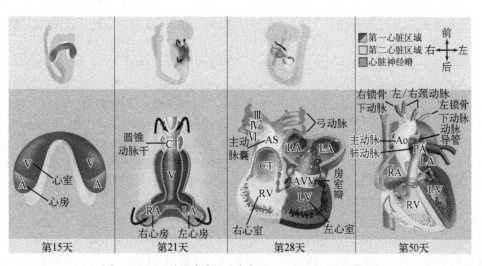

图13-12 心脏形态发生（改自 Deepak Srivastava，2006）

SHF形成,其他心脏区域则由两者共同形成。FHF在心脏新月形阶段分化,而SHF的分化相对延迟,2种细胞系都受复杂的阳性和阴性信号网络的调节,这些信号网络包括BMP、Shh、FGF、Wnt和Notch蛋白的成员,这些信号通常源自邻近的内胚层。SHF细胞在并入心脏之前,可维持一种未分化的前体状态,因为它们靠近来自中线的抑制性Wnt信号。随着心管形成,SHF细胞迁入咽中胚层(pharyngeal mesoderm)中线,并定位于心管背侧。当心管向右侧环化时,SHF细胞穿过咽中胚层进入前部和后部,参与构成大部分的流出道、未来右心室和心房。一旦进入心脏,FHF和SHF细胞对来自心内膜的信号如神经调节蛋白(neuregulin)和依赖于维A酸的心外膜信号产生应答而增生。发育时心肌细胞的数量可能也受Hop(homeodomain-only protein)的调节。当心管向右侧环化时,心管腹面旋转形成环化心脏的外部弯曲(outer curvature),而背面形成内部弯曲(inner curvature)。外部弯曲形成活性生长点,而内部弯曲的重塑控制心脏流入道和流出道的分配。当外部弯曲扩展形成心腔、建立区域扩展发育模式或重塑心肌层时,内部弯曲的重塑允许流入道迁至右侧,流出道迁到左侧,从而适当地分配和分隔右侧和左侧循环。

六、心脏干细胞

心力衰竭是全球人口死亡的一个主要原因,通常由冠状动脉疾病引起。动脉粥样硬化斑块破裂导致心肌梗死和心肌细胞死亡。针对心肌细胞丢失的唯一治疗措施是心脏移植,但受到供体来源和需要长期免疫抑制治疗的制约。近二十多年来,心脏病的干细胞治疗发展迅速,有望填补这种不足。

传统观点认为心脏是终末分化的,在心肌损伤后不能自我更新和修复,只能发生心肌细胞肥大。但现有证据显示,成年哺乳动物心脏内存在干细胞池,它们能够重新进入细胞周期并替代梗死的心脏细胞。这些心脏干细胞(cardiac stem cell, CSC)可能从胚胎期开始就已经存在于心脏组织内,并能分化为心脏的主要细胞类型,如心肌细胞、内皮细胞和血管平滑肌细胞。在正常情况下,CSC引起的细胞更新非常低,而在心力衰竭和血流动力学负荷增加时其分裂增多。然而,在心肌损伤时,CSC的反应也不充分,其较低的内在再生能力不足以弥补心肌梗死后心肌细胞的丢失量,原因可能是梗死心肌膜的不良微环境阻止了CSC或其他修复细胞的募集和存活。因此,使CSC再生能力最大化的策略将有助于心脏疾病的细胞治疗。

CSC主要分布在心房和心尖,在出生后的前2周最为丰富。不同实验室由于实验条件不同,分离出的CSC虽然有相同的大小和外观,但表达不同的标志物,如C-kit、Sca-1和MDR1,这些标志物可以单独或同时表达。

C-kit是一种跨膜受体并有酪氨酸激酶活性,一旦与其配体干细胞因子(stem cell factor, SCF)结合,将激活信号级联引起分化、生长和增殖。人C-kit⁺心脏干细胞可形成多细胞克隆,并分化成收缩性心肌细胞。使用特异性培养基,C-kit⁺心脏干细胞还可分化为平滑肌细胞和内皮细胞。

干细胞抗原1(stem cell antigen-1, Sca-1)是干细胞的一种重要表面标志物,可见于骨髓、心肌、骨骼肌和血管来源的多能干细胞。最初,Sca-1⁺心脏干细胞可检测到一些心脏转录因子如GATA4、MEF2C、Nkx2.5,而无收缩蛋白表达,但使用化学刺激(如催产素、5-氮胞苷)能引起心脏基因和结构蛋白表达,并分化成能自发跳动的心肌细胞。

心脏侧群细胞(side population cell, SP细胞)是另一种心脏前体细胞,其表型与其他组织来源的SP细胞一样,在分子水平出现ATP结合盒(ATP-binding cassette, ABC)转运子,从而能够有效地将DNA结合染料Hoechst 33342排出,因此在用该染料进行细胞染色时出现荧光偏低的特性。在多种ABC转运子超家族成员中,ABCG2蛋白与多药耐药蛋白1(multidrug resistance protein 1, MDR1)已显示能有效排出Hoechst 33342,从而使SP细胞呈现上述荧光染色偏低的表型。在心脏,ABCG2蛋白对SP表型的作用呈现年龄依赖性,是新生儿心脏SP表型的决定者,而在成年心脏,MDR1则是SP表型的基础。ABCG2蛋白通过促进细胞增殖和存活、抑制细胞谱系定型(lineage commitment)从而在心脏SP细胞的维持中起关键作用。心脏SP细胞与成年大鼠心肌细胞在特定培养基中共同培养时,可表达α-actin,显示其向心肌细胞分化;它们也表达与细胞周期有关的几种转录调节因子,表明其有自我更新能力。心脏SP细胞被建议作为祖细胞参与心脏的发育、维护和修复。

在新生的啮齿动物和人类心脏,还存在一种可表达LIM结构域转录因子islet-1(Isl1)的前体细胞。Isl1阳性细胞没有SP表型,也不表达C-kit和Sca-1,当与新生的心肌细胞共同培养时,能分化和出现心肌细胞表型,包括电和收缩的特性。Isl1阳性细胞是多向潜能的,还能产生平滑肌和内皮细胞。

此外,从人的心房和心室活检组织中可分离出一种异质细胞群,它们可形成克隆性多细胞群并悬浮于培养基,这种与神经干细胞相似的球形细胞团被称为cardiosphere。球形细胞团的核心是C-Kit⁺细胞,而外周细胞则表达心脏和内皮标志物。

除了CSC,胚胎干细胞、间充质干细胞、造血干细胞、骨骼肌成肌细胞、诱导性多能干细胞等也已经报道用于治疗心脏疾病动物模型和人的心脏疾病。不过,心脏病的细胞治疗仍然存在许多问题,例如,什么类型的细胞最有效、细胞使用量、使用时机、移植途径、如何跟踪体内的移植细胞及安全问题等都有待进一步研究。

第二节 血管的发育

心血管系统是胚胎发育过程中功能活动最早的系统,其他所有的器官都依赖血管提供营养和氧气。最初的血管系统仅仅是由内皮细胞组成的一个简单组织。当血管成熟时,它变得非常复杂,由多种类型的细胞组成。

一、胚胎血管来源和形成方式

胚胎血管来源包括胚外部分和胚内部分。人胚胎第15～16天,在卵黄囊壁的胚外中胚层首先出现许多由间充质细胞分化形成的成血管细胞(angioblast),成血管细胞密集形成许多分散孤立的细胞团,即血岛。成血管细胞具有形成内皮细胞和造血细胞的潜能。血岛周边的细胞变扁,分化为内皮细胞,内皮细胞围成内皮管即原始血管(图13-13)。血岛中央的游离细胞分化为原始血细胞(primitive blood cell),即造血干细胞。也有人认为,成血管细胞是内皮特异性前体细胞,它与多能造血干细胞(HSC)共同来源于血液成血管细胞(hemangioblast),即中胚层细胞先特化为血液成血管细胞,后者再进一步分化为成血管细胞或HSC,分别参与形成血管或血细胞。

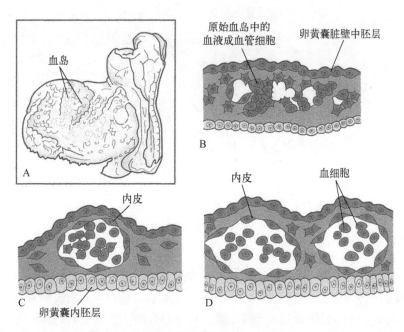

图13-13 血岛和血管形成(改自Bruce M. Carlson 2009)

在胚胎第18～20天,胚体各处以同样方式形成胚体内的内皮管。第3周末,胚外和胚内的内皮管网在体蒂处彼此沟通,形成胚胎早期原始血管通路。

胚胎期血管通过两种方式形成,即血管发生(vasculogenesis)和血管生成(angiogenesis)。血管发生是指胚胎发生过程中从头形成血管(de novo blood vessel formation),即从无到有,它包括成血管细胞(或称内皮祖细胞,endothelial progenitor cell)迁移到形成血管的部位,分化为内皮细胞,然后互相连接形成最初的血管网。除了卵黄囊形成初级血管丛，所有从中胚层和内胚层发育来的器官，如肝、脾，其血管化主要通过血管发生。血管生成是在原有血管基础上，通过出芽（sprouting）、套叠（intussusception）等方式形成新血管的过程，从而可以使初级血管丛进行扩展和网络化。最初没有成血管细胞迁入的器官，如脑和脊髓，以血管生成的方式形成血管。另外，有些区域，如肾和肺，既有血管发生又有血管生成。

起初形成的是一个弥散的内皮管网，分布于胚体内外的间充质中。此后，其中有的内皮管因相互融合及血液汇流而增粗，有的则因血流减少而萎缩或消失，这样便逐渐形成原始心血管系统（primitive cardiovascular system）并开始血液循环。这时的血管在结构上还分不出动脉和静脉，但可以根据它们将来的归属，以及与心脏发生的关系而命名为动脉或静脉。

由内皮管发育为动脉、静脉，必须经过周围间充质细胞分化为平滑肌和结缔组织，以及平滑肌细胞的增殖和长大。平滑肌和结缔组织进而逐渐形成中膜和外膜，并显示出动脉和静脉的结构。内皮管周围平滑肌细胞的分化与管腔内血压的发生和发展密切相关，管腔压力和收缩是平滑肌细胞生长和蛋白质合成的必要条件。平滑肌细胞迅速分裂增殖形成层状结构，以适应出生后血压和管腔张力的变化。

以往认为，动脉和静脉的特化都被推测由机械刺激控制，如切应力（sheer stress）和血流。现在发现，动脉和静脉在胚胎循环建立之前就存在 Ephrin-B2 及其受体 EphB4 基因的差异表达，表明发育早期动脉和静脉的命运至少部分由基因决定。由内皮管形成毛细血管、毛细血管后微静脉是与周细胞的出现联系在一起的。周细胞是中胚层来源的细胞，在这个微脉管系统中，它可以提供一定收缩性和帮助调节渗透性。另外，发育胚胎内的一些内皮细胞进一步特化为淋巴管系统的细胞，这些特化的内皮细胞然后迁移形成原始的淋巴囊。在这些结构中，淋巴内皮细胞分裂和出芽，产生完整的淋巴网。

二、原始血管系统的建立

原始血管系统左、右对称，由动脉和静脉组成（图13-14）。

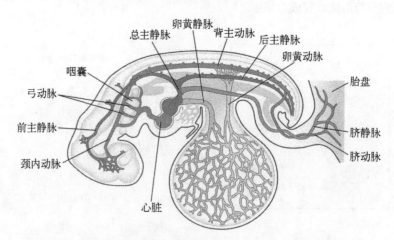

图13-14　原始心血管系统模式图（改自 Bruce M. Carlson, 2009）

1. 动脉

背主动脉（dorsal aorta）一对，由心管发出，位于原始肠管的背侧。随后，从咽至尾端的左右背主动脉合并为一条，沿途发出许多分支。数对卵黄动脉（vitelline artery）从背主动脉腹侧发出，分布于卵黄囊，一对脐动脉（umbilical artery）经体蒂分布于绒毛膜。从背主动脉的背侧发出许多成对的节间动脉，从两侧还发出其他一些分支。在胚胎头端还有6对弓动脉（aortic arch），分别穿行于相应的鳃弓内，连接背主动脉与心管头端膨大的动脉囊。

2. 静脉

包括一对前主静脉（anterior cardinal vein）和一对后主静脉（posterior cardinal vein）。前主静脉收集上半身的血液，后主静脉收集下半身的血液。两侧的前、后主静脉分别汇合成左、右总主静脉（common cardinal vein），分别开口于心管尾端静脉窦的左、右角。卵黄静脉（vitelline vein）和脐静脉（umbilical vein）各一对，分别来自卵黄囊和绒毛膜，均回流于静脉窦。

三、血管发育的调节

许多分子与血管生长发育的调控有关,作用较明确且机制较清楚的分子主要有生长因子及其受体、细胞外基质和细胞黏附分子等(图13-15)。

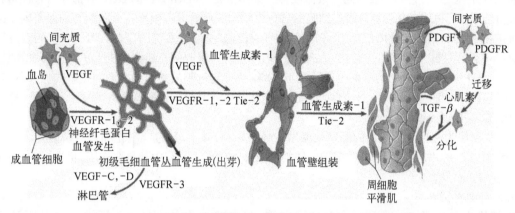

图13-15　生长因子对血管发生的调节(改自Bruce M. Carlson, 2009)

(一)生长因子及其受体

1. 血管内皮生长因子及其受体

在血管发生和血管生成过程中,密切调节、复杂交错的信号通路控制着内皮细胞的定向增殖、出芽和迁移。其中,血管内皮生长因子及其受体VEGFR(VEGF receptor)处于该信号网络的中心。

VEGF家族成员包括VEGF(或VEGF-A)、VEGF-B、VEGF-C、VEGF-D和胎盘生长因子(placental growth factor, PLGF)。VEGF是血管内皮细胞的一种丝裂原和存活因子,也能促进血管内皮细胞和单核细胞的运动;VEGF-B以不明确的方式也能促进血管生成;VEGF-C在胚胎时期参与淋巴管形成,并可在成年期参与已分化淋巴管内皮的维护;VEGF-D刺激血管和淋巴管内皮细胞的生长;PlGF虽然最初发现于胎盘,但表达于多种细胞、组织和器官,它参与血管生成、伤口愈合和炎症反应。

VEGF配体主要与三种内皮跨膜酪氨酸激酶受体结合,即VEGFR-1或fms-like tyrosine kinase 1(Flt-1)、VEGFR-2或kinase insert domain receptor(KDR)/mouse foetal liver kinase1(Flk-1)　和VEGFR-3或fms-like tyrosine kinase 4(Flt-4)。Flk-1是VEGF在内皮细胞中发挥作用的主要介导者,表达在特定区域的中胚层(与表达VEGF的内、外胚层相邻),在血管发生中起关键作用。丧失Flk-1功能将严重阻断胚胎成血管细胞的发育,从而使血管完全不能形成。VEGF与Flk-1相互作用可促进成血管细胞生长形成最初的血管,并可促进成血管细胞进入到尚在发育的器官。Flt-1与Flk-1密切相关,其整体结构和表达分布与Flk-1相似。Flt-1的表达与胚胎血管发育和伤口愈合时新血管的形成有关。与Flk-1不同的是,Flt-1在成体血管组织的已分化内皮细胞中仍能继续表达,表明它在成熟血管的内皮层中仍起作用。VEGF与Flt-4的相互作用可促进初级毛细血管丛分化为原始淋巴管。

血管内皮出芽是血管生成的细胞基础,与VEGF和Flt-1、Flk-1的相互作用有关。此外,Flt-1信号通路可能参与调控内皮细胞之间的粘连及内皮细胞与细胞外间质之间的粘连。

2. 血管生成素及其受体

血管生成素(angiopoietin, Ang)家族至少有3个成员,即Ang-1、Ang-2、Ang-3(小鼠)/Ang-4(人),它们都结合到受体酪氨酸激酶Tie-2。在发育过程中,Ang-1早在胚胎第9天就能在心肌膜检测到,并随后更加广泛地表达于发育血管周围的间充质。相反,Ang-2在发育过程中只表达在与主要血管有关的平滑肌细胞。

Ang-1/Tie-2信号对内皮细胞系的特化不是必需的,但对后来的血管发育却是不可缺少的,包括血管网的模式化、迁移和成熟。Ang-1促进邻近内皮细胞之间、内皮细胞与血管平滑肌细胞之间的紧密联系。

Ang-2在血管重塑之前表达,可能作为一种去稳定信号发挥功能,从而拮抗Tie-2的血管维护功能。

因此，虽然作用方式不同，Ang-1和Ang-2信号都要通过Tie-2，都参与完成VEGF信号和调节血管发育。另外两种血管生成素Ang-3和Ang-4，在发育过程中的功能还很不清楚。

3. 血小板源性生长因子

目前发现的血小板源性生长因子（platelet-derived growth factor，PDGF）家族成员至少有4个，即PDGF-A、-B、-C、-D，它们一般以同二聚体或异二聚体组成。PDGF-A和PDGF-B都在血管成熟和血管壁发育中起作用，PDGF-B还参与内皮细胞的自分泌刺激和血管营养生长。人胎盘毛细血管内皮细胞中有PDGF-B及其高亲和力受体PDGFR-β表达，提示有自分泌信号系统的存在。但大血管的内皮层能维持PDGF-B的表达却不能表达PDGFR-β，表明当内皮层开始吸收间充质细胞进入正发育的血管壁时，出现了一种由自分泌到旁分泌信号系统的转换。PDGF还可通过刺激其他细胞而间接影响血管营养生长，例如，肌丝和内皮细胞在体外一起培养时，PDGF能刺激肌丝分泌一种非特异性内皮生长因子，这种因子能使内皮细胞聚集成细胞索。

PDGF受体为两种结构相似的酪氨酸激酶受体PDGFR-α、β，通过二聚化和自身磷酸化激活而发挥生物学效应。PDGFR-α主要在胚胎期神经嵴神经及体节的发育过程中起重要作用，而PDGFR-β主要参与血管壁细胞的发育。

4. 成纤维生长因子

成纤维生长因子（FGF）是一个多基因家族，其中FGF-1（又称酸性成纤维细胞生长因子，acid fibroblast growth factor，aFGF）和FGF-2（又称碱性成纤维细胞生长因子，basic fibroblast growth factor，bFGF）通过刺激内皮细胞增殖调节血管生成过程。FGF通过与FGF受体（FGFR）结合，导致受体二聚化和酪氨酸激酶活性区发生自身磷酸化，从而使FGF的信号通过一系列细胞内级联反应传递给细胞核，进而使细胞发生增殖、分化反应。有研究表明，FGFR-1对于胚胎期的血管发育和维持是必需的，而使编码FGFR-2的基因失活，则导致小鼠的血管管腔变窄和血压降低，但在形态学上是正常的。

5. 转化生长因子β

转化生长因子β（TGF-β）抑制内皮细胞的增殖和迁移，刺激细胞外基质的积聚和间充质细胞的分化，在血管重塑和血管生成决定阶段起关键作用。TGF-β可引起间充质细胞向平滑肌细胞系方向分化，能通过募集血管平滑肌细胞及周细胞包绕新形成的血管，并刺激其增殖，使血管系统功能逐渐完善。缺乏TGF-β1的胚胎显示胚外血管系统的一些异常，包括血管发生延迟、血管发育薄弱甚至完全缺乏。TGF-β的作用通过2种跨膜丝/苏氨酸激酶受体（Ⅰ型TβR-Ⅰ和Ⅱ型TβR-Ⅱ）介导。TGF-β与TβR-Ⅱ结合，TβR-Ⅱ激活并磷酸化TβR-Ⅰ，后者激活下游信号转导物Smads蛋白，将信号传至胞核，调节靶基因的转录。

（二）细胞外基质和细胞黏附分子

1. 纤连蛋白

纤连蛋白在早期血管发育过程中为内皮细胞增殖和迁移所必需。成血管细胞组装成血管的过程发生在富含纤连蛋白的细胞外基质中。在基本的血管网络建立后，发育血管附近的纤连蛋白减少，内皮细胞开始增量产生层粘连蛋白和Ⅳ型胶原。无纤连蛋白基因功能的小鼠出现血管和心脏发育缺陷，如两个心内皮管不能融合形成心管，甚至完全不能形成心内膜和背动脉，且胚胎外血管不能发育，血岛发育受阻。

2. 胶原

胶原家族的不同成员在血管发育过程中具有不同的调控活性。体外内皮管的形成与多种胶原沉积有关，包括Ⅰ、Ⅲ和Ⅴ型胶原。当毛细血管内皮细胞在组织间隙的胶原（Ⅰ或Ⅲ型）中培养时，内皮细胞会朝各个方向快速增殖。但若用基底膜胶原（Ⅳ型）作培养基时，内皮细胞却聚集起来并形成高度组织性的管状结构。抑制胶原的沉积或限制胶原的交叉结合能阻断血管营养生长。Ⅰ型胶原α链基因功能的丧失会导致胚胎血管发育过程中血管的破裂。细胞外基质中的其他胶原成分在胚胎血管发育和病理性血管生成过程中也有类似的作用。

3. 整联蛋白

整联蛋白是一类表面受体家族，由一个α亚单位和一个β亚单位通过非共价键连接而成的异二聚体跨膜糖蛋白，其配体是细胞外基质。整联蛋白通过与其配体中的精氨酸-甘氨酸-天门冬氨酸（arginine-glycine-aspartic acid,RGD)序列相结合来向细胞内外传递信号从而发挥作用。

α亚单位和β亚单位都具有很多不同的种类,不同的亚单位结合形成不同的功能受体。大血管内皮细胞表达$\alpha_2\beta_1$、$\alpha_3\beta_1$、$\alpha_5\beta_1$和$\alpha_v\beta_3$,而微血管内皮细胞表达$\alpha_1\beta_1$、$\alpha_6\beta_1$、$\alpha_6\beta_4$和$\alpha_v\beta_5$。它们具有胶原、层粘连蛋白和纤连蛋白的受体作用,参与调节内皮细胞与细胞外基质之间的相互作用。$\alpha_5\beta_1$是纤连蛋白的受体,在早期成血管细胞生长过程中阻断任意亚单位的功能都会导致严重的缺陷。在成血管细胞形成细胞索之后而尚未组装形成开放管道之前,$\alpha_5\beta_1$功能的丧失可引起成血管细胞生长停滞。整联蛋白β_3家族为血管发生和血管细胞存活所必需,如$\alpha_v\beta_3$高度表达在成血管细胞,使用$\alpha_v\beta_3$拮抗剂可阻止原始内皮细胞进入血管的成熟过程。内皮细胞也表达$\alpha_v\beta_3$,与细胞外基质中的多种成分相互作用,参与血管营养生长和新生毛细血管的维持。

4. 血管内皮钙黏蛋白

血管内皮钙黏蛋白(vascular endothelial cadherin,VE-钙黏蛋白或钙黏蛋白-5)在内皮细胞中特异表达,可能参与内皮细胞之间的连接。阻断小鼠胚胎的VE-钙黏蛋白基因后,内皮细胞处于分散状态,不能组成血管结构。

四、血管内皮细胞的生长发育

血管内皮细胞是连续被覆在全身血管内膜腔面的一层扁平上皮细胞。内皮细胞具有多种内分泌和旁分泌活性,是一类具有重要生理功能和代谢活动的细胞。

(一)内皮细胞的来源

内皮细胞由胚外中胚层来源的血岛外层的成血管细胞(或称前体内皮细胞)分化形成。很多组织中都有成血管细胞,如脏壁中胚层、侧中胚层、原条以及躯体中胚层,但只有躯体中胚层来源的成血管细胞才能发育成为内皮细胞。血管发生前,血岛外周的成血管细胞在中胚层和内胚层之间一簇簇聚集,继而组装成血管。

(二)与早期内皮细胞生长发育有关的生长因子

1. 成纤维细胞生长因子

在胚胎发生的早期,成纤维细胞生长因子(FGF)家族成员(特别是bFGF)在诱导中胚层形成中具有关键作用。FGF诱导腹侧中胚层的形成,腹侧中胚层接着发育形成血岛和肌组织。TGF-β是背侧中胚层形成所必需的,FGF也为某些背侧中胚层的发生所必需,两者之间具有协同作用。在缺少FGF受体-1活性的果蝇胚胎中,与血管生成有关的中胚层和内皮细胞不发育,表明FGF可能在内皮细胞系建立的早期起重要作用。

2. 血管内皮生长因子及其受体

血管内皮生长因子(VEGF)与Flk-1是中胚层成血管细胞分化所必需的,它们通过旁分泌信号系统起作用。VEGF通常表达于内胚层和外胚层,而Flk-1只在中胚层表达。其中任何一个因子缺乏都会导致血管显著异常,甚至VEGF基因的单个拷贝功能丧失就会致死。如携带VEGF基因单个拷贝的杂合鼠在E10.5 d死亡,死因是血管发生严重紊乱,包括内皮细胞分化的障碍。

(三)内皮细胞增殖

从内皮细胞开始分化到组装形成血管之前,内皮细胞一直在增殖和迁移。内皮细胞的增殖受到多种因子的影响,其中有些因子对内皮细胞增殖具有促进作用,有些则具有抑制作用。FGF和VEGF是毛细血管内皮细胞的促有丝分裂剂,其中VEGF是内皮细胞特异的促有丝分裂剂,而且还可促进其他多种细胞的生长,如成纤维细胞、平滑肌细胞和一些上皮细胞。另一种生长因子PDGF在内皮增殖中也有作用,是体内血管营养生长(初级血管的延伸和重组)的诱导剂,并对内皮细胞具有趋化性。毛细血管表达PDGF-B及其受体(PDGFR-β)。因此,PDGF可能属于自分泌体系。体外实验证明,PDGF以自分泌形式影响内皮细胞的血管生成。血栓凝集素、血小板因子IV、γ-干扰素、精蛋白、血管紧张素和TNF等对内皮细胞的增殖具有抑制作用,如TNF-β通过抑制内皮细胞的增殖和迁移对内皮细胞的生长起负调控作用。

五、血管平滑肌细胞的生长发育

血管平滑肌由胚胎的间充质分化而来，起源于卵黄囊壁上的血岛，随着卵黄囊、胚体和绒毛膜的生长，血岛不断分化和发育。在内皮细胞发育过程中，内皮管形成后，周围的间充质细胞在内皮周围开始分化为血管平滑肌细胞（vascular smooth muscle cell，VSMC），继而外膜细胞形成，管壁逐渐增厚，管腔逐渐延伸，并与心腔相通，形成心血管系统。

VSMC在胚胎发育的各个阶段中具有不同的形态和功能。最初，平滑肌细胞像成纤维细胞，但是随着机体的成熟，VSMC获得了能收缩的性质，并改变了自身的生长特征。胚胎期血管的VSMC能产生大量的生长因子，而且比来自成熟血管的VSMC对生长因子的刺激更为敏感。此外，胚胎期的VSMC倾向于表达可收缩蛋白的非肌肉的同工物，而成熟的VSMC表达更高比例的平滑肌特异性的同工物。与发生了终端分化而不能进一步表现细胞周期活性的成熟心肌或骨骼肌不同，成熟的VSMC保留对生长因子刺激作出反应而重新进入细胞周期的能力。

成熟的VSMC是一种高度特异化的细胞，但从胚胎到成年，VSMC要经历由合成表型到收缩表型、由增生活跃到生长静息等一系列变化，从而完成发育。在胚胎期及新生儿期，VSMC呈不同程度的合成表型状态，表现在细胞轮廓不规则、细胞核形态不同、核大且呈异染性、核质比例及平均细胞直径大、与合成和分泌功能有关的细胞器丰富、蛋白质合成和胞外基质分泌旺盛，这时称为合成型细胞，如胎儿期及培养细胞的增殖期平滑肌细胞。随着机体生长发育趋于成熟，VSMC的体积缩小，变为纺锤形，核近似长杆状，核质比例减小，与合成分泌功能有关的细胞器减少，分布仅限于核周区域；同时，胞质内肌丝由少到多，肌丝附着结构密体和密斑也随年龄而增加，执行收缩功能的蛋白质成分增多，逐渐转变为收缩表型，如成人机体动脉中膜平滑肌细胞即为收缩型细胞。

随着细胞形态的改变，肌丝不仅在量上发生变化，组成肌丝结构的蛋白质种类也发生变化。平滑肌肌动蛋白含有3种不同等电点的α、β、γ同型异构体，合成型细胞肌动蛋白的组成为β和γ，收缩型细胞以α为主。VSMC肌球蛋白也存在异构体，目前已发现分化成熟的VSMC肌球蛋白具有SM1和SM2两种异构体。在胎儿期，除含有SM1外，还有其他型肌球蛋白。大动脉内平滑肌肌球蛋白SM1从胎儿期到成年是一致的，而SM2则在新生儿后才出现。另外，一种胎儿型平滑肌肌球蛋白在胎儿和新生儿出现较多，以后随着年龄增长而逐渐减少。肌球蛋白量和质的变化是平滑肌细胞在分化过程中的主要变化。在胎儿期肺循环与体循环相连的动脉导管的平滑肌显示特异的细胞性质。虽然动脉导管在出生后自动关闭的机制不明，但与平滑肌细胞肌球蛋白组成和质的改变有关。例如，SM2不存在于出生前的其他血管中，却存在于动脉导管内，提示SM2的变化是VSMC在分化中改变最明显的一个特征。

六、出生后血管的形成方式

在一些生理或病理条件下，形成新血管在出生后也是必需的。传统理论认为，成人新血管的形成只能通过血管生成，而血管发生只出现在胚胎。近年来，内皮干细胞和祖细胞的发现导致了血管发育传统观点的革新，即出生后新血管的形成也可通过血管发生和血管生成两种方式。然而，目前并没有内皮干/祖细胞的明确标志物，它们在不同部位的生存微环境也还没有完全阐明，内皮干/祖细胞可能来源于不同的前体，包括血液成血管细胞、骨髓祖细胞、组织驻留干细胞（resident stem cell）等。

出生后内皮干/祖细胞分化并从头产生新血管的过程，称出生后血管发生（postnatal vasculogenesis）。而血管生成则如前所述，分为出芽式和套叠式。出芽式血管生成（sprouting angiogenesis）是通过内皮细胞迁移、增殖、三维组建和管道形成；套叠式血管生成（intussusceptive angiogenesis）则通过间质组织的经腔内陷、柱状物形成，从而使血管分割。

新血管形成（neovascularization）是伤口愈合和局部缺血恢复的一个关键过程。血管发生和血管生成在缺血和创伤组织同时出现，互为补充。多种细胞因子信号通路调节新血管形成，其中对缺氧和缺血的反应主要通过转录因子HIF-1α（hypoxia-inducible factor-1α，缺氧诱导因子）介导。HIF-1α诱导生长因子如VEGF、angiopoietin、SDF-1（stromal derived factor-1，基质细胞衍生因子-1）、PDGF等水平升高。在伤口愈合时，成纤维细胞和内皮细胞中的HIF活化，从而募集内皮祖细胞到损伤区而帮助组织修复。

肿瘤生长和转移的一个关键步骤也正是形成新的血管系统。研究表明，内皮祖细胞数量可能是癌症进展和化疗有效性的一个标志物。骨髓来源的内皮祖细胞可能不直接参与形成肿瘤血管内皮，而更可能通过旁分泌机制刺激肿瘤血管形成。低氧诱导、HIF-1介导的血管形成生长因子的产生在肿瘤血管形成中起主要作用。在血管生长因子和细胞因子的刺激下,处于静息状态的血管内皮细胞降解基底膜、入侵细胞外基质、形成条索、增生,最后形成新的毛细血管状结构(出芽方式)。肿瘤生长后期,套叠式血管生成取代出芽式,快速增加血管的密度。此外,应切力与血流速度也可调节血管直径、影响肿瘤血管生成,其机制是内皮细胞感受应切力,从而影响多种血管生成因子的转录。

第三节　胎儿血液循环和出生后的变化

一、胎儿血液循环途径

脐静脉从胎盘经脐带至胎儿肝。脐静脉血富含氧和营养,大部分血液经静脉导管直接注入下腔静脉,小部分经肝血窦入下腔静脉。下腔静脉还收集由下肢和盆、腹腔器官来的静脉血,下腔静脉将混合血(主要是含氧高和营养丰富的血)送入右心房。从下腔静脉导入右心房的血液,少量与上腔静脉来的血液混合,大部分血液通过卵圆孔进入左心房,与由肺静脉来的少量血液混合后进入左心室。左心室的血液大部分经主动脉弓及其三大分支分布到头、颈和上肢,以充分供应胎儿头部发育所需的营养和氧,小部分血液流入降主动脉。从头、颈部及上肢回流的静脉血经上腔静脉进入右心房,与下腔静脉来的小部分血液混合后经右心室进入肺动脉。胎儿肺无呼吸功能,故肺动脉血仅小部分(5%～10%)入肺,再由肺静脉回流到左心房。肺动脉大部分血液(90%以上)经动脉导管注入降主动脉。降主动脉血液除经分支分布到盆、腹腔器官和下肢外,还经脐动脉将血液运送至胎盘,在胎盘内与母体血液进行气体和物质交换后,再由脐静脉送往胎儿体内(图13-16)。

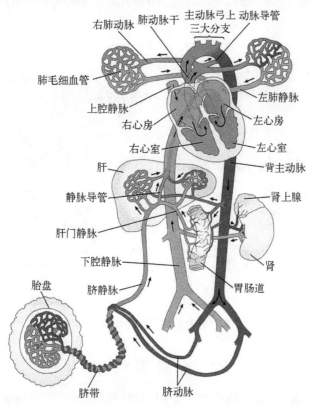

图13-16　胎儿血液循环途径(改自 Bruce M. Carlson, 2009)

二、出生后血液循环的变化

胎儿出生后,胎盘血循环中断,新生儿肺开始呼吸活动,动脉导管、静脉导管和脐血管均废用,血液循环遂发生一系列改变。主要变化如下:① 脐静脉(腹腔内的部分)闭锁,成为由脐部至肝的肝圆韧带;

② 脐动脉大部分闭锁成为脐外侧韧带，仅近侧段保留成为膀胱上动脉；③ 肝的静脉导管闭锁成为静脉韧带；④ 出生后脐静脉闭锁，从下腔静脉注入右心房的血液减少，右心房压力降低，同时肺开始呼吸，大量血液由肺静脉回流进入左心房，左心房压力增高，于是卵圆孔瓣紧贴于继发隔，使卵圆孔关闭，出生后1年左右，卵圆孔瓣方与继发隔完全融合，达到解剖关闭，但约有25%的人卵圆孔未达到完全的解剖关闭；⑤ 动脉导管闭锁成为动脉韧带，出生后3个月左右成为解剖关闭。

第四节 心血管系统的常见先天畸形

心血管系统发生过程的变化较大，因而先天性畸形的发生也较多见，其发生率接近1%，其中以房间隔和室间隔缺损最为常见，几乎占先天性心脏疾病的50%。一种畸形可具有不同的发育学机制，或是几种机制共同作用的结果，因此有"一种心脏疾病—多种机制—多个基因（one heart disease-several mechanisms-several genes）"之说。而不同机制的作用，可导致几种畸形同时发生。

一、房 间 隔 缺 损

房间隔缺损（atrial septal defect）是最常见的先天性心脏畸形，并可出现在其他更复杂的先天性心脏病中。最常见的为卵圆孔未闭（图13-17），可因下列原因产生：① 卵圆孔瓣出现许多穿孔；② 原发隔在形成继发孔时过度吸收，形成短的卵圆孔瓣，不能完全遮盖卵圆孔；③ 继发隔发育不全，形成异常大的卵圆孔，正常发育的原发隔形成卵圆孔瓣未能完全关闭卵圆孔；④ 原发隔过度吸收，同时继发隔又形成大的卵圆孔，导致更大的房间隔缺损。此外，心内膜垫发育不全、原发隔不能与其融合，也可造成房间隔缺损。房间隔及其相关组织对Tbx5、GATA-4和Nkx2.5等基因的产物特别敏感，这些基因表达的异常将影响房间隔的正常分隔而导致房间隔缺损，如Holt-Oram综合征患者的房间隔缺损就是由Tbx5基因的缺陷引起的。

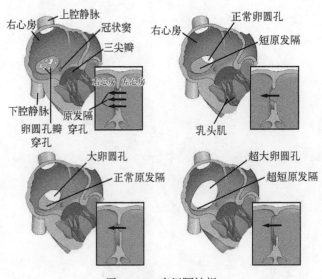

图13-17 房间隔缺损

二、室 间 隔 缺 损

室间隔缺损（ventricular septal defect）有室间隔膜性缺损和室间隔肌性缺损两种情况。膜性室间隔缺损较为常见，是由心内膜垫组织扩展时不能与球嵴和室间隔肌部融合所致。肌性室间隔缺损较为少见，是由肌性隔形成时心肌膜组织过度吸收造成，可出现在肌性隔的各个部位，呈单发性或多发性。介导黏附作用的整联蛋白α4和血管细胞黏附分子在室间隔分隔的关键区域的表达异常、Tbx5、GATA-4和Nkx2.5信号通路的异常、Notch配基Jagged-1基因的突变、Notch信号途径的细胞核效应子转录因子Chf1/Hey2的失活和pax3的突变，均可导致室间隔缺损，但目前尚不清楚上述基因中哪些是导致室间隔缺损的关键基因。

三、动脉干分隔异常

1. 大血管错位(transposition of the large arteries)

主动脉和肺动脉发生中相互错位,以致主动脉位于肺动脉的前面,由右心室发出,肺动脉干则由左心室发出。此种畸形发生的原因是在动脉干和心球分隔时,主肺动脉隔不呈螺旋方向,而成直隔的缘故。常伴有房室隔缺损或动脉导管开放,使肺循环和体循环之间出现多处直接交通。*hspg2*基因的突变和Ⅱ型活化素受体基因的失活可导致大血管错位。

2. 主动脉或肺动脉狭窄

由于动脉干分隔时不均等,以致形成一侧动脉粗大,另一侧动脉狭小,即肺动脉或主动脉狭窄。此时的主肺动脉隔常不与室间隔成一直线生长,因而还易造成室间隔膜部缺损,较大的动脉(主动脉或肺动脉)骑跨在膜的缺损部。肺动脉狭窄与缝隙连接蛋白43(connexin 43)基因突变有关。

3. 动脉干永存(persistent of truncus arteriosus)

由于分隔动脉干的主肺动脉隔严重缺损或未发生,动脉干未能分隔为肺动脉干和主动脉,动脉干骑跨在左、右心室之上,左、右肺动脉直接从动脉干两侧发出。由于左、右心室均与动脉干相通,入肺的血量大大增加而造成肺动脉高压。另一方面,由于进入体循环的血是混合性的,故供氧不足,患儿出生后出现衰竭和发绀。在迁移的神经嵴细胞,*pax3*基因的突变可导致动脉干永存。Wnt、BMP及VEGF信号途径与动脉干分隔有关,其基因的异常表达可能与动脉干永存的发生有关。

4. 法洛四联症(tetralogy of Fallot)

法洛四联症是最常见的发绀型先天性心脏病,包括4种缺陷,即肺动脉狭窄(或右心室出口处狭窄)、室间隔缺损、主动脉骑跨和右心室肥大。这种畸形发生的主要原因是动脉干分隔不均,致使肺动脉狭窄和室间隔缺损,肺动脉狭窄造成右心室肥大,粗大的主动脉向右侧偏移而骑跨在室间隔缺损处(图13-18)。Alagille综合征中Jagged-1基因突变可导致法洛四联症。

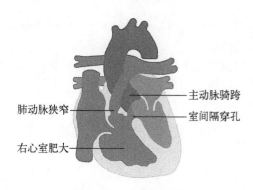

图13-18　法洛四联症

四、动脉导管未闭

未闭合的动脉导管有管状型、漏斗型和窗孔型,后者较少见。由于动脉导管未闭,主动脉的血流必然经过动脉导管向右分流,造成肺循环量大大增加,体循环量减少,进而引起肺动脉高压、右心室肥大等,由此影响患儿发育和活动,并可发生心力衰竭。

小　结

心脏是胚胎发育过程中形成的第一个器官。心脏的发育是一个极其复杂的过程,它经过心脏细胞的特化、心管的形成、心脏的环化、心脏分隔等复杂的形态发生,最后形成四腔室结构的心脏。在分子水平上,心脏的发生和早期发育涉及多种基因在不同时间和不同空间的依次精确表达,并受多种转录因子的调控,如BMP、*Nkx2.5*、*MEF2*、*GATA4*、Wnt家族、Nodal、Pitx2等。成年哺乳动物心脏存在干细胞池,它们能分化为心脏的主要细胞类型,如心肌细胞、内皮细胞和血管平滑肌细胞,有望应用于心脏疾病的干细胞治疗。

胚胎期血管的形成包括血管发生和血管生成两种方式，最初形成内皮管网，然后由内皮管发育为动脉、静脉和毛细血管等。许多分子与血管生长发育的调控有关，作用较明确且机制较清楚的分子主要有生长因子及其受体、细胞外基质和细胞黏附分子等，如VEGF、血管生成素、PDGF、FGF、TGF-β、纤连蛋白、整联蛋白、血管内皮钙黏蛋白等。血管发生和血管生成不仅存在于胚胎期，也存在于出生后，如伤口愈合、局部缺血恢复和肿瘤血管形成等。

心血管系统的发育过程非常复杂，任何一个环节出现障碍，都可能引起心血管发育的异常或各种畸形。

（刘向前 李 和）

主要参考文献

高英茂,李和.2010.组织学与胚胎学.2版.北京:人民卫生出版社.

刘厚奇,蔡文琴.2012.医学发育生物学.3版.北京:科学出版社.

Bergmann O, Bhardwaj RD, et al. 2009. Evidence for cardiomyocyte renewal in humans. Science, 324(5923): 98～102.

Bergmann O, Zdunek S et al. 2015. Dynamics of Cell Generation and Turnover in the Human Heart. Cell, 161(7): 1566～1575.

Carlson Bruce M. 2009. Human Embryology and Developmental Biology. 4th ed. Philadelphia, PA: Mosby/Elsevier.

De Val S, Black BL. 2009. Transcriptional control of endothelial cell development. Dev Cell, 16(2): 180～195.

Leone M, Magadum A, Engel FB. 2015. Cardiomyocyte proliferation in cardiac development and regeneration: a guide to methodologies and interpretations. Am J Physiol Heart Circ Physiol, 309(8): H1237～1250.

Mendler, L., Braun, T. & Muller, S. 2016. The Ubiquitin-Like SUMO System and Heart Function: From Development to Disease. Circ Res, 118(1): 132～144.

Naqvi N, Li M, Calvert JW et al. 2014. A proliferative burst during preadolescence establishes the final cardiomyocyte number. Cell, 157(4): 795～807.

Senyo SE, Steinhauser ML, et al. 2013. Mammalian heart renewal by pre-existing cardiomyocytes. Nature, 493(7432): 433～436.

第十四章　造血系统

造血系统是指机体内产生血液的整个系统，由不同的造血器官所组成，而造血器官主要由造血组织所构成。造血组织是由网状组织构成网架，网孔内含发育不同阶段的造血细胞、少量造血干细胞（HSC）和基质细胞等。在脊椎动物发育过程中，造血系统最早出现于卵黄囊胚外中胚层，即卵黄囊造血干细胞（yolk sac hematopoietic stem cell, YS-HSC），然后迁往胚内的肝、脾、胸腺、骨髓和淋巴结。在哺乳动物，出生后造血器官的变迁仍在继续进行。所以，造血组织的发育是一个不断更替的过程。其中，血细胞的发生、造血干细胞的增殖、迁移和定位是造血系统演变中的重要规律。

第一节　造血与胚外中胚层

最早的造血活动发生在早期胚的卵黄囊、绒毛膜和体蒂，这些结构均来自早期胚的胚外中胚层，因此称为中胚叶造血，也称为第一代造血。这一时期的造血活动主要产生原始有核的红细胞，一般第3周开始，第6周起逐渐消退。

一、卵黄囊造血

在人胚发育第16～19天，由卵黄囊、体蒂和绒毛膜等处的胚外中胚层间充质细胞密集形成许多分散孤立的团块状或条索状组织，称为血岛。血岛分为内、外两层，其中外层细胞分化为成血管细胞，进一步发育为血管内皮细胞，内层细胞逐渐游离发育为原始造血细胞（primitive hematopoietic cell），即最早的造血干细胞，这一类细胞具备向红细胞系方向分化的能力，可进一步分化为原红细胞和各分化阶段的有核红细胞，此即为第一代造血细胞。

胚早期的造血仅局限于卵黄囊的两个小造血灶。随后，这些血管原基发育成血细胞。人胚卵黄囊血管起初通常是空虚的，内含有小串原始造血细胞。随着发育进行，这些原始血管在周围中胚层不断分泌的血管内皮生长因子（VEGF）、血小板源性生长因子（PDGF）和转化生长因子β（TGF-β）作用下不断增殖，形成相互连接的内皮细胞网，称为胚外毛细血管网。其中，卵黄囊血管网和脐血管网是胚外两个主要的血管网。

目前研究表明，原始造血干细胞的发生和分化是在胚体内造血诱导微环境（hematopoietic inductive microenvironment, HIM）的作用下有序完成的。Krustevd等证实，Sonic hedgehog通路激活对原始造血干细胞增殖具有重要意义，Moore等发现基质细胞衍生因子1（stromal cell-derived factor-1, SDF1）是原始造血干细胞趋化的主要因子。Metcalf和Moore推论，卵黄囊提供第一代造血干细胞，这种造血干细胞从一种造血组织迁到另一种造血组织，造血诱导微环境决定了造血干细胞的继续发育和分化。

小鼠卵黄囊造血大约开始于胚发育第8天，血细胞于第9天开始进入血循环，其造血从第8天持续到第10天。在人类，卵黄囊造血大约于人胚发育第6周开始衰退，大约在第10周，卵黄囊已不能造血。

二、绒毛膜与胎盘造血

当胚的胚盘血循环建立后，胚泡滋养层细胞与衬于其内侧的胚外中胚层细胞共同构成包绕整个胚胎的绒毛膜，其中部分演变为丛密绒毛膜并与母体基蜕膜共同形成胎盘。绒毛膜造血是指绒毛膜的胚外中胚层中分散的血管和造血细胞发生的过程，是卵黄囊造血的重要补充。绒毛膜造血不同于卵黄囊造血，其原始幼红细胞灶内无多能干细胞，其造血过程短暂，终止也较早。分化较好的绒毛膜淋巴管内皮细胞表达血管内皮生长因子（VEGF）受体，在VEGF的作用下大量的淋巴管内皮细胞增生并形成发达的淋巴器官。在鼠类，绒毛膜是巨噬细胞发生、分化和成熟的重要场所。

传统观点认为，绒毛膜造血属于早期胚造血，在胚发育8～10周后逐步消退。近期的研究证实，胎盘绒毛膜的造血能力可能在整个妊娠期均具有一定意义,尤其是胎盘绒毛膜分泌的造血因子意义重大。例如,Maglione 等发现的胎盘生长因子(PLGF)主要由胎盘滋养层产生,属于 VEGF-A 家族成员,对胎儿的红细胞造血有辅助作用。PLGF 与 VEGF 受体结合可以促进造血干细胞的分化、迁移和造血功能的重建。

第二节 造血器官的演变

人胚发育 4 周时或鼠胚发育 10 天时,卵黄囊循环与脐带循环连通后,卵黄囊的造血干细胞开始迁往胚内的肝、脾、胸腺、骨髓和淋巴结,造血中心随之开始迁移,这一过程具有明显的时间阶段性,称为造血器官的演变(表 14-1)。在哺乳动物,整个胚胎发育阶段直至出生后造血器官的演变一直在持续进行,并且表现为由躯体外周向中心逐步退化的特征,称为向心性退化(centripetal regression of hematopoiesis)。至成人阶段,造血器官已经仅限于躯干骨的红骨髓,四肢骨已无造血能力。

表 14-1 鼠胚造血活动的演变(妊娠 21 d) (单位: d)

	开 始 出 现	增 殖 终 止	消 失
卵黄囊	8	10	13
肝	10	15(生后)	逐渐消失
脾	15	逐渐(生后)	永不消失
骨髓	17~18	不	永不消失

引自: Tavassoli et al 1983. Bone marrow: structure and function

一、肝 造 血

胚肝是卵黄囊造血干细胞进入胚内后最早建立的造血中心,人胚发育第 6 周前后,即可在肝内检测出造血干细胞。肝造血部位在血窦外的肝细胞索中,此处定植有大量造血干细胞,其生成的新生血细胞可穿过血窦壁直接进入血液。人胚发育第 9~24 周,肝是胚胎最主要的造血器官。

肝造血早期与卵黄囊造血相似,以红细胞生成为主。人胚发育第 16 周后,由于造血诱导微环境的改变,造血干细胞开始出现多向分化特征,称为定型性造血(definitive hematopoiesis)。应用体外琼脂培养技术,证明这一阶段的胎肝内存在着丰富的脾集落形成单位(colony forming unit-spleen, CFU-S)和粒单细胞集落形成单位(colony forming unit-granulocyte and macrophage, CFU-GM)。CFU-S 主要形成红系细胞,但是与卵黄囊造血时期的原始成红细胞不同,这一阶段形成的红细胞为定型成红细胞,可以发育为无核的成熟红细胞。CFU-GM 则具有向粒单系细胞分化的巨大潜能,可以生成成熟的巨核细胞和粒细胞。在 20 周左右的胎肝中,CFU-GM 产率和总量都达到了高峰,这一阶段红/粒细胞系生成比例为5 ：1。除此之外,近年来通过形态学的检查,特别是单克隆抗体技术的应用和细胞表面标志识别手段的进展,提示胎肝组织内还存在有不同发育阶段的淋巴细胞,提示淋巴系造血可能也在胎肝中出现。

人胚发育 24 周之后,造血中心开始转移至脾和骨髓,肝造血逐渐衰退,但其在整个胚胎期仍保留部分造血功能。出生后肝产生全血细胞的功能基本消失。然而在某些特殊的病理情况下,肝仍然表现出它的造血潜能,重新产生红细胞和粒细胞,称为髓外造血。小鼠出生后,肝造血(产生红细胞、粒细胞、巨核细胞和前 B 细胞)功能仍可维持 2 周之久。

二、脾 造 血

继肝造血之后,在人胚胎发育第 12 周左右,可在脾内检测出造血干细胞。

脾造血与肝造血变化的过程相似,首先是以红系占优势,随后粒系造血相当活跃,在人胚胎发育第 20 周时,还可出现淋巴细胞和单核细胞,以后红系和粒系造血减少,至出生后则保留淋巴细胞生成的能力直至终生。脾造血与胎肝相同,也伴随有 CFU-S 和 CFU-GM 的出现。脾造血干细胞池的扩增速度较肝为慢(肝造血干细胞倍增时间是 7~8 h,而脾是 24 h),但较骨髓快。人脾产生全血细胞的功能在出生后亦基本消失，但在异常和病理情况下仍可表现出髓外造血的潜能。小鼠脾脏造血始于胚胎第15天。小鼠肝造血大约在出生后2周以内停止，而脾造血可以持续更长时间甚至可保持终身。小鼠胚胎期的脾造血是粒系造血占优势，脾造血期的CFU-S可能来源于肝，淋巴细胞则来源于胸腺。胎脾造血首先发生在红髓的脾索，生成的血细胞主要是红细胞，在成熟的最后阶段才迁移到脾窦内。

三、胸 腺 造 血

胸腺是发生最早的中枢淋巴器官。人胚发育6～7周时已出现胸腺，并开始淋巴细胞的生成。胸腺中的淋巴系造血干细胞来源于卵黄囊、肝或骨髓。这些迁移而来的淋巴系造血干细胞经胸腺素的诱导，分化成熟为Naive T细胞（又称初始T细胞、处女T细胞）。Naive T细胞能保持终生，在周围淋巴组织中受到合适抗原刺激后增殖发育成各种效应性T淋巴细胞。所以，青春期后虽然胸腺萎缩，也不会影响机体的细胞免疫功能。

胚胎期的胸腺亦可以生成少量的红细胞和粒细胞，但持续时间很短。

四、骨 髓 造 血

骨髓造血是造血器官演变的最后一个阶段，出生后红骨髓是主要的造血器官并保持终生。人胚胎发育第2个月末，肝的造血干细胞经血流最先进入锁骨骨髓进行造血。第4个月，全身长骨骨化形成骨髓腔，开始具备规模化骨髓造血的基础。此时，肝、脾造全血的功能逐渐下降，骨髓造血渐趋活跃并取而代之，成为成人血细胞发生的主要器官。骨髓不仅产生全血细胞，而且具有稳定的造血干细胞池以保持造血的不断延续。

骨髓位于骨髓腔中，占体重的4%～6%，是人体最大的造血器官。骨髓分为红骨髓（red born marrow）和黄骨髓（yellow bone marrow）。胎儿及婴幼儿时期的骨髓都是红骨髓，大约从5岁开始，长骨干的骨髓腔内出现脂肪组织，并随年龄增长而增多，即为黄骨髓。成人的红骨髓和黄骨髓约各占一半。黄骨髓内仅有少量的幼稚造血细胞，故仍保持着造血潜能，当机体需要时可转变为红骨髓进行造血。

红骨髓大部分分布在扁骨、不规则骨和长骨骺端的骨松质中，基于小鼠的活体显微成像研究已经证实，80%以上的造血干细胞分布于靠近骨外表面的外侧骨髓区域，也称为骨内膜区（endosteum region），平均约200 μm，这是造血功能最为活跃的区域（图14-1）。

红骨髓中分布有大量的血管结构及其周边的造血组织，共同形成了造血的微环境。红骨髓中的动脉毛细血管丰富，外侧一般覆盖有扁平多突的血管周细胞（pericyte），其分子特征为高表达神经胶质抗原2（nerve glial antigen 2，NG2，又称硫酸软骨素蛋白聚糖4，chondroitin sulfate proteoglycan 4，CSPG4）。动脉毛细血管分支形成大量血窦，其管腔大而迂曲，最终汇入纵行的骨髓中央静脉。血窦形状不规则，窦壁衬

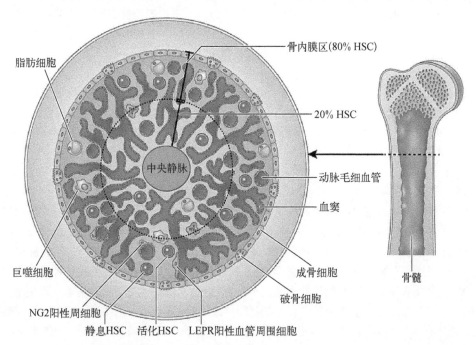

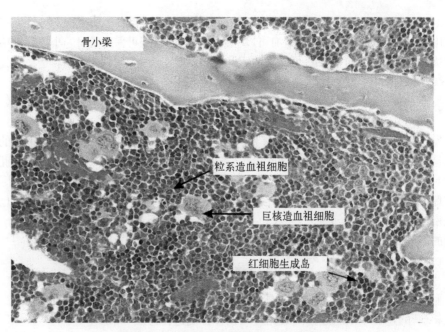

图14-1　红骨髓组织模式图与光镜结构图

上图编译自 Mendelson A, Frenette P S. Hematopoietic stem cell niche maintenance during homeostasis and regeneration. Nature Medicine, 2014, 20(8): 833～846.

贴有孔内皮，基膜不完整，呈断续状。血窦基膜外常由大量扁平富于突起的血管周围细胞（perivascular cell）覆盖，一般高表达瘦素受体（leptin receptor, LEPR），当造血功能活跃，血细胞频繁穿过血窦内皮时，血管周围细胞可发生变形而减少覆盖面。此外，血窦壁周围和血窦腔内存在大量的单核细胞和巨噬细胞，有吞噬清除血流中的异物、细菌和衰老死亡血细胞的功能。

造血组织主要由网状组织和造血细胞组成。网状细胞和网状纤维构成造血组织的网架，网孔中充满不同发育阶段的各种血细胞，以及少量造血干细胞、巨噬细胞、脂肪细胞和间充质细胞等。大量血管周细胞及其他基质细胞形成"微龛"样结构（niche），作为红骨髓中造血发生的重要场所。

五、淋巴结造血

人胚发育的16周起，自肝和骨髓的造血干细胞和来自胸腺的淋巴干细胞迁移进入淋巴结。从此，淋巴结就成为终生产生淋巴细胞和浆细胞的淋巴器官。胎儿期，淋巴结亦参与短时间的红系造血。

第三节　造血干细胞

造血干细胞（HSC）最早起源自卵黄囊胚外中胚层血岛，它具有分裂增殖、自我更新和多向分化的能力。通过自我更新，体内造血干细胞池的大小和数量始终保持恒定并维持至正常机体生命终结。同时，造血干细胞在多种造血生长因子作用下不断增殖、分化、发育、成熟，成为从形态上能够辨认的各系前体细胞及各种成熟血细胞，以供机体所需。

一、造血干细胞的发现

1961年Till和McCullch创立的脾集落法首次证明了造血干细胞的存在。他们给受致死剂量放射线照射的小鼠输入同种异体小鼠骨髓细胞8～11 d后，在受体脾的表面出现了肉眼可见的结节，称为脾集落（spleen colony）。当时并不知道每个脾集落起源于一个造血干细胞，因此笼统地把它称为脾集落形成单位（CFU-S）。组织切片证实脾集落可以由红系、粒系或巨核细胞系，或其中的两者或三者混合组成。将单一细胞集落的细胞再输入至另一经照射后的小鼠，仍可同样得到上述几种类型的脾集落。脾集落的生成数与移植的骨髓有核细胞数量之间呈线形关系。这些都间接地反映了脾集落的生成是来源于单一细胞。

标记染色体技术（通过辐射诱导畸变染色体或性染色体作为细胞来源的标记）为脾集落的单细胞来

源的论点提供了直接的依据。吴祖泽等分别从正常雄性和雌性LACA小鼠股骨中获取骨髓细胞并制备成骨髓细胞悬液，将含等量的雄性和雌性小鼠的骨髓有核细胞悬液从尾静脉输给受射线照射的同系小鼠。13 d后，腹腔注射秋水仙素，使脾集落大部分细胞终止在分裂中期。切取脾集落做染色体C带显色和分析。结果发现，在一个脾集落中不存在兼有雄性和雌性染色体的细胞，从而有力证实了每个脾集落都是由单一细胞（脾集落生成细胞）增殖分化而成的。必须注意的是，给受照射小鼠注射的细胞中只有一部分脾集落生成细胞分布在脾，形成肉眼可见的脾集落，因此脾集落的数量只是反映输入的部分脾集落生成细胞。任何影响脾集落生成细胞在脾内植入的因素都会直接影响CFU-S的产率。

　　人造血组织中存在造血干细胞。白血病患者的骨髓细胞染色体分析提供了间接依据。Nowell等发现，80%～90%的慢性粒细胞白血病（CML）患者骨髓细胞出现一个异常的小染色体，以后证明它是第22位染色体丢失了长臂后的剩余部分，称为Ph¹染色体。慢性粒细胞白血病患者的红细胞系、粒细胞系和巨核细胞系均有Ph¹畸变染色体。由此推测这三种细胞系有共同的来源，它们的前身细胞发生染色体的改变，以致它增生分化的所有血细胞都具有该标志染色体。阵发性睡眠性血红蛋白尿患者的细胞缺陷不仅存在于红细胞，也存在于粒细胞和血小板，这也证明三种血细胞有共同的来源。上述情况也证明，这两种疾病的发生都是由造血干细胞异常所致。人骨髓细胞体外长期培养的成功与混合性集落的发现，更为人类造血干细胞的存在提供了直接的依据。

　　造血干细胞表达骨髓干细胞表面分化抗原（Thy-1）、干细胞抗原1（Sca-1）、干细胞因子受体（c-kit）和CD34抗原，而缺乏定向和成熟造血干细胞系列抗原（lineage，Lin），包括HLA-DR、CD2、CD14、CD15、CD16、CD19、CD33、CD45等。CD34是造血干细胞最具特征的表型标志，占骨髓单个核细胞的1%～4%，占脐血单个核细胞的1%～1.6%，占外周血单个核的0.1%。CD34在造血干/祖细胞的表达随着干细胞的分化而逐渐减弱，直至消失。目前，临床上和实验室分离HSC多以CD34为依据。但近期研究发现，CD34⁻Lin⁻造血细胞比CD34⁺Lin⁻造血细胞更为原始，它能分化为CD34阳性细胞并进一步向髓系和淋巴系发育。AC133是一个新近发现的造血干/祖细胞表型抗原，AC133阳性细胞为干细胞和非定向祖细胞，在成熟血细胞上不表达AC133。在体外，骨髓来源的AC133⁺细胞亚群可诱导分化为内皮细胞，这种内皮细胞有较高的增殖潜能，在支持造血方面优于成纤维细胞。

二、造血干细胞的生物学特性

　　造血干细胞具有3个基本特性：强烈的分裂增殖能力、自我更新能力和多向分化能力。

1. 分裂增殖能力

　　正常情况下，仅有5%的造血干细胞处于细胞周期的S/G₂/M期，约75%停留在G₀期，称为静息状态。造血干细胞以不对称形式分裂，即分裂后一个子细胞保持静止状态，而另一个子细胞继续进入细胞周期，成为造血祖细胞，早期的造血祖细胞在体内可重建短期造血，晚期造血祖细胞则不能重建造血，它逐步分化为成熟的血细胞。造血干细胞的这些特点是机体赖以维持正常造血功能的主要原因，它可重建受者的造血系统。

2. 自我更新能力

　　大量资料表明，造血干细胞经有丝分裂后，其子代细胞基本上保持亲代细胞的所有特征（自我复制），这种自我更新能力维持至正常机体的生命终结。它们可以增殖并向不同方向分化。在多次不断的有丝分裂后，干细胞的自我更新能力会有所减弱。在正常情况下，这种减弱仅在应激情况下才表现出来，并不影响继续维持干细胞池的大小。造血干细胞的自我更新率在正常情况下为50%，即分裂后的子代细胞只有半数保持干细胞的特性，而另一半离开干细胞池进入增殖分化池。如果两者失去平衡，则会导致病理性造血。

3. 多向分化能力

　　造血干细胞具有多向分化的潜能，生成大量形态上可以识别的幼稚和成熟的血细胞。脾集落的组织学检查表明，红细胞系细胞组成的脾集落占多数，为脾集落总数的35%～76%，粒细胞系细胞组成的脾集落占11%～35%，巨核细胞系细胞组成的脾集落占0～24%，上述三类细胞组成的混合性脾集落占6%～30%，还可见一些低分化细胞集落。同时，造血干细胞也是淋巴细胞系细胞的来源。造血干细胞不仅发育为造血细胞，也可横向分化成为某些非造血细胞，如破骨细胞、表皮基底细胞等。

4. 不均一性

　　造血干细胞不是单一的细胞群体，而是由不同发育等级（hierarchy）的造血干细胞组成。随着造血干细胞检测技术的不断发展,人们越来越发现造血干细胞等级结构的复杂性。目前,通过各种技术纯化的造血干细胞在功能、生物物理特征和表面标志上并不完全一致,即造血干细胞池具有异质性和等级性。随着检测造血干细胞的方法逐渐增多,人们已发现这些方法检测出的造血干细胞往往不是处于同一发育阶段(表14-2)。

表14-2 造血干细胞的不均一性

	$CFU-S_1$	$CFU-S_2$
周围状态	非周期、慢周期	快周期
自我更新潜能	比$CFU-S_2$强3~4倍	较差
沉降速率/(mm/hr)	4.00	4.25
密度/(g/cm³)	1.070	1.075
细胞直径/μm	6~8	7~9
脑 θ 抗原	-	+
在长骨髓腔中的分布	轴心附近	外缘

5. 造血干细胞的分化与造血祖细胞

在血细胞的发育过程中,造血干细胞首先分化增殖为各种造血祖细胞(hematopoietic progenitor cell),也称为定向干细胞(committed stem cell)。造血祖细胞可进一步分化为形态上可识别的幼稚血细胞。

造血祖细胞不同于造血干细胞。一般说来,除极早期以外,造血祖细胞已失去自我更新能力,其数量的恒定要依靠造血干细胞的增殖来补充。造血祖细胞已有所分化,它不能发育成各种血细胞,只能定向分化为一系、二系或三系血细胞。此外,造血祖细胞表面出现某些调节因子受体,如EPO受体或GM-CSF受体等,造血的调节主要在此阶段实现。近年研究表明,在适当的刺激因子作用下,或在长期培养体系中,正常粒系祖细胞也可能在体外较长期生存,但一旦刺激因子缺乏活力,造血祖细胞2~3 d内即消失,因此被称为"因子依靠性细胞"。此外,NK细胞、T细胞及嗜碱性粒细胞等,在体外适当的条件刺激液作用下都可建立持续生长的细胞克隆。这表明造血祖细胞在特定的条件下,也有一定的自我更新能力。甚至有研究报告,小鼠粒细胞系或淋巴系造血祖细胞可以在致死剂量照射的小鼠体内暂时重建该细胞系的造血。尽管这种造血功能不可能长期维持,却表明造血祖细胞也有一定程度的自我更新能力。目前认为,造血干细胞可以重建永久性造血,而造血祖细胞只能重建非永久性造血(图14-2)。

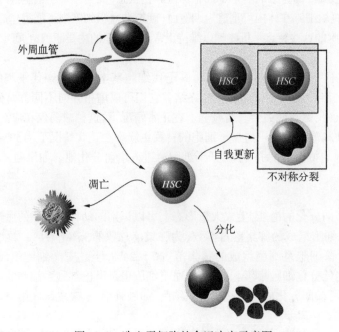

图14-2 造血干细胞的命运决定示意图

三、造血干细胞的形态学特点

迄今为止,造血干细胞仍然是一个功能上的概念,尚不能用形态学的方法来鉴别单个造血干细胞,这也是阻碍造血研究进展的重要原因之一。

末梢血中有造血干细胞的存在,而粒细胞又是高度分化而不能再增殖的细胞。因此,造血干细胞必然是一种单个核细胞。应用单位重力沉降法(unit gravity sedimentation)结合脾集落法研究,认为造血干细胞与淋巴细胞大小相似。借助密度梯度离心,Van Bekkum等获得含20%造血干细胞的骨髓细胞悬液,经光镜和电镜观察,提出造血干细胞大小形态类似小淋巴细胞,直径7～10 μm,有少量的细胞质,除游离核糖体和少量的线粒体外,无其他细胞器,过氧化物酶染色阴性。但造血干细胞结构不同于小淋巴细胞,主要表现在:① 造血干细胞大小变动范围较淋巴细胞大,细胞核大致呈圆形,但多不太规则,凹陷不如淋巴细胞的深;② 造血干细胞核的染色质较小淋巴细胞细小,分布弥散;③ 造血干细胞内未见到小淋巴细胞的细胞质内常见到的高尔基体、内质网和溶酶体;④ 虽然两种细胞内线粒体均少,但造血干细胞的线粒体较小淋巴细胞的多且小;⑤ 造血干细胞含游离核糖体较小淋巴细胞的多,但极少有多聚核糖体(表14-3,图14-3)。

表14-3　造血干细胞与小淋巴细胞的形态比较

	造血干细胞	小淋巴细胞
胞体大小	7～10 μm	<8 μm
形状	圆或稍不规则	圆或不规则
胞核形状	圆,一侧凹痕	圆,凹痕较深
核仁	大而明显,1～2个	可有可无
染色质	细而弥散	粗密成块状
胞质数量	少	少
高尔基体	无	有
内质网	无	有
溶酶体	无	有
多泡体	无	可以有
多粒体	小,少	大,少
多核糖体	无或极少	有
游离核糖体	丰富	有
小泡	有	有

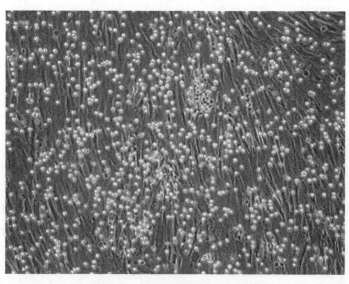

图14-3　体外培养的造血干细胞

四、造血干细胞移植的医学意义

造血干细胞研究不仅推动造血理论研究的深入,而且促进了血液病学的发展。研究证明,相当部分的再生障碍性贫血患者骨髓造血干细胞或造血祖细胞(CFU-C、CFU-E、BFU-E、CFU-Mix)的含量明显低于正常水平,提示造血干细胞数量减少和质量异常是再生障碍性贫血发病机制中的重要因素。

造血干细胞的移植研究是一个很活跃的领域。有着广泛的临床应用价值:① 在放疗、化疗后支持造血功能,以及治疗血液肿瘤和实体肿瘤;② 建立移植物抗白血病和抗肿瘤效应;③ 替代异常的造血组织或免疫组织;④ 以造血干细胞为靶细胞的基因治疗。根据造血干细胞的不同来源,造血干细胞移植分为骨髓移植(BMT)、外周血干细胞移植、胎肝造血干细胞移植及脐血造血干细胞移植4种。骨髓移植是对患者实施免疫抑制预处理,使机体失去排斥异体组织的能力,然后通过移植骨髓来重建造血功能的治疗方法。由于骨髓中含有丰富的造血干细胞,因此,骨髓移植是临床上最常用的造血干细胞移植方法。目前,骨髓移植已用于一般治疗措施难以奏效且预后不良的一些疾病,如再生障碍性贫血、急性白血病、红细胞型白血病、慢性粒细胞型白血病、地中海贫血、联合免疫缺陷病、急性放射病及某些肿瘤的临床治疗。2010年,德国科学家将改造后不表达CXCR4受体的HSC移植进入HIV阳性患者体内,阻断了HIV病毒进入CD4+T淋巴细胞的通道,患者体内HIV抗体检测转为阴性,为艾滋病的治疗提供了新的思路。

骨髓移植分为同种异体骨髓移植和自体骨髓移植。由于移植免疫学、组织配型技术等基础医学的进展,骨髓移植疗效明显提高,目前在白血病缓解期、再生障碍性贫血、严重型联合免疫缺陷病,移植成功率达60%～90%以上,长期存活率超过30%～60%。骨髓移植成功率与供受体之间组织相关抗原一致程度高度相关。在单卵双胎之间进行骨髓移植(同基因骨髓移植),供体与受体的组织相容抗原大致相同,植活成功率高,移植物抗宿主反应罕见,但供体来源极为有限。在异基因骨髓移植时,由于HLA系统的显著多态性,要在非亲族中找到一个组织相容抗原相同的人是非常困难的。根据遗传学理论,同胞兄妹间HLA基因相合率为25%、半相合率为50%。目前仍主要将HLA相合同胞作为异基因骨髓移植供体。近年来已将供体选择扩展到无血缘关系供体但HLA表型相同者。临床工作表明,当HLA表型相合时,移植失败率为7%,HLA一个位点不符时移植失败率为9%,两个位点不符时失败率为21%。供受体ABO血型不合对骨髓移植效果影响不大。因此,近年来急性白血病异基因骨髓移植治疗取得明显进展,约50%的患者可以长期存活,而化疗只能使10%的患者存活。造血干细胞还用于监视急性白血病的复发、预测缓解、观察白血病前期的变化、预测CML急变和白血病药物敏感实验等。

第四节 造血诱导微环境

骨髓的正常造血依赖于造血干细胞和造血诱导微环境的相互作用。造血诱导微环境由基质细胞(stromal cell)和细胞外基质组成。基质细胞主要包括位于骨髓血管周围的血管周细胞(perivascular cell)、网状细胞、内皮细胞、巨噬细胞和脂肪细胞等,近年来发现骨髓周边的成骨-破骨细胞也是造血微环境的重要组成因素;细胞外基质则主要为胶原、蛋白质多糖和糖蛋白。骨髓基质细胞有序地分布于骨髓腔中,与造血细胞保持着特定关系,并通过分泌各种正性和负性造血细胞生成调控因子直接影响造血干细胞的维持和分化,保持造血干细胞的动态平衡。

一、骨髓基质细胞对造血干细胞的调控作用

骨髓基质细胞是骨髓腔内存在的多种细胞成分的总称,在造血诱导微环境中处于极为重要的地位。对骨髓原位结构的研究发现,造血细胞伸出大量突起,与基质细胞形成多点连接,进行物质和信息的交换。同时,骨髓基质细胞分泌多种正性和负性造血细胞生成调控因子参与造血过程,主要通过两种方式:其一,因子处于游离状态直接与靶细胞表面的受体结合发挥作用;其二,某些因子如粒单细胞集落刺激因子(GM-CSF)不直接释放到细胞外间质,而是与细胞膜或者细胞外基质糖基结合,再与靶细胞受体作用。另外,基质细胞分泌的黏附因子也可选择性地结合细胞因子,最终形成不同的浓度分布区。当各种黏附结构通过特异性和非特异性的结合把造血干细胞固定于局部时,此时的造血干细胞很容易接受高浓度调节因子的作用,这就是造血干细胞特定的适宜的区域——壁龛(niche)。有学者用

"龛"（niche）比喻体内造血干细胞周围的一个比较固定的及有调控活性的微环境和组织,它是由各种调控活性细胞组成的空间,细胞间保持的距离正适合于细胞间相互作用及局部的近距离调控,造血干细胞必须在"龛"内才能增殖,并保持造血干细胞自我更新的特征,离开"龛"的子细胞才能分化为造血祖细胞（图14-4）。

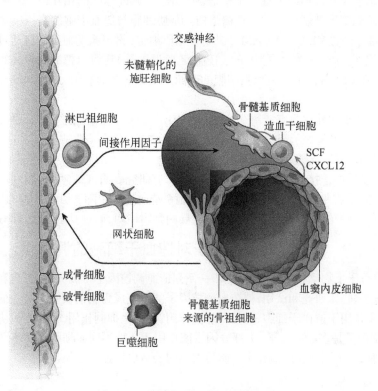

图14-4 骨髓的造血微环境模式图

引用并编译自 Morrison S J, Scadden D T. The bone marrow niche for haematopoietic stem cells. Nature, 2014, 505(7483): 327～334.

基于骨髓体外培养、活体显微成像、通过生物材料进行的小鼠骨髓重建等实验,目前已经发现参与造血微环境形成的骨髓基质细胞至少包括血管周细胞、内皮细胞、巨噬细胞、成纤维细胞和脂肪细胞,它们在造血诱导微环境中相互作用,组成"龛"的核心结构,构筑了良好的空间环境,对造血细胞的增殖、分化和成熟发挥了重要的作用。

1. 血管周细胞

血管周细胞是分布于骨髓中的动脉毛细血管和血窦周边的基质细胞,一直被认为在造血微环境中处于核心地位。人类骨髓研究发现血管周细胞一般表达CD146,又称为黑色素瘤相关细胞黏附分子（melanoma-associated cell adhesion molecule, MCAM）。一部分血管周细胞还表达血小板生长因子受体-α（platelet-derived growth factor receptor-α, PDGFR-α）、CD51和中间纤维蛋白nestin。血管周细胞是最为邻近造血干细胞的基质细胞,可产生单核细胞集落刺激因子（M-CSF）、GM-CSF、IL-1、IL-4、IL-6、IL-7、IL-11、血小板源性生长因子和bFGF等多种细胞因子,尤其是其中的趋化因子CXCL12（C-X-C motif ligand 12）和干细胞因子对维持造血干细胞活性具有重要作用。总之,基质细胞与造血细胞的连接同基质细胞分泌细胞因子的作用相互关联,共同参与诱导造血细胞的分化和增殖。

2. 内皮细胞

骨髓基质中的内皮细胞呈卵圆形,细胞质内有空泡,碱性磷酸酶强阳性,酸性磷酸酶、非特异性酯酶和糖原阳性。内皮细胞在骨髓造血期与体循环之间形成骨髓-血屏障,内皮细胞的CD31介导成熟血细胞通过屏障从骨髓释放入人体体循环;而CD34糖蛋白则介导外周血造血祖细胞进入骨髓。

除此之外,造血微环境中的交感神经及其表面的未髓鞘化的施旺细胞也认为是造血微环境中的重要细胞成分。

二、细胞外基质对造血干细胞的调控

细胞外基质是造血诱导微环境的主要组成成分之一，它不再是过去认为的一种被动的、无活力的结构支架，而是造血细胞赖以传递和接收信息的物质基础。介导造血过程中，造血干细胞、造血祖细胞与基质细胞或细胞外基质相互作用的关键分子就是黏附分子及其配体间的相互识别和黏附。黏附分子就是骨髓基质细胞分泌到细胞外基质中的一类糖蛋白。基质细胞与造血细胞的直接接触是通过黏附分子实现的。如髓系祖细胞通过VLA-4-VCAM-1黏附于基质细胞；淋巴系造血祖细胞通过VLA-4和VLA-5-CD9等连接于细胞外基质。一些黏附分子（如硫酸乙酰肝素等）还可以把局部生成的和外来的可溶性细胞因子如IL-3、GM-CSF等浓缩于造血祖细胞的表面。还有众多的黏附分子调节造血干/祖细胞的归巢和定位。

基质细胞生成的细胞外基质有滞留造血细胞的作用。如纤维粘连蛋白（FN）是一种具有重要生物活性的大分子糖蛋白，有实验提示，FN可诱导细胞分化。FN上有特异性结合胶原的位点，结合胶原后的FN为胶原的沉积构成基质支架，有利于细胞与间质结合，并成为细胞移动和附着的基础。FN能促进细胞与细胞、细胞与基质的连接，起着"生物胶"的作用。有研究表明，FN含有RGD肽链，黏附红细胞系和淋巴细胞系祖细胞、幼稚细胞。血清素黏接骨髓细胞系造血细胞。随着红系细胞的进一步成熟，其表面的受体逐渐丢失，至网织红细胞时便失去其受体介导的黏附作用，通过骨髓血窦屏障进入外周血液循环。

三、造血调控因子对造血干细胞的调控

近几年，随着分子生物学技术的飞速发展，一系列造血调控因子得以分离、提纯和克隆。其基因工程产品相继问世并进入临床研究和试用，使造血调控因子的研究成为当前实验血液学的主要动向之一。不同的造血调控因子作用于造血干细胞，有的呈刺激作用，有的呈抑制作用，有的则显协同作用。有研究表明，绝大多数细胞因子是多功能分子，大部分因子能作用于几种不同血细胞系和不同分化阶段的造血干细胞和造血祖细胞，而不同类型的造血干细胞可对不同的造血调控因子发生反应。

（一）正向调控因子

造血干细胞的存活和增殖依赖于细胞因子的调控。有学者认为，细胞因子可阻止造血干细胞凋亡。实验发现，单个细胞因子不能刺激造血干细胞的增殖，造血干细胞的增殖要求多种细胞因子的协同作用。干细胞因子是1990年发现的多功能生长/协同因子，SCF是S_1基因的产物，由基质细胞产生，S_1位于人的第12号染色体。C-kit基因编码SCF的受体。人们发现，SCF与IL-3、IL-6、GM-CSF、G-CSF或EPO协同作用可能促进多种集落的形成。SCF与EPO协同可刺激BFU-E和CFU-GEMM生长；与IL-3协同可刺激CFU-S14增殖并促进其分化；与IL-7协同可促进前B细胞（pre-B）发育；与G-CSF、IL-6、IL-3、IL-1协同可促进高增殖潜能克隆形成细胞（high proliferative potential colony forming cell, HPP-CFC）增殖。实验表明，造血干细胞群表达多种因子受体，如IL-12、IL-3、IL-6、G-CSF、SCF等的受体。同时，SCF单独作用可维持造血干细胞存活，SCF可能诱导或增加造血干细胞其他因子受体的表达，而这些受体经适宜调控因子激活是细胞分裂所必需的。另外，在造血干细胞离开静止期后，IL-3可与SCF或IL-2协同，刺激造血干细胞的增殖。大部分正向调控因子可作用于不同的造血细胞和细胞的不同分化阶段，有一定的专一性和阶段性，但并不严格。例如，EPO促进晚期红系祖细胞的增殖分化。TPO主要促进晚期巨核细胞的分化。但EPO和TPO的功能有交叉和协同。

趋化因子CXCL12（C-X-C motif ligand 12）是另一种由血管周基质细胞高表达的细胞因子，特别是CXCL12高表达的网状细胞（CXCL12-abundant reticular cell, CAR cell）被认为对造血干细胞的自我更新、增殖和动员均具有重要意义。

（二）负向调控因子

造血干细胞增殖的负向调控因子是一些自然存在的生长抑制蛋白或肽。有人推测，抑制因子的作用是使CFU-S停留在G_0期，而对S期的CFU-S没有直接作用。细胞越接近S期，对抑制因子越不敏感。造血抑制因子的作用一般是可逆地、特异性地或非特异性地作用于造血干细胞和造血祖细胞，抑制S期细胞的DNA合成，或阻断G_1期细胞进入DNA合成期。目前已发现多种因子可以抑制造血干细胞的增殖，

如干细胞抑制因子（stem cell inhibitor, SCI）、肿瘤坏死因子（tumor necrosis factor, TNF）、转化生长因子β（TGF-β）等。

SCI是CFU-S特异性增殖抑制物，抑制CFU-S和早期造血祖细胞的增殖，在体外抑制HPP-CFC的增殖。目前认为，SCI由激活的巨噬细胞、T细胞或成纤维细胞产生，可能是造血干细胞增殖的早期负调控因子。

TNF对造血干细胞和造血祖细胞的作用在不同的CSF刺激下作用效果不同。在IL-1、IL-3或GM-CSF存在时，TNF可促HPP-CFC的生长；而在IL-1和G-CSF存在时，则可抑制HPP-CFC的生长。在IL-3和GM-CSF存在时，TNF可促进CD34$^+$细胞在短期液体培养中增殖，但抑制G-CSF的生长促进作用。TNF的作用的不同可因不同时间和不同的受体而反应不同。有实验表明，TNF作用于某种表达多种造血生长因子受体的特殊细胞类型时能引起这种细胞产生低反应（如对G-CSF）或高反应（如对GM-CSF、IL-3），并可因在作用后的不同时间而反应不同。

转化生长因子-β（TGF-β）是早期造血细胞的生理性负向调节因子。TGF-β是一种高度稳定的肽，可选择性抑制双向和多向CFU、HPP-CFC、CFU-S等造血细胞的增殖。TGF-β是IL-1受体表达的有效抑制剂，TGF-β也可能通过剥夺造血干细胞对正向调控因子的反应能力来抑制造血干细胞的增殖。

第五节　血细胞成熟与细胞内信号传导

造干血细胞定向分化为各类造血祖细胞后，血细胞进入相对持续的增殖和成熟阶段。同前期干细胞一样，血细胞的成熟和功能都涉及造血生长因子与受体的反应，以启动细胞内的信号传递，使细胞发生增殖和分化，适应周围环境和机体的生理需要（图14-5）。

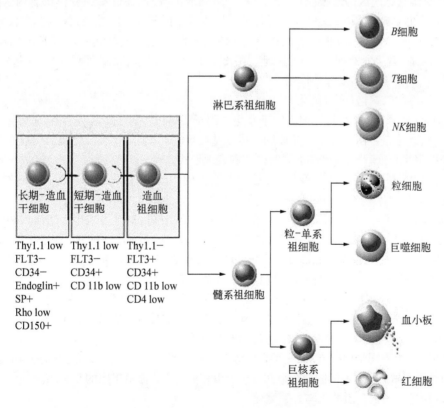

图14-5　造血干细胞分化路径模式图

一、造血生长因子受体

造血生长因子（hematopoietic growth factor, HGF）是细胞因子中的一个重要家族成员。它不但包括多种集落刺激因子，如GM-CSF、G-CSF、M-CSF、EPO、IL-3等，同时还包括一些与造血调控相关的因子，如IL-2、IL-7、IL-9、IL-6、IL-11、IL-15、IL-12、IFN及TNF等。HGF受体超家族（hematopoietin receptor superfamily, HRS）的受体细胞外区有较一致的结构区域而细胞内区缺乏酪氨酸激酶活性区域，所以人们把它们归为一类并谓之非受体酪氨酸激酶（non-receptor tyrosine kinase, NRTK）。它们实施信息传递靠受体细胞内区分子三维结构的变化和相关激酶的协助。

1. 受体分子结构与功能

HGF受体属于Ⅰ型跨膜蛋白，即包括胞外区、单一的跨膜区及胞内区，各区段具有相对保守的结构特点，在信号传递中发挥不同的作用。

（1）胞外区：HGF受体胞外区都具有典型的结构特征，即长度为200个氨基酸左右，近N端部分含有位置相对保守的4个半胱氨酸，近C端（即近细胞膜部分）具有WSXWS的保守结构。通过对胞外区立体结构的研究表明，这一典型结构为细胞因子与特异位点的结合所必需。受体胞外区的结构特点决定了它在信号传递中具有与因子发生特异结合的功能。

（2）跨膜区：与离子通道型受体、G蛋白偶联受体不同，细胞因子受体仅有单一的跨膜区，是一个由22～28个疏水氨基酸（Leu、Val、Ile、Ala、Gly）组成的链状结构。它的功能主要是把胞内区和胞外区连接起来，将受体锚定在细胞膜上，并依赖其疏水性质，使受体在与因子结合后能在细胞膜上运动而实现受体二聚化或寡聚化。这样受体便可将信号从细胞外传递至细胞内，启动细胞内的信号传导途径。

（3）胞内区：相对胞外区而言，HGF受体的胞内区不存在明显的保守结构特征。但是细胞内区是与细胞内信息传导相关的区域，是与多种蛋白激酶的作用位点。它除了含有蛋白酪氨酸激酶的催化位点外，还有酪氨酸、丝氨酸和苏氨酸磷酸化的调节序列。首先，HGF受体细胞胞内区的近膜段大多有两个活性框（Box_1、Box_2），是JAK酶家族（JAKs）活性所需的官能团。在白血病抑制因子（LIF）受体的细胞内区，除了上述两个活性框外，在它的远膜段存在第三个活性框（Box_3），是靶细胞全息传递的重要结构。另外，在EPO受体细胞内区的远膜段（C端）有一个负调节区域，而在G-CSF受体细胞内区的近Box_3区域有一个分化活性区域。所以，各种HGF受体的细胞内区不同于其细胞外区，结构上有较大的差异，功能上也复杂得多。一般认为，近膜区可能介导受体的致细胞分裂作用，而远膜区可能介导细胞的分化信号。需要指出的是，几乎所有细胞因子受体胞内区的序列含有酪氨酸残基，而且这些残基多数能被磷酸化，在信号转导中不同程度地发挥着作用。

2. 因子作用后的二聚化（或寡聚化）

受体二聚化（或寡聚化）是所有细胞因子及生长因子受体激活过程中普遍存在的现象，是受体信号转导中重要的概念之一。由于各因子受体的组成亚基数量不同，加之各因子之间的组成亦有较大差别，因此，受体的二聚化（或寡聚化）存在不同的内容和表现形式。

在缺乏酪氨酸激酶活性的HGF受体中，根据其组成的不同，可以再进一步分为以EPO、IL3、IL6及IL2等受体为代表的亚家族。以EPO受体为代表的HGF受体为单链跨膜蛋白，与相应的配体结合后形成同源二聚体形式。除了与EPO直接结合并导致EPO受体二聚化外，其他方式也能激活EPO受体，并出现相似的生物学效应，而且EPO受体也呈二聚体形式。也就是说，不管以何种方式激活EPO受体，其二聚化是共同的表现形式。常见的激活EPO受体的其他因素有gp55病毒糖蛋白，其EPO受体胞外区的精氨酸（Arg）突变为半胱氨酸（Cys），可同样表现EPO的生物学效应。

IL3、IL5、GM-CSF受体的α亚基首先与相应细胞因子结合，然后再与β亚基结合，可进一步提高其亲和力并实现信号的传递。在人类，这些受体与因子结合后形成异源二聚体。以IL-6及IL-2为代表的亚家族分别以gp130及γ链为共同亚基，形成各自的异源寡聚体。

上述HGF受体的不同结构特点，决定了它们各自的聚合形式（或二聚化，或寡聚化），而且有的为同源聚体，有的为异源聚体。这些不同的聚合形式很可能以相似的方式激活胞内的JAK酶。

3. 信息的传递——蛋白磷酸化与去磷酸化

蛋白激酶（protein kinase）是受体信号转导通路中一大类重要的蛋白质分子，其中又以蛋白酶酪氨酸激酶（protein tyrosine kinase, PTK）在各种细胞因子的信号传递中最多见，另一类蛋白激酶是丝氨酸/苏氨酸激酶（protein serine/threonine kinase, PSK）。蛋白质的磷酸化是蛋白质催化功能的重要表现形式，也是蛋白质发挥调节作用的常见方式（如磷酸化对转录的调节作用）。实际上，受体蛋白与配体结合后发生二聚化（或寡聚化），就是为了激活细胞内的其他蛋白激酶分子。所以，蛋白激酶和蛋白质磷酸化是受体信号转导中的又一重要概念。

受体蛋白及细胞内信号蛋白的磷酸化是信号激活和持续的主要表现形式，但细胞对某种信号的需要并非是持续或永久的，一旦生理过程完成即不再需要信号的刺激。因此，信号的减弱或消失对于维持细胞的正常功能也十分重要。担当这一重任的角色是蛋白磷酸酶。顾名思义，PP的作用在于使磷酸化蛋白质去磷酸化。与蛋白激酶类似，PP依据其作用部位可分为3种类型：蛋白丝氨酸/苏氨酸磷酸酶（protein serine/threonine phosphatase，PSP）、蛋白酪氨酸磷酸酶（protein tyrosine phosphatase，PTP）及双特异磷酸酶。某些膜受体蛋白也具有PTP活性，因此称为受体蛋白酪氨酸磷酸酶（receptor PTP）。其他PTP则称为非受体PTP（non-PTP），它主要位于亚细胞结构的特定部位。

二、与造血生长因子受体相关的信号传递

HGF受体传递的信息主要涉及HGF对造血细胞的发生、发展的调节，切入点在造血干/祖细胞增殖、分化和成活上，表现为各类不同发育血细胞的数量、形态变化和功能的建立与否。关于HGF受体信号传递的研究，最为成熟的是Ras-MAPK途径和JAK-STAT途径。

1. Ras-MAPK通路

（1）Ras蛋白：Ras蛋白最早作为大鼠肉瘤病毒*ras*癌基因的编码产物被发现，相对分子质量为21 000，故又称为Ras蛋白，属于GTP结合蛋白。G蛋白及Ras蛋白都参与信号传递，因而也称为信号转导GTP结合蛋白。G蛋白与Ras蛋白相比有较大的差异。前者为异源三聚体，后者为单体；前者有较强的GTP酶活性，后者GTP酶活性较弱，因此需GTP酶活性蛋白（GAP）的协助，Ras蛋白才能保持正常的催化活性。其共同点是，两者的活化形式都与GTP的结合状态密切相关。人们已发现几十种不同的Ras蛋白。根据结构特点，可分为3个主要家族。① Ras蛋白，哺乳动物细胞可表达4种Ras蛋白（分别由基因*H-ras*、*N-ras*、*K-rasA*、*K-rasB*编码），这类蛋白主要参与细胞因子信号传递过程。② Rho/Rac蛋白，以基因*rho/rac*表达产物为代表，主要包括RhoA、RhoB、RhoC、Rac1、Rac2、DC42Hs和TC10等，此类蛋白渗入细胞骨架的构建。③ Rab蛋白，系一类以*rab*基因产物为代表的蛋白质，种类最多，主要与跨膜运输有关。

Ras GEF是一个大的家族，从低等动物到人都存在相应的此类蛋白分子。从结构上看，Ras GEF除具有高度保守的3个区域外，还存在保守Src同源（Src homology，SH）结构域、PH（Pleckstrin homology）结构域及与Ras上游分子结合的区域。如生长因子受体结合蛋白就是一种Ras上游分子。Ras GEF的主要功能是使Ras蛋白从无活性的GDP结合状态转化为有活性的GTP结合状态。为了实现此过程，GEF首先与同GDP结合的Ras蛋白结合，使GDP快速从复合物中解离，GTP则迅速与复合物结合；同时使GEF解离，Ras蛋白转化为GTP结合的活性状态。

（2）SH2/SH3及PH结构域：信号实现跨膜传递并将信息传递至细胞核启动基因转录最终完成生化反应及生物效应，需要细胞内信号蛋白质分子之间信息交接。蛋白质之间的相互识别并非随机过程，而是具有一定的特异性和有序性。蛋白质分子中相对保守的SH及PH结构域在其中充当了重要角色。SH结构域因在Src蛋白激酶家族中首先发现而得名。研究Src蛋白激酶分子结构时发现，除激酶催化结构域SH1外，Src分子在N端具有另外两段保守的氨基酸序列，分别称为SH2、SH3结构域。SH2结构域约含100个氨基酸残基，SH3结构域含50～60个氨基酸残基，它们在自身被磷酸化后都具有与下游分子结合的特性。

（3）丝裂原活化蛋白激酶：丝裂原活化蛋白激酶（mitogen-activated protein kinase，MAPK）又称胞外信号调节激酶（ERK），是最早被鉴定的一组蛋白丝氨酸/苏氨酸激酶。它的有效激活依赖于本身酪氨酸残基的磷酸化，其结构在生物进化过程中高度保守，因此充当多种信号转导途径中的共同元件。目前，至少有4种不同的MAPK已被研究得较详细，分别为P^{42}、P^{54}和P^{44}。MAPK由上游的丝裂原活化蛋白激酶（MAPK Kinase，MAPKK）激活，MAPKK则又作为上游分子MAPKKK的底物。MAPKK及MAPKKK也都是蛋白丝氨酸/苏氨酸激酶。在MAPK的下游底物中，除了包括一些蛋白激酶分子外，还有一些重要的转录因子。这类转录因子主要有：① C-Myc，它同MAX形成二聚体，与DNA的CACGTG序列结合。② NF-IL-6，属亮氨酸拉链转录因子家族。③ P62 TCF/Elk-1，刺激c-Fos蛋白的表达。④ ATF-2，其磷酸化形式与DNA的结合能力明显增强。⑤ c-Jun，该蛋白质对转录的调控作用随磷酸化位点的不同而异。⑥ Hox家族，即同源异形基因盒，该家族基因转录后产生可以调控胚胎发育的蛋白，其中HoxB4与造血发生的关系密切。在HSC中高表达可以促进细胞的增殖，并且可以促进全能细胞向造血细胞方向的分化。

Ras蛋白如何将信号传至MAPK呢？实验表明，Ras可以直接激活MAPKKK，如Raf作为一种

MAPKKK，即由活化的 Ras 蛋白所激活。如此看来，从 Ras 到 MAPK，由一组酶兼底物的蛋白分子构成了链状信号转导通路。当然，每种信号分子都不是唯一的，而是多样的。

2. JAK–STAT 通路

大部分 HGF 受体缺乏酪氨酸激酶活性。这类受体的信号转导，需借助胞内具有酪氨酸激酶活性的另外一类蛋白质分子完成，后者属于 JAK 家族。JAK 又通过激活 STAT 而最终影响到基因的转录调节。因此，它们被称为 JAK–STAT 通路。

（1）JAK 家族：在研究缺乏酪氨酸激酶活性受体的信号转导中发现，该受体虽无酪氨酸激酶活性，但其信号传递过程仍离不开蛋白信号分子的磷酸化反应。该激酶的 C 端具有两个毗邻的催化亚基，酷似古罗马门神 Janus 方向相反的两张面孔，因此被形象地称为 Janus 激酶（JAK）。目前，已被确定的 JAK 家族成员至少有 4 个，即 JAK1、JAK2、JAK3 和 TYK2。它们与不同的 HGF 受体偶联，并激活不同的下游底物 STAT。从 JAK 家族的结构特点看，含有 7 段相对保守的序列，从 C 端到 N 端依次为 JH1～JH7。其中，JH1 为催化区，JH2 为潜在催化区，JH3～JH7 虽无催化活性，但可调节 JH1 及 JH2 的催化功能。值得指出的是，JAK 与其他胞内蛋白激酶等信号分子不同，它不含 SH2、SH3 结构域，因此是一类较特殊的胞内蛋白激酶分子。

同样，受体的二聚化（或寡聚化）是 JAK 激活的前提。受体与 JAK 发生偶联的部位位于 Box1 和 Box2 区域。受体聚合后，致使相同的 JAK 或不同的 JAK 分子相互靠近，并在酪氨酸残基发生磷酸化。对于单链受体家族成员，JAK 的作用模式较简单，如 EPO、G–CSF 等与各自的受体结合，诱发受体蛋白的二聚化，增强了 JAK2 与受体蛋白的亲和性，因此导致 JAK2 自身及相互间的磷酸化，活化的 JAK2 再催化底物蛋白（包括受体），得以将受体信号继续传递。而多亚基细胞因子受体的 JAK 信号传递模式相对复杂，IL3、IL–5 及 GM–CSF 受体均由各自特异性 α 链及彼此相同的 β 链构成，但 JAK2 只与 β 链偶联。当上述细胞因子与受体 α 链结合后，α 链和 β 链结合，进一步形成二聚化、多聚化复合物，使受体胞内近膜区靠近并激活 JAK。以 gp130 为共用信号单位的 IL6、OSM 及 LIF 等细胞因子的 JAK 激活模式与此相似。JAK 被激活后，便具备了催化底物的功能。JAK 的作用底物可能不只是胞内的一类蛋白质分子，但 STAT 肯定是 JAK 的一类特异性底物。

（2）STAT 家族：STAT 家族是 1992 年鉴定的一类 DNA 结合蛋白分子，它首先在 IFN 的信号转导研究中被发现。IFN 作用于靶细胞，导致胞内形成一种转录复合体——干扰素刺激基因因子–3（interferon-stimulated gene factor–3，ISGF–3）。ISGF–3 由 4 种不同相对分子质量的蛋白质组成，分别称为 p48、p84、p91 和 p113。其中，p48 为一种 DNA 结合蛋白，p84 和 p91 是同一基因不同剪接形式的翻译产物。ISGF–3 由于在受体激活与基因转录调节之间起了连接作用，所以，这类新的蛋白质家族被称为信号转导因子和转录激活因子（STAT）。相应地，p91 和 p84 分别被命名为 STAT 1A、STAT 1B，p113 被称为 STAT 2。后来，又相继发现了 STAT 3～STAT 6 等成员，它们也介入了不同因子的信号传递过程。

STAT 分子最显著的结构特征是含有酪氨酸激酶的结合位点及 SH2/SH3 结构域，它们都靠近 C 端。此外，还有居中的 DNA 结合区及 N 端的保守序列。据分析，酪氨酸激酶结合位点的磷酸化对于 STAT 的 DNA 结合功能和二聚化至关重要。SH2 区段可能发挥 3 种不同的作用：一是将 STAT 靠近激活的受体；二是与 JAK 反应，由 JAK 再激活 STAT；三是促使 STAT 二聚化，并与 DNA 结合。STAT 首先靠近细胞膜，与激活的受体聚合体形成复合物。由于受体的聚合激活了 JAK，后者又可活化受体。这样 STAT 可通过 SH2 序列与 JAK 结合，由后者催化 STAT 的酪氨酸磷酸化反应，磷酸化的 STAT 发生二聚化。二聚化的 STAT 脱离复合物，穿过细胞核膜进核内，与特定的反应元件结合，调节 DNA 的转录，实现相应的生物学效应。JAK–STAT 信号途径在单链受体家族成员较简单。如 TPO、EPO、G–CSF 等与各自受体结合，诱发受体二聚化增强了 JAK2 与受体蛋白的亲和力及 JAK2 的进一步聚集。由此导致 JAK2 自身及相互间的磷酸化。活化的 JAK 再催化底物蛋白 STAT 而最终影响到基因的转录调节（图 14–6）。

3. c–Myb

c–Myb 在调节各个阶段血细胞的形成方面可能起到分子开关的作用。HSC 微环境的信号可能造成 c–Myb 水平和活性的改变。例如，HSC 分化的信号增加 c–Myb–p300 交互作用，而其自我更新的信号可减少 c–Myb–p300 相互作用。在干细胞准备分化为红细胞或血小板的关键阶段，c–Myb 起到了分子开关的作用。参与血细胞形成的多种蛋白质中，c–Myb 是控制分化过程的关键之一。c–Myb 与 p300 相互作用可以调节 HSC 数目，有助于骨髓移植。化疗后的自体 HSC 可以用于移植，但肿瘤患者的 HSC 中可能

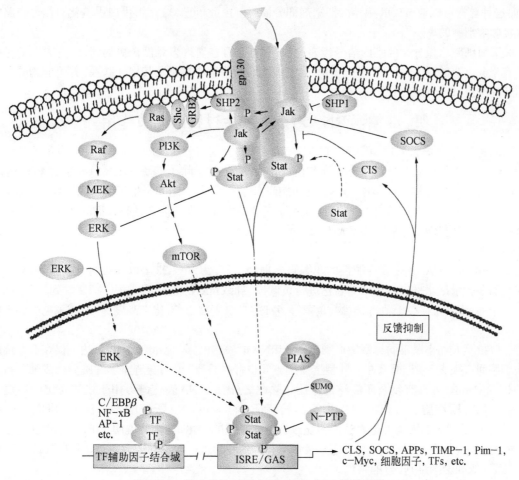

Jak/Stat信号通路:白介素-6受体家族

图14-6 造血发生过程中的Ras/Jak-Stat信号通路

仍含有突变细胞,患者骨髓中也可能有肿瘤细胞存在。了解c-Myb与p300如何控制血细胞形成可能有助于提高健康供者HSC的使用率。

三、信号传递途径的网络化

细胞膜受体与细胞间的信号转导表现为多样性,除JAK-STAT、Ras-MAKP途径外,G蛋白偶联受体、离子通道也参与了信号传递。除上述的直线式信号转导途径外,细胞的信号蛋白还存在着交互对话,构成复杂的信号传递网络,共同参与造血功能调节。

胚胎发生过程中,全能干细胞体外可以分化产生各系造血细胞,其造血分化过程可以模拟并重现胚胎造血发育。ES细胞造血分化过程中伴随诸多造血相关转录因子及蛋白质的表达,这些因子的表达既可作为造血分化的标志,同时又是正常造血分化所必需的。例如,Runx1是一种与DNA结合的转录因子,其表达是小鼠胚胎造血发育过程中永久造血开始的标志之一。*runx1*⁻/⁻小鼠胚胎的永久造血缺失;*runx1*基因的丢失同样可以阻断ES细胞体外分化过程中永久造血细胞的产生。*Scl*(stem cell leukemia)基因在小鼠胚胎发育过程中为中胚层向造血细胞分化所必需。该基因缺失后ES细胞不能进行造血分化。而RasN17可以下调ES细胞造血分化过程中Runx1、Scl的表达,这表明Ras通路的活化是ES细胞造血分化所必需的,其影响也是广泛的。

信号激活后,干细胞的表观遗传修饰也发生变化,细胞开始适应分化的特性。其中组蛋白甲基化由于其高度特异性和稳定性,被认为是表观遗传调控中的核心机制。研究发现,Wnt-β catenin通路是人类5q3.1白血病关键缺失区内的一个肿瘤抑制基因。其未缺失的CTNNA1等位基因被PRC2介导的组蛋白H3K27三甲基化而失活。PRC2是否被招募到CTNNA1基因的启动子区域,依赖于C/EBP蛋白的p42亚型与其对应的显性负亚型p30的比例。在Pten敲除小鼠的髓系祖细胞,同样发现p42 C/EBP的下降和

Ctnna1转录的下调有关。在斑马鱼胚胎中，敲低Ptenb，发现胚胎髓系分化阻滞和髓系祖细胞分布异常的表型，而这种异常可以被mTOR特异性抑制剂部分修复。由此可见，位点组蛋白甲基化对信号通路的调控可直接影响细胞的增殖。

有关造血细胞增殖分化的胞内信号传递途径，目前还存在着许多悬而未决的问题，这方面的进一步研究具有十分重要的意义，不仅有助于阐明造血细胞的某些生命现象及其相互联系，并可能为寻找某些疾病的新疗法提供线索。

四、非编码RNA对造血发生过程的调节作用

非编码RNA指不具备蛋白编码功能的RNA转录产物。通常分为长度大于200个核苷酸的长链非编码RNA(lncRNA)和长度小于200个核苷酸的小非编码RNA。除了核糖体RNA(rRNA)和转运RNA(tRNA)等少数种类外，大部分非编码RNA的功能尚未完全阐明，但是越来越多的研究发现，非编码RNA组成了细胞内基因调控网络的中重要一环，在生物发育和生理病理功能中具有关键的调控意义。在造血发生过程中，非编码RNA的作用已经成为当前的研究热点之一。

1. 微小RNA

微小RNA(miRNA)是生物内源性的非编码小RNA，长度为20～23个核苷酸的，通过与靶mRNA的互补配对而在转录后水平上对基因的表达进行负调控，导致mRNA的降解或翻译抑制。到目前为止，已报道有几千种miRNA存在于动物、植物、真菌等多细胞真核生物中，进化上高度保守，越来越受到人们的关注。

通过分析了人和小鼠不同类型造血细胞中miRNA的表达谱，发现miRNA的表达不仅在造血细胞和非造血细胞间有很大差别，而且在不同型造血细胞间也存在差异，说明在造血干细胞分化成某一特定细胞系的过程中miRNA具有复杂而广泛的作用。除此之外，miRNA表达谱可用于描述特定的造血细胞系、特定分化阶段细胞或淋巴瘤白血病细胞的特征。随着miRNA研究的不断深入，研究人员发现miRNA在造血干细胞的大量异位表达能明显改变造血系统的分化，这充分说明miRNA不仅在造血系统分化、发育过程中具有重要作用，而且还直接参与其生理和病理过程，即扮演"癌基因"(或肿瘤基因)和"抑癌基因"(或肿瘤抑制基因)的角色。

通过对特异性免疫细胞的miRNA谱系研究发现，不同的细胞因子刺激免疫细胞可导致miRNA的水平发生改变，用TNF-α刺激小鼠原代细胞，1 h之内miRNA(miR-125b和miR-155的水平就会发生变化。而且，这一变化伴随着NF-κB转录因子活性的迅速升高而下降，提示哺乳动物很可能是通过干扰系统与细胞miRNA的相互作用来抵抗病毒感染。综合miRNA直接克隆、微阵列图谱分析和实时PCR等分析方法，来鉴定抗原特异的初级T淋巴细胞、效应T淋巴细胞以及记忆T淋巴细胞的miRNA表达图谱，发现在调节抗原刺激CD8 T淋巴细胞分化过程中miRNA表达水平存在动态变化，其中miR-16、-142、-142-5p、-150、-15b的水平在效应细胞中与初级细胞中相比具有下降趋势，而在记忆细胞中却又迅速回升。在激活的T淋巴细胞中miRNA整体下调的现象与一些癌细胞中miRNA表达量的下调很相似。这也充分说明miRNA在抗原刺激T淋巴细胞分化成熟过程中对调节基因表达具有很重要作用。

在造血系统的异常病理改变尤其是血液系统肿瘤发生过程中，miRNA的作用也已经被深入研究。大量研究证实了恶性改变的造血细胞具备某些表达量特异性改变的miRNA(如miR-142、155、181及223)，尽管其与正常细胞系具有相似的miRNA表达模式，但其表达水平却变异很大，这就表明miRNA在造血发生过程中，以及在某些非白血性白血病或淋巴瘤的细胞恶性转化中起到关键作用。当造血系统细胞的miRNA表达受到抑制或修饰，这些细胞就易于发育成肿瘤或导致其他疾病的发生。基于miRNA的基因治疗将是未来基因治疗的新手段、新途径。

2. 长链非编码RNA

长链非编码RNA(lncRNA)是生物体内长度超过200个核苷酸的非编码RNA的统称。lncRNA的种类、数量巨大，可能占到细胞全部转录本的95%以上，其功能涉及表观遗传学修饰、转录活性调控、转录后调控、蛋白质功能调控等多种层面，极其复杂和广泛。到目前为止，lncRNA在生物进化、机体发育、细胞正常生理活动和病理机制等领域研究中均发现了重要的意义，越来越受到广泛的关注。

在造血发生领域，lncRNA的功能研究也在近年逐步展开。早在2007年，研究者已经发现一条lncRNA

EGO在嗜酸性粒细胞的发育中具有功能,后来的研究中,人们陆续发现了一系列lncRNA,包括PU.1的反义转录本、HOTAIRM1、lincRNA-EPS等分别在人造血干细胞发育、人粒细胞发生、小鼠红细胞发生等造血过程中特异性表达并具有相关功能。2015年Goodell等通过对多种谱系的造血细胞进行高通量RNA测序和系统筛选,发现了159条lncRNA在人类造血干细胞高丰度表达,并且lncRNA与mRNA共享其调控机制,并且敲减其中两条lncRNA后显著影响了造血干细胞的自我更新能力,提示了lncRNA在造血发生中的重要意义。曹雪涛等对外周血单核细胞分化而来的树突状细胞(DC)的发育成熟过程的研究中也发现了一条lncRNA的重要作用。他们利用二代测序技术和基因芯片检测了外周血单核细胞分化而来的DC以及脂多糖(LPS)诱导的成熟DC过程中lncRNA的表达谱,筛选得到了人DC特异性表达的lncRNA,并对其功能和机制进行了研究,并阐明了其特异性表达的分子生物学基础。这些研究都充分说明了lncRNA在造血系统细胞的分化发育中的意义,有助于加深对造血发生的多重基因调控网络的认识。

lncRNA的表达异常也可能导致一系列的病理性造血行为或恶性血液疾病。人们已经发现lncRNA BGL3可以通过促进PTEN的表达而发挥抑癌基因作用,并且其在发生 *Bcr-Abl* 基因转位的慢性粒细胞白血病细胞中异常减少,可能是该类型白血病发生的机制之一。而同时有研究表明另一条lncRNA H19在该类型白血病中上调并发挥促癌作用。有趣的是,虽然二者作用相反,但是研究发现lncRNA BGL3和H19均通过竞争性结合microRNA发挥其调控作用,由此可见lncRNA在细胞基因调控网络中作用的普遍性。另外,T淋巴细胞急性白血病与NOTCH信号通路相关,而lncRNA LUNAR1已经发现受到NOTCH信号的直接调控,并可以通过促进IGF1R mRNA的稳定性而维持IGF1R的持续表达,促进肿瘤发生发展。由此可见,lncRNA作为机体基因表达调控网络的重要层面,在血液系统疾病尤其是肿瘤发生的病理机制调控中的意义已经越来越受到重视。

随着近年来基因芯片技术尤其是高通量RNA测序技术的迅速发展,越来越多的非编码RNA在造血系统发生和病理转变过程中的表达规律将被揭示,而其在造血发生中的调控地位和功能模式也会在近年中逐步被认识。

小　结

在胚胎发育和成体阶段,造血干细胞的迁移和增殖的调控是造血系统的演变的核心环节。卵黄囊造血干细胞的胚内迁移规律决定了胚胎发育时期几次造血中心转移的时空特征,而成体阶段骨髓中造血干细胞的数量和性能直接决定了机体的造血系统活性和储备能力。在正常的情况下,造血干细胞的群落维持在一个非常稳定的数量,且其中大多数细胞处于G_0期,通常只有不足10%的造血干细胞处于细胞增殖周期。但当造血系统受损时,造血干细胞受到刺激可迅速转入增殖状态,以重建造血系统。除了造血干细胞外,造血组织的微环境对血细胞的形成具有十分重要的调节作用。这些调节效应依赖于造血生长因子与受体的反应,以启动细胞内的信号传递,并最终影响造血细胞的表观遗传和基因表达调控网络,使细胞发生增殖和分化,适应周围环境和机体的生理需要,从而实现造血发生的精准时空性调控。

(刘厚奇　王　越)

主要参考文献

Battiwalla M, Hematti P. 2009. Mesenchymal stem cells in hematopoietic stem cell transplantation. Cytotherapy, 11(5): 503～515.

Bouchlaka M N, Redelman D, Murphy W J. 2010. Immunotherapy following hematopoietic stem cell transplantation: potential for synergistic effects. Immunotherapy, 2(3): 399～418.

Bowles K M, et al. 2006. HOXB4 overexpression promotes hematopoietic development by human embryonic stem cells. Stem Cells, 24(5): 1359～1369.

Brezesinski G, Müller H J, Toca-Herrera J L, et al. 2001. Sonic hedgehog induces the proliferation of primitive human hematopoietic cells via BMP regulation. Nature Immunology, 2(2): 172～180.

Chang-Zheng Chena, Harvey F. Lodish b, c. 2010. MicroRNAs as regulators of mammalian hematopoiesis; Seminars in Immunology, 17: 155～165.

Francesco Fazi1, Clara Nervi1. 2008. MicroRNA: basic mechanisms and transcriptional: regulatory networks for cell fate determination; Cardiovascular Research, 79: 553～561.

Frisch BJ, Porter RL, Calvi LM. 2011. Hematopoietic niche and bone meet. Curr Opin Support Palliat Care, 2(3): 211～217.

Guo G, Kang Q, Zhu X, et al. 2015. A long noncoding RNA critically regulates Bcr-Abl-mediated cellular transformation by acting as a competitive endogenous RNA. Oncogene, 34(14): 1768～1779.

Hattori K, Heissig B, Wu Y, et al. 2002. Placental growth factor reconstitutes hematopoiesis by recruiting VEGFR1+ stem cells from bone-marrow microenvironment. Nature Medicine, 8(8): 841～849.

Ji KH, Xiong J, Xiang ZH, et al. 2006. Clonal culture of rat bone marrow-derived multipotential adult progenitor cells and study of their biological properties. Zhonghua Xue Ye Xue Za Zhi, 27: 474～478.

Jo D Y, Rafii S, Hamada T, et al. 2000. Chemotaxis of primitive hematopoietic cells in response to stromal cell-derived factor-1. Journal of Clinical Investigation, 105(1): 101～111.

Kaufman DS, Hanson ET, Rachel L. 2001. Hematopoietic colony-forming cells derived from human embryonic stem cells. Proc Natl Acad Sci USA, 98(19): 10716～10721.

Kitajima K, Minehata KI, Sakimura K, et al. 2011. In vitro generation of HSC-like cells from murine ESCs/iPSCs by enforced expression of LIM-homeobox transcription factor Lhx2. Blood. 117(14): 3748～3758.

Liu YP, Hematti P. 2009. Generation of mesenchymal stromal cells from HOXB4-expressing human embryonic stem cells., Cytotherapy, 11(6): 716～725.

Luo M, Jeong M, Sun D, et al. 2015. Long Non-Coding RNAs Control Hematopoietic Stem Cell Function. Cell Stem Cell, 16(4): 426～438.

Mendelson A, Frenette P S. 2014. Hematopoietic stem cell niche maintenance during homeostasis and regeneration. Nature Medicine, 20(8): 833～846.

Morlando M, Ballarino M, Fatica A. 2015. Long Non-Coding RNAs: New Players in Hematopoiesis and Leukemia. Frontiers in Medicine, 14; 2: 23.

Morrison S J, Scadden D T. 2014. The bone marrow niche for haematopoietic stem cells. Nature, 505(7483): 327～334.

Philippe Collas. Review: Epigenetic states in stem cells; Biochimica et Biophysica Acta, 1790 (2009): 900～905.

Reya T, Duncan AW, Ailles L, et al. 2003. A role for Wnt signalling in self-renewal of haematopoietic stem cells. Nature, 423(6938): 409～414.

Reya T. 2003. Regulation of hematopoietic stem cell self-renewal., Recent Prog Horm Res, 58: 283～295.

Trimarchi, Thomas, Bilal, et al. 2014. Genome-wide mapping and characterization of Notch-regulated long noncoding RNAs in acute leukemia. Cell, 158(3): 593～606.

Ulrika Blank, Göran Karlsson, Stefan Karlsson. 2009. Signaling pathways governing stem-cell fate. Blood, 111: 492-503.

Unger C, Kärner E, Treschow A, et al. 2008. Lentiviral-mediated HoxB4 expression in human embryonic stem cells initiates early hematopoiesis in a dose-dependent manner but does not promote myeloid differentiation. Stem Cells, 26(10): 2455～2466.

Wang P, Xue Y, Han Y, et al. 2014. The STAT3-binding long noncoding RNA lnc-DC controls human dendritic cell differentiation. Science, 344(6181): 310～313.

第十五章　免疫系统

免疫系统是机体对外来理化因素或生物因素的侵入进行应答的特异性组织细胞系统。免疫系统是由免疫细胞、淋巴组织和免疫器官三个层次的结构组成的。组成免疫系统的淋巴器官,根据其发育与结构功能的不同分为中枢淋巴器官(central lymphoid organ)和周围淋巴器官(peripheral lymphoid organ),前者又称初级淋巴器官(primary lymphoid organ),后者又称次级淋巴器官(secondary lymphoid organ)。哺乳动物的中枢淋巴器官包括胸腺和骨髓,周围淋巴器官包括淋巴结、脾、扁桃体等。

人体免疫系统的个体发生过程大致如下:胚胎第3周,卵黄囊血岛发生造血干细胞;第6周,造血干细胞由卵黄囊血岛迁入肝内;第7周,血液内出现淋巴祖细胞;第8周,淋巴祖细胞进入胸腺;第9周,肝内B细胞开始分化;第12周,淋巴结出现淋巴细胞,阑尾内的淋巴细胞尤为明显;第29周,胎儿若受到抗原刺激能出现免疫应答,形成浆细胞。淋巴细胞分化发育及免疫活性细胞生成过程大致如图15-1所示。免疫系统的分化发育还受遗传机制及神经内分泌的调控。免疫系统的功能是在机体不断受到抗原的刺激下,逐步发育完善的。

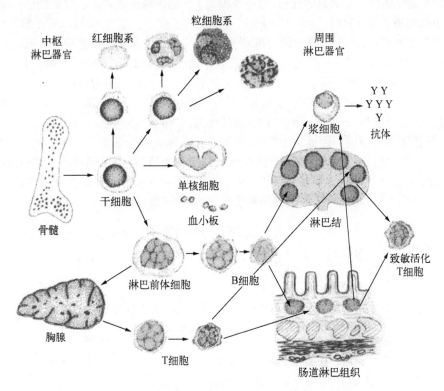

图15-1　淋巴细胞分化发育及免疫活性细胞生成过程

第一节　免疫细胞的发生

免疫细胞起源于骨髓的造血干细胞。造血干细胞在体液和细胞信号的作用下分化为髓系祖细胞和淋巴系祖细胞,其中淋巴系祖细胞主要产生淋巴细胞。造血干细胞向淋巴系祖细胞发育过程中有多种转录因子参与调节。淋巴系祖细胞具有分化成T细胞、B细胞及NK细胞的潜能。在其分化过程中,有众多的转录因子起关键作用。这些转录因子启动不同谱系特异基因表达,保证发育分化过程中向某一谱系分化时失去向其他谱系分化的潜能。T细胞和B细胞是由淋巴系祖细胞在不同的环境下逐步发育分化形成的。骨髓是哺乳动物B细胞发育的主要场所,胸腺则是T细胞发育的主要器官。不同的微环境对淋巴细胞发育的方向和过程起关键作用,而更重要的是细胞自身的调控机制,因为它决定了细胞如何解释外来的信息,并把信息转化成不可逆转的细胞分化,使它们成为具有截然不同免疫功能的细胞。

一、造血干细胞的分化和调节

骨髓中的造血干细胞是体内具有高度自我更新能力并能向各个谱系的血细胞发育的细胞,是体内绝大多数血细胞的祖先。哺乳类的造血始于卵黄囊,然后转到胎肝,在胚胎后期及出生后主要在骨髓中进行。

造血干细胞具有重要的生物学特性:① 自我更新能力,通过不对称性有丝分裂不断产生新的造血干细胞使得造血干细胞保持数量恒定。② 具有增殖潜能,在一定条件下能够反复分裂增殖,在正常情况下,多数细胞停留在G_0期。③ 多向分化能力。造血干细胞增殖后可分化为各种造血祖细胞,进而增殖分化为各系血细胞。④ 可通过造血干细胞的特异性表面标志物来识别。绝大多数造血干细胞表达CD34,低表达或不表达CD38。造血祖细胞是由造血干细胞增殖分化而来的,失去自我更新能力的过渡性、增殖性细胞群。

在胚囊细胞发育机制的研究中发现RBTN-1、TAL-1及GATA-2缺陷小鼠也缺少所有造血细胞的功能,推测这三个因子可能参与造血细胞的早期决定。在胚胎发育过程中,造血干细胞从其产生部位到血细胞的形成过程中是可以迁移的。研究表明,FLK-1$^{-/-}$缺陷型细胞不能迁移。因此推测FLK-1分子可能参与了细胞从原始中胚层向卵黄囊的迁移,也可能参与了胚胎内部的迁移。在决定髓样—淋巴细胞与巨核细胞—血小板细胞之间分化时,转录因子PU-1可能发挥了作用。因为PU-1突变小鼠的红细胞、巨核细胞和血小板都发育正常,但是髓样细胞、NK细胞、T细胞和B细胞等的发育却严重缺陷。在决定淋巴细胞的分化过程中,IK(Ikaros gene)控制进入淋巴细胞的发育,将IK与DNA高度结合的区域予以缺失突变,会造成淋巴细胞的发育停滞。*Scl*主要表达于血细胞中。在胚胎发育过程中,*Scl*的表达伴随着造血的发生。研究表明,Scl$^{-/-}$胚胎干细胞丧失增殖分化成淋巴细胞的能力,说明*Scl*是淋巴系统发育所必需。*RBTN-2*的表达分布与*Scl*相似,而且与*Scl*相结合共同发挥调节功能。RBTN-2$^{-/-}$小鼠胚胎死亡时间与Scl$^{-/-}$小鼠胚胎基本相同。因此,RBTN-2也是淋巴系统发育所必需。GATA-2属于GATA家族成员。基因敲除模型发现,GATA-2的缺失导致严重的早期造血障碍,小鼠胚胎由于贫血死于E10～E11期。通过对GATA-2$^{-/-}$嵌合小鼠模型的分析观察,GATA-2的缺失使早期的造血祖细胞及淋巴细胞的数量严重减少,推测GATA-2可能调节与这些细胞增殖相关基因(如*ckit*配体等)的表达。

二、T细胞的分化发育

胚胎发育第7周,淋巴样祖细胞定向发育成原T(pro-T)细胞。在胸腺血管形成之前,胸腺原基分泌的趋化因子吸引循环血液中的原T细胞进入其内。原T细胞来自卵黄囊,而后来自胎肝,在胚胎后期和出生后则来自骨髓。原T细胞进入胸腺的途径尚不清楚。有人认为是经皮质—髓质交界处的毛细血管后微静脉进入胸腺实质的,有人则认为原T细胞是随组织液从胸腺被膜进入实质的。原T细胞进入胸腺被膜下而未到达胸腺皮质之前,称前T(pre-T)细胞。前T细胞进入胸腺皮质后即称为胸腺细胞(thymocyte)。胸腺细胞从皮质外层到皮质深层,进而经过皮质与髓质交界处进入髓质,在胸腺微环境的作用下逐渐分化成熟,成为CD4或CD8单阳性细胞,然后进入外周血液和淋巴器官。它们的分化程序受到严格的调控,其中转录因子有c-Myb、PU.1、GATA家族、Ikaros家族、Ets、NF-κB/Rel/NFAT、Stat等。

1. T细胞的分化阶段

根据对人胸腺不同部位胸腺细胞的表型分析,胸腺细胞的分化可分为4个阶段。

(1)前T细胞:主要位于胸腺被膜下,细胞体积较大,胞质内细胞器较少,尚未出现T细胞特征性表面标志。

(2)早期胸腺细胞:主要分布在被膜下、小叶间隔附近及胸腺皮质浅层。早期胸腺细胞体积大,核圆形,电子密度较低,胞质少,呈带状,细胞器少。在10～14周时,这种细胞是构成胸腺的主要细胞成分。早期胸腺细胞缺乏CD4和CD8,因此又称双阴性细胞(double negative cell)。

(3)普通型胸腺细胞:位于皮质深层,来自早期胸腺细胞,普通型胸腺细胞胞体中等大小,胞核呈圆形或椭圆形,核染色质呈斑块状,功能活跃者核仁较多见,趋向退化者核深染。在胎龄20周后,这种细胞是胸腺皮质的主要成分。双阴性细胞先后发生T细胞抗原受体(T cell antigen recepter,TCR)β基因和TCRα基因的重排,并逐渐表达功能性TCR。双阴性细胞逐渐转变为双阳性细胞(double positive cell)CD4⁺、CD8⁺;双阳性细胞占此类细胞总数的80%～85%。只有少部分普通胸腺细胞继续分化为成熟胸腺细胞,离开胸腺,多数普通胸腺细胞在阳性和阴性选择中凋亡而被清除。

(4)成熟胸腺细胞:主要位于皮质深层或髓质。成熟胸腺细胞体积相对较小,难与普通胸腺细胞区分。此类细胞的免疫学特点是表达CD4⁺或CD8⁺,为单阳性细胞(single positive cell),同时高表达TCR。

成熟的胸腺细胞大部分通过皮质与髓质交界处的高内皮毛细血管后微静脉进入血液,少数通过淋巴管入血。成熟胸腺细胞迁出胸腺后,即成为处女型T细胞(virgin T lymphocyte),或称初始T细胞,它们依靠细胞表面的归巢受体迁移到周围淋巴器官的胸腺依赖区定居。遍布全身各处的T细胞共同构成T细胞库(T cell repertoire)。

目前已知,诱导T细胞在胸腺内分化、成熟的主要因素包括:① 胸腺基质细胞(thymic stromal cell,TSC)通过细胞表面的黏附分子直接与胸腺细胞相互作用,其中胸腺哺育细胞(nurse cell)对T细胞的成熟和分化起着重要的调节作用。② 胸腺基质细胞分泌多种细胞因子(如IL-1、IL-6和IL-7)和胸腺激素(如胸腺素、胸腺生成素)诱导胸腺细胞分化。③ 胸腺细胞自身分泌多种细胞因子(如IL-2、IL-4),对自身的分化和成熟也起着重要的调节作用。此外,胸腺内上皮细胞、巨噬细胞和交错突细胞对于胸腺细胞分化过程中的自身耐受、MHC限制及T细胞功能性亚群的形成起着决定性作用。胸腺中的T细胞对于胸腺基质细胞的发育和功能完善同样是必不可少的。

T细胞发育成熟后,获得识别自我与非我的能力,其关键步骤是双阳性胸腺细胞向单阳性胸腺细胞分化阶段所发生的胸腺选择。胸腺选择包括阳性选择(positive selection)和阴性选择(negative selection)。

在阳性选择中,CD4⁺、CD8⁺双阳性胸腺细胞在TCRα、β的介导下,与胸腺上皮细胞表面主要组织相容性复合体(major histocompatibility complex,MHC)分子发生有效结合,在此过程中,MHC-Ⅰ类分子选择双阳性胸腺细胞的CD8共受体,使CD4共受体减少;MHC-Ⅱ类分子则选择双阳性胸腺细胞的CD4共受体,使CD8共受体减少。这样的选择结果使CD4⁻CD8⁺T细胞具有识别自身MHC-Ⅰ类分子/异抗原复合物的能力,而CD4⁺CD8⁻T细胞则具有识别自身MHC-Ⅱ类分子/异抗原复合物的能力,这就是T细胞获得MHC限制性的基础。阳性选择可消除所有非己MHC限制性T细胞克隆,而保存自身MHC限制性T细胞克隆,包括潜在的、有害的自身反应性T细胞克隆。

阴性选择是主要发生在胸腺细胞与巨噬细胞或交错突细胞之间的相互作用。在阴性选择中,位于胸腺皮质与髓质交界处的交错突细胞(胸腺树突状细胞)和巨噬细胞表达高水平的MHC-Ⅰ类和MHC-Ⅱ类抗原,它们与自身抗原结合成复合物,对已经历过阳性选择的胸腺细胞进行阴性选择。能识别MHC-自身抗原复合物的胸腺细胞即发生凋亡而被清除,不能识别该复合物的胸腺细胞则继续发育。经阴性选择后,排除了自身反应性T细胞克隆,只有那些识别非己抗原与自身MHC分子复合物的T细胞克隆才能存活,并分化成为有功能的单阳性胸腺细胞。

胸腺细胞在经历了上述与MHC相关的选择过程后,约有95%以上的胸腺细胞被灭活或淘汰,少量胸腺细胞成熟为可与异物抗原发生反应的CD4⁺CD8⁻或CD4⁻CD8⁺的单阳性T细胞。这些成熟胸腺细胞可迁移离开胸腺,定居于周围淋巴器官的胸腺依赖区,以执行T细胞的功能。

2. 调节T细胞的因子

(1)调节共同淋巴样祖细胞向T细胞/NK细胞发育的转录因子:在胸腺中存在Pro-T/NK/B多潜能前体细胞,在不同的转录因子调节下可能发育为T前体细胞、B前体细胞或NK前体细胞。这些转录因子包括Ikaros、GATA3、Ets-1、IRF-1和Id蛋白等。

*Ikaros*基因在T细胞发育中发挥重要作用。*Ikaros*缺失小鼠的T细胞有多种功能异常,使CD4⁺胸腺细胞数量显著升高,胸腺细胞在TCR传导信号的刺激下过度增殖并向肿瘤发展,表明*Ikaros*在T细胞中可能是一种重要的肿瘤抑制基因。

(2)调节T细胞发育成熟的转录因子:根据细胞膜上的标志,T细胞的发育可分为几个阶段。最早期,T前体细胞为三阴性(TN)或称双阴性(DN)细胞,不表达CD3/TCR、CD4及CD8分子。进一步发育后DN细胞开始表达RAG1和RAG2,并发生*TCRβ*基因重组,*TCRβ*与pre-TCRα形成pre-TCR表达于细胞表面,通过它介导的信号能挽救前体细胞,使其不死亡并增殖,进一步向阳性(DP)细胞阶段发育。DP

细胞占胸腺淋巴细胞的70%以上时,经过阳性选择和阴性选择发育为CD4或CD8单阳性(SP)T细胞,其间,95%DP细胞发生凋亡。这个过程排除了自身反应克隆,成熟细胞形成一个能识别自身MHC分子结合不同外来抗原肽的T细胞库。参与T细胞发育的转录因子有HMG蛋白家族、Erg-1、NFAT、Nur77等,HMG蛋白家族、Erg-1及NFAT在胸腺细胞从双阴性细胞发育为双阳性细胞阶段起作用,而Nur77参与阴性选择过程。

(3)调节辅佐性T细胞发育分化转录因子:T细胞是高度异质性的细胞群体,其中辅佐性T细胞(helper T cell)是其中的一个亚群。Th细胞根据其分泌的细胞因子和参与免疫应答的不同分为Th1和Th2两个类型。Th1分泌IL-2和IFN-γ,参与细胞免疫应答。Th2分泌IL-4、IL-5、IL-10等细胞因子,主要参与体液免疫应答。在Th细胞向Th1、Th2分化过程中,除细胞因子外,GATA3、c-Maf、NFATc/NFATp和Stat4/Stat6等转录因子也具有重要的调节作用。Stat4/Stat6两者属于Stat转录因子家族,参与调节Th细胞向Th1和Th2亚群分化过程。Stat4是一个85 kDa的蛋白质,主要表达于脾脏、肺、肌肉、睾丸和髓系细胞中,是IL-12介导免疫应答中的信号分子,在IL-12作用下发生磷酸化并被激活。Stat$^{-/-}$小鼠丧失对IL-12介导免疫应答的能力,不分泌IFN-γ,Th细胞在IL-12或者单核细胞李斯特菌诱导下也不能向Th1亚群分化。Stat6表达于所有成年组织和血细胞系中,是IL-4介导途径的信号分子。IL-4与IL-4R结合后,通过Jak1和Jak3使Stat6磷酸化,进而诱导IL-4所调节基因的表达,包括IgE、IL-4R、FcR、MHC-Ⅱ等。Stat6$^{-/-}$小鼠丧失对IL-4应答的能力,因此IL-4也不能诱导IL-4R、CD23和MHC-Ⅱ分子表达,即使加入外源性IL-4,T细胞也不能增殖。Stat6$^{-/-}$小鼠另外一个显著特点是T细胞不能向Th2亚群分化。另外,Stat6能与IL-4基因启动子中的沉默子结合,抑制IL-4的表达。这种沉默子是Th1细胞特异性的,在Th2细胞中不存在,保证了IL-4只在Th2细胞亚群中表达。

三、B细胞的分化发育

在胚胎早期,B细胞在肝中发育,胚胎中期开始在骨髓中发育成熟。人胚第7～18周,由卵黄囊壁迁至肝中的造血干细胞在肝脏微环境中发育成熟为B细胞。在这期间,肝内的干细胞还不断地输入骨髓,在骨髓内分化为各类造血细胞(红细胞系、粒细胞系、血小板系等)。18周后,B细胞主要在骨髓内发育分化,直至终生。

由造血干细胞分化的淋巴祖细胞先后发育成祖B细胞(pro-B cell)、前B细胞(pre-B cell)、幼B细胞(immature B cell)和成熟B细胞(mature B cell)。B细胞分化的主要变化是免疫球蛋白基因重排和表达膜表面标志,在发育中也经历选择过程,除去非功能性基因重排的B细胞和自身反应性B细胞。

(一)B细胞的发育过程

B细胞的发育过程主要分为两个阶段。

1. 抗原非依赖期

B细胞抗原非依赖发育阶段主要是以细胞表面标记和免疫球蛋白基因重排的程度加以区分的。B细胞各发育阶段主要特点如下。

(1)祖B细胞:约始于胚胎第9周,祖B细胞及随后B细胞发育各阶段都表达B220(CD45)分子。此阶段还表达CD43、末端脱氧核苷酸转移酶(TdT)、RAG-1、RAG-2、CD19、Igα和Igβ等。

(2)前B细胞:已发生Ig重链基因重排,但无轻链基因重排,故无Ig表达,约占成人骨髓有核细胞的5%。前B细胞的CD43表达水平下降,后期不表达TdT,Ig重链重排成功,并出现前B细胞受体复合体(pre-BCR complex)(由μ链、替代轻链、Igα和Igβ组成)。处于分裂周期中的早期前B细胞RAG-1和RAG-2的表达水平下降,当进一步分化时,RAG基因又被诱导表达,这与轻链基因的重排有关。

(3)幼B细胞:已发生轻链基因重排,膜表面表达IgM。此时,其膜受体若与抗原交联,会产生负信号,使细胞受抑制,不能分化成熟。这样,那些对自身抗原产生反应的B细胞克隆就不能形成,这也是B细胞自身耐受的机制之一。

(4)成熟B细胞:细胞膜表面表达sIgM、sIgD和其他分化抗原,如补体受体、Fc受体、细胞因子受体等。轻链基因的重排及表面IgM的表达标志着B细胞抗原非依赖阶段发育的完成。

2. 抗原依赖期

成熟B细胞离开中枢淋巴器官,迁居至周围淋巴器官,在抗原刺激下活化并大量增殖,多数细胞分化成浆细胞（plasma cell），一种浆细胞只能产生一种类别的Ig分子。少部分细胞停止分化而成为记忆性B细胞（memory B cell）。

B细胞分化中，骨髓内的基质细胞，包括巨噬细胞、血管内皮细胞、成纤维细胞、脂肪细胞等起着至关重要的作用。基质细胞可合成和分泌多种细胞因子及纤维粘连蛋白、胶原蛋白和层粘连蛋白等细胞外基质。从造血干细胞至祖B细胞的分化阶段，细胞发育需与基质细胞直接接触，在B细胞后期阶段，可能只依赖基质细胞分泌产生的细胞因子的作用，其中最重要的是IL-7，其他还有GM-CSF、M-CSF、G-CSF、SCF、IL-4、TL6、TGF-β、IGF-1等。

（二）B细胞发育过程的调节

1. 抗原非依赖期的调节

B细胞发育过程中相关基因的表达受到细胞内多种转录因子的调节。参与B细胞抗原非依赖阶段的转录因子有PU.1/spi-1、Ets-1、Ikaros、E2A、EBF、BSAP、SOX-4等。这些转录因子主要调节两个"关卡"，即共同淋巴样祖细胞向B细胞谱系发育和祖B细胞向前B细胞发育。目前已知PU.1和Ikaros在前一个"关卡"起作用，而E2A、EBF和BSAP可能在第二个"关卡"起作用。

（1）PU.1：PU.1只表达于血细胞，包括B细胞、巨噬细胞、单核细胞、中性粒细胞、早期幼稚红细胞及多种祖细胞。*PU.1*基因敲除小鼠缺失B细胞，并于胚胎期死亡。另外，PU.1的调节作用需要其他辅助因子的参与。

（2）SOX4：是淋巴细胞的一种转录激活子。*SOX4*表达于T细胞和前B细胞系和小鼠胸腺中。SOX4$^{-/}$$^-$小鼠的循环系统发育和B细胞的发育受阻断，B细胞停滞在祖B阶段，胎肝中能在IL-7刺激下增殖的B前体细胞数量明显减少，而且增殖能力也严重降低。

2. 抗原依赖期基因表达的转录因子

进入外周后，静止的B细胞首先进入初级滤泡。B细胞BCR与抗原结合后开始增殖，并摄取、加工和呈递胸腺依赖抗原（TDAg）。这个过程中，B细胞表达MHC-Ⅱ、B7-1（CD80）、B7-2（CD86）、CD40分子水平上调。初级滤泡中B细胞扩增后形成生发中心（GC），B细胞与滤泡树突细胞相互作用，并进行体细胞突变、高亲和力抗体的选择、Ig类型转换和阴性选择。其中，B细胞表达的CD40、CD19、B7、LT-α、TNF-R及Fas等分子与它们相应的配体的结合参与了这些过程。当B细胞成功地进行了体细胞突变、受体编辑、Ig类型转换、亲和力成熟及负选择后离开GC，进一步分化为记忆细胞和浆细胞。参与B细胞抗原依赖发育阶段的转录因子主要有Oct-1/2、OCA-B、Ets-1、PU.1、Stats和BLIMP-1等。

*Blimp-1*诱导B细胞成熟蛋白（Blimp-1）特异表达于成熟B细胞和浆细胞中，足以引起B细胞的分化。最近发现*Blimp-1*能与*c-myc*基因表达调节序列中的抑制位点结合，并抑制*c-myc*在B细胞中的表达，由此介导B细胞的终末分化。小鼠缺失*Blimp-1*基因，于胚胎期死亡，提示它可能还参与了早期的发育。

四、NK细胞的分化发育

NK细胞约占淋巴细胞总数的10%，在成体由骨髓的淋巴细胞产生，寿命短，不参加淋巴再循环。人胚第9周，在造血期的肝中出现NK细胞，以后NK细胞在骨髓中发生发育。其发育过程大体上经历了原始细胞、前体细胞和成熟细胞三个阶段。原始细胞和前体细胞主要位于胎儿骨髓，细胞质内含颗粒很少，NK活性很弱；新生儿外周血NK细胞呈CD56$^+$、CD3$^+$，胞质内已有较多颗粒，NK活性较强；成人外周血中的NK细胞呈CD56$^+$、CD3$^-$、Cd11b$^+$，胞质内含颗粒最多，NK活性也最强。NK细胞能活跃地杀伤造血干细胞和幼稚胸腺细胞，在血细胞和免疫细胞的发生中起重要的调节作用。

五、抗原呈递细胞的分化发育

1. 树突状细胞

树突状细胞（dendritic cell, DC）起源于骨髓多能干细胞，但受不同因素的影响，而有不同的分化途径。髓样DC前体细胞先通过血流进入非淋巴组织。未成熟DC接触、摄取和处理抗原后迅速成熟，并通过血液或淋巴选择性地迁移至周围淋巴器官的胸腺依赖区，发挥抗原呈递和免疫调节作用。淋巴样DC前体细胞进入中枢淋巴器官（胸腺），分化并参与T细胞的阴性选择，辅助完成对T细胞的培育。

2. 巨噬细胞

巨噬细胞起源于骨髓中的造血干细胞，血液中的单核细胞是巨噬细胞的前体。造血干细胞经过原单核细胞（monoblast）、幼单核细胞（prornonocyte）发育成为单核细胞（monocyte）。单核细胞在不同部位穿出血管壁进入组织和器官内，分化为巨噬细胞。

第二节　免疫器官的发生

一、胸腺的发生

1. 胸腺发生

人胸腺是由第3对咽囊的内胚层及其相对应的鳃沟外胚层发生的（图15-2）。第5周末，第3对咽囊的腹侧分上皮细胞和相对的鳃沟外胚层上皮细胞增生，形成左右两条细胞索。细胞索向胚体尾端伸长，沿胸骨下面降入纵隔，与心包膜壁层相接触并在甲状腺和甲状旁腺的尾侧向中线靠拢、愈合，形成胸腺的原基（thymic anlage）。内胚层细胞分化形成胸腺皮质的上皮细胞，外胚层细胞分化为被膜下上皮和髓质的上皮细胞。

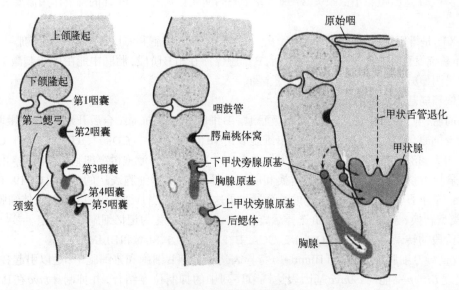

图15-2　胸腺发生模式图

第6～8周时，胸腺实质表面被一层基膜包裹，无皮质和髓质之分。胸腺原基最初呈中空管状，由于上皮细胞增殖迅速，管腔变为实心细胞索。细胞索在其周围的间充质内分支生长，每一旁支即为一个胸腺小叶的始基。细胞索间的间充质形成不完整的小隔。此时，胸腺已具有内分泌功能。随着胸腺的下降，小叶间血管和与之相伴的神经纤维逐渐向胸腺内部生长。

第8～9周时，胸腺基质进一步发育并分泌多种激素样物质和趋化因子，吸引淋巴祖细胞和原T细胞迁入，淋巴细胞开始在胸腺定居。淋巴祖细胞迁入胸腺，分布于上皮细胞间隙内，并迅速分裂增殖，分化为胸腺细胞，使胸腺成为淋巴器官。

第10～12周时，胸腺小叶及皮质、髓质的分界已渐明显，胸腺周边细胞密集，形成早期皮质，靠基膜处上皮细胞为单层立方，其余上皮有突起，呈上皮性网状细胞，胸腺中央染色浅为髓质，含较多的上皮性网状细胞和少量的淋巴细胞。胸腺小叶分隔不完整，相邻小叶的髓质在深部相互连接血管和神经已到达分化中的髓质，巨噬细胞的前体也进入胸腺。这时，在胸腺分泌的激素样物质的作用下，$CD2^+T$细胞占胸腺总淋巴细胞的5%。

第12～15周，胸腺淋巴细胞数量达到高峰，$CD2^+T$细胞占淋巴细胞总数的85%。从此时起，T细胞在诱导剂的作用下开始迁移到周围淋巴器官。到第16周，几乎所有的周围淋巴器官均出现T、B淋巴细胞。第20周，胎儿胸腺发育成熟，此后逐渐长大，一直延续到青春期，而后退化。

2. 胸腺小体的发生

第12～13周时,髓质内出现散在的胸腺小体。第17～20周,胸腺小体数量增多,体积大小不等,有的小体互相融合,小体内含细胞碎片、巨噬细胞及粒细胞等。第25周至足月,小体的外层细胞含角蛋白增多,细胞器不发达,中层细胞内细胞器丰富,张力丝较少,近中心部的细胞张力丝增多,小体中心的细胞发生透明变性,细胞核及细胞轮廓不清。

3. 胸腺的细胞

胎儿胸腺实质内除有不同发育阶段的胸腺细胞外,还可见下列几种细胞。

(1)胸腺上皮细胞:第20周胎儿胸腺内各类胸腺上皮细胞已趋成熟,分布于被膜下、皮质、皮质与髓质交界区和髓质内。细胞均有突起,互相连接成网。上皮细胞分泌多种激素,构成微环境梯度,促进胸腺细胞的分化发育。凡胎内严重感染和妊毒症患者及窒息致死的胎儿,其上皮性网状细胞的体积均小于均数。

(2)巨噬细胞:胎儿胸腺内存在大量巨噬细胞。胞质内含丰富的溶酶体,可吞噬、清除凋亡的胸腺细胞。巨噬细胞还常见于血-胸腺屏障及胸腺小体内。它们也分泌多种细胞因子,参与胸腺内微环境的形成。

(3)造血细胞:胎儿期胸腺内可见造血细胞。从胚胎第12周起,在胸腺小叶间隔内血管周围及小叶的皮质和髓质交界处均可见发育中的嗜酸性粒细胞系,其数量随胎龄而增多,多数细胞处于中幼粒阶段。

(4)类肌细胞:主要见于髓质及皮、髓质交界处,是一种较大的圆形细胞,细胞核位于中央,核周围环绕不规则排列的肌丝束。类肌细胞可能是来自鳃弓的原始肌细胞,有收缩功能。

胸腺的体积、重量随年龄增长有很大变化。胸腺体积和重量最大的时期是从新生儿直到15岁左右。至15岁左右,胸腺重量可达30～40 g。进入青春期以后,胸腺开始缓慢退化,皮质和髓质均逐渐减少,脂肪相对增多。60岁以后,胸腺内的淋巴成分已很少,上皮细胞有时变为索条状或管状,有的胸腺小体变成上皮性囊,小叶也不明显,有时出现纤维化。胎儿胸腺的重量和体积变化见表15-1。

表15-1　不同月龄人胎儿胸腺的重量和体积

月　龄	胸腺重量/g	胸腺体积/cm³	月　龄	胸腺重量/g	胸腺体积/cm³
3	0.07 ± 0.017		7	3.90 ± 1.40	1.77 ± 0.81
4	0.21 ± 0.14	0.22 ± 0.17	8	6.79 ± 2.54	6.25 ± 3.63
5	0.59 ± 0.37	0.68 ± 0.57	9	9.88 ± 1.99	7.10 ± 2.09
6	1.65 ± 0.67	1.35 ± 0.90	10	10.93 ± 4.45	11.17 ± 5.64

二、淋巴结的发生

人胚第7周,全身毛细淋巴管网基本形成。与此同时,局部间充质腔隙也互相融合扩大,形成许多淋巴囊,如颈淋巴囊、髂淋巴囊、乳糜池等,淋巴囊与淋巴管相连接。淋巴囊和大淋巴管周围的细胞渐聚集形成细胞群,淋巴细胞随小血管一起迁入,并在此增殖,形成不明显的淋巴小群。第10周时,才显示出来,开始形成淋巴结。在胎儿早期,除乳糜池上部以外的淋巴囊都已发展成早期淋巴结群。

淋巴囊生成后,囊壁的结缔组织逐渐伸入并穿越淋巴囊,形成互相交织的毛细淋巴管丛,以此为网架逐渐形成了淋巴结。一个毛细淋巴管丛也可形成数个淋巴结。进入毛细淋巴管丛的淋巴管成为输入淋巴管,离开毛细淋巴管丛的淋巴管成为输出淋巴管。毛细淋巴管丛也可参与形成输出淋巴管及被膜下淋巴窦。最初聚集于淋巴结原基处的淋巴细胞是由造血干细胞在肝、骨髓及胸腺内分化后迁移来的。毛细血管后微静脉在胎儿第3个月出现。

一般认为,胎儿期淋巴结没有免疫反应的功能,38周时只有少数聚集于皮质的淋巴细胞能与抗人的IgM、K、OKB-2和BA-1抗体呈阳性反应。出生后2周,肠系膜淋巴结内出现浆细胞。出生1个月后,可辨认出淋巴小结和生发中心。正常胎儿未发现从B细胞衍化而来的浆细胞,但在因感染风疹、弓形体或梅毒而流产的胎儿淋巴结内可见到浆细胞和生发中心,提示在宫内感染情况下,胎儿体内会出现免疫活性细胞。

三、脾 的 发 生

脾发生于胚胎第5周,胃背系膜的间充质细胞密集成群,凸入腹腔,为腹膜所覆盖,因此脾的表面覆有间皮。当胃的背侧缘迅速发育成为胃大弯及胃的纵轴向前后方向转变成左右方向时,胃的背系膜发育成的网膜囊向左突出,脾亦被牵向胃的左背侧,并参与构成小网膜的边缘。胎儿第3个月,网膜囊的背叶与体壁黏合,覆盖于左肾上腺及部分肾的表面,故胃与脾之间的小网膜部分成为胃脾韧带,脾与体壁之间的部分成为脾肾韧带。

根据不同发育阶段组织结构的特点,将人胎脾的发生分为造血前期、造血期和淋巴组织分化期。造血前期间充质分化的网状间隙内,分裂分化为各种造血细胞。6周时,脾为密集的间充质细胞团,血管进入其中并分支形成血窦。第8周可分辨出原始脾索和脾窦。至第9周时,进入造血期,卵黄囊血岛的造血干细胞通过肝经血液循环入脾,在血窦周围的网状组织内增殖分化为各种类型的造血祖细胞和前体细胞,如原红细胞、原淋巴细胞和原巨核细胞等。至第9~12周,脾内小动脉周围出现少量T细胞和B细胞,呈小集落状。随着胎龄增长,B细胞集落逐渐增大,形成脾小结。第4~5个月,脾的造血功能活跃,可生成红细胞、粒细胞、血小板和淋巴细胞等。与此同时,血窦内皮细胞渐由扁平状变为杆状,还可见巨噬细胞吞噬血细胞现象。此后,密集的淋巴细胞形成白髓,脾索内的淋巴细胞也增多。胚胎第5个月后,脾生成粒细胞和红细胞的功能渐被骨髓所替代,生成淋巴细胞的功能则保持终生。第6个月,胎儿脾的红髓、白髓已很分明,淋巴组织逐渐增多,脾由造血器官逐渐转变为淋巴器官。在淋巴组织分化期,许多T淋巴细胞进入小动脉周围的结缔组织内,形成动脉周围淋巴鞘,淋巴鞘内还可见到许多树突状细胞。8个月胎儿的脾小体外周出现边缘区。随着胎龄的增长,脾的结缔组织逐渐增多,被膜增厚,至7~8个月时,小梁已非常清楚。

脾在胚胎期有造血功能,出生后仍保留很少量的干细胞,在一定条件下可恢复造血功能。

四、扁桃体的发生

扁桃体包括腭扁桃体、咽扁桃体和舌扁桃体,位于口咽、鼻咽和舌根部,是具有免疫功能末梢淋巴器官,分布大致成环形,为消化道和呼吸系统防御病原侵犯的第一道防线。第3个月腭扁桃体由第2对咽囊内胚层发育而来,此时第2对咽囊大部分已经闭锁。咽囊内胚层细胞增殖形成细胞索,向下生长伸入间充质内。索的中央部裂开形成扁桃体隐窝。由骨髓和胸腺来的B细胞和T细胞进入隐窝并聚集成淋巴小结,深部的间充质形成被膜。

咽扁桃和舌扁桃发生于第1咽囊的后壁和舌根部,两者的上皮均来自前肠头端的内胚层。其组织发生形式与腭扁桃体相似,也有淋巴细胞入侵,而且范围逐渐增大,但淋巴小结散布区较小,隐窝较浅。

第三节　免疫力的建立

免疫力是指机体识别和排除抗原性异物功能,即机体区分自己和非己的功能。免疫力已不是单纯指人体抗致病微生物的抵抗力了,使人致病的各种病原体只是抗原性异物的一种,其他如非致病性花粉、药物甚至食物,正常机体内经常出现的衰残细胞及偶尔突变出现的癌细胞也都属于非己的抗原性异物。

免疫可以分为两大类,一是先天性免疫,二是获得性免疫。先天性免疫是非特异性的,是机体与生俱来的维护健康的功能。这种免疫本能地对所有外来物质、病菌、异物等具有排异和吞噬作用,它包括体表屏障、血脑屏障、血胎屏障、细胞吞噬作用及人体正常体液和组织中的抗菌物质。而获得性免疫是后天获得的,具有特异性,即对某一种疾病具有免疫作用,如患了肝炎后对肝炎有免疫力,是在肝炎病原体刺激下机体内产生了抗肝炎的抗体,故而对肝炎有免疫力。

在获得性免疫中可以分为自动免疫和被动免疫。自动免疫又可以分两类,一是自然形成的,即感染患病后自然获得,称为自然免疫;二是人工诱导产生的,如注射和服用各种疫苗,如SARS疫苗,称为人工免疫。被动免疫也分两类,一是自然获得的,如通过母体胎盘和母亲哺乳自然传递给胎儿免疫球蛋白,如免疫球蛋白G(IgG)和免疫球蛋白A(IgA);二是人工免疫,分为注射同种或异种抗体,如在SARS流行期注射痊愈者的血清(含有抗SARS的抗体),即为同种抗体,而注射感染了SARS的马的血清则是异种抗体。例如,在抗御艾滋病的斗争中,研究人员发现,不同的人种对艾滋病的抵抗力是不一样的,这便是在自然进化过程中人们所获得的自然免疫力有所不同的结果,也因此可以模仿自然免疫的方式研制出人工疫苗来抗御艾滋病,尽管现在这一进程十分缓慢。

人类的免疫球蛋白最早出现在胚胎第10~20周,最先出现的是IgM,IgG和IgA次之。至出生时,IgM可达成人水平的10%,IgA达1.2%,IgG达82%,后者包括从母体传输过来的一大部分。测定儿童免疫球蛋白水平是评价其免疫功能的一种重要方法。

细胞反应最早出现在胚胎第12~15周,但至出生时也远不成熟,迟发型反应较弱。新生儿的吞噬功能也不完备,吞噬细胞在数量和功能上均未过成人水平。补体发育比较早一些,至出生时补体的血清水平可达成人的50%,旁路途径也已成熟。

第四节　免疫异常与发育

一、免疫缺陷的发生阶段及环节

免疫系统在发生和发育过程中,由于某种原因导致某个环节受阻,就会发生免疫缺陷。① 干细胞发育障碍使淋巴细胞系、粒细胞系及巨核细胞系皆可发生缺陷。② 淋巴细胞系发育障碍形成联合免疫缺陷病。③ 粒细胞发育障碍可发生慢性肉芽肿。④ 第3、第4咽囊形成障碍使胸腺和甲状旁腺发育不良,常见的疾病有DiGeorge综合征(参见本书第十二章)等。⑤ 胸腺形成不良可导致Nezelof综合征。⑥ 间叶细胞系发育障碍导致骨髓血管系异常,可出现共济失调性毛细血管扩张症等。⑦ 胸腺功能障碍T细胞异常,可导致共济失调性毛细血管扩张症等。⑧ 类囊组织的障碍影响B细胞形成,可出现X连锁无丙种球蛋白血症。⑨ 致敏T细胞功能不全可发生慢性皮肤黏膜真菌感染症等。⑩ B细胞至浆细胞阶段发生障碍可发生选择性免疫缺陷病,如IgA选择性缺陷病等。⑪ T细胞和B细胞协同作用障碍也是一种联合免疫缺陷,但属于外周性的,如Wiskott-Aldrich综合征等。

二、免疫缺陷的发生原因

1. 遗传基因异常

呈X连锁隐性遗传,异常基因位于X染色体上,在女性可以不表现疾病,但在男性则别无选择,所以男性患病率比女性高得多,如Bruton型丙种球蛋白缺乏症、X连锁高IgM型Ig缺陷症和X连锁联合免疫缺陷病(Gitlin型)等。另一类为常染色体隐性遗传,发病无性别差异,如Swiss型联合免疫缺陷病等。目前已有超过100种原发性免疫缺陷病异常基因被确认,新的基因突变还在不断增多,国际上已建立专业的PID基因突变网络数据库(immunodeficiency mutation databases, IDbases),目前已注册了世界范围内14种类型基因突变,包括数千种不同原发性免疫缺陷病家族基因突变。

2. 中枢免疫器官发育障碍

可由遗传缺陷所致,也可由宫内感染某些病毒(如巨细胞病毒、麻疹病毒等)导致胚胎发育受损,免疫系统发育异常。

3. 免疫细胞内在缺陷

多由先天性酶缺陷引起,如腺苷脱氨酶(ADA)缺乏、核苷磷酸化酶(PNP)缺乏及葡萄糖-6-磷酸脱氢酶(G6PD)缺乏,皆可引起T细胞、B细胞或吞噬细胞缺陷。

4. 免疫细胞间调控机制异常

机体的免疫调控是一个极为复杂的网络机制,在这个调节网中,无论是辅助不足或抑制过盛,皆可导致免疫缺陷。许多继发性免疫缺陷则常因感染、药物和放射线等因素而发生(图15-3)。

三、原发性免疫缺陷疾病

原发性免疫缺陷疾病(primary immunodeficiency disease, PID)是由遗传性或先天性原因引起的免疫系统功能缺陷病,其临床特点是反复或持续性的感染。目前已发现有100余种,可分为以下8种类型: T细胞和B细胞联合免疫缺陷、以抗体缺陷为主的体液免疫缺陷、其他已明确免疫缺陷综合征、免疫失调性疾病、吞噬细胞数目或功能先天性缺陷、天然免疫缺陷、自身炎性反应性疾病和补体缺陷。

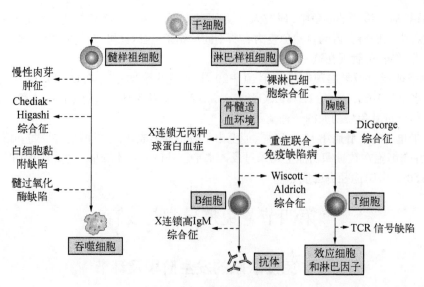

图 15-3　免疫缺陷病的细胞基础

1. X连锁无丙种球蛋白血症(XLA)

此病属于 X 连锁隐性遗传先天性 B 细胞缺陷病,男性多发。由 Burton 于 1952 年发现,又称 Burton 病。其特征为血循环中缺乏 B 细胞及 γ 球蛋白。发病机制是 Btk 基因发生突变时前 B 细胞的分化成熟受影响,导致 B 细胞数量减少或缺失。患儿在出生后 6～8 个月起病,此前婴儿可受到来自母体抗体的保护。临床表现以反复持久的肺炎球菌、链球菌和嗜血杆菌等感染为多见,但对病毒、真菌等细胞内感染仍有一定的抵抗力。主要免疫学异常是血清中免疫球蛋白含量明显降低,血清 IgA 和 IgM 为正常人的 1% 或更低。大多数患者外周血的 B 细胞和浆细胞缺乏。患者外周血中 T 细胞的数量和功能均在正常范围。该病的治疗主要是注射丙种球蛋白,合并细菌感染时加用抗生素。若不积极治疗,约半数患儿于 10 岁前死亡。

2. 普通变异型免疫缺陷病(CVID)

此病是一种反复发生细菌性感染、低丙种球蛋白血症和缺乏抗体反应的综合性疾病。目前认为,其发病机制是 B 细胞分化、增殖或转化成浆细胞的功能缺陷,不少 CVID 病例存在着信号传导的缺陷。

3. 选择性IgA缺陷症

这是常见的免疫缺陷病,其发病机制尚不清楚。该病特征是血清中 IgA 水平异常低下,而 IgG、IgM 和 IgD 正常或升高,提示选择性 IgA 缺陷有可能是 B 细胞发育在后期阶段停滞所致,即表达膜 IgA 的 B 细胞向浆细胞分化发育过程受阻。该病的发病机制也可能是与辅助 IgA 产生的 Th 细胞不足或抑制 IgA 产生的 Ts 细胞功能亢进有关。该病的发生可能与位于第 6 号染色体上的 MHC Ⅱ 类基因区中的易感基因相关。半数以上患者可无临床症状,或只表现为反复呼吸道、消化道或泌尿道感染,极少数患者出现严重反复感染。该病目前尚无满意的治疗方法,但预后良好,少数患者可自行恢复合成 IgA 的能力。

4. 迪格奥尔格综合征

迪格奥尔格综合征(DiGeorge syndrome)是一种伴有甲状旁腺功能低下的细胞免疫缺陷疾病,患者胸腺缺失或很小,T 细胞功能缺陷。此病为非遗传疾病,病因是在胚胎发育的第 12 周左右,咽囊发育障碍,使起源于该部位的器官组织如胸腺、甲状旁腺发育不全,出现先天性心血管畸形等。这类患儿的母亲多有酗酒史,因此推测本病的发生可能与酒精中毒有关。少数为常染色体显性遗传的 DiGeorge 综合征病例,其发病可能与第 22 号染色体易位有关。近年来采取胸腺移植治疗此病已获得成功。

四、淋巴器官畸形

淋巴器官畸形较少,偶见下列类型。

1. 先天性胸腺不发育

先天性无胸腺者常伴无甲状旁腺,即 DiGeorge 综合征。

2. 异位胸腺及附加胸腺组织

异位胸腺可见于颈部,常与下甲状旁腺相连。胸腺有时发生形态变异,可表现为细长条索状,或延伸至颈部、气管前外侧,或以纤维索与下甲状旁腺相连。

3. 副脾

副脾为较常见的先天性脾畸形,发生率在10%左右。同时可有一个或多个副脾存在,直径约1 cm,在脾门处多见。副脾可完全地或部分地包埋在胰尾或胃脾韧带内。

4. 先天性无脾综合征

此病又名Iremark综合征。其特征是先天性脾脏发育不全或无脾,常伴有复杂而严重的心脏及大血管畸形,内脏反位,肝和肺不正常分叶,并有对称性发育倾向(如对称性双侧三叶肺、肝左右叶大小对称、双上腔静脉等),畸形儿多在2岁前死亡。发生率约1/50 000,约占先天性心脏病尸检例数的2.3%。这种异常是由某些畸形因素的作用造成胚胎发育中止而形成的一种先天性多脏器畸形的综合征,以血管畸形为主。

小 结

免疫系统是由免疫细胞、淋巴组织和免疫器官三个层次的结构组成的。淋巴细胞起源于造血干细胞产生的淋巴系祖细胞。淋巴系祖细胞在环境和遗传因素的影响下分化成T细胞、B细胞及NK细胞。免疫器官主要包括胸腺、脾、淋巴结和扁桃体。其中,胸腺是由第3对咽囊的内胚层和对应的鳃沟外胚层发育来的,脾是由胃背系膜的间充质细胞发育而来的。人的免疫力是逐渐发育形成的。免疫缺陷可以发生在免疫系统发生和发育的各个环节。

(邵淑娟)

主要参考文献

高英茂.2010.组织学与胚胎学.2版.北京:人民卫生出版社.

龚非力.2003.医学免疫学.北京:科学出版社.

Bix M. Kim S. Rao A. 2005. Immunology. Opposites attract in differentiating T cells. Science, 308(5728): 1563～1565.

Cho M L, Kang J W, Moon Y M, et al. 2006. STAT3 and NF−kappaB signal pathway is required for IL−23−mediated IL−17 production in spontaneous arthritis animal model IL−1 receptor antagonist-deficient mice. J Immunol, 176(9): 5652～5661.

Guan X, Nishikawa M, Takemoto S, et al. 2010. Injection site-dependent induction of immune response by DNA vaccine: comparison of skin and spleen as a targetfor vaccination. J Gene Med. 12(3): 301～309.

Hwang E S, Szabo S J, Schwartzberg P L. 2005. Glimcher LH. T helper cell fate specified by kinase-mediated interaction of T−bet with GATA−3. Science, 307(5708): 430～433.

Joseph E. Labrie Ⅲ, Lisa Borghesi, et al. 2005. Bone marrow microenvironmental changes in aged mice compromise V(D) J recombinase activity and B cell generation? Seminars in Immunology, 17(5): 347～355.

Martins G A. Hutchins AS. Reiner SL. 2005. Transcriptional activators of helper T cell fate are required for establishment but not maintenance of signature cytokine expression. Journal of Immunology, 175(9): 5981～5985.

Mittal A, Papa S, Franzoso G, Sen R. 2006. NF−kappaB−dependent regulation of the timing of activation-induced cell death of T lymphocytes. J Immunol, 176(4): 2183～2189.

Vacca A, Felli M P, Palermo R, et al. 2006. Notch3 and pre−TCR interaction unveils distinct NF−kappaB pathways in T−cell development and leukemia. EMBO J. 25(5): 1000～1008.

第十六章　泌尿生殖系统

　　人类生殖系统的发生和泌尿系统的发生密切相关,因为在发育过程中,泌尿管道和生殖管道有共同的起源,均来自早期胚胎的间介中胚层。因此,本章节将讨论泌尿系统和生殖系统的发生。

　　泌尿系统最初仅具有形状而无实际功能,经过几个阶段的发育,最后才形成永久肾。泌尿系统具备一定的功能后,生殖系统才开始出现。性发育起始于性腺的发生,即睾丸或卵巢的发生,生殖管道的发生晚于性腺的发生。

　　胚胎第4周初,体节外侧的间介中胚层逐渐向腹侧移动,并与体节分离,形成一对纵行的索条状结构,称生肾索(nephrogenic cord)。胚胎第5周时,生肾索体积不断增大,从胚生肾索体后壁突向体腔,沿脊柱两旁形成两条左、右对称的纵行隆起,称尿生殖嵴(urogenital ridge),它是泌尿生殖系统发生的原基。不久,嵴的中部出现一条纵沟,尿生殖嵴被分成外侧部分长而粗的中肾嵴(mesonephric ridge)和内侧部分短而细的生殖腺嵴(gonadal ridge)。

第一节　肾的早期演变

　　在人胚的发育过程中,肾的发生有3个阶段,根据发生的时间依次为前肾(pronephros)、中肾(mesonephros)和后肾(metanephros),它们在胚体内的位置依次为上、中、下。人胚发生过程中,这三种肾不会同时存在:前肾先发生;随后中肾发生,同时前肾退化消失;当后肾出现时,中肾发生退化,只在男性保留一小部分中肾小管,发育为生殖管道的一部分,最后发生的后肾为永久肾(图16-1)。前肾、中肾和后肾均来源于间介中胚层。

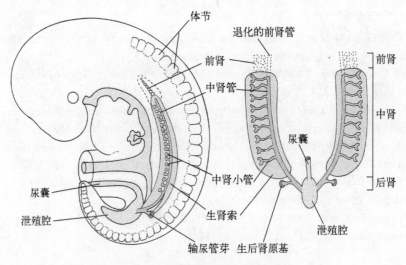

图16-1　前肾、中肾和后肾的示意图

一、前肾的发生

　　人胚前肾没有泌尿功能,它出现在第4周初,位于人胚第5~第7颈椎水平,间介中胚层形成一对纵向实心的前肾管(pronephric duct),同时前肾管长出一些细胞簇和实心弯曲的芽状结构,称前肾小管(pronephric tubule)。前肾管向胚体尾部生长,尾端接泄殖腔。前肾管和前肾小管逐渐中空,出现管腔。前肾小管在第24天或25天全部退化消失,但是大部分的前肾管保留并被中肾利用(图16-1)。在一些低等脊椎动物中,前肾始终存在。鱼类和两栖类的前肾具有泌尿功能。

二、中　肾

前肾彻底退化前,中肾管顶端处的细胞开始增殖,同时向间介中胚层的末端迁移,形成中肾管。人胚第4周时,前肾的尾部处中肾发生,位于胚的胸部和腰部。与前肾不同,中肾的结构和功能得到了很好的发育,具有血管球和中肾小管,在后肾发生之前一直具有泌尿功能,约在人胚6～10周时,中肾能产生少量尿液,10周以后,中肾停止泌尿功能,并开始退化。中肾小管(mesonephric tubule)由单层立方上皮构成,中肾小管内侧端与中肾小体连接,后者由肾小囊和血管球构成,中肾小管的外侧端与中肾管(mesonephric duct)(原前肾管)相连。中肾管开口于泄殖腔(图16-1)。任何时期的中肾单位均不会都超过30对,当腰部的中肾单位形成时,胸部的中肾单位已经退化,因此中肾在人胚体的位置逐渐下移。中肾小管将形成睾丸的输出小管,而中肾管将演变为部分男性生殖道。

三、后　肾

后肾即永久肾,在人胚第5周初开始发育,再经历4周后开始具备泌尿功能,在以后的胎儿阶段始终具备泌尿功能。后肾产生的尿液分泌到羊膜腔中,与羊水混合。中肾仍在发育时,后肾即开始发生。后肾的发生非常复杂,涉及肾小管的形成和延伸、肾小管分支、细胞聚集、间充质向上皮转换、血管形成,以及几种特殊细胞的分化。

中肾管开口于泄殖腔的部位出现一个芽状突起,即输尿管芽,输尿管芽的发生标志着后肾开始发育(图16-1)。后肾的发生有两个来源:输尿管芽(ureteric bud)和生后肾原基(metanephrogenic blastema),两者相互诱导。输尿管芽伸入到间介中胚层的后部,此时输尿管芽周边的间介中胚层变得致密,并逐渐与周围的间介中胚层脱离,该致密部分即生后肾原基。后肾发育有两个基本特征:一个特征是输尿管芽以二叉分支的方式伸长,另一个特征是生后肾原基在输尿管芽顶端发育为肾单位的肾小管部分。输尿管芽是输尿管(ureter)、肾盂(pulvis)、肾盏(calyx)和集合小管(collecting tubule)的原基。输尿管芽的主干发育为输尿管,而其顶端膨大部位发育为肾盂。肾盂顶端长出2～4条分支管,扩展为肾大盏(major calyx),然后每个肾大盏继续分支,扩展为肾小盏(minor calyx)。由肾小盏长出许多反复分支的小管,称为集合小管。每个集合小管的盲端膨大,并诱导生后肾原基的一部分间充质细胞集结并附着在其表面,形成后肾小泡(metanephric vesicle)。这些后肾小泡伸长为S形小管,最后成为后肾小管(metanephric tubule)。随着发育的进行,后肾小管的一端与集合小管相连并接通,另一端则与血管的形成有关,肾小球突入后肾小管的近端。靠近肾小球的肾小管称为近端小管,肾小管远侧端则为远端小管,两者之间的一部分肾小管伸长迅速,呈发夹状,该段肾小管称为髓袢(medullary loop),有些髓袢伸入到髓质中。肾小体、近曲小管、髓袢和远曲小管组成肾单位。每一个远曲小管和弓形集合小管相连并连通。

在人类发育过程中输尿管芽要进行约15次的反复分支,人肾一般有300 000～1 000 000个肾单位。

后肾最初位于盆腔内,以后由于胎体腰骶部增长的加快、胎体弯曲度的减小及输尿管的伸展,肾的位置逐渐上移至腰部。肾门最初朝向腹侧,在肾上移过程中,肾门逐渐变为朝向内侧。

第二节　后肾的发育及其调控

输尿管芽和生后肾原基均来源于间介中胚层,两者相互作用,相互诱导,最终形成后肾,即永久肾。后肾的发育过程中涉及很多基因,其中有些基因可以控制肾的生长和分化,有些基因则通过特异性的中止分化来限制肾的生长。只有了解基因之间的相互作用才能从根本上了解后肾的发生和发育。

一、输尿管芽和生后肾原基的相互作用

位于人胚尾部的间介中胚层分化成一团细胞称作生后肾原基。生后肾原基诱导输尿管芽在中肾管与泄殖腔相连接的部位发生分支,并向生后肾原基方向生长,直至进入生后肾原基。输尿管芽和生后肾原基的共培养实验证实,两者之间存在相互诱导作用。输尿管芽刺激生后肾原基的分化,否则生后肾原基将凋亡。尽管其他的一些组织(神经管)能够诱导生后肾原基的分化,但是只能分化到肾节(nephrotome)。生后肾原基则诱导输尿管芽的生长和分支,不过当生后肾原基缺失时,输尿管芽仍能存活,但处于静息状态,不再分支。只有生后肾原基能够诱导输尿管芽的分支。

输尿管芽和生后肾原基相互诱导的途径尚不明了。如生后肾原基是如何从间介中胚层分化而来的？它如何诱导输尿管芽最初的生长？当输尿管芽诱导生后肾原基的细胞时，生后肾原基亦诱导输尿管芽的分支和生长。同时每个输尿管芽的分支又诱导其周围的间充质分化为肾单位，此时肾单位的数目呈几何级数增加。不同种类的哺乳动物输尿管芽的分支有一个共性——二叉分支。输尿管芽顶端膨大，形成肾盂。最初的几级分支合并后分化为肾盏（肾大盏和肾小盏），随后的几级分支不再合并，发育为上百万个集合小管。

二、输尿管芽的分支和延伸

（一）输尿管芽的发生

中肾管末端形成的上皮细胞突起叫做输尿管芽，它伸入到相邻的生后肾原基中，两者相互诱导，导致输尿管芽的反复分支和伸长，最后形成收集尿液的管道系统。

体外研究显示，由生后肾原基产生的神经胶质细胞源神经营养因子（glial derived neurotrophic factor，GDNF）是输尿管芽的主要诱导因子。GDNF与不同的分子相互作用对输尿管芽的反复分支具有重要作用。实验显示，小鼠GDNF或GDNF的表达相关因子被敲除后，表现出肾发育不全或输尿管系统发育不完整等现象。与GDNF表达相关的因子包括有Wt1（Wilms tumor-suppressor gene 1）、Lim1、Pax2（Paired-box gene 2）、Eya1（Eyes absent 1）、Six1、Sall1（Sal-like 1）等。

如果人类的GDPF的表达发生异常，输尿管芽的发育也将发生异常，导致肾发育不全、双输尿管等先天性疾病。

（二）输尿管芽的分支

输尿管芽形成后，随后进行树状分支（图16-2）。输尿管芽的分支取决于上皮细胞和间充质之间的相互作用。

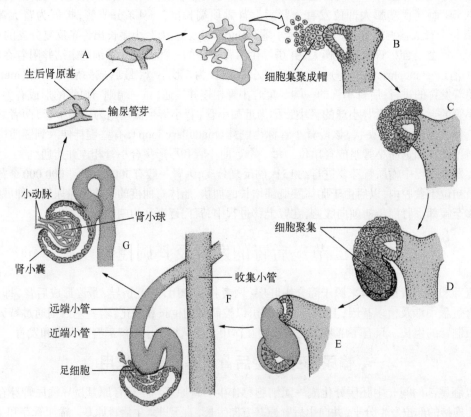

图16-2　输尿管芽与生后肾原基的相互诱导

A. 在生后肾原基产生的信号的诱导下，输尿管芽在中肾管的尾部发生；B、C. 输尿管芽不断地二叉分支，随着输尿管芽的延伸，进入生后肾原基；D. 在输尿管芽的上皮细胞的作用下，近输尿管芽顶端的生后肾原基里的间充质细胞集结，并将转化为上皮细胞；E、F. 集结的生后肾原基细胞形成后肾小泡、S形后肾小管；G. 肾小管（近端小管和远端小管）、肾小束和肾小球组成肾单位在输尿管芽的分支过程中GDNF仍然起着主导作用,同时GDNF表达的调控因子也能影响输尿管芽的分支。例如,Emx2在早期分支的输尿管芽上皮细胞中表达,其主要作用是维持GDNF在生后肾原基的表达。Emx2敲除后,小鼠的输尿管芽发生正常,但是没有输尿管芽的分支现象,随后生后肾原基细胞快速凋亡,导致肾发育不全。除了GDNF在输尿管芽分支中起重要作用外,还有一些可溶性的生长因子对输尿管芽的分支亦具有调节作用,如FGF1(fibroblast growth factor 1)、FGF2、FGF7、FGF10、HGF(hepatocyte growth factor)等,这些因子很可能共同调节输尿管芽分支。此外,视黄酸在肾的发育过程中对输尿管芽的分支具有调节作用,视黄酸受体位于生后肾原基的间充质细胞上,视黄酸受体发生突变后,突变体的肾体积很小,同时输尿管芽的分支数目很少。输尿管芽早期分支期间发生的先天性缺陷非常轻微,不易检测。

随着发育的进行,输尿管芽分支的速度逐渐减慢。当分支达到一定的数目和体积时,相关的调节机制关闭,输尿管芽的分支停止。TGF-β超家族中的成员(如BMP2、BMP4、TGF-β1)对输尿管芽的分支有抑制作用,这些分子可能与生后肾原基的分化有关。后肾表达的BMP4的作用是使输尿管芽在适当的位置分支,如果BMP4发生异位激活,将发生输尿管芽分支严重扭曲的现象。TGF-β很可能是一种"终止"因子,它的表达可能意味着输尿管芽分支的停止,也可能会促进肾单位的形成。此外,硫酸蛋白多糖也可以抑制输尿管芽的分支。

三、生后肾原基的分化

中肾嵴尾端的间介中胚层组织受到输尿管芽的诱导,产生许多密集的细胞团,呈帽状包围在输尿管芽末端的周围,形成生后肾原基,其外周部分演变为肾的被膜,内侧部分形成多个细胞团,称后肾小泡,附着于各输尿管芽分支顶端的边缘,并逐渐延伸弯曲,形成S形的后肾小管,一端与输尿管芽分支的盲端相连通,另一端膨大凹陷形成肾小囊,与肾小球共同构成肾小体。S形后肾小管继续增长,发育成各段肾小管,与肾小体一起共同组成肾单位(图16-2)。帽状的生后肾原基由2类细胞组成,一类生后肾原基细胞在出生前始终具有"干细胞"特性,另一类生后肾原基细胞则逐渐聚集,受输尿管芽诱导分化为S形小管。Wt1基因的表达是维持"干细胞"特性,并维持生后肾原基细胞数量的一个必要条件。输尿管芽必须与生后肾原基直接接触几个小时是肾单位形成的必要条件。肾单位的最终数量取决于输尿管芽的生长和分支。如果输尿管芽异常或缺失,其结果是不能形成肾。随着输尿管芽的不断分支,新的肾单位也不断形成,直到输尿管芽停止分支。

肾上皮细胞有两个不同起源。肾的尿液收集管道系统(肾盂、肾盏、集合小管)的发育与大多数腺体的发育过程相似,来自已经存在的上皮细胞的生长和分化。肾小管的发生过程与尿液收集系统的发生完全不同,表现为间充质细胞向上皮细胞的转变(mesenchyme to epithelium transition, MET),即未分化的间充质细胞逐渐去极化,失去其间充质细胞的表型,同时获得上皮细胞的形态学和功能特征。间充质细胞向上皮细胞的转变是生后肾原基分化过程中非常重要的阶段。输尿管芽的顶端伸入到生后肾原基细胞中的特定部位,诱导MET的发生。间充质细胞发生MET的过程历经多个阶段:首先生后肾原基的细胞被输尿管芽诱导分化为干细胞,然后约每100个干细胞集结,形成上皮组织帽,这些上皮细胞帽经过细胞的极化和成熟,最终分化为后肾的肾单位,而且每个阶段相关信号的表达不尽相同,分为3类:转录因子(Hox基因、Pax基因、锌指蛋白等)、信号作用分子(生长因子、Wnts、酪氨酸激酶受体)和形态调节分子(CAM、钙粘连蛋白、细胞外基质配体)。与此同时,没有受到输尿管芽诱导的生后肾原基则不向上皮细胞方向转化,将分化为肾的间质细胞。

四、肾小球的形成

肾小球是血液滤过的功能单位,两端分别与入球小动脉和出球小动脉相连,是体内唯一具有这种结构的毛细血管球。关于肾小球的发生有两种观点,一种观点认为构成肾小球的毛细血管来自成血管细胞,在肾小球的发生位置原位形成,即血管发生;另一种观点则认为肾小球通过原有血管出芽形成的,即血管形成(angiogenesis)。近几年的研究均认同第一种观点,并已有实验证实在小鼠的后肾组织中存在成血管细胞。

(一)肾小球

关于肾小球发生的研究,主要探讨肾发育过程中S形后肾小管一端出现肾小球的机制。S形后肾小管的一端有一层单层柱状上皮,这些细胞将发育为肾小囊(renal capsule)的脏层上皮细胞,即足细胞(podocyte),该细胞的基底面与未来的肾小球基底膜(glomerular basement membrane,GBM)相连。肾小球基底膜的一侧是裂隙,该裂隙位于足细胞和将发育为肾单位泌尿小管的细胞之间,然后未来的肾小球毛细血管的内皮细胞和系膜细胞迁移进入裂缝。原始足细胞基底膜的另一侧覆盖有一薄层细胞,将构成肾小囊的壁层。

肾小球的发育为一个动态的过程,最初出现的毛细血管生长为具有6～8个独立袢状结构的毛细血管束。伴随而来的足细胞则散在分布于这些袢状结构周围,这些毛细血管束和肾小球外的入球小动脉和出球小动脉相连接,形成肾小球的血管极部位。随着毛细血管数目的增加,足细胞的位置逐渐被成束的毛细血管代替,产生该现象的原因和作用尚不明了,大量足细胞则逐渐形成"口袋"包绕在毛细血管束外。

尽管原始足细胞形成袋状结构,肾小球基底膜仍然是毛细血管和上皮细胞之间的屏障。此时,足细胞已经不再呈柱状。随着足细胞"口袋"的构成,足细胞之间的侧面连接逐渐消失,但是每个足细胞仍然和肾小球基底膜相连接,此时的足细胞已经不再是传统意义上的上皮细胞了。与此同时,足细胞开始迁移到肾小球毛细血管袢周围,足细胞之间的连接不再连续,细胞形态亦不再一致。此时肾小球发育已完成,足细胞开始成熟。此后,足细胞的足突开始形成。早期形成的足突被认为是足细胞和肾小球基底膜之间选择性地失去黏附引起的。

(二)足细胞

1. 足细胞突起的形成

所有的足细胞突起有一个共性,即相邻的足细胞突起来自不同的足细胞。相邻的原始足细胞的胞体不再相互连接,但是它们形成的足突却交错相嵌。目前关于足细胞突起的形成有两个假说,一个假说认为两个相互分离的原始足细胞分别形成突起,随后两个细胞的突起相互交错;第二种假说认为两个柱状足细胞从侧面细胞膜的基部开始相连,两者之间的细胞连接面发生重铸(remodel),从简单的直线连接发展为复杂的相互交错的细胞连接,形成了两个足细胞之间的足突,足突之间则为裂孔—膜复合体。

2. 裂孔膜

裂孔膜位于相邻足突之间,是肾小囊腔和毛细血管之间的滤过屏障的主要构成成分。近年对裂孔膜的研究越来越多,发现某些编码裂孔膜蛋白的基因变异将导致多种少儿时期的肾脏疾病。

肾素(nephrin)为表达在裂孔膜上的跨膜蛋白,该基因的变异将导致肾病综合征的发生。肾素曾被认为是维持两个足细胞之间联系的必不可少的蛋白质,最近的研究则显示除了肾素以外还需要蛋白质Podocin和CD2-AP参与足突的形成,后两种蛋白的基因敲除小鼠均患有肾小球疾病。

3. 足细胞的分化

足细胞是一种非常独特的细胞,它发生在肾单位中S形后肾小管和肾小球形成阶段,由其他细胞分化而来。足细胞表达其特有标志蛋白,如WT1和肾素。还需要进一步证实,是否还有其他的转录因子参与调节足细胞的分化。这些标志蛋白往往仅在足细胞中表达,在肾单位的其他部位中均没有表达,尚未找到合适的机制来解释肾单位中基因分区表达的现象。以蛙和斑马鱼为模型的实验显示,*Hox*基因及Notch家族成员与基因分区现象有关,但这些基因在哺乳动物肾小球基因分区中的作用未见报道。

五、后肾发生的调控

目前有关生后肾原基分化和输尿管芽分支的信号途径的研究相对较多。不同阶段的生后肾原基和输尿管芽之间的相互作用受到不同的分子调节。

1. 第一阶段:HOX-11和WT1与生后肾原基的形成

生后肾原基接受输尿管芽的诱导,形成肾小管。生后肾原基形成阶段特有的转录分子有两类:第一类分子包括Hoxa-11、Hoxc-11和Hoxd-11。当这类分子被敲除后,小鼠胚胎的生后肾原基停止分化,不再诱导输尿管芽的形成,患严重的肾发育不全,同时肾单位的数目大幅度减少。第二类分子是WT1(Wilms tumor suppressor gene-1),缺少WTI的生后肾原基不应答输尿管芽对其的诱导。

WT1是泌尿生殖管道发育中研究得最多的一个转录因子，它由Wilms肿瘤抑制基因（Wilms tumor suppressor gene）编码。Wilms肿瘤患者中有10%～15%的WT1出现变异或缺失。*WT1*在生殖嵴和生后肾原基细胞中表达，其表达不能诱导输尿管芽的发生，但是却为输尿管芽生长所必需。*Wt1*基因变异的纯合子小鼠，输尿管芽不能伸长，但是中肾管、中肾小管及生后肾原基仍能正常发生。

实验显示，*WT1*直接与*PAX2*基因相互作用。*Pax2*为在肾发育的多个阶段均起作用的转录因子。在发育早期的原肠胚形成期间，*Pax2*是间介中胚层分区所必需的转录因子，同时早期的生后肾原基也表达*Pax2*。*Pax2*基因通常表达于中肾管、输尿管芽、集聚的后肾间充质细胞，以及由间充质转变而来的早期上皮细胞中，一旦上皮细胞开始成熟，*Pax2*的表达则立即下调。*Pax2*基因表达下调时，WT1蛋白质的表达增加。通常情况下，在肾发育的早期阶段，PAX2和低水平的WT1同时存在。共转染实验显示，WT1抑制PAX2启动子，在肾形态发生过程中导致PAX2表达停滞。另一方面，PAX2激活WT1的启动子。因此很可能存在两个基因之间的相互转录调控。最初PAX2激活WT1的转录，但在发育的后半阶段，当WT1的水平达到阈值时，WT1则可能抑制PAX2的转录。

PAX2的表达是生后肾原基开始发生的标志。间充质变致密及随后形成肾小管上皮化的过程中均需要PAX2的表达。*Pax2*可能对涉及间充质细胞向上皮细胞转变过程中的基因具有调节作用，抑制*Pax2*的表达将造成间充质细胞集聚。一旦间充质细胞向上皮细胞分化，*Pax2*的作用随之消失。

生后肾原基诱导输尿管芽的形成过程中，WT1是不可缺少的，但是在生后肾原基中WT1是否直接作用于PAX2尚不得而知。

2. 第二阶段：生后肾原基分泌GDNF诱导和指导输尿管芽的分支

生后肾原基分泌的GDNF，具有诱导输尿管芽生长和分支的功能。GDNF的受体为Ret，最早表达在整个中肾管，随后逐渐集中，并出现在将发生输尿管芽的部位，最后表达于输尿管芽的顶端。GDNF/Ret信号转导途径与输尿管芽及其分支的持续生长有关，干扰该信号途径将抑制输尿管芽的分支，同时Wnt4和Wnt11的表达下降。GDNF配体或Ret的突变小鼠由于输尿管芽分支的失败而造成肾发育不全，甚至造成严重的肾功能障碍。

3. 第三阶段：输尿管芽分泌FGF2和BMP7，阻止生后肾原基间充质细胞的凋亡

输尿管芽分泌的信号分子作用于生后肾原基，决定了生后肾原基内间充质细胞的命运。缺少输尿管芽的诱导，该处的间充质细胞将发生凋亡。反之，存在输尿管芽的诱导时，间充质细胞将分化为干细胞，并不断增殖。输尿管芽分泌的分子包括成纤维细胞生长因子-2（FGF-2）和骨形态发生蛋白7（BMP7）。FGF2抑制间充质细胞凋亡、促进间充质细胞集聚及维持WT1的合成。BMP7在输尿管芽和生后肾原基均有表达，阻止生后肾原基细胞的凋亡，并可能在细胞分化过程中发挥一定作用。低水平的BMP7刺激输尿管芽的分支，而高水平的BMP7则抑制输尿管芽的分支。

4. 第四阶段：输尿管芽分泌的白血病抑制因子（leukemia inhibitory factor，LIF）和WNT6诱导生后肾原基间充质细胞的集聚及上皮化转变

输尿管芽引起生后肾原基细胞发生剧烈变化，由间充质细胞转变为上皮细胞。受到输尿管芽诱导的生后肾原基合成E-钙黏素，后者致使间充质细胞成团分布。这些成团的间充质细胞合成含有IV型胶原蛋白和层粘连蛋白形成上皮细胞基板，同时间充质细胞上出现层粘连蛋白受体，间充质细胞内的细胞骨架也转变为具有上皮细胞特征的细胞骨架，此时这些间充质细胞完全转变为上皮细胞。

在间充质细胞向上皮细胞转变的过程中LIF和WNT6发挥重要作用。输尿管芽合成FGF2和LIF，生后肾原基细胞上具有这两种细胞因子的受体。虽然FGF2是间充质细胞集聚必需的，但不能促使间充质细胞向上皮细胞的转变，只有在FGF2存在时，LIF才具有改变间充质细胞的特性，使之具有上皮细胞的功能。

输尿管芽顶端还能分泌Wnt6，间充质细胞上有该蛋白的受体。尽管在没有FGF2的微环境下，Wnt6仍能够促进间充质细胞的集聚。

5. 第五阶段：Wnt4致集聚的生后肾原基间充质细胞分化为肾单位

集聚的生后肾原基间充质细胞分泌Wnt4，并以自分泌的方式作用于自身细胞上，完成间充质细胞向上皮细胞的转变。在集聚的间充质细胞、S形后肾小管，以及新形成与输尿管芽顶端相连的上皮细胞上均有*Wnt4*的表达。缺少*Wnt4*小鼠的间充质细胞发生集结，但是这些集聚的间充质细胞不能形成上皮化的后肾小泡。在输尿管芽对生后肾原基的早期诱导过程中，Wnt4的作用并不重要，但是在随后的间充质细胞向上皮细胞的转变过程中，Wnt4以自分泌和旁分泌的作用方式起着非常重要的作用。只有在生后肾原基分泌的Wnt4的介导下才发挥作用，输尿管芽通过合成FGF、LIF和Wnt6诱导生后肾原基内的间充质细胞才能发生相应变化。

6. 第六阶段：生后肾原基中的信号分子诱导输尿管芽分支

近年的研究显示，在输尿管芽的分支过程中受到某些旁分泌因子的作用，这些因子的作用可能相互拮抗。有些因子促使细胞外基质包绕上皮细胞，阻止输尿管芽在该部位发生分支；而某些因子则具有消化细胞外基质的作用，促进输尿管芽在该部位的分支。相关的因子包括GDNF、转化生长因子β1（TGF-β1）、BMP4。生后肾原基分泌的GDNF不仅诱导输尿管芽的发生，也诱导已伸入生后肾原基的输尿管芽分支。TGF-β1不仅促进细胞外基质蛋白质的合成，同时亦抑制金属蛋白酶（能够消化细胞外基质）的活性，因此TGF-β1能够维持输尿管芽的分支。BMP4促使输尿管芽在适当的位置分支，如果BMP4发生异位激活，将发生输尿管芽分支严重扭曲的现象。

7. 第七、八阶段：肾单位的分化和输尿管芽的伸长

生后肾原基的间充质细胞在输尿管芽顶端呈帽状集聚。帽状集结侧边缘的细胞生长加速，依次形成后肾小泡、S形小管和肾小管，而中间部分细胞则诱导输尿管芽继续分支，形成更多的分支（图16-2）。

第三节　生殖腺的发育

尽管受精卵已经具有遗传学性别（"46，XY"或"46，XX"），但是直至人胚胎7周龄时才开始发生男性或女性的形态特征，因此性别发育的最初阶段被称为未分化性发育阶段（indifferent stage of sexual development）。

性腺的出现与中肾密切相关，当中肾还是主要的泌尿器官时，中肾腹部表面就出现嵴状增厚，即生殖腺嵴。性腺（睾丸和卵巢）的发生有3个起源：后腹壁表面的间皮细胞、间皮细胞下方的间充质细胞和原始生殖细胞（PGC）。

一、原始生殖细胞与性别决定

1. 原始生殖细胞

人胚第3～4周，靠近尿囊基部的卵黄囊内胚层内，出现许多原始生殖细胞。以后由于胚胎的纵向折转，该部分卵黄囊成为胚胎的后肠。原始生殖细胞以变形运动，经背侧系膜，向生殖腺嵴迁移（图16-3）。第6周时，原始生殖细胞进入间充质中，逐渐进入生殖腺嵴内增厚的上皮内。生殖腺嵴表面上皮受原始生殖细胞的诱导，日益增厚，并向上皮下的间充质内呈条索状增殖，从而形成初级性索，又称髓质索（mudullar cord）。到第6周末，初级性索与表面上皮脱离。此时生殖腺嵴是尚未分化的生殖腺，由皮质和髓质组成。皮质是增厚的表面上皮部分，髓质内有初级性索。皮质和髓质内均有原始生殖细胞。人胚第6周末，原始生殖细胞诱导腹壁上皮细胞分化为体支持细胞（somatic support cell），继而向睾丸支持细胞（男性）或卵泡细胞（女性）分化。

在人胚第6周末以前，无论该胚胎的性染色体是XX型还是XY型，生殖腺的结构是一样的，此阶段的生殖腺为未分化性腺。

生殖腺逐渐生长增大，成为卵圆形，与相邻的中肾一起凸入腹腔内。

2. 性别决定

人胚7周前，不同性别的性腺在形态上没有区别，称为未分化性腺（indifferent gonad）。Y染色体短臂上有男性表型发生所必需的基因，称为性别决定区（sex determining region，SRY）。SRY翻译的蛋白质称为睾丸决定因子（TDF），一旦未分化阶段的性腺合成TDF，男性生殖系统的发育即开始启动。缺少这个基因和蛋白质的性腺将呈女性表型。

Y染色体的性别决定作用主要体现在对未分化性腺髓质的作用上。Y染色体调节TDF的表达，TDF则决定睾丸的分化。在TDF的作用下，在男性，睾丸支持细胞的前体细胞能够诱导周围的间充质细胞分化为睾丸间质细胞（Leydig cell）和睾丸的血管内皮细胞。而睾丸间质细胞能够诱导周围的肌样上皮细胞形成初级性索。初级性索分化为生精小管。缺少Y染色体是形成卵巢的先决条件。由于没有Y染色体,因此腹壁上皮细胞不能分化为睾丸支持细胞,而是分化为卵泡细胞,与迁移来的原始生殖细胞一起形成原始卵泡。受精后性染色体的类型将决定未分化性腺的分化方向。分化的性腺继而决定生殖管道和外生殖器的性别分化。胎儿睾丸产生的睾酮决定了男性特征,但女性胎儿最初的性别分化并不依赖激素。

二、未分化阶段的性腺

人胚性腺发育的最初阶段发生在第5周,此时位于中肾中间部位的间皮增厚,该部分的上皮及与之相连的间充质不断增殖,在中肾的中间位置形成一个隆起,即生殖腺嵴。初级性索(primitive sex cord)为一指状上皮细胞索,迅速进入其周边的间充质中,此时的未分化性腺由外部的皮质和内部的髓质组成(图16-3)。人胚6周后,XX胚胎的未分化性索将分化为卵巢,未分化性索的髓质退化。XY胚胎的未分化性索将分化为睾丸,未分化性索的皮质保留一些遗迹,其他均退化。人胚第6周末,尽管两套生殖系统的细胞已经开始发生微妙的变化,但是在外观上,男性生殖系统与女性生殖系统没有明显的区别,此时中肾管和中肾旁管并排排列。人胚7周,男、女生殖系统分别向不同的方向发育。性别分化不仅取决于性染色体上的*Sry*基因,还取决于由常染色体上的基因所表达的激素及各种因子。

三、睾丸的发生

人胚7～8周,胚胎细胞的性染色体为XY时,初级性索髓质在*SRY*的作用下不断增厚。与此同时,皮质逐渐变薄,成为一薄层间皮,此时皮质消失。第8周,间皮和髓质之间的间充质分化为一层较厚的致密结缔组织——白膜(tunica albuginea)。白膜的出现是胎儿睾丸发生的一个重要特征。随着睾丸的增大,睾丸逐渐与正在退化的中肾分离,并由睾丸系膜悬系。初级性索发育为睾丸索(testicular cord),继而睾丸索发育为生精小管。它们在近门部相互吻合,形成睾丸网(rete testis)。睾丸网是一些中空的小管,管壁很薄,睾丸网的起源尚不清楚,睾丸网的作用是把生精小管和输出小管连接起来。有证据显示,胚胎期间的睾丸网能够分泌引发减数分裂的因子。睾丸索发育为生精小管、直精小管和睾丸网(图16-3)。

睾丸的发育始于体支持细胞的分化。XY性腺的体支持细胞内的*Sry*基因表达产生TDF,在TDF的作用下分化为睾丸支持细胞,并包绕在生殖细胞周围。因此,尽管睾丸的分化是在原始生殖细胞进入睾丸索以后才发生的,但是睾丸分化并不依赖于原始生殖细胞,无生殖细胞的突变小鼠仍然能够完成睾丸外形的发生。

由于TDF的作用,生精小管之间的间充质细胞发育为间质细胞(interstitial cell)。人胚8周,间质细胞开始分泌雄激素——睾酮和雄烯二酮,维持中肾管的存在,最终导致男性表型和外生殖器的发育。在睾丸发育的早期阶段,睾酮的合成受到胎盘分泌的人绒毛膜促性腺激素(human chorionic gonadotrophin,HCG)的调节,HCG在人胚8～12周时出现高峰,刺激睾丸产生睾酮。睾丸发育的晚期阶段,即人胚12周左右。胎儿垂体具有分泌的促性腺激素的功能,并逐渐替代了胎盘的作用。此外,睾丸的支持细胞(sertoli cell)产生抗中肾旁管激素(AMH),该激素抑制中肾旁管的发育。直到青春期,AMH的水平才慢慢下降。青春期之前的生精小管是实心小管,青春期之后才出现管腔。青春期之前生精小管的管壁由2种细胞组成:精原细胞(由原始生殖细胞发育而来)和支持细胞(由睾丸的表面上皮细胞发育而来)。在胎儿睾丸中,支持细胞占据了生精上皮的大部分。在随后的发育过程中,睾丸的表面上皮变得扁平,形成成人睾丸外表面的间皮。睾丸网与15～20根残余的中肾小管相连,后者将发育为输出小管,与中肾小管相连的间皮小管将发育为附睾管。

目前发现,生殖嵴中睾丸支持细胞与原始生殖细胞之间的直接接触非常重要,尽管接触时间很短,但是能够抑制生殖细胞发生更多的有丝分裂,并阻止其进入减数分裂。直到进入青春期,才开始精子形成的所有过程,包括生殖细胞的有丝分裂、精原细胞的分化以及精子发生。目前该机制未明。

睾丸内的旁分泌因子介导细胞之间的相互作用,影响各种细胞的生长和分化,进而调节睾丸的发育。生殖细胞的增殖、管周肌样细胞、睾丸间质细胞、睾丸支持细胞的持续生长都需要特定的生长因子的调节。IGF、TGF-α、NGF与细胞之间的相互作用有关。而睾丸内各种细胞的生长需要FGF、生精小管生长因子(seminiferous growth factor,SGF)的旁分泌调控。

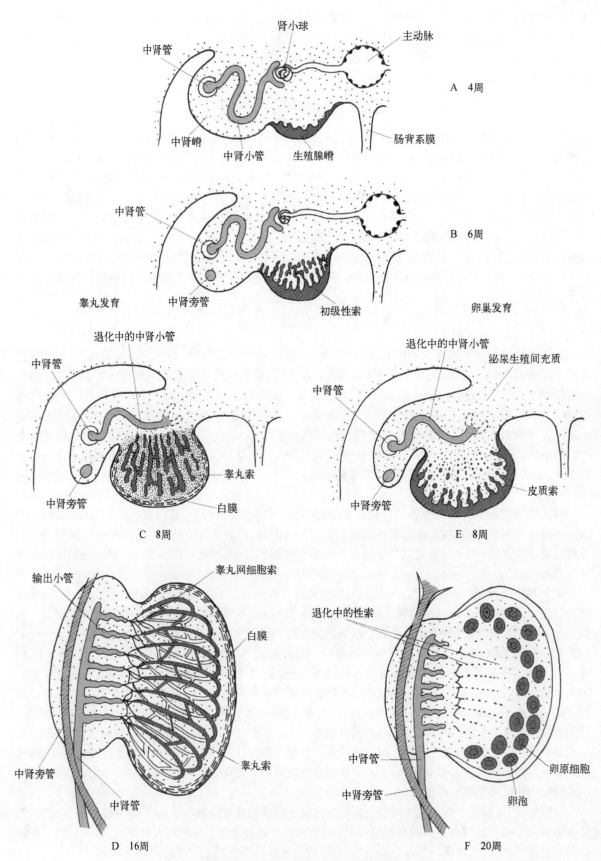

图16-3 人类性腺的分化（横切面观）

A. 4周龄胚胎的生殖腺嵴；B. 6周龄胚胎的生殖腺嵴，显示未分化性腺中的初级性索；C. 8周龄胚胎的睾丸发育；性索与皮质上皮不再相连，睾丸网发育；D. 16周时睾丸索与睾丸网相连，并与中肾管相连；E. 8周龄胚胎的卵巢发育；初级性索退化；F. 20周时卵巢不和中肾管相连，新形成的皮质性索包在生殖细胞外

四、卵巢的发育

XX胚胎没有Y染色体,不能合成TDF蛋白,只能向卵泡细胞分化,无法分化为睾丸支持细胞。因此,XX胚胎因不能合成AMH和睾酮而无法形成男性的生殖管道和附性腺。相反,中肾旁管因不受抑制而发育为输卵管、子宫和阴道。同时,由于没有睾丸支持细胞、AMH、睾丸间质细胞和睾酮,因此无法诱导男性生殖道和生殖腺的发育,胚胎向女性方向发育。

X染色体携带的基因对卵巢的发育具有一定的作用。女性胚胎的性腺发育比较缓慢,直到第10周才能形成组织学意义上的卵巢。初级性索不断向髓质生长,形成卵巢网(rete ovarii)。初级性索不是永久性的,将退化消失。在早期胚胎中,次级性索(secondary sex cord)也称皮质索(cortical cord),随着皮质索的体积增加,原始生殖细胞进入皮质索。在16周时,这些细胞索与上皮脱离并分为一个个细胞团,即原始卵泡(primordial follicle)(图16-3)。每个原始卵泡中间是由原始生殖细胞分化而来的卵原细胞,卵原细胞周围则是一层扁平的由性索分化而来的卵泡细胞。自人胚第一个月起,卵原细胞不断进行有丝分裂,每个卵原细胞刺激周围的体支持细胞分化为卵泡细胞,形成原始卵泡。由于卵泡细胞没有睾丸支持细胞抑制精原细胞有丝分裂和减数分裂的功能,因此卵原细胞能够进行大量的有丝分裂,连同受其刺激分化形成的卵泡细胞,形成大量的原始卵泡。到第5个月其数目达到高峰,此时胎儿卵巢内的卵原细胞达到600万个。人胚第6个月,随着卵原细胞减数分裂的进行,卵巢才真正意义上脱离了未分化性腺的结构,此时女性的内外生殖器官均已基本发育完成。卵原细胞不再进行有丝分裂,同时大量的卵原细胞急剧退化消失。胎儿出生时卵巢内已无卵原细胞,而是开始第一次减数分裂的初级卵母细胞,有70万~200万个。初级卵母细胞进入减数分裂的网线期后,并不立即向减数分裂的中期继续发展,这个现象叫做减数分裂的停滞(meiotic arrest)。出生时,卵巢内所有的卵细胞都是处于网线期的初级卵母细胞;直至青春期卵泡即将排卵之前,第一次减数分裂才继续进行,由网线期进入减数分裂的中期,之后很快完成第一次减数分裂。因此,初级卵母细胞的网线期停滞的时间是从胎儿6个月起,至青春发动期后该卵即将排出时止,长达13~50年。这种减数分裂的停滞现象是初级卵母细胞所特有的。其他细胞,包括初级精母细胞都没有减数分裂前期末的停滞现象。

卵巢的表面上皮与皮质的卵泡之间有白膜相隔。当卵巢与退化的中肾分离时,形成自己的卵巢系膜。

卵巢中各种细胞的相互作用对卵巢的正常发育也很重要。生殖嵴间充质细胞、体腔上皮细胞,以及迁移进来的原始生殖细胞之间的相互关系决定了卵巢的形态及卵泡的发育。

初级卵母细胞和前颗粒细胞之间的关系对单层卵泡细胞的形成非常关键。前颗粒细胞和前膜细胞之间的相互作用可能与卵泡膜的形成有关,最终形成的卵泡和卵泡膜将直接影响周边细胞的分化。

卵巢或卵泡的形成可能直接受到下列可能因素的影响:细胞之间的联系(如缝隙连接)、细胞膜上感应器引发的一系列信号转导活动及细胞分泌的某个信号分子。

五、生殖腺的下降

胚胎出生时,无论是睾丸还是卵巢所处的位置已经不同于它们发生时的位置。睾丸位置的下降较卵巢更为明显。中肾开始快速生长时,中肾向体腔隆起,表面有腹膜覆盖。中肾两端的腹膜一端向头部伸展到达隔膜,叫做中肾隔膜韧带。另一端伸向体腔的最尾端,形成腹股沟韧带。随着中肾的退化及性腺的发生,腹股沟韧带改名为引带。引带末端与阴唇阴囊隆起相连。以后随着胚体的迅速增长,超过引带的生长速度,引带相对缩短,导致生殖腺下降。第12周时,睾丸和卵巢降至骨盆边缘,以后卵巢下降到盆腔内的正常位置。睾丸继续下降,睾丸下降时,腹壁腹膜的下端一部分形成突起称鞘突,包在睾丸的周围。于第8个月时,鞘突随同睾丸一起降入阴囊中,随着睾丸的下降,与之相连的输精管、血管、神经一起下降。鞘突进入阴囊后,与腹壁腹膜离断,成为包在睾丸外表的鞘膜。

第四节　生殖管道和外生殖器官的发育

生殖系统的发育是一个复杂的过程,涉及不同发育阶段及不同的分化机制。首先主要的生殖器官都要经过一个形态学上的未分化期,该阶段的生殖器官没有男性和女性之分。其次如果缺少特有的男性影响因素,则两套生殖系统均具有向女性生殖系统发育的趋势。

一、未分化期的生殖管道

男性和女性胚胎均具有2套生殖管道。中肾管也称Wolffian管,在男性生殖系统的发育过程中起很重要的作用,而中肾旁管(paramesonephric duct)也称Müllerian管,则在女性生殖系统的发育中发挥了至关重要的作用。人胚5~6周,性腺尚未分化,此时的胚胎同时具有上述2套生殖管道。

中肾管除了具备排出中肾产生的尿液的功能外,在男性生殖系统的发育中亦发挥着很重要的作用。第8周时,在胎儿睾丸产生的睾酮的作用下,每个中肾管的头端发育为高度盘曲的附睾管。中肾管的其余部分形成输精管和射精管。女性胎儿的中肾管几乎完全消失,仅可能存留少量的无功能遗迹。

人胚第6周时,中肾旁管分别发生于左、右两侧性腺和中肾管的外侧,它的存在对于女性生殖系统的发育是必需的。胸部第3体节处,中肾管外侧的间皮内陷形成纵沟,并向尾部纵向延伸,沟的边缘靠拢融合形成中肾旁管。中肾旁管的头端呈漏斗形,并开口于腹腔。中肾旁管向尾部生长的过程中始终与中肾管平行,生长到胎儿未来的盆腔部位时,中肾旁管越过中肾管的腹面,并绕到中肾管的内侧,左、右中肾旁管在中线合并成一个Y形的子宫阴道原基(uterovaginal primordium)。这个管状结构突入尿生殖窦的背侧壁,窦壁内胚层受其诱导增厚形成一个隆起,成为窦结节(sinus tubercle),又称Müllerian结节(Müllerian tubercle)。

二、男性生殖管道和腺体

(一)男性生殖管道和腺体的发生

胎儿睾丸的支持细胞在人胚6~7周分泌抗中肾旁管激素,间质细胞则在第8周分泌睾酮。睾酮的合成受HCG调节,刺激中肾管形成男性生殖管道。尽管中肾逐渐退化,但近睾丸的一部分中肾小管发育为输出小管,把精子运至附睾管,附睾管发育自中肾管的头端。与附睾远端相接的中肾管周围的间充质逐渐形成发达的平滑肌,形成输精管。向男性生殖管道发育的过程中,中肾管和中肾小管均受到睾丸产生的睾酮的影响。

三个附性腺的发生位置在中肾管和尿道之间。人胚10周,中肾管尾端向外侧生长形成精囊腺(seminal vesicle),精囊腺产生的分泌物具有营养精子的作用。与精囊腺相连的中肾管末端将发育为射精管。

人胚10周,尿道前列腺部的内胚层细胞生长,开始突入周边的间充质。内胚层细胞分化为腺上皮,间充质则分化为致密结缔组织和平滑肌,最终形成前列腺。最初的前列腺由至少5组相互独立的实心前列腺索组成,人胚11周,前列腺索出现内腔和腺泡,到13~15周,睾酮水平达到最高值,前列腺开始具备分泌功能。

前列腺发生的同时,尿道球腺在前列腺下方的尿道下方开始发生。成对出现的尿道球腺呈豌豆大小,来自尿道的海绵体部,周边的间充质形成平滑肌纤维和结缔组织。精囊腺、前列腺和尿道球腺的分泌物共同构成精液,对射精后的精子具有保护和营养作用,但是这些分泌物对精子的功能不是必需的,因为直接取自附睾的精子已经具有受精功能。

二氢睾酮在前列腺和尿道球腺的发育过程中起作用。尿生殖窦周围的组织能够在局部合成5α-还原酶,该酶将睾酮还原为二氢睾酮。

三、女性生殖管道和腺体的发生

基因型为XX的体支持细胞没有Y染色体,不能合成TDF蛋白,因此只能向卵泡细胞分化,无法分化为睾丸支持细胞。XX胚胎因不能合成AMH和睾酮,中肾管和中肾小管退化,无法发育为男性的生殖管道和附性腺,只留少量遗迹,其中卵巢冠(epoophoron)和卵巢旁体(paraophoron)分布于卵巢间充质中,加特纳囊肿(Gartner's cysts)散在分布于阴道附近,同时由于缺少抗中肾旁管激素,中肾旁管发育。中肾旁管发育为大部分的女性生殖管道。中肾旁管头侧未融合部位发育为输卵管。尾侧中肾旁管未融合,发育为子宫阴道原基,子宫阴道原基将发育为子宫和阴道。与子宫阴道原基相邻的间充质发育为内膜基质和肌层。两侧中肾旁管在末端的融合把两个腹膜褶连接到一起,以后形成左、右子宫阔韧带,并形成直肠子宫凹陷和膀胱子宫凹陷。在子宫周边和子宫阔韧带层次之间的间充质增殖并分化为子宫旁组织,子宫旁组织由疏松结缔组织和平滑肌组成。

（一）阴道的发生

中肾旁管和尿生殖窦相连的内胚层表面形成阴道。中肾旁管和尿生殖窦的接触刺激了内胚层细胞不断增殖，内胚层增厚，形成阴道板（vaginal plate）。随着细胞不断增殖，阴道板在子宫和尿生殖窦之间伸长，形成一个实心的活塞状结构，随后该结构中央逐渐退化，出现空腔，至人胚5个月时成为阴道腔。阴道板上端在子宫颈下端，形成阴道穹隆。阴道上皮由尿生殖窦上皮演化而来，阴道肌层来自间充质。一些学者认为，上1/3阴道的上皮来自子宫阴道原基，下2/3阴道的上皮来自尿生殖窦。阴道腔与尿生殖窦腔之间有一薄层隔膜，人胚5个月时，该层薄膜发生部分退化，未退化部分为处女膜。但是大部分学者认为阴道上皮来自阴道板。

（二）子宫的发生

不同种类的哺乳动物，中肾旁管合并的程度不同。人类两侧中肾旁管的末端完全融合，因此人类的子宫呈梨形，有一个子宫腔。并且，所有高等哺乳动物中肾旁管尾侧左、右合并部分分化为子宫，开口于阴道，所以都只有一个子宫颈。

（三）输卵管的发生

子宫和卵巢之间的中肾旁管始终比较纤细，左右中肾旁管分别发育为两侧输卵管。输卵管的头端有一个喇叭状的开口，不同种类的哺乳动物，输卵管的喇叭口形状不同。尽管喇叭口的形态不同，但均具有收集次级卵母细胞的功能。

四、外生殖器的发育

1. 未分化期

人胚第9周前，外生殖器尚分辨不出男女性别。人胚5周初，在尿生殖膜的头侧发生一个隆起，称生殖结节（genital tubercle），尿生殖膜的两侧各有两条隆起，内侧较小，为尿生殖褶，外侧较大，为阴唇阴囊隆起。尿生殖褶之间的凹陷为尿道沟，沟底表面覆有尿生殖膜，此膜在人胚7周时破裂。

2. 男性外生殖器的发生

睾丸分泌的雄激素，促使外生殖器向男性发育。生殖结节伸长形成阴茎。两侧的尿生殖褶沿阴茎的腹侧面，从后向前合并成管，形成尿道海绵体部。左、右阴唇阴囊隆起移向尾侧并互相靠拢，在中线处愈合，形成阴囊。

3. 女性外生殖器的发生

没有雄激素存在时，外生殖器自然向女性分化。生殖结节略增大，形成阴蒂。两侧的尿生殖褶不合并，形成小阴唇。左、右阴唇阴囊隆起大部分不愈合，形成大阴唇但上端愈合成阴阜，下端愈合成阴唇后连合。尿道沟扩展，并与尿生殖窦下段共同形成阴道前庭。

第五节　生殖系统发生的调控

一、生殖腺发生的调控

生殖腺的发育经历了未分化性腺，然后再分化为睾丸或卵巢的过程，每个阶段都受到多种因素的调控。

（一）未分化性腺

*SRY*基因触发了性别决定中最关键的一步，但是在*SRY*基因开始表达之前，即在性索的形成和维持中，已经有许多基因在为此进行着准备。

1. EMX2

EMX2在男性和女性的胚胎中都有着类似的表达模式，E8.75d～E9d时，开始在前肾原基表达，并逐渐扩展到发育中的中肾以及体腔上皮，最后在E13d时在中肾管与副中肾管中表达，它一方面可以维持上皮细胞的极性，一方面又能够调控上皮组织向间叶组织的转化过程。敲除EMX2基因将导致泌尿系统的完全缺失以及输尿管芽的破坏。在生殖系统中，这导致了生殖上皮细胞上紧密连接的异常以及表皮因子的上调，以及原始生殖细胞和生殖上皮细胞在迁徙上的混乱，最终引起生殖系统的完全缺失。此外，EMX2缺失还可以引起E11.5 d时原始性腺中aristaless-related homeobox（*Arx*）与*sf1*的缺失，然而目前对它的其他上下游蛋白知之甚少。

2. GATA4

在E10 d时，GATA4开始在原始生殖腺的前部表达，并逐渐向后移动，随后体腔上皮开始增厚，生殖嵴形成。在此阶段中，GATA4表现出了比其他基因都更重要的作用。GATA4部分调控着 Lhx9 与 Sf1，并通过 Lhx9 与 Sf1 来实现支持体腔上皮生长的功能。在 E11.5 d 之前，GATA4 在两性的生殖腺嵴中表达模式相同，然而在这之后，GATA4的表达量受到胚胎性别的影响，在雌性中，GATA4的表达量迅速地大幅下调，而在雄性的支持细胞中，它呈缓慢下降，依然具有功能。

（二）睾丸

在睾丸的发育和性别分化的过程中受到多种因素的调控，包括基因、激素、生长因子等。本节仅简单介绍睾丸发育中涉及的4个基因（参见第九章）。

1. *SRY*基因

受精是性分化过程中的一个非常重要的过程。XY受精卵将发育为男性，Y染色体的主要功能是决定未分化生殖腺向睾丸发育。经过多年的研究发现，Y染色体的性别决定功能定位于*SRY*基因上。X和Y染色体发生易位后，XX个体具有男性表型，XY个体具有女性表型，从而证实Y染色体上存在性别决定区域。Koopman 等1991年把*SRY*基因转导入雌性小鼠胚胎内，发现具有XX染色体的雌性小鼠体内有睾丸发生，这个实验证实*SRY*具有决定性腺性别的功能。

*SRY*基因表达的蛋白质含有一个DNA结合域，叫做HMG box（high mobility group box）。HMG box和特定的DNA序列（A/TAACAAT）结合，造成结合部位的DNA结构明显弯曲。*SRY*决定性腺性别，SRY蛋白质的表达时间很短，只在男性的未分化性腺开始形态学分化之前的短暂阶段中表达。已经证实SRY激活了合成抗中肾旁管激素的一系列过程，引起睾丸的分化。

2. *SOX9*（*Sry*-like HMG box）

处于分化阶段的睾丸支持细胞上最早出现的特殊标志是*SOX9*，因此认为*SOX9*是*Sry*最直接的下游靶点。无论是雄性还是雌性胎鼠，其未分化性腺（受精龄10.5 d）中最早能够检测到的蛋白质是Sox9。一旦*Sry*开始表达，雄性胎鼠性腺中的*Sox9*表达上调，而雌性胎鼠性腺中的*Sox9*则下调，因此受精龄为11.5 d的雌性胎鼠中检测不到*Sox9*特异的mRNA。出生后睾丸支持细胞仍表达*Sox9*，一直延续到成年，但在出生后的卵巢中始终无法检测到*Sox9*。*Sox9*的变异可以导致性逆转，说明*Sox9*为睾丸分化所必需。性染色体XX的胎鼠如果由于染色体复制异常，造成*Sox9*表达过多，则该胎鼠将显示雄性胎鼠的表型。实验结果显示，转基因的XX小鼠如果过表达*Sox9*，则该小鼠性腺将发育为一个正常的睾丸。尽管*SOX9*在不同种类的脊椎动物中的作用不同，但是在小鼠睾丸支持细胞的分化起始阶段中起着关键性的作用。

3. *Wt1*

*Wt1*是哺乳动物未分化性腺发生和睾丸发育过程中不可或缺的基因。Denys-Drash 和 Frasier 综合征患者中的*Wt1*发生突变。这类患者表现为泌尿生殖系统发育异常，以及XY性反转，该现象证实了*Wt1*在生殖腺发生和睾丸的形成中的重要作用。

哺乳动物的*Wt1*是一个复杂的基因，有10个外显子，通过起始位点的差异、外显子的不同拼接方式及RNA的编辑可以产生24种异构体。第9外显子的不同拼接可以形成在第三和第四锌指结构之间具有或缺少3个氨基酸（KTS）。具有KTS的异构体（KTS$^+$）一般和拼接因子共存，可能在RNA加工过程中起作用，而没有KTS的异构体（KTS$^-$）是转录因子，可以激活或抑制转录活动。Frasier综合征患者在*Wt1*的拼接位点发生突变，只能形成*Wt1*（KTS$^-$）的异构体。

在受精龄9.5 d胎鼠的间介中胚层（包括中肾、性腺、永久肾及肾上腺）中检测到*Wt1*的表达。最早在受精龄10.5 d胎鼠的未分化性腺的表面上皮细胞中检测到*Wt1*的表达，睾丸支持细胞、卵巢的颗粒细胞及上皮细胞中随后均检测到*Wt1*的表达。雄性和雌性大鼠性腺发育期间*Wt1*的表达量是一样的。*Wt1*缺失的纯合子转基因小鼠没有性腺、肾和肾上腺,同时伴有心脏和脾脏的缺陷,在胚胎期间死亡。

4. *SF1*(steroidogenic factor 1)

SF1是哺乳动物形成分泌类固醇的器官(如肾上腺和性腺)的过程中必需的蛋白质,因此SF1在睾丸发育中的作用非常重要。人类发生*SF1*突变时,XY性腺发育不全,同时出现肾衰竭。SF1是孤儿核受体(orphan nuclear receptor,ONR),具有含两个高度保守的锌指结构的DNA结合域。

小鼠胚胎发生过程中,受精龄9 d的XX胎鼠和XY胎鼠的泌尿生殖系统上均有*SF1*的表达,同时将分化为睾丸支持细胞、间质细胞和卵巢颗粒细胞的表面上皮细胞上亦有*SF1*的表达。

*SF1*不仅调节与类固醇合成相关基因的表达,还调节睾丸中非类固醇合成基因的表达,体外研究显示*SF1*既可以协同WT1作用,也可以与SOX9相互作用,活化AMH启动子。

敲除*SF1*后的纯合子小鼠将缺少性腺和肾,并于出生后不久死亡。研究显示,这些小鼠的性腺形成已经启动,并有生殖细胞存在,但性腺于受精龄11.0~11.5 d以后停止发育,并发生细胞凋亡。

(三)卵巢

卵巢形成过程中可能亦存在相应的基因和细胞因子调节颗粒细胞的生长发育。至今为止,相关的知识非常少。

1. Foxl2

Foxl2$^{-/-}$的母鼠会出现原始卵泡在发育前就被破坏、卵巢颗粒细胞分化受抑制以及没有次级卵泡的现象。此外,雄性分化过程中的特异性基因,如SOX9,FGF9,FGFR2,SF1和GATA4在Foxl2$^{-/-}$卵巢中被激活,说明Foxl2可能是哺乳动物雄性性别决定级联反应中的一个抑制因子。

2. Rspo1

人体中,RSPO1广泛地表达在6~9周发育中的卵巢,RSPO1的纯合子突变会导致雌-雄性别逆转。同时,Rspo1$^{-/-}$的XX鼠的生殖腺嵴出现了假两性畸形、卵泡数量减少、卵母细胞耗尽及中肾旁管的衰退。

3. FIG–α(factor in germline alpha)

FIG–α是一个转录因子,表达于早期卵巢中正在发育的生殖细胞。它最早被发现的功能是能够调节编码透明带结构蛋白的基因表达。FIG–α可能还有其他功能。FIG–α敲除小鼠实验发现,该因子对原始卵泡的形成非常重要。

4. GDF9

GDF9是转化生长因子超家族中的一员,是早期卵巢分化过程中必需的一个生长因子。缺少该信号分子时,卵泡的发育停止在初级卵泡阶段,此时卵泡细胞不能呈单层立方形,而且初级卵母细胞亦得不到调控,进一步的研究显示初级卵母细胞形成的GDF9作用在相邻的颗粒细胞上,促使颗粒细胞分化。

二、生殖管道发生的调控

(一)男性生殖管道和腺体发育的影响因素

1. 抗中肾旁管激素(AMH)

XY胎儿的睾丸支持细胞具有很强的合成AMH的能力。AMH是一种糖蛋白激素,该激素的蛋白质序列已经清楚,与TGF–β非常相似。

由于AMH的存在,XY胚胎中的中肾旁管于人胚8~10周时迅速退化。成年男性中仍然有中肾旁管的残留物,包括一个和睾丸相连的很小的帽状组织,叫做睾丸附件(appendix testis),以及一个膨大的前列腺尿道,称为前列腺囊(prostatic utricle)。

早在1916年就有研究者推测有类似AMH的物质存在,起因是Freemartin牛的出现。Freemartin牛是母牛,与它同胎出生的是公牛。Freemartin牛拥有卵巢,但是其中肾旁管退化,今后无生育能力。当时有人推测当Freemartin牛还在母体子宫时,子宫内的雄性胎牛的某些物质通过血液循环进入雌性胎牛的体内,诱使雌性胎牛的中肾旁管退化,现在已经证实这些物质就是AMH。极少数的XY男性体内始终有中肾旁管的存在,研究显示这些人体内的*AMH*基因或*AMH*受体基因发生了突变。

AMH不直接作用在中肾旁管上,而是通过与中肾旁管周围的间充质上的AMH受体相互作用,从而诱导中肾旁管的退化。中肾旁管上皮和间充质之间的关系维持着AMH受体在间充质上的表达。

2. 睾酮

8～12周时，睾丸间质细胞分泌的睾酮刺激中肾管形成输精管，每根的中肾管的头端几乎全部退化，只剩下很少的一部分叫做附睾附件（appendix epididymis）。同时，与未来睾丸相邻的中肾管分化为睾丸附件。

两类睾丸间质细胞分别负责出生前和出生后睾酮的合成。胎儿睾丸间质细胞产生的睾酮能促进雄性器官的合成，如刺激中肾管发育为附睾、输精管和精囊。此类睾丸间质细胞中的5α-还原酶使得睾酮还原为二氢睾酮，后者是诱导尿道、前列腺、阴茎和阴囊的形成以及睾丸下降的重要因素。出生前或出生后不久，胎儿睾丸间质细胞逐渐退化。而进入青春期以后，则是另一类睾丸间质细胞，位于睾丸间质，其产生的睾酮的主要作用是形成雄性思维，影响雄性的行为举止，以及起始精子发生。

早期胚胎有2套潜在的生殖管道，一个是中肾管，另一个是稍晚发生的中肾旁管。睾丸的间质细胞分泌睾酮，在睾酮的影响下，中肾管发育为男性生殖管道，精子通过这些生殖管道进入尿道。主要的附属性腺（如前列腺和精囊腺）的发生也取决于睾酮或其衍生物二氢睾酮的作用，而中肾旁管在抗中肾旁管激素的作用下逐渐退化。XX胚胎中没有睾丸，所以既无睾酮，也无抗中肾旁管激素，其中肾管由于没有睾酮的刺激而退化，同时中肾旁管由于缺少抗中肾旁管激素的作用而得以继续发育，发育为输卵管、子宫和部分阴道。睾酮对外生殖器具有相似的作用。睾酮存在时，外生殖器向男性方向发展；反之，向女性方向发展。Turner综合征是一典型病例，非常少见。患者缺少一个性染色体（XO）。尽管患者不育且性腺未分化，但是由于体内无睾酮的分泌，内外生殖器均表现为女性表型。

当异性双胞胎在母体子宫时，胚胎的血管在子宫中汇合，两个胚胎的血液发生混合，此时雄性胚胎发育正常。相反，雌性胚胎的生殖器官由于受到雄性胚胎产生的睾酮的影响，发生一定程度的性反转，可能出现与男性生殖系统结构类似的现象。

3. 雌激素

只有存在雌激素时，中肾管和中肾旁管才能充分发育，同时男性和女性也需要雌激素的作用才能获得生育能力。雌激素受体敲除后的雄性小鼠几乎没有精子。

附睾输出小管的功能之一是吸收90%来自睾丸网的水分，从而浓缩精子浓度，延长精子存活时间，并提高射精的精子数目。输出小管吸收水分的功能受雌激素调节。如果小鼠体内缺少雌激素或雌激素受体，睾丸网产生的水分不能吸收，则小鼠不育。

4. 外界环境因素

外界环境中有些化学物质（如flutamide）具有抗雄激素的功能，而有些化学物质（如vinclozolin、procymidone、linuron）则具有雄激素拮抗剂的特性。还有一些化学物质（如邻苯二甲酯）则降低雄激素的合成数量。有报道显示，如果给怀孕大鼠服用这些化学物质，幼鼠睾丸和生殖管道的畸形率很高。

（二）雌性生殖管道发育的影响因素

1. 抗中肾旁管激素

参见本节"男性生殖管道和腺体发育的影响因素"。

2. 雌激素

女性胚胎的雌激素由卵巢分泌，诱导中肾旁管分化为子宫、子宫颈和输卵管。己烯雌酚是一种人工合成的雌激素，中肾旁管对己烯雌酚非常敏感。由于己烯雌酚可以改变中肾旁管各部位对雌激素的反应方式，从而可能导致不育。己烯雌酚可以导致输卵管的上皮呈子宫上皮样，子宫上皮则呈宫颈上皮样。

小　结

泌尿系统和生殖系统在胚胎发育过程中关系密切，有共同的起源，均来自早期胚胎的间介中胚层。泌尿系统的发育要稍早于生殖系统。肾的发育历经前肾、中肾和后肾三个阶段。前肾完全退化，中肾在发育过程中残留的中肾管和中肾小管，将发育为男性生殖管道。后肾是具有泌尿功能的永久肾，它的发生有两个来源：输尿管芽和生后肾原基，两者相互作用、相互诱导。不同的信号分子参与调节不同阶段的生后肾原基和输尿管芽之间的相互作用。生后肾原基将发育成为肾单位的肾小管部分，而输尿管芽是输尿管、肾盂、肾盏和集合小管的原基。肾小球的发育是一个动态过程，包括毛细血管丛的形成、足细胞的发生,以及细胞足突和裂孔膜的形成等过程。生殖系统的发育是一个复杂的过程,涉及不同发育阶段不同的分化机制。首先,主要的生殖器官都要经过一个形态学上的未分化期,该阶段的生殖器官没有男性和女性之分。其次,如果缺少特有的男性影响因素,则两套生殖系统均具有向女性生殖系统发育的趋势。

(陈苏红　徐　晨)

主要参考文献

刘斌,高英茂.1996.人体胚胎学.北京:人民卫生出版社.

Akinobu Okada, Tomomi Sato et al. 2005. Sex steroid hormone receptors in the developing female reproductive tract of laboratory rodents. J Toxicol. Sci., 30(2): 75～89.

Barry Mitchell, Ram Sharma. 2009. An illustrated color text. 2th edition. Churchhill living stone.

Brian E. 2010. Richardson and Ruth Lehmann. Mechanisms guiding primordial germ cell migration: strategies from different organisms. Nat Rev Mol Cell Biol., 11(1): 37～49.

Bruce M. Carlson. 1996. Foundations of Embryology. 6th edition. McGraws — Hill Companies, Inc.

Costantini F, Kopan R. 2010. Patterning a complex organ: branching morphogenesis and nephron segmentation in kidney development. Dev Cell, 18: 698～712.

David Ribes, Evelyne Fischer, et al. 2003. Transcriptional control of epithelial differentiation during Kidney development. J Am Soc Nephrol, 14: s9～s15.

DiNapoli L, Capel B. 2008. SRY and the standoff in sex determination. Mol Endocrinol, 22: 1～9.

Dressler GR. 2009. Advances in early kidney specification, development and patterning. Development, 136: 3863～3874.

Jane S Fischer. 2004. Environmental anti-androgens and male reproductive health: focus on phthalates and testicular dysgenesis syndrome. Reproduction, 127: 305～315.

Jardan A. Kreidberg. 2003. Podocyte Differentiation and Glomerulogenesis. J Am Soc Nephrol, 14: 806～814.

Kluth D. 2010. Embryology of anorectal malformations. Semin Pediatr Sur, 19: 201～208.

Moore, Keith L. 2016. The developing human: clinically oriented embryology, 10th Edition. Philadelphia, PA: Elsevier.

R. M. Twyman. 2002. Instant Notes in Developmental Biology. Bios scientific publishers limited.

Schlessinger D, Garcia-Ortiz JE, Forabosco A, et al. 2010. Determination and stability of gonadal sex. J Androl, 31: 16～25.

Schoenwolf, Bleyl, Brauer, et al. 2015. Larsen's Human Embryology. Elsevier, Churchill Livingstone.

Scott F. Gilbert. 2003. Developmental Biology. 7th edition. Sinauer Associates, Inc.

第十七章　消　化　系　统

消化系统（digestive system）的主要器官均来源于内胚层演变而来的原始消化管，亦称原肠（primitive gut）。与其他组织器官相似，消化系统在胚8周左右已初具雏形，胎12周基本完成外形和主要组织细胞的发育，胎24周基本具备成人消化系统的各组织细胞成分，提示此阶段已具有完成一些基本生理功能的能力。

第一节　原始消化管的形成

在人胚发育的第3周末，内、中、外胚层形成三胚层胚盘（trilaminar germ disc）。因胚盘的不同部分生长速度明显不同，中轴部的体节和神经管生长速度远较边缘快，致使胚盘发生卷折，出现头褶（head fold）、尾褶（tail fold）及侧褶（lateral fold）（图17-1），该过程受成纤维细胞生长因子（FGF）等信号分子的调控。随着头、尾和侧褶的逐渐加深，胚体由盘状变成圆柱状，卵黄囊顶部的内胚层被卷入胚体内部，形成头尾方向的原始消化管，其头端起自口咽膜（oropharygeal membrane），尾端止于泄殖腔膜（cloacal membrane）（图17-1）；口咽膜和泄殖腔膜仅系内、外胚层紧密相贴形成的薄膜状结构，将原始消化管腔与羊膜腔隔开，两者分别于胚4周和8周时破裂，原始消化管遂与外界相通。原始消化管的内胚层将演化为大部分消化管和呼吸道的上皮和腺体的实质部分，而各消化器官和呼吸器官的结缔组织、平滑肌和软骨等成分来源于中胚层，神经组织来源于外胚层。

原始消化管从头至尾分为3段：前肠（foregut）、中肠（midgut）和后肠（hindgut）。中肠介卵黄管（vitelline duct）与卵黄囊相连；随胚胎的生长，中肠增长迅速，卵黄囊反而缩小，最后与中肠相连处变窄，称卵黄蒂（vitelline stalk）（图17-1）。卵黄蒂于胚6周时闭锁并逐渐退化消失，如果卵黄蒂未闭锁、闭锁不全或未与消化管分离将导致多种先天畸形（图17-2）。据报告 Hox 和 ParaHox 基因（如 Shh、BMP、Wnt）参与调控原始消化管的3段区域性分化。

从胚9周开始，原始消化管继续分化，并演变成下列主要器官。

前肠：主要分化为口腔底部、舌、咽、食管、胃、十二指肠（胆总管开口处以上）、下颌下腺、舌下腺、肝、胆囊、胆管、胰腺、喉及其以下的呼吸道、肺、胸腺、甲状腺和甲状旁腺。

中肠：分化为十二指肠（胆总管开口处以下）、空肠、回肠、盲肠、阑尾、升结肠和横结肠的右2/3部分。

后肠：分化为横结肠的左1/3部分、降结肠、乙状结肠、直肠、肛管上段、膀胱和尿道的大部分。

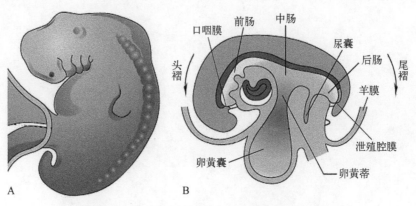

图17-1　人胚第4周胚体卷折及原始消化管的形成

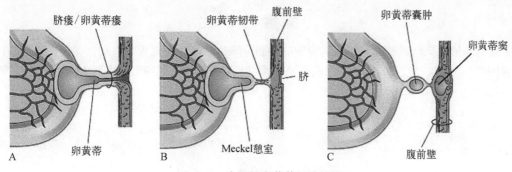

图 17-2 先天性卵黄蒂相关畸形

A. 脐瘘; B. Meckel憩室; C. 卵黄蒂囊肿

第二节 食管的发育

一、食管气管隔的形成

前肠是呼吸系统和食管等器官的原基。人胚第4周初,原始咽尾端底壁正中出现一条纵形浅沟,称喉气管沟(laryngotracheal groove);此沟逐渐加深,并自尾端向头端逐渐愈合,在前肠腹侧形成一盲囊,称喉气管憩室(laryngotracheal diverticulum)。随后,喉气管憩室及前肠周围的间充质形成两条纵行的气管食管嵴,它们向中线生长,最终融合为气管食管隔(esophagotracheal septum)(图17-3),将前肠分隔为两个独立的管道:腹侧的喉气管憩室和背侧的食管。在胚胎发育过程中,如果气管食管隔发育紊乱,使气管与食管分隔不完全,两者间存在瘘管相连,称气管食管瘘(tracheoesophageal fistula)(图17-4),气管食管瘘常伴食管闭锁(esophageal atresia)等,其原因不清,占先天性食管闭锁的90%以上。

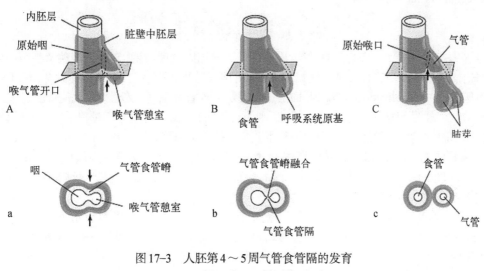

图 17-3 人胚第4～5周气管食管隔的发育

a、b、c分别为A、B、C的横断面

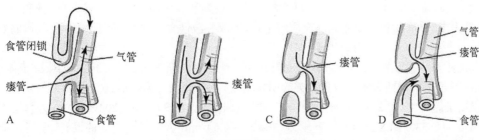

图 17-4 常见的气管食管瘘类型

箭头示食管内容物的可能流动方向

二、食管的发生

气管食管隔的形成将喉气管憩室与其背侧的前肠分隔为腹侧的喉气管憩室和背侧的食管,该段前肠即为食管的原基(图17-5)。最初食管很短,随着颈部的发育和心、肺的下降,食管迅速增长,至胚7周,其长度相对稳定。

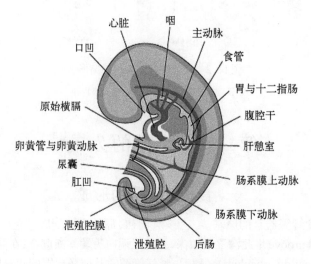

图17-5 人胚第4周原始消化管的分化

食管上皮来源于原始消化管,而结缔组织和平滑肌来源于中胚层,食管上1/3段的骨骼肌来源于第4～6对鳃弓的间充质。研究表明,食管壁的横纹肌是由平滑肌转分化而来,此过程受生肌调节因子(myogenic regulatory factor)的调控。

三、食管上皮的分化

食管上皮最初为单层,后变为复层,胚6周时由于上皮细胞过度增生,管腔出现狭窄甚至一度闭锁,稍后发生细胞程序性死亡或凋亡,细胞间出现许多小的空泡,并逐渐增大、空泡彼此融合,至胚8周时贯通,重新出现管腔(recanalization),此时腔面上皮为复层。若管腔重建过程受阻,致使管腔过细,即为食管狭窄,多发生于食管下1/3段;若完全无管腔,则为食管闭锁,由于管腔重建过程受阻引起的食管闭锁占先天性食管闭锁的5%～7%。食管闭锁为新生儿常见的先天畸形,发生率为1/3 000～4 500,且约1/3为早产儿。食管闭锁患儿常伴发其他畸形(占31.6%～50%),最常见的为脊柱畸形(vertebral anomaly)、肛门闭锁(anal atresia)、心脏畸形(cardiac anomaly)、气管食管瘘及泌尿或桡骨畸形(renal or radial anomaly)等,同时合并者称VACTER综合征。

随着胚胎发育,9～13周的胎儿,食管黏膜上皮细胞呈现多种形态,包括单层柱状、复层柱状及复层扁平上皮等,部分柱状上皮细胞可见纤毛,管壁黏膜出现纵行皱襞,使腔面凹凸不平,横切面上,管腔呈狭窄而不规则的裂隙。13～16周,电镜可见食管表层上皮细胞具有微绒毛和纤毛,中层上皮细胞间有较多的桥粒,基底层细胞内游离核糖体较多,食管下段出现贲门腺。在胎17～20周,上皮则以复层纤毛柱状为主,出现黏膜肌层。在21～24周,复层纤毛柱状上皮逐渐转变为单层柱状上皮,进而转变为复层扁平上皮,在此过程中,单层柱状上皮亦向间充质内生长,形成黏液性食管腺,分布于黏膜下层,借助导管将分泌物排至腔面。

免疫金银法显示人胚胎12周时食管上皮内开始出现朗格汉斯细胞,多见于食管下段,胞体小,且突起少,随胎龄增加朗格汉斯细胞的数量和突起明显增多,胞体变大。据报道,6个月胎儿的食管上段上皮中的朗格汉斯细胞密度为$(258.5 \pm 14.1)/mm^2$,下段为$(412.0 \pm 14.3)/mm^2$;20～30岁成人食管上段朗格汉斯细胞密度为$(633.6 \pm 68.2)/mm^2$,下段为$(784.6 \pm 60.6)/mm^2$。可见随机体的发育,朗格汉斯细胞数量明显增多,且食管下段的数量高于上段。朗格汉斯细胞可能来源于骨髓的单核细胞系,亦可能来源于免疫细胞系,属于树突状细胞,参与食管黏膜免疫防御反应中的抗原呈递过程。

四、食管上皮的更新与老化

新生儿的食管黏膜层较厚(300～400 μm),约为成人的1/2,其中上皮占1/2～2/3。正常情况下,上皮基底层的细胞不断分裂增殖,并逐渐向表层移动,同时丧失分裂能力,而表层细胞不断脱落,两者保持动态平衡,实现食管上皮细胞的不断更新。应用³H–胸腺嘧啶核苷(³HdT)标记的放射自显影方法研究显示,大鼠食管上段上皮细胞更新周期约为8.8 d,下段约为10.6 d。一般认为,人的食管上皮细胞从开始分化至脱落为4～14 d。随着年龄的增长,食管黏膜上皮逐渐萎缩,从中年开始,食管的上皮细胞出现角化现象,使黏膜变得较粗糙,可能是食管癌发生的病理学基础。老年人的食管上段横纹肌层和下段平滑肌层变薄,黏膜固有层弹力纤维增加,食管腺体周围出现弹力纤维,肌肉收缩紊乱,表现为吞咽困难,加之食管下括约肌萎缩,发生关闭不全,使胃内容物反流,出现"老年性食管"等病理变化,如果此种现象经常发生,反复刺激食管黏膜上皮细胞使其异常增生,将增加食管癌发生的危险性。

第三节 胃 的 发 育

一、胃的形成与转位

人胚第4周,食管尾侧的前肠末端形成梭形膨大,即胃的原基,以背系膜和腹系膜分别与体壁相连(图17-6A)。此后因胃壁各部分生长速度不同,以及周围器官的影响,胃的形态和位置发生一系列改变。第5周时,胃原基的背侧缘生长较快,向外膨出形成胃大弯(greater curvature);腹侧缘生长较慢,形成胃小弯(lesser curvature)(图17-6B、C)。第7～8周时,胃大弯的头端隆起形成胃底(gastric fundus)(图17-6D)。与此同时,与胃大弯相连的背系膜也迅速生长形成突向左侧的网膜囊(omental bursa),而与胃小弯相连的腹系膜生长缓慢,这种不对称的生长使胃沿头尾轴顺时针方向旋转90°(图17-6B、C),即胃大弯从背侧转到左侧,胃小弯由腹侧转向右侧,因而最初位于胃左侧的左迷走神经则分布于胃的前壁,而右侧迷走神经分布于胃后壁。而后由于肝在腹腔右上方快速生长,迫使胃沿前后轴顺时针方向旋转,即胃的头端(贲门部)被推向左侧,胃的尾端(幽门部)因十二指肠贴于腹后壁被固定(图17-6D),致使胃由原来的垂直方位变成从左上斜向右下的方位。胃的转位开始于第6周,止于第12周。

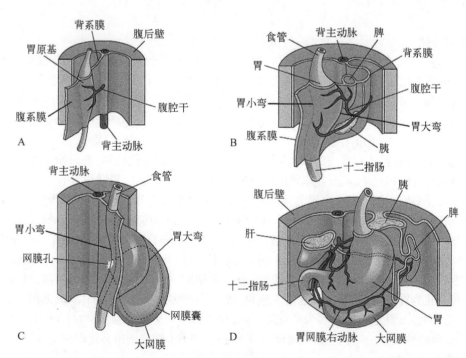

图17-6 胃的形成与转位

A. 人胚第4周末的胃原基;B. 人胚第4周末形成胃大弯和胃小弯;C. 人胚第6周胃的转位;
D. 人胚第7周胃的转位

二、胃的组织发生

1. 胃壁的分化

人胚第4~7周,胃上皮为复层柱状上皮,细胞内含大量糖原颗粒,基膜平整。上皮外围为较厚的间充质层,其外部有发育中的肌纤维和间皮,环肌最早发生,始于食管下端,逐渐向胃底和胃大弯部位延伸,在第9周时出现斜肌,最后形成纵肌,如果平滑肌发育出现障碍将导致胃壁肌层缺损。胃壁平滑肌的发生受多种信号分子,包括Hedgehog、BMP、FGF和转录因子(BARX1、SIX2、SOX9)等调控。肠神经系统(enteric nervous system, ENS)亦可能参与调控,当切断鸡胚的迷走-ENS后,亦影响胃壁平滑肌的发育。第8~9周,黏膜柱状上皮逐渐由复层转变成单层,并向深部延伸形成胃小凹。第9~11周,胃小凹底部出现芽状胃腺和有腔的原始胃腺。第12~13周,表面上皮和胃小凹上皮均转变为单层柱状上皮,主要为表面黏液细胞(surface mucous cell),该细胞顶端含有PAS阳性黏原颗粒,因HE染色黏原颗粒不着色,故细胞核的上方常呈透明空泡状。第14~15周,间充质层内出现黏膜肌,将黏膜与黏膜下层分隔,胃壁始具成人消化管的四层结构。此外,从9~11周开始,胃壁内可见胃肠自主节律运动起搏细胞——Cajal间质细胞(interstitial cell of Cajal, ICC),肌间神经丛周围ICC最早出现,其次是位于平滑肌细胞间的肌内ICC,最后出现的是平滑肌间隔ICC,至16~20周,ICC的数量、分布及形态特征等与成人相似(图17-7)。周,ICC的数量、分布及形态特征等与成人相似。

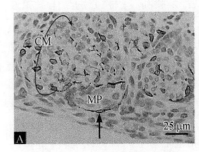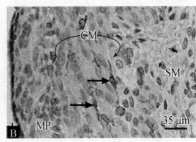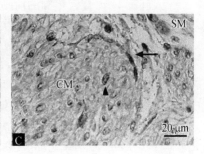

图17-7　人胚胎胃壁ICC(↑)的发育

A. 第11周,胃体部肌间神经丛内的ICC;B. 第12周,胃窦部环肌内的ICC;C. 第21周,胃体部环肌层间隔的ICC。MP:肌间神经丛;CM:环肌;SM:黏膜下层

2. 胃腺的分化

胃腺的发育可分4个阶段:① 9~12周为腺芽阶段,出现在胃小凹的底部,腺芽最初为无腔的细胞索;② 13~16周为原始胃腺阶段,腺体粗短,末端成泡状,中心有腔;③ 17~20周为发育中胃腺,腺管增长,成单管状腺;④ 20周后发育成较完善的胃腺,为单管状或分支管状腺,成人约1 500万条,主要由颈黏液细胞(neck mucous cell)、主细胞(chief/zymogenic cell)、壁细胞(parietal/oxyntic cell)、内分泌细胞及干细胞构成(图17-8)。根据存在部位,将胃腺分为胃底腺、贲门腺和幽门腺。

胃底腺主要分布在胃体和胃底,为胃的主要腺体,其中壁细胞分化较早,在原始胃腺阶段即可见到。成年人,壁细胞总数约10亿个,其分布以胃小弯居多,胃体其他部位次之,胃底约为小弯的1/2,而贲门和幽门部位最少,几乎观察不到。在胃底腺中,壁细胞在腺体的颈和体分布最密,腺底部稀少。主细胞出现略迟,20周可见于分化较完善腺的底部;出生后的主细胞亦主要位于胃体部胃底腺的下1/3段,而胃底部的胃底腺和幽门腺中较少,贲门腺中缺如。颈黏液细胞极少,主要分布在腺的颈部,散在于其他细胞之间。内分泌细胞则散在分布于腺上皮细胞间(见下述)。幽门腺的腺管粗且短,分支多,腺上皮呈高柱状,胞质清亮,腺内有较多的内分泌细胞和弱嗜酸性的壁细胞。干细胞位于胃小凹底和胃腺颈部,具有活跃的分裂增殖能力,可分化为胃黏膜上皮的表面黏液细胞和胃腺的各种细胞。运用嵌合体和转基因小鼠研究表明,胚胎胃腺始于多克隆,随后迅速分裂为单克隆胃腺,出生后绝大多数胃腺(75%~90%)为单克隆,仅少数仍保留多克隆特性,但每一条单独的胃腺是由一个还是多个干细胞增殖分化形成至今仍未定论。

3. 胃的内分泌细胞

胃的内分泌细胞体积较小,多单个存在,形态多样,分开放型(open type)和闭合型(closed type)两类。开放型常见于胃幽门,胞体呈锥形或卵圆形,其顶部可达腔面,细胞的游离面有微绒毛伸向管腔内。

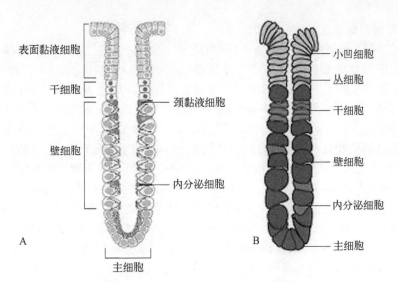

图17-8 人(A)和小鼠(B)胃底腺模式图

该类细胞在成人亦被称为"消化道味觉细胞",能够感受胃内食物、消化液及酸碱度变化的刺激,具有化学感受器的功能。闭合型多呈梭形,沿基膜分布,此型细胞常见于胃腺的底部,其顶部不暴露于腔面。在成人该类细胞常伸出较长突起,达壁细胞或基膜,能够感受局部组织内环境的变化和胃内容物压力的刺激,属于旁分泌型细胞。在胚胎早期(7～8周),胃的内分泌细胞多位于表面上皮的深面,胎儿晚期以胃腺内的数量最多。第10周时,可见成人的全部内分泌细胞类型,数量于22周达成人水平。

人的胚胎胃上皮内常见7种内分泌细胞,包括肠嗜铬细胞(enterochromaffin cell, EC cell)、胃泌素细胞(gastrin cell, G cell)、生长抑素细胞(somatostatin cell, D cell)、血管活性肠多肽细胞(vasoactive intestinal polypeptide cell, D1 cell)、肠嗜铬样细胞(enterochromaffin-like cell, ECL cell)、肠高血糖素细胞(enteroglucagon cell, AL or L cell)及饥饿激素/酰化生长激素细胞(ghrelin X/A-like cell),后者系由28个氨基酸组成的新的内源性脑肠肽,具有抑制胰岛素分泌、调节血糖的作用。内分泌细胞的数量,以D细胞最多,EC细胞次之,ECL细胞居第三,D1和AL细胞数量较少。大多数内分泌细胞系上皮内干细胞分化而来,新近有报道指出,小鼠胃体部的EC细胞亦可能来源于骨髓肥大细胞(mast cell),目前已发现多种转录因子参与不同内分泌细胞的定向分化,其中对G细胞和D细胞的分化调控机制研究较多(图17-9)。

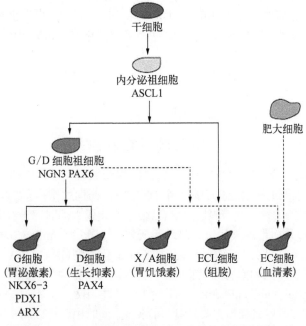

图17-9 参与调控胃内分泌细胞分化的部分转录因子

4. 上皮的更新及损伤修复

研究表明,胃黏膜受到酒精、药物等有害物质的侵蚀,可导致表面上皮的损伤与脱落,此时胃小凹下段未受损伤的上皮细胞能够向浅表部位迅速迁移,如同乘自动扶梯上移,亦称扶梯运动(escalator movement),补充脱落的上皮。应用 ^{3}HdT 标记的放射自显影技术可见,从胃小凹底至胃底腺颈部的细胞被大量标记,而其他部位的上皮细胞则不被标记,表明该区域系胃上皮细胞增殖带,即干细胞所在部位。形态学上,胃小凹底部的表面黏液细胞与胃小凹其他部位的同种细胞相比,体积稍小,黏原颗粒少,分化程度较低,表明仍具增殖能力。而分化成熟的表面黏液细胞,富含黏原颗粒,到达黏膜表面后不久即脱落。动物实验发现,胃黏膜受阿司匹林或酒精损伤后15 min,基膜上先出现扁平或低立方细胞构成的上皮,继之,细胞逐渐增高为柱状,并出现分泌活性,30 min左右表面上皮得到修复。在如此短的时间内依靠黏膜表面上皮细胞的增殖修复损伤是不可能的,也间接支持胃黏膜表面上皮存在迁移,即扶梯运动。生理情况下,胃黏膜上皮和胃腺细胞通过干细胞的不断增殖与分化进行黏膜上皮的更新,周期为3～5 d。与表面黏液细胞相比,胃腺细胞的更新周期较长,颈黏液细胞约为1周,壁细胞和主细胞可超过200 d。

除经典的位于胃小凹底和胃底腺颈部的干细胞外,有研究发现在胃窦和贲门部的胃腺底部也存在具有干细胞特性的细胞,这群细胞表达干细胞的标志物LGR5,可对称分裂为两个完全相同的子细胞。此外,邻近贲门的食管复层扁平上皮受损后,可诱导LGR5$^+$细胞迁移至该受损区,增殖分化为柱状细胞修复受损的食管上皮,可能是Barrett食管产生的原因。SOX2亦是干细胞标志物,与LGR5$^+$细胞不同的是,SOX2$^+$细胞弥散分布于胃窦和胃体的胃底腺内,具有分化为胃腺各种细胞类型的能力。另外,胃上皮亦具有较强的可塑性,即分化成熟的细胞可发生去分化(de-differentiation)重新获得干细胞的特性。研究表明,Notch信号是干细胞增殖的重要调控分子,当壁细胞Notch信号过度激活时,可去分化形成干细胞,胃上皮损伤可诱导主细胞发生去分化等,这种可塑性是否与胃癌的发生有关受到肿瘤学研究者的广泛关注。

三、胃 的 老 化

与机体老化进展相似,从中年开始,胃黏膜开始出现萎缩,其范围和程度随年龄增加而扩大和加重。据报道,我国老年人萎缩性胃炎的发生率高达80%。研究表明,胃底腺的壁细胞和主细胞数量随增龄增加而逐渐减少并萎缩,分泌胃酸和胃蛋白酶的量减少;胃液中无胃酸者从49岁开始增多,60岁以上者高达27%～39%;与此同时,胃蛋白酶和唾液淀粉酶的含量从40岁起也急剧减少;而且,50岁以后的消化能力明显下降,仅为青年时的一半左右,此为中老年人食量减少、消化功能减退的重要因素。另外,发生上述退行性变化的同时,胃黏膜上皮可出现一些类似于肠上皮样的细胞,所谓的"肠上皮化生(intestinal metaplasia)",甚至出现异常形态的"不典型增生"、癌前病变,甚至可能进一步发展为胃癌等。加之,人到中年后,胃肠神经系统的结构和功能均可见不同程度的退化,胃的肌组织也开始萎缩,胃壁逐渐变薄,老年时更为明显,所以易出现诸如胃下垂、上腹饱胀、便秘等消化不良和运动功能障碍等症状。

第四节 肠 的 发 育

肠管源于前肠尾段、中肠和后肠,大部分是由中肠发育演变而来。

一、中肠的发育和旋转

人胚第4周时,中肠为一条与胚体长轴平行的直管,以背系膜连于腹后壁(图17-5)。由于中肠生长速度比胚体快,其头端与前肠的尾段首先形成一个"C"形祥,凸向腹侧;随着胃的转位,"C"形祥转向右侧,形成十二指肠,十二指肠的背系膜与腹后壁融合,使十二指肠大部固定于右侧腹后壁。十二指肠以下的中肠则向腹侧弯曲,第5周时形成矢状位的"U"形肠祥,称中肠祥(midgut loop),中肠祥的顶端与卵黄蒂相连,并以此为界分为头、尾两支,至第6周时,卵黄蒂退化消失(图17-10A)。由于中肠祥生长快,腹腔容积相对较小,同时因肝增大和中肾的发育,使中肠祥进入脐带内的胚外体腔(即脐腔),形成胚胎期的生理性脐疝(physiological umbilical herniation)(图17-10)。第6～8周,中肠祥在脐腔内继续生长,且头支比尾支生长速度更快,所以脐腔内主要是盘曲的头支;同时中肠祥以肠系膜上动脉为轴逆时针方向旋转90°,致使中肠祥由矢状位变为水平位,即头支转至右侧,尾支转至左侧。第10周时,由于腹腔增大,肝位置升高,中肾退化,以及腹腔负压的增加,中肠袢开始退回腹腔。退回时头支先退,尾支随后,脐腔随中肠袢的退回而封闭。第10～12周,退回腹腔的中肠袢再逆时针方向旋转180°,头支转到肠系膜上动脉的左侧,尾支位于右侧,可见小肠胚胎发育过程中,共逆时针旋转270°(图17-10)。中肠袢的旋转始于第6周,止于第12周,与胃的旋转同步完成。

胎儿出生后,由于脐动、静脉的闭锁,脐带的脱落,此处由瘢痕组织愈合,在脐环处形成一个先天性发育的薄弱区,且腹壁肌和筋膜在脐血管穿入部位仍未愈合,留有缺损,加之婴儿期的两侧腹直肌及前后鞘在脐部尚未合拢,所以,该部位仅为皮肤、皮下脂肪及瘢痕组织所覆盖。当婴儿腹腔内压力骤然增高时,如咳嗽、腹泻、便秘、过多哭闹等,大网膜、小肠或结肠等易在此处膨出,导致脐疝,常发生在脐带脱落后的数日至数周。多数情况下,生后脐环继续缩小,90%以上的婴儿脐疝可于生后6个月～2岁自愈。

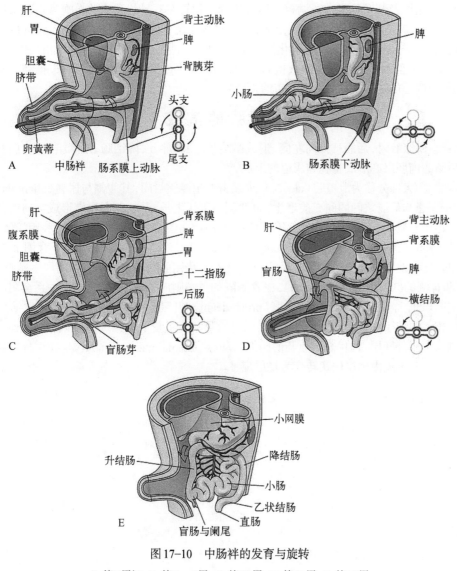

图17-10　中肠袢的发育与旋转

A. 第6周初; B. 第6～8周; C. 第10周; D. 第11周; E. 第12周

二、中肠的演变和固定

在中肠复位与旋转的同时,中肠袢继续发育,头支生长快,形成小肠曲,盘曲于腹腔中部,后演变成空肠和回肠的大部;尾支变化较小,出现一囊状盲肠突或盲肠芽(caecal bud),是盲肠和阑尾的原基,也是大肠与小肠的分界。盲肠突以前的尾支形成回肠尾段;盲肠突以后的尾支横过十二指肠的腹侧形成横结肠的右2/3部分。盲肠突本身的近端迅速扩大,形成圆锥状盲肠,生长缓慢的盲肠远端部分萎缩退化,形成一狭窄的小管，即为阑尾（图17-10）。胚胎期的阑尾位于盲肠尾端的正中部位，当盲肠和阑尾退回腹腔时，位于腹腔右上方，紧邻肝的右叶，后降至右髂窝。如不能下降，则形成高位盲肠和阑尾，即阑尾位于肝的下方，发生率约6%，男胎多见；若下降不完全，则异位于腰部；若过度下降，则异位至盆腔等；异位阑尾发生炎症时临床容易误诊，诊断需注意鉴别。

十二指肠除其上部约2.5 cm的一段游离外，其余各部均固定于腹后壁，为腹膜后位器官。当盲肠与阑尾从右上腹下降至右髂窝时，升结肠系膜亦紧贴腹后壁，升结肠也成为腹膜后位器官。中肠的其余部分皆保留系膜，空回肠系膜最初附于腹后壁的正中线上，当中肠旋转时，此系膜围绕肠系膜上动脉的根部扭转，加之升结肠系膜的消失，使空回肠系膜的固定线从十二指肠空肠交界处斜向回盲交界处。如中肠袢退回腹腔时，未旋转、转位不够或反向转位，引起肠管解剖位置异常，即中肠袢异常旋转（malrotation of midgut loop），常伴有胃、肝、胰、心脏及肺等其他内脏的反转异位。研究表明，消化管形态的这种左右反转移位是由一些基因及其产物蛋白所调控。通过比较消化管左右异位突变的果蝇与正常果蝇的基因发现，*Myosin 1D*基因缺如或*Myosin 1C*基因过表达，均可发生消化管左右反转异位，二者的协调配合控制内脏的正常分布。进一步实验发现，在消化管形态改变时，细胞内的actin与myosin相互作用，沿呈纤维状排列的actin单向运动，控制细胞偏左或偏右移动，逐渐变形发育成非对称的形态，推测在脊椎动物亦可能存在相似的调控内脏左右非对称性分布的机制。

三、后肠的演变

当中肠袢退回腹腔时，后肠被推向左侧，形成横结肠左1/3部分、降结肠、乙状结肠、直肠和肛管的上段。另外，后肠的内胚层亦形成膀胱和尿道的上皮。

后肠末端的膨大部分称为泄殖腔（cloaca），末端由泄殖腔膜封闭，其腹侧与尿囊（allantois）相连。第4～7周，由于尿囊与后肠之间的间充质增生，自两侧向中线生长，从头端向尾端形成突向泄殖腔背侧的镰刀状隔膜，称尿直肠隔（urorectal septum）（图17-11A）。约第7周，尿直肠隔与泄殖腔膜接触，将泄殖腔分隔为腹、背两部分，腹侧部为尿生殖窦（urogenital sinus），将发育成膀胱和尿道；背侧部为肛直肠管（anorectal canal），将发育成直肠和肛管上段（图17-11B）。泄殖腔膜也被分为腹侧的尿生殖膜（urogenital membrane）和背侧的肛膜（anal membrane），尿直肠隔的尾端则向外突出形成会阴体，系会阴的胚芽。肛膜的外方为一浅凹，称肛凹（anal pit）或原肛（proctodeum），肛膜第8周末破裂消失，原肛演变为肛管下段。可见肛管上2/3的上皮来源于内胚层，血供来自后肠的肠系膜下动脉（inferior mesenteric artery）；而肛管下1/3则来源于外胚层，血供来自直肠的阴部内动脉（internal pudendal artery）。内、外胚层分界处即为肛管的齿状线，其上皮由单层柱状转变为复层扁平。

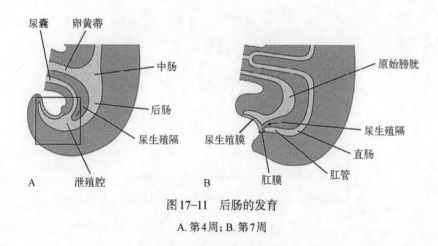

图17-11　后肠的发育

A. 第4周；B. 第7周

四、肠的组织发生

肠壁结构的分化，包括绒毛和肠腺的形成及其上皮细胞的分化等均从头端向尾端逐渐进行。

1. 肠壁的分化

人胚第6～7周时肠腔非常小，衬有复层柱状上皮，上皮细胞内糖原丰富，上皮外为间充质包绕。与食管发育相似,早期上皮细胞增殖迅速,导致肠腔出现暂时性阻塞,即"充实期"。稍后因细胞的凋亡,在实质性组织中出现许多小的空泡,后者逐渐增大,彼此融合,在第8周时肠腔重新形成。如果这一过程受阻,将出现先天性小肠狭窄或闭锁,多见于十二指肠和回肠,发生率约1/(1 500~4 000),男略多于女。若肠腔内留有纵行隔膜,将某一段消化管分隔为并列的两份,则为消化管重复畸形,多见于回肠。第8~9周,随着间充质细胞的增殖并向肠腔内凸出,十二指肠和空肠出现绒毛,回肠绒毛出现稍迟(约1周)。绒毛的上皮为单层柱状上皮,而绒毛间区仍为着色较深的复层上皮。第10~12周时,结肠和阑尾亦可见单层柱状上皮和较发达的绒毛,数周后绒毛开始退化,于20~24周时消失。第9周时肠上皮内即可见分化中的杯状细胞及肠腺原基,肠腺的分化始于第12周,在此阶段可以分辨帕内特细胞(曾称潘氏细胞,Paneth cell)和内分泌细胞(enteroendocrine cell)。十二指肠腺于14~15周出现。肠的肌层出现较早,环行肌在第9周已出现,纵行肌12周时出现。黏膜肌层则在21周时出现,至此肠壁已具有消化管的4层基本结构。

肠壁的分化、绒毛的形成和肠腺的发育是肠上皮与间充质细胞之间多种信号相互协同作用的结果。例如,肠上皮细胞分泌的细胞因子通过激活间充质细胞的Hedgehog和PDGF信号后,调控平滑肌的分化和绒毛的生长,而间充质细胞通过Wnt和BMP信号调控肠上皮干细胞的增殖和分化以及肠腺的形成等。

2. 上皮细胞的分化

肠上皮细胞由吸收细胞(enterocyte/absorptive cell)和分泌细胞(secretory cell)组成,后者包括杯状细胞(goblet cell)、帕内特细胞和内分泌细胞。所有的肠上皮细胞均由干细胞分化而来,其中,吸收细胞、杯状细胞和内分泌细胞出现最早,几乎与绒毛的形成同步,而帕内特细胞出现较晚,与肠腺的形成时间相近。覆盖绒毛的上皮细胞是从绒毛基部向顶部逐渐迁移分化的。人胚第6~8周,小肠上皮均为未分化细胞,随着肠腺的形成,干细胞出现于肠腺的下半部,其形态仍与未分化细胞相似。电镜下,细胞顶面微绒毛较吸收细胞短而小,细胞间存在连接结构,但终末网不发达;丰富的游离核糖体均匀地分布在细胞质内,表明该细胞具有较强合成结构蛋白和其他组分的能力,其他细胞器不发达,亦可见分裂象。

干细胞的分化模式有多种学说,有学者认为,干细胞先分化为多能祖细胞(multipotent progenitor),进而形成终末的各种成熟肠上皮细胞;亦有学者认为干细胞先分化为双潜能祖细胞(bipotent progenitor),进而定向分化为吸收细胞或分泌细胞,后者进而分化为杯状细胞、内分泌细胞、帕内特细胞。研究表明,成年的肠腺下半部仍保留有干细胞(亦称未分化细胞),可不断增生、分化,补充从绒毛顶端脱落的吸收细胞和杯状细胞,亦可分化为帕内特细胞和内分泌细胞,是肠上皮更新和上皮损伤修复的主要细胞来源。Notch是调控干细胞分化的重要信号转导分子,通过激活Hes1转录抑制因子,抑制下游转录因子ATOH1(又称为Hath1或Math1)的表达,使ATOH1与其靶基因*Muc2*启动子区E–Boxes的结合减少,干细胞向吸收细胞分化;当Notch分子活性受到抑制时,Hes1作用被去除,ATOH1的作用得以发挥,使干细胞向分泌细胞分化(图17–12)。

(1)吸收细胞:吸收细胞是肠上皮的最主要细胞成分,近端肠管吸收细胞的分化始于9~11周,而远端直到20~22周才开始分化,24周前后分化接近完善。应用组织化学法观察人胚胎小肠发现:第

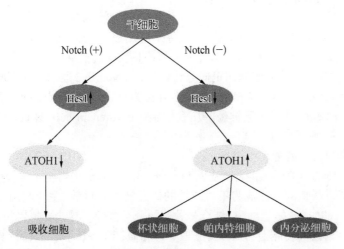

图17–12 Notch信号转导分子调控肠上皮干细胞分化模式图

9～12周胎儿的小肠上皮细胞及其腔面，ALP、ATP及ACP等酶反应均呈阳性；随胎龄增加，反应强度逐渐增强；据此推测3个月的胎儿肠上皮已初具吸收和分泌等代谢活动。分子生物学研究显示，$Ptk6$基因敲除小鼠的胚胎，出现肠吸收细胞成熟障碍，而同时敲除$Hnf1\alpha$和$Hnf1\beta$基因的小鼠肠吸收细胞分化明显受阻。

（2）杯状细胞：9～10周胎儿小肠绒毛顶部及两侧的上皮细胞间可见少数分化中的杯状细胞，而绒毛基部和绒毛间区则极少见。第11～14周，小肠各段杯状细胞均明显增多，回肠段尤其显著，结肠和阑尾的杯状细胞也同时增多。在胎儿早期，杯状细胞核为圆形或卵圆形，胞质呈PAS反应阳性。电镜下可见黏原颗粒位于核旁或核下区，但此阶段的杯状细胞对阿利新蓝极少反应，直到5个月后，对阿利新蓝的反应强度才与成人相似。而从对醛复红或高铁二铵反应为阴性等特性看，胎儿小肠的杯状细胞与成人相似，含有非硫酸化黏蛋白。杯状细胞的分化与成熟亦受多种细胞因子的调控，如SPDEF和SOX9能够促进杯状细胞的终末分化与成熟；Lkb1/STK11的缺失可致杯状细胞的分化与成熟停滞；同时敲除$Hnf1\alpha$和$Hnf1\beta$基因则杯状细胞的数量明显增加。

（3）帕内特细胞：由德国解剖学家Paneth于1888年首先报告的一种肠上皮细胞，仅存在于小肠腺。在胚胎发育过程中，帕内特细胞是最晚分化成熟的肠上皮细胞。首先由肠上皮干细胞定向分化为帕内特细胞前体细胞，并向肠腺底部迁移继续发育成熟。电镜下11～12周胎儿肠腺的基部可见帕内特细胞，而光镜则14～15周才可见十二指肠内帕内特细胞的存在。空、回肠在17～18周出现该细胞。与肠其他分泌细胞不同，帕内特细胞核表达β-catenin，表明Wnt/β-catenin信号转导分子参与调控帕内特细胞的定向分化与成熟，缺失β-catenin，帕内特细胞向肠腺底部的迁移和分化成熟过程均受阻。

成熟的帕内特细胞一般位于小肠腺的底部，三五成群，个别可见于肠腺颈部，甚至绒毛上皮细胞间或十二指肠腺内等。该细胞主要形态特征为顶部胞质中有大量嗜酸性颗粒，可被伊红染为鲜红色。生后1～2 d的小鼠十二指肠可见帕内特细胞，但其颗粒较小，嗜酸性较弱，生后4周，颗粒大小与成年相似。颗粒内含有肿瘤细胞坏死因子-α（TNF-α）、溶菌酶和隐窝蛋白（cryptdin）又称肠防御素（enteric defensin）等。静止状态时，帕内特细胞的颗粒内容物缓慢释放入肠腔，而进食或乙酰胆碱刺激可加速其分泌。无菌条件饲养的动物，帕内特细胞的分泌活动处于停顿状态，而接种细菌后可见脱颗粒现象。帕内特细胞释放的物质具有杀伤微生物，保护肠腺免受细菌侵袭，参与黏膜免疫防御反应等作用，但胎儿期的防御素表达水平较低，表明肠黏膜的局部防御功能尚不完善，与胎儿肠道内无菌有关。

（4）内分泌细胞：内分泌细胞散在分布于整个消化管，其数量占肠上皮细胞的1%，但分泌的激素对机体生理功能具有重要调控作用。肠管各段内分泌细胞以十二指肠和阑尾的数量最多，前者出现最早，后者出现较晚。在胚胎第7～9周，十二指肠绒毛上皮细胞间的内分泌细胞呈圆形、梭形或瓶状，而肠腺基部的内分泌细胞多为锥形。第13～14周，结肠黏膜上皮可见内分泌细胞，此时肠管各段内分泌细胞的数量均增多，肠腺内尤其明显，至21～23周，上皮细胞间和肠腺内的内分泌细胞数量仍维持较高水平，此后细胞数量呈下降趋势。免疫组织化学染色显示，在胚7～8周的十二指肠和空肠已能分辨出EC细胞、G细胞和D细胞，回肠于10～12周可见上述三种细胞，结肠则于13周后才可见EC细胞和D细胞，但数量远少于小肠。第18～21周，这三种内分泌细胞的数量最多，21周后回肠内G细胞消失。早期的内分泌干细胞胞质浅染，含有直径为200～230 nm的分泌颗粒，而内分泌前体细胞则含有直径为530～1 450 nm的大分泌颗粒。此外，胎儿12周亦可见成熟型的肠促胰液素细胞（secretin cell，S cell）、胆囊收缩素细胞（cholecystokinin cell，I cell）、L细胞、D细胞及D1细胞等各种类型的内分泌细胞。研究表明，Neurog3参与内分泌细胞的定向分化调控，即Neurog3通过激活下游的不同靶分子以决定内分泌细胞分化类型，如NeuroD1/BETA2使细胞分化为S细胞和I细胞；Pax4参与调控十二指肠S细胞和EC细胞的分化；$Insm1$缺失可致神经降压素细胞（neurotensin cell，N cell）和I细胞减少甚至消失等。

3. 体外诱导培养拟胃肠道的意义

胃肠黏膜上皮的干细胞具有强大的自我更新和定向分化能力，成为再生医学和药学等领域研究的重点，而体外诱导培养拟胃肠道的方法成为不可或缺的研究技术。目前，主要利用诱导多能干细胞（iPS cell）、胚胎干细胞（ES cell）或成体干细胞，结合多种调控分子体外诱导培养拟胃肠道（图17-13）。体外诱导培养的拟胃肠道在形态和功能上与在体胃肠道非常相似，对于探讨胃肠发育、胃肠疾病的发生发展以及胃肠新药的研发，甚至再生医学研究等具有非常重要的应用价值。

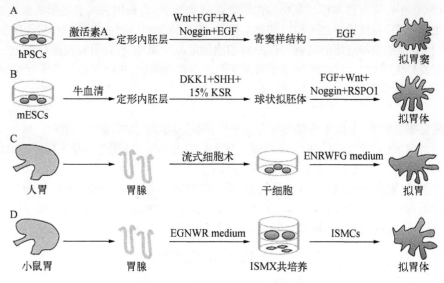

图 17-13　体外诱导培养拟胃的方法

ESC是从早期囊胚的内细胞团分离出的多能干细胞，能在体外不断的自我更新，并保持多向分化的潜能，可分化为内、中和外胚层的所有类型细胞，故称ESC。应用合适的诱导方法，可将ESC诱导分化成所需类型的细胞，在一定条件下培养ESC，形成类似早期囊胚的球体结构，称拟胚体（EB）。将小鼠拟胚体诱导培养14 d左右，可出现肠管样结构，具有管腔，并形成上皮、固有层和肌层3层结构。肠上皮具有吸收细胞、内分泌细胞、杯状细胞，在肌组织间可见Cajal间质细胞。继续培养21 d左右，ESC诱导形成的肠管类器官出现节律性收缩，电生理可记录到电慢波和平台电位等，L型钙通道发挥重要调控作用；电镜可见Cajal间质细胞彼此间及其与周围平滑肌细胞间形成缝隙连接，提示培养的拟肠管中Cajal间质细胞亦具有产生节律性起搏电位，并传递给周围平滑肌细胞引发肠管收缩的作用。虽未见拟肠管内神经网络的形成，但应用5-羟色胺受4（SR4）激动剂和拮抗剂分别处理小鼠拟肠管，可见促进或抑制神经网络形成的现象，说明5-羟色胺信号分子可能参与肠神经系统形成的调控。

另外，体外诱导培养的拟胃亦是研究幽门螺杆菌致病机制的理想模型。我国人口50%以上的人群存在幽门螺杆菌感染，现已证实幽门螺杆菌感染与胃炎、消化性溃疡以及癌症密切相关。利用ESC诱导培养的拟胃幽门组织证实幽门螺杆菌主要通过激活NF-κB介导炎症反应引起上皮损伤。

五、消化管淋巴组织

消化管淋巴组织也称肠相关淋巴组织（gut-associated lymphoid tissue, GALT），包括淋巴小结（以咽、回肠和阑尾处最发达），固有层中弥散的淋巴细胞、浆细胞、抗原呈递细胞，以及上皮内的淋巴细胞等。

1. 集合淋巴小结

胎儿16～20周时出现集合淋巴小结，24周时增至约45个，胎期和生后继续发育，12岁时可多达305个，以后逐渐减少，20岁时减至200个左右。不同种属集合淋巴小结数目各异，小鼠约12个，大鼠约20个。集合淋巴小结内主要为B细胞区，小结间则为T细胞区。集合淋巴小结部位的黏膜呈圆顶状隆起，绒毛和肠腺皆稀少，覆盖于集合淋巴小结表面中心部位的上皮除吸收细胞和杯状细胞外，尚有一种特化的上皮细胞，称膜上皮细胞（membranous epithelial cell），因细胞游离面有一些微皱褶和短小的微绒毛，故也称微皱褶细胞（microfold cell, M cell）。M细胞基底面的质膜内陷形成一较大的穹隆状凹陷，内常集聚有多个淋巴细胞和少量巨噬细胞。

光镜下HE染色难以辨认M细胞，电镜下生后3周的大鼠回肠集合淋巴小结部位的黏膜可见M细胞的存在，但尚未发育成熟，未见其包绕淋巴细胞，第4周以后，M细胞逐渐成熟，细胞基底部的穹隆内可见淋巴细胞。M细胞与相邻上皮细胞间亦存在紧密连接和桥粒等，微绒毛短而不规则，胞质顶端有许多线粒体和吞饮小泡，后者被认为是细胞转运大分子物质和微生物的一种形式，溶酶体少，且不含酸性蛋白酶，所以，转运过程中的抗原并不被降解。据报道，成熟M细胞能将天然铁蛋白和印度墨汁的碳颗粒转运至集合淋巴小结内，亦可将辣根过氧化酶先结合在M细胞表面，再以顶端囊泡形式摄入M细胞，然后传递给巨噬细胞处理，将抗原呈递至淋巴细胞。另外，集合淋巴小结表面黏膜的杯状细胞数量和黏液量均较少，亦有利于M细胞与抗原的接触。有关M细胞的来源所知甚少，有研究发现M细胞与相邻吸收细胞的细胞骨架成分无明显差异，推测M细胞可能来源于肠吸收细胞，RANK信号分子对M细胞的分化及功能维持发挥决定性作用。

2. 阑尾

胎期阑尾黏膜有绒毛，上皮和肠腺均与大肠相似，随胎龄增加，绒毛减少并消失。14～15周时，阑尾固有层出现成群聚集的淋巴组织，16～19周时出现大量淋巴小结，21周时黏膜下层亦可见淋巴小结，但均无生发中心。覆盖于淋巴小结表面的上皮称淋巴上皮或滤泡相关上皮（follicle associated epithelium，FAE）。FAE与集合淋巴小结表面的M细胞相似，为柱状或立方细胞，有诱导B淋巴细胞分化的功能。胎儿期的FAE内面仅见淋巴细胞，胞体较大，着色淡，细胞器少，而成人的FAE内面亦可见巨噬细胞和浆细胞等。另外，淋巴细胞可在上皮与固有层间移动，故可见黏膜上皮的基膜不完整。

六、肠上皮的再生

肠腺上皮细胞分裂能力非常强，应用^{3}HdT标记放射自显影技术可见分裂的肠腺上皮细胞3～4 d即可迁移至绒毛顶端。瞬间标记的细胞主要分布在肠腺下1/2段（除帕内特细胞未标记外），标记指数为50%～60%，而从肠腺上1/2至肠腺开口处，几乎无标记细胞，表明肠上皮的干细胞（未分化细胞）主要分布于肠腺的下段。应用BrdU标记豚鼠小肠上皮实验发现，被标记的细胞早期主要位于肠腺（图17-14），以后逐渐迁移至绒毛顶端、退化萎缩而脱落，整个过程需3～5天。在大鼠小肠近段，整个上皮完全更新需2～4天，但回肠绒毛较近段小肠的绒毛短，更新相对快。人的小肠上皮更新周期为5～7天。

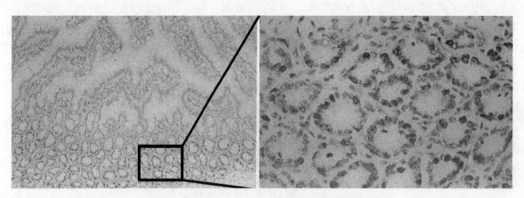

图17-14　BrdU标记豚鼠小肠上皮细胞的分裂

杯状细胞的前身为寡黏液细胞（oligomucous cell），即杯状细胞的定向干细胞，在肠腺中常成对分布，提示寡黏液细胞仍具有一定的分裂能力。该细胞从肠腺内分化并移向绒毛，最后在绒毛顶端脱落。目前认为，小肠杯状细胞的寿命为3～4 d，且仅有一次分泌周期。杯状细胞的分泌活动可受一些物质的影响，如给予动物乙酰胆碱和芥子油处理，杯状细胞贮存的黏液将一次性排空。

帕内特细胞为终末细胞，不具有分裂增殖能力，细胞更新周期为3～4周，由干细胞增殖、分化补充。

七、肠管的老化

小肠的主要功能是吸收已消化的食物中的营养元素，即"取其精华"。但进入中年以后，赖以完成物质吸收的小肠黏膜逐渐变薄，细胞数量减少，肠腺逐渐萎缩，加之包括小肠在内的全身血管的退行性变化，对肠管的血液供应减少以及肠神经系统和平滑肌的退行性改变等，均不同程度地影响小肠对营养物质的吸收，此为中老年人营养不良以及缺铁、锌和多种微量元素等的重要因素。近年研究表明，正常菌群（包括厌氧和需氧的有益菌、在一定条件下可以致病的大肠杆菌等）在肠道内维持互利共生的生态平衡、促进营养物质吸收、增强机体抗菌能力等方面发挥重要作用。老年人的肠道菌群失调，特别是双歧杆菌、乳酸菌等"益生菌"的减少，不仅影响物质的吸收，亦与上述肠的退行性改变有关，可能是导致老年人慢性便秘的原因之一。大肠的老化过程与小肠相似，但中老年人的大肠黏膜常见局部炎症、增生或形成息肉,甚至发生癌变等。

八、肠管发育的先天性畸形

肠管发育的先天性畸形为小儿的常见疾病之一,约占新生儿先天性疾病的7%,且有逐渐增加的趋势,严重者可危及生命,是婴儿死亡的主要原因之一。

1. 先天性巨结肠 (congenital megacolon)

发病率为1/5 000左右,男女比例为4∶1,居先天性胃肠畸形的第2位。该病是1886年丹麦医生Harald Hirschsprung首次描述报道的,故也称希尔施普龙病(Hirschsprung disease, HD)。HD的主要病变位于结肠,80%发生在直肠近端或乙状结肠远端以下的细窄部位。目前认为主要是在胚胎发育过程中神经嵴细胞未能迁移至该段结肠壁内发育成熟,导致壁内肌间神经丛的神经元缺如,该段肠管处于持续性收缩状态,造成狭窄部位上段肠管内粪便淤积和肠管的极度扩张,出现巨结肠,但扩张的肠管壁内神经节细胞数量并未减少,故也研究者建议称为无神经节细胞症(aganglionosis)或无神经节细胞巨结肠(aganglionar megacolon)。已有充分证据表明,HD为多基因性遗传病,也称性修饰多因素遗传病(sex-modified multifactorial inheritance)。现已发现五个基因(*RET*、*GDNF*、*EDN3*、*EDNRB*及*SOX10*)的突变与HD的发生发展密切相关。

(1) *RET*(rearranged during transfection): RET为原癌基因(proto-oncogene),1987年日本学者高桥等首次发现*RET*原癌基因定位于第10号染色体长臂(10q11.2),基因全长约60 kb,有21个外显子,产生3种选择性剪切体,RET51、RET43和RET9,为受体酪氨酸激酶超家族成员,其配体为胶质细胞源性神经营养因子。该受体亦由一个富含半胱氨酸的钙粘连素样细胞外区,一个跨膜区和一个催化酪氨酸激酶(tyrosine kinase, TK)的细胞内区三部分构成,TK发挥激活细胞内下游信号分子的作用。研究表明,*RET*基因突变与多种疾病的发生密切相关,当*RET*基因表达量减少1/2时,神经嵴细胞则不能迁移至肠壁内发育为肠神经系统的神经元。现已证实*RET*基因突变是引起HD的主要原因,HD患儿*RET*基因的突变达50种以上,约50%家族性HD、7.3%～20%散发性HD可见*RET*基因的突变。

(2) 胶质细胞源性神经营养因子(GDNF): GNDF基因定位于第5号染色体短臂(5p12～13.1),有2个外显子,其产物为*RET*基因编码蛋白RTK的配体。GDNF的受体有两个亚型,即胶质细胞源性神经营养因子受体α1(GFRα1)和RET基因编码的酪氨酸激酶受体。现已证明该配体与受体信号转导分子对肠神经系统发育和存活具有重要调控作用。研究表明,RET主要在肠神经元和胶质细胞的前体细胞(神经嵴细胞)表达,配体GDNF作为有丝分裂源,能促进该前体细胞的增殖和迁移,故*GDNF*基因突变、功能缺失亦可引起HD。

(3) 内皮素-3(endothelin-3, EDN): EDN为日本学者1988年从培养的猪主动脉内皮细胞中分离、纯化的一种多肽,具有强烈的收缩血管、促进内皮细胞增殖及调节体内一些生物活性物质释放等作用。EDN家族有三个成员,即EDN1、EDN2和EDN3。EDN为21个氨基酸,系由较大的前体蛋白(238个氨基酸)水解而成,与EDN受体(endothelin receptor, EDNR)结合,发挥其生物学效应。EDNR有2个亚型:EDNRA和EDNRB,两者均为G蛋白偶联的跨膜蛋白。

(4) 内皮素受体B(EDNRB): *EDNRB*基因定位于第13号染色体的长臂(13q22),有7个外显子。研究表明,*EDNRB*基因突变的杂合子常导致散发性短段型HD,而纯合子可以引起散发性长段型HD。HD患者发生*EDNRB*的突变率为5%～10%,已发现该基因突变位点有16个,其中,长段型HD患者可见该基因的突变点有10个,而短段型仅有7个突变点。上述突变均可引起G-蛋白的结构与功能异常,致使EDN信号转导分子功能丧失,进而影响肌间神经丛的发育和功能。

(5) *SOX10*基因:人的性别相关转录因子(*SOX10*)基因位于第22号染色体长臂(22q13),由于该基因与Y染色体上的性别决定基因(sex-determining region Y, SRY)有相似序列,故又称*SRY-Sox10*基因。近年发现部分HD患者合并耳聋和色素异常,即Sah-Waardenburg综合征与*EDN3*基因和*SOX10*基因异常有关。

(6) 肠壁内微环境:除基因突变外,细胞外基质蛋白、免疫因素等变化亦与HD发病有关。细胞外基质蛋白是胚胎早期神经嵴细胞移行路径中的重要物质,其中纤维连接蛋白和透明质酸为神经嵴细胞向肠壁内移行提供路径;层粘连蛋白和Ⅳ型胶原蛋白能够促进移行至肠壁内的神经嵴细胞的轴突生长,并向神经元方向分化,所以,胚胎早期细胞外基质蛋白的异常减少,亦可导致神经嵴细胞向肠内移行和发育障碍,肌间神经丛神经元缺失,引起HD。

2. 先天性肛门直肠畸形(anorectal malformation,ARM)

ARM是常见的小儿消化管畸形,发病率为1/1 500,主要包括肛门闭锁和肛门狭窄(anal stenosis)两类。肛门闭锁又称不通肛,是一种较多见的畸形,常伴有直肠阴道瘘或直肠尿道瘘等,多发生于男胎。肛门闭锁的原因较多:① 正常发育的胚胎在第8周末肛膜将破裂,原始消化管与外界相通,若肛膜未破即可引起肛门闭锁;② 原肛外胚层增厚或未形成肛凹亦可导致肛门闭锁;③ 肛管上皮过度增生后未再度改建吸收、重新形成管腔,也可引起肛门闭锁。肛门狭窄多发生在泄殖腔分隔时,尿直肠隔偏于背侧,使直肠下段和肛门变窄,肛门变小。有研究表明,肛门直肠畸形的致病基因位于第6号染色体短臂的*HLA*基因附近。临床研究亦发现肛门直肠畸形患儿*HoxA-13*第2外显子保守区电泳带型异常,*HoxD-13*第2外显子PCR-Pst Ⅰ限制性内切酶效果不佳等,提示*HoxA-13*和*HoxD-13*基因的异常可能是ARM的重要遗传因素。

第五节　肝、胆囊及胰腺的发育

一、肝和胆囊的发育

1. 肝的发生和演变

人胚第4周初,胃的下方,前肠末端腹侧壁内胚层上皮增生,形成一个囊状突起,称肝憩室(hepatic diverticulum),是肝、胆囊和胆管系统的原基(图17-15A)。肝憩室快速生长,伸入位于卵黄静脉和脐静脉之间的原始横隔,并分为头支和尾支。头支较大,为肝的原基,血供丰富,生长极快,充填于腹腔大部,且分为左、右两部分,分别形成肝的左叶和右叶。最初两叶的大小相等,继之,左叶生长速度减慢,12周以后,右叶大于左叶。一般认为方叶和尾叶从右叶分出,也有学者提出从左叶分出。尾支较小,为胆囊的原基,又称胆囊憩室(cystic diverticulum)(图17-15B),胆囊憩室远端膨大形成胆囊,近端则演变成胆囊

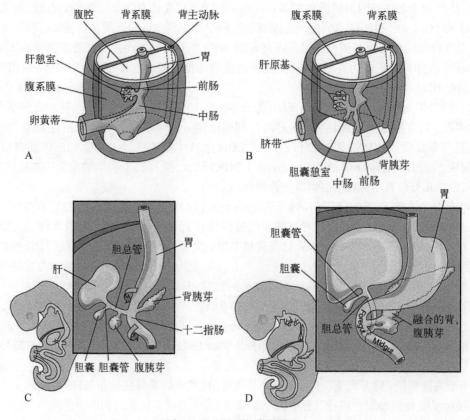

图17-15　肝和胆囊的发生

A. 第4周;B、C. 第5周;D. 第6周

管(图17-15C、D)。肝憩室的基部形成胆总管(图17-15C、D),最初,胆总管开口于十二指肠腹侧壁,随着十二指肠的发育和旋转,开口处逐渐转向背侧。

2. 肝的韧带形成

原始横隔的间充质包绕于肝的周围,分化形成肝的被膜,除紧贴横隔的肝为裸区外,其余部分均被腹膜脏层覆盖。腹膜脏层自肝表面折向横隔下,其反折处形成横位的冠状韧带。肝发育生长的同时,腹腔的宽度和深度也迅速增加。在腹前壁与肝之间,横隔间充质被牵拉变薄,形成镰状韧带,分隔肝的左叶和右叶,其游离缘包裹脐静脉,后者于出生后封闭,形成肝圆韧带。同样,在肝和前肠之间,横隔间充质也被牵拉成膜状,形成肝胃韧带和肝十二指肠韧带,其游离缘包绕在门静脉、肝动脉和胆总管的周围。

3. 肝血窦和血管的形成

人胚第4周时,肝迅速生长,在横隔处与卵黄静脉接触,将其吸收,并改建成许多不规则的窦状腔隙,即为未来的肝血窦。同时,左、右卵黄静脉被肝分为三段,中段形成肝血窦;尾段与门静脉有关;而头段成为肝血窦汇入静脉窦的总支,亦称为左、右肝心管(hepato-cardiac duct)。随着肝的发育增大,外侧的脐静脉与肝血窦发生吻合,使脐静脉来的血液进入肝血窦。由于静脉窦左角退化,左肝心管消失,脐带内的左、右脐静脉合并,右脐静脉消失。所以,来自胎盘的血液均从左脐静脉入肝,经右肝心管汇入静脉窦右角。左脐静脉与右肝心管间的肝血窦逐渐扩大汇成一条直捷通路,称为静脉导管(ductus venosus),出生后静脉导管闭塞,形成静脉韧带。右肝心管因接受大部分的血流量而变得粗大,发育成下腔静脉的肝段,左、右肝静脉成为注入下腔静脉的属支。

4. 肝的组织发生

肝憩室形成后,上皮细胞迅速增殖并相互吻合,形成网状的肝索,进而分化为肝板、界板和肝内胆管。胎儿期的肝板较厚,由3～5层肝细胞组成,出生后肝板逐渐变薄,至5岁左右形成单层肝细胞板。应用鸡胚实验研究发现,前肠末端内胚层细胞的增生分化是由局部中胚层组织所诱导决定,如将局部内胚层与中胚层分离开,则不形成肝憩室;若将肝憩室与局部中胚层组织共同移植,肝憩室可以继续发育,而以体节或中肾组织替代局部中胚层组织,肝憩室则不能继续发育,表明肝的发生自早期内胚层形成肝憩室开始,即为局部中胚层组织所诱导。也有研究者认为肝细胞除来源于内胚层外,毛细血管周围的间充质细胞亦可演变成肝细胞。

(1)肝小叶的形成:胚第7周,肝内较粗的肝索与肝血窦交错排列,尚无门管结构,中央静脉亦少见,小叶结构不明显;第8周时出现早期的门管区,在间充质内可见门静脉的分支;第9周时出现中央静脉,肝索与肝血窦分别围绕中央静脉,初具肝小叶结构。在此阶段,门管区间充质内除门静脉分支外,出现小叶间动脉和小叶间胆管,此时肝的切面常见由数个界板细胞围成Herring管和小叶间胆管,界板细胞着色比肝细胞深,呈矮立方形。第10～12周,肝小叶结构更加易辨,且随胎龄增加肝小叶增多。胎儿肝小叶直径约为0.3 mm,出生时约为0.5 mm。肝小叶的生长包括肝细胞的体积增大和数量的增加,肝血窦相对变小,中央静脉发出侧支,或局部血窦扩大,在血流注入增多的影响下,结缔组织增生并向肝小叶内伸入,肝细胞重新排列,一个肝小叶逐渐分割为两个并行的肝小叶,可见新生的肝小叶可能从原有肝小叶分割而成。

(2)肝细胞的发育:由于肝细胞的增殖和肝血窦的扩大,肝索逐渐演变成肝板。胚胎期的肝板由2～3列肝细胞构成,肝板的厚薄常因血窦的充盈或挤压而变化。14周以后,电镜下可见肝细胞分为明、暗两种:明细胞多,体积大,细胞器丰富,分化程度较高;暗细胞少,体积小,细胞器不发达,属于较幼稚细胞。胎儿期肝细胞功能较活跃,8～12周时已能合成和贮存糖原,尤其在胚胎后期糖原贮存明显增多。第8周时肝细胞胞质内含有较丰富的粗面内质网,并具有合成和分泌多种血浆蛋白的功能,能合成大量甲胎蛋白(AFP)。第16～24周,所有肝细胞均能合成AFP。24周后,仅有中央静脉附近的肝细胞产生AFP。相反,合成白蛋白的肝细胞逐渐增多。新生儿阶段,所有肝细胞均能合成白蛋白,而合成AFP的量非常少。如果成人血清中AFP骤增或持续升高,提示可能为原发性肝癌所致。胚第5～6周时,肝索内出现毛细胆管,肝细胞分泌胆汁的功能则从第9周开始。第12周的胎儿肝细胞具有丰富的滑面内质网,表明已具有一定的解毒功能。

(3)造血组织灶:胚胎期的肝亦是重要的造血器官。第6周时,造血干细胞从卵黄囊血岛迁入肝内,散在分布于肝血窦内或血窦外Disse间隙内增殖,随之聚集成造血组织灶,开始胚胎期肝的造血功能。早期迁入肝内的造血干细胞主要分化为红系造血祖细胞,第7周时,肝血窦内已有大量的有核红细胞。15～24周,肝造血组织多而明显,是胎儿肝造血的旺盛期,此阶段造血组织占肝重的30%～35%。造血灶的细胞染色深,含有不同发育阶段的红系细胞,以中幼红细胞的数量最多,也可见少量粒细胞系的细胞,但出现较晚。12～20周的胎肝可见早幼粒细胞。24周后,中幼粒及晚幼粒细胞增多,不同发育阶段的粒细胞常散在于门管区。造血组织在胎儿后期逐渐减少,新生儿期仍可见少许造血组织灶。另外,利用小鼠研究表明,胎肝亦是诱导B淋巴细胞成熟的微环境。

5. 胆囊的形成与组织发生

胆道系统的上皮亦来自内胚层,而管壁的结缔组织和肌组织由胃腹系膜的间充质分化而来。随胚胎的发育,肝憩室的尾支,即胆囊憩室伸入胃的腹系膜,其近端发育为胆囊管,远端膨大形成胆囊。最初胆囊憩室为实心细胞索,直至第8周末才出现管腔,胆总管腔出现较早,胆囊管次之,胆囊腔出现较晚。在此过程中,若实心细胞索内未出现腔隙或空泡融合不完全,可发生不同程度的先天性胆道闭锁(congenital biliary atresia)。发病率1/(5 000～20 000),男女比例为1：4左右,主要临床表现为新生儿出现胆汁淤积和黄疸等症状。胆道闭锁的病因较复杂,有胆管发育缺陷、胆道远端梗阻、胰胆管合流异常等学说,但均不能完全解释胆道闭锁的发生机制。我国学者李龙等提出先天性胆道闭锁的发生可能与肝憩室移位有关,即在胚胎发育的早期,肝憩室向十二指肠的远端移位,影响胆道的正常发育,受到国内外同行的关注。

二、胰 腺 的 发 育

1. 背胰与腹胰的发生和演变

人胚第4周时,肝憩室尾缘上皮增生,从前肠末端的背腹两侧壁各突出一个内胚层芽,即为胰腺的原基。直接从十二指肠发出的称为背胰芽(dorsal pancreatic bud),而从肝憩室基部的下方分出的称为腹胰芽(ventral pancreatic bud),两者将分别形成背胰和腹胰。背胰芽出现较早,发育较快,故背胰大于腹胰。第6～7周时,由于十二指肠的旋转,使腹胰转向右侧,而背胰转向左侧。后因十二指肠壁生长速度不均,腹胰的附着点遂移位于十二指肠的左侧,转至背胰的下方,腹胰与背胰融合为一整体。腹胰形成胰头的下半部分,背胰则形成胰头的上半部分和胰体及胰尾。合并前背胰和腹胰的导管分别开口于十二指肠,合并后主胰管由腹胰导管和背胰导管的远侧段吻合而成。可见小的腹胰管在合并后形成主胰管的大部分,而较大的背胰导管却仅形成主胰管的一小部分。大多数主胰管与胆总管汇合后,开口于十二指肠乳头,也有少数主胰管直接开口于十二指肠乳头。背胰管的近侧段常退化消失,亦有9%～10%不退化,此段形成副胰管,开口于十二指肠副乳头,是临床胰腺外科术后胰液漏发生的原因之一。

2. 胰腺的组织发生

胰腺组织源于背胰芽和腹胰芽,最初为实质性的细胞索,可见较多的细胞分裂象。导管以芽生的方式在间充质内反复分支,并形成中空的原始胰管,管腔衬以单层柱状上皮。原始胰管反复分支后形成各级导管,其末端膨大,第13周左右形成外分泌部的腺泡,而原始胰管周围的间充质有诱导腺泡上皮分化的功能。第16周,胰腺出现被膜,并深入胰腺实质形成小叶结构,但小叶内的结缔组织较成人多,腺细胞内可见酶原颗粒,此时胰腺已能分辨出内分泌部和外分泌部。

许多低等动物的胰腺外分泌部并不形成独立的器官,而散在于肠系膜中。例如,无脊椎动物没有独立的胰腺,外分泌部组织存在于肝内,内分泌细胞则存在于胃肠道上皮内,为一种含基底颗粒的开放型内分泌细胞。在较高等动物,胰腺渐趋复杂,内、外分泌部的腺实质不同程度地分开,如爬虫类的内分泌部以小岛的形式散在于外分泌腺的实质内。鸟类和哺乳类动物才有清晰的外分泌部和胰岛结构及丰富的血管。

(1)外分泌部:人的胚胎第13～14周出现外分泌部腺泡,15～16周导管的分支和腺泡逐渐增多,腺泡细胞开始分化成熟,含有糖原颗粒,可与胰岛细胞区别,后者不含糖原。电镜下细胞器不发达,酶原颗粒较少。17～22周,导管上皮内糖原消失,而腺泡细胞的酶原颗粒增多。16周开始导管内可见少量分泌物(胰液),仅含胰蛋白酶原,而24周时的胰液内含有胰淀粉酶,胰脂肪酶则于32周时出现于胰液内。一般认为16～25周期间,胰腺腺泡细胞的酶原颗粒仍较少,外分泌功能尚不完善,内分泌部在胰腺内所占体积较大,是临床胎儿胰腺移植治疗糖尿病最佳供体。

(2)内分泌部:胰腺内分泌部,即胰岛的发生明显早于外分泌部的腺泡。人的胚胎第9～10周,原始

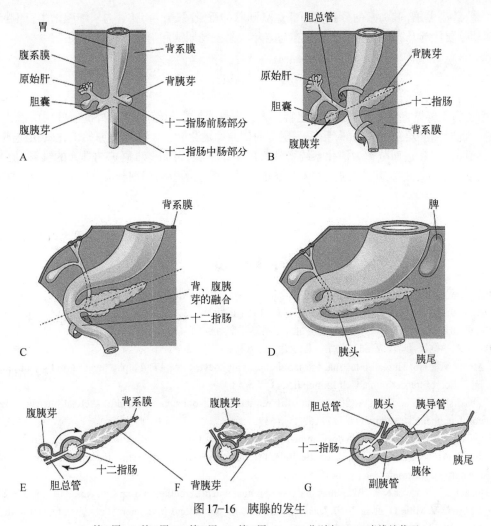

图 17-16 胰腺的发生

A. 第5周; B. 第6周; C. 第7周; D. 第8周; E～G. 分别为B～D虚线处截面

胰管的二级或三级导管壁的局部上皮细胞增生,向外突出并脱离导管系统,成为游离的管旁细胞团,此细胞团即是胰岛原基。胰腺发育中,背胰含有较多的胰岛,故背胰比腹胰形成胰岛的潜力大。

研究表明,A细胞的分化较B细胞早,且有诱导B细胞分泌胰岛素的功能。电镜观察和免疫组织化学染色均可见第10周的胰岛内存在A细胞,12周时出现D细胞,B细胞略晚。第13～14周,才出现于胰岛中央,A细胞和D细胞则居周边。28～32周,A细胞有退化现象,可能与胎儿此阶段生长速度变缓、对胰高血糖素的需求减少有关。胎儿18周开始,A细胞和B细胞均可见周期性脱颗粒现象,表明此时具有分泌活动。应用免疫荧光染色可见12～13周胎儿的胰岛内存在胰岛素样抗原。26周后胰岛内偶尔可见D1细胞和胰多肽细胞(pancreatic polypeptide cell, PP细胞)。另外,17～20周的胰腺外分泌部亦可见散在的A细胞、B细胞和D细胞等。

三、肝、胆囊、胰的老化

肝的老化主要表现为以下4个方面:① 细胞数量减少,体积变小,50岁以后逐渐加重;② 绝对和相对重量减轻,70岁时绝对重量减轻25%,90岁的肝重仅为年轻时的50%;相对重量从胚胎早期占体重的10%,出生时占体重的4%,至老年时仅占体重的2%;③ 40岁以后,肝的血流量以每年1%的速度减少;④ 肝内的脂质和脂褐色素增多等一系列改变使肝的合成能力下降,一些营养物质(如蛋白质)缺乏,同时肝转化、清除有害物质的能力亦下降,故老年人服药后不良反应明显增多,易发生药物过敏反应等。

胆囊的老化则表现为胆囊壁增厚、腔变窄、容积变小,胆囊的收缩和排空能力减弱,易致胆汁潴溜和胆结石形成等;胆汁合成和分泌减少,亦将影响肠道的消化吸收功能。

胰腺的衰老始于中年,至60岁时渐趋明显,主要变化包括:① 分泌消化酶的腺泡细胞数量和相应的酶量减少；② 胰岛萎缩，胰岛素的分泌量降低；③ 胰腺的重量减轻；④ 胰管内层细胞增生，胰腺纤维组织增生，胰动脉硬化等，供血减少，上述变化亦与老年人易发糖尿病和消化不良等有关。

小　结

　　消化系统的主要器官均来源于原始消化管。人胚发育第4周开始，内、中、外的三胚层由盘状变成圆柱状的胚体，此时内胚层被卷入内部，形成头尾方向的原始消化管；第5周始，原始消化管相应部位的外突形成各器官的原基，进而分化为消化系统各器官的主要细胞；于胚第8周末初具人的雏形，胎12周完成外形和主要组织细胞的发育，胎24周基本具备成人消化系统的各组织细胞成分，具有完成一些基本生理功能的能力。

（周德山　杨　姝）

主要参考文献

成令忠,钟翠平,蔡文琴.2003.现代组织学(1st ed).上海：上海科学技术出版社.

李和,李继承.2015.组织学与胚胎学(3rd ed).北京：人民卫生出版社.

刘厚奇,蔡文琴.2012.医学发育生物学(3rd ed).北京：科学出版社.

邵淑娟.2015.组织学与胚胎学(6th ed).北京：人民卫生出版社.

Ebent E C, Mehta V. 2006. Human intestinal intraepithelial lymphocytes keep TNFalpha levels low by cell uptake and feedback inhibition of transcription, Cell Immunol, 241: 7～13.

Kablar B, Tajbakhsh S, Rudnicki M A. 2000. Transdifferentiation of esophageal smooth to skeletal muscle is myogenic bHLH factor-dependent, Development, 127: 1627～1639.

Kim T H, Shivdasani R A. 2016. Stomach development, stem cells and disease, Development, 143: 554～565.

Li HJ, Johnston B, Aiello D, et al. 2014. Distinct cellular origins for serotonin-expressing and enterochromaffin-like cells in the gastric corpus, Gastroenterology, 146: 754～764. e3.

Noah T K, Donahue B, Shroyer N F. 2011. Intestinal development and differentiation, Exp Cell Res, 317: 2702～2710.

Radenkovic G, Savic V, Mitic D, et al. 2010. Development of c-kit immunopositive interstitial cells of Cajal in the human stomach, J Cell Mol Med, 14: 1125～1134.

Sangkhathat S, Chiengkriwate P, Kusafuka T, et al. 2005. Novel mutation of Endothelin-B receptor gene in Waardenburg-Hirschsprung disease, Pediatr Surg Int, 21: 960～963.

Bénazéraf B, Francois P, Baker R E, et al. 2010. A random cell motility gradient downstream of FGF controls elongation of an amniote embryo, Nature, 466: 248～252.

Kim J H, Yoon K O, Kim J K, et al. 2006. Novel mutations of RET gene in Korean patients with sporadic Hirschsprung's disease, J Pediatr Surg, 41: 1250～1254.

Moore K L, Persaud T V N, Torchia M G. 2013. The developing human: clinically oriented embryology (9th ed), Philadelphia, Elsevier.

Okumura T, Fujiwara H, Taniguchi K, et al. 2010. Left-right asymmetric morphogenesis of the anterior midgut depends on the activation of a non-muscle myosin II in Drosophila, Dev Biol, 344: 693～706.

Torihashi S. 2006. Formation of gut-like structures in vitro from mouse embryonic stem cells, Methods Mol Biol, 330: 279～285.

Yang Q, Bermingham N A, Finegold M J, et al. 2001. Requirement of Math1 for secretory cell lineage commitment in the mouse intestine, Science, 294: 2155～2158.

第十八章 呼吸系统

呼吸系统和消化系统有着相同的胚层来源,除鼻腔、鼻窦和鼻咽部的上皮来自表面外胚层外,呼吸系统其他部分的上皮均由原始消化管的内胚层分化而来。喉、气管、支气管和肺的平滑肌、软骨、结缔组织、血管和淋巴管等来源于脏壁中胚层。

第一节 呼吸道原基

胚第4周时,原始咽的尾端底壁正中出现一纵行浅沟,称喉气管沟(图18-1)。此沟逐渐加深,并从其尾端开始愈合,愈合过程向头端推移,最后形成一个长形盲囊,称喉气管憩室或呼吸憩室(respiratory diverticulum),是喉、气管、支气管和肺的原基。喉气管憩室位于食管的腹侧,两者之间的间充质增生,形成气管食管隔,将原始咽分隔为腹侧的喉气管和背侧的食管。

喉气管憩室的上端开口于咽的部分发育为喉,其余部分发育为气管。

在胚胎的第4～6周内,喉气管憩室的末端膨大并分成左右两支,称肺芽(lung bud),是支气管和肺的原基(图18-2)。

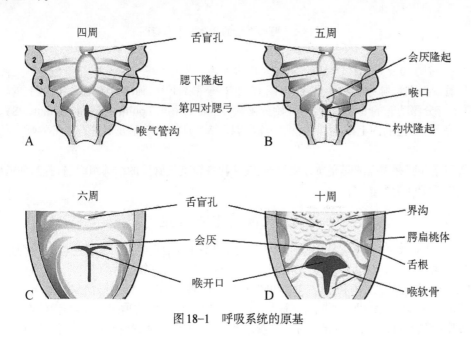

图18-1 呼吸系统的原基

第二节 气管及其分支的发生

一、气管及其分支的形成

气管是从喉气管憩室发育而来。气管纵向生长,末端的肺芽形成左、右支气管。左支气管短,水平分出。右支气管比左支气管粗,分出的角度较直。左、右支气管这种发生上的差异一直保留终生,故异物容易落入右支气管。左、右支气管迅速生长并反复分支,形成肺内的支气管树。左肺芽分为两支,右肺芽分为三支,分别形成左肺和右肺的肺叶支气管。至第2个月末,肺叶支气管分支形成肺段支气管,

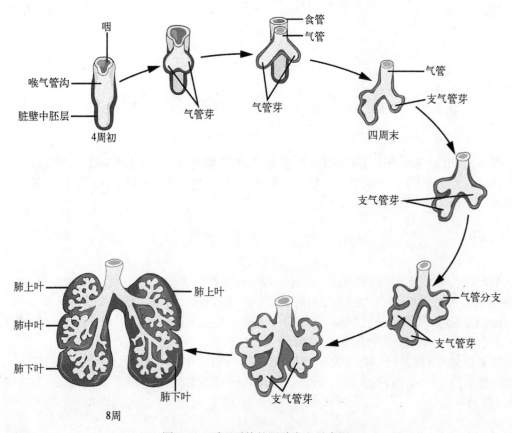

图18-2　呼吸系统的胚胎发生示意图

左肺8～9支,右肺10支。第6个月时,分支达17级左右,出现了终末细支气管和有气体交换功能的呼吸性细支气管、肺泡管、肺泡囊和少量肺泡(图18-2)。至第7个月,肺泡数量增多,肺泡上皮除Ⅰ型细胞外,还出现了有分泌功能的Ⅱ型细胞,并开始分泌肺表面活性物质(pulmonary surfactant,PS)。此时,肺内血液循环完善,肺泡隔内毛细血管已经很丰富,因而7个月的早产胎儿可进行正常的呼吸功能而得以存活。

喉气管憩室和肺芽周围的间充质分化为喉、气管和各级支气管壁的结缔组织、软骨和平滑肌,并分化为肺内间质中的结缔组织。

二、气管的组织发生

人胚第5～6周时,气管上皮从单层柱状转变为由2～3层细胞组成的复层柱状,气管上皮的外周已有独立的间充质外层,形成鞘状,促使气管增长,并阻挡它分支。胚第7～8周时,上皮仍为复层柱状,背侧黏膜开始形成纵行皱襞,外周的间充质内出现软骨的原基。胚第12周时,出现假复层纤毛柱状上皮,外周间充质内出现少量片状的透明软骨。胚第13～14周时,纤毛细胞增多,其游离面纤毛明显。同时气管壁开始分层,黏膜下层内可见少量未分化的腺泡及导管,外膜透明软骨片继续增多,并排列成"C"形,软骨缺口处可见平滑肌。胚第15～16周时,气管上皮以假复层纤毛柱状上皮为主,出现杯状细胞。胚第16周后气管壁分层基本完善。

胚胎时期的气管上皮含有4种细胞:纤毛柱状细胞、杯状细胞、多颗粒细胞(multigranular cell)和基底细胞。多颗粒细胞相当于细支气管的clara细胞,细胞的形态为柱状,其游离面有微绒毛,顶部胞质含有膜包颗粒,具有分泌功能。

三、气管的先天性畸形

1. 气管食管瘘

在喉气管沟发育为喉气管憩室的过程中,如果气管食管隔发育不良,气管与食管的分隔不完全,两者间有瘘管相连,即称气管食管瘘。在瘘管开口的上方或下方,常伴有不同形式的食管闭锁(图18-3)。

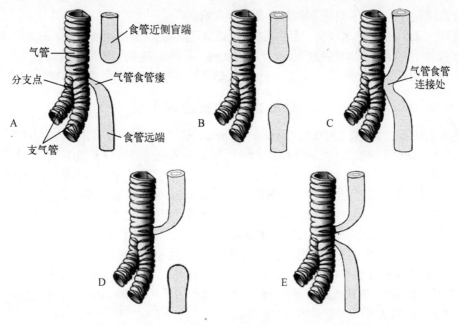

图 18-3　气管食瘘

A. 食管的远端与气管形成瘘管，食管闭锁；B. 食管中段缺失；C. 食管与气管形成瘘管；D. 食管
近端与气管形成瘘管，食管闭锁；E. 食管近端与远端分别与气管形成瘘管

2. 气管狭窄与闭锁

气管狭窄与闭锁(tracheal stenosis and atresia)多发生于气管的下 1/3，由前肠分隔异常所致，常与气管食管瘘相伴存在。

3. 气管憩室

气管憩室(tracheal diverticulum)多发生在气管的分支处，形成一支气管结构的盲囊，又称副支气管。

4. 气管缺失

当气管缺失(agenesis of trachea)时，支气管以盲端开始于分支处，或支气管发自食管，再分支入肺。

第三节　肺　的　发　生

肺泡表面上皮细胞的分化和气血屏障的形成是胎肺发育的形态学标志。人和其他哺乳动物胎肺的形态发生包括管道的分支及管腔上皮的分化，大致分为 5 个时期：胚胎期(embryonic period)(第 4～5 周)、假腺期(pseudoglandular period)(第 5～17 周)、小管期(canalicular period)(第 17～27 周)、囊泡期(第 28～35 周)和肺泡期(第 36 周至 3 岁)。

一、肺的组织发生

胚胎期指第 4～5 周的胎肺，此时肺芽自前肠腹侧膨出。假腺期指第 17 周前的胎肺，表现为气管芽的出现和向远端快速延伸并不断分支，其末端膨大称终蕾，导气部上皮管外围以厚层间充质组织。胚第 15 周时，衬于肺内支气管的假复层纤毛柱状上皮由 3 种细胞组成：柱状细胞、纤毛细胞和 Clara 细胞。随着支气管树分支的增多，管壁结构逐渐完善，最终形成肺的导气部。此时，间充质的增殖比支气管树快，因而把发育中的支气管树分隔成许多小叶。

小管期指胚的第 17～27 周，从小管期开始，随着呼吸性细支气管、肺泡管和肺泡囊的出现，支气管树分支发育基本完成，此时主要表现为管腔上皮的分化。19 周的胎肺含 4 种细胞，除有上述 3 种细胞外，还出现了神经内分泌细胞(neuroendocrine cell)。此时，结缔组织增长减慢，毛细血管网形成，肺组织的分叶形态逐渐消失。

囊泡期指胚胎的第 28～35 周，此期内毛细血管快速增生，肺泡管及肺泡囊形成，肺泡上皮形成。I型肺泡上皮细胞与同时期形成的毛细血管网组成气—血屏障。肺泡期指胚胎后期至生后 3～8 岁，此时期毛细血管及肺泡的数量及体积显著增加,肺泡发育成熟。

早期的肺内间质较多,肺泡较少。至胎儿后期,间质逐渐减少,肺泡逐渐增多。出生后,随着呼吸的开始,空气进入肺泡,开始气体交换过程,Ⅱ型肺泡细胞分泌的肺表面性物质增多,降低了肺泡表面的表面张力,使肺泡得以适度的扩张和回缩。从新生儿至幼儿期,肺仍继续发育,肺泡的数量仍在不断增多。

二、肺泡上皮的发生和分化

肺泡上皮主要由Ⅰ型肺泡上皮细胞(alveolar epithelial cell Ⅰ, AEC Ⅰ)和Ⅱ型肺泡上皮细胞(alveolar epithelial cell Ⅱ, AEC Ⅱ)构成。在成熟的肺组织中,肺泡的表面主要由扁平的Ⅰ型肺泡上皮细胞被覆,形成一菲薄的上皮层,以利于气体交换。Ⅱ型肺泡上皮细胞为立方形,散在分布在Ⅰ型肺泡上皮细胞之间,具有合成和分泌肺泡表面活性物质(pulmonary surfactant, PS)、转运钠离子以及参与免疫反应等功能。无论是胚胎时期还是出生后,Ⅱ型肺泡上皮细胞都可通过积极参与炎症过程发挥宿主防御作用。研究显示,Ⅱ型肺泡上皮细胞分泌的PS对免疫细胞起重要调节作用,如PS-A能增强巨噬细胞参与炎症反应的能力,刺激其产生多种炎症介质及细胞因子;磷脂则抑制淋巴细胞活性,包括抑制其对分裂原刺激的增殖反应、抑制免疫球蛋白合成和NK细胞的活性等。此外,Ⅱ型肺泡上皮细胞可表达多种中性粒细胞趋化因子,对巨噬细胞、单核细胞有很强的激活和趋化作用。Ⅱ型肺泡上皮细胞还能合成干扰素样蛋白、补体C2、C3、C4和C5,参与炎症反应。

1. 肺泡上皮的发生

在胎肺发育的小管期,上皮细胞的形状变为立方形,开始出现含板层小体的AEC Ⅱ。人胚第24～28周时,支气管树分支发育基本完成后,AEC Ⅱ增殖活跃,并向AEC Ⅰ分化,以增大肺的体积和气体交换的表面积。作为胚胎期肺内的主要干细胞,AEC Ⅱ除了可以增殖分化为AEC Ⅰ、参与肺泡分裂和分化形成外,其合成和分泌的肺表面活性物质可维持肺泡膨胀状态;肺损伤的修复亦完全依赖于AEC Ⅱ的增生和分化,AEC Ⅰ无此能力。最新研究表明,胚胎期甚至出生后,Ⅰ型细胞除了由Ⅱ型细胞增殖分化形成外,还可以直接由具有双向分化潜能的气道祖细胞分化而来。

透射电镜观察发现,第10～16周的胎肺发育以支气管树分支和管壁结构的逐渐完善为主,终蕾上皮为柱状的未分化细胞;胚第17～24周,支气管树的分支明显增多,支气管腔进一步扩大,可见呼吸性细支气管和薄壁的囊泡,上皮细胞大多为立方形(图18-4),可见少量扁平上皮,细胞内细胞器增多,糖原丰富,上皮细胞的分化趋于成熟;第25周以后,肺内开始形成原始肺泡,随胎龄增加逐渐增多。原始肺泡壁平整光滑,间质明显变薄,毛细血管增多,并向原始肺泡靠近。原始肺泡上皮细胞以一种胞核较大、胞质和细胞器较少的原始细胞为主,但开始分化出含板层小体的AEC Ⅱ(图18-4)。此时肺泡上皮亦出现少量扁平的AEC Ⅰ。32周时肺泡的发育逐渐成熟,AEC Ⅰ逐渐增多。该研究显示,在人胎肺的发育过程中,AEC Ⅱ的出现并不明显早于AEC Ⅰ,原始肺泡上皮中的较幼稚的细胞可能是干细胞或祖细胞,AEC Ⅰ的出现是胎肺开始具有换气功能的标志,32周时换气功能趋于完善。

2. 肺泡上皮的分化

近年来的研究表明,间充质不仅对支气管的分支有直接作用,而且对肺泡上皮细胞的分化有重要的调节作用。在未分化的上皮细胞内既表达AEC Ⅱ的特异标记(如SP-C),又表达AEC Ⅰ的特异标记(如

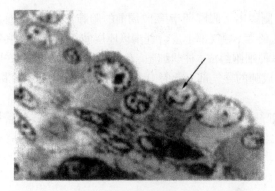

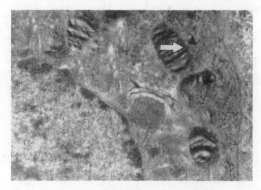

图18-4　第16周胎肺透射电镜像(引自孔永祥,2004)　　图18-5　第7个月的胎肺Ⅱ型肺泡细胞透射电镜像

箭头示上皮细胞多为立方形,细胞器较少(×2 500)　　　　箭头示胞浆中出现的板层小体(×20 000)

SF-1),随着肺泡上皮的发育和分化,SP-C逐渐局限于AEC Ⅱ,而SF-1也在妊娠末期和出生后局限于AEC Ⅰ内。此外,间质毛细血管网的不断建立,血流带来的氧气对肺泡上皮的分化也起到了促进作用。

树突状细胞溶酶体相关膜蛋白(dendritic cell-lysosomal associated membrane protein, DC-LAMP or CD208)是活化的人树突状细胞的标志,近来发现其在许多种动物(包括人)的AEC Ⅱ中表达。进一步的研究发现,CD208主要表达于AEC Ⅱ中的板层小体膜上,是肺泡上皮发育的调节因子,可作为AEC Ⅱ成熟的标志之一。CD208在羊胎肺中表达的时相及强度与SP-A的表达一致,并与糖原的消耗成正比。但出生后CD208的表达持续高水平,SP-A的表达则下降。

三、气—血屏障的建立

胎儿肺的气血屏障从第15周开始建立,第15～19周气血屏障逐渐增多,肺气体交换功能的建立可由此开始,这一时期是胎儿肺发育的关键时期。

研究表明,在胎肺发育的小管期末及囊泡期,一些上皮细胞变得扁平,依据其稀少的内质网和丰富的胞浆糖原,可以确定其属于潜在AEC Ⅰ。AEC Ⅰ的广泛出现是与肺泡间隔毛细血管增加相伴随的。胚胎第15周以后,间质中的毛细血管迅速增生。随着胎肺的不断发育,间充质内的毛细血管在逐渐增多的同时,向终末囊泡的上皮细胞靠近。与毛细血管接触处的上皮细胞胞质伸展变薄,周围结缔组织逐渐减少,毛细血管网紧紧围绕肺泡,毛细血管内皮与衬于肺泡表面的AEC Ⅰ形成一层很薄的气体交换屏障。胎儿出生后开始呼吸活动,流经肺的血液大为增加,肺的微血管网重建,AEC Ⅰ大量出现,此时的气—血屏障依次由肺泡表面液体层、AEC Ⅰ及其基膜、肺泡隔薄层结缔组织、毛细血管基膜及内皮细胞组成。

四、细胞凋亡和肺的发生

在胎肺发育过程中除了细胞增殖外,还必须将过度增殖或不再需要的细胞以细胞凋亡的形式加以清除。细胞凋亡在胎肺发育的整个过程中都持续存在。胎肺的细胞凋亡在假腺期和小管期比较活跃,首先出现在间质,然后转移至支气管上皮,共同参与支气管树的形成和分支,以及气—血屏障的构建。在胎肺发育的晚期,随着增殖活动的减弱,细胞凋亡也减弱,其主要作用在于调整微细结构,以适应肺功能的最终完善。有人在小鼠的研究中发现,在胎肺发育过程中细胞凋亡出现两个高峰:胚14 d和胚16 d的上皮及间质,以及生后7 d的肺泡间隔。人胎肺细胞凋亡的高峰在第24周。

已知ACE Ⅱ可表达膜受体Fas(CD95),Fas与Fas配体结合后可启动凋亡级联反应。有研究显示,ACE Ⅱ凋亡可能是肺形态学发育中肺泡间隔形成及肺泡上皮修复的必需机制之一。

五、肺的先天性畸形

1. 肺不发生和肺发育不全

由于喉气管憩室末端的肺芽未发育,一侧或双侧肺不发生(pulmonary agenesis)。以单侧肺不发生多见,称为单侧肺不发生(unilateral pulmonary agenesis)。若左右肺芽虽已形成,但其后的发育过程受阻,造成肺叶、肺段或肺泡的缺失,则统称为肺发育不全(pulmonary hypoplasia)。造成肺发育不全的主要原因是先天性膈疝,因受损侧的肺受到突入胸腔的腹腔脏器的压迫所致。

2. 副肺

副肺(accessory lung)是指肺段组织未与支气管树或肺动脉相连,是前肠发育分化的一种先天畸形。根据异常发育的肺段与胸膜的关系,副肺可分为2种,肺叶内副肺(intralobar sequestration, ILS,占副肺总数的75%～85%)和肺叶外副肺(extralobar sequestration, ELS,占副肺总数的15%～25%)。

3. 肺分叶异常

肺分叶异常(abnormal fissures and lobes of lung)无临床症状。1%的人右肺上叶底部含有奇静脉,其内侧出现奇叶。此外还有背叶、心叶等异常分支。

4. 先天性肺囊肿

先天性肺囊肿(congenital pulmonary cyst)是由于部分支气管发育停滞,出现狭窄或闭锁,远端支气管分泌的黏液不能排出,积聚膨胀而形成囊肿。先天性肺囊肿可手术治疗。

5. 新生儿肺叶气肿

新生儿肺叶气肿(neonatal lobar emphysema)是由于支气管软骨发育不全,造成支气管壁塌陷,空气吸进后难以排出,滞留在肺内而致肺叶气肿。

第四节 肺发育的调控

胎肺的发育与相关基因是否正常表达有关。在肺发育及呼吸功能成熟的整个过程中,胎肺受到多种生物活性物质的调控而形成严格和有条不紊的时空规律。已有大量文献报道,许多转录因子、细胞生长因子、信号分子和细胞外基质蛋白及其受体等通过内分泌、自分泌和旁分泌等机制调节肺的生长和发育。转录因子控制肺发育的早期阶段,使原始肺芽细胞分化,从而决定支气管分支的形态形成;支气管分支的形成决定肺的导气部的形态,而后者对肺泡的形成则至关重要。

一、胎肺发育的相关基因

1. *Hox*基因

高等动物的*Hox*同源基因可分为4个基因群,至少有25个家族成员。来源于4个基因群的特异性基因在胎肺的假腺期、小管期和原始肺泡期的间充质中表达,对胎肺细胞的分化、成熟起重要作用。在对鼠胚的研究中发现,在发育的特定阶段和特定的部位,*Hox*基因表达有所不同,且该家族不同成员间的组合表达也对胎肺的发育有一定的影响。如当鼠胚中主支气管分支形成时,*Hox1.4*和*Hox2.6* mRNA水平会相应地增加;在胚期的肺芽上,*Hox2.7*、*Hox2.8*和*Hox2.5*呈较高水平表达;而在假腺期,在支气管分支和胎肺远端可见*Hox2.7*和*Hox2.8*的表达,同期*Hox2.5*和*Hox2.6*仅表达在肺芽远端的间充质中。

2. *myc*基因家族

myc基因家族包括3个密切相关的基因,即C-myc、N-myc和L-myc,分别位于第8、第2和第1号染色体上,都编码一种与细胞周期调控有关的核蛋白。它们对细胞的生长、增殖、分化、凋亡和细胞周期的进程产生影响,同时对其自身基因的表达和其他细胞内基因表达也有重要的调节作用。研究发现,N-myc在胎肺中的表达与其细胞分化相关,N-myc位点突变的同源转基因鼠出现气道发育畸形,并伴随分支器官形成的缺陷。通过RNA原位杂交技术观察到L-myc mRNA在发育的鼠肺中也有表达。

3. *Wnt*基因

脊椎动物中已确定了20种wnt基因,在人类已确定了19种。Wnt基因家族至少编码11种蛋白质,它们大多被认为是脊椎动物发育过程中细胞间的信号分子,与细胞间相互通讯有关。其中许多wnt基因产物在肺中有表达,并对其分化产生影响,如Wnt-2蛋白可介导间充质与呼吸上皮间的相互作用,在鼠胎肺成纤维细胞中可检测出较高水平的Wnt-2 mRNA,而在其成年鼠肺或其他组织中Wnt-2 mRNA表达水平较低,Wnt-11mRNA主要在肺间充质中表达。最新研究表明,Wnt受体Fzd2是支气管树雏形形成时期主支气管分支形成所必需的,Wnt/Fzd2信号可通过影响上皮细胞的塑形调控肺芽管及气管分支点的形成。

4. *Smad*基因

通过免疫组织化学方法发现Smad蛋白主要定位于分支末端呼吸道的上皮细胞,抑制*Smad2*、*Smad3*和*Smad4*基因的表达,能够在培养条件下刺激早期小鼠胚肺分支形态发生,表明*Smad*基因能够通过中胚层—内胚层相互作用来负调节肺分支形态发生。

5. 转铁蛋白基因

转铁蛋白(transferrin,TF)是一种糖蛋白,主要作用是转运铁。人的TF由一条含679个氨基酸残基的多肽组成,其基因定位于第3号染色体上。TF主要在肝中合成,但近来研究表明,TF可由肺产生和分泌。肺中不同的细胞在不同的时间表达TF:在发育期和整个成年期TF mRNA在黏膜下腺都有表达;在气道上皮,其表达水平于妊娠期内迅速增加,至出生前达到顶峰,出生后逐渐减少。出生前气道上皮产生的TF有可能降低新生期由氧化导致的支气管发育不良。TF能抑制磷脂过氧化反应及细菌在肺组织液中的增殖。未转运铁的TF能降低呼吸衰竭的严重程度,同时增加SP的活性。

二、细胞因子与胎肺的发育

(一)肝细胞核因子

肝细胞核因子3-β(hepatocyte nuclear factor3-β,HNF3-β)可能为前肠的形成所必需,破坏HNF3-β

基因则破坏了前肠内胚层乃至肺的形成和分化，也影响其他核因子的表达，包括甲状腺转移因子1。在人类新生儿肺的Ⅱ型肺泡细胞中，也可检测到HNF3-β的表达。

（二）转录因子

1. 转录因子Nkx2.1

转录因子Nkx2.1在肺原基形成时即开始表达，并持续表达于出生后的Ⅱ型肺泡细胞上，可维持细胞的分化及肺表面活性物质相关蛋白（SP）的合成。HNF3-β可调节Nkx2.1的表达，Nkx2.1（-/-）缺失可影响第2级和第3级支气管的形态发生，并可降低BMP-4的表达。当BMP-4信号被阻断时，可进一步阻碍支气管的分支。

2. 甲状腺转录因子1

甲状腺转录因子1（thyroid transcription factor，TTF-1）是一种细胞核蛋白，作为甲状腺球蛋白和甲状腺过氧化物酶基因转录调控因子而被发现。由于TTF-1可激活SP的基因转录，被视为肺发育中特异性的核转录因子。研究显示，在10 d小鼠的胎肺中可检测到TTF-1，定位于支气管上皮细胞核内，在终末细支气管表达最为丰富，明显较近端反应强烈；间质内TTF-1阳性细胞成群成团地分布于形成新支气管的部位，表明TTF-因子与远端支气管的形成有关。到原始囊泡形成后，TTF-1表达渐渐减弱呈阴性，仅集中在终末部位的立方细胞内，这些细胞以后发育为Ⅱ型肺泡细胞。在Ⅰ型肺泡细胞内未见TTF-1的表达。胎肺发育的后期TTF-1在肺泡Ⅱ型细胞的稳定表达，说明TTF-1因子对胎肺发育中肺泡成熟分化的重要意义。

（3）其他转录因子：有人研究了小鼠胚胎第9天至出生后4周的肺，发现转录因子Pod1和GATA6，以及紧张相关基因Cy61等都有变化，提示这些分子均参与了肺发育的调节。

（三）生长因子

1. 角质细胞生长因子

角质细胞生长因子（keratinocyte growth factor，KGF）可促进上皮细胞增殖和气道的分支，破坏气道上皮细胞中KGF的受体（KGF-R），可阻碍气道的分叉形成。

2. 表皮生长因子

表皮生长因子（epidermis growth factor，EGF）的主要作用是促进多种上皮及间质细胞增生和分化，促进器官成熟。EGF需与特异性表皮生长因子受体（EGFR）结合才能刺激受体的自身磷酸化及细胞内其他蛋白质的酪氨酸磷酸化，进而发挥其生理作用。从胚胎到成年，Ⅱ型肺泡上皮细胞都有EGFR分布。在胎儿肺的成熟过程中，EGF可刺激胚胎前肠形成支气管芽，促进支气管成型和分支，并使管腔变形且凸向周围组织。EGF还能加速Ⅱ型肺泡细胞的成熟，使SP-A和SP-C mRNA和蛋白的表达增加。随着肺的进一步成熟，EGF还能延迟抗EGF抗体的出现。雄性激素在体内和体外都有抑制肺成熟的作用，其机制可能与延迟胎肺中EGFR的出现有关。小鼠如缺乏EGFR，将导致肺发育不全，并能引起严重的呼吸窘迫综合征。EGF作用于正常肺组织，可使TTF-1等活性蛋白增加。新生儿开始呼吸时，肺泡处于相对高氧状态。EGF可促进肺表面活性物质的合成，保护肺组织不受高氧影响。

3. 成纤维细胞生长因子

肺的发育是由多条信号共同调控完成的，成纤维细胞生长因子（FGF）作为重要的细胞间信号分子，几乎参与了各个发育阶段，对肺分支的形态发生、细胞的增殖分化等起重要调控作用。FGF由150～200个氨基酸组成，在人类，已有22个家族成员被成功鉴定，且均为结构相关信号分子。FGF1～10均可与相应受体结合。FGF1又称酸性成纤维细胞生长因子（aFGF），FGF2又称碱性成纤维细胞生长因子（bFGF）。FGF11～14则不与FGF受体结合而参与与FGF家族无关的胞内信号过程，因此又称为"iFGF"。

FGF的受体（FGFR）有4种基因型，分别是FGFR1，2，3和4。FGFR的mRNA选择性剪切可产生两种不同的蛋白样变体：含有"b"的受体在上皮中发挥作用，而含有"c"的受体在间充质中起调节作用。FGF与其膜受体FGFR结合后，FGFR发生二聚体化，其下游的信号通路主要有4条：① PLCγ途径。② Ras/Raf/MEK/ERK途径。③ JAK/STAT途径。④ PI3K途径。以上4种路径可以相互作用，从而形成复杂的网络调节机制。

参与肺发育的FGF有FGF1，2，7，9，10和18。在肺形态发生的早期，Nkx2.1与肺支气管的发生和细胞分化以及肺表面活性物质相关蛋白的合成紧密相关，而FGF1和FGF2能够促进Nkx2.1的表达。FGFR1和FGFR4受体能间接抑制Nkx2.1的诱导作用，在时间和空间上限定肺发育的范围。FGF2是血管平滑肌的有丝分裂原，参与血管的发生和发育。FGF7是肺发育的形态发生因子。过表达FGF7的可导致小鼠肺部发育畸形，而FGF7基因敲除小鼠则肺不会发育。过度表达的FGFR2b（FGF7的受体）会导致小鼠胚胎发育过程中肺组织的畸形；抑制小鼠FGFR2b的表达可导致肺组织的完全缺失。FGF9能够调节肺间充质细胞的增殖、分化和其他调控上皮发育因子的表达并可诱导Wnt信号进而调控间充质细胞和上皮细胞的增殖。FGF10是肺上皮细胞有丝分裂原和趋化剂，能够调控肺支气管形态发生。如果肺上皮中FGF10基因敲除可导致气管及支气管的缺失。FGF10还可以调节肺叶、细支气管的发生和发育，调控新生胚芽的定向生长。FGF7和FGF10均具有促进肺泡Ⅱ型上皮细胞分化和成熟的作用。过度表达FGF18能显著增加肺气道的长度和直径，改变胎肺支气管树的分支形态。

4. 转化生长因子

转化生长因子（TGF）有2种类型，即转化生长因子α（TGF-α）和转化生长因子β（TGF-β）。TGF-α是一单链多肽，与EGF有40%同源性。TGF-α在胎盘及胚胎组织中颇为丰富，可促进肺上皮细胞的增殖，作用恰与TGF-β相反，TGF-α与TGF-β共同调节上皮细胞的生长。

在人胎肺发育过程中，TGF-α出现在所有的上皮细胞内，尤多见于细支气管的细胞。

TGF-β由2条多肽链通过二硫键相连而成，有几种不同的蛋白形式，在胎肺中差异表达。TGF-β2 mRNA在气道和肺血管中表达丰富，在肺间质中则很少表达；TGF-β3 mRNA只在胎肺成纤维细胞中表达，而在上皮细胞中不表达。TGF-β3 mRNA的水平在胎肺发育的假腺期最低，在小管期最高。研究显示，小鼠胎肺发育的早期，TGF-β在近端支气管和间质细胞的表达较远端明显强烈，且在同一支气管呈现区域性分布，TGF-β的表达在小管末期最为强烈，且主要定位于间质。

TGF-β可抑制气管的形态形成、上皮细胞的生长和移植胎儿肺的分化，并可通过调节基因转录，减少SP-A、B、C的mRNA量，抑制SP的合成和分泌，说明TGF-β对肺泡功能的成熟同样具有重要的调节作用。间质是支气管树发育分化的背景，TGF-β可能是通过调控间质成分发挥其作用的。到发育晚期和生后的肺泡上皮细胞，TGF-β呈阴性，提示TGF-β可能不直接参与肺泡细胞分化。

5. 胰岛素样生长因子

胰岛素样生长因子（IGF）包括IGF-Ⅰ及IGF-Ⅱ。IGF-Ⅱ在胚胎早期表达，而IGF-Ⅰ在新生儿期才开始表达，表明IGF表达受其他因素影响。已发现肺成纤维细胞能合成IGF，它以自分泌方式刺激肺成纤维细胞增殖，还可促进肺及气道上皮细胞的增殖，对肺器官的代偿性增生以及损伤后修复也具一定作用。

6. 其他生长因子

其他重要的生长因子还有血管内皮生长因子（VEGF）、血小板源性生长因子（PDGF）、前列腺素（PG）和原纤蛋白-2等。这些生长因子大多数由肺上皮细胞周围的间充质产生，在肺泡和毛细血管网的形成中发挥作用。

（四）维生素D_3上调蛋白1

维生素D_3上调蛋白1（vitamin D-3-upregulated protein 1, VDUP1）能够调节细胞增殖和诱导细胞分化，并在肺中高表达。在正常人类和小鼠肺发育过程中，维生素D相关基因（vitamin D related gene）转录组均显著地高表达。在绵羊的胎肺中，VUDP1定位于小支气管的上皮、肺泡上皮以及某些间充质细胞上，其表达与细胞的分化和胎肺的扩张负相关，而与SP-D的表达正相关。据此推测VDUP1可能是肺扩张和肺上皮分化的重要的调节因素。

三、Notch信号与胎肺的发育

Notch信号广泛存在于脊椎动物的胚胎和成年组织中，是多种组织和器官早期发育所必需的细胞间调节信号，可影响发育过程中多种细胞的分化、增殖和凋亡，进而决定细胞命运和发育过程。Notch信号既可通过侧向分化又可通过信号诱导来实现对细胞命运的控制。

Notch信号系统组成包括：Notch分子、配体及细胞内效应分子。目前已知有4种哺乳动物Notch基因，即Notch1～4。Notch的配体是DSL（Delta–Serrrate–Lag–2）家族的单向跨膜蛋白，在脊椎动物中是Jagged。

Notch信号在胎肺的发育中可调控Ⅱ型肺泡上皮细胞分化增殖和胎肺血管的形成。已有多位学者证实了Notch1～4及Jagged mRNA和蛋白质水平在小鼠肺内的表达。小鼠胚胎肺上皮组织发育早期即有Notch受体及配体的表达，Notch1、Notch3分布于Clara细胞和ACEⅡ，上皮组织中尚未发现Notch4的表达。Notch1～4和Jagged mRNA除表达于上皮组织外，在肺血管内皮细胞亦呈现特异性表达。Notch1及Jagged最初见于胚胎肺芽中已形成的较大血管，并随肺内血管网的建立而表达增强。

有实验结果显示，大鼠胎肺原始肺泡期Notch1～3和Jagged1蛋白质及mRNA水平即有较为显著的表达，表达部位重叠，多定位肺泡上皮细胞、支气管上皮、血管内皮及间质细胞膜上，推测3种Notch受体可能同时参与胎肺上皮及血管内皮的发育分化。生后Notch1、Notch3和Jagged1 mRNA和蛋白质的表达呈时空依赖性改变，其中Notch1、Notch3和Jagged1的表达随日龄增加逐渐增强；Notch2生后一段时间维持高水平表达，随后降低，于生后21 d时降至最低。研究还发现Notch3及Jagged1 mRNA表达高峰较蛋白质水平提前，推测可能存在转录后、翻译水平的调节。以上结果说明，由于Notch家族成员在功能上的不同，肺发育的特殊阶段存在着对Notch亚型功能的特殊需要，不同受体组合可能调节不同的组织细胞类型如上皮、血管或间质。有研究发现，Notch1与其配体结合时，促进细胞增殖；当Notch1活性被抑制时，细胞进入分化程序，发育为功能细胞。对于Notch1和Notch3表达在胚胎期分布重叠，出生后阳性反应分别定位于肺泡上皮和血管内皮的结果，现有的理论是在肺发育早期，Notch3活化可能抑制Notch1介导的信号，以防止Notch1功能过强；在其他发育时期，当仅有Notch1表达而无Notch3时，抑制消失。目前Notch2功能尚不清楚，但其表达特征与Notch1和Notch3不同，表明其功能可能有其特殊性。最新研究提示，内源激活Notch3–Jagged信号可选择性调控上呼吸道中具有分化潜能的未分化祖细胞的储备量。该机制对激活Notch1和Notch2对有纤毛的分泌细胞的命运的决定至关重要。

四、Hedgehog信号和胎肺的发育

Hedgehog（HH）信号途径和动物的多种组织的分化密切相关，其组成成分sonic hedgehog（Shh）在调节胎肺的发育中起重要作用。Shh由前肠内胚层产生，通过接受Gli基因的指令在间充质中的表达而调节肺的形态发生。

Gli是一种调节HH信号途径的锌–指结构转录基因，脊椎动物的Gli基因家族由Gli1、Gli2和Gli3组成，它们是hedgehog信号转导途径的一个组成部分。在胚胎肺中，3个Gli基因在假腺期中都有很强的表达。Gli1和Gli3的表达在小管期下调，与Shh和hedgehog受体基因Ptc的表达衰退相一致。肺中Shh的超表达导致Ptc mRNA水平升高，Gli也上调。Gli蛋白调节其下游的基因，被激活的基因产物参与细胞间的作用，从而使其邻近的内胚层细胞形成肺的原基。随后肺的原基形成气管，Shh和Nkx2.1参与气管食管隔形成的调节。在Shh（–/–）的肺中，支气管的分支受到影响，细胞的分化也受到限制。

五、肺泡囊发生的分子调节

在胎肺发育的晚期，肺泡囊的正常结构和大小直接影响出生时气体交换功能的建立，但对于正常动物肺泡囊形成的分子调节却所知甚少。对基因敲除动物的研究发现，如果敲除小鼠的糖皮质激素受体（glucocorticoid receptor，GR）、促肾上腺皮质激素释放激素（corticotropin releasing hormone，CRH），以及转录因子Sp3等的基因，可形成过小的肺泡囊；相反，如果敲除小鼠的gp330（小鼠Heymann肾炎抗原）或者转录因子GATA等基因，则形成过大的肺泡囊。过大或过小的肺泡囊都会影响呼吸功能，导致新生小鼠在出生后很快死亡。这些研究成果说明肺泡囊的直径、面积以及厚度是维持正常呼吸功能的重要因素。

肺发育基因T1α在Ⅰ型肺泡细胞表达，在妊娠晚期起作用。敲除T1α的小鼠，在Ⅰ型肺泡细胞中缺乏T1α蛋白，形成的肺泡囊较正常的肺泡囊狭窄，小鼠出生时的正常呼吸不能使肺泡囊扩张充气，而致小鼠在出生时即死亡。在T1α（–/–）的肺中，Ⅰ型肺泡细胞的另一个膜蛋白水通道蛋白（aquaporin）降低，但Ⅱ型肺泡细胞的发育正常，肺表面活性物质基因及其表达不受影响。进一步的研究发现，敲除T1α胎肺在妊娠晚期伴有PCNA的升高和P21的降低，同时下调的基因还有Fos B、MPK–1、Egr1和Nur77。

六、影响胎肺发育的其他因素

影响肺发育的其他因素包括营养、氧供异常及使用皮质醇激素等。

缺氧和高氧都可影响肺的发育和分化。过多的氧通过形成活性氧元素，包括超氧阴离子和氢氧离子，严重破坏动物模型的肺泡分化。即使从高氧暴露恢复以后，肺的形态学仍持续有异常。这些影响通过增加肺的炎症以释放大量前炎性细胞因子所介导。

产前使用皮质醇激素可加速肺的生长，刺激Ⅱ型肺泡细胞的成熟，加速肺泡分化，但最终使肺泡数减少。

第五节 肺表面活性物质

肺表面活性物质（PS）是由Ⅱ型肺泡上皮细胞分泌的，它是一种磷脂、中性脂肪和特殊蛋白质的混合物，主要活性成分为二棕榈酰卵磷脂（DPPC）和肺表面活性物质相关蛋白（SP）。

一、肺表面活性物质的形成及其功能

肺表面活性物质在胚胎第22周开始出现在Ⅱ型肺泡上皮细胞的板层小体中，在胚胎第28周时才移到肺泡表面，并可在羊水中被检出。

肺表面活性物质的主要生理功能之一为降低肺泡表面张力，促进液体吸收，防止肺萎陷和肺水肿，稳定肺泡的形态结构。吸气时，肺泡扩张，表面活性物质分布变稀，仅具单分子层，因而对减弱表面张力的功效降低，肺泡容易回缩；呼气时，肺泡缩小，表面活性物质分布变浓，减弱表面张力之功效提高，使肺泡不致缩得太小，防止了"肺不张"。同时，由于表面活性物质存在，肺泡表面张力明显减小，而避免了肺泡内积水。

此外，肺表面活性物质还具有调节肺的局部免疫和炎症反应的作用。肺表面活性物质可增强肺泡巨噬细胞的吞噬能力，促进中性粒细胞和单核细胞的活性，抑制外周淋巴细胞增殖反应，减少免疫球蛋白的生成等。因此认为肺表面活性物质可能是生理性免疫调控剂。

肺表面活性物质还可以提高肺组织对于氧损伤的耐受能力，防止高氧性肺损伤；对抗弹性蛋白酶降解弹性蛋白所致的肺泡壁损伤；提高气道内黏液-纤毛转运系统的活动水平，促进异物排除等作用。

二、肺表面活性物质相关蛋白

肺表面活性物质相关蛋白（SP）虽仅占PS总量的10%左右，但具有广泛的生理功能。SP包括亲水性SP-A和SP-D，以及疏水性的SP-B和SP-C，其中以SP-A的含量最丰富，约占总蛋白质量的50%。SP-A和SP-D具有调节ACEⅡ对PS的分泌和再摄取、降低肺泡表面张力，以及逆转渗漏入肺泡中的血浆蛋白对PS的抑制等作用，并在肺内免疫反应及炎症反应中起重要作用。SP-B和SP-C的主要效应是促进磷脂吸附和分布到肺泡气—液交界面，促进磷脂单分子层的形成，使肺泡表面张力降到最低水平。

SP在胎肺早期未分化气管上皮细胞中表达，随着胎肺组织的不断成熟，最终定位在ACEⅡ。妊娠13周时，支气管上皮细胞即可见SP-B和SP-C mRNA及其表达。孔祥永等报道SP-A在胎肺发育第10周已开始表达，定位于上皮细胞浆，发育早期主要表达于高柱状的未分化的上皮细胞，随着支气管的发育分化，由呼吸道的近端逐渐向远端迁移；到原始肺泡期稳定表达于Ⅱ型肺泡细胞及其前体细胞，其反应强度增加不明显，出生后SP-A阳性反应较出生前明显增强；纤毛细胞和Ⅰ型肺泡细胞无表达。陈玥等报道胚胎发育至12周时，肺组织开始表达SP-D，定位于胚肺支气管上皮和Ⅱ型肺泡细胞，在胚肺发育小管期和囊泡期逐渐表达增强，开始由支气管近端逐渐向Ⅱ型肺泡细胞迁移，肺发育末期至出生后SP-D均在Ⅱ型肺泡细胞中稳定表达。

小分子疏水性的SP-B和SP-C的mRNA开始表达于妊娠第13周，到第24周时，其蛋白质表达分别达到成人水平的50%和15%。未成熟胎儿明显缺乏肺表面活性蛋白，特别是小分子疏水性SP-B和SP-C，出生后1～3周才逐渐达到正常水平。

胎肺合成表达SP是一个复杂的多因素和多阶段的调控过程。环腺苷酸可增加SP基因转录，明显促进SP-A基因转染鼠肺泡Ⅱ型上皮细胞。人胎肺组织培养实验发现胰岛素以剂量依赖性抑制SP-A mRNA及其表达。另外,SP的表达还受各种生长因子或细胞因子的调节,如表皮生长因子的促进作用,转化生长因子-β、肿瘤坏死因子-α的抑制作用等。

三、肺表面活性物质与新生儿肺疾病

1. 新生儿呼吸窘迫综合征

新生儿呼吸窘迫综合征又称肺透明膜病(hyaline membrane disease),是因肺发育不成熟,ACE Ⅱ分化不良,不能或减少分泌肺表面活性物质,肺泡表面张力增大,致使肺泡萎缩。病理表现为肺不张,肺泡上皮表面覆盖一层酸性血浆蛋白膜;临床表现为进行性的呼吸困难和呼吸衰竭。

正常情况下,ACE Ⅱ分泌的肺表面活性物质随着胎龄和肺成熟度而逐渐增加。但在肺发育不良的早产儿,因肺表面活性物质相关蛋白分泌不足,导致肺表面活性物质的功能下降,毛细血管的通透性增加,使大量富含血浆蛋白的渗出液进入肺泡,而血浆蛋白比肺表面活性物质更快吸附于气—液界面,从而阻断肺表面活性物质的吸附作用,导致新生儿呼吸窘迫综合征的发生。研究发现,人类SP-A和SP-D的等位基因位点的不同是早产儿及新生儿呼吸窘迫综合征易感性的重要决定因素,而SP-B和SP-C基因的变异同样可引起新生儿呼吸窘迫综合征。

2. 新生儿肺炎

SP-A和SP-D可结合病毒、细菌、真菌、原虫、支原体等大部分病原体,可覆盖在金黄色葡萄球菌、铜绿假单胞菌、A型嗜血流感杆菌及肺炎克雷伯杆菌的表面,直接增强吞噬细胞与细菌的结合,加强吞噬细胞的吞噬杀伤作用。早产儿因缺乏SP-A和SP-D,肺组织的免疫防御功能下降,增加了肺感染的敏感性和肺部疾病的发生率。研究发现,吸入性肺炎、病毒性肺炎和细菌性肺炎患儿的支气管肺泡灌洗液中SP-A含量明显低于正常儿,并伴有磷脂含量、活性和组分的异常,常导致肺炎患儿并发呼吸功能不全而最终发展成呼吸窘迫综合征。另有研究显示,SP-D基因Met1与呼吸道合胞病毒所致支气管炎的危险性之间具有相关性。因此,遗传因素有可能影响宿主对微生物的易感性,而SP的正常表达可降低新生儿感染呼吸道致病菌的易感性。

3. 新生儿猝死综合征

肺发育不良或肺表面活性物质代谢异常,是导致新生儿猝死综合征重要的病因之一。对猝死新生儿支气管肺泡灌洗液中肺表面活性物质进行分析发现,其肺表面活性物质含量减少,SP-A含量降低,也伴有磷脂含量、活性和组分的异常。由此可见,猝死新生儿一方面存在肺表面活性物质合成数量的减少,另一方面还存在肺表面活性物质合成比例失调,而后者的危害性可能更为突出。

4. 胎粪吸入综合征

胎粪可明显抑制肺表面活性物质的活性,胎粪吸入综合征患儿存在肺表面活性物质的缺乏或失活,其中主要是SP-A和SP-B的含量降低。临床和动物实验表明,胎粪吸入对肺表面活性物质活性的抑制是可逆的,外源性肺表面活性物质能有效地、竞争性地对抗胎粪对肺表面活性物质的抑制作用。

第六节　肺的神经内分泌细胞

20世纪30年代末发现肺气道上皮内存在着嗜银细胞,经电镜和组织化学研究发现,它们属于神经内分泌细胞,因此被命名为肺的神经内分泌细胞(pulmonary neuroendocrine cell, PNEC)。研究表明,PNEC可作为呼吸道化学感受器,感受低氧刺激,并通过传入神经冲动调节呼吸或其他的肺功能。PNEC分泌的多种生物活性物质可促进肺的生长发育,可调节呼吸道的反应性并与肺损伤后的修复、肺癌的发生、肺囊性纤维化、先天性肺支气管发育不良等肺疾病有关,其作用正日益受到重视。现已证实PNEC具有APUD细胞的多种特性,细胞内含多种胺类和肽类激素。

一、肺的神经内分泌细胞的发生

在人和哺乳动物的肺中,PNEC散在分布于肺的气道上皮内,从气管到终末细支气管,乃至肺泡壁均可见到。大量研究资料表明,PNEC在发育的胎肺中也大量存在。左敏等观察了人胎肺PNEC的发育,发现PNEC最早出现在12周的胎肺,位于胎肺支气管上皮基底部,主要为分泌胃泌素释放肽(GRP)的细胞。随着胚胎的发育,PNEC的数量和种类增多,含降钙素(CT)的PNEC出现在16周的胎肺中,5-羟色

胺(5-HT)阳性细胞出现于14周的胎肺,20周的胎肺出现分泌嗜铬素A(CgA)的PNEC。PNEC的数量和种类在24周达到高峰,随后逐渐减少。新生儿的PNEC数约占总气道上皮细胞数的0.4%,成人则少于0.02%。

PNEC在胎肺中的种类和数量的差异显示PNEC与促进人胎肺发育密切相关。12周的胎肺正处于气管—支气管树发育的主要时期,此时PNEC分泌的GRP通过其受体起作用,可诱导间充质细胞和上皮细胞的增殖和分化。这对胎肺的早期发育和气管—支气管树的形成具有重要意义。随着胚龄的增长,GRP阳性的PNEC伴随支气管的分支而向远端扩展,与细支气管的发育分化相平行,提示GRP参与了诱导支气管上皮由单层柱状、单层立方到单层扁平的分化过程。

CT可调节5-HT的含量,5-HT可促进毛细血管的延伸。CgA可参与其他激素的储存和分泌过程。这些细胞出现于胎肺发育的中期,可能参与了肺呼吸部的发育。人胎肺PNEC还可高度表达铃蟾肽及铃蟾素样肽(bombesin-like peptide,BLP),而铃蟾肽具有生长因子样作用,可促进胎肺发育和肺泡表面活性物质的成熟。

肺内的PNEC可以单个分散存在,细胞呈柱状、三角形或不规则形(图18-6),胞浆内含嗜银颗粒。电镜下可见胞浆内含有致密的神经分泌颗粒(nerve secretory granule,NSG),主要分布于核周。随着胚胎的发育,NSG数量增多,直径增大,但超微结构变化不大。

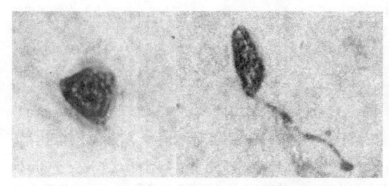

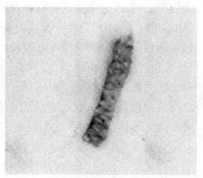

图18-6 左:25周人胎肺CT阳性细胞 右:23周人胎肺5-HT阳性细胞,PAP法,×1 000(引自邓锦波,1995)

图18-7 20 d大鼠胎肺CGRP阳性NEB DAB染色 (×400)(引自樊平,2003)

在16~24周的胎肺内还可以观察到3个以上的PNEC聚集在一起,形成神经上皮小体(neuroepithelial body,NEB)。NEB为球形或卵圆形小体,其内的细胞位于基膜上,顶端突入管腔,多位于肺内小气道,且以细支气管交叉处多见。NEB主要由5-HT阳性细胞组成,是一种化学感受器,可感受肺内氧的变化。在缺氧的情况下,5-HT增多,促使肺内血管紧张度增大,以维持适当的通气/血流比值。

在大鼠的胎肺中可见降钙素基因相关肽(calcitonin gene-related peptide,CGRP)免疫反应阳性的PNEC,可为单个细胞,也可为多个细胞组成的NEB(图18-7)。最早见于16 d胚的原始肺泡壁内;随着胎龄的增大,则可见于各级支气管的管壁及原始肺泡壁内,且数量逐渐增多。在大鼠的胎肺中还可观察到CGRP和5-HT共存于同一PNEC中。出生后阳性的PNEC显著减少。已证实CGRP能明显舒张由5-HT所引起的肺动脉收缩,降低由低氧所致的肺动脉血压过高,缓解左心室的压力。根据CGRP与5-HT在同一PNEC的共存性,以及它们在出生前后在数量、分布和分泌水平上所表现出的变化的一致性,推测在肺发育的胚胎时期,两者共同调节了肺内血管的紧张性,影响着肺循环的局部调节,对肺的发育和功能建立起到了非常重要的作用。

二、肺的神经内分泌细胞在肺损伤修复中的作用

气道损伤时常伴有PNEC增生,说明PNEC参与了促进肺损伤的过程。但是在损伤修复过程中亦伴有PNEC增生,说明PNEC也参与了肺损伤后的修复过程。

作为促进肺损伤的因素,PNEC的增生可使BLP浓度增加,BLP对气道上皮和成纤维细胞等具有促进增生的作用,过高的BLP可使气道管壁过度增生从而导致气道管壁重塑、管腔狭窄。同时,BLP还可

作为趋化因子吸引血液中单核细胞进入气道内，并刺激肺泡巨噬细胞和单核细胞分泌 IL-1β 等细胞因子，IL-1β 等作为炎症因子又可募集更多的炎性细胞，如单核细胞、中性粒细胞和嗜酸性粒细胞等进入气道，从而促进炎症的发展，加重损伤。

PNEC 的增生作为一种损伤的非特异性组织反应，其更重要的作用可能是促进肺损伤后的修复。有研究表明，在肺受到损伤后，PNEC 的增生可使其分泌的神经肽增多，除了上述的 BLP 外，还有 P 物质、神经激肽、降钙素基因相关肽等。其中 BLP 可促进气道上皮的生长，从而通过促进上皮细胞的增生以恢复气道黏膜上皮的完整性，而其所募集的炎性细胞分泌的 IL-1β 也可促进肺泡上皮的修复。气道上皮损伤后其修复过程涉及上皮细胞的铺展、迁移与增生，而 P 物质、神经激肽和降钙素基因相关肽等可促进气道上皮的迁移和增生，从而间接促进气道上皮的损伤修复。有研究表明，低氧或萘造成气道上皮损伤后，伴有 PNEC 增生，且靠近 PNEC 区域的气道上皮增生要较远离这些 PNEC 区域的上皮增生明显。

除了通过分泌神经肽促进损伤修复外，PNEC 还可能作为干细胞促进损伤修复。但也有实验表明，PNEC 自身并不是干细胞，但可使干细胞在呼吸道上皮损伤后能迅速转化成增生细胞（transient amplifying cell，TAC），通过 TAC 增生和分化来修复损伤。

小　结

喉、气管、支气管和肺的上皮均由原始消化管的内胚层分化而来，其管壁的平滑肌、软骨、结缔组织、血管和淋巴管等来源于脏壁中胚层。喉气管憩室来源于原始消化管的头端，其上端开口于咽的部分发育为喉，其余部分发育为气管。支气管和肺则由憩室末端的膨大肺芽分化而来。人胎肺的形态发生包括管道的分支及管腔上皮的分化，可大致分为 5 个时期：胚胎期（第 4～5 周）、腺体期（第 5～17 周）、小管期（第 16～25 周）、囊泡期（第 24～40 周）和肺泡期（胚胎后期至 3～8 岁）。肺泡上皮的分化起始于小管期，气血屏障从第 15 周开始建立。肺表面活性物质在胎肺第 22 周时开始出现在 II 型肺泡上皮细胞的板层小体中，至第 30 周时才移到肺泡表面，并可在羊水中被检出。肺泡表面活性物质相关蛋白在胎肺中的表达早于肺表面活性物质。胎肺的发育与相关基因是否正常表达有关，在肺发育及呼吸功能成熟的整个过程中，许多转录因子、细胞生长因子、信号分子和细胞外基质蛋白及其受体等通过内分泌、自分泌和旁分泌的机制调节肺的生长和发育。此外，在胎肺发育过程中，细胞的凋亡与增殖互相协调，精细地调控着肺支气管树的管腔发生及分支延伸，在保证人胎肺形态的正常发生中起着十分重要的作用。肺的神经内分泌细胞可分泌多种生物活性物质，具有多种生理功能。

（汪　琳）

主要参考文献

陈玥,杜江,赵倩,等.2004.人胚肺发育不同阶段表面活性物质相关蛋白 D 的表达及意义.第一军医大学学报,25(3)：329～331.

邓锦波,张垒,漾淑化,等.1995.人肺的 5-羟色胺细胞和降钙素细胞免疫细胞化学研究.解剖学杂志,18(6)：542～545.

樊平,刘晔,康林,等.2003.大鼠肺内降钙素基因相关肽和 5-羟色胺免疫反应细胞的加龄变化.第四军医大学学报,24(7)：614～617.

孔祥永,安靓,封志纯.2004.国人胎儿肺泡发育与上皮细胞分化的透射电镜观察.第一军医大学学报,24(1)：72～78.

李贤,黄中新,夏潮涌,等.2003.胎肺发育中相关活性物质的表达及其调控意义.解剖学报,34(2)：187～192.

欧明明,黄晓峰,韩培彦.2011.成纤维细胞生长因子与器官发育.中国组织工程研究与临床康复,15(15)：2800～2804.

杨立勋,刘敏,徐畅.2016.Notch 信号通路对支气管发育影响的研究进展.华西医学,31(2)：379～383.

张谦慎,常立文,刘汉楚等.2004.Notch 信号与大鼠肺发育的关系研究.华中科技大学学报(医学版),33(3)339～342.

Alvin T Kho, Sunita Sharma, Weiliang Qiu, et al. 2013. Vitamin D related genes in lung development and asthma pathogenesis. BMC Medical Genomics. 6: 47.

Alejandre-Alcázar MA, Michiels-Corsten M, Vicencio AG, et al. 2008. TGF-beta signaling is dynamically regulated during the alveolarization of rodent and human lungs. Dev Dyn., 237(1): 259～269.

Cardoso WV, Williams MC. 2001. Basic mechanisms of lung development. Am J Respir Cell Mol Biol, 25(2): 137～141.

Cho-Ming Chao, Elie El Agha, Caterina Tiozzo, et al. 2015. A breath of fresh air on the mesenchyme: impact of impaired mesenchymal development on the pathogenesis of bronchopulmonary dysplasia. Front. Med, (2): 27.

Dang TP, Eichenberger S, Gonzalez A, et al. 2003. Constitutive activation of Notch3 inhibits terminal epithelial differentiation in lungs of transgenic mice J. Oncogene, 22(13): 1988~1997.

Daniel R. Chang, Denise Martinez Alanis, Rachel K. Miller, et al. 2013. Lung epithelial branching program antagonizes alveolar differentiation. PNAS, 110(45): 18042~18051.

David Warburton, Ahmed El-Hashash, Gianni Carraro, et al. 2010. Lung Organogenesis. Curr Top Dev Biol, 90: 73~158.

Esumi G, Masumoto K, Teshiba R, et al. 2011. Effect of insulin-like growth factors on lung development in a nitrofen-induced CDH rat model. Pediatr Surg Int, 27(2): 187~192.

Finklestein SP., Plomaritoglou A. 2001. "Growth factors". In Miller L. P., Hayes R. L. Co-edited by Newcomb J. K. Head Trauma: Basic, Preclinical, and Clinical Directions. New York: Wiley, 165~187.

Gesase AP. 2006. The morphological features of major and accessory fissures observed in different lung specimens. Morphologie, 90(288): 26~32.

Guetchyn Millien, Avrum Spira, Anne Hinds, et al. 2006. Alterations in gene expression in T1alpha null lung: a model of deficient alveolar sac development. BMC Dev Biol, 25, 6: 35.

Itoh N. Ornitz DM. 2008. "Functional evolutionary history of the mouse Fgf gene family". Developmental Dynamics, 237 (1): 18~27.

Julian T. Schwartze, Simone Becker, Elpidoforos Sakkas, et al. 2014. Glucocorticoids Recruit Tgfbr3 and Smad1 to Shift Transforming Growth Factor-Signaling from the Tgfbr1/ Smad2/3 Axis to the Acvrl1/Smad1 Axis in Lung Fibroblasts. THE JOURNAL OF BIOLOGICAL CHEMISTRY, 289(6): 3262~3275.

Kim N, Yamamoto H, Pauling MH, et al. 2009. Ablation of Lung Epithelial Cells Deregulates FGF-10 Expression and Impairs Lung Branching Morphogenesis. Anat Rec, 292(1): 123~130.

Kumar Vasanth H, Lakshminrusimha Satyan, El Abiad, Mohamad T, et al. 2005. Growth factors in lung development. Advances in Clinical Chemistry, 261~316.

Mendelson CR. 2000. Role of transcription in fetal lung development and surfactant protein gene expression. Annu Rev Phys chem, 62: 875~971.

Pan, Jie; Copland, Ian; Post, Martin, et al. 2006. Mechanical stretch-induced serotonin release from pulmonary neuroendocrine cells: implications for lung development. Am J f Physiology-Lung Cellular and Molecular Physiology, 290 (1): 185~193.

Rachel S. Kadzik, Ethan David Cohen, Michael P. Morley, et al. 2014. Wnt ligand/Frizzled 2 receptor signaling regulates tube shape and branch-point formation in the lung through control of epithelial cell shape. PNAS, 111(34): 12444~12449.

Takahashi Hiroki, Sano Hitomi, Chiba, Hirofumi, et al. 2006. Pulmonary surfactant proteins A and D: Innate immune functions and biomarkers for lung diseases. Current Pharmaceutical Design, 12 (5): 589~598.

Tushar J. Desai, Douglas G. Brownfield, and Mark A. Krasnow. 2014. Alveolar progenitor and stem cells in lung development, renewal and cancer. Nature, 507(7491): 190~194.

Wartorton D, Schwarz M. Tefft D. et al. 2000. The molecular basis of lung morphogenesis. J Mech Dev, 92(1): 55~81.

第十九章 骨骼与肌肉

第一节 骨的发生

软骨和骨是机体的支架器官,它们分别由软骨组织和骨组织构成。软骨组织是一种固态的结缔组织,主要由凝胶状软骨基质和软骨细胞构成。骨组织则是由骨原细胞、成骨细胞、骨细胞和破骨细胞及钙化后坚硬的细胞间质(骨基质)组成。在哺乳动物,骨骼的不同部分其细胞来源有所不同,头部骨骼主要由神经嵴细胞从闭合神经管的背侧边缘迁移并分化而来。而躯体骨骼主要由脊索时期的中胚层细胞分化形成,近轴中胚层(体节)是躯干骨的细胞来源,而侧板中胚层的细胞则分化形成四肢骨骼(图19-1)。在骨发生过程中,胚胎源性的间充质细胞首先迁移到将要成骨的位置,形成高细胞密度的区域而决定骨的形状和大小。而后,相应的间充质细胞可先分化形成胚胎性结缔组织膜,再分化形成骨(即膜内成骨);也可形成透明软骨雏形,而后软骨再形成骨(即软骨内成骨)。这一系列过程是在内外环境因素的作用下,由骨形态生成蛋白(BMP)、细胞间黏附蛋白等多种生物活性分子参与,通过一系列信号转导途径激活相应转录因子而完成的。同时,骨的塑形过程还受到复杂的生物力学等方面的调节。

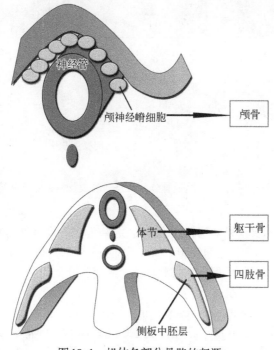

图19-1　机体各部分骨骼的起源

一、软骨细胞和骨细胞的发生

软骨细胞和骨细胞均来源于脊索和神经管时期的轴旁中胚层。在受精第16天左右,胚盘中轴线两侧的中胚层细胞增生,在脊索旁分别形成两条增厚的结缔组织带,称为轴旁中胚层。随后轴旁中胚层细胞局部增生,围绕脊索两侧形成一系列分节状组织块,称为体节球(somitomere),靠近头部的体节球形成头节(neuromere),而枕部以下的形成体节。每个体节分为两个部分:背外侧的部分称为生皮肌节(dermomyotome),将来分化为真皮、皮下及骨骼肌;内侧的部分称为生骨节(sclerotome),即为骨组织的原基(图19-2)。约在第4周末,生骨节组织的部分细胞变成疏松网状的胚胎性结缔组织,称为间充质

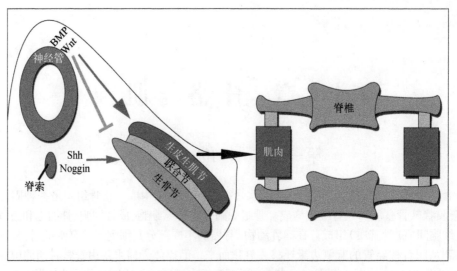

图19-2　体节的演变及其向骨骼和肌肉的分化

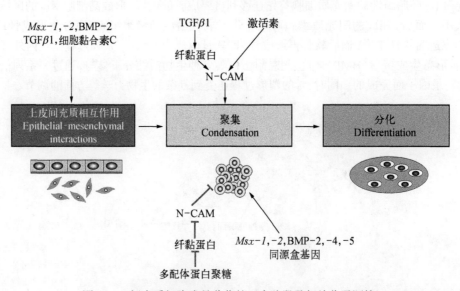

图19-3　间充质细胞成骨分化的三个阶段及相关分子调控

(mesenchyme)。间充质细胞内有疏松的网状纤维聚集,是一类具有自我增殖和分化潜能的多能干细胞,可分化为骨、软骨、韧带、肌肉等多种组织细胞。间充质细胞分化形成软骨或骨细胞主要经历3个连续的时期:上皮—间充质细胞相互作用期、间充质细胞迁移聚集期和分化期(图19-3)。

1. 上皮—间充质细胞相互作用期

上皮—间充质相互作用期(epithelial-mesenchymal interaction,EMI)是指上皮细胞通过与间充质细胞进行机械接触,诱导后者在形态学和分子水平发生相应改变,以利于间充质细胞定向、定期聚集与分化,因此该时期又称间充质细胞前聚集期(precondensation)。上皮细胞的机械刺激被认为是间充质细胞迁移到肢芽并在肢芽部位向外生长、增殖和分化的重要因素。影响细胞迁移、聚集的因素主要有3点:一是细胞间聚集因素的增加或细胞间分散的因素减弱;二是细胞有丝分裂后分散能力的减弱或有丝分裂活性的增强;三是细胞间牵引力的增加导致细胞产生切力或者表面张力促进细胞间的迁移和聚集。*Hox*(*Chox-1*、*Barx-1*)、*Msx-1*、*Msx-2*等基因以及骨形态生成蛋白BMP-2等的表达为这一时期的特异性标志。其中,*Chox-1*、*Barx-1*基因在这个时期持续表达,在进入后一阶段时表达下调。*Msx-1*、*Msx-2*基因和转录因子BMP-2则在前聚集期的末期开始表达,并在接下来的聚集期持续表达(图19-3)。

2. 间充质细胞聚集期

间充质细胞聚集期(condensation)指的是前聚集期之后间充质细胞向特定部位迁移、聚集并形成肢芽的分化前期。由于前聚集期中,*Chox-1*、*Barx-1*等部分基因关闭,而*Msx-1*、*Msx-2*基因、BMP-2、

TGF-β_1的持续表达，使间充质细胞不断迁移、聚集。其中转化生长因子TGF-β_1通过上调纤维连接蛋白和活化因子的表达，直接提高神经细胞黏附分子（N–CAM）的含量来促进间充质细胞的聚集；骨形态生成蛋白BMP–2则上调N–cadherin的表达而增加细胞间的聚集力。在此细胞聚集期，某些基因及转录因子如Hox基因（如Hoxd–3、–13，Hoxa–2，Chox–4），BMP–2、–4、–5，Versican等开始表达并且对细胞聚集起促进作用（图19–3）。

3. 间充质细胞分化期

在间充质细胞聚集的过程中，细胞间的相互作用使细胞内的基因表达发生了一些变化。Syndecan–3、Tenascin等的表达逐渐升高，并通过调节纤维连接蛋白的表达而下调N–CAM的含量，减少细胞聚集进而促进细胞的分化；同时表达的还有Ⅱ型、Ⅸ型胶原（collagen types Ⅱ、Ⅸ），软骨糖蛋白（cartilage proteoglycan）等标志物，使间充质细胞定向分化为骨软骨共前体细胞（osteochondro-progenitor cell）。在此过程中，转录因子Pax–1持续表达，而细胞间黏附分子如Fibronectin、Hyaluronan、Hyaladherin等表达则逐渐下调。

随后，骨软骨共前体细胞可沿着两条主要途径进行分化：① 骨软骨共前体细胞直接分化为软骨膜细胞，经过软骨内成骨的方式成骨。在这一过程中，转录因子Runx2和Osterix（Osx）等参与了相关的调控；② 骨软骨共前体细胞首先聚集、分化成为软骨细胞，后软骨细胞不断分裂增殖，一部分形成永久软骨组织，如关节软骨，一部分细胞停止增殖，体积变大，由Runx2介导通过软骨内成骨的方式成骨。Sox9、Col2、Ihh、VEGF等转录因子作为特异性标志参与了该过程的调控，其中Sox9是调节间充质向成软骨方向分化的主要调节因子（图19–3）。

此外，间充质细胞的聚集和分化还受Notch、Msx–1、Msx–2等基因的影响，实验表明notch基因的表达能抑制间充质细胞的分化。聚集的间充质细胞和上皮细胞间的距离也可影响间充质细胞的分化方向，这可能与不同距离的上皮细胞分泌细胞因子的浓度梯度有关，与上皮细胞相距较近的间充质细胞往往沿软骨内成骨的方向分化。

二、软骨组织和骨组织的形成

1. 软骨组织的形成

软骨是由胚胎时期中胚层的间充质分化而来。在胚胎发育的第5周，间充质细胞的胞体变圆，增殖、聚集成细胞团，称为前软骨组织（protochondral tissue）或软骨形成中心，其间的间充质细胞大量分化为成软骨细胞。成软骨细胞能分泌Ⅱ型胶原纤维和细胞外基质，沉积在细胞间质和细胞基质中，将成软骨细胞分隔开来。当成软骨细胞完全被基质周围所包绕时，即称为软骨细胞。前软骨组织周围被覆未分化的间充质细胞，形成软骨膜。随后，软骨的生长主要有两种方式。① 软骨内生长：软骨组织通过内部的软骨细胞分裂、增殖，产生新的软骨细胞和细胞外基质，包绕形成软骨组织，使软骨从内部增大。② 软骨膜下生长：软骨膜内的骨祖细胞分裂分化，在软骨膜下产生成软骨细胞，在软骨组织表面形成新的软骨细胞，使软骨从表面向外扩大。根据细胞基质中沉积的纤维不同，可分为透明软骨、纤维软骨和弹性软骨3种。

2. 骨组织的形成

骨的形成包括膜内成骨和软骨内成骨两种方式。膜内成骨又称膜内化骨，是在间充质细胞分化的原始结缔组织膜内发生的；软骨内成骨是长骨间充质雏形内的间充质细胞优先分化为软骨细胞，继而软骨组织逐渐由骨组织替代。这两种成骨方式，都包含了成骨细胞生成而进行的骨形成和破骨细胞生成而进行的骨的吸收与改建过程。

（1）膜内成骨：膜内成骨是颅骨、面颅、部分锁骨和下颌骨等的骨形成方式，这种骨形成方式是由间充质细胞先分化形成胚胎性结缔组织膜，然后在此膜内成骨。在骨的发生部位，中胚层间充质细胞迁移、凝集、增殖，连同细胞外基质形成富含血管的膜状结构。其中的间充质细胞在接受了适当的诱导信号刺激后，细胞变圆，体积增大，细胞内蛋白质合成和分泌旺盛，分化为骨祖细胞，进而分化发育为成骨细胞群。成骨细胞产生骨间质的有机成分（纤维和基质），形成类骨质（osteoid），类骨质继而分化为通过钙、磷等无机盐的沉积，矿化成骨基质，成骨细胞包埋在骨基质中，形成最早的骨组织，称为骨化中心（ossification center）。新生骨组织最初为不规则的针状或片状，为初级骨小梁结构。成骨细胞在其表面继续添加骨基质，使骨小梁增大并相互连续成网，形成初级骨松质。骨松质周围的间充质分化为骨膜，在骨松质周围继续造骨,形成骨密质,使骨不断增厚变大。

（2）软骨内成骨：软骨内成骨是长骨、短骨和某些不规则骨的主要形成方式。所谓软骨内成骨,是指由聚集的间充质先分化成软骨,在随后的胚胎发育中软骨细胞逐渐退化并被分解吸收。同时,骨祖细胞增殖分化为成骨细胞而形成骨。现以长骨的发生为例,简要介绍软骨内成骨的过程(图19-4)。

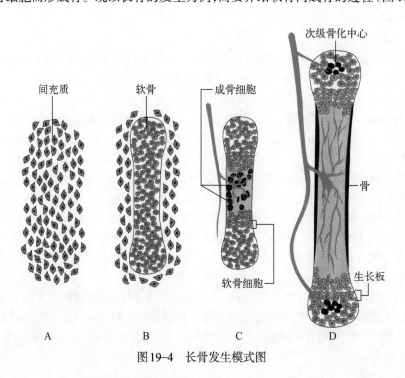

图19-4　长骨发生模式图

在长骨发生的部位,中胚层间充质细胞增殖、密集,之后分化为软骨细胞,软骨细胞分泌软骨基质,逐渐形成与长骨外形基本一致的透明软骨,称为软骨雏形(cartilage model)。随胚胎的生长发育,软骨逐渐长大增粗,并出现软骨退化,逐渐被骨质所取代。在软骨雏形的中段周围部首先出现血管增生,血供丰富,软骨膜内层的骨祖细胞增殖、分化为成骨细胞,后者以膜内成骨的方式,在软骨中段软骨膜下形成如同领圈般的环形骨组织,称为骨领(bone collar),外侧的软骨膜则改称为骨膜。骨领早期为薄层骨松质,随着胚胎的发育和骨的生长,骨松质逐渐增厚,并从软骨中段向两端延伸,进而改建成骨干的骨密质。

在骨领出现的同时,软骨雏形内部的软骨组织缺乏营养而发生退化,此处的软骨细胞肥大,并分泌碱性磷酸酶等蛋白质物质使软骨基质钙化。随之软骨细胞相继退化、死亡、吸收,形成较大的软骨陷窝。该区为软骨内部首先成骨的部分,称为初级骨化中心(primary ossification center)。在初级骨化中心出现之初,骨外膜的血管连同尚未分化的间充质细胞、成骨细胞、破骨细胞等穿过骨领,侵入已破碎的软骨雏形中,形成许多不规则的通道,称为初级骨髓腔,内含血管、骨膜组织和早期形成的骨髓。随后腔隙内骨膜组织中的骨祖细胞增殖分化为成骨细胞,后者分布在残存的钙化软骨基质的表面进行造骨,形成许多初级骨小梁(primary bone trabecula)。初级骨小梁形成后不久被破骨细胞溶解吸收,使初级骨髓腔不断融合形成较大的次级骨髓腔。由于骨领外成骨细胞不断造骨,使长骨骨干不断增粗及骨髓腔横向扩大;同时,初级骨化中心由骨干中段向两端延伸,使长骨不断增长及骨髓腔纵向扩大。

在长骨的生长过程中,骨两端的软骨又出现新的骨化中心,称为次级骨化中心(secondary ossification center)。次级骨化中心出现的时间早晚不一,同样经历了软骨细胞肥大、基质钙化、血管侵入和骨松质形成等过程,但骨化方向是从中央向四周呈辐射状进行,最后大部分软骨被初级骨松质所取代,使骨干两端变为骨骺。骨骺表面不发生钙化,始终保留薄层透明软骨,即关节软骨,骨骺和骨干之间也保留一层软骨,称骺板或骺软骨。

（3）血管的侵入是骨发生的标志性事件：在骨的发生、发育过程中,无论是长骨形成的软骨内成骨形式,还是扁骨形成的膜内成骨形式,血管的侵入是导致间充质细胞增殖、分化以及骨发生的始动标志。在膜内成骨的过程中,毛细血管侵入间充质继而间充质细胞增殖并分化为成骨/成软骨前体细胞,最终细胞被基质包埋,发育为成骨细胞。在软骨内成骨的过程中,间充质细胞分化为软骨细胞,进而分泌细胞外基质,而后随着软骨细胞退化而形成陷窝。随着血管侵入陷窝,其周围的成骨细胞前体细胞逐渐被钙化的骨基质包围继而分化为骨细胞。

三、骨发生中的主要调控分子

骨骼的生长发育受到许多基因和相关信号通路的调节。研究表明,许多骨骼发育不良除了与软骨和骨基质的功能缺陷相关外,还与软骨细胞、成骨细胞和破骨细胞分化或功能缺陷密切相关。在软骨/骨细胞的发生过程中,许多生物活性分子,如骨形态生成蛋白(BMP)、细胞间黏附蛋白等通过调控Hox家族、Runx等系列转录因子的激活,在骨发生过程中发挥了重要的调节作用。

1. 骨形态生成蛋白(BMP)

骨形态生成蛋白是转化生长因子TGF-β超家族中的一类多功能分泌性信号因子,最初是因为能诱导骨和软骨的形成而被发现。迄今共发现20余种骨形态生成蛋白,其中6种骨形态生成蛋白(BMP2~BMP7)属于TGF-β蛋白类,而BMP1属于金属蛋白酶类。骨形态生成蛋白被认为是骨形态发育的关键因素,通过与干细胞和(或)祖细胞表面的骨生成蛋白受体相结合,调节多种细胞的增殖、分化和凋亡,进而参与组织的发生和损伤的修复。在BMP家族中,BMP-2是目前研究最为广泛、诱导成骨活性最强的BMP之一,现以BMP-2为例,简述BMP在骨发生中的作用(表19-1)。

BMP-2是分子量约为30 kDa的碱性降解糖蛋白,其天然存在形式为二聚体。在骨形成早期,BMP-2不仅可使未分化的间充质细胞向骨形成中心聚集、分化为骨系细胞,而且可通过改变纤维细胞、成肌细胞及骨髓基细胞中某些特异性蛋白的分泌,使其转分化为骨系细胞。BMP-2还可使成骨细胞维持特有的表型,并诱导成骨细胞标志物的增高,促进细胞外基质钙化。现已证实BMP-2的作用主要通过两条信号途径实现,即Smads途径和P38 MAPK途径。

表19-1 已知的骨形态生成蛋白

BMP	所知道的功能	基因的位置
BMP-1	不属于TGF-β家族蛋白系统,它是一种金属蛋白酶对原骨胶蛋白Ⅰ、Ⅱ、Ⅲ起作用,参与软骨的发育	8p21
BMP-2	担当连接二硫化物同型二聚体的作用,诱导骨和软骨的形成,可以补充类维生素A,在成骨细胞的分化中起重要作用	20p12
BMP-3	诱导骨的形成	14p22
BMP-4	调节牙齿、肢体、中胚叶骨的形成;骨折后骨的修复	14q22-q23
BMP-5	调节软骨的发育	6p12.1
BMP-6	在成人对保持关节的完整性起作用	6p12.1
BMP-7	成骨细胞的分化,诱导SMAD1蛋白的产生;在肾脏的发育和修复中起重要作用	20q13
BMP-8a	参与骨和软骨的发育	1p35-p32
BMP-8b	在海马中表达	1p35-p32
BMP-10	可能在胚胎时期心脏的小梁发育中起作用	2p14
BMP-15	可能在卵母细胞和卵泡的发育中起作用	Xp11.2

2. Wnt/β链环蛋白/钙黏蛋白

Wnt蛋白是细胞外富含分泌性半胱氨酸残基的糖蛋白,Wnt信号途径能引起胞内β-链环蛋白(β-catenin)积累。β-catenin是一种多功能的蛋白质,在细胞连接处可以同钙黏素(cadherin)相互作用,参与形成黏合带,介导细胞间的黏附;而游离的β-catenin可进入细胞核,调节基因的表达。Wnt信号在动物发育,尤其是肢体的正常发育过程中发挥着重要作用。在软骨细胞的形成过程中,Wnt信号也发挥了一定的调控作用,如聚集的间充质细胞中Wnt通路抑制可导致细胞间黏附分子N-钙黏蛋白表达水平下降,使细胞间的相互连接松散,导致间充质细胞向成软骨细胞方向分化。

3. 骨发生中相关转录因子

(1) *Cbfα1/Runx2*

1)*Cbfα1/Runx-2*与成骨细胞分化:核心结合因子α1(core binding α1, Cbfα1),又称为多瘤病毒增强结合蛋白2αA或Runx2，是Cbfα家族成员之一，其蛋白质结构含有1个由128个氨基酸组成的基序，包括与DNA结合的runt结构域、3个转录激活区、1个转录抑制区、核定位信号等。近年来研究显示，*Cbfa1/Runx2*是间充质干细胞向成骨细胞分化的一类特异性转录调节因子，*Cbfa1/Runx2*敲除的纯合子小鼠因为缺乏成骨细胞和骨组织，在出生后不久即死亡；同时，*Cbfa1/Runx2*基因敲除的小鼠头盖骨细胞完全丧失了向成骨细胞分化的潜能。若用基因转染技术使原代培养的成肌细胞稳定表达*Runx2*，可使成肌细胞出现典型的成骨样表型，如骨形成相关基因的表达增加、细胞分泌碱性磷酸酶增加等。另外，过度表达*Cbfa1/Runx2*基因，可出现骨质稀少症并伴随多发性骨折的发生，原因可能为新生成骨细胞的数量增加，而这些细胞的基质产生和钙化却受到损害所致。

2）*Cbfa1/Runx2*与软骨细胞分化：*Cbfa1/Runx2*不仅出现在成骨细胞中，在前软骨细胞和软骨细胞中也高度表达。*Cbfa1/Runx2*基因敲除的小鼠在软骨发育方面也表现出异常，主要表现在软骨内成骨被抑制，使得大部分软骨细胞不能够分化成熟，表现为X型胶原的缺乏和低水平的碱性磷酸酶活性。实验表明*Cbfa1/Runx2*基因敲除引起体外软骨细胞丧失分化表型而向成脂肪细胞分化，因此，*Cbfa1/Runx2*被认为在维持软骨细胞表型、抑制成脂肪细胞形成的过程中起重要作用。

3）*Cbfa1/Runx2*与血管侵入软骨的过程：软骨细胞成熟和血管侵入是软骨内骨化的必需环节，在*Cbfa1/Runx2*基因敲除的小鼠体内观察到软骨细胞的成熟和钙化，但没有发现血管侵入和钙化软骨。另外，血管内皮细胞生长因子（VEGF）是发育过程中调控血管形成的关键因子，*Cbfa1/Runx2*基因敲除鼠也可观察到VEGF及其受体的表达上调，且没有发生软骨内血管形成，说明*Cbfa1*可能是参与调控VEGF基因表达的必需因素。

（2）Osterix（*Osx*）：在成骨细胞的转录调节中，Osterix（Osx，也称为SP7）基因作为成骨细胞分化必需的转录因子而日益受到重视。*Osx*属于Sp/XKLF家族，是一种具有锌指结构域的转录因子。Osx为核心结合因子*Cbfa1/Runx2*的下游并受其调控，在*Osx*基因启动子区（-713～-700 bp）存在*Cbfa1*的识别位点。*Osx*表达是成骨细胞的特有标志，仅在胚胎及正在发育中的骨组织中表达。*Osx*基因敲除的纯合子小鼠出现呼吸困难，在出生后15 min内死去，并且前肢和后肢均出现严重内弯。染色结果显示，该小鼠骨骼标本中以膜内成骨方式形成的所有面部和头盖骨骨骼均存在钙化缺失，以软骨内骨化方式形成的骨骼成分（肋骨、肢体骨和椎骨）均有发育不良，呈弯曲变形；致密结缔组织、骨膜及间充质中，成骨分化的各种标志物如Ⅰ型胶原、骨桥素、骨涎蛋白及骨钙素等的表达水平严重降低或缺如，尤其是晚期成骨细胞标志物（如骨钙素等）。有研究表明，*Osx*在软骨内成骨的过程中通过对*Sox9*的负面影响，使表达*Cbfa1*的祖细胞系分化为成骨细胞系。

（3）Sox9：*Sox*（Sex determining region Y-box）基因属于编码转录因子的高迁移组盒子（high mobility group box）超家族，其编码的氨基酸序列与睾丸决定因子（*SRY*）有至少50%的同源性。Sox9是一种促软骨形成的必需转录因子，已知的Sox9靶基因有*Col2a1*、*Col1a2*、*Col9a2*、*Aggrecan*、软骨连接蛋白（*CRTL1*）、VEGFa等，但调控软骨细胞分化的机制目前尚不清楚。Sox9的缺失可引起软骨内成骨障碍，导致人类CD综合征（campomelic dysplasia syndrome）。已有研究证实，Sox9可通过上调甲状旁腺素相关肽（PTHrP）抑制分化晚期软骨细胞的成熟肥大及钙化。在间充质细胞向软骨细胞分化过程中，Sox9失活，其软骨分化即被遏制。而培养的间充质干细胞（MSC）中过表达Sox9，则可促进MSC分化为能分泌Ⅱ型胶原和蛋白多糖的软骨细胞。近年来研究发现，骨或软骨的发生也受表观遗传的调控，如位于人5号染色体上的一个miRNA功能簇MiR-145，通过不完全配对的靶位点结合于*sox9*基因所转录的mRNA的3'端非翻译区（3'-untranslated region, 3'-UTR），通过调控Sox9的表达而影响软骨细胞的分化。

此外，还有一些转录因子如T盒子转录因子brachyuiy、c-myc等均对软骨生成有一定的影响，其具体作用机制也仍在研究中，在此不多赘述。

四、各部骨骼的发生、改建和生物力学调节

形态学上，骨骼可分为长骨、短骨、扁骨和不规则骨。长骨是构成四肢的主要骨骼；短骨呈立方体状，主要分布于连接牢固且较灵活的部位；扁骨构成颅腔、胸腔及盆腔的外壁，起保护作用；不规则骨形态不规则，如椎骨。长骨的发生是由肢芽开始的，在胚胎时期，中胚层外侧板的间充质细胞随胚龄的增加而逐渐向外侧移动、聚集、隆起，进而形成肢芽。肢芽的表面是外胚层帽，最终分化为表皮，内部是体壁中胚层芯，最终分化为软骨，再以软骨内成骨方式形成长骨。颅骨来源于神经外胚层的外胚

层间充质细胞，伴随大脑的发育而发生，包括脑颅骨和面颅骨。前者容纳和保护脑组织，后者是面部器官的支架。其中，脑颅骨又分为软骨性脑颅骨和膜性脑颅骨；面颅骨分为软骨性面颅骨和膜性面颅骨。

骨的发生中，破骨细胞的"骨吸收"和成骨细胞的"骨形成"是相互作用的。随着骨骼的不断发育，骨形成/骨吸收在动态中维持相对的平衡。现以长骨为例，简要阐述骨改建及其微生物力学调节。

在成骨过程中，BMP系列蛋白的调控起着重要作用，通过Smads途径激活或上调Cbfα1的表达，BMP系列蛋白诱导基质干细胞向成骨细胞分化，即表达相应的标志蛋白如骨钙素、Ⅰ型胶原、骨碱性磷酸酶等。成骨细胞分泌的富含碱性磷酸酶的基质小泡成为细胞外基质钙化的始动因素，骨钙素、骨桥蛋白则可使钙化组织趋于成熟。而在破骨过程中，间充质细胞和成骨细胞产生集落刺激因子-1（CSF-1）可诱导单核细胞向破骨细胞方向分化，细胞开始表达RANK（receptor activator of NF-κ），进而与相应的受体活化辅助因子RANKL（receptor activator of NF-κB ligand）结合，促进破骨细胞的终末分化和活性维持。总之，骨的改建主要依赖于成骨细胞和破骨细胞的正常有效的补充和功能维持。

软骨雏形在遗传因素的控制下发育形成长骨和干骺端，之后需要通过一定的机械因素和生化因素才能形成骨。在生理条件下，骨系细胞所受的机械刺激方式主要有2种，一是细胞分化后形态改变导致细胞间以及细胞与周围基质间的位置关系发生改变而产生的物理性刺激，导致细胞应答；二是组织内的液体成分改变导致的流动，使细胞感受到刺激信号。机械刺激信号到达骨细胞所在部位后，必须被其感知并转化为细胞内的生物信号流，才能引起细胞的一系列反应。目前已知的主要参与细胞内机械—生物信号转导的分子有整联蛋白—细胞骨架结构、细胞膜上的离子通道以及G蛋白偶联的传导途径等。细胞内信号机制十分复杂，机械性刺激信号可能由几种不同的信号途径共同组成，形成细胞内复杂的信号传导网络。另外，胰岛素样生长因子（IGF-Ⅰ）、骨桥蛋白、骨钙素、TGF-β等活性物质的表达在机械刺激后可产生变化，参与调节骨系细胞的增殖、分化和功能活动，表现出对机械性刺激的适应性反应。

第二节　骨骼肌的发育、可塑性和再生

一、骨骼肌的发生发育及其调控

（一）骨骼肌的发生和肌卫星细胞的起源

1. 体节、肌皮节和生肌节的发生演化

哺乳类所有骨骼肌包括头面、躯干和四肢骨骼肌均来自轴旁中胚层。自人胚第17天（E17）开始，在神经管两侧由头侧向尾端，轴旁中胚层细胞逐步发生节段性增生，在头区首先形成体节球称为头节，这是头部间充质的主要来源；随后自第20天开始，以每天约3对的速度由头侧向尾侧形成体节，到第5周末完成，共产生42～44对，躯干和四肢的骨骼肌即衍生自此。

伴随体节的发育，体节腔开始出现，体节腔腹侧和内侧端的细胞通过一个上皮至间充质的转化过程，首先演化为生骨节，后者逐步分化为脊椎骨和肋骨。位于体节背侧部表皮下的细胞，随后形成肌皮节（dermomyotome），肌皮节细胞直接参与形成骨骼肌和真皮；在肌皮节早期约人胚5周末，可区分出位于内侧端的轴上（epaxial）和外侧端的轴下（hypoxial）两部分，它们常常高表达两类转录因子Pax3和myf5，轴上部分将主要分化为背侧深部骨骼肌如脊柱伸肌，轴下部分则进一步衍生为体壁和四肢肌肉（图19-2、图19-5）。

骨骼肌发生过程中的一个关键步骤是生肌节（myotome）的出现，首先是来自肌皮节的前体细胞自内外前后四个方向剥离后向腹侧迁移，在肌皮节和生骨节之间逐步形成一层致密的细胞板即生肌节，时间在啮齿类约为胚胎第8天；早期迁移进入生肌节的前体细胞通过下调Pax3，同时上调肌原性转录因子Myf5、MyoD和Mrf4等表达，转化为成肌细胞（myoblast），后者再进一步分化融合为生肌节多核的原始骨骼肌纤维，并开始表达肌原纤维；在人胚胎第3个月末，即可见具有典型横纹的骨骼肌纤维。上述过程受到来自相邻结构包括神经管、脊索等信号分子的调节，近几年研究显示，分泌性的Sonic hedgehog（Shh）和Wnt蛋白主要起着促进作用，而BMP蛋白则抑制肌肉发生（图19-5、图19-6）。

稍后（啮齿类第10.5天后），来自肌皮节中央部、高表达两类肌原性决定因子Pax3和Pax7的前体细

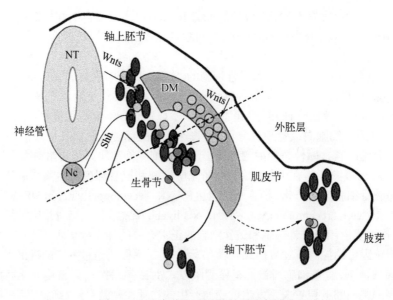

图 19-5　肌皮节和生肌节的形成与演化

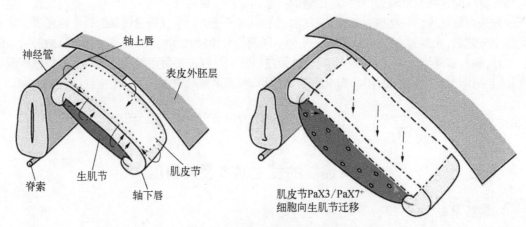

图 19-6　肌皮节和生肌节的发生

胞直接迁移进入生肌节,正是它们的进入为胚胎骨骼肌特别是躯干肌的生长发育提供了种子细胞即成肌细胞。与此同时,源自肌皮节轴下部分的前体细胞将迁移至肢芽,并逐步演化为屈肌和伸肌两部分(图19-4)。脊椎动物胚胎骨骼肌的发生经历了两个相对分离的阶段,在早期的第一相,主要形成生肌节内粗大的初级肌纤维,随后再逐步产生次级肌纤维。

2. 躯干和四肢骨骼肌的胚胎起源

如上,轴上胚节的成肌细胞将主要形成脊柱的伸肌群,而轴下胚节的成肌细胞将参与形成肋间、腹部和四肢肌肉。在颈部,轴下细胞将演化为斜角肌、颏舌肌和椎前肌,在胸部它们相对保持分节状态,形成肋间外肌、肋间内肌和肋间最内肌,在腹部多相互融合,形成较大的腹外斜肌、腹内斜肌和腹横肌,腰部的轴下胚节细胞将形成腰方肌,在骶尾部则主要参与盆膈和直肠骨骼肌发生。此外,轴下胚节成肌细胞在其腹侧内端还形成腹直肌,在颈部形成舌骨下肌群。

在人胚约第7周,由肌皮节轴下部分迁移来的前体细胞在肢芽根部聚集,并形成背腹两群,两群细胞随四肢的生长发育分别形成伸肌和屈肌两部分;早期四肢肌也呈现分节样,但伴随发育进程几个相邻节段的骨骼肌组织相互融合。进入上肢芽的前体细胞主要来自下5对颈节和上2对胸节的轴下胚节,而进入下肢的前体细胞则主要源自4对腰节和上2对骶节;它们的神经支配对应于相应节段的脊神经,来自脊神经的原始腹侧支,同时含有感觉和运动纤维。

3. 头颈部骨骼肌的胚胎起源

与轴旁中胚层在胚体演化为完全分段的体节不同,头部轴旁中胚层形成的七个头节并不完全分割,大部分的头面肌肉(如咀嚼开颌肌与眼肌等)均来源于此,但舌肌来源于枕部体节的生肌节,更为不同的是虹膜肌,它来自视杯外胚层。

研究显示,头面骨骼肌的发生有其不同于体节骨骼肌的调节机制,甚至鳃弓肌肉与眼外肌的起源及其分化调控也有所差异。

4. 肌卫星细胞的发育起源

在体节部分,除了原始骨骼肌纤维,生肌节内含有大量由肌皮节中部迁移进入的前体细胞,它们维持Pax3和Pax7的高表达,在四肢骨骼肌发育完成前它们多处于高度活化的增殖状态,而到胚胎晚期,伴随肌肉发生终止和肌纤维外基底膜的出现,它们逐步转入细胞周期静止状态,并进入肌纤维肌膜和基底膜间成为肌卫星细胞,这是多数研究认同的骨骼肌内卫星细胞的主要来源。但近几年也有不同观点,如有实验报道肌卫星细胞可来自胚胎血管系统特别是背主动脉。头面部肌肉的卫星细胞一般认为来源于局部中胚层(图19-5)。

(二)成肌细胞融合及其细胞分子机制

在成肌细胞分化融合形成骨骼肌纤维的过程中,根据功能和行为方式可区分出两类不同的成肌细胞,即奠基细胞(founder cell)和具有融合能力的细胞(fusion-competent cell)。奠基细胞在骨骼肌发生中扮演着奠基吸引的作用,它决定了未来一条肌纤维的基本属性,包括位置走向、大小、附着点及神经支配模式等,在果蝇骨骼肌,已证实多个与奠基细胞特化有关的分子称为身份基因,包括*eve*、*lb*、*slou*等,它们不仅参与奠基细胞的分化,并且还通过调控一系列下游分子影响细胞黏附、细胞骨架动力等融合相关事件。具有融合能力细胞通常是围绕于奠基细胞周围的一群具有活跃迁移能力的细胞,它们受不同的转录因子调控,在果蝇目前较明确的是*lmd*,发生细胞融合后即呈现与奠基细胞相同的基因表达模式(图19-7)。

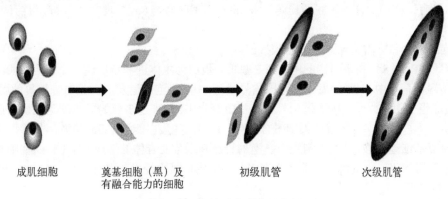

| 成肌细胞 | 奠基细胞(黑)及有融合能力的细胞 | 初级肌管 | 次级肌管 |

图19-7 成肌细胞融合形成肌管的过程

1. 成肌细胞融合的细胞生物学过程

(1)离体培养体系研究:对成肌细胞融合过程的早期认识主要得益于分离培养的成肌细胞。分离培养的成肌细胞在含有生长因子(碱性成纤维细胞生长因子)和高浓度血清的介质中能保持良好的生长增殖状态,而当撤离血清与分裂原后,成肌细胞将经历一个有序的肌原性融合分化过程,包括退出活性细胞周期、表达特异性收缩蛋白,最后邻近的成群细胞相互融合形成多核的肌管(myotube)。多核肌管由成肌细胞融合而成的证据最早来自³H-胸腺嘧啶掺入实验的结果,即在成肌细胞逐步融合形成多核肌管过程中,肌管内细胞核数量的增加并不伴随新的DNA合成;而近十余年伴随缩时显微技术的应用,对此过程更是有了直接和详细的记录。

基于缩时显微摄影及电镜技术的观察,显示成肌细胞融合包含了一系列连续性的特定细胞事件,包括细胞迁移、识别黏附、膜重排和融合等过程。在分化起始时成肌细胞运动极为活跃,伴随分化进行逐步减慢,具有融合能力的细胞常发出丝板样伪足伸向奠基细胞。而当肌管开始形成后,成肌细胞的运动常优先趋向某些区域,提示其迁移具有一定的趋化性。在成肌细胞的识别黏附阶段,电镜观察发现在细胞接触区域将发生特异亚细胞结构的变化,首先出现具有高电子密度沿细胞膜平行排列的成群囊泡,此类囊泡在接触区的相邻成肌细胞多成对排列,当相邻细胞变长并沿其长轴排列后,该复合体融合形成高密度的板状结构，随后板状结构上出现一些小的融合孔或融合区，同时残留的板状细胞膜逐步消失，最后伴随上述事件的完成将形成新的多核肌管或导致肌管内肌核的增多。

（2）在体观察：使用透射电镜等技术对骨骼肌在体组织的观察得到了与离体相一致的结论，骨骼肌组织发育或再生过程中，在正融合的成肌细胞肌膜两侧可见许多并排的单层囊泡，同时在细胞融合前及融合后存在广泛的细胞骨架成分重组，在再生中的骨骼肌纤维，细胞融合主要见于基底膜受到破坏的肌纤维，可出现成肌细胞与成肌细胞、成肌细胞与肌管、肌管与肌管间的融合。5-溴脱氧尿嘧啶（BrDU）摄入实验显示新融合的肌核主要出现于肌纤维两端。一个有趣的现象是，成肌细胞融合后新形成的肌管在成熟前其细胞核多排列于纤维的中央，伴随纤维的成熟，肌核再均匀有序分布至肌膜下，这一现象的原因目前尚不清楚。

迄今在体组织内成肌细胞融合的研究，许多实验来自骨骼肌构造极为简单且分化时间短暂的果蝇，与果蝇相似，越来越多的研究显示，成肌细胞融合亦是脊椎动物骨骼肌纤维发生中的关键环节，仅就形态学观察而言，成肌细胞融合过程中的识别、黏附、膜重排和核融合等事件在不同进化等级的生物包括果蝇、斑马鱼、小鼠等呈现了高度的相似性。这也让人们相信，上述一系列密切的发育细胞学过程在不同生物存在着相同或相似的分子调控机制。

2. 成肌细胞融合的分子调控机制

（1）跨膜受体介导成肌细胞间的识别与黏附：成肌细胞融合的第一步，即奠基细胞和具有融合能力成肌细胞的识别和黏附由细胞特异的跨膜受体介导。在奠基细胞，两个含有免疫球蛋白结构域（Ig）的跨膜蛋白Duf（dumfounded）和Rst（roughest）均具有吸引邻近成肌细胞的作用，同时敲除Duf和Rst将导致成肌细胞融合的完全失败，肌肉发育缺省。在有融合能力的细胞，同样具有Ig结构域的黏附分子Sns（sticks and stone，Sns）被证实是成肌细胞融合所必需的，该分子仅表达于在骨骼肌发生中有融合能力的细胞，融合完成后表达即迅速下调，其缺失也将导致成肌细胞分化融合的失败。另一表达于有融合能力细胞且与Sns具有结构相似性的跨膜蛋白是Hbs（hibris），Hbs常与Sns呈现共存分布，目前认为它与Sns有相互协同作用。

成肌细胞的识别和黏附将导致在细胞膜接触区由Duf和Sns构成一个指环状构造，称为融合限制肌原性黏附结构（FuRMAS），在该结构的中心以F型肌动蛋白为主体进一步形成一个聚合点（focus），目前认为以FuRMAS为信号中心，将触发下游胞内信号通路，引起囊泡转运及肌动蛋白骨架等的解聚重组。

（2）免疫球蛋白超家族受体的下游信号：过去10余年中，越来越多新的成肌细胞胞质蛋白和已知信号通路的信使分子被发现参与了成肌细胞融合过程；其中一些蛋白能活化Sns下游信号从而导致具有融合能力细胞向奠基细胞迁移，一些参与胞内囊泡的转运和融合复合体的形成，而还有一些则直接调节融合过程中细胞骨架的解聚和重组。目前认为有多条细胞内信号途径参与融合过程，包括Ants/Rols、CDM和Loner/Arf6途径等。

近年研究发现，上述CDM和Loner/Arf6等途径最后均会聚于Rho蛋白家族，再引起成肌细胞内肌动蛋白的解聚或重组，提示以肌动蛋白为核心的细胞骨架成分是成肌细胞融合的最终效应蛋白。

（三）肌卫星细胞的增殖和分化调控

1. 肌卫星细胞的活化与自我更新

在正常成年骨骼肌组织，肌卫星细胞位于由肌纤维肌膜和其外基底膜包裹的微环境中，通常处于细胞周期静止状态。但在各种生理与病理条件下（如一次高强度的体育锻炼、急性损伤和一些神经肌肉疾患），将迅速引起肌卫星细胞的活化，细胞进入活性增殖周期。目前已了解到几类关键的外环境因子参与了肌卫星细胞的活化，包括肝细胞生长因子（HGF）、成纤维细胞生长因子（FGF）和胰岛素样生长因子 I 和 II（IGF-I，IGF-II）等，它们通过与卫星细胞对应受体结合而起作用，卫星细胞自身表达的一些特定分子如syndecan3、4等也参与了对其活化增殖的调控，但由外界信号引起卫星细胞活化的详细过程，迄今尚不十分清楚。

肌卫星细胞活化后，大多会离开其被包裹的微环境，特别是在基底膜受到破坏的情况下。此时它们同时表达肌原性调节因子Pax7和myoD，改称为成肌细胞，成肌细胞具有活跃的增殖能力，将通过多轮的细胞分裂扩增成肌细胞群体，随后此类细胞群体中的大部分将下调Pax7表达，转而表达转录因子myogenin，经进一步分化后与已有肌纤维融合或相互融合形成新的肌纤维。

活化成肌细胞群体中的一小部分，将维持Pax7的高表达，并逐渐下调myoD等肌原性调节因子，最终退出活性细胞周期而重归静止状态。近几年研究显示，正是此类细胞负责肌卫星细胞的自我更新，保持了骨骼肌干细胞池的稳定，退出增殖细胞周期后，它们在组织解剖位置上又将进入基底膜下（图19-8）。

通过使用myf5报告基因小鼠进行的谱系追踪，Rudnicki等的研究发现静止肌卫星细胞群体中有约10%的细胞不表达myf5，而正是这类细胞经由不对称分裂的方式分别产生了一个$Pax7^+/myf5^+$和一个$Pax7^+/myf5^-$前体细胞，前者继续肌原性分化。此外，应用5-嗅脱氧尿嘧啶（BrDU）脉冲追踪（pulse-chase）技术，实验证实了DNA链模板在成肌细胞增殖过程中的分离，在这一过程中，标记保持（labeling-retaining）细胞常呈现肌前体细胞特有分子Numb和sca-1等表达，而非标记保持细胞则沿肌原性谱系向前分化。

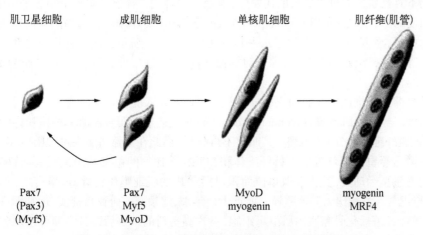

图19-8　肌卫星细胞增殖分化及自我更新的分子调控

2. 肌卫星细胞增殖分化的分子调控

经过多年研究，现已基本明确轴旁中胚层前体细胞的肌原性定向（specification）主要决定于2个配对盒转录因子（paired-box transcription factor）Pax7和Pax3的表达，而肌原性的增殖分化则有赖于肌原性调节因子（myogenic regulatory factor, MRF）的有序活化和Pax基因的逐步关闭，MRF主要包括了myf5, myoD, myogenin和MRF4四种分子，属bHLH家族。

Pax7表达于所有静止的肌卫星细胞，它对于卫星细胞的自我更新和干细胞属性的维持至关重要。*Pax7*基因突变小鼠在新生时具有数量基本正常的卫星细胞，但伴随发育进程卫星细胞数量进行性大幅减少，骨骼肌发育和损伤后再生严重受损，研究显示这还与*Pax7*基因维持细胞存活和抗凋亡有关。*Pax3*仅表达于部分肌卫星细胞群体，它对发育早期肌前体细胞的迁移具有重要作用，并在生前与Pax7具有互补效应。

与*Pax*基因不同，myf5和myoD在肌卫星细胞具有更为明确的调节作用，myoD是卫星细胞肌原性分化启动所必需的，在卫星细胞活化前myoD处于沉寂状态；而myf5主要调节成肌细胞的增殖和动态平衡，myf5的缺失将导致成肌细胞群体难以扩增。myogenin和MRF4作为分化调节因子不参与卫星细胞发育和干细胞库的维持，但其表达是肌管形成和肌纤维成熟的充要条件，一个重要的佐证就是，在小鼠生后条件性敲除myogenin可引起肌纤维发育受阻，骨骼肌体积显著减小（图19-8）。

二、骨骼肌的可塑性及其调节

在正常成年个体，骨骼肌构成了大约一半的机体重量，其主要的机械功能是产生力量和动力，以维持机体的姿势、运动或适应内外环境的各种需求。骨骼肌同时还是机体最大的代谢库，在静息状态下占据了超过40%的总代谢率。

骨骼肌并非均一的组织，不同个体间同一骨骼肌在大小、肌纤维构成及内源性神经支配等方面均呈现明显的差异性。更为重要的是，骨骼肌可以通过改变肌纤维蛋白代谢及其内在细胞活性，或通过调节肌球蛋白重链等关键基因的表达，来增加其体积或改变纤维构成类型，从而适应由于机体内外环境变化而引起的对骨骼肌力量、运动速度等的需求改变，这一可塑性过程是骨骼肌最为重要的生物学性状。近十余年来对该过程细胞与分子机制的了解也逐步增多，它们对于指导生物医学领域的相关实践具有重要意义。

(一)骨骼肌的体积变化及其调节

骨骼肌对外界施加的负荷高度敏感,去除正常人日常生活中所接受的机械信号,如长期卧床、伤后制动、脊髓损伤以及长时间微重力环境(航天),都将导致肌肉的萎缩和功能减退。相反,对骨骼肌施加高负荷,如较长时间高强度的抗阻力训练,将引起骨骼肌的肥大及力量增加。骨骼肌对外界作用的敏感和高度特异性也反映除了一些系统性因素如激素水平,骨骼肌局部或自身有其特有的反应机制;但上述机械信号如何被感知,并进而引起干细胞活化和肌纤维蛋白合成增加,目前尚不十分清楚。

正常情况下骨骼肌作为机体最大的代谢库,其蛋白质合成和降解处于一个动态平衡中,骨骼肌的肥大意味着蛋白质的净获取,这可以来自蛋白质合成的增加和(或)降解减少,当然这需要通过饮食摄取足够的蛋白质为前提,营养、体内相关激素水平和运动是影响骨骼肌蛋白代谢的几类关键因素。应用氨基酸的同位素示踪技术,不仅可以显示骨骼肌对标记氨基酸的摄取,而且可以对肌纤维蛋白合成的变化进行量化。

蛋白质是骨骼肌纤维最主要的构成成分,骨骼肌通过DNA的转录翻译指导一系列蛋白质的合成实现其纤维的增大。经典的肌核域(myonuclear domain)理论已经说明骨骼肌单位体积内的肌细胞核数量是基本恒定的,肌纤维作为分裂后细胞,其肌核不再分裂,因此在骨骼肌肥大过程中,必须通过肌卫星细胞增殖分化并融合至已有肌纤维以维持纤维体积与肌核数比例的稳定。20世纪运动科学的研究发现,即使在优秀的力量型运动员,其骨骼肌单位面积(体积)内的肌细胞核数量,或换言之,单个肌核所对应的空间范围,与正常人群相比无显著差异。而近十余年来,此领域的研究也证实,运动锻炼包括抗阻力训练、耐力训练等能显著活化骨骼肌内肌卫星细胞,一次高负荷的训练后数日内即可检测到卫星细胞数量增多,1~2个月的训练后卫星细胞的活化可持续约3个月。

(二)骨骼肌纤维类型转换及其调节

骨骼肌可塑性的另一个方面是依据外界环境变化和生理需求而发生纤维类型的转变和重塑,这一反应是通过细胞外信号分子与骨骼肌纤维各类受体结合,进而激活不同细胞内信号途径导致其表型改变。

1. 肌球蛋白重链亚型与肌纤维表型

目前最广泛用于鉴别骨骼肌纤维类型的结构分子是肌球蛋白,特别是肌球蛋白重链(MHC)的表型。与啮齿类相同,人肌纤维MHC的构成亚型是骨骼肌收缩速率的决定因素。以小鼠为例,出生前和出生后早期胚胎和新生型肌球蛋白重链占95%以上,经过生后约3周的哺乳期,胚胎和新生的肌球蛋白重链比例发生显著下降,四肢的主要骨骼肌开始表达以快肌纤维类型(IIa,IIx,IIb)为主的蛋白质亚型,此时慢肌纤维的比例很低。即使在典型的以慢肌纤维为主的骨骼肌(如比目鱼肌),其肌球蛋白亚型的发育也遵循着由胚胎型→新生型→成年快肌型→成年慢肌型的顺序。

总体而言,人体成熟慢肌纤维主要表达MHC-I型,其功能特点是收缩速率慢、耐疲劳、氧化酶含量高,而快肌纤维则以IIa和IIx为主(人类无IIb型),具有收缩快和易于疲劳的特点,糖酵解酶含量较高。事实上,一条肌纤维可以含有2种以上的MHC亚型,称为杂交肌纤维,有研究认为正是它们代表了表型正在转化中的肌纤维。

2. 肌纤维类型转换及其调节

大量的研究已经证实骨骼肌纤维表型性状受众多内外环境因素的影响,包括各种物理机械信号、神经肌活动的改变、功能需求变化、激素水平以及年龄因素等。实验发现在生后骨骼肌纤维的发育分化乃至再生过程中,受机体甲状腺激素的影响,骨骼肌纤维似乎自发定向于快肌纤维基因表达模式,与神经功能活动无关。与此相反,慢肌纤维的发生诱导需依赖于特定慢肌运动神经元的活动。

研究发现,神经肌连接活动的增加将导致快肌纤维型向慢肌纤维型的转变,而在去神经、下肢悬吊及微重力等情况下,将引起慢肌纤维型向快肌纤维型的转变。经典的实验是通过将支配快肌纤维的神经与支配慢肌的神经进行交换,其后发现骨骼肌的表型也将随之发生转变。此外,运动科学领域的研究显示,长时间特定类型的运动方式将导致骨骼肌纤维类型发生适应性变化,如耐力训练可显著提高慢肌纤维的比例,尤其在快肌纤维中出现大量IIx型纤维向IIa型的转化,纤维生化特性由糖酵解型转为氧化代谢型。但即使经过系统性的耐力训练,向I型骨骼肌纤维转化的比例仍非常有限,远低于低频电刺激所引起的转化比例。

由于杂交肌纤维的存在，骨骼肌纤维表型的转化遵循了以下固定顺序：Ⅱb—Ⅱx/b—Ⅱx—Ⅱx/a—Ⅱa—Ⅱa/Ⅰ—Ⅰ，上述相邻纤维亚型间可以相互转化，但不会出现不同亚型间转化的跳跃。长期耐力训练将导致上述过程的顺向进行，典型结果是Ⅱa纤维增多并同时伴有Ⅱx/b型减少。需强调的是，骨骼肌的收缩速率主要决定于MHC的表型，其抗疲劳能力则主要依赖于氧化酶含量，在此意义上，Ⅱb和Ⅰ型纤维是不同特性的两个极端。

三、肌肉干细胞与骨骼肌损伤再生

骨骼肌是哺乳类动物体内少数具有损伤后完全再生能力的组织器官，这一过程主要由骨骼肌内的干细胞成分特别是肌卫星细胞负责完成。骨骼肌损伤后再生的组织病理学过程可分为炎性期、肌卫星细胞增殖分化期和再生肌纤维的生长重塑期三个阶段。临床有两类不同的肌纤维再生模式，一类见于慢性退行性疾病如杜氏肌营养不良，其特点是肌纤维呈现反复发生的节段性坏死和再生，最后肌卫星细胞出现耗竭，纤维组织增生；另一类型为急性创伤性损害，如运动医学中常见的由特定肌束撕裂造成的肌肉牵拉伤，受损骨骼肌再生修复，同时在撕裂两端出现新的肌腱连接并可能出现瘢痕组织。神经纤维的再支配及重建是新生肌纤维生长和肌纤维类型特化的重要保证。同时骨骼肌的功能修复需要外来机械力的作用，因此在早期的制动后适度的运动对诱导新生肌纤维的正确定向和生长也是必不可少的（图19-9）。

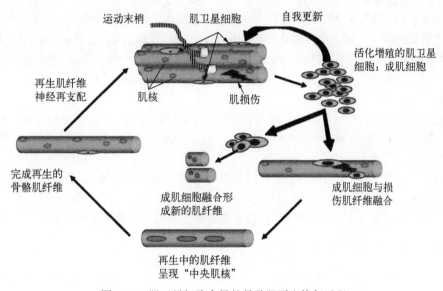

图19-9 肌卫星细胞介导的骨骼肌再生修复过程

（一）炎性期

炎性反应是骨骼肌损伤后再生的重要环节，研究显示抑制早期炎性反应或干扰巨噬细胞吞噬活性均能导致骨骼肌损伤后再生受阻或不全。中性粒细胞是最早进入骨骼肌伤灶的细胞成分，它能释放多种自由基和蛋白水解酶，一方面有利于坏死组织细胞碎片的清除，同时对巨噬细胞具有诱导趋化作用，能进一步激发炎症反应。而巨噬细胞无疑是炎性期最核心的细胞类型，它不仅负责吞噬清除细胞碎片，更是直接激活促发了骨骼肌干细胞介导的修复再生。

对于巨噬细胞同时扮演双重作用的机制，近几年的研究显示，参与炎性过程的巨噬细胞根据其性状可分为M1和M2两型，它们各自具有不同的表型并侧重于产生不同的细胞因子，M1型呈现CD68阳性，以分泌IL-12为主，M2型则表达CD163，以合成IL-10为主。M1型巨噬细胞在损伤后较早浸润，它产生的含IL-12在内的大量前炎性细胞因子和活性氧自由基对组织细胞具有损害效应，而M2型细胞则以产生少量的TNFα、IL-1及IL-6等细胞因子为特征，在清扫组织碎片的同时能激活肌卫星细胞，促进血管发生和组织的修复重塑。

（二）肌卫星细胞增殖分化期

骨骼肌受损后，在前炎性细胞因子等环境因素的诱导下，肌卫星细胞在24～48 h内即迅速活化，进入细胞增殖周期。多种环境因子参与了对肌卫星细胞的激活，如研究发现位于肌卫星细胞靠肌纤维肌膜一侧鞘氨醇磷酸酯（sphingosine-1-phosphate）的产生对刺激肌卫星细胞的活化是必要的，终止鞘氨醇磷酸酯的合成则卫星细胞不能进入活性细胞周期，骨骼肌再生将出现障碍。由一氧化氮合酶活性增加引起的NO产生也参与这一过程，NO的作用可能与其激活金属蛋白酶和诱导肝细胞生长因子（HGF）的表达有关；HGF通过与肌卫星细胞膜上特异受体c-Met的结合，具有极强的刺激肌卫星细胞增殖并抑制其分化的作用。此外多种细胞因子，包括成纤维细胞生长因子（FGF）、转化生长因子β（TGF-β）、胰岛素样生长因子Ⅰ和Ⅱ（IGF-Ⅰ，IGF-Ⅱ）以及白细胞介素6等也对这一过程具有重要的调节作用。

除了增殖产生部分新的肌卫星细胞完成自我更新，损伤后肌卫星细胞活化增殖产生的大部分细胞将定向肌纤维分化，先在局部产生成肌细胞群体，这一群体表达肌原性调节因子包括myoD、Myf5、myogenin和Mrf4，其中myoD被认为是最关键的肌原性分化决定因子，myoD突变小鼠骨骼肌的损伤再生过程将严重受损。上述成肌细胞很快进一步分化，表达肌纤维特有的功能性肌球蛋白等分子，随后通过与受损肌纤维的融合或成肌细胞间的相互融合形成新的多核骨骼肌纤维。再生的骨骼肌纤维最初直径较小，HE染色上呈现嗜碱性，核位于纤维中央，但伴随其成熟，纤维大小迅速复原，肌核也移至肌膜下。

近十年来的研究发现，骨骼肌纤维的损伤再生一定程度上重演了其发育的部分过程。参与发育调控的Notch和Wnt信号途径在上述卫星细胞的增殖分化过程中扮演了重要角色。Notch途径的激活能促进肌卫星细胞群体扩增，阻断该途径则抑制肌卫星细胞的增殖和自我更新。在老年个体，有研究发现激活此途径能促进骨骼肌损伤后的再生。经由经典的wnt/β-catenin通路的激活，Wnt途径参与调控活化肌卫星细胞的分化过程，过早活化Wnt途径将导致成肌细胞的提前融合分化，而此时增殖活化的肌卫星细胞数量可能不足以完成损伤的再生修复。此外，近年有研究发现不同Wnt信号分子在此过程中可能还具有不同的生物效应。

骨骼肌损伤再生过程中，新形成的肌纤维在损伤后1周内将表达一些发育早期过程的标记分子，如胚胎或新生型肌球蛋白重链（embryonic or neonatal myosin heavy chain），这也成为研究多种损伤模式下的骨骼肌再生常用的标记分子。

骨骼肌内除了肌卫星细胞，还存在有间质内肌源性干细胞、血管周细胞、群旁细胞以及血源性干细胞等异质性的干细胞群体，有一些研究显示，它们也可参与骨骼肌损伤后的再生修复，并且在增殖活化后部分可转入基底膜包裹的肌卫星细胞微环境，但对其真正的生理和病理意义还存在争议。

（三）再生肌纤维的成熟与重塑期

经过损伤后1～2周肌卫星细胞的活化、增殖和分化融合，新形成的再生骨骼肌纤维逐步进入成熟和整合重塑阶段，这一过程受多种微环境因素的影响，如不同的损伤类型、血管修复、神经肌连接和肌腱连接的重建等，决定骨骼肌纤维再生能否成功的一个关键因素是肌纤维基底膜是否完整保存，在完整的基底膜内肌卫星细胞的增殖、分化融合及形成肌管等过程将极为迅速。

实验显示在多种类型的骨骼肌损伤中，2周内在伤灶均能见到具有中央核的骨骼肌纤维，这是再生骨骼肌纤维的典型形态学特征，2周后此类纤维逐步减少，而要达到骨骼肌功能的完全恢复，则通常在1个月以后（图19-5）。

（四）纤维化

在骨骼肌损伤的大多数情况下，其再生过程最终将达成结构及功能的完全修复。但在大范围骨骼肌严重损伤或反复病理性损害如杜氏肌营养不良（DMD）等情况下，过多的成纤维细胞增殖及其分泌活动将导致细胞外基质（ECM）大量堆积和异常重塑，出现纤维化而影响骨骼肌纤维的再生。

在骨骼肌损伤局部，纤维化的发生将导致瘢痕组织形成。骨骼肌纤维化过程与皮肤伤口愈合类似，早期是炎症反应及细胞外基质为细胞迁移提供了趋化吸引，随后浸入的成纤维细胞分泌产生纤维连接蛋白、Ⅲ型胶原蛋白以及大量的Ⅰ型胶原蛋白。在组织的修复重塑过程中由于成纤维细胞的凋亡，最终将出现近似无细胞成分的瘢痕组织。值得注意的是，近年发现肌原性前体细胞在特定条件下也可分化为肌成纤维细胞(myofibroblast),从而参与至纤维化进程。

四、老年性骨骼肌丢失

骨骼肌是人体受老化进程影响最大的组织器官之一,表现为老化进程中肌肉体积的进行性减少并伴随生理功能包括力量的减退,称为增龄性肌肉丢失症(sarcopenia),可视为广义上骨骼肌发育的范畴。有报道50岁以后人体骨骼肌以每年0.5%~2%的速度进行性减少。增龄性的肌肉丢失不仅严重影响老年人的生理活动和生活质量,也常引起或加重一些老年相关性疾病。伴随全球范围的人口老龄化,带来了越发沉重的社会和经济负担。

老年骨骼肌的丢失以Ⅱ型肌纤维为主,有研究认为这主要继发于脊髓α运动神经元的减少,同时骨骼肌蛋白代谢的改变也是导致这一过程的重要原因。此外,老年骨骼肌的一个重要特点是其再生能力的显著减退,近十余年的研究显示这与老年条件下肌卫星细胞的数量,特别是功能减退密切相关,这一变化也被认为参与了增龄性骨骼肌丢失症发生发展。

(一)老年骨骼肌蛋白质合成代谢改变和运动单位的重塑

早期研究认为,老年骨骼肌的增龄性丢失主要源自蛋白质合成代谢与分解代谢之间的失衡,随着年龄的增长,肌肉中蛋白质合成代谢率会逐渐低于分解代谢率,导致肌肉蛋白质代谢的负平衡。而近几年的研究显示,老年骨骼肌对合成代谢刺激因素的反应能力的减退尤为明显,有实验发现针对营养或运动刺激所致的蛋白质合成改变,老年人体骨骼肌蛋白质合成的增加显著低于青年,同时老年骨骼肌对激素的敏感性也下降。当然,蛋白质摄入的减少、运动减少也可能参与或加速老年人肌肉丢失的发生。

同时,解剖学的观察发现,老年人脊髓α神经元的数量明显低于青年,与此对应,研究证实骨骼肌的衰老不仅表现为肌纤维数量减少、纤维体积变小,而且肌肉中的运动单位数目也会显著下降。目前认为,伴随老年骨骼肌的增龄性丢失存在着运动单位的重塑(motor unit remodeling),由于支配快肌纤维的α运动神经元容易出现衰退或死亡,由其支配的肌纤维将逐步被支配相邻慢肌纤维的运动神经元替代支配。

(二)老年骨骼肌再生能力的下降与肌卫星细胞功能减退密切相关

由于在骨骼肌发育再生中的关键作用,很长一段时间人们推测老年骨骼肌再生能力下降是由于肌卫星细胞的数量减少,但大量针对老年骨骼肌卫星细胞数量的研究得到了不同甚至相反的结果,综合方法、种系及性别等因素,迄今仍无一个普遍认同的结论。而近几年的一些实验证据显示,即使存在肌卫星细胞数量的减少,如果有合适的刺激与生长环境,老年骨骼肌仍能很好完成再生修复,提示卫星细胞的数量并不是影响骨骼肌再生的决定因素。

通过比较青年与老年骨骼肌卫星细胞的内在功能属性,离体实验的结果显示来自老年组织的肌卫星细胞不仅表现对外界刺激的反应延迟,随后进入活性细胞周期的比例也下降,由离散单根肌纤维产生的成肌细胞克隆数量明显少于青年组。与正常成年相比,老年肌卫星细胞肌原性分化潜能减退,表现为成肌细胞形成肌管能力明显减弱,肌管内肌球蛋白质重链和肌酸激酶等表达下降。在体实验显示老年后骨骼肌干细胞向纤维组织的分化增多,对凋亡诱导更为敏感。这些均提示老年骨骼肌卫星细胞的功能存在明显减退。正由于卫星细胞在骨骼肌再生修复中的核心作用,老化过程中如何有效维持或增强肌卫星细胞的增殖分化潜能,已引起本领域研究者的重视。

有关老年肌卫星细胞功能减退的原因,近年研究提示组织微环境(niche)的变化可能是导致这一进程的关键环节。老化骨骼肌结构的改变包括肌纤维体积减小,结缔组织成分增加,血供减少,神经肌连接重塑,以及在更广范畴如老化相关的各类生长因子、激素变化等系统性因素均影响改变着肌卫星细胞微环境。但上述微环境改变如何影响干细胞功能,哪些是其中核心因素,它们与肌卫星细胞相互作用的具体过程等,目前尚了解不多。

小 结

本章首先介绍了骨和软骨的发生过程和相关机制。骨细胞和软骨细胞是由胚胎时期的间充质细胞分化而来,历经上皮—间充质细胞相互作用、间充质细胞迁移聚集和成骨/软骨细胞的分化几个时期。在此过程中涉及众多基因、多种转录因子和信号转导途径的有序调节,其中骨形态发生蛋白是公认的诱导骨发生的最重要的因子之一。骨的发生包括膜内成骨和软骨内成骨两种形式,其中血管的侵入是骨发生的标志性事件。研究骨和软骨的发生机制有利于阐明先天性骨、软骨发育缺陷的病因,便于临床的诊断和治疗,目前还有许多未知领域待进一步探讨。

　　骨骼肌的发生与骨骼密切相关,它起源于由轴旁中胚层细胞分化形成的体节。十余年来对骨骼肌前体细胞增殖分化、自我更新以及成肌细胞融合形成肌管的细胞分子机制的认识有了较大进展。出生后,骨骼肌在肌纤维体积和纤维类型方面呈现了高度的可塑与适应性。更重要的是,骨骼肌组织在损伤后具有极强的再生能力,该过程主要由肌卫星细胞介导完成。此外,骨骼肌还是受老化进程影响最大的组织器官之一,对上述过程的研究具有重要的理论与医学实践意义。

（肖　岚　杨　忠）

主要参考文献

李和,李继承.2015.组织学与胚胎学.3版.北京:人民卫生出版社,105～106.

王永春,蒲荣喜,杨忠.2016.增龄性骨骼肌减少症的细胞及分子机制研究.中国老年学杂志,36(11):2799～2802.

Berendsen A D, Olsen B R.2016.The roles of vascular endothelial growth factor in bone repair and regeneration. Bone, (91): 30～38.

Buckingham M, Relaix F. 2015. PAX3 and PAX7 as upstream regulators of myogenesis. Semin Cell Dev Biol, 44: 115～125.

Chang N C, Rudnicki M A. 2014. Satellite cells: the architects of skeletal muscle. Curr Top Dev Biol, 107: 161～181.

Keith L, Moore and TVN, Persau. 2008. The developing human, 8th, Philadelphia: Saunders Elsvie, 339～363.

Musumeci G. 2015. Somitogenesis: From somite to skeletal muscle. Acta Histochem, 117(4–5): 313～328.

第二十章 颅颌面部与口腔

颜面部及口腔的发育是机体生长发育的一部分,与头部发育密切相关,是脊椎动物身体中最精细、最复杂的部分。最原始的脊索动物解剖结构非常简单,主要由一个起支撑作用的脊索、一套简单的神经系统、听器官、分段的肌肉区以及一些位于咽侧壁的有软骨支撑的鳃裂组成。这些软骨柱经过生长、分化、迁移、融合或联合,最终形成上下颌、颞下颌关节、上腭和牙等颜面部与口腔组织。

第一节 口腔面部的发育

最初的脊椎动物没有颌骨(gnathia)。进化后的软骨区(枕部和脊索旁)可以支撑头区的脊索,并沿着软骨囊(鼻、眼和耳)保护听器官。这些软骨和另外一些软骨均来源于鳃弓系统,并共同形成了脑颅。鳃弓由一系列连接起来的软骨柱支持,这些软骨柱最初命名为0、1、2,并共同组成面颅(viscerocranium)。由于第一鳃弓软骨(软骨0)迁移至脑颅,演化为梁状软骨,提供辅助的支持。因此,真正意义上的第二鳃弓软骨变成第一鳃弓软骨。脑颅和面颅共同组成软骨颅。

从这个简单的模型开始,通过相关联的第一鳃弓软骨的变化,脊椎动物开始拥有颌骨。第一鳃弓软骨的上半部分,腭-翼方柱形成上颌,下半部分为麦克尔软骨,形成下颌,两者之间的纤维连接形成颞颌关节。在脊椎动物进化中,除了形成上、下颌,头区及相关的大神经和听觉成分也发生广泛的迁移。另外,为了起到保护作用,这些骨组织(皮质骨)还发育形成颅骨穹窿和面部骨骼,其中包括颌骨和牙。在头部的发育过程中,还需要一种新的结缔组织来源,这种来源就是神经外胚层,神经嵴细胞从神经外胚层开始迁移,并分化为外胚间充质细胞。

一、鳃弓和咽区的形成

1. 鳃弓与咽囊

六对鳃弓(或内脏弓,也称鳃器官)从9.0 P.C开始,从头到尾在胚胎的咽区出现,构建了大部分头区和颈区(因为发育不全,第五鳃弓例外)。每一个鳃弓都是内含间充质,外覆外胚层的棒状物,从末端开始生长。它们在未来口腔的周围向腹外侧卷曲。最前端的鳃弓(b1)首先形成,远端分叉,背侧表面长出上颌骨凸,其余部分(下颌骨凸)继续向腹侧长。上下颌骨凸在11 P.C时分离明显,分别形成上下腭。第二鳃弓主要形成颈区,并影响第三和第四腮弓,使其不能过度生长。

鳃弓外侧被外胚层沟相分割(内脏沟),内侧被内胚层内褶分离(咽囊),每一个鳃弓接受来自主动脉(主动脉弓)分支的血供。第一鳃囊(或咽囊)可能与第二咽囊相通,它将产生咽鼓管和中耳窝。而第三咽囊将产生胸腺和甲状腺。第四咽囊产生鳃后体,同胸腺融合,为副滤泡细胞提供补体。胸腺由咽底增厚的内胚层分化而来,并扩大形成一个腹侧憩室。

原始口腔顶的上皮同表面外胚层相连续。口腔顶产生Rathke's囊。囊的背侧扩大与漏斗相邻,从间脑底向腹侧外生。囊和漏斗一起形成垂体腺,位于视交叉的腹后侧。Rathke's囊产生垂体前叶(腺垂体),漏斗产生后叶(神经垂体)。Rathke's囊的外生邻着脊索的前界。耳旁唾液腺也来源于口腔顶的外胚层,而舌下腺和颌下腺来源于口腔底的内胚层。

2. 鳃弓和咽囊的发育

鳃弓和咽囊的发育与颌面部及颈部的发育关系密切。当原口腔(未来口腔的雏形,oral pit或stomadeum)最初形成时,原口腔的上方为神经板,下方为发育中的心板。在原口腔和原肠之间有一层薄膜,叫做口咽膜。口咽膜来源于胚胎早期的索前板,由内外两胚层构成。此膜从原口腔的后方将原口腔与原肠分开,但口咽膜很快破裂,此时原口腔与原肠直接相通。原口腔的侧方为第一对鳃弓或咽弓。由于侧板中胚层的增生和由神经嵴迁移而来的细胞的增殖,在咽壁处(咽壁最初由外胚层和内胚层之间的中胚层组成）形成了六对背腹走向的柱状隆起，称鳃弓（branchial arch）。这些隆起从咽侧壁开始扩展，通过咽板下方，与对侧扩展来的隆起相连，这样鳃弓逐渐将原口腔从发育中的心板分出。它们由头至尾端依次发生，前4对在发育中较明显。第一对鳃弓与面部发育关系密切，称下颌弓；第二对与舌的发育有关，称舌弓。第一对和第二对鳃弓生长较快并在中线联合；第三、四、五对鳃弓由于中线处有发育中的心脏而未达到中线。胚胎侧面观像个隆起物，表面被鳃沟（branchial groove）浅沟分开。咽壁内面观，相对应的隆起部分叫做咽弓，相应的浅沟部分叫做咽囊。鳃弓和鳃沟的外表面被覆外胚层；内侧面除第一咽弓被覆外胚层外，其余的咽弓由内胚层被覆。鳃弓内部中央为原始中胚层轴心，周围被迁移而来的神经嵴细胞包绕，并逐渐分化为肌肉、神经、软骨、血管等。在两栖类脊椎动物，咽囊和鳃沟融合，最终破裂形成鳃裂，而人的鳃沟和咽囊还有其他功能。

3. 鳃沟和咽囊的结局

第一鳃沟在发育中加深形成外耳道，在沟的底部，表面的外胚层与邻近的中胚层和第一咽囊的内胚层一起形成鼓膜。另外，还参与了鼓房、乳突房、咽鼓管的形成。第二鳃弓生长速度较快，朝向胚胎的尾端，覆盖了第二、三、四鳃沟，但第二、三、四鳃沟有时可以形成颈窦与外界相通。第二咽囊的大部分被腭扁桃体掩盖，但部分咽囊也可以扁桃体窦的形式存在。第三咽囊向背腹侧扩展成为两部分，背侧部分发育形成内甲状旁腺，腹侧部分发育形成甲状腺。第四咽囊也分为背、腹两部分。背侧形成表浅甲状旁腺，腹侧形成终末鳃体，最终形成甲状腺的副滤泡细胞。第五咽囊退化消失或与第四咽囊融合。

在发育过程中，某些原因造成颈窦未退化将形成颈部囊肿。如果囊肿与外部相通，即形成鳃瘘，其开口可位于颈部胸锁乳突肌前缘任何部位。少数情况下，开口可位于扁桃体隐窝处或有颈部及扁桃体处双开口。第一鳃沟和第一、二鳃弓发育异常时，可在耳屏前方形成皮肤的狭窄盲管或点状凹陷，此种异常多为先天性，称先天性耳前窦道。如果此盲管继续向深部延长，与鼓室相通，即为耳前瘘管。

二、面部发育过程

发育中的前脑生长迅速，其下端出现一个突起叫做额鼻突（frontonasal process）。额鼻突的下方是下颌弓即第一鳃弓，两侧的下颌突迅速生长并在中线联合。第一鳃弓两侧上方区域的间充质细胞增生活跃，两侧各长出一个突起——上颌突。此时，原口腔的上方为额鼻突，两侧为新形成的上颌突，下方为第一鳃弓（此时叫下颌弓）。在口咽膜前方原口腔正中上方出现的一个囊样内陷，称拉特克囊（Rathke pouch），此囊不断加深，囊中的外胚层细胞增生并向前脑腹侧面移动并分化为垂体前叶细胞，拉特克囊此后退化消失。此囊的残余称颅咽管，可形成颅咽管瘤。

在额鼻突末端两侧的外胚层上皮出现椭圆形的局部增厚区，叫嗅板（olfactory placode）鼻板（nasal placode）。嗅板内的间充质快速增生，使额鼻突局部向前凸起，并形成了一个马蹄形的嵴，嵴的中间凹陷，称鼻凹（nasal pit）或嗅窝。嗅窝将额鼻突分为3个突起：两个嗅窝之间的突起称中鼻突（medial nasal process）；嗅窝两侧的2个突起称侧鼻突（lateral nasal process）。鼻凹将发育成鼻孔；鼻板细胞形成鼻黏膜及嗅神经上皮。中鼻突和额鼻突一起形成中鼻梁、上唇的中间部分、上颌骨的前半部分及前腭（primary palate）。

中鼻突生长迅速，其末端出现两个球形突起称球状突（globular process），两个球状突在中线处联合，形成人中；球状突与同侧的上颌突联合形成上唇，其中球状突形成上唇的近中1/3，上颌突形成远中2/3；上颌突和侧鼻突之间形成中空的鼻泪管；上颌突和下颌突由后向前联合，形成面颊部，终点联合为口裂终点即口角；下颌突在中线联合形成下唇、下颌软组织、下颌骨和下颌牙；额鼻突形成额部软组织及额骨；中鼻突形成鼻梁、鼻尖、鼻中隔、含有上颌切牙的上颌骨及邻近软组织；侧鼻突形成鼻侧面、鼻尾、部分面颊、上颌骨额突和泪骨；上颌突形成大部分上颌软组织、上颌骨、上颌尖牙和磨牙。每一侧的上颌突和中鼻突，均以这种方式形成同侧上唇，然后两侧上唇与对侧发生融合。下唇由两侧下颌突中的间充质联合而成。另外两个中鼻突联合，形成包含上切牙、前腭和部分上唇的部分上颌。

面部的发育包括面突的分化和融合。在面部、口腔和舌的发育过程中，第一、二、三对鳃弓发挥了重要作用。以往，面部的形成通常被描述成数个突起或隆起的形成与融合。事实上，这些突起是由于突起中的外胚间充质细胞增生隆起和基质的凝聚而形成的，表面被覆以外胚层。突起之间为浅沟。随着面部的进一步发育，突起之间的沟会随着面突的生长而变浅，并逐渐消失，此为面突的联合（merge）；有的突起和突起之间在生长过程中，其表面的外胚层相互接触、破裂、退化、消失，进而达到面突的融合（fuse）。

在面部发育过程中,只有腭部的形成是真正的融合。

面部的各突起完成联合,颜面部初具雏形。但此时鼻宽而扁,鼻孔朝前,彼此分开,距离较远;两眼位于头的外侧,间距较宽。随着进一步的生长发育,面部正中朝前生长,面部垂直高度增加,鼻梁抬高,鼻部变窄,鼻孔向下生长并相互接近。由于眼后区的头部生长变宽,使两眼由两侧移向前方。

三、面部发育中相关因子的表达

参与面突发育的因子主要有:生长因子——转化生长因子(TGF-β)、骨形态发生蛋白(BMP)、成纤维细胞生长因子(FGF),转录因子——homebox(MSX-1、MSX-2、MSX-3),结构蛋白——syndecan-1、tenascin,这些因子都受上皮—间充质调节。面部发育的基因调节非常复杂,涉及的基因可达数百种,基因的突变将引起面部的多种缺陷。

1. TGF-β超家族

TGF-β超家族是由TGF-β家族、activins和BMP家族组成。BMP基因序列高度保守,在人和一些低等动物中的同源性相当高,BMP信号被认为是神经嵴形成的模式发育信号。由于BMP在进化过程中高度保守,人们推测其在胚胎发育中有十分重要的作用。有研究表明,BMP在眼、肾、头发、肢体、心脏、牙胚、面突、骨骼、神经系统及造血系统等多种组织和器官的发育中都有表达。在胚胎发育早期,BMP-4和BMP-7出现在外胚层,能够作为无神经外胚层来诱导神经嵴细胞的分化。除诱导作用外,BMP信号还是颅神经嵴细胞在面部原基中迁移所必需的。与体内其他器官的发育一样,面突的发育最初也不具有特征性,有间充质细胞的凝聚和上皮层细胞的增厚、折叠,随后才出现特征性的改变。这两个过程的发生主要是由于信号分子在上皮—间充质之间进行信息传递,促使细胞向不同的方向分化,从而形成面部各器官。在口腔颌面部发育早期,BMP-2、BMP-4、BMP-7均呈现高表达,在早期面部原基中,BMP-4和BMP-7在上皮中也呈高表达。

鸡胚面突发育过程中,面突始基远端散在区域有BMP-2、BMP-4的表达。在口周组织的形成过程中,可检测到鼠E9.5面突上皮中有BMP-4 mRNA表达,随后表达迅速下降,在E10.5和E11.5少量表达或几乎无表达。BMP-2 mRNA则在E13.5口底和舌腹部表达。鳃器官发育过程中,鳃裂形成区域有散在的BMP-7的转录,随后在鳃裂和鳃弓中都可以检测到,其中包括第二鳃弓的外胚层边缘区。鳃器官发育晚期,在第二鳃弓的外胚层边缘区有BMP-7的表达,在鳃弓远端末梢有BMP-4的转录。在鸡胚鳃弓发育中有BMP-7、BMP-3的转录。由此看出,在面突发育中,BMP-4、BMP-2出现较早,随后是BMP-6、BMP-3、BMP-7。BMP-2在口腔黏膜上皮的发育中起重要作用,而BMP-4在启动面突发育中有重要作用。BMP-2和BMP-4对可形成下颌骨的间充质起抑制作用。

2. WNT家族

WNT家族是一组富含半胱氨酸的分泌型糖蛋白,通过自分泌或旁分泌发挥作用。WNT家族通过不同的细胞内信号转导通路调节不同的发育过程。WNT信号途径是调控细胞生长、发育和分化的关键途径,WNT信号途径参与了胚胎发育过程中胚胎背腹轴的形成,对控制胚胎发育有重要作用。WNT信号途径能引起胞内β-联蛋白(β-catenin)积累。β-catenin是一种多功能的蛋白质,WNT/β-catenin通路又被称为WNT经典通路,是目前研究最多的WNT通路,主要通过稳定核内β-catenin而活化目的基因,由WNT1、WNT3a和WNT8等激活。在细胞连接处β-catenin与钙黏素相互作用,参与形成黏合带,而游离的β-catenin可进入细胞核,调节基因表达。Wnt信号在胚胎发育中起重要作用,其异常表达或激活能引起肿瘤发生。WNT非经典通路包括3个路径,由WNT4、WNT5a和WNT11等激活。WNT JNK/细胞骨架重排途径与经典途径在Dis阶段分支,其下游信号为原癌基因JUN-N末端激酶(JNK),JNK通过调节细胞骨架结构、纺锤体定位及平面极性调控肌浆球蛋白活动导致细胞骨架重排,从而决定胚胎组织器官的形态发生。WNT Ca²⁺途径中,WNT信号也可导致细胞内Ca²⁺释放而激活Ca²⁺倚赖的细胞活动,主要通过G蛋白介导,磷脂酶C、蛋白激酶C参与信号传递。WNT GSK3β非对称细胞分裂途径,表现于神经发育过程中,Wnt蛋白可以结合受体酪氨酸激酶(RTK),最终激活Src蛋白。

小鼠E9.5神经管关闭后和面突形成前的发育过程中,Wnt9β在口腔颌面部外胚层广泛表达。E10.5的面突融合前的短暂时期,Wnt9β高水平表达在将要发生融合的中鼻突、侧鼻突和上颌突的远中区域的上皮组织内,在中鼻突末端的外胚层及上下颌突的外胚层即发现Wnt3低水平的表达,并且通过经典的WNT信号传导途径,在中鼻突、侧鼻突和上颌突未融合上皮和其下间充质组织中被特异性激活。Wnt3a

可以抑制鼠胚胎上颌骨间充质细胞增殖活性，与TGF-β协同作用时能够抑制上颌骨间充质细胞分化。E11.5，在面突外胚层和融合面突间的上皮中缝，以及上唇发育过程也有Wnt9β信号表达。E12～12.5，Wnt5a强表达于舌间充质内，上颌突间充质中也有广泛表达。E13.5，Wnt5a局限性地表达在上下颌突牙胚周围、下颌麦克尔软骨及腭突间充质。Wnt5a、FZD4和Ror2在腭前部与后部的表达水平存在明显的差异性。Wnt5a在腭间充质的发育中，沿前后轴呈梯度表达，前部的表达水平较高。同样的梯度表达还出现在鼻—口腔侧。

在小鼠胚胎面中部形成的关键阶段，Wnt3和Wnt9β在面部外胚层中都有表达，Wnt3 mRNA主要表达于上颌骨和中鼻突外胚层，Wnt9β表达于上颌骨、中鼻突和侧鼻突外胚层。唇融合过程中，Wnt9β表达于正在融合中的中鼻突和侧鼻突之间的上皮结合处，Wnt3没有表达。在经典的Wnt信号途径中转基因受体TOPGAL在唇联合之前特异性地表达于中鼻突、侧鼻突和上颌突的远段区域。唇融合过程中，TOPGAL强表达于中鼻突、侧鼻突之间的上皮层以及融合上皮下的面部间充质，研究证实Wnt3和Wnt9β通过经典的Wnt信号途径调节面中部发育和唇融合。

3. FGF家族

FGF是一类结构相似的能促进成纤维细胞生长的多肽家族。FGF信号通路通过调节细胞增殖、分化和迁移而介导胚胎的发育和器官形成。FGF和FGFR是一组庞大而复杂的信号分子家族，在口腔颌面部进化中高度保守，在面发育的神经嵴细胞迁移、存活和增殖，以及面部上皮—间充质相互作用及模式发育中作用重大。FGF家族的多数成员在鼻和面中部的颌面始基发育过程中重叠性表达，并且呈时间和空间分布的变化。与配体的表达模式相比，FGFR1和FGFR2广泛表达于面部的间充质和外胚层中。在鼻突向外生长前，FGF3、8、9、10和17广泛表达在面中部外胚层，FGFR1和FGFR2广泛均一地表达在面中部；随着鼻突的发育，FGF3、8、9、10、15、17和18局限表达在鼻凹和中鼻突的口腔侧外胚层。FGFR1和FGFR2仍广泛表达在面部，只是FGFR1在侧鼻突和中鼻突的口腔侧有更高表达。在面中部观察不到FGFR3、4的表达。颅骨发育中，FGF信号通过FGFR2调节骨细胞的增殖，通过FGFR1调节成骨分化。FGF-3调节脊椎动物头部软骨发生的关键因子。FGF8是组织发育过程中一种重要的分泌性调控信号分子，参与脊椎动物的多种组织器官的发生与发育。FGF-8不但可以在细胞外通过胞内信号通路，而且也可以进入细胞内部发挥生物学功能。FGF-8对可形成下颌骨的间充质起诱导作用，而BMP-2和BMP-4则起抑制作用。在鸡胚发育早期，FGF-8表达范围较广泛，以后表达在第二鳃弓外胚层边缘区。在前脑和鳃弓处表达的FGF-8对神经嵴细胞的发生有很大的作用，从而促进面部骨骼的形成。当端脑和鳃弓上的FGF-8表达清除时，Hox基因不表达，面部骨骼发育失败，前脑神经管发育受到抑制。FGF-3失活会导致第三、四、五、六咽弓软骨基础缺失。

4. Hedgehog家族

在哺乳动物体内有3种Hedgehog（简称HH）基因，它们分别是Sonic hedgehog（SHH）、Indian hedgehog（IHH）和Desert Hedgehog（DHH）。

SHH是Hedgehog家族中分布较广泛的成员，SHH信号路径在进化上高度保守，SHH信号对靶细胞的作用是通过对Patched（Ptc）和Smoothed（Smo）这两个跨膜蛋白受体的介导实现的。Shh基因首先表达于中、内胚层轴上，通过基因突变的小鼠模型可以显示Shh基因在口腔颌面形态发生上的重要性，同时在胚胎发育过程中对外胚层发育的影响也十分重要，是参与许多胚胎发生的关键基因，包括神经管左右向轴的建立、背腹向轴的模式发生、内胚层发育（前肠、消化道）、四肢，以及头面部、脑和垂体的发生。

SHH是一种生长信号因子，在牙形态形成中起重要作用，其在牙胚的上皮组织中表达，并自蕾状期至发育晚期的釉结中均有表达，是调控牙形态和牙尖外形的重要信号中心，成为口腔颌面部正常模式发生和生长所必需的。在面部生长发育中，SHH表达在面部始基的外胚层，SHH信号通路是面部间充质存活和增殖所必需的，SHH在外胚层的表达表明早期的细胞存活和稍晚时期的细胞增殖控制了面部始基的大小。在神经嵴中，解除对GLI3的抑制或持续活化SMO从而过度活化SHH信号通路将导致面部始基的过度生长。有学者利用靶向基因技术阻断Shh基因在小鼠胚胎的表达，发现小鼠前脑和口腔颌面结构生长缺陷严重甚至眼鼻和口腔等正常面部结构特征也无法辨认。在一种特异性去除了神经嵴细胞对Shh基因反应的变异小鼠中，小鼠胚胎出现了面部短小。研究发现，SHH信号的短暂缺失可抑制胚胎面部原始生长及导致眶距过窄和唇腭裂。与之相反，Shh基因的过度表达导致额鼻突中线侧方扩宽和眶距过大，严重者甚至可伴面部重复。扰乱Shh信号将导致口腔颌面部畸形。Prx-1和Prx-2通过调节Shh而间接调控牙发育。研究表明，*Prx-1/Prx-2*双基因缺失时，小鼠下颌弓中线区域的间充质细胞增殖较少，邻近的口腔上皮中*Shh*的表达也明显减少，预示*Prx*基因可以上调*Shh*的表达。与野生型小鼠相比，*Shh*在*Prx-1/Prx-2*双基因缺失的小鼠下颌上皮组织中的表达较低。*Shh*的低水平表达将导致小鼠胚胎磨牙形态发生改变，包括异常的牙尖，颈环的发育不全，下颌第一磨牙颊侧的异位上皮增生。*Prx-1*和*Prx-2*通过调节*Shh*在第一鳃弓上皮组织中的表达来调控细胞增殖和切牙定位。通过抑制*Shh*的信号表达来模拟*Prx-1/Prx-2*双基因缺失亦可导致下颌畸形。研究表明，*Shh*在第一鳃弓间充质的特定区域通过调节细胞增殖影响下颌弓的形成。因此，在下颌弓的发育过程中，*Prx*基因可以调控*Shh*的表达，进而影响牙和颌骨的发育。

　　HH信号对神经嵴细胞迁移后的颌面部发育至关重要。在小鼠E9.5和E10.5，SHH在发育面部的上皮中表达，而间充质中无表达，但目的基因HH的受体(PTCH1)的转录物在上皮以及与上皮邻近的间充质中都有表达，PTCH1的表达模式说明SHH信号在上皮及其邻近的间充质中均发挥作用。在E9.5、E10.5和E12，间充质中PTCH1阳性表达部位与头颅部神经嵴高表达部位重合。

　　Fox在鳃弓中呈现空间特异性表达，说明它们在颌面部发育中起重要作用。在E9.5下颌突中，FOXC2和FOXD1除了中线处之外广泛表达。而FOXF1则不在侧部表达，FOXD2和FOXF2沿着中—侧向轴表达，但FOXD2呈增加趋势，FOXD2则逐渐减少。

5. 同源盒(Homebox)基因家族

　　同源盒基因的表达决定胚胎体节规定性的改变，关于Hox基因的研究主要集中在对脊椎动物特别是哺乳动物胚胎发育中的作用以及可能的基因调控机制。Hox基因的表达特异性、共线性属性、多种转录的同时存在、特异性拼接以及染色体复合物进化过程中的高度保守性等，说明了在Hox基因的转录表达过程中存在着有组织的相互独立的调控元件，同时在Hox基因之间，还存在着相互制约、相互调控的作用，在牙胚发育的不同时期，不同系列的选择基因以一种复杂的时空模式产生影响。在脊椎动物发育过程中，Msx基因在中胚层、外胚层、神经上皮和许多特殊组织中表达，包括骨缝区、面部隆突、鳃弓、眼、牙蕾、唾液腺、肢体等，它们和BMP、FGF及其受体FGFR、Dlx、TGF等共同参与上皮-间充质的相互作用，Msx基因属于鼠的Homeobox基因家族，其序列高度保守，参与口腔各器官的形成和细胞分化。迄今发现的有3种。用反义核酸封闭Msx1基因后小鼠在发育过程中将导致上颌突、下颌突和额鼻突的畸形。封闭Msx2所产生的畸形与Msx1相似，只是畸形数量更多，程度更严重。Msx1、Msx2在神经管、神经嵴和口腔颌面部发育的各个重要时期都有表达，早期主要表达在间充质，上皮中较少。晚期主要在上皮中表达。Msx转录不依赖胚层间的相互作用，而依赖于细胞与细胞、细胞与基质间的相互作用。Msx1基因具有促进生长发育和抑制分化的作用，其突变与人类口面裂、牙发育不全等有关。Msx2表达抑制成骨缘前成骨细胞的分化，刺激成骨细胞的增生，引起颅缝两侧缘颅骨向颅缝的生长。Msx2的过分表达导致生长加强，促进了颅缝的闭合，反之，Msx2的下调节或失活可导致成骨细胞持续分化，颅缝闭合延迟。

　　Dlx5突变胎鼠，除了耳、鼻、下颌等多处有不同程度的缺陷外，在出生不久后就死亡。同源异型框基因Goosecoid(GSC)最早表达在原肠胚，以后在第一、二鳃弓处有表达，通过对不同物种的研究发现其在颅颌面，肋骨及外胚层的形态发生中起重要作用。GSC的表达在胚胎发育过程中具有时相性，并在神经嵴细胞的迁移中发挥作用。GSC在Dlx突变小鼠中的表达降低，而且GSC突变小鼠和Dlx突变小鼠的面部缺陷相似。因此，Dlx可能通过调节GSC基因的表达来实现控制口腔颌面部的发育。GSC缺失鼠(GSC-null mice)在出生后不出现体轴的变化，但都出现颅面部的畸形，主要包括眶骨缩小，鼓膜环消失，锤骨柄变短，腭骨、上颌骨、蝶骨畸形，鼻区多种畸形，并死亡。

　　同源盒基因*Prx-1*缺失的小鼠可导致颅骨、四肢和脊柱出现骨骼缺损，而*Prx-2*缺失没有发现异常表现。但是*Prx-1/Prx-2*双基因缺失除了加重*Prx-1*缺失所导致的骨骼缺损外还表现出其他异常情况。有研究发现小鼠的外耳、中耳和内耳都有缺陷，颅骨及下颌骨畸形，以及四肢的异常。其中下颌骨畸形表现为体积缩小并伴有骨裂，只有一个切牙或切牙缺如。

第二节　颅神经嵴与口腔颌面部的发育

　　随着发育的进行，颅神经嵴向腹外迁移到达鳃弓，形成头颈部的间充质结构。活体细胞标记显示，菱脑原节的神经外胚层在形成中脑后部和后脑前部时转变为颅神经嵴（cranial neural crest）。其中，与颅面发育关系密切的是第一鳃弓。到达第一鳃弓的颅神经嵴定居于上、下颌突，称外胚间充质。

在 E9.5 的小鼠胚胎中，颅神经嵴细胞分布于前鼻突、第一鳃弓、三叉神经节等，此时的非颅神经嵴来源的间充质少，且与颅神经嵴来源的外胚间充质混在一起；E10.5，第一鳃弓分化为上、下颌突，颅神经嵴来源的细胞分布于嗅沟，上、下颌突，三叉神经节，但不进入外胚层；E11.5，颅神经嵴继续聚集于第一鳃弓，并与外胚层关系逐渐密切。随着进一步发育，外胚间充质与上皮间相互作用，并受生长因子及下游的转录因子调节，可分化为一系列不同的细胞，包括牙间充质细胞、成骨细胞、成软骨细胞及鳃弓神经节等，诱导牙、颌骨等组织器官的发生。

颅神经嵴在颌面部发育中的地位比较特殊，发育过程也比躯干神经嵴复杂。颅神经嵴的迁移最先从中脑区域开始，然后是后脑区域。来自这两个区域的神经嵴细胞迁移到第一鳃弓。此时的颅神经嵴细胞又被称外胚层间充质，反映出它由神经外胚层而来。而在其他部位，胚胎结缔组织由中胚层而来，称间充质或轴旁间充质。外胚层间充质细胞（ectomesenchymal cell）可存在于多种组织中，如发育中的牙乳头、上下颌突、腭突等。判断神经嵴细胞有以下标准：① 神经嵴细胞和神经嵴的外缘或神经管的背侧相连；② 神经嵴细胞与轴旁中胚层细胞不同，神经嵴细胞胞体较大，细胞排列密集，而轴旁中胚层细胞的胞体较小，细胞稀疏，细胞之间基质丰富；③ 神经嵴细胞和外胚层细胞形态不同，前者电子密度较高，后者胞体较短而且排列较疏松。

颅神经嵴细胞的分化对头颈部的正常发育尤为重要，可以分化成的组织和细胞有：① 神经系统组织，雪旺细胞、面神经的膝状节、舌咽神经的上节和迷走神经颈节，与Ⅴ、Ⅶ、Ⅸ、Ⅹ各脑神经相联系的自主性神经节、神经节内神经元周围的卫星细胞、脑膜。② 内分泌组织，甲状腺的降钙素细胞、颈动脉体的化学感受器细胞和颈动脉窦的压力感受器细胞。此外，神经嵴细胞还可能分化为垂体的 ACTH 和 MSH 细胞。③ 软、硬结缔组织，面部的骨、软骨、牙本质、牙骨质、牙髓、牙周膜、血管周细胞、血管平滑肌、横纹肌、腺体及皮肤脂肪组织。此外，喉软骨细胞、角膜内皮和基质、大部分巩膜、睫状肌也来自神经嵴。④ 皮肤组织，皮肤及黏膜的黑色素细胞、真皮。

神经嵴细胞的分化主要受 *Hox* 基因和体节形成时的环境变化所控制。神经嵴的分化和迁移过程容易受到内外因素的作用而发生异常。如在维 A 酸综合征、半侧面部过小畸形、DiGeorge 综合征中，在过量的维 A 酸、酒精、染色体异常等因素作用下，神经嵴细胞在原位或在迁移过程中发生死亡而产生头面部畸形。神经嵴细胞在头部神经原基发生异常时也可受到影响（如 Treacher Collins 综合征），其机制是神经节原基细胞死亡后，邻近的神经嵴细胞吞噬了这些死亡细胞的碎片，而使本身的迁移和分化受到影响，导致发育上的异常。

神经嵴细胞在迁移至口腔颅面部后也称外胚间充质细胞，牙胚的形成需要上皮和外胚间充质细胞间的相互作用。最初的诱导信号分子来自口腔外胚层。随着发育，信号分子逐渐转移至颅神经嵴来源的外胚间充质中。外胚间充质与早期牙蕾的发生密切相关，逐步形成牙乳头间充质、成牙本质细胞，最后形成牙髓、牙本质、牙周韧带等。以小鼠为例，E9.0、E12.0，重组下颌上皮和第二鳃弓神经嵴来源的细胞，形成磨牙样牙齿。表明成牙信息存在于外胚上皮。直到 E12.0，牙板出现，未来牙间充质开始获得牙发育的特殊信息；E12.5，外胚间充质与第一鳃弓外胚上皮密切相关；E13.5，蕾状早期，密集的牙间充质主要来源于颅神经嵴；E14.5，蕾状晚期，密集的牙间充质间混有一些非颅神经嵴来源的细胞位于牙间充质中，包绕成釉器；E17.5，来源于颅神经嵴的细胞分化为前成牙本质细胞、牙乳头细胞等。

颅面部骨组织源于外胚间充质细胞。哺乳动物颅神经嵴细胞迁移至前鼻突和第一鳃弓突起，形成 Meckel 软骨、上、下颌骨及其他颅面骨结构。

Meckel 软骨在下颌弓内未来的磨牙区形成细胞凝集区，并向前后延伸形成下颌骨的原始模板。E12.5，富含颅神经嵴来源的细胞凝集区出现于下颌内，这些细胞会形成 Meckel 软骨，随着发育，在 E13.5 细胞逐渐和非颅神经嵴来源的细胞混合，但软骨周围细胞仍然为颅神经嵴来源，颅神经嵴来源的外胚间充质细胞将持续出现在 Meckel 软骨形成过程中；E17.5，软骨前部颅神经嵴细胞较后部多。出生时，下颌骨主要由颅神经嵴来源的外胚间充质构成。下颌骨及骨膜、腭骨及骨膜、颞下颌关节盘仍为颅神经嵴来源。颅神经嵴来源的细胞比例会随着发育逐渐下降，非颅神经嵴来源的细胞增多，其可能原因是颅神经嵴细胞的凋亡及非颅神经嵴细胞的增殖分化。同时，腹外的神经管细胞也向第一鳃弓迁移，作为颅神经嵴来源的补充。

第三节　腭的发育及调控

原口腔和原鼻腔最初是彼此相通的,其中的空间主要被舌占据。腭的发育由前腭突和侧腭突两部分组成,当侧腭出现后,口鼻腔之间才开始以侧腭作为分界。

前腭来源于中鼻突的球状突,球状突在与对侧球状突及上颌突的联合过程中,不断向口腔侧增生,形成前腭突(frontalpalatal process)或原腭(primary palate)。前腭突形成前颌骨和上颌前牙。侧腭多是由两侧上颌突在原始口腔形成的突起融合形成的,这些突起称侧腭突(lateral palatal process)或继发腭(second palate)。起初,这些侧腭突向中线生长,但此时由于舌的发育很快,形态窄而高,几乎完全充满了原始口鼻腔,并且与发育中的鼻中隔接触,所以侧腭突只能沿着舌的两侧向下垂直生长,位于舌的两侧。由于下颌骨生长和宽度增加,头颅发育向上抬高以及侧腭突内的细胞增殖等因素使舌的形态逐渐变为扁平,舌的位置开始下降,两个侧腭突上抬,在舌的上方相互融合,同时也与前腭自外向内、向后方逐渐发生融合。前腭突和侧腭突联合的中心,留下切牙管(incisive canal)或鼻腭管(naso-palatal canal),为鼻腭神经的通道。切牙管的口腔侧开口为切牙孔,其表面有较厚的黏膜覆盖,即切牙乳头。侧腭的闭合似乎有一种复杂的力量,原因目前尚不清楚。有观点认为,腭突中高浓度的氨基葡聚糖可吸收水分,使腭突肿胀,并促使成纤维细胞收缩。另一观点则认为,颌面部上半部分的复杂结构相比,舌和下颌的体积还相对较小,下唇位于上唇后方,头部折叠至发育中的胸区之上。舌占据了腭突的上升位置。面部的上半部分结构离开胸区,这样就允许舌和位置相对较低的下颌向前生长,另外,头部的生长发育也使舌的位置下降,这就使得侧腭有足够的空间来发生融合。

腭突内间充质(embryonic palatal mesenchyme,EPM)细胞是形成腭突的主体细胞,其增殖、分化贯穿于腭突发育的始终并参与腭部骨组织、肌肉及血管的形成,对维持腭器官的正常发育起重要意义。EPM细胞具有维持腭突内碱性磷酸酶的含量及合成胶原蛋白的能力。有学者认为,EPM细胞对糖胺多糖的合成具有重要作用,在腭突上抬期使腭突中水的含量增加,腭突体积在短时期内迅速膨大,完成腭突的上抬。另外的研究还发现EPM细胞与腭突内成纤维细胞合成弹力纤维的量有关。因此,EPM作为形成腭突的主体细胞与腭突的发生、发育有着密切的关系。任何外源性的致畸因子干扰了EPM细胞的正常增殖和分化都将导致腭突的发育异常。

腭突中嵴上皮(medial edge epithelial,MEE)细胞是位于融合前腭突的近中边缘嵴的外胚层细胞。在腭突发育的垂直期MEE细胞分为两层。当腭突发育到上抬期并向水平方向生长至两侧腭突相互接近时,MEE细胞变为单层细胞,使两侧腭突的基底层细胞接触融合,MEE细胞消失在贯通的腭突间质中。当两个腭突融合时,两侧的上皮之间发生接触、黏着,但两侧上皮界限比较清晰,并且形成了上皮中缝。为了能够融合,两侧的上皮在发生接触前,细胞内的DNA就已经停止合成24～36 h,当上皮层的基底细胞暴露时,上皮层内的细胞发生生理性死亡,表面的细胞开始脱落。这些细胞的表层富含碳水化合物,从而使上皮细胞黏着并有利于上皮缝的形成,最后发生融合。这样,仅含有两层基底细胞的上皮中缝就形成了。为了使腭突中的外胚间充质细胞也能够融合为一体,必须去除中缝。虽然中缝中的上皮细胞也可以继续分裂,但其生长速度跟不上腭突的生长速度,中缝逐渐变薄,成为单层的上皮细胞,最后分解形成独立的上皮细胞岛。随后,围绕这些细胞的基板消失,上皮细胞也逐渐失去了上皮的特征,变为成纤维样细胞。换言之,上皮细胞转化为成纤维细胞。多数学者认为MEE细胞的最终转归包括两种形式,一是退化或死亡,可能与MEE细胞释放的溶酶体酶的作用或是EPM细胞的诱导有关。用末端转移酶标记法(TUNEL)结合扫描电镜观察到MEE细胞在侧腭突融合时以PCD的方式消失。二是上皮—间质转化,有人以Dil标记MEE细胞,实验结果表明MEE在正常的腭突发育中转化成一种间质型细胞。

另有一种解释说,中缝里的上皮细胞迁移至腭突的鼻腔面和口腔面,并与此部位的上皮细胞发生融合。还有报道说,上皮细胞的消失是由于这些细胞发生了凋亡。

目前认为,EGF受体在颅面部的发育和腭突的闭合中发挥重要作用。在EGF受体缺陷型(EGFR$^{-/-}$)的新生小鼠中,面部窄而长,下颌未发育,腭裂的发生率很高,有时腭突可以闭合,但中线处常有上皮缝的存在。EGFR的作用主要是通过作用它的下游分子——MMP来实现的,EGFR的信号转导也是颅面部发育所必需的。在发生腭裂的腭突中,MMP的分泌减少。

PCD是促进颅面部各突起形成、发育及融合(联合)的因素,Anthony等人发现鸡胚面部发育早期,菱脑原节第2、4节区神经嵴细胞向头部的迁移，对以后面部各突起的发育有直接影响。而第3、5节中心区域细胞发生PCD则促进第2、4节细胞的转移。有研究表明，面部各突起在融合（联合）时，两侧突起边缘表面上皮细胞接近并黏附，细胞发生PCD，突起融合。用TUNEL染色和电镜观察发现大鼠两侧腭突中嵴上皮在腭突相互靠近时，细胞发生PCD。两侧下颌突分别沿中线发育至接近时，突起边缘上皮细胞也是通过PCD机制使双侧下颌突融合。

BMP信号在调节颅颌面部器官发育方面起着重要作用。许多BMP基因，包括BMP2，BMP3，BMP4，BMP5和BMP7，在腭板发育中沿着腭突前后轴呈现出动态的差异表达模式。腭突前部BMP2，BMP4，Msx1，Shh共同调节细胞增殖。BMP信号在腭突前部表达Shox2，Shox2失活的小鼠将导致一种较为罕见的继发腭前部腭裂。腭突后部平衡稳定的BMP活性会保持上皮的完整性。当观察条件性敲除I型BMP受体的小鼠模型，在缺少BMPR-Ib时将导致腭裂的形成。

第四节 牙胚发生与牙发育

哺乳动物牙的发育包含着复杂的位置决定和形态发生。牙胚形成和其他器官形成一样包括三个基本过程，首先在正确的位置发生，然后细胞增殖形成器官即牙胚雏形，最后细胞分化形成特定的器官即牙。牙模式（dental pattern）是指不同类型牙的定位、数量和形态结构，牙模式发育是指在早期发育过程中对牙模式的决定，也就是指特定大小和形态的牙胚在上下颌特定位置的发生。其严密性和复杂性成为保证牙列形态和功能正常的基础。牙胚形成过程通过口腔上皮组织和外胚间充质的交互作用实现，这其中涉及由不同分子组成的信号网络的调控，包括转录因子、信号分子、受体分子以及组织特异的基质蛋白等，这些分子中有些在整个牙的发生发育中发挥作用。随着发育生物学研究的深入，牙胚的发生发育机制逐步得到阐明。

牙胚发育的起始和特化（initiation and specification）是一个非常复杂的过程，涉及口腔上皮和外胚间充质的相互作用，表现为特异的基因表达谱，其中包括调控和结构基因的特异表达分布。

一、牙胚发育的起始和特化

1. 神经嵴在牙胚形成中的作用

在过去的70年中，对牙胚发生进行了研究。早期的体内或体外的同种和异种组织重组实验表明，形成第一鳃弓的间充质来源于颅侧的神经嵴，牙胚总在第一鳃弓上发生发育，也即牙胚外胚间充质来源于神经嵴细胞。如果将两栖类的神经嵴切除，则第一鳃弓不能发育。同样的实验也证实，神经嵴细胞在禽类胚胎发育中，为第一鳃弓形成提供间充质细胞。20世纪60年代，有学者采用同位素标记法，对第一鳃弓间充质的来源进行示踪研究。用³H胸腺嘧啶原位杂交标记神经嵴细胞，并将其移植到第二个胚胎，结果发现标记的细胞迁移到第一鳃弓。总之，在低等生物中神经嵴细胞组成了第一鳃弓的间充质成分，而后又为牙胚发育提供间充质细胞来源。

近20年来，研究工作主要集中在哺乳动物外胚间充质在牙形成中的潜能。组织重组培养研究显示，颅颌面间充质的大部分来源于神经嵴。将小鼠外胚间充质和下颌口腔上皮组织重组并移植于小鼠前眼窝中培养，结果形成了牙，为外胚间充质在哺乳动物牙形成中的作用提供了直接证据。实验还表明，即使是来自躯干的外胚间充质与颌弓上皮重组培养也可形成牙。这些研究提示，在神经嵴细胞迁入颌弓后，牙上皮特化了牙发生的性能。

2. 口腔上皮和外胚间充质的交互作用在牙胚形成中的意义

牙胚发育过程中上皮—间充质不断发生的反馈信号受局部各种因素的调节，形成反馈信息、调节环路，这些信号分子具有可弥散性，在上皮—间充质进行信息传递，同时各种信号分子的表达又受上皮-间充质相互作用影响。口腔上皮是牙发生的起始信号。早期的组织重组培养研究显示，小鼠胚胎早期（E12以前）的口腔上皮与各种神经嵴来源的外胚间充质重组培养均可发生牙胚。小鼠E12前的口腔上皮与小鼠形成第一鳃弓的外胚间充质细胞重组可形成牙，与形成第二鳃弓的神经嵴细胞、形成颅或躯干的神经嵴细胞重组都可形成牙。更进一步，小鼠E12前口腔上皮与鸡的外胚间充质细胞重组也能形成牙。相反，小鼠E12前的外胚间充质细胞与非成牙性的口腔上皮如鸡的颌上皮重组不形成牙，与小鼠其他部位（非成牙性上皮）的上皮如肠上皮重组不形成牙。然而小鼠E12后的外胚间充质（牙乳头间充质）

与鸡的颌上皮,小鼠非成牙性上皮重组均可形成牙。这些实验研究结果表明,牙胚发生的起始信号首先存在于口腔上皮中。在胚胎发育中,口腔上皮与其下方的外胚间充质发生相互作用,上皮中的成牙信号传递至外胚间充质中,指导间充质细胞形成牙乳头。这个指导作用与牙胚发生的起始阶段E11.5,出现口腔上皮局部增厚形成牙板或牙胚发育原基——牙蕾一致。一旦牙乳头间充质获得了成牙信号,反过来它又可以指导无成牙性的上皮细胞获得成牙信号,形成成釉器,并进一步形成牙冠。

由上可见,在牙胚发生早期存在上皮与间充质的交互作用,相互诱导形成牙胚原基。后继的牙胚发育经历了帽状期和钟状期,在这些阶段成牙潜能转移到了牙乳头,但如果不伴随成釉器上皮,牙乳头间充质将不能形成牙,也说明在牙胚的后期发育中需要上皮和间充质细胞的交互诱导作用。

FGF家族在牙形态发生几个阶段,在间充质中、在上皮中均起着促进细胞分裂增殖的作用。FGF8是在口腔上皮中较早表达的因子,参与决定牙发生的位置,被称为建立牙发生全过程基因级联反应启动子,且FGF8还可以诱导间充质中Pax9、Msx1、Activin-βA及Dlx1/Dlx2的表达,这些基因直接影响牙形成。FGF8作为上皮中的内源性诱导信号,能够激活其他因子,从而确立口腔的轴向。BMP4在早期的口腔上皮中也有表达,通过生长因子FGF8和BMP4的调控,牙胚发育的级联反应被启动,口腔上皮诱导间充质凝集区多种信号因子表达,如BMP、Msx、FGF、Dlx等,受上皮诱导后,这些因子的表达量升高,上皮的信号转移到间充质中,各种信号因子之间相互制约、相互协调来控制牙胚发育。

间充质细胞受上皮中FGF8的诱导而表达Pax9,而BMP2和BMP4能够拮抗FGF8的这种作用。BMP4的表达定位于牙发生的上皮中,且BMP4分泌进入其下层间充质能激活间质中Msx1、Msx2、Msx3的表达,这些基因表达量增加,使未分化间充质细胞聚集、分裂,形成高密度细胞区,形成牙胚雏形。Barx的表达局限在磨牙区间充质,受被覆其上的上皮中的FGF8和BMP4相互拮抗作用调节。BMP4在早期牙上皮中表达,诱导远端间充质中的Msx1基因,抑制近端间充质中Barx1基因表达。Msx缺陷型小鼠的蕾状期发育延迟,当加入BMP后可将牙胚发育由E13.5的蕾状期进入E14.5的帽状期。钟状晚期间充质成牙本质细胞和上皮中成釉细胞发生分化,成牙本质细胞的分化由口腔上皮触发,成釉细胞分化被牙乳头间充质所诱导。

最后,在牙胚发育的细胞分化阶段,牙乳头间充质细胞分化为成牙本质细胞,内釉上皮分化为成釉细胞,牙囊间充质细胞分化为牙槽骨和牙周纤维。即使在体外成牙本质细胞在无上皮的条件下也可分化。但在体内牙胚形成过程中,这些细胞分化完成,牙形态的形成仍然依赖于上皮来源的成釉细胞和间充质来源的成牙本质细胞间交互的组织间诱导。后期牙形态发育是早先的牙上皮和间充质之间的诱导交换的承续。

3. 釉结在牙尖形态发生中的作用

哺乳动物牙冠的主要特征为牙尖,牙尖形成的发育机制目前尚不清楚,但多数学者的研究认为牙尖的形成受釉结的调控。釉结(enamel knot)为牙胚上皮中的非增殖性上皮细胞离散型的集合,是牙尖发育起始部位的一群未分化细胞,为一过性的牙胚结构。釉结是牙发育的信息中心,调控周边细胞的增殖与凋亡,最终发育成牙尖。小鼠釉结最早从形态上出现于E13或E14的帽状期。在釉结形态明确之前,上皮细胞有一个亚群表达细胞周期依赖激酶抑制剂P21,抑制细胞由G1进入S期,从而抑制细胞增殖。上皮细胞同时还表达MSX2和BMP2,并与P21重叠,这三个基因均为细胞增殖负调控因子。未来的釉结细胞在蕾状期从细胞周期中退出而停止分裂增殖。组织学实验表明,釉结P21和MSX2表达依赖于牙胚外胚间充质表达的信号,此时的间充质表达BMP4,外源BMP2和BMP4可诱导上皮表达P21和MSX2,证明间充质BMP4对釉结的诱导作用。BMP2在釉结中强表达,釉结在E15.5消失后BMP2在内釉上皮表达,而钟状期在上皮中不再表达,转移至牙乳头间充质的中部细胞内。与间充质相比,在牙胚蕾状期和帽状期介导上皮中FGF/BMP信号的转录因子尚不明确,可能为同源盒基因Lef1。Lef1在蕾状期的上皮和间充质中表达,组织重组实验显示Lef1的表达为牙胚发育所必需。Lef1缺失,牙胚发育停止于蕾状期。Lef1的表达可能由BMP4诱导。Lef1是上皮中BMP4信号的介导者,为釉结形成所需要。在这些因子的交互作用下,未来釉结部位的细胞停止增殖,周围的细胞增殖并向间充质深入,形成釉结和帽状期牙胚。釉结的非增殖特性可影响牙尖斜坡折叠形成,釉结细胞最终趋向凋亡。

原位杂交研究表明,蕾状期和帽状早期牙胚的釉结中,有许多基因表达,呈蜂窝状空间构型,包括FGF4、FGF9、MSX2、BMP2、BMP4、BMP7、*Shh*等。FGF家族中FGF4、FGF8和FGF9表达模式相似,在不同时期中FGF8在牙发育早期强表达,FGF4、FGF9在釉结中强表达,钟状期继发性釉结中可见FGF4表达,而

FGF9在内釉上皮中有表达。FGF4和FGF9共同介导釉结的活性。帽状期釉结中还观察到FGF3有表达，FGF3可能参与原发性釉结的信号调控。通过分析釉结中FGF4的表达与细胞增殖类型的关系，发现两种类型完全交互：FGF4的表达局限于釉结；而具有有丝分裂活性的细胞特异地分布于釉结周围，而不存在于釉结中；釉结周围上皮中有FGF4受体的表达。推测釉结合成FGF4，作用于周围的上皮细胞中，诱导上皮增殖形成牙尖。另外有实验证明，釉结中表达的FGF4作用于周围上皮中抑制BMP4对细胞增殖的抑制，从而促使周围上皮生长，牙冠形成。这些在釉结中表达的基因交互作用，最终诱导牙尖形成。

Wnt/β–catenin信号通路参与多个器官的发育过程，在牙胚发育中也起重要作用。DKK1过表达是一种WNT/β–Catenin通路的抑制物，能抑制WNT/β–Catenin信号，牙胚在上皮增厚阶段停滞发育，蕾状期牙发育停止。蕾状期过后在口腔上皮和牙上皮诱导表达DKK1，形成的磨牙出现纯化牙尖，釉结的标志物p21表达下调。在正常小鼠中Wnt抑制物DKK家族在釉结中无表达，相反β–Catenin在釉结中表达活跃。

二、早期牙形成机制

1. 牙胚外胚间充质细胞增殖、凝集机制

在牙胚发育至帽状期，牙胚外胚间充质细胞迅速增殖凝集形成细胞团状的牙乳头。近年来有不少学者对牙乳头细胞的增殖、凝集机制进行了研究，表明牙乳头细胞的增殖、凝集也是牙胚上皮与间充质间信号交互诱导的结果，其中syndecan-1发挥了重要作用。

syndecan-1在牙胚外胚间充质细胞增殖、凝集中的作用：syndecan是一种细胞表面糖蛋白，首先在哺乳动物上皮细胞中发现。该蛋白包含两个肝素和硫酸软骨素侧链，整个蛋白包括三个特定的结构域，一个胞外结构域，它可通过蛋白水解酶从细胞上被释放出来；一个跨膜结构域；一个胞内结构域。胞内结构域与肌动蛋白细胞骨架相连接。syndecan家族有两个成员，仅有syndecan-1在牙胚中表达。syndecan-1的胞外结构可与细胞外基质蛋白如Ⅰ型、Ⅲ型、Ⅴ型胶原，tenascin和纤维凝集素相结合。

在小鼠牙胚发育中，syndecan-1最早表达于鼠胚胎颌弓的单柱上皮中，然后其下方的间充质的某些部位也表达。在牙胚上皮内陷过程中，牙蕾上皮及其周围间充质细胞中syndecan-1强表达。与此同时，牙胚外胚间充质细胞表达syndecan-1的受体、tenascin及其他胞外糖蛋白，syndecan-1与tenascin等间充质胞外基质的结合可导致细胞凝集。syndecan-1在牙乳头中的表达持续至钟状期，而后下调，最终完全消失，其表达时间与牙乳头细胞的凝集增生一致。体外重组培养实验也证明，牙胚上皮与间充质重组培养24 h后，在上皮间充质界面表达有层粘连蛋白、Ⅲ型胶原、纤维凝集素，也即基底膜形成。其中Ⅲ型胶原和纤维凝集素分布于整个间充质，与上皮接触部位没有堆积。当加入从牙胚中分离的syndecan-1时，显示间充质细胞的增殖凝集和syndecan-1与tenascin结合，呈剂量依赖性。另外，syndecan-1促进细胞增殖与凝集的能力与其侧链硫酸肝素的完整性有关。同位素掺入实验显示，表达syndecan-1的牙胚外胚间充质细胞的Brdu的掺入增强，也即该部位的细胞增殖旺盛。

牙胚中外胚间充质表达syndecan-1基因是否受到牙胚上皮的诱导？将E11胎鼠下颌弓未来形成牙胚的上皮和间充质用酶消化分离，而后再将其重组培养。结果显示，在与上皮接触部位的间充质细胞中syndecan-1有强表达，而外周表达较弱，因而推测间充质表达syndecan-1是受上皮诱导的。对间充质中syndecan-1基因表达的诱导信号的传递机制进行研究，将大鼠牙胚外胚间充质与牙胚上皮共同培养24 h，使牙胚外胚间充质受到诱导，将已受到诱导的大鼠牙胚外胚间充质与未受到诱导的小鼠牙胚外胚间充质重组培养，结果小鼠牙胚外胚间充质也可表达syndecan-1，而将未受到诱导的大鼠牙胚外胚间充质与小鼠未受诱导的牙胚外胚间充质共同培养，小鼠牙胚外胚间充质不表达syndecan-1。实验结果均说明，一旦间充质中syndecan-1诱导信号发生，这些信号可在间充质中有效地传递，扩散至整个间充质，引起细胞表达syndecan-1，进而导致细胞凝集、增殖。

尽管上述实验说明间充质中syndecan-1的表达是由上皮诱导的，但不论是syndecan-1的表达还是间充质的增殖均不是由在牙胚发生早期发挥重要作用的BMP4诱导的。FGF家族的多个成员均在发育的牙胚组织中表达，调控着各个时期的牙发育，包括决定牙发生的预定部位，牙发育的起始、发生、分化，牙尖的模式形成以及牙周组织的形成等。体外培养实验表明，釉结中表达的FGF3和FGF4可诱导间充质表达syndecan-1，并刺激细胞增殖，其他FGF也有这种作用。FGF可能直接诱导syndecan-1基因表达，因为syndecan-1基因上游区包含一个对FGF响应的增强元件，FGF也可能通过MSX1诱导syndecan-1的表达。因为在MSX1突变鼠牙胚外胚间充质中syndecan-1的表达下降，但syndecan-1究竟是MSX1的直接

靶基因,还是中间通过其他分子参与目前仍不清楚。

2. 早期牙胚发育中的上皮—间充质的信号传递途径

许多胚胎学实验显示,脊椎动物许多器官的发育是受上皮和间充质细胞的相互作用调控。例如,肢体、肺、牙等器官的早期发育都涉及上皮和间充质的相互调控。在牙发育中,早期局部的外胚上皮的增厚,其中就涉及许多信号分子如BMP、Wnt、Shh等,而且这些分子都作用于间充质细胞,使外胚间充质细胞出现凝集并导致牙发育。通常上皮和间充质的相互作用是通过生长因子、成形素(morphogens)和激素等弥散的信号分子相互作用,或调节下游的基因表达来调节细胞的分化。

牙胚发育最早的形态学改变表现是局部上皮的增厚,形成牙板,随后上皮内陷成牙蕾,间充质细胞密集分布在周围,其形态发生依次经历了蕾状期、帽状期和钟状期的过程,牙胚细胞的分化与形态发生同时进行。在牙发育的每一期,上皮和间充质相互间关系都起着重要作用。

(1)牙胚发育中上皮—间充质的信号传递:啮齿类动物如小鼠牙发育的第一形态学表现是E11(切牙)和E11.5(磨牙)的上、下颌弓牙萌出部位上皮层增厚并侵入间充质细胞。那么是什么机制促使上皮细胞的增生,而且这些牙蕾都出现在未来牙萌出的部位?

通过对LHS-6和LHS-7的研究发现,LHS-6和LHS-7仅表达于第一鳃弓的口腔侧的间充质中,从而确立了口腔—非口腔的轴向关系(oral-aboral polarity)。在E9,将第一鳃弓的上皮与第二鳃弓的间充质结合培养后,结果间充质细胞的LHS-6和LHS-7表达上升,而将第一鳃弓的间充质与第二鳃弓的上皮结合,第一鳃弓间充质细胞中的LHS-6和LHS-7表达下降。表明口腔—非口腔轴向的建立是上皮与间充质作用决定的,并且只有第一鳃弓的上皮有这种能力。体外培养实验表明可能是由上皮细胞产生的FGF8诱导LHS基因的表达。因此,可以将FGF8视为牙齿发育启动的第一信号分子。

BMP4是参与上皮和间充质相互作用的信号分子,其早期作为上皮信号,后来在牙蕾期作为间充质的信号分子。E11时,由上皮表达的或外源性的BMP4均可以诱导MSX1和MSX2。在E10.5~E11.0期间上皮的BMP4诱导其下的间充质的MSX1的表达,E11.5时BMP4的表达转向间充质并诱导其周围的间充质细胞表达MSX1。而表皮生长因子EGF没有诱导MSX-1的作用。另外,在早期间充质细胞上亦有syndecan和tenasin的表达,受BMP4的调节,影响间充质的凝聚。

Shh被认为对牙胚的早期发育有作用。当向早期牙胚的上皮层加入外源性的Shh,可以诱导上皮增生,并且插入间充质细胞群中,可模拟体内牙蕾的形成过程。其机制可能是:Shh作用于Ptc和Pth2两种受体,以不同的途径,促使细胞分化。

Pax9是含有成对盒的转录因子基因家族(paired-box-containing transcription factor)的一员,为蕾状期或之前牙胚发育所必需。Pax9主要调控切牙发育,E10.5的小鼠蕾状期的上皮增厚等形态学尚未出现时,在将发育形成牙胚区域的间充质细胞中可检测到Pax9表达。因此,Pax9可作为尚未发生任何形态学改变之前牙萌出位置的标志物。Pax9在E10.5后表达,是否受到Dlx基因的影响而导致切牙发育的缺陷,还有待研究。Dlx1和Dlx2突变实验发现,牙发育在上皮增厚时期即被终止,而Msx1、Msx2、Pax9、Lef1的突变使牙胚发育终止于蕾状期。在石斑鱼鳍发育过程的实验中发现Dlx与Msx基因并不共同表达、互不干涉,而是相互作用。由此可见,Msx与Dlx的相互作用是牙形成过程中重要的调控作用之一。

下颌外胚层表达的FGF8可诱导Pax9表达,但FGF8的这种能力在恰当的时间里可以被BMP2和BMP4所拮抗,这种抑制作用的机制可能是BMP信号干扰了FGF信号的传递。由此可见E10~E10.5期间,在牙源性外胚层增厚之前,由下颌外胚层产生FGF8作为其下方间充质细胞的诱导子,诱发牙胚的发育。外胚层和(或)间充质产生的BMP2和BMP4为FGF信号的拮抗剂,抑制牙胚的发育。只有在存在诱导剂而缺乏拮抗剂的区域,间充质才能对诱导剂的信号产生反应。E10~E10.5时,只有在将来的牙萌出部位,这一条才能满足,牙胚的发育是间质细胞对两类广泛存在并且其作用区域互相重叠的不同信号分子反应的结果。

(2)上皮—间充质间作用的信号传递途径理论:牙胚发育是通过口腔上皮和外胚间充质交互作用来实现的。上皮与间充质的交互作用是通过上皮和间充质表达的信号分子的相互诱导和信号的传递来实现的。目前研究较多的上皮—间充质间的信号传递途径有BMP、FGF、Pax9信号途径,Ptc、Gli、Shh(Ptc、MSX、Shh)信号途径,Wnt、MSX、BMP、Lef信号途径,BMP、FGF、Pitx信号途径。

FGF、BMP、Pax9信号途径:在E10口腔上皮增生之前,FGF8颅颌部的外胚层细胞产生,作为诱导因子,扩散到其下方的间充质中,促进间充质表达Pax9,启动该部位牙胚发生。BMP2、BMP4也在此时由外胚细胞表达，并扩散到其下方的间充质中，但它们抑制间充质表达Pax9，抑制牙胚的发生。此时的颌弓上，在将来要形成牙的部位，上皮中有FGF8表达，无BMP2表达，间充质中有Pax表达，间充质出现聚集的成牙迹象；而不形成牙的部位，上皮中有BMP2、4表达，其下的间充质无Pax9表达，组织无成牙迹象。由于FGF8和BMP4的拮抗作用，诱导特定部位的间充质表达Pax9，使牙在颌弓的特定位点上发生。

Ptc、Gli、*Shh*（MSX1、Ptc、*Shh*）信号传递：在E11左右，*Shh*在牙胚上皮中表达，诱导下方的间充质及附近的上皮表达Ptc、Gli1基因。此时，MSX1基因也在间充质中表达。在MSX1突变小鼠中，*Shh*只能诱导Gli1表达，不能诱导Ptc表达，说明*Shh*–Ptc信号传动中，需要MSX1信号的协助。体外器官和组织培养实验证明，*Shh*、Ptc、Gli信号传递参与了牙胚的发生。在E10体外培养的口腔上皮—间充质中，加入外源*Shh*，口腔上皮形成牙板，间充质表达Ptc、Gli，细胞聚集，牙乳头形成，培养3 d后，组织发育成牙蕾。

Wnt、MSX、BMP、Lef信号途径：Wnt10b和BMP2可诱导间充质表达Lef2、BMP2，诱导作用依赖MSX1的活性，Wnt10b的诱导作用不受MSX1的影响，可能Wnt10b–Lef2和BMP2–MSX1–Lef2间的信号传递通过Lef2而整合到一起，在牙胚发生中发挥作用。

BMP、FGF、Pitx信号途径：Pitx1早期在上皮和间充质中广泛表达，从牙蕾期至钟状期只在上皮中表达；Pitx2在上皮中表达，并贯穿整个牙胚的发育。Pitx1、2在早期牙上皮中表达，可能与牙胚发生和类型确定相关。而从牙蕾期开始，两者均在增生明显的上皮中有强表达，而在上皮不增生的釉结中不表达，提示这两个基因与牙胚生长、雏形形成密切相关。Pitx1、2的表达是受FGF8和BMP4调控的，在E9.5～E10.5时，Pitx1、2的表达部位与FGF8重叠，而与BMP4不重叠。体外实验进一步证实，FGF8诱导Pitx1、2表达，BMP4抑制间充质表达Pitx1，而上皮表达Pitx2。

牙胚的发生发育是一个连续的过程，其基因调控呈现时间和空间的特异性，此过程中各种信号传递是相互联系的。由上也可见BMP4参与了以上所有信号途径，可以认为BMP是牙胚发生发育中基因信号途径的重要中介。

（3）BMP对上皮—间充质相互作用的调控：在牙胚发育过程中，上皮—间充质之间的相互作用可调节其形态的发生和细胞的分化。上皮—间充质有序的相互诱导是由一系列细胞反应事件组成的。早期牙胚发育中，上述各种因子的表达都受上皮—间充质相互作用的影响，主要表现为牙上皮诱导间充质凝聚区的细胞因子，如BMP、MSX、FGF、syndecan-1、tenascin的表达，受上皮诱导之后，这些因子的表达量升高，此时，上皮的信号转移至间充质中。

BMP参与牙胚的发生、成釉器的形成和生长发育的调控，其中BMP2、BMP4、BMP7尤为重要。敲除牙胚组织中的BMP受体，阻断BMP信号，将导致牙发育停滞在牙板期。BMP2与成牙本质细胞、成釉细胞增殖分化有关。BMP-4是公认的信号分子，它产生于早期的牙上皮中，可以调节间充质中细胞因子的表达，通过这个过程来启动牙胚发育的级联反应，其主要作用有：① BMP-4可激活MSX-1、MSX-2、MSX-3的表达；② BMP-2和BMP-4可激活面突始基发育中的MSX-1和MSX-2的表达；③ 在MSX-1存在下，BMP-4可诱导自身在间充质中的表达；④ BMP-4可诱导Lef-1的表达。

BMP-2虽然也在牙上皮表达，但它是否是由牙上皮产生、是否具有启动作用还不清楚。BMP-4和MSX-1及LEF-1之间相互作用，如BMP-4的表达从上皮转移至间充质以及LEF-1的表达需要MSX-1。MSX-1和MSX-2表达升高后，FGF可诱导间充质中syndecan-1的表达，通过syndecan-1和tenascin结合和相互作用来启动间充质凝聚区的形成。syndecan-1和tenascin是配体和受体的关系，这两种物质结合之后，可使细胞之间的黏附发生改变，使细胞外基质重新塑形，有助于间充质凝聚区的形成和上皮形态的发生。MSX-1被BMP-4激活后，也可使FGF-4的表达区扩大，而FGF-4又可进一步促进间充质细胞的凝聚。MSX、BMP-4、LEF-1的表达量增加使未分化的间充质细胞聚集、分裂、形成高密度的细胞区。这些高密度的细胞区就是将来牙胚和面突的雏形。这种细胞区称凝聚区（condensation）。另有报道，MSX-1基因的活化与麦克尔软骨的分叉有关，BMP-2使骨始基中的细胞增生。因此，这些因子与面突的发育关系十分密切。

上皮—间充质的相互作用机制：上皮中首先产生一些信号分子，如BMP-4，这些信号分子可以使间充质中细胞因子的表达发生变化，这些生长因子表达量的变化，使细胞与细胞之间、细胞表面的黏附分子与细胞基质之间相互作用，从而调节间充质细胞的发育，使间充质细胞形成凝聚区，促使其向不同的方向分化。这样，牙上皮中的信号就转移到间充质中。反过来，间充质中生长因子的变化又可以作用于上皮，促进上皮的发育。这样，通过上皮—间充质的相互作用，上皮和间充质都得到进一步的发育，为将来形成各种组织和器官奠定了基础。

对BMP在牙胚和面突发育的研究才刚刚起步,而且研究的内容多集中于上皮—间充质相互诱导、相互作用这一方面,对这一方面的研究有助于从分子水平探索牙胚和面突发生的机制。

(4)上皮—间充质对牙形态发育的影响:脊椎动物具有不同的牙列,牙的数目和形态都有所不同,如切牙和磨牙等。上皮—间充质的信号调节决定了牙胚的发展方向。传统的组织重组实验(tissue recombination experiment)显示,牙的类型(切牙/磨牙)由间充质细胞决定。

在对E11~E12的小鼠牙胚的实验中,证实了由上皮表达的信号分子(BMP4、BMP2、Wnt10a、Wnt10b、Shh)对间充质细胞的作用。发现:① BMP4诱导MSX-1、Lef-1和自身;② BMP2诱导MSX-1;③ Shh诱导Ptc和Gli;④ Wnt10b诱导Lef-1。有意义的是:① Wnt10b和BMP4共同上调Lef-1的表达,且两者的上调机制不同;② 在磨牙区的上皮,Shh信号可以抑制Wnt10b的表达,表明两者在磨牙上皮有拮抗关系。上述信号分子在第一鳃弓上的表达并非是一个连续的表达,而是有间隙的,这些间隙将来无牙胚的发育。

DLX基因主要调控生物近远轴发育,在颅面部神经嵴来源的外胚间充质和脊椎中有表达,DLX1和DLX2对第一、二鳃弓中的骨骼发育和神经系统发育是必要的,任何基因水平的突变都将导致牙发育畸形或缺失。DLX2是distal-less基因家族的一员,表达在第一鳃弓。在DLX1和DLX2突变的小鼠上,发现小鼠的上颌磨牙缺失,而其他的牙发育良好。在牙发育启动之前,DLX2在上皮与间充质细胞的表达区域并无重叠,有明显的界线。在将来发育成切牙的区域有BMP4的表达,起着诱导上皮中DLX2的表达作用。而在将来的磨牙区域,由上皮产生的FGF8诱导其覆盖的间充质细胞内DLX2的表达。同时,在间充质细胞存在下,FGF8也起着抑制上皮中DLX2的表达。表明牙发育类型的可能机制是,上皮发出信号分子诱导间充质的同源异型盒基因的表达,并且在不同的区域诱导不同的基因,使间充质分化产生不同类型的牙。在牙胚发育的不同时期DLX1和DLX2基因的表达情况不同。通过对DLX1和DLX2基因在不同发育时期牙胚组织及外胚间充质细胞中的表达研究,以及DLX与BMP、EGF、FGF等生长因子在牙胚发育中基因表达调控机制及相互关系,深入研究DLX基因调节牙胚发育的复杂时空模式,对于研究牙形态发生、牙胚形成缺陷具有重大意义。蕾状期DLX1和DLX2在成釉器中央细胞及周围外胚间充质细胞呈阳性表达。帽状期DLX1和DLX2在内釉上皮、星网层、外釉上皮、间充质牙乳头细胞中表达。钟状早期DLX1和DLX2在外釉上皮、内釉上皮、星网层、牙乳头细胞、成牙本质细胞中表达。钟状晚期DLX1不表达;而DLX2在外釉上皮、星网层、中间层、成釉细胞、牙乳头细胞、成牙本质细胞、牙本质基质中呈阳性表达。结果表明DLX基因可能调控早期胚胎细胞生长分化,促使牙胚发育,且这种调控作用有一定的时空特异性。

小鼠E11.5,Prx-1在上下牙弓未分化间充质中表达,但在上皮细胞中无表达,此模式贯穿于整个牙发育过程。E13.5,Prx-1在包绕牙胚上皮组织的间充质中高度表达,在下颌磨牙牙胚的侧方表达明显,并一直延伸至前庭板。Prx-1也表达于第一鳃弓软骨内侧区域。E14.5,Prx-1主要集中在包绕磨牙牙胚的间充质中、前庭板和第一鳃弓软骨中局限表达。E15.5,Prx-1在钟状期牙乳头中表达较低,但在磨牙牙胚的侧面及邻近前庭板区域仍有明显表达。在切牙、第二和第三磨牙发育中均发现上述类似的表达模式。Prx-1在野生型小鼠上下颌第二磨牙密集的间充质中高表达,Prx-1/Prx-2双基因缺失时上下颌第二磨牙出现明显的形态缺陷,表明Prx基因与上下颌第二磨牙的发育关系密切,同时Prx-1/Prx-2双基因缺失时小鼠的上下颌第一磨牙也出现明显的发育障碍,表明Prx基因在牙形态形成中发挥重要作用,与上皮—间充质的诱导密切相关,并可调控后牙发育。

牙胚早期发育的启动、位置以及未来发育的形态都是由上皮和间充质细胞表达的多种信号分子的相互作用决定的。上皮发出信号分子(BMP2、Wnt10a、Wnt10b、Shh、FGF)诱导或抑制间充质基因(MSX、DLX、LHS、Pax)的表达,并且信号分子内部也可能存在拮抗,于是在牙胚发育中就形成复杂的信号网,引起有牙区和无牙区的区别,切牙和磨牙的区别。因此,了解上皮与间充质的相互作用对于理解牙发育有重要意义。

三、牙根发育分子机制

随着釉质、牙本质基质的不断合成、分泌和矿化,牙冠发育即将完成时,成釉器的内釉上皮和外釉上皮以及部分中间层细胞增生形成颈环结构,并向根尖方向生长,发育成上皮根鞘。上皮根鞘的内侧为牙乳头组织，外侧为牙囊组织。被上皮根鞘包绕的牙乳头也向根尖方向生长，其外层与上皮根鞘基底膜相接触的细胞，在上皮根鞘的诱导下，分化为成牙本质细胞合成分泌基质，形成根部牙本质。上皮根鞘继续生长，并向牙髓方向成45°弯曲，形成一个盘状结构，此为上皮隔（epithelial diaphragm）。牙根的长度、弯曲度、厚度和牙根的数量，都是由上皮隔和邻近的外胚间充质细胞决定的。上皮隔围成一个向牙髓开放的孔，这就是未来的根尖孔，这样形成单根牙。在多根牙形成时，上皮隔长出两个或三个舌状突起，这些突起与对侧突起相连，将上皮隔围成的单孔分隔为两个或三个孔，将来就形成双根或三根。

牙胚发育起始期已经确立牙根的形态和数量信息。异位移植实验证实，早在牙发育蕾状期时，牙未来发育的形态（单尖或多尖）已经决定了。牙发育是器官发育形成中上皮和间充质相互作用的一个典型研究模型，其牙根发育的启动和形态发生也是通过口腔上皮组织和外胚间充质组织的交互作用实现的，这其中涉及由不同分子组成的信号网络的调控。目前有关此调控的分子机制尚未十分明确，但可以肯定的是一些生物分子在时限、空间、活性强度等方面有序的协调作用决定牙齿的发育进程，如信号分子、转录因子、生长因子、组织特异性基质蛋白等。而且这些生物信号分子是通过细胞间、细胞与基质间、基质间的自分泌或旁分泌途径来调控发育进程，而不是依赖于激素和外周生长因子的远距离调控。近期研究特异性牙根发育启动和调控的分子系统的基因组功能，已经成为当今口腔发育生物学的一个研究热点。

1. 信号分子

包括BMP、FGF、Hedgehog、Wnt、Notch等信号通路启动因子。研究发现牙根的启动信号可能来自间充质组织，BMP-3在根部牙囊和牙乳头高表达，推测其参与牙根早期启动；牙根发育过程中BMP-2、BMP-4在根部牙乳头组织表达，其可能参与成牙本质细胞的分化；BMP-7在HERS中表达，其可能参与成牙骨质细胞的分化。FGF-2在成牙骨质细胞的分化过程中高表达，FGF-10是牙冠和牙根发育模式转换的关键信号。有研究发现牙根发育中HERS表达Shh及其通路分子Patched-1、Patched-2、Smoothened和Gli1，牙源性间充质中表达Patched-1、Smoothened和Gli1，提示Shh信号转导途径通过调控HERS在牙根发育中起着重要作用。最近研究学者发现Wnt及其信号转导途径分子axin-2（axis inhibitor 2）牙根发育期的牙乳头组织表达，参与根部牙本质形成。而Notch1信号分子在成釉器颈环结构中特异性表达，参与牙根发育的启动。

2. 转录因子

转录因子是一类接受信号分子及信号转导途径分子作用，而启动调控胞核内相关功能基因转录和表达的特异性蛋白。Msx-1在发育中牙根牙乳头、成牙本质细胞、成牙骨质细胞、牙囊组织细胞、牙周膜及牙槽骨组织中有阳性表达，提示转录因子Msx-1不仅调控根区成牙本质细胞的分化，而且参与调控上皮根鞘细胞与牙囊细胞相互作用和牙槽骨的塑形改建。Msx-2在牙根发育早期上皮隔内侧附近的牙乳头细胞及上皮根鞘细胞有表达，提示其参与牙根发育的启动信号调控和调控牙源性间充质细胞的凝聚、分化。NFI基因家族（Nuclear Factor I）属于转录—复制因子，结合特异的DNA序列TTGGC（N5）GCCAA，从而对DNA复制和基因转录起作用（基因激活或抑制）。NFI-C基因敲除小鼠主要表型为磨牙牙根发育障碍，几乎没有牙根，而牙冠发育基本完好，切牙变得薄、细，说明NFI-C基因在牙根发育中具有重要作用。NFI-C的后续性研究揭示了其可以抑制牙根启动时期的成牙本质细胞的分化，诱导颈环周围的牙乳头细胞凋亡，从而导致牙根发育不良的表型。Runx-2（Runt related transcription factor 2）也是牙根发育过程一类重要的转录因子，其含有保守的runt结构域。成牙骨质细胞都在较高的水平表达Runx2，在该基因突变患者恒牙的无细胞牙骨质以及细胞牙骨质的形成都不足，而该基因突变的小鼠牙根几乎不发育。

3. 生长因子

生长分化因子（growth differentiation factor, GDF）在牙根发育过程中起着重要作用。GDF-5/-GDF-6在牙根发育过程中的牙囊细胞和成牙本质细胞表达，调控牙本质、牙骨质、固有牙槽骨的发育；GDF-7在牙胚根周的牙囊组织表达，诱导牙齿附着器官的发育。TGF-β参与HERS上皮根鞘与牙乳头间充质组织的相互作用，参与成牙本质细胞和成牙骨质细胞的分化。胰岛素样生长因子（IGF），白细胞移动增强因子（leukokinsis-enhancing factor, LEF）和表皮生长因子（EGF）等参与HERS调控牙根的发育和形成。

4. 细胞外基质蛋白

细胞外基质是在个体发育过程中由细胞合成并分泌到细胞外的生物大分子所构成的网络状物质，分布于细胞之间或细胞表面。细胞外基质是正常细胞维持生存、分化和运动的适宜外环境。同种或异种细胞通过细胞外基质连接在一起,形成相应的组织和器官。细胞和细胞之间,以及细胞与细胞外基质之间的相互作用对于完成细胞的功能是必不可少的。近年已有实验证明,细胞的增生、分化和运动都与之有密切关系。它对牙根发育的生物学效应是调控细胞的分化和增殖,影响细胞的形态,控制细胞的迁移,调控基质自身的矿化。细胞外基质(ECM)可分为糖蛋白和蛋白多糖,前者包括胶原、纤维粘连素、层粘连蛋白、硫酸软骨素、肝素、透明质酸素、硫酸角质素等,后者包括核心蛋白和若干氨基多糖侧链组成的大分子,如骨桥素、牙本质涎蛋白、牙本质磷蛋白、骨涎蛋白、Lumican、纤维调解素等。

釉基质蛋白(enamel matrix protein, EMP)主要位于胚胎发育时期的釉质中,可促进釉质正常矿化。在牙根形成过程中,HERS的内层细胞是内釉细胞的延续,内釉细胞在牙冠发育中可分化为成釉细胞并合成分泌EMP,因此HERS有产生EMP的潜力。一些研究表明,牙根表面的HERS上皮细胞和包埋在牙骨质中的细胞表达成釉蛋白(ameloblatin, AMBN),而不表达釉原蛋白(amelogenin, AMGN)。EMP能促进牙囊细胞的分化,参与无细胞性牙骨质的形成。EMP还可以促进牙囊细胞分泌TGFβ、血小板源性生长因子(PDGF)、IGF等,促进牙根的发育延伸。

牙本质细胞外基质(dentin extracelluar matrix, DECM)的主要成分有Ⅰ型胶原、骨连接素、骨桥素(osteopontin, OPN)、骨钙素(osteocalcin, OCN)、骨涎蛋白(bone sialoprotein, BSP)、牙本质涎蛋白(dentin sialoprotein, DSP)、牙本质磷蛋白(dentin phosphoprotein, DPP)、牙本质基质蛋白1(dentin matrix protein1, DMP1)等。牙本质涎蛋白、牙本质磷蛋白具有促进成牙本质细胞分化与增殖,促进和调控牙本质基质自身矿化的功能。骨连接素、骨桥素、骨钙素、骨涎蛋白不仅具有调控牙本质基质自身矿化的功能,而且可能诱导HERS内层细胞产生釉基质蛋白并促使HERS开始脱离牙本质表面。同时,牙囊细胞迁移至HERS与牙本质之间也离不开DECM分子的协助作用。

成牙骨质细胞和牙囊细胞的基质中含有Ⅰ、Ⅲ型胶原、纤维粘连素、层粘连素、骨桥素、骨涎蛋白、Lumican、tenascin、纤维调解素、釉基质蛋白、钙粘连素等。其中Ⅰ、Ⅲ型胶原形成牙骨质的网架,FN及LN可能参与调节胶原纤维的有序排列及细胞的分化,釉基质蛋白可诱导牙囊细胞及骨源性前驱细胞分化为成牙骨质细胞,而骨桥素、骨涎蛋白、Lumican、纤维调解素、钙粘连素可能与基质的矿化及促进成牙骨质细胞分化、成熟、分泌有密切关系。

近年来在分子生物学技术的进展,阐明了一些生物分子通过时限、空间、活性强度等方面的有序协调作用决定牙根的发育进程,这些生物分子作为细胞间通讯系统的要素,总是以一定的网络形式参与调控,其效应水平取决于网络系统的整合作用。

四、影响牙发育的因素

1. 细胞周期相关蛋白

小鼠胚胎发育及成熟过程与细胞周期有着密切关系,细胞周期是受多种因子调控的细胞生命活动,细胞周期及其调控因子的异常可成为导致发育畸形的原因之一。细胞周期蛋白(cyclin)是细胞周期调控因子之一。在牙发育中,研究G_1期的主要调控基因cyclin D1发现,处于蕾状期的牙胚蕾状突起及其周围的间充质细胞增殖均较活跃,因此cyclin D1的表达也较强;帽状期及钟状早期cyclin D1阳性细胞则集中在内釉上皮中心区域(原发性釉结, primary enamel knot)及内外釉上皮细胞增殖形成的颈环周围,在牙乳头中的间充质细胞中散在。随着成釉细胞、成牙本质细胞的分化成熟,基质分泌开始, cyclin D1阳性细胞消失。作为细胞周期蛋白家族中的一员——增殖细胞核抗原(proliferating cell nuclear antigen, PCNA)是细胞增殖分裂所必需的成分之一,主要反映S期增殖状态的细胞,蕾状期PCNA阳性细胞集中在蕾状突起中央部分,周围的上皮细胞及间充质细胞增生活跃。帽状期细胞增生活跃,成釉器及牙乳头、牙囊形成, PCNA阳性细胞主要集中在原发性釉结及内外釉上皮细胞增殖形成的颈环处,牙乳头中间充质细胞中散在。钟状期PCNA阳性细胞主要集中在成釉器未来牙尖形成部位(继发性釉结, secondary enamel knot)及颈环处。随着成釉细胞、成牙本质细胞的分化成熟,牙本质、牙釉质基质分泌逐渐增加,成釉器不断退化, PCNA阳性细胞在成釉器的成釉细胞及成牙本质细胞、星网层细胞、间充质细胞散在可见,并逐渐减少。

2. 生长因子

许多生长因子家族在牙胚发育和分化中起重要作用,如TGF超家族、FGF家族、PDGF家族、IGF家族等。

牙形成早期，PDGF-A定位于牙板，PDGF受体位于其周围致密的中胚层，进入蕾状期后，PDGF-A在成釉器和周围致密的中胚层均有存在，PDGF受体仅出现在中胚层。外源性PDGF-A可增大牙胚体积并由蕾状期提早进入帽状期，说明内源性PDGF-A和PDGF受体可以调节牙齿发育的大小和速度。外源性aFGF和PDGF-A有相似的功能，同样可以调节牙发育，而表皮生长因子（EGF）和TGFα明显使牙胚体积减小，IGF可加强牙胚细胞的分化。FGF3能明显下调Wnt/β-catenin的活性水平，并在一定程度上挽救切牙间充质的诱导牙发育潜能。在切牙间充质中加入FGF3，能明显下调其Wnt/β-catenin的活性水平，挽救其诱导牙发育潜能，与第二鳃弓上皮重组后的牙胚成牙率达到50%。

TGFβ对单核细胞具有化学趋化性，是上皮—间充质之间相互作用的一种信号分子，通过调节细胞外基质、核内转录因子、细胞黏附分子等的表达，参与调控牙胚发育和细胞分化，它的生物学作用是通过其靶细胞膜表面的受体介导后，将信号转导入细胞内发挥作用。TGFβ可诱导成牙本质细胞分化，促进细胞外基质的合成，是牙胚发育过程中重要的调节因子。在牙胚蕾状期时，成釉器细胞内有TGFβ表达；钟状期的早期TGFβ表达较弱，当牙乳头细胞分化为具有分泌功能的成牙本质细胞时，在成釉细胞和成牙本质细胞内同时有TGFβ表达，内外釉细胞、釉结、中间层、牙板、星网层靠近外釉细胞处有TGFβ强表达，其余部分表达较弱，牙乳头无表达，表明TGFβ参与牙早期的形态形成和细胞分化。钟状晚期，前成釉细胞、成釉细胞、前成牙本质细胞、成牙本质细胞呈强阳性表达，表明TGFβ与成釉细胞和成牙本质细胞的分化有密切相关性。内釉上皮、成熟的成牙本质细胞和成釉细胞均有TGFβ表达，推测TGFβ1具有调节成釉细胞、成牙本质细胞分化及刺激牙本质基质及釉质基质分泌的功能。上皮生长因子（EGF）对星网层细胞中TGFβ1的表达有一定的影响，当细胞在含有EGF的培养基中培养，细胞内TGFβ1 mRNA的表达显著增加，若星网层细胞仅在TGFβ1中培养，TGFβ1 mRNA表达不增加，表明TGFβ1无自分泌功能，推测EGF作用于成釉器中的星网层细胞，刺激星网层细胞合成TGFβ1 mRNA，引起细胞内TGFβ1增加，新合成的TGFβ1通过影响邻近的牙囊组织，从而启动与萌出相关的细胞物质或者使牙囊组织分泌细胞外基质，形成牙周韧带。体外TGFβ1能够成功诱导牙乳头细胞向成牙本质细胞分化，表明TGFβ1在成牙本质细胞分化中具有重要的调控作用。

通过对鼠下颌第一磨牙牙胚上TGFβ1分布的研究，也显示TGFβ1在鼠磨牙上的分布具有时空性，主要分布在出生后1～2 d的星网层细胞上，先于单核细胞进入牙囊，随后消失，推测TGFβ1具有吸引外周血中单核细胞进入牙囊的功能，另外TGFβ1还可以扩大星网层细胞上IL-1αmRNA的表达。TGFβ在釉结中呈强阳性表达，推测釉结来源于中间层。TGFβ2参与牙发育过程中上皮生长与分化、上皮—间充质相互作用和基质的分泌。硬组织形成期，成釉细胞、成牙本质细胞及中间层强表达，牙尖部邻近成牙本质细胞处，牙乳头、牙囊均为阳性，表明TGFβ参与牙萌出过程中的骨吸收。当牙尖部釉基质的分泌完成，成釉细胞参与成釉器物质的选择性消失，TGFβ在成釉细胞、缩余釉上皮中强表达，表明TGFβ参与调节牙发育过程中缩余釉上皮与口腔上皮的结合，以及牙萌出过程中上皮细胞的死亡、退化，有利于牙冠萌出。Smad分子是TGFβ细胞因子超家族细胞内信号分子，其中Smad2和Smad3是TGFβ细胞内特异的信号转导分子，Smad4作为信号共同中介分子，参与TGFβ超家族所有成员的细胞内信号转导过程。在牙胚发育过程中有Smad1的表达，并且Smad1参与成牙本质细胞分化及牙本质形成。体外培养的人牙乳头细胞内有Smad2和Smad4表达，说明牙乳头细胞内存在Smad信号转导途径，Smad2、Smad4均参与了TGFβ1的信号转导过程。

分离鼠的BMP-2和BMP-4受体的cDNA，通过原位杂交测得BMP-2和BMP-4的受体在鼠E13.5的牙胚中有表达，且所表达的范围大于BMP的表达范围。

可以看出，在牙胚发育中，BMP-4出现的最早，随后是BMP-6、BMP-3、BMP-7。因此，BMP-4在启动牙胚发育中有重要的作用。

3. 基质金属蛋白酶

胚胎发育、器官形态发生、组织增生和改建中，细胞外基质的及时降解必不可少，其中基质金属蛋白酶（matrix metalloproteinases，MMP/matrixin）起重要作用。MMP是一组依赖二价金属阳离子的内肽酶介导细胞外基质成分的降解，参与了胚胎发育、器官形态发生、神经生长、骨重建、伤口愈合、血管生长、细胞凋亡等许多正常生理状态下胞外基质重建，以及病理状态下胞外基质的退行性变，通过调节结缔组织以及信号分子的功能,影响上皮—间充质的相互作用。MMP一般可分为4类,胶原酶(collagenase)、明胶酶(gelatinase)、基质溶解素(stromelysin)和膜类MMP(membrane-type MMP,MT–MMP),但新近发现有些MMP不属于以上4类,如MMP7和釉质溶解酶(enamelysin)等。MMP在牙发育过程中有一定的作用。

釉质形成过程中,在分泌期,成釉细胞合成分泌牙胚发育中有重要作用的釉质蛋白(enamel protein)。釉质蛋白是细胞外基质蛋白,在牙胚发育后期,由成釉细胞合成并分泌进入釉基质中,包括釉原蛋白(AMGN)、非釉原蛋白(non-amelogenin)和釉质酶类,其中釉质酶类分为丝氨酸蛋白水解酶(enamel matrix serine proteinase)和金属蛋白酶。成釉细胞可合成分泌釉质溶解酶,主要分布于分泌期釉质中,且与牙本质基质中的胶原酶、基质溶解素等MMP同源。重组的釉质溶解酶可以降解釉原蛋白,推测釉质溶解酶在釉质形成过程中起主导作用。釉质溶解酶在上皮—间充质的表达,与信号分子传递,引起细胞分化和生物矿化有关。牙胚中釉原蛋白主要存在于钟状期以后的成釉细胞胞浆内,以及细胞外釉基质中,尤以成釉细胞与釉基质交界部位最多。分泌期的成釉细胞中,釉质蛋白主要分布于高尔基体、分泌小泡以及粗面内质网上。

明胶酶(MMP2)在牙胚帽状晚期和钟状早期的釉上皮细胞有短暂表达,表明MMP2在细胞移行、生长分化中有诱导作用,MMP2在成牙本质细胞中高表达,又表明MMP2参与成釉器、牙乳头基质膜的改建和降解。基质溶解素(MMP3)在鼠牙釉质形成和前期牙本质中有表达,提示MMP3参与了前期牙本质中硫酸软骨素的降解。MT–MMP介导细胞外基质的水解。由于MT1–MMP在成釉器中有高表达,因此推测MT1–MMP参与了釉质和牙本质的生物矿化。

4. 神经生长因子

牙具有丰富的神经支配,感觉神经纤维源于三叉神经节,交感神经纤维来自颈上神经节。每个牙的神经与它的具体发育阶段相符合,并非与该种系动物的时序年龄相一致。牙乳头的神经支配晚于牙囊的支配,自律神经的支配晚于感觉神经的支配,牙神经支配晚于相邻黏膜及皮下组织的支配。牙神经支配建立的这种特异的时空模式提示,可溶性神经营养素分子可能参与此过程。乳牙的神经支配较少引起人们注意,牙板形成之前,牙槽神经进入上、下颌隆起,在帽状期和钟状期神经纤维才进入牙乳头和牙囊的致密间充质。

神经嵴源性的外胚间充质参与牙的发生,外胚间充质可诱导成釉器的形成。生长因子、转录因子、细胞外基质、细胞膜表面成分等多种生物分子参与具体的调控过程。神经生长因子(nerve growth factor,NGF)与神经系统的生长发育、正常功能维持及损伤修复有密切关系,可作用于神经嵴源性细胞、中枢系统的神经元细胞以及非神经元源性细胞。NGF与脑源性神经营养因子(BDNF)、神经营养素(neurotrophins,NT–3,4/5,6)、胶质细胞源性神经营养素(GDNF)等统称神经营养素超家族。

NGF具有神经元的作用,调节胚胎牙的神经支配。NGF可作用于3类效应细胞:神经嵴源性细胞、中枢神经系统神经元细胞、非神经元源性细胞(如肥大细胞、单核细胞、中性粒细胞、淋巴细胞等)。通过与2类细胞表面受体相互作用,发挥生物活性作用:低亲和力p75受体(low-affinity p75 nerve growth factor receptor,LANR),可与多种NT结合;trk A,为一种酪氨酸激酶受体,可与NGF以高亲和力特异性结合。

(1)牙发生中NGF及其受体mRNA的表达:大鼠牙发生始于E13,于出生后第4天(postnatal day 4,PN4)牙冠形成。原位杂交法分析大鼠(E13～PN4)牙中NGF mRNA的表达发现:E13,NGF mRNA出现于第一鳃弓;E14,即牙神经支配开始建立前一天,分布于邻近三叉神经和Meckel软骨的间充质凝聚区,以及牙上皮增厚区;E15(蕾状期),分布于牙胚周围;E16～PN3(帽状期与钟状期),出现于牙板;PN4,牙乳头间充质中NGF mRNA大量增加,与牙乳头神经支配建立的时间一致。

LANR mRNA最先在帽状早期(E16)出现于牙板及牙上皮内层,之后在牙胚中持续表达。钟状期(E21,PN1～PN4),牙上皮内层之下的间充质细胞中LANR表达开始下降。处于极化过程中的成牙本质细胞表达LANR,而分化为成熟的功能性成牙本质细胞后,LANR则消失;前成釉细胞及成釉细胞中无LANR表达。牙胚的全部发育过程中,未见Trk A的表达。

(2)NGF的神经元性作用:牙胚中NGF mRNA的表达早于牙神经支配的建立,随后分布于牙胚的周围。ELISA法检测大鼠磨牙发育期牙乳头内NGF含量发现,神经支配前及其过程中NGF水平较高,与其他时期有显著差异。上述现象提示NGF与神经纤维向牙胚内生长及牙囊神经支配的建立有明显关系。

NGF具有调节局部靶区域神经支配的功能。因而，推测神经轴突可能受局部表达的NGF的趋化，从三叉神经干长入牙胚。当三叉神经到达牙囊的目的区后，NGF可诱导轴突末端发芽，并在神经细胞凋亡阶段维持三叉神经元的存活。

已经证实，NGF可以调节出生后牙乳头和牙本质的神经支配。在PN4，大鼠磨牙牙本质及釉质已经形成，牙乳头开始建立神经支配。同时发现，从PN4开始牙乳头中NGF mRNA的表达显著增加，表明NGF与神经支配的发生相关。实验证实，大鼠出生后应用抗NGF抗体可减少牙乳头中感觉神经纤维的数量，并可导致颈上神经节伸向牙乳头的神经纤维几乎全部缺失。表明NGF在调节出生后牙乳头和牙本质的神经支配方面发挥重要作用。它是牙乳头交感神经支配建立所必需的，并可能通过引发牙囊中NGF反应性三叉神经纤维发芽而调节牙乳头与牙本质小管的感觉神经支配。

NGF的非神经元性作用：① 调控成釉细胞系、成牙本质细胞系的增殖和分化。牙胚内与神经发育无关的位点中也测到NGF的表达，提示其还具有非神经元性功能。因为这些区域中未发现高亲和力的Trk A受体，且已证实，低亲和力受体LANR可单独介导NT信号传导，它与NT总是出现于增殖、分裂或分化活性细胞，在成熟的细胞中无表达；所以，NGF可能发挥上皮信号分子的作用，通过与LANR结合，调节成釉细胞系、成牙本质细胞系的增殖与分化。此外，NGF还可上调转化生长因子β1（TGFβ1）mRNA的表达。TGFβ1具有调节成釉细胞、成牙本质细胞分化，以及刺激牙本质基质及釉质基质分泌的功能。因而，NGF也可通过此途径间接调控牙发生中细胞的分化。② 参与牙发生中的细胞凋亡过程。细胞凋亡在牙发生中参与上皮—间充质的相互作用，及时调控细胞增殖数量，清除异常衰老细胞及暂时性结构，发挥塑形作用。已有学者证实，NGF可特异地活化受体Trk A，启动一信号转导过程，最终抑制细胞凋亡。然而，牙发育过程中未发现有Trk A mRNA的表达，因此NGF主要通过与LANR结合，发挥其生物学效应。当NGF与表达LANR的成熟的少突胶质细胞结合后，诱导细胞内酰基神经鞘氨醇含量和c-Jun氨基末端激酶活性持续增加，导致细胞死亡。牙乳头间充质细胞起源于神经嵴，并具有神经元特性，因而牙胚内NGF可能通过与LANR结合，调控牙乳头间充质细胞的凋亡。此外，凋亡后初级与次级釉结节内缺少LANR，进一步支持上述推断成立。

五、牙发育中的细胞凋亡

1. 牙胚发育中的细胞凋亡

细胞凋亡是牙胚胎发育过程中上皮—间充质相互作用所产生的一系列细胞反应中的重要调控机制。通过对鼠牙胚发育的细胞凋亡研究表明，细胞凋亡最早出现在蕾状期，蕾状期口腔上皮细胞增生内陷呈蕾状突起，凋亡阳性细胞集中在上皮细胞形成的蕾状突起的头部及邻近间充质细胞中，位于正在内陷的牙上皮中央区，提示细胞凋亡参与牙蕾结构的形成，内釉上皮中凋亡细胞的出现，调控着细胞的过度增生，控制着上皮性成釉器的雏形。上皮内陷是器官形态形成的普遍机制，细胞凋亡选择性地清除上皮中央正在生长的细胞，有利于形成正常的牙蕾外形，保持牙胚正常的发育过程。牙胚发育至帽状期时，凋亡阳性细胞主要集中在原发性釉结及内外釉上皮细胞增殖形成的颈环处，釉结是调节牙胚形状，尤其是牙尖形成的信号调控中心。随着牙胚发育进入钟状早期，细胞凋亡出现在继发性釉结周围，其中已分化的内釉上皮、星网层细胞、牙乳头的间充质细胞均可见细胞凋亡。钟状期时，随着成釉细胞、成牙本质细胞的分化成熟，牙本质，牙釉质基质的分泌逐渐增加，成釉器不断退化，凋亡阳性细胞在星网层细胞、间充质细胞散在分布，其他区域少见，提示釉结在完成其诱导牙尖形成的功能后，通过细胞凋亡及时调控细胞的增殖数量，清除异常的、已结束生命周期衰老的、多余的上皮及间充质细胞及釉结、星网层等暂时性结构，说明牙胚发育、形态形成的信号中心完成功能后将其灭活是细胞凋亡在牙胚发育中的重要作用之一，也发挥了重要的塑形作用。

2. 釉质形成中的细胞凋亡

成釉细胞凋亡的启动机制的一种可能是，上皮细胞和内皮细胞能够固定于细胞外基质上，这种固定作用防止了细胞凋亡。转变期的成釉细胞在新沉积的釉质上层分泌一种基底膜样结构，因此部分成釉细胞能够逃脱对细胞外基质的固定作用，此过程可能启动细胞凋亡的自杀程序，导致成釉细胞的凋亡和清除。另一种可能是由于生长因子的缺乏，生长因子的缺乏在其他类型的细胞中已得到证实，可以启动细胞凋亡。细胞凋亡在釉质形成过程中的作用是提供一种有效机制来清除多余的上皮细胞，限制进入分化和成熟阶段的细胞数目，清除生命周期已经结束的成釉细胞。

第五节　颞下颌关节的胚胎发育

颞下颌关节(temporomandibular joint, TMJ)是咀嚼系统发挥功能的基础,了解颞下颌关节的生长发育将有助于深入理解颞下颌关节紊乱病、牙颌畸形和各种颜面畸形的发病机制,同时对确定治疗计划和预后都有着重要的临床指导意义。

人类颞下颌关节的胚胎发育可分成四个阶段。① 准备阶段(胚胎前8周):真正的颞下颌关节尚未形成,锤砧关节行使原始颞下颌关节的功能。② 初始阶段(8～9周):颞胚基和髁胚基出现,髁胚基开始软骨内成骨。③ 分化阶段(10～20周):关节盘、关节腔和滑膜形成,继发性软骨出现,髁突进一步软骨内成骨。④ 完成阶段(21周～分娩):颞下颌关节各组成部分已经形成,Meckel软骨消失,关节盘进一步改建,髁突继续软骨内成骨,关节窝发生膜内成骨,造血组织出现。颞下颌关节的发育有其自身的特殊性,包含了许多复杂并且相互关联的分子机制,并且受到多种环境因素的影响,如激素刺激、髁突运动等。随着分子生物学的发展,逐步揭示有关颞下颌关节发育的分子机制。甲状旁腺素(parathyroid hormone, PTH)和甲状旁腺相关蛋白(parathyroid hormone-related peptide, PTHrP)是重要的骨形成刺激因素,可以调节髁突的发育,敲除了PTHrP基因的纯合子大鼠,增殖的软骨细胞将大大减少,而且软骨细胞的凋亡在髁突肥大层中几乎观察不到,也证实PTHrP对调节髁突软骨细胞的分化与凋亡起着关键性的作用。Indian hedgehog(Ihh)在体内由肥大带软骨细胞分泌可以诱导产生PTHrP,来调节关节的生长、髁突软骨的表型和软骨前体细胞的功能。Matsuda认为细胞凋亡(apoptosis)与关节下腔的形成密切相关。同源盒Shox-2基因也对关节发育起到作用,该基因的缺失可导致颞下颌关节发育异常甚至导致先天性关节强直。有研究还发现PTHrP的表达分布与bcl-2一致,提示bcl-2是PTHrP下游的发挥控制软骨细胞分化和凋亡的基因。观察PTHrP与细胞凋亡在胚胎髁突软骨发育中的定位和作用,发现在大鼠E18髁突软骨靠近骨缘的肥大软骨细胞中有部分凋亡的软骨细胞,扁平细胞层和肥大层中有广泛的PTHrP和Ⅰ型PTH/PTHrP受体表达,提示PTHrP可能是在髁突发育过程中调节分化软骨细胞分化与凋亡的一个自分泌/旁分泌因子。

一、Meckel软骨的功能

Meckel软骨也称第一鳃弓软骨或下颌软骨,为胚胎发育时期形成的左右第一鳃弓中的实性柱状透明软骨,外被纤维被膜,左右各一,在中线处由一薄层间充质带相隔。在胚胎发育中,Meckel软骨起着重要的作用。胚胎的前9周,来自第一鳃弓的下颌弓主要由柱状的Meckel软骨支撑,在E6周,Meckel软骨向后上延伸到达正在发育中的耳囊。Meckel软骨的末端膨大分化出锤骨软骨,锤骨软骨与来自第一鳃弓的砧骨软骨形成锤砧关节,锤砧关节只能进行铰链运动,无侧方运动。人胚第7、8周时即可观察到胚胎的主动开口运动,而这时真正的颞下颌关节尚未形成。所以多数学者认为在胚胎早期锤砧关节行使原始颞下颌关节的功能。在人胚第16周,锤骨软骨和砧骨软骨通过膜内成骨转变成中耳的听骨。在人胚18～20周,Meckel软骨退化消失,形成盘锤韧带和蝶下颌韧带。

二、髁 突 的 发 育

随着胎龄的增长,7～11周时锤砧关节的前方出现一团间叶细胞包绕的软骨细胞,该间叶细胞团正对着发育中的下颌支,这就是髁突软骨的始基(髁胚基)。早期髁胚基由一簇软骨膜包绕的软骨细胞组成,随后软骨细胞不断增殖,发生软骨内成骨,髁突形成。髁突在下方与发育中的下颌支融合,髁突的后上方为结缔组织覆盖,翼外肌也附着于髁突的近中。从胚胎12周开始,髁突软骨明显增大,甚至占据下颌支体积的大部分。虽然髁突软骨不断进行增殖和分化,但髁突软骨的软骨内成骨速度更快,所以到胚胎20周时,除髁头处仍保留一层软骨外,髁突已经完全骨化。髁突软骨属于继发性软骨,其发育与下颌骨密切相关,有学者认为下颌骨的原发性生长中心在髁突软骨的发育中起着一定的诱导作用。出生前髁突不断有新骨形成,髁突的大小和密度不断增加。Morimoto等发现15周胚胎,锥状的髁突软骨清晰可见,17周时,软骨内成骨和骨髓腔的形成开始加快,27周胚胎,除了髁突的顶部,其余部位骨小梁变得又长又粗。髁突表面覆盖的纤维组织较关节窝薄,但在整个胚胎发育过程中纤维组织不断增厚,40周时约为15周时的3倍。随着胚龄的增加,髁突内外径的增加均大于前后径的增加。

髁突生长发育的一个主要的特征是在胚胎的后3周，髁突内出现一些裂隙，血管通过这些裂隙长入快速生长的髁突软骨内，通常认为人体内的其他软骨是无血管的。髁突软骨的这种特征可能是与髁突的生长速度较快有关。在人胚5个月时髁突表层软组织分化成典型的纤维层、增殖层、软骨层。随着胎龄的增长，纤维层逐渐增厚，而增殖层和软骨层逐渐减少。EGF在髁突软骨细胞及成纤维细胞的分化和增殖中可能起了重要的作用。在胚胎3个月时，可见粗大的血管束位于髁突中央，以后逐渐变细。在7月人胚，血管束变成3～4条，较集中于髁突中份，以适应髁突生长的需要。胚胎后期，髁突生长发育的另一个特征是髁突软骨骨化速度大于软骨形成速度，髁头表面的软骨逐渐变薄，但大约在25岁生长停止前，髁头表面始终有一条薄的软骨带。核心结合因子α1（cbfα1）是成骨细胞分化和软骨内成骨的主要调节因子，cbfα1主要在髁突软骨肥大细胞层表达，主要作用可能是抑制血管生成和软骨钙化，从而使髁突软骨得以保持到成年。

下颌髁突软骨是颞下颌关节的重要组成部分，它在决定下颌的生长速度、生长量和生长方向及下颌的大小和形状方面均有重要作用。下颌髁突软骨属继发性软骨圆，是活跃的生长部位，但不是生长中心，不完全受遗传控制，可以受周围环境的影响发生适应性生长改建。髁突软骨细胞的凋亡影响髁突的发育，但凋亡软骨细胞出现的时间、分布及凋亡率有一定的差异。凋亡细胞主要分布在髁突软骨的增殖带及浅层肥厚层与深层肥厚层交界的区域，并认为髁突软骨细胞的凋亡影响髁突的形态发育，软骨细胞的凋亡是受内在的bcl-2及BAX基因控制的主动过程，bcl-2及Bax基因可通过调控细胞凋亡的数量调节髁突软骨细胞的增殖、分化、成熟，参与控制TMJ的发育。用人胎儿研究不同胎龄TMJ的细胞凋亡，结果发现bcl-2与髁突软骨细胞的分化及凋亡有关，TUNEL法显示在13～33周胎儿髁突发育中均发现有凋亡细胞，主要位于增殖层和成软骨层，并且还发现一些毗邻的肥大软骨细胞均发生凋亡。这种现象被认为是"成簇性死亡"，可能与软骨细胞的存活需要自分泌/旁分泌信号分子以避免凋亡有关。

三、颞骨关节窝的发育

颞骨关节窝的发生在胚胎7～8周，这时在将来的关节窝区可见间叶细胞聚集，10～11周开始，关节窝开始骨化，22周时关节结节开始发育。近年来，通过计算机三维重建证实，在胚胎前9周时，关节窝的外形为凸形、平坦或略凹，以后，关节窝逐渐凹陷与发育中的髁突相匹配。Morimoto等对20具14～40周人胚进行X线和组织学研究，发现在17～33周时，关节窝的骨化速度非常快，从31周开始，关节结节变得非常致密。

四、颞下颌关节其他结构的发育

在发育中的关节窝和髁突之间存在一团间充质细胞，关节盘、关节腔、关节囊和滑膜的发生与该间充质细胞团有关。

在胚胎7.5～8.5周时，关节窝和髁突之间可见一条间充质组织带，即为关节盘的始基。第10周时，关节盘内可见胶原纤维形成，到12周时胶原纤维就更明显了，胚胎19～20周，关节盘纤维软骨成分明显增加，主要纤维成分是I型胶原纤维和少量的III型胶原纤维，III型胶原纤维来源不明，可能和发育的滑膜有关。胚胎早期整个关节盘都有血管分布，后期由于关节窝和髁突的压迫，关节盘中间部分血管减少，最后消失，关节盘中间较周边薄，致密，弹力纤维在关节盘上周围呈环状分布。随着胚龄的增加，关节盘前带与翼外肌肌腱、关节窝前缘和髁突前部相连，成为关节上下腔的前界。关节盘后带显著增厚，借弹力纤维与关节窝后缘和髁突后部相连，成为关节上下腔的后界，关节盘内外两侧借弹力纤维与髁突颈相连。

关节囊的发生时间差异较大，在第9～11周时可见关节囊的分化，17周时关节囊的发育更明显，26周时，关节周围可见发育良好的关节囊和滑膜。大约10周时，髁突和关节盘间的间充质内出现一些小的间隙，大约12周时，关节窝和关节盘间的间充质内也出现一些小的间隙，这些间隙不断扩大、融合，形成了将来的关节下腔和关节上腔，大约14周时，可见明显的关节上腔和下腔。以后关节腔不断发生改建来适应关节窝、髁突和关节盘的变化。关节腔形成的具体机制尚不清楚，可能与细胞凋亡有关。细胞凋亡又称程序性细胞死亡，是一种自然的细胞消亡形式，细胞凋亡对胚胎的发生，器官的发育及形成有着重要的作用。Matsuda等报道细胞凋亡参与了颞下颌关节的发育，并推测细胞凋亡的异常可能导致先天性髁突分裂及其他畸形,并可能成为颞下颌关节紊乱症和颞下颌关节骨关节病的病因。李松等研究发现细胞增殖和细胞凋亡密切相关,协调有序地参与颞下颌关节的生长发育和塑形。Bhussry的研究发现,大约10周龄的人体胚胎,在髁突软骨和颞骨的间充质中,可初见颞下颌关节的其他成分。12周龄的人体胚胎可见两个裂缝状的关节腔和关节盘,关节周围的间充质开始形成关节囊。

　　蝶下颌韧带来源于Meckel软骨,起于蝶骨角棘,止于下颌小舌。但在胚胎发育早期,蝶下颌韧带并未附着于蝶骨角棘,关于该韧带附着于蝶骨角棘的时间和机制仍有争论。Ouchi等认为蝶下颌韧带约在妊娠期32周时与蝶骨角棘发生附着,其机制可能与原始的口腔咀嚼和吞咽功能有关。盘锤韧带起至关节囊和关节盘的后份,穿过鳞鼓裂与锤骨相连。1962年Pinto最先报道,后来盘锤韧带的胚胎发育受到学者们的重视,大部分学者认为盘锤韧带也来源于Meckel软骨,为翼外肌肌鞘胚胎发育的遗迹。

小　结

　　与体内其他器官的发育一样,颅面部与口腔发育最初也不具有特征性,在初期出现间充质细胞的凝聚和上皮层细胞的增厚、折叠,随后,颅面突发育就出现了特征性的改变。这两个过程的发生主要是由于信号分子在上皮—间充质之间进行信息传递,激发或抑制有关基因的表达,促进细胞向不同的方向协调分化和精细选择,从而形成颅面部及口腔各组织器官。这些信号分子主要包括:转录因子,如MSX-1、MSX-2、MSX-3;生长因子,如TGFβ、BMP、FGF;③ 结构蛋白,如syndecan-1、tenascin。这些因子都受上皮—间充质的调节,遗传及环境因素导致它们的异常表达,都有可能导致颅面部与口腔组织器官的畸形。

（周　峻　金　岩）

主要参考文献

于世风.2012.口腔组织病理学.7版.北京:人民卫生出版社.

金岩.2003.口腔颌面组织胚胎学.西安:陕西科学技术出版社.

金岩.2005.小鼠发育生物学与胚胎实验方法.北京:人民卫生出版社.

金岩.2011.口腔颌面发育生物学与再生医学.北京:人民卫生出版社.

Aurrekoetxea M, Irastorza I, García-Gallastegui P, et al. 2016. Wnt/β-Catenin Regulates the Activity of Epiprofin/Sp6, SHH, FGF, and BMP to Coordinate the Stages of Odontogenesis. Front Cell Dev Biol, 30; 4: 25.

Berdal A, Molla M, Hotton D, et al. 2009. Differential impact of MSX1 and MSX2 homeogenes on mouse maxillofacial skeleton. Cells Tissues Organs. 2009; 189(1–4): 126～132.

Cerny R, Lwigale P, Ericsson R, er al. 2004. Developmental origins and evolution of jaws: new interpretation of "maxillary" and "mandibular". Dev Biol, 276(1): 225～236.

Charles C, Lazzari V, Tafforeau P, et al. 2009. Modulation of Fgf3 dosage in mouse and men mirrors evolution of mammalian dentition. Proceedings of the National Academy of Sciences, 106(52): 22364～22368.

Dai J, Mou Z, Shen S, et al. 2014. Bioinformatic analysis of Msx1 and Msx2 involved in craniofacial development. J Craniofac Surg, 25(1): 129～134.

Hajihosseini MK. 2008. Fibroblast growth factor signaling in cranial suture development and pathogenesis. Front Oral Biol, 12: 160～177.

Jeong J, Li X, McEvilly RJ, et al. 2008. Dlx genes pattern mammalian jaw primordium by regulating both lower jaw-specific and upper jaw-specific genetic programs. Development, 135(17): 2905～2916.

Klein OD, Minowada G, Peterkova R, et al. 2006. Sprouty genes control diastema tooth development via bidirectional antagonism of epithdial-mesenchymal FGF signaling. Developmental cell, 11(2): 181～190.

Liu F, Chu EY, Watt B, et al. 2008. Wnt/β-catenin signaling directs multiple stages of tooth morphogenesis. Developmental biology, 313(1): 210～224.

Mitsiadis TA, Pagella P. 2016. Expression of nerve growth factor (NGF), TrkA, and p75 (NTR) in developing human fetal teeth. Front Physiol. Front Physiol, 3; 7: 338.

Morikawa S, Ouchi T, Shibata S, et al. 2016. Applications of mesenchymal stem cells and neural crest cells in craniofacial skeletal research. Stem Cells Int, 2849879.

Shao M, Liu C, Song Y, et al. 2015. FGF8 signaling sustains progenitor status and multipotency of cranial neural crest-derived mesenchymal cells in vivo and in vitro. J Mol Cell Biol, 7(5): 441～454.

Tsutsui TW, Riminucci M, Holmbeck K, et al. 2008. Development of craniofacial structures in transgenic mice with constitutively active PTH/PTHrP receptor. Bone, 42(2): 321～331.

Viale-Bouroncle S, Gosau M, Morsczeck C. 2014. Notch1 signaling regulates the BMP2/DLX～3 directed osteogenic differentiation of dental follicle cells. Biochem Biophys Res Commun, 10; 443(2): 500～504.

Wang X P, Suomalainen M, Felszeghy S, et al. 2007. An integrated gene regulatory network controls stem cell proliferation in teeth. PLoS biology, 5(6); el59.

第二十一章 先 天 畸 形

畸形（malformation）是指器官或组织的体积、形态、部位或结构的异常或缺陷。先天畸形（congenital malformation）是指胎儿生后外表或内脏具有解剖学上形态结构的异常，不包括镜下细微结构或生化代谢异常。先天畸形有单发畸形（如唇裂、多指等）和多发畸形之分。许多种多发畸形是在某一原因作用下特异地组合而发生的，称为畸形综合征。先天畸形与出生缺陷（birth defects）含义不同，出生缺陷或先天异常（congenital anomalies）是指胚胎或胎儿在发育过程中发生的结构、功能、代谢、行为等方面的异常。主要包括有先天畸形、先天代谢性疾病、功能性障碍如先天性耳聋、智力低下等。按照美国March of Dimes出生缺陷基金会的定义则范围更广，出生缺陷还包括低出生体重、死胎和流产等。分子病是由基因突变导致蛋白质分子结构和数量的异常，从而引起机体结构和功能障碍的一类疾病，而先天性代谢性疾病则是由于参与物质代谢过程的某些多肽或蛋白的基因发生突变、不能合成或合成了无活性的产物，导致有关代谢途径不能正常运转而出现的具有不同临床表型的代谢缺陷。有些代谢病也会伴有先天畸形，但并非必然。所以，先天畸形与遗传病、分子病、代谢病等概念既有内在联系，又有重大区别。狭义的先天畸形是指胎儿出生时，就存在着整个身体或一部分的外形、内脏的解剖结构畸形或发育异常。广义的先天畸形则包括了出生时的各种结构畸形、功能缺陷、代谢障碍以及行为发育的异常。

畸胎学（teratology，畸形学）是一门研究人类各种发育异常的成因、临床表现和形成机制及预防各种人类出生缺陷或先天性畸形的综合性学科。在研究内容、方法和概念方面非常广泛，涉及发育生物学、遗传学、分子生物学、生殖生物学、流行病学、环境科学和临床医学等不同的学科领域。

第一节 先天畸形的发生概况和分类

一、先天畸形的发生概况

据WHO对16个国家的调查报告，严重畸形和轻微畸形的发生率分别为0.46%、1.27%。我国近年报道的婴儿先天畸形发生率在8.78‰～25.52‰。据美国March of Dimes出生缺陷基金会的报道，美国每年有12万以上的出生缺陷患儿，最常见的出生缺陷是心脏缺陷、唇裂、腭裂、Down综合征和脊柱裂。全世界每年约有800万儿童出生时患有某种严重的遗传性或非遗传性因素有关的出生缺陷，占出生儿童总数的6%。另外，还有许多儿童出生时患有母亲受孕后发生的严重出生缺陷，包括由于暴露于环境因素（致畸原），如酒精、风疹病毒、梅毒和碘缺乏症等所引起的出生缺陷。全世界每年至少有330万5岁以下儿童死于出生缺陷，320万存活儿童终身残疾。无论遗传性出生缺陷、非遗传性因素有关的出生缺陷，还是受孕后暴露于致畸物引起的出生缺陷，发展中国家均比发达国家多。

我国从1986年10月至1987年9月，在原卫生部领导下，在全国29个省、市、自治区的945所医院和妇幼保健院的1 243 284例围生儿进行了监测。结果显示先天畸形儿的发生率为1.3%。1998年全国出生缺陷总发生率为9.56‰，据中国妇幼卫生监测网监测结果显示2001～2006年全国出生缺陷发生率呈上升趋势（由2001年的104.9/万上升至2006年的145.5/万）。2007年我国出生缺陷医院监测显示，前5位的出生缺陷发生率为：① 先天性心脏病（25.1/万）；② 多指（趾）（16.3/万）；③ 唇裂（13.1/万）；④ 神经管缺陷（7.2/万）；⑤ 先天性脑积水（6.8/万）。我国出生缺陷监测中心常年对全国31个省、132个市县的460多个医院产科进行了出生缺陷监测，结果发现我国神经管畸形整体高发，平均发生率为10/万左右，处于世界高位。另据卫生部相关监测数据表明，2005～2007年我国的先天性心脏病发生率已经连续3年超过24/万，造成直接经济损失高达130亿元，是神经管畸形的60多倍。20世纪80年代后期，发达国家出生缺陷发生率已经降到了3%左右，而我国目前出生缺陷率仍然高达5%左右，差距较大，及时查找出生缺陷的原因并积极防治。

二、先天畸形的分类

先天畸形是一种非常泛指的专业术语，可用来描述人类出生时表现的所有类型的个体发育缺陷，如胚胎或胎儿结构、功能等方面的异常，涉及基础科学和生物医学等，很难纳入任何一个命名分类系统。因此，有人提出以下几种不同的命名分类法。

1. 病因学分类

按照发生的原因，先天畸形可分为遗传因素、环境因素、原因未明三大类。环境因素引起的先天畸形又进一步按不同病因（致畸因素）分为药物和环境化学物、微生物感染、电离辐射、母体疾病引起的先天畸形。

2. 胚胎学和病理学分类

从胚胎发育和病理学角度，先天畸形分为九类。① 发育不全：指发育失败或未能发育，如肾发育不良、无眼畸形等。② 发育不良：指发育过早停止，如腭裂畸形、幼稚子宫等。③ 增生：发育过度，如多指（趾）畸形。④ 骨骼发育异常：如短（缺）肢畸形等。⑤ 遗传结构残留：因退化失败所致，如主动脉导管未闭、肛门闭锁等。⑥ 未分隔或管道未形成：如并指（趾）畸形、食管闭锁等。⑦ 神经管闭合不全：如脊柱裂等。⑧ 非典型分化：如骶尾畸胎瘤、神经胚细胞瘤等。⑨ 附件：器官形成多个发生中心或器官发生异位，如多乳头和输尿管异位畸形等。

1958年至1982年，Willis、Grag和Moore根据先天畸形的胚胎发生过程，先后提出了大致相同的畸形分类方法，根据这种分类方法，先天畸形分为以下几种类型。① 整胚发育障碍：多由严重遗传缺陷引起，大都不能形成完整的胚胎，多是球形或不规则形细胞块并早期死亡吸收或自然流产。② 胚胎局部发育畸形：由胚胎局部发育紊乱引起，涉及范围并非一个器官，而是多个器官。如头面发育不全（ethmocephalus）和并肢畸形（sirenomelus）等，头面发育不全畸形鼻呈管状下垂、脑不同程度受累、两眼靠近甚至融合为独眼，并肢畸形的头、躯体和上肢都正常，只有两下肢融合为一体。③ 器官或器官局部畸形：由某一器官不发生或发育不全所致，如双侧或单侧肺不发生、双侧或单侧肾不发生，都是典型的整个器官的畸形。有些畸形是由器官发生中的部分结构异常引起，如室间隔膜部的间充质发育不良而造成的室间隔膜部缺损、卵圆孔未闭引起的房间隔缺损、侧腭发育不良引起的腭裂等。④ 组织分化不良性畸形：由于组织分化紊乱而引起。这类畸形的发生时间较晚且肉眼不易识别，只有在显微镜下才能鉴别出来。例如，骨组织的分化不良引起的骨发育不全（osteogenesis imperfecta）、甲状腺滤泡分化不良引起的克汀病。在结肠发育期间，如果肌间神经节细胞未能分化出来，结肠就不能蠕动，导致结肠极度膨大形成巨结肠（Hirschsprung disease）等。⑤ 发育过度性畸形：由器官或器官的一部分增生过度所致，如在房间隔形成期间第二隔生长过度而引起的卵圆孔闭合或狭窄、多指（趾）畸形等。⑥ 吸收不全性畸形：在胚胎发育过程中，有些结构全部吸收或部分吸收，如果吸收不全，就会出现畸形。如蹼状指（趾）、不通肛、食管闭锁等。在心脏发育中，位于第二隔右侧右心房中的假隔（septum spurium）在一定时期内相当突出。在胚胎发育的第三个月，沿其边缘吸收并很快缩小。在上部仅留有一痕迹，其下部未被吸收而形成下腔静脉瓣和冠状窦瓣。如果吸收不全，就形成网状条束，即Chiar网。⑦ 超数和异位发生性畸形：由于器官原基超数发生并发育或器官原基发生于异常部位而引起，如多孔乳腺、异位乳腺、双肾盂双输尿管等。⑧ 发育滞留性畸形：器官发育中途停止，器官呈中间状态。因此，在形态、结构、位置和功能上呈不同程度的异常状态。如双角子宫、隐睾、骨盆肾、气管食管瘘等。⑨ 重复畸形：是由于单卵孪生的两个胎儿未能完全分离，致使胎儿整体或部分结构不同程度地重复出现。⑩ 寄生畸形：寄生畸形又称寄生胎。也是由于单卵双胎未能完全分离而形成的一种畸形。单卵孪生的两个胎儿发育速度相差甚大，其中一个胎儿发育快而完整，而另一个胎儿发育慢且不完整，致使小者附属在大者的某一部位。

3. 按畸形的形成方式分类

从临床角度考虑，任何分类方法都必须能实际用于临床。按先天畸形的形成方式不外以下几种情况。① 胚胎组织形成不良：在遗传和环境致畸因素的影响下，使胚胎本身有着内在缺陷，因而造成组织器官形成不良，产生畸形。可单发或多发。② 变形：胚胎本身原无缺陷，各组织、器官早期发育原本正常，只是由于受到外来机械力作用，使原来正常发育的组织、器官受压变形，出现畸形。③ 胚胎组织或胎儿的发育过程受到外来作用的阻断，造成畸形。按以上畸形的形成方式，先天畸形可归纳为5种主要类型。① 综合征（syndrome）：指一群或几种畸形，经常共同出现在一个个体中。综合征常起因于同一病因，如21三体可形成Down综合征，风疹感染可引起风疹综合征。② 联合征（association）：指一群或几种畸形常伴同在一起，出现在同一个体中，但不如综合征那样恒定，也不是偶然的巧合，这样一组畸形称为联合征。联合征可能系不同病因所致。如VATER联合征，由脊柱（V）、肛门（A）、气管（T）、食管（E）、肾（R）等畸形联合而成。③ 变形症（deformation）：指外来机械力作用引起的变形。常见的有踝内收、胫骨扭曲等。④ 阻断症（disruption）：指胚胎或胎儿本身没有内在缺陷，在发育中胎儿体外的某些因素如羊膜带或体内血栓形成等，使组织、器官的发育受阻或破坏，造成畸形。羊膜带常因妊娠前8周时羊水早破而形成，呈片状或带状。由于羊膜带与胎儿体表的粘连或缠绕，使早期发育着的胚胎或胎儿的组织、器官发育阻滞和破坏，产生畸形，形成羊膜带阻断症。羊膜带产生的时间越早，危害越严重。⑤ 序列征（sequence）：在胚胎发育中，在某种因素影响下，先产生一种畸形，由此畸形进一步导致相关组织、器官的一系列畸形。这一连串发生的畸形称为序列征。如Robin-Pierre序列征，起始畸形为小下颌，因而舌被迫向后向上移位，致使腭板不能正常闭合，并使呼吸道受阻，出现一连串畸形。由单一组织发育不良形成的序列畸形，称为畸形序列征；由变形引起的序列畸形，称为变形序列征；由阻断引起的序列畸形，称为阻断序列征。

4. 世界卫生组织分类

在临床应用和医学统计中，需要一种使用方便、界定明确、世界统一的畸形分类方法。WHO颁布的疾病的国际统计学分类（*International Statistical Classification of Diseases*）2006年第10版，用字母数字方式对各种畸形进行编码，将先天畸形、变形和染色体异常归为Q00～Q99，共分11大类。而将先天性代谢障碍（先天性苯丙酮尿症、先天性甲状腺功能减退症等），腹股沟疝、脐疝、畸胎瘤、地中海贫血，血管瘤和淋巴管瘤等分别归类为各器官系统疾病进行编码。世界各国对先天畸形的调查统计多采用这种分类方法，并根据本国的具体情况略加修改补充。目前我国的出生缺陷监测也以此为基础，在《中国人群出生缺陷监测方案（试行）》中，共监测44种出生缺陷（表21-1）。其中12种先天畸形是世界各国常规监测的对象，是国际学术和资料交流中的代表性畸形。

表21-1　我国监测的主要出生缺陷

畸　形　名　称	ICD-10编码	畸　形　名　称	ICD-10编码
神经系统先天性畸形		唇裂*	Q36
无脑畸形和类似畸形*	Q00	腭裂伴有唇裂*	Q37
脑膨出	Q01	消化系统的其他先天性畸形	
小头畸形	Q02	食管狭窄或闭锁*	Q39.0, Q39.1,
先天性脑积水*	Q03		Q39.2, Q39.3
脊柱裂*	Q05	直肠肛门闭锁或狭窄*	Q42.0
眼、耳、面和颈部先天性畸形		生殖器官先天性畸形	
无眼、小眼和巨眼	Q11	睾丸未降	Q53
先天性白内障	Q12.0	尿道下裂*	Q54
先天性无（耳）廓	Q16.0	性别不清和假两性同体（两性畸形）	Q56
副耳	Q17.0	泌尿系统的其他先天性畸形	
小耳	Q17.2	膀胱外翻	Q64.1
循环系统先天性畸形		肌肉骨骼系统先天性畸形和变形	
室间隔缺如	Q21.0	马蹄内翻足	Q66.0
房间隔缺如	Q21.1	多指（趾）	Q69
Fallot四联症	Q21.3	并指（趾）	Q70
左心发育不全综合征	Q23.4	上肢短缺缺陷*	Q71
动脉导管未闭	Q25.0	下肢短缺缺陷*	Q72
动脉的其他先天异常（大血管错位）	Q25.4	先天性膈疝	Q79.0
肺动脉狭窄	Q25.6	先天性脐膨出	Q79.2
唇裂和腭裂		腹裂	Q79.3
腭裂*	Q35	其他先天性畸形	

续 表

畸 形 名 称	ICD-10编码	畸 形 名 称	ICD-10编码
联体双胎	Q89.4	其他先天性异常	
染色体异常		腹股沟疝	K40
Down综合征*	Q90	脐疝	K42
18-三体综合征	Q91	畸胎瘤	O62.9
血管瘤和淋巴管瘤	D18	先天性苯丙酮尿症	E70.0
地中海贫血	D56	先天性甲状腺功能减退症	E03

* 为国际常规监测的12种先天畸形。

第二节 先天畸形的发生原因

先天畸形的发生原因不外遗传因素、环境因素和两者的相互作用。Wilson综合了5次国际出生缺陷讨论会的资料，于1972年对人类出生缺陷进行了综合病因分析。认为遗传因素（包括血缘遗传、染色体畸变和基因突变）引起的出生缺陷占25%，环境因素（包括生物因素、物理因素、母体代谢失调、药物和化学物质）所引起的出生缺陷占10%，遗传因素与环境因素相互作用和原因不明者占65%。

一、遗传因素与先天畸形

遗传性疾病与先天畸形有密切关系。因为两者都具有胎生性（inborn）和先天性的特征，虽然有些遗传病是在生后某一阶段才可表现，但却是在胚胎早期获得的致病基因及环境致畸因子的致畸作用，可产生各种先天畸形。据69 277例围生儿的检测中，出生时严重先天畸形的发生率为2.24%，其中28%为家族遗传性缺陷。遗传因素引起的先天畸形是遗传物质的改变引起的，包括染色体畸变和基因突变，以及DNA的甲基化等。如果这些遗传改变累及生殖细胞，引起的畸形会遗传给后代，引起子代的各种畸形。

1. 染色体畸变

染色体畸变包括染色体数目的异常和染色体结构异常。这类改变可由亲代遗传，也可由生殖细胞的异常发育引起。

（1）染色体数目异常

1）多倍体（polyploid）：如果在减数分裂过程中整套染色体全部没有分离，则可形成二倍体生殖细胞。当这样的精卵结合后，则形成多倍体受精卵，发育成多倍体（即69条以上或3n以上）。多倍体胎儿大多数自然流产；三倍体胎儿占染色体异常流产的20%左右。三倍体的新生儿也有报道，但极为罕见，而且生后因为伴有多发畸形和低出生体重很快死亡。三倍体可能是在第二次减数分裂过程中，第二极体与卵母细胞未分离造成的，但更可能是由于一个卵母细胞同时被两个精子受精产生（dispermy，双受精，二精入卵）。四倍体（tetraploidy）染色体数量可达92条，可能发生在第一次卵裂过程中使染色体加倍造成，这种异常的受精卵分裂将导致带有92条染色体的胚胎出现。四倍体胚胎很早就发生流产，只能发现一种空的绒毛膜囊，称为"枯萎胚"（blighted embryo）。

2）非整倍体（aneuploid）：人体细胞染色体数目增加或减少1～2条，称非整倍体。如染色体增加了1条，就称三体型（trisomy），即2n+1。如21号染色体的三体可引起先天愚型即Down综合征，发生率约为0.15%。18号染色体的三体可引起Edward综合征，发生率为0.03%。畸形儿多在出生后1年内死亡，活过1年者不超过1/3。主要表现是总体发育不良、智力低下、小颌、低位畸形耳等。13号染色体三体可引起Patau综合征，发生率为0.02%，主要特征是无嗅脑，因此被称为无嗅脑畸形（arhinencephaly）。只有18%的患儿活过1年，患儿眼小、双侧唇裂、斜坡状额、脚底呈冰刀样。22号染色体三体型极为罕见。性染色体三体（47，XXY）多见，可引起先天性睾丸发育不全（即klinefelter综合征）。由于这类畸形主要表现于性器官，因而在青春期前性器官尚未发育时很难发现。常见的性染色体三体型有："47，XXY"（klinefelter综合征），发生率为0.1%；"47，XXX"，表现型为女性，外观正常。以前可用性染色质研究来检测某些性染色体三体型，因为在XXX女性的细胞核内存在两块性染色质，XXY男性含有一块性染色质。

现在多采用染色体分析进行。性染色体还可增至4或5条，分别称为四体型（tetrasomy）和五体型（pentasomy）。曾有人报道表现型为女性的"48，XXXX"和"49，XXXXX"；表现型为男性的"48，XXXY""48，XXYY""49，XXXYY"和"49，XXXXY"。性染色体的数目越多，智力缺陷和身体缺陷越严重。如某号染色体少1条，就称为单体型即2n–1。常染色体的单体型胚胎几乎不能存活，性染色体的单体型胚胎约有97%死亡、3%成活，但有畸形，如先天性卵巢发育不全即Turner综合征（45，XO）缺少1条X染色体，即X单体型。非整倍体多见于第13、15、16、18、21、22号等小的染色体。

3）嵌合体：即某个体的体细胞含有2种或2种以上的细胞系。可累及常染色体和性染色体。通常是由于受精卵在早期卵裂过程中，有丝分裂不分离，或在有丝分裂的中、后期，某一染色单体向某一极移动时，由于某种原因而滞留在细胞质中被分解消化，结果在一个人体内产生不同核型的细胞系。如"46，XY/47，XY+21""45，X/46，XX/47，XXX"等。这类畸形常比三体型或单体型的异常表现轻。例如，"45，X/46，XX"嵌合体所表现出的Turner综合征的体征要比"45，XO"单体型轻。

4）异源嵌合体：是指两个个体的核型出现在一个个体内。即二卵双生儿之间或胎儿与母体之间通过胎盘发生了细胞交换。如"46，XX/46，XY"。

（2）染色体结构异常

1）缺失（deletion）：指断片未与断端接合，结果造成缺失。包括末端缺失与中间缺失。如5号染色体短臂（5p）末端断裂缺失可引起猫叫综合征。7号染色体的末端缺失可造成骶骨发育不全和脊髓脊膜膨出，13号染色体长臂的部分缺失与前脑无裂畸形（holoprosencephaly）和Dandy-Walker畸形有关。

2）重复（duplication）：一个断片插入另一个同源染色体上，形成染色体物质的重复。重复可累及部分基因、全部基因或一系列基因，多不引起畸形。已经发现*SOX9*基因重复与一种家族性（46，XX）睾丸发育障碍有关。

3）微缺失（microdeletion）和微重复（microduplication）：高分辨率显带技术已经可检测出许多疾病的非常小的中间和末端缺失。正常分辨率染色体显带技术可在每一单倍体组显示350个带，而高分辨率染色体显带技术可在每一单倍体组显示1 300个带。因为缺失可跨越几个邻接的基因，因此这些异常和那些因微重复造成的异常，称为邻接基因综合征（contiguous gene syndrome，表21-2）。两个例子分别是Parder-Willi综合征（PWS）和Angelman综合征（AS）。前者身长短、轻度智力发育迟缓、肥胖、食欲过盛、性腺机能减退，后者严重智力发育迟缓、小头畸形、短头、肢体和躯干的共济失调。这两种综合征常与15号染色体上的q12带明显的缺失有关。临床表现型由缺失的15号染色体的双亲来源决定。如果缺失起因于母亲，则表现为AS，如由父亲传递，则表现为PWS。

表21-2 邻接基因综合征举例

综合征	临床表现	染色体异常	双亲来源
Parder-Willi	张力减退、性腺机能减退、肥胖、食欲过盛、特殊面容、身长短、小手脚、轻度发育迟缓	Del 15q12（大多数情况下）	父亲
Angelman	小头畸形、矮小症、短头、癫痫、严重智力发育迟缓	Del 15q12（大多数情况下）	母亲
Miller-Dieker	Ⅰ型无脑回症、畸形恐怖面容、严重发育迟缓、心脏畸形	Del 17q13.3（大多数情况下）	双亲中任何一个
DiGeorge	胸腺发育不良、甲状旁腺发育不良、畸形恐怖面容	Del 22q11（某些情况下）	双亲中任何一个
Shprintzen（Velocardiofacial）	腭缺陷、发育不全性翼状鼻根、长鼻、说话迟缓、学习障碍、精神分裂症样的病症	Del 22q11（大多数情况下）	双亲中任何一个
Smith-Magenis	短头、宽鼻梁、腭突出、短宽手、说话迟缓、智力发育迟缓	Del 17q11.2	双亲中任何一个
Williams	身长短、高钙血症、心脏畸形，尤其是主动脉瓣狭窄、特征性的小精灵样面容、智力发育迟缓	Del 17q11.23（大多数情况下）	双亲中任何一个
Beckwith-Wiedemann	矮小、巨舌畸形、脐突出、低血糖症、偏身肥大、横耳垂	Del 11p15（某些情况下）	父亲

4）易位（translocation）：断片移接到另外一条非同源染色体上，成为易位。如有两条染色体之间相互交换断片，则称为交互易位（reciprocal translocation）。两个非同源染色体间交互易位，一般不会引起

畸形。例如,21号染色体与14号染色体间的交互易位,胚胎发育正常,无任何畸形,但这种交互易位容易引发21号三体型,从而发生Down综合征。据统计,有3%～4%的Down综合征患儿为21号染色体易位三体型。交互易位的一种特殊类型是罗伯逊易位(Robertsonian translocation)或平衡易位(balanced translocation)。即在两条具有近端着色粒的染色体之间,断裂发生在着色粒附近,其中两条长臂在着色粒处重新连接起来,而两个短臂往往丢失,结果导致染色体数目减少,这种平衡易位染色体携带者的子代易患染色体病。

5) 倒位(inversion):断片倒转180°,又重新黏接上,从而造成染色体物质的重排。倒位又分为臂内倒位(仅涉及在着色粒一侧的长臂或短臂)和臂间倒位(断裂发生在着色粒两侧的长短臂之间)。倒位与畸形的关系还不明确,有研究发现9号染色体臂间倒位可能是自然流产、死胎、畸形、不育不孕的原因之一。

6) 插入(insertion):即某个染色体断片插入到同一染色体或另一染色体中间位置上,分为正位插入和倒位插入。

7) 环状染色体(ring chromosome):为某一染色体两臂末端发生断裂,末端断片丢失后,带有着色粒的那部分染色体两个断端连接起来,即形成环状染色体。也称为着色粒环(centric ring)。如果染色体上某一个臂上的断片两端重接,不包含着色粒,称无着色粒环(acentric ring)。Ahzad等2010年报道6号环状染色体与一种多发畸形有关。

8) 双着色粒染色体(dicentric chromosome):两个非同源染色体断裂后,两个具有着丝粒的断片连接而形成。45和46号染色体的着丝粒嵌合(45, X/46, X, dic(X)(Xqter→p22:: p22→qter))可产生生长迟缓和Turner的少量皮肤红斑(Mattei, 1977)。

9) 等臂染色体(isochromosome):在染色体分裂过程中,发生了着色粒横裂(正常情况下为纵裂),致使两条姐妹染色体的短臂和长臂复制时,分别成为两条等臂染色体。染色体的这类结构异常多发生在X染色体上,患儿除具有Turner综合征的一些畸形特征外,且身材矮小。Dundar等2010年报道18p等臂染色体与一种多发畸形有关。

10) 部分三体(partial trisomy):即一个核型中某一染色体的长臂或短臂多了一段,王志红等2009年报道部分三体与多发畸形有关。

11) 部分单体(partial monosomy):即一个核型中某一染色体的长臂或短臂少了一段。Williams-Beuren综合征是7q11. 23邻近基因杂合性丢失所致的部分单体性综合征。临床表型包括心血管疾病、特殊面容、神经行为异常和一过性婴儿期高钙血症。

(3) 引起染色体畸变的因素

1) 母体妊娠年龄流行病学:研究发现染色体不分离与母亲妊娠时的年龄有关,实质是与母亲的卵龄有关。母亲本人在出生时卵细胞已经处于成熟分裂前期,故进入生育年龄时卵龄已经20～25年,卵龄越长染色体不分离的发生率越高。如母龄与21-三体综合征的发生率有如下关系:15～29岁为1∶1 500;30～34岁为1∶800;35～39岁为1∶270;40～44岁为1∶50。

2) 放射线:放射线照射是引起染色体畸变的一个重要原因。回顾性调查发现,Down综合征的发生与放射线接触密切相关。尤其在妊娠早期(受精卵卵裂和胚胎发育初期),接触放射线可导致胎儿发育异常。

3) 其他因素:病毒感染(巨细胞病毒、风疹病毒等)、物理因素(温度、辐射、微波等)及化学因素(某些药物、化学物质等)均可影响染色体而引起畸变。

2. 基因突变

突变是指DNA分子碱基组成或排列顺序的改变,其染色体外形看不到异常。大多数突变是有害的,某些是致死性的。基因突变是引起先天畸形的重要原因之一,这些畸形可以按孟德尔遗传定律遗传给后代。基因突变引起的先天畸形远比染色体畸变引起的畸形少。这是因为尽管基因突变的次数较多,但大多数突变基因不引起先天畸形。基因突变引起的畸形主要有软骨发育不全、肾上腺肥大、小头畸形、无虹膜、多囊肾、皮肤松垂症、睾丸女性化综合征。一种新的谷氨酰胺转移酶1基因(transglutaminase 1 gene, TGM1)的371delA纯合子突变就可产生典型的层状鱼鳞癣(lamellar ichthyosis)。基因突变主要引起微观结构或功能方面的遗传性疾病,如镰状细胞贫血、苯丙酮酸尿症等。

显性遗传畸形软骨发育不全是由于染色体4p上的成纤维细胞生长因子受体3基因cDNA的1 138位核苷酸G突变为A所造成。其他遗传性异常是由常染色体的隐性遗传引起的,如肾上腺肥大和小头畸形。常染色体隐性遗传只有在纯合子时才表现出症状,因此许多这些基因的携带者(杂合子个体)无异常表现。脆性X综合征是中度智力发育迟缓的最常见原因,在男性中度智力发育迟缓的所有原因中仅次于Down综合征。脆性X综合征在男性出生儿的比率为1：1 500。染色体分析可确诊,脆性X染色体在X927.3,DNA研究显示在FMRI基因的特定区域出现CGG核苷酸表达。已经确定几种基因疾病是由于在特定基因中三核苷酸的膨胀(expansion)引起的。其他例子包括肌强直性萎缩,Huntington舞蹈病,脊髓延髓性肌萎缩,Friedreich运动失调等。X连锁的隐性基因常在受累的(半合子)男性表现出来,偶尔在女性携带者(杂合子)表现,如脆性X综合征。*LIS1*是一种在脑发育中有重要作用的基因,在半合子突变状态下,可引起严重的小脑畸形(lissencephaly)。

同源异型基因(homeobox gene)是在所有脊椎动物都发现的一组基因。具有高度保守的序列和次序,参与早期胚胎发育,限定体节的身份和空间排列。这些基因的蛋白质产物与DNA结合,并形成调节基因表达的转录因子。与同源异型基因突变相关的疾病见表21-3。

表21-3 与同源异型基因突变相关的人类疾病

名 称	临 床 表 现	基 因
Waardenburg综合征Ⅰ型	白额发、眼内眦横(侧)向位移、耳蜗性耳聋、异色症、面裂,常染色体显性遗传	人*HuP2*基因,小鼠*Pax3*基因同系物
并—多趾(畸形)(synpolydactyly)(Ⅱ型并指)	指蹼和指重复、多余的掌骨,常染色体显性遗传	*HOX D 13*突变
前脑无裂畸形(holoprosencephaly)	侧脑室不完全分离、无眼或独眼畸形、中线面发育不良或面裂、单上颌骨中央门牙距离过近,常染色体显性遗传	*HPE3*（*Sonic Hedgehog*）突变基因,与果蝇节段极性基因*hedgehog*同源
脑裂(Ⅱ型)	脑室内全厚度裂开,常导致癫痫、僵直和智力发育迟缓	*EMX2*同源框基因中胚系基因突变,与小鼠*EMX2*同源

3. DNA甲基化

随着现代遗传学和生物信息学的发展,人们发现,不仅DNA序列包含遗传信息,而且DNA、组蛋白或染色体水平的修饰也会造成基因表达模式的改变,并且这种改变和经典的遗传信息一样可以遗传,基因能否表达往往受这些修饰的调控,因此先天畸形的研究进入表观遗传学领域。DNA甲基化与神经管缺陷、先天性巨结肠、先天性心脏病、唇裂、腭裂、先天畸形综合征都有一定关系。DNA甲基化是基因表达的主要调控子,可能影响神经胚胎形成的基因表达。Silver-Russell综合征(Silver-Russell Syndrome,SRS)为身材矮小、两侧不对称、生长激素治疗无效的综合征,该病主要是由于第11号和第7号染色体发生表观遗传学改变所致。也有研究认为SRS的发生与11号染色体(11pl5)上的IGF2/H19印记基因控制区1低甲基化有关。SRS的发生也与7号染色体上的两个印记基因GRB10(7pl1.2–p12)和PEG1/MEST(7q32)的甲基化有关。说明甲基化作用可以使印记基因发生改变,在SRS的发生中起着一定的作用。Bechwith-Wiedemann综合征(Bechwith-Wiedemann Syndrome,BWS)和SRS在遗传和临床方面有着相反的表现,BWS则在SRS低甲基化的染色体印记基因相应位点发生高甲基化。有关DNA甲基化与先天畸形的详细内容可参阅董瑞等人的综述。

二、环境因素与先天畸形

1. 环境因素分类

影响胚胎发育的环境包括3方面:母体所处的外环境,是距离胚胎最远,也是最复杂的外环境,大部分致畸因子都来源于这一环境;母体自身的内环境,包括母体的营养状况、代谢类型、是否患有某些重要疾病等;胚胎所处的微环境,包括胎膜、胎盘、羊水等,这是直接作用于胚胎的微环境。外环境中的致畸因子,有的可以穿过内环境和微环境直接作用于胚胎,有的则通过影响和改变内环境和(或)微环境间接作用于胚胎。母亲内环境的异常改变也是如此,有的可以直接影响胚胎发育,而有的则通过改变微环境而间接影响胚胎发育。还有的内外环境致畸因子通过直接和间接作用共同影响胚胎的正常发育。能引起先天畸形的环境因素统称为致畸原(teratogen,致畸因子)。环境致畸因子主要有5类:生物性致畸因子、物理性致畸因子、药物性致畸因子、化学性致畸因子及其他致畸因子。

2. 环境致畸因子与先天畸形

目前已发现多种多样的致畸因子,它们的致畸作用已在动物实验中证实,但仅有少数已确证对人类有影响,大多数致畸因子只能视为对人类有很大潜在危险。致畸因子作用于胚胎后是否引起畸形,与孕妇及胚胎对致畸因子的敏感性、致畸因子的作用时间、致畸因子的性质和致畸因子的剂量有关。胎儿发育的不同阶段,对致畸因子的敏感性不同,大多数致畸因子都有其特定的作用时间。致畸因子的损伤与剂量有关,通常是剂量越大,毒性越大。由于胚胎对有害因子较成人敏感,故当有害因素的强度(或浓度)对母体尚未引起明显的毒性作用时,可能已对胚胎产生了不利影响。理论上讲,致畸因子对胚胎应该有安全剂量,但实际上,由于致畸过程具有多方面的影响因素,对个体而言,很难确定出一个安全剂量。因此,在妊娠期应尽量或绝对避免已明确的致畸剂。已肯定的可造成人类畸形的环境致畸因子及引起的畸形表现见表21-4。

表21-4 已肯定的可引起人类畸形的环境致畸因子及引起的人类出生缺陷

致 畸 因 子	常见的主要畸形表现
药物	
沙利度胺	残肢畸形及其他畸形
己烯雌酚	己烯雌酚综合征(女婴内生殖器发育畸形等)
华法林	鼻软骨发育不良,斑点松果体,智力低下,先天性钙化性软骨发育不良,眼畸形
苯妥英(乙内酰脲)	乙内酰脲综合征(宫内生长迟缓、小头畸形、智力低下、嵴状额缝、内眦皮折叠、眼睑下垂、宽扁平鼻梁、指骨发育不全)
三甲双酮	发育迟缓,V形眉,低耳,唇、腭裂
氨基嘌呤和氨甲蝶呤	宫内生长迟缓,骨骼缺陷,流产,脑积水,无脑儿,唇、腭裂
13-顺视黄酸	颜面畸形,神经管缺陷(囊性脊柱裂,心血管缺陷)
抗结核药物(链霉素)	耳聋或听力损害
丙戊酸	颜面畸形,神经管缺陷,心脏和骨骼缺陷,脑积水
四环素	牙釉质发育不良
锂(碳酸锂)	心脏、大血管畸形
抗甲状腺药物	甲状腺机能减退,甲状腺肿
雄性激素和大剂量男性孕激素	女性胎儿外生殖器男性化
可卡因	宫内生长迟缓,小头畸形,脑梗塞,泌尿生殖器畸形,神经行为失调
二乙基己烯雌酚	子宫和阴道畸形,宫颈糜烂和宫颈嵴
白消安(甲磺酸丁二醇二酯)	矮小,骨骼异常,角膜浑浊,腭裂,多器官发育不全
生物因素	
风疹病毒	耳聋,白内障,心脏缺陷
巨细胞病毒	生长迟缓,精神发育迟缓,听力损害
人类免疫缺陷病毒	生长障碍,小头畸形,突出的盒状前额,扁平鼻梁,器官距离过远,三角人中和平展唇缘
人类细小病毒B19	眼缺陷,胚胎组织退化
弓形体	脑积水,视觉缺陷,精神发育迟缓(先天性弓形体病)
水痘病毒	皮肤瘢痕,肌肉萎缩,精神发育迟缓
委内瑞拉马脑炎病毒	小头畸形,脑发育不全,小眼畸形,中枢神经系统坏死,脑积水
梅毒密螺旋体	脑积水,遗传性耳聋,牙齿和骨骼发育异常,精神发育迟缓
环境化学物	
甲基汞	大脑萎缩,共济失调,癫痫,精神发育迟缓
多氯联苯(PCB)	油症儿,生长迟缓,皮肤褪(变)色
铅	智力低下,行为异常
物理因素	
高强度电离辐射	小头畸形,精神发育迟缓,骨骼畸形,生长迟缓,中枢神经系统发育障碍及多器官畸形
机械因素	局部畸形或变形

致 畸 因 子	常见的主要畸形表现
其他因素	
母体营养不良	生长迟缓,精神发育迟缓,神经管缺陷
吸烟	流产,宫内生长迟缓
酗酒	胎儿酒精综合征(宫内生长迟缓,智力落后,发育障碍,颜面发育不良呈特殊面容),小头畸形,眼异常,关节异常,短睑裂
糖尿病	心脏畸形,骶尾发育不良综合征
碘缺乏	甲状腺肿,精神发育迟缓,生长迟缓
母体苯丙酮尿症	小头畸形,精神发育迟缓
高龄	染色体异常

三、环境因素与遗传因素在先天畸形发生中的相互作用

机体不能脱离环境而孤立地生活,环境的变化也必然要影响机体的代谢和生长发育,生物体的一切性状表达是基因型和环境条件相互作用的产物。在所有的先天畸形中,单纯由遗传因素和单纯由环境因素引起的先天畸形同样都是少数,多数先天畸形是遗传因素与环境因素相互作用的结果。在先天畸形的发生中,环境因素与遗传因素的相互作用非常明显。一方面,环境致畸因子可以通过引起染色体畸变和基因突变改变胚胎的遗传构成而导致畸形。如果这种变化发生在胚胎发育中的体细胞上,将导致该胚胎个体表型的先天畸形。如果这种变化发生在生殖细胞中,将导致遗传效应,使后代产生先天畸形。另一个重要的方面,是胚胎的遗传特性,即基因型决定和影响着胚胎对致畸因子的易感程度。流行病学调查显示,在同一地区、同一自然条件下,同时暴露在某一致畸因于下的同期孕妇,其所生新生婴儿有的出现了畸形,有的则完全正常。出现这种情况的原因在于每个胚胎个体对该种致畸因子的易感性(敏感性)不同。决定这种易感性的主要因素是胚胎结构和生化特性,而这种结构和生化特性取决于胚胎的遗传特性。例如,风疹病毒是一种明确的致畸因子,在同一环境条件下,同时怀孕的几个妇女,在一次风疹流行中都受到了感染,但出生的婴儿有的出现严重的先天畸形,有的畸形较轻微,而有的则完全正常。再如,反应停是一种具有强烈致畸作用的药物,但并非在妊娠早期服用过该药的孕妇所生的婴儿都出现先天畸形。这说明作用于胚胎的环境因素是否对胚胎发育起作用,以及起作用的程度均受胚胎遗传特性的影响。对致畸因子的种属间差异更是如此,不同种属、种系的动物对同一致畸因子的敏感性差异可能更大。如可的松对小白鼠有明显的引起腭裂的致畸作用,但对猴、猪等哺乳动物则几乎无致畸作用。人类和其他灵长类动物在胚胎发早期对反应停高度敏感,可引起以残肢畸形为主的多发畸形,但反应停对灵长类以外的其他哺乳动物却几乎没有致畸作用。

在环境因素与遗传因素相互作用引起的各种先天畸形中,两种因素所起作用的大小各不相同,用来衡量遗传因素在某种畸形发生中起作用大小的指标,称该畸形的遗传度。某一畸形的遗传度越高,说明遗传因素在这种畸形发生中的作用越大。相反,某一畸形的遗传度越低,说明在这一畸形的发生中,环境因素是主要的,遗传因素只起次要作用。例如先天性心脏畸形的遗传度为35%,先天性巨结肠的遗传度为80%,脊柱裂为60%,无脑儿为60%,先天性髋关节脱位为70%,腭裂为76%,先天性幽门狭窄为75%。

第三节　发育不良与畸形

人体胚胎从原来一个直径仅135～140 μm、质量不到1 mg的受精卵开始,经过大约40周的时间发育成足月胎儿,期间经过了细胞增殖、细胞决定、细胞分化、形态发生以及细胞迁移、黏着、类聚、相互识别等一系列连续而复杂的演变过程成形和生长。在胚胎发育的不同阶段,细胞、组织、器官以及整体胚胎的形成,均遵循严格的发育规律,表现出精确的时间顺序和空间关系,从而形成特定的形态结构和生理功能。这一系列表达均受到遗传信息的严格调控,而胚胎周围的环境因素也起着重要作用。胚胎发育的全部过

程都是在基因调控下表达完成的。各组织细胞的发生，按照一定的遗传信息在分化发育中相互制约。通过组织细胞的繁殖、分化、局部生长与退化、吸收等不同机制形成各器官的原基。应该指出，"发育区"是胚胎中的一个区域或一组细胞，可作为一个整体对内源性或外源性刺激做出反应。发育区缺陷的发病原因与原始细胞的功能紊乱，多种组织间的相互作用有关。如嘴侧的中胚层发育失调，可引起头和面部的多发畸形；下丘脑或血管组织的失调可引起生殖器和心脏的畸形。虽然胚胎在整个分化和发育过程中都受母体、绒毛膜囊和胎盘屏障的重重保护，似乎相当安全，但实际上，环境中的某些因子仍可直接或间接干扰、阻碍胚胎的正常发育，任何水平上的干扰、障碍都会出现各种发育不良、功能障碍，引起胚胎的死亡、发育迟缓或先天畸形。在发育的各个水平上所产生的异常表型：① 代谢障碍，可能为常染色体隐性或显性遗传病；② 组织发生障碍，若影响2～3个胚层及其衍化的组织结构，则表现程度较重；反之，临床表现较轻，遗传方式也可能为显性或隐性；③ 器官形成障碍，出现器官结构的发育和功能上的缺陷，可出现各种先天畸形，占新生儿的2%～7%。1%的新生儿有多发畸形；④ 变形障碍，通常发生在受孕3个月以后的胎儿期，在身体有关部位的正常形状和结构发生明显的改变，主要为局部受累，如前所述形成原因是胎儿期，不论是一卵双胎或二卵双胎均可因胎儿受挤压而导致变形；这类变形占新生儿的2%，变形可以在出生后通过矫正而治疗。引起先天畸形的原因不外遗传因素、环境因素和两者的相互作用。不管哪种原因引起的先天畸形，就其发生过程而言，都是胚胎发育紊乱的结果，致畸因子的致畸过程与胚胎发育有着密不可分的内在关系。

一、畸 形 易 发 期

胚胎发育是由细胞分化、组织诱导、形态发生和胚体整合等一系列生命现象组成的一个复杂的程序性表达过程，无论哪种致畸因子引起先天畸形都是通过干扰这一表达过程的一个或几个环节，导致胚胎发育紊乱来实现的。胚胎发育是一个连续的过程，但也有一定的阶段性。发育中的胚胎受到致畸因子的作用后，是否发生畸形和畸形特点，不仅取决于致畸因子的性质和胚胎的遗传特性，而且还取决于胚胎受到致畸因子作用时所处的发育阶段。如在妊娠的第21～40天服用沙利度胺，会引起胎儿短肢畸形。在120 d之后，服用四环素发生乳牙釉质黄染，250 d后发生恒牙牙冠黄染；在90 d之前用雄性激素发生阴蒂肥大和小阴唇融合，90 d之后应用则只引起阴蒂肥大。风疹病毒的致畸敏感期为受精后第1个月，畸形发生率为50%，第2个月降至22%，第3个月只有6%～8%。一般来说，胚胎发育的各个阶段均可能发生畸形，但易发程度有很大差别，最易发生先天畸形的胚胎发育阶段称畸形易发期（susceptible period）。胚胎发育各阶段畸形易发情况简要叙述如下。

1. 胚前期

胚前期为受精后的前2周，卵裂至原条形成期间。此期某些致畸因子可干扰胚泡的植入或引起胚胎的死亡。动物实验证明，多数致畸因子在此期作用于胚胎，一般不会引起畸形。这是因为，此时的胚体细胞仍是全能分化细胞，当致畸因子的剂量较大时，会引起胚胎死亡；当致畸因子的剂量较小时，只有少数细胞死亡。致畸的少数细胞可得到其他全能细胞的代偿。致畸因子对胚胎的作用是全或无的，因此胚前期不属于畸形易发期，但这并不是说胚前期绝对无畸形发生。极少数情况下，某些致畸因子引起胚体细胞的遗传改变或母体内环境的改变，也会发生畸形。如孕妇在妊娠的第1～8天缺氧，胎儿中可有少数的眼缺陷；如在妊娠的第8～10天，同卵双胎的胚泡如果受到损伤，有可能造成分裂中细胞的彼此不完全分离，因而形成联胎畸形。

2. 胚期（器官形成期）

受精后第3周进入胚期，至受精后约9周，人体的几乎所有器官均在此期形成，要经历细胞增殖、迁移、分化和细胞生理性死亡等重要过程。对致畸作用的感受性最强，易受致畸因子的干扰而发生紊乱，发生各种类型的先天畸形。各类先天畸形的发生与器官系统分化的顺序有关，因而各器官受到致畸因子的作用而发生畸形的敏感期也不同。在不同时期受致畸原影响时，出现不同类型的畸形，人类胚胎神经系统致畸敏感期是在受精后15～25 d，心脏为20～40 d，眼睛为24～39 d，四肢为24～46 d，外生殖器官是36～55 d（表21-5）。因此，大多数器官都有对致畸因素敏感的特殊期。由于各器官系统的易感期有交叉，故可同时出现多种畸形。由于胚体发育的复杂性和多样性，本阶段的每一个环节都容易受到致畸因子的干扰，特别是器官原基的出现和分化最容易受到干扰而发生器官水平的畸形。因此，胚期是整个胚胎发育过程中畸形发生率最高的畸形易发期（敏感期），而且，此期发生的畸形往往较为严重。

表21-5　各器官的致畸敏感期

器　官	分化开始时间（周）	致畸敏感期（周）	
		高度敏感	低度敏感
脊髓	3～4		
脑	3	3～5	6～38
眼	3	4～8	8～38
嗅觉器官	4～5		
耳	3～4	4～9	9～12
呼吸道	5		
心	3	3～6	6～8
消化道	3		
肾	4～5		
生殖器	5	7～9	10～38
唇	3～4	5～6	6
牙齿	3～4	6～8	9～20
腭	3～4	6～8	9
上肢	4～5	4～7	8
下肢	4～5	4～8	8～9

3. 胎儿期（胎期）

自妊娠的第3个月初至妊娠终末的胎儿期阶段，是各器官组织分化和功能发生期，胚体生长迅速。随妊娠月数的增加，器官分化逐渐完成，对致畸的敏感性逐渐下降，因此，在此期很少发生肉眼可见的大畸形。但由于组织器官仍在不断发育和功能适应，因此，在这一组织和机能分化过程中仍会受致畸因子干扰而发生异常，这些异常往往是在组织和机能水平上发生的非器官形态的畸形，主要是微小畸形和功能异常。但有少数器官因分化较晚，如外生殖器官，妊娠3个月开始分化，第8个月发育成形，因此在此期受到致畸因子的干扰，仍会出现器官水平上的畸形，如外生殖器发育不全、隐睾等。还有中枢神经系统在此期对致畸因子仍较敏感，据研究表明，脑的生长加速期在胎儿期15～20周，脑细胞分化始自胎儿期30周到生后1岁半，因此至生后仍一直在发育。

综上所述，当胚胎某器官处在迅速分化和形态发生阶段最容易受致畸因子的损伤而致畸。由于各器官分化和形态发生的迟早不一，因而每个器官都各自有畸形易发期，即按照形态发生和器官分化的顺序不同，不同时期受致畸因素影响时，出现不同类型的先天畸形或发育障碍。如人受精后21～40 d时，胚胎心脏最易受影响，约在受精后第24～46天四肢和眼睛易受影响，神经系统的致畸易发期最长，为自受精后第15天直至胎儿娩出（敏感期为受精后第15～37天）。由于各器官系统的易感期有交叉，故往往可出现多种畸形并存。

二、先天畸形发生的胚胎学机制

各种先天畸形的发生，是由于在胚胎发育的不同阶段，受有效致畸因子作用而致胚胎发育紊乱的结果。在胚胎发育形态发生的任何环节受到致畸因子干扰都可能产生先天畸形。器官形成过程中细胞之间的一些重要细胞活动即细胞行为，主要包括细胞识别和黏着、细胞迁移和类聚、细胞增殖和程序性死亡。这些细胞行为是胚胎发育赖以正常进行的基础，也是容易受到各种因素干扰而发生先天畸形的重要环节。因此，阐明细胞行为与畸形发生之间的内在关系，即畸形发生的胚胎学机制，成了近年来畸形学研究的一个比较活跃的领域。

1. 细胞迁移分化与先天畸形

DiGeorge综合征（腭心面综合征）也称为第三、第四咽囊综合征，是胚胎期第三、第四咽囊发育障碍，导致胸腺和甲状旁腺缺如或发育不全而引起，但伴随的心脏、颅面部和听觉器官的畸形提示完整咽器（pharyngeal apparatus）的生长和模式形成的紊乱。切除鸡胚的神经嵴可复制出DiGeorge综合征的许多特征,提示这种缺陷是神经嵴细胞的迁移和分化异常造成的。研究发现,该病与染色体22q11上 *Tbx* 基因家族(尤其是 *Tbx1* 基因)的缺失有关,但也有研究发现一些患者有完整的 *Tbx1* 基因存在。另外一种基因 *Crko1* 的突变也可造成 DiGeorge 综合征的颜面部、心脏及腺体异常等表现。因此,环境因素及其他基因都有可能影响 *Tbx1* 基因的调控。

2. 胚胎诱导与先天畸形

胚胎诱导亦称分化诱导,指在胚胎发育过程中,一部分细胞在一定时期对其邻近的另一部分细胞产生影响,决定后者分化方向的作用。产生影响的细胞称诱导者(inducer)或组织者,被诱导的细胞则称为应答细胞(responding cell)。应答细胞只是在一定时间内对诱导者发生反应,一旦超出临界时间,应答能力会逐渐减退以致完全消失。大量胚胎诱导实验证明组织者分子(诱导物质)是蛋白质及核酸,如脊索发生素(chordin)、noggin、卵泡抑素(follistatin)和Nodal-相关蛋白3(Xnr-3)等。它们可通过以下方式对应答细胞产生影响:大分子物质的扩散;直接的接触,诱导者和应答细胞质膜上的受体起作用;胚胎发育早期的细胞间通讯;细胞外基质在诱导作用中起重要作用。关于诱导物质的化学本质和作用机制尚不很清楚,有待深入的实验加以证明。总之,诱导物必须激活应答细胞内有关基因,基因活动的产物又激活其他有关基因。一组基因被激活,产生一组特异性蛋白,从而导致细胞分化。当某种原因使胚胎诱导发生错误诱导时,应答组织将发生错误的细胞分化和形态发生,产生畸形。在脊椎动物,骨形态生成蛋白(BMP)作为表皮诱导的信号。外胚层BMP信号途径的抑制是获得向神经发育的标志,并形成了神经诱导缺陷模型的基础。在不同脊椎动物,BMP的抑制机制包括BMP基因表达的转录调节和通过分泌抑制物清除BMP配体。成纤维细胞生长因子和Wnt在神经诱导中有重要作用,可调节非洲爪蟾(*Xenopus laevis*)和鸡胚胎外胚层的BMP信号途径。

3. 细胞运动与先天畸形

细胞运动包括单细胞的迁移和细胞群体的位置变化,是器官形态发生中的一种重要细胞行为,也是一个容易受到环境因素干扰的致畸环节。如神经嵴细胞可迁至神经管周围,形成交感神经节和脊神经节,也可迁移至皮肤形成黑素细胞、迁移至肾上腺髓质形成嗜铬细胞,甚至迁移到大血管根部形成中膜结构、迁移至头颈部形成该处的软骨和结缔组织。细胞的迁移运动有着严格的时间和空间程序,尽管机制还不清楚,但可能与细胞间的黏着以及细胞与基质间的黏着有密切关系。细胞的运动是靠细胞形态的改变实现的,而细胞形态的改变主要靠细胞内微丝、微管的变化。有些致畸因子可能就是通过破坏细胞黏着或破坏细胞内的微丝、微管而干扰了细胞的正常运动,从而导致先天畸形。例如神经板的卷折运动受阻,就会引起神经管的闭合不全或不闭合,最终导致神经管畸形。如果神经嵴细胞迁往后肠的运动受阻,就不能形成肌间神经节而形成先天性巨结肠。细胞形态发生运动受抑制也是产生先天性发育缺陷的一个环节。例如,维生素A过多影响胚胎神经细胞的移动,产生头脸部的异常;很多位置不正常的“异位”器官、心脏缺陷和裂腭也可能和胚胎细胞运动的失调有关。细胞膜外面的胺基葡聚糖、胶原蛋白等组分与细胞相互作用、细胞移动和细胞运动都有着密切的关系,有些致畸因素如酰胺哌啶酮和皮质激素可能是通过影响胺基葡聚糖和胶原蛋白的代谢,再影响细胞运动等过程而引起畸形。细胞黏着影响着细胞的运动、类聚和分化,如果没有正常的黏着过程,细胞的分化和诱导、细胞运动和增殖都不能正常进行。如果某些致畸因素破坏了细胞黏着与基质黏着之间的这种协调关系,就会干扰细胞的类聚、迁移和分化,从而引起发育紊乱和先天畸形。阎晓梅和高英茂(1998)研究了纤维粘连蛋白(FN)和凝集素受体在高温致神经管畸形中作用,结果显示实验组各组胚胎的FN染色均有不同程度的减弱。花生凝集素(PNA)和刀豆球蛋白A(ConA)染色比对照组显著增强,麦胚凝集素(WGA)和荆豆凝集素(UEA)染色差异无显著性。提示在神经管发育过程中,高温可使神经上皮及其基膜和周围间充质的FN降低,同时增加了神经上皮细胞表面的PNA和ConA的受体糖蛋白数量,破坏细胞黏着和基质黏着之间的协调关系,从而干扰了神经上皮细胞的正常增殖、迁移和黏着过程,导致神经管畸形的发生。

4. 细胞表面与先天畸形

胚胎细胞的分化行为与细胞膜上的某些大分子糖蛋白有关,这些糖蛋白分子寡链调控着细胞的生物学行为。同时,细胞表面也是胚胎发育中细胞通讯的重要组成部分。很多致畸因子就是通过干扰和改变细胞表面的生物学特性而引起畸形。Kwasigroch和Kochhar曾于1975和1980年先后在组织培养中证明,维生素A酸可抑制游离肢芽间充质细胞的迁移运动,这是由于维生素A酸改变了细胞的表面特性,从而增强了这些细胞间的黏着度,因而使其迁移受到抑制。他们认为,这是维生素A酸引起小肢畸形的机制之一。Ekblom等曾报道，细胞表面糖蛋白抑制剂DON（6-diazo-5-oxo-norleucine）可干扰肾小管的诱导性发生。当在培养小鼠生后肾组织的培养剂中加入强力诱导物脊髓组织时，肾小管迅速生成。如果向培养剂中加入脊髓组织的同时也加入DON，肾小管的生成则受到抑制。如果DON的加入时间晚于脊髓组织24～72 h，上述抑制现象就不会出现。该结果显示DON抑制了生后肾组织的细胞表面糖胺多糖的合成，使脊髓组织诱导信息的传递受阻，因而肾小管不能形成。吸烟致畸的机制之一可能与香烟烟雾中的某些有害物质影响胚胎细胞表面的黏附分子有关。

5. 细胞死亡与先天畸形

细胞死亡有多种方式，较重要的包括凋亡和坏死。在胚胎发生过程中，特别是在各器官的形态发生中，有些细胞在胚胎的特定部位和胚胎发育的特定时间，遵循严格的时间和空间程序发生退化和死亡，这种细胞死亡就是凋亡。凋亡在胚胎发育中的重要作用在于：使一些进化性重演结构在特定时间内退化消失，使某些器官形成正常的形态结构，并与其功能相适应。已经发现不少畸形是由于致畸因子干扰了细胞凋亡过程而引起的，如指（趾）蹼、并指（趾）、腭裂、食管闭锁、肛门闭锁、阴道闭锁、双子宫等。1975年Pratt和Greene在体外实验中发现：当左右腭板在中线愈合时，愈合处的上皮细胞先是融合，然后死亡自溶。如果在培养剂中加入谷氨酰胺的竞争剂DON，就会使ConA在腭板融合缘表面上皮细胞上的结合量减少，说明ConA受体糖蛋白的合成被抑制，结果抑制了细胞凋亡，左右腭板不能融合，出现腭裂畸形。Skalko等曾用原位注射方法将胸腺嘧啶竞争剂5-溴-2-脱氧尿苷（BrdU）注入小鼠胚胎，引起了不同程度的并指畸形。这是因为这种物质抑制了指间间充质细胞的凋亡。1982年，Wiss和Scott用免疫组织化学染色法追踪了BrdU的存在，发现指间间充质细胞内含有BrdU，并且不出现死亡现象。如果致畸因子干扰、抑制了某种器官细胞的细胞凋亡过程，就会引起相应器官的先天畸形。在胚胎发育过程中，凋亡在组织重塑中起重要作用，但坏死对发育是否也有贡献还存在争议。有证据表明凋亡不是唯一一种清除胚胎发生过程中多余细胞的细胞死亡形式。Apaf-1的基因破坏可引起围生期死亡，但手指和脚趾的分离则依赖于指（趾）间蹼细胞（web cell）的死亡。Apaf-1缺陷的胚胎指（趾）间区的死细胞似乎是坏死性的。在存在caspase抑制剂z-VAD-fmk的情况下进行野生型胚胎的培养获得同样结果。使用z-VAD-fmk或caspase-3缺陷胚胎进行的研究提示坏死也参与内耳的发育。坏死对胚胎发育的贡献尚未广泛研究。令人惊奇的是，缺乏多结构域（multidomain）前凋亡Bax和Bak的小鼠，线粒体的凋亡通路可完全被阻断，出生时组织发育相当正常并可生长到成年。提示一种不依赖于线粒体凋亡途径的细胞死亡形式可弥补这些动物中凋亡性死亡的缺陷产生的不良后果。

第四节　致畸机制的研究

从致畸因子作用于发育中的胚胎或其微环境到最终出现畸形，胚体内要发生一系列分子水平、亚细胞水平、细胞水平、组织水平和器官水平上的变化，这些变化及其之间的内在关系统称为畸形发生机制。致畸因子所引起的起始性变化通常是在分子和亚细胞水平上，如基因突变、染色体畸变、基因表达过程的紊乱、有丝分裂受阻、酶促反应障碍、渗透压失衡、单位膜改变、细胞表面的异常改变等。进一步的变化可能是细胞行为的异常和形态发生运动的紊乱，最后导致形态结构和功能的异常，即先天畸形。通过对各种畸形发生机制的研究，可以进一步弄清畸形发生的规律，进而更好地预防畸形的发生。

一、致畸因子的实验研究

致畸因子的检测主要靠流行病学调查和动物实验。动物实验虽然不能最终判断某些动物致畸因子对人类是否也有致畸作用，但可提供重要参考资料。由于动物实验的结果显明、容易判断，因而是目前检测致畸因子的主要手段。

各种致畸因子的致畸作用都有一定的物种和品系差异，如沙利度胺对灵长目动物有明显的致畸作用，而对啮齿目动物却没有致畸作用。可的松对不同品系的小鼠有不同的致畸性。人们曾想寻找一种近似人类的实验动物，用来进行致畸检测实验，但未获成功。尽管灵长目动物与人类相近，但其致畸特性与人类仍有很大不同。因此，在致畸实验中通常都选用2种以上的啮齿动物——大鼠、小鼠和金黄地鼠和一种非啮齿动物——兔。因为对猫、狗、猪等动物生殖过程和畸形自然发生率的研究都不及兔，因此在致畸实验中很少选用。此外，灵长目动物由于价格高、生殖周期长、生仔少等，实验中也较少应用。有很多国家，如美、加、英、日、德和瑞典，政府规定至少用2种动物进行致畸检测，一种为啮齿动物，一种为非啮齿动物。WHO规定用一种啮齿动物（大鼠或小鼠）、一种非啮齿动物和一种灵长动物。

在致畸实验中，受检因子的剂量和投放途径应尽量与其作用于人的剂量和途径相似。为了确定是否具有剂量—效应关系，至少应设3个剂量组和1个对照组。最大剂量应不致死孕鼠但出现胚胎吸收、死亡、发育迟缓，最低剂量为该动物的一般药用量，第三组介于前两者之间。剂量的确定可以凭经验，但最好是经预实验确定。对照组动物的处理过程应与实验组相同，只是缺少受检因子。如有必要，最好设一组阳性对照和一组不加任何处理的空白对照。

要仔细观察致畸实验的结果。由于母鼠在产仔时常常会把畸形仔鼠吃掉，因而应在产前剖宫取胎。计数活胎数、死胎数和吸收胎数，称量每只胎鼠的重量，测定每只胎鼠的顶—臀长度。将胎鼠放入盘中，用肉眼和放大镜检查胎鼠的外部畸形，自上而下地检查头面、五官、躯干、脊柱、四肢、尾等。再沿腹中线剖开胸、腹腔，在解剖镜下观察内脏器官有无畸形。然后将内脏取出，在解剖镜下仔细观察有无畸形。例如，在检查心脏时，先把心脏和大血管根部的位置摆正，查看心脏外形、大血管的位置、走向和相对粗细，再将心壁打开，用探针查看各心腔间的通连关系是否正常。将已摘除内脏的胎体用Alcian蓝和茜素红染色，骨组织染成红色、软骨组织染成蓝色，以观察骨骼系统有无畸形。另外，还可用亮绿染整个鼠胚，以便更容易观察表面畸形。

在有早期胚胎吸收时，胚胎的植入数应为活胎数、死胎数与吸收数之和。吸收数和吸收部位的确定需用特殊技术。常用的方法有2个：① 根据吸收部位有铁沉积的事实，将新鲜未固定的子宫放入100 mL/L硫化铵溶液10 min，然后冲洗，放入等量100 mL/L盐酸和200 g/L亚铁氰化钾混合液，吸收胚的部位被染成蓝黑色。② 将大分子染料Geigy blue、Pontamine blue或者Evan blue配成0.5%～1%的生理盐水液，静脉注入被检动物，剂量为每100 g体重0.5 mL，15 min后断头处死，剖腹原位检查子宫壁，吸收部位被染成蓝色。这是因为吸收部位的渗透压升高，大分子染料渗出所致。

为了防止假阴性结果的出现，实验动物应有足够的数量。美国和加拿大规定，每组实验动物不得少于20只孕鼠或10只孕兔。日本和英国规定每组实验动物不得少于30只小鼠或20只大鼠。

有些先天畸形，特别是一些组织水平上的畸形和机能缺陷，在出生时不能查出。因此，需要在出生后追踪观察。为此，实验动物应自然产仔。仔鼠出生后不能立即检查，以免仔鼠受到母鼠的排斥和遗弃，1～2 d后再进行观察和处理。主要观察内容是：从出生后直到断奶的一段时间内，计数出生数，仔鼠死亡数，仔鼠体质量增长情况，生理发育情况如出毛、出牙、睁眼、出耳时间（大鼠于出生后8 d出毛和切牙、14 d睁眼、2 d耳郭出现）；断奶后听觉和视觉的功能检查、活动检查，用迷宫测其模仿和记忆能力，用旋转杆测其运动共济能力，四肢肌肉发育状况等。

各种动物在自然状态下也可发生一定比例的畸形胎，称该种动物的畸形自然发生率（表21-6）。在判断实验结果时，应与该种动物的畸形自然发生率相对照。如果所用实验动物的畸形自然发生率不明确，就应扩大对照组的动物数目，让对照组的动物数多于实验组。在分析骨骼畸形时，应与该种动物自然状况下出现的骨骼变异相对照（表21-7），只有在畸形发生率明显高于自然发生率时，阳性结果才有意义。

实验动物的饲料、饮水、年龄、体重及其所处的环境条件，如温度、湿度、光照、居窝等，对其交配、产仔和胚胎发育都有一定影响，因此要对这些条件进行标准化控制，以便使实验结果更加可靠。

表21-6　几种动物先天畸形的自然发生率（引自Schardein，1976）

动　　物	品　　系	畸形自然发生率（%）
小白鼠	Swiss	0.4～1.0
	A	10.4
	129	4.0
	CD-1	0.8～0.9
	C57B1	5.9～10.1
	CF1	3.0
	CFW	1.7
	A/Jax	18.6

动 物	品 系	畸形自然发生率(%)
	C3H	3.3
	DBA	3.2～15.7
	NMRI	1.5～2.8
	CE	0.9
大白鼠	FB	0.06
	Wistar	0.02～0.85
	Sprague-Dawley	0.8
	CD	0.3～0.4
	Holtzman	0.2
兔	Dutch	1.1～4.2
	New Zealand	0.74～1.1
	Swiss hare	3.8
	Yellow-sliver	6.3
	Sliver fawn	2.4
	Hare-rabbit	2.7
狗	Beagle	0.17～1.9
猴	Rhesus	0.11～0.38
	Japanese	16.8
	Baboon	0.53
	Squirrel	7.0
	Bonnet	0.3
猫		1.24
羊		0.2～0.3
牛		0.2～3.0
猪		0.6～9.8

表21-7 几种实验动物的骨骼变异（引自 Schardein，1976）

变异类型	Swiss小鼠		CD大鼠		Dutch belted兔	
	观察数	发生率(%)	观察数	发生率(%)	观察数	发生率(%)
指(趾)骨骨化	998	43	4 048	2	1 920	－
椎骨超骨化	998	42	4 048	0.4	1 920	0.2
额外肋	998	34	4 048	25	1 920	35
胸骨畸变	998	31	4 048	8	1 920	7
指(趾)骨发育不良	998	21	4 048	3	1 920	0.2
椎体发育不良	998	16	4 048	66	1 920	2
胸骨发育不良	998	12	4 048	18	1 920	9
椎弓分叉	998	10	4 048	－	1 920	－
胸骨超骨化	998	7	4 048	0.02	1 920	2
颅骨发育不良	998	5	4 048	3	1 920	17
颅骨超骨化	998	4	4 048	0.6	1 920	1
椎体畸变	998	0.5	4 048	10	1 920	0.3
颅骨畸变	998	0.1	4 048	1	1 920	2
颅骨腭孔永存	998	－	4 048	5	1 920	－

变异类型	Swiss小鼠		CD大鼠		Dutch belted兔	
	观察数	发生率(%)	观察数	发生率(%)	观察数	发生率(%)
肋骨畸变	998	–	4 048	0.02	1 920	0.05
长骨骨骺存留	998	–	4 048	–	1 920	29
长骨发育不良	998	–	4 048	–	1 920	8
胸骨骺存留	998	–	4 048	–	1 920	4

二、致畸机制的研究

致畸因子引起畸形的原发机制还不十分清楚。虽然致畸因子最终可能导致相同的发育缺陷，但致畸因子作用水平的不同，其原发机制也不完全一样。在分子和亚细胞水平，致畸的原发机制主要是基因突变和染色体畸变。在细胞水平涉及多方面机制。① 细胞数目的变化：细胞的死亡或DNA合成及细胞分裂受到抑制，在器官发生的关键时刻，芽基的细胞群体减少，造成了器官结构上的畸形。反之，芽基细胞的过量增殖也同样会诱发缺陷。② 细胞运动失调：维生素A过多影响胚胎神经细胞的移动，产生头脸部的异常。③ 细胞相互作用的缺陷：小鼠和鸡都有先天性缺陷的突变品系，有些突变基因影响眼杯和应当形成晶状体的外胚层细胞相接触，抑制晶状体的形成；有些突变基因影响肾脏芽基与间叶组织的接触，造成肾脏畸形。用实验手段干扰胚胎细胞之间的正常相互关系也可产生畸形，这充分说明细胞相互作用在胚胎发育中的重要性。在组织器官水平，已完成分化的组织或器官也可接受其他生理条件的影响而间接地产生畸形。例如，氧的供应不足和羊水的减少都可在胚胎发育的后期引起发育的畸形。

1. 致畸机制的类别

Wilsom 1977年提出了畸形发生的9种机制，包括突变、染色体断裂、有丝分裂改变、改变核酸完整性或功能、减少前体或底物的补给、减少能源支持、改变膜特性、渗透压不平衡和酶抑制作用。近年来在分子水平的研究有很大的进展，虽然胚胎有代偿机制弥补外源性化学物的影响，但是，是否产生畸形依赖于在致病过程中的每个步骤在损伤和修复之间的平衡。

（1）干扰基因表达：某些基因的表达受到抑制或异常表达可能引起畸形。如在培养的小鼠胚胎中用反义寡核苷酸探针抑制原癌基因 *Wnt-1* 或 *Wnt-3a*，都可产生中脑和后脑，或中脑、后脑和脊髓的畸形。剔除 *Wnt-1* 基因的突变小鼠也可产生中脑和后脑的畸形。反之，如向小鼠胚胎中加入鸡的β-肌动蛋白启动子时，*Hox-1.1* 基因表达，并产生多种颅脸部和颈椎的畸形。*WT-1*、*Pax-2*、*GDNF*、*BF-2*、*BMP-7*、*PDGF*、*Wnt-4* 等基因在后肾胚基表达，*Pax-2*、*c-ret*、*BMP-7*、$α3β1$ 等在输尿管芽表达。当这些基因的表达受到干扰或被破坏时，肾脏则不能正常地发生与发育产生多种肾发育不良。

（2）基因突变与染色体畸变：大多数抗肿瘤药物都有一定的致畸作用，可引起多种畸形，例如，甲氨蝶呤可引起无脑、小头及四肢畸形；白消安、苯丁酸氮芥、6-巯基嘌呤、环磷酰胺（CP）等均能引起多种畸形。

（3）细胞凋亡和自噬细胞凋亡：细胞凋亡和自噬细胞凋亡在发育中起重要作用，*p53*基因，能促进凋亡或生长停止。在正常的发育期间出现的凋亡不需要*p53*基因，有*p53*缺陷的胚胎能正常发育。但在对DNA损伤的反应中，与正常纯合子（$p53^{+/+}$）对照相比，杂合子*p53*缺陷妊娠小鼠的子代中，苯并［a］芘引起的胎儿吸收和产后死亡的发病率分别增加了3倍和10倍以上。自噬功能障碍和溶酶体储积性疾病如C型Niemann–Pick病、进行型进行性肌阵挛癫痫如Lafora病以及脑白质营养不良如Alexander病都有一定关系，一种全身性疾病Vici综合征也与自噬的异常有关。

（4）干扰细胞–细胞交互作用：沙利度胺的代谢活化产物引起胚胎细胞的黏附受体（adhesive receptors）下调，阻碍发育过程中细胞与细胞和细胞与基质之间的相互作用，干扰了细胞之间的通讯从而导致肢芽结构异常。

（5）通过胎盘毒性引起发育毒性：已知对卵黄囊或绒（毛）膜尿囊胎盘有毒性的毒物有46个，包括镉（Cd）、砷或汞、香烟、乙醇、可卡因、内毒素和水杨酸钠等。如Cd在妊娠中晚期通过引起胎盘毒性（坏死，减少血流)和抑制对营养物质的传送导致发育毒性。

(6)干扰母体稳态:发育中的胚胎组织需要不间断地供给能源,而能源的供给障碍与畸胎的发生有关。不同环境或遗传因素都可干扰正常发育的进程引起脑畸形。改变宫内环境,可造成先天性代谢障碍引起脑性不育(brain dysgenesis)。过氧化物酶失调病(peroxisomal disorder)和脂肪酸氧化缺陷可产生迁移缺陷。膳食中某些营养素缺乏,特别是维生素和无机盐类缺乏易导致生长迟缓、致畸或胚胎死亡。孕期补充维生素可预防先天性出生缺陷(Czeizel和Bánhidy,2011)。

(7)内分泌干扰作用:激素具有对内环境稳定的维护和发育过程的调节作用。内分泌干扰物为干扰激素的制造、释放、传送、代谢、结合、作用或排除的外源性因子。包括杀虫剂、除草剂、杀菌剂、塑化剂、表面活化剂、有机金属、卤代杂环烃、植物雌激素等。由于激素在许多组织中有指导分化的关键作用,发育中的生物体对有激素或抗激素活性的化学物尤其敏感。

(8)代谢缺陷:胚胎发育过程中所需要的酶受到抑制或损害,使许多物质的代谢产生障碍,可能是畸胎发生的根源。先天性肾上腺肥大是一种家族性单基因常染色体隐性类固醇生成障碍,临床表现变化多端。最常见的类型就是由于21-羟化酶缺乏造成的,是新生儿生殖器不明确的最常见原因。与6号染色体短臂上的*CYP21*基因异常有关。

2. 引起畸形的主要信号通路

先天畸形主要发生于胚胎发育的器官形成期,而此时胚胎发育涉及的主要信号途径包括Wnt信号通路、Notch信号途径、Hedgehog信号通路、转化生长因子β/骨形态生成蛋白(TGFβ/BMP)以及受体酪氨酸激酶(RTK)信号转导途径等,这些途径的异常都会引起不同类型的先天畸形。

(1)Wnt信号通路与先天畸形:Wnt/β联蛋白(β-catenin)途径在多种细胞和组织的增殖、再生和功能发挥中起重要作用。该途径在口腔器官(牙齿、味乳头、味蕾)的形态发生过程中以动态方式被激活,是这一过程的正常发育所必需的。如果该信号途径被不恰当的强制活化则会形成异位牙齿和味乳头。Liu和Millar 2010年的综述详细总结了该信号途径与牙齿发育各阶段、味乳头、味蕾、唇、腭板、口腔组织发育中的作用以及人类的关系。Wnt信号通路在神经管的缺陷中也起关键作用(Copp和Greene,2010)。叶酸预防先天性心脏缺陷的机制可能与Wnt/β连环素信号途径的表观遗传学改变有关(Linask和Huhta,2010)。

(2)Notch信号途径与先天畸形:Notch信号通路是进化中高度保守的信号转导通路,可调控细胞的增殖、分化和凋亡等,Notch信号在胚胎发育中涉及肝脏、心血管、眼、神经系统、骨骼等几乎所有组织和器官。因此,Notch信号途径的异常与先天畸形密切相关。越来越多的证据表明Notch信号途径与人的扩张性心肌病有关,presenilin蛋白酶是Notch受体裂解和活化所必需的,已经发现扩张性心肌病和心衰患者存在*PSEN1*和*PSEN2*突变。也已经发现3种Notch信号途径的基因*DLL3*、*MESP2*、*LNFG*与脊椎肋骨发育不全(spondylocostal dysostosis,SCD)有关。

(3)Hedgehog信号通路与先天畸形:Hedgehog(hh)是一类在胚胎发育中起重要作用的信号分子,有3种不同类型:Sonic(shh),Indian(Ihh)和Dersert(Dhh)。Sonic Hedgehog(shh)是Hh在脊椎动物中的同源基因之一,编码的一系列分泌型糖蛋白,是多细胞动物的细胞命运决定的主要调控因子,参与多种重要器官如脑、心、肺、骨骼、牙齿及皮肤等的模式形成。脊椎动物消化道的发育需要内胚层和中胚层之间的信号转导来建立消化道的前后轴和特异组织的分化,与消化道前后区域特异分化有关的因子是内胚层表达的Shh和中胚层表达的*BMP4*和*Hox*基因家族。Shh信号通路已被证实在许多中轴器官包括消化道发育中起重要作用。已有实验证实,先天性肛门直肠畸形中*Hox*基因的表达有异常,BMP4则被认为是在胚胎后肠形成早期与Shh协同发生作用的信号蛋白,参与肛门直肠的发育。应用维A酸诱导肛门直肠畸形时证实过量的维A酸干扰后肠区域和泌尿道Shh和BMP4的表达,从而引起一系列的泄殖腔畸形。Shh突变可引起肛门直肠和泌尿道畸形。Shh信号参与调节前脑和眼的发育,该信号途径的异常可造成前脑不分叶(holoprosencephaly)畸形以及神经管的缺陷(Gongal等,2011;Murdoch和Copp,2010)。

(4)TGF-β/BMP途径与先天畸形:生长因子在形态发生中有重要作用。顶骨(cranial vault)的正常生长和形态发生反映了颅缝处细胞增生和头骨边缘溶骨作用的平衡。在临床上,骨缝过早融合(craniosynostosis)是由于过早成骨分化的结果,从而引起颅面畸形。转化生长因子β(TGF-β)在人和动物的发育中起重要作用,TGF-β受体的突变颅面部缺陷的发生率较高,包括腭裂和颅骨畸形。TGF-β和同源异型转录因子的互相作用与机体左右器官自对称性的形成以及畸形都有重要关系。心脏圆锥动脉干畸形是复杂型先天性心脏病最常见的形式,其中心脏流出道对于圆锥动脉干的发育起至关重要的作用,TGF-β/BMP信号通路在心脏流出道的发育中起关键作用。因此,该信号通路的异常可引起心脏圆锥动脉干畸形。

(5)RTK途径与先天畸形:RTK途径涉及生长因子受体及其信号转导通路,在胚胎发育过程中有重要作用。引起主要过早融合综合征的几种成纤维细胞生长因子受体(fibroblast growth factor receptor,FGFR)基因突变已经确定。一种船坞蛋白(docking protein,内质网上与信号识别颗粒相互作用从而使蛋白质继续翻译的蛋白)SNT1/FRS2(成纤维细胞生长因子受体底物2)对几种生长因子的细胞外信号向丝裂原激活的蛋白激酶信号传递中有重要作用。在外胚层移植物,XSNT-AS可封闭FGFR介导的中胚层诱导和伴随的延长运动。提示XSNT1是一种FGF信号系统的关键调节剂,对于早期爪蟾发育是必需的。已经发现FGFR2基因在人类肠道神经系统的发育中起作用,先天性巨结肠和肛门直肠畸形可能与FGFR2基因突变造成的后肠发育异常有关。

尽管胚胎发育的各种信号途径在先天畸形的发生中都各有不同作用,但某些基因的改变常可导致不同信号通路受到影响引起多发畸形。如口—面—指综合征1型(oral-facial-digital syndrome type-1,OFD1)是一种X染色体连锁的显性遗传病,主要表现为面部畸形、口腔异常及骨骼畸形。该病还可出现中枢神经系统变形和囊性肾。该病是由于编码位于原始纤毛基体部位中心粒蛋白OFD1的基因突变引起的,体内外实验证明,与其他纤毛蛋白一样,OFD1失活同时损害了sonic hedgehog(Shh)及Wnt信号通路。功能研究表明OFD1蛋白在原始纤毛的生物学功能起关键作用,因此一些纤毛功能失常的疾病(囊性肾、骨骼和中枢神经系统异常)与其密切相关。低密度脂蛋白(low-density lipoprotein,LDL)受体家族是一大类进化上保守的跨膜蛋白。研究发现LDL受体家族成员也可作为许多细胞信号途径的直接信号转导子(transducer)或调制子(modulator)。Chazama等2010年发现了发育过程中发生在细胞外的一种信号途径整合或协调的新模式,该过程有一种LDL受体家族成员参与。与BMP配体结合的细胞外蛋白(wise)和一种调制Wnt信号通路的Lrp受体(Lrp4)之间存在相互作用,将两种信号途径联系起来。在小鼠无论是Wise还是Lrp4突变都能产生与BMP和Wnt信号途径有关的多种牙齿发育畸形。牙齿的发育与其他器官的发育一样,都受到多种信号途径的共同调控,涉及上皮—间质的相互作用。在牙齿发育中,Lrp4专一表达于上皮细胞,而Wise主要表达于间质细胞。因此,Wise和Lrp4共同作为协调BMP和Wnt信号活性的细胞外机制,在发育过程中负责上皮—间质的细胞间通信。

3. 致畸机制的研究方法

(1)动物模型的建立:在研究某种致畸因子的致畸机制时,首先应建立动物模型,确定这种因子对所要使用的实验动物确有致畸作用,并确定最佳投放剂量、投放时间和投放途径。在畸形发生机制的实验研究中,投放致畸因子后取材的时间即取胚胎的时间是在畸形发生过程中,而不是在畸形形成之后。因此,所取胚胎是否有畸形尚不能识别。由于畸形的发生率并非100%,因而所取标本定会有一定数量的正常胚胎,这就会在一定程度上影响实验结果。所建立的动物模型致畸率越低,影响结果的程度也就越大。如果致畸率低于60%,取材时可只取一侧子宫角中的胚胎进行机制研究;另一侧子宫角中的胚胎留待出生前一天取胎,以观察致畸效果。如果该动物的胚胎未出现畸形,可去除该标本。

目前采用基因敲除技术(knockout)或通过突变建立特定畸形的动物模型,对畸形分子机制的研究有重要意义。如在进行敲除或突变后会产生内皮素(endothelin,ET)、内皮素转化酶1(endothelin-converting enzyme1,ECE1)和内皮素受体A(endothelin receptor A,ERA)遗传缺陷的小鼠,结果造成来源于颅面部组织的鳃弓、心脏流出道和大血管结构缺陷。而且人类的先天性心脏畸形如Catch 22综合征和B型主动脉弓的阻断与基因敲除动物模型看到的非常类似。因此,可通过动物模型的建立对ET和ERA在心脏发生和畸形中的机制进行深入研究(Brand等,2002)。Brunner等2002年也建立了一种p63基因敲除的小鼠模型,发现这种小鼠在出生时死亡,并产生肢的截短和表皮、前列腺、乳腺和尿道上皮的缺失,反映了外胚层干细胞的丧失。许多人类的显性综合征都定位于染色体3q27并归结为p63基因的突变。这些综合征都有肢体发育异常和(或)外胚层发育不良。其他用于畸形研究的基因敲除模型,如int-1基因敲除产生无中脑和小脑畸形,c-fos敲除产生骨形成和血发生缺陷,c-src敲除产生骨硬化病(破骨细胞功能损伤),Myf-5敲除则产生肋骨发育异常并发生产期死亡,myf-6敲除导致myf-5表达下调,在产生后很快死亡,肋骨远端缺失(与myf-5表型类似),myogenin(myg)敲除产生肌肉缺乏和新生儿死亡,NGF敲除产生感觉和交感神经元围产期损失,但仍可发育出基本的前脑胆碱能神经元。但也应注意一些基因敲除后可能无表型变化,如波形蛋白(vimentin)基因敲除和GFAP基因敲除。无表型变化并不意味着一点问题也没有,要看总体功能,还应注意生理机能或病理学的观察。如p53敲除未产生表型变化,但可产生异常的中心体扩增。敲除小鼠模型确实是研究人类遗传性疾病的好模型吗?从现有资料看,还有待进一步完善。如睫状神经营养因子(cillary neurotrophic factor, CNTF)基因敲除小鼠可产生运动神经元变性,而且CNTF受体敲除小鼠产生围产期死亡,并出现严重的运动神经元缺乏,而人CNTF基因的无效突变(null mutation)与神经疾病无关。

转基因动物模型对畸形研究也有重要价值。如APP转基因动物与阿尔茨海默病(Alzheimer disease)、角蛋白突变体与单纯大泡性表皮松解(epidermolysis bullosa simplex)。小眼畸形(microphthalmia)是一种相当常见的眼畸形,但其产生的分子机制并不十分清楚。已知Msx基因在发育中的眼有表达。在Msx1和Msx2双突变小鼠,眼的发育停留在胚胎发生早期。为研究msx2在早期眼发育中的可能功能,Wu等2003年建立了一种过表达Msx2的转基因动物。将Msx2转基因胚胎和未转基因的同窝出生子鼠进行组织病理学检查。用BrdU掺入和免疫组织化学染色评价Msx2过表达对视网膜细胞增殖的效果。用TUNEL标记技术检测凋亡。采用原位杂交或免疫组织化学研究视网膜和视网膜色素上皮细胞特异性基因的表达。结果发现在所有转基因动物,Msx2基因的强制表达造成视神经的发育不全和小眼畸形。在Msx2转基因动物发育中的视网膜,增殖活性显著降低,凋亡的视网膜细胞增加。标记分析显示在视泡部位BMP4表达受抑制,而BMP7基因被诱导。在神经视网膜层出现色素上皮标志Cx43和Trp的异位共表达。说明Msx2的表达干扰了发育中眼的BMP信号途径,伴随视细胞的死亡增加和细胞增殖活性的降低。因此,小眼畸形可能是Msx2基因表达以常染色体显性形式造成。

在过去十年,已经发现儿童癫痫患者皮质畸形比例较高,因此,促使人们重新审视皮质发育的病理生理学变化。该领域的研究因为几种实验性遗传性和非遗传性皮质动物模型的建立而得到了加速发展,这些动物模型主要是啮齿动物。因此,通过动物模型的研究也可为了解人类相关疾病的发病原因提供良好的实验对象。

(2)果蝇在畸形研究中的作用:甲氨蝶呤(methotrexate, MTX),是一种常用的抗肿瘤药物,同时也被用来治疗牛皮癣、异位怀孕、风湿性关节炎和狼疮。其药性可以在人体内保持很长时间,并可导致出生缺陷。该药物对果蝇的发育有明显影响,最重要的发现是用了这种药物的果蝇所表现出来的"出生缺陷"和人类婴儿的出生缺陷极为相似。那些母亲使用MTX出生的婴儿有弯曲的四肢,毛发丛生和突出的眼睛,而果蝇则有弯曲的腿或翅膀,丛生的硬毛和粗糙的眼睛。最近还证明MTX对许多参与细胞周期调节、信号转导、运输、防御反应等过程的基因有明显影响,提示MTX有多种靶点,也为我们研究能够引起出生缺陷的药物提供了一个新颖的无脊椎动物范例。

(3)羊膜腔内直接注射致畸物质:1981年Stickrod首次在大鼠的实验研究中应用了这一技术。这一方法可以避开母体和胎盘的影响,观察致畸物质对胚体的直接作用。这种方法适用于试剂缺少或试剂昂贵的情况,只要技术熟练、操作仔细,就不会损伤胚体。

(4)体外试验体系:致畸性的检测方法包括体内生殖发育毒性试验和体外替代试验。体内试验是对整体动物进行的毒性、病理实验,这类试验需要使用大量实验动物、费用高、周期长、难以迅速对大量物质进行毒性评价。体外试验具有简便、经济、试验周期短、试验条件可控、剂量–反应关系易测和排除母体干扰等优点,已广泛应用于胚胎毒性的筛选和致畸机制的研究。20世纪90年代末,欧洲替代方法研究中心(ECVAM)推荐有效性较高的3个体外胚胎发育毒性筛选试验作为体外筛选的首选方法,即体外全胚胎培养试验、胚胎细胞微团培养试验和胚胎干细胞试验。

1)大鼠全胚胎培养:大鼠全胚胎培养(whole embryo culture, WEC)是从孕期第9～10天大鼠子宫取出胚胎,剥去Reichert膜,放入培养液中加入受试物,在含O_2、CO_2、N_2环境中,旋转培养。观察胚胎发育情况,记录胚胎存活,检测胚芽、卵黄囊直径、体节和体长等。以胚胎的心跳和血液循环是否存在作为胚胎存活的指标;以卵黄囊直径、颅臀长和头长、体节数和胚胎重作为胚胎生长发育的指标;根据Brown评分对器官形态分化作出评价。可以筛试化学物的发育毒性、探讨其剂量—反应关系和作用机制,是研究畸形发生机制的一种重要研究方法。1966年New首次成功地培养了大鼠的早期整胚,从受精后的9.5 d培养至11.5 d,相当于20～30 d的人胚。此期鼠胚中,几乎所有的器官原基均已出现。用体外培养中的胚胎作为实验模型,不仅消除了母体内环境的影响,而且可以对胚胎的发育过程进行直接的动态观察,还可直接地加入影响因素。这与常规的动物致畸实验相比有很多优点:可以节省大量实验动物、节省经费；只需48 h即可出结果，而常规动物致畸实验需要20多天，节省了时间；消除了母体因素的影响，结果更为准确可靠；致畸因子的投放量可准确控制。

2）胚胎细胞微团培养：胚胎细胞微团培养（embryonic cell micromass culture）是从第11天的大鼠胚胎取得代表中枢神经系统的原代中脑细胞微团、肢芽区或其他区的细胞微团，在培养瓶中分别加入不同浓度的受试物共同培养。用中性红染色判断细胞存活，用Alcian蓝染色判断肢芽软骨细胞分化数量，苏木素染色判断中枢神经系统细胞分化数量。对结果进行处理，求出影响终点的半数抑制浓度（IC50）。比较受试物组与对照组数据，评价化学毒物的细胞毒性和发育毒性。

3）小鼠胚胎干细胞试验：小鼠胚胎干细胞试验（embryonic stem cell test, EST）是将小鼠胚泡内细胞团衍生的胚胎干细胞（ES细胞）在特定条件下，可定向分化为机体多种细胞，因此可作为生物测试系统，用于哺乳动物细胞分化、组织形成过程的发育毒性研究。可通过采用基因功能缺失技术，如基因敲除、无效突变等技术进行。其中，采用体外长期培养的细胞系进行的试验中、目前较成熟的ES细胞是小鼠ES细胞株D3，它可分化成各种类型的细胞，包括：心肌细胞、内皮细胞、胰岛细胞、神经细胞等。其优点是：① 利用建立的细胞株作为研究对象，而不用剖杀怀孕动物；② 胚胎干细胞具有定向分化为多种细胞的潜能，对模拟早期胚胎发育具有很强的代表性。

（5）追踪细胞的定向迁移：细胞定向迁移是器官形态发生中的一种重要细胞行为，也是畸形发生机制中的一个重要环节。例如，神经嵴细胞可从神经管两旁迁至胚体的若干部位而衍化为多种结构。如果这种迁移过程受到干扰，就会出现畸形。追踪细胞迁移的方法主要有2种：去除法和标记法。例如，切除或电灼除神经嵴的某一部分，然后观察相应结构的不发生。常用的标记追踪法有放射自显影法和自然核标记法。自然核标记法操作简便、标记稳定、结果可靠。

小　结

本章简述了先天畸形的概念，总结了先天畸形的发生概况和不同的分类方法。描述了引起先天畸形的遗传因素、环境因素及其相互作用。在发育不良与畸形的关系中，主要总结了胚胎发育过程中的畸形易发期及产生畸形的胚胎学机制。致畸机制的研究主要集中在致畸因子的实验研究、动物实验在畸形中的重要作用等方面进行总结，初步探讨了可能的分子机制，简述了致畸机制研究的主要方法。

（黄晓峰　张远强）

主要参考文献

董瑞,郑珊.2010.DNA甲基化与小儿先天畸形的研究现状及展望.中华小儿外科杂志,31(6):463～466.

李栋,赵仲堂,姜宝法,等.2003.先天畸形影响因素的流行病学研究.中国公共卫生,19(12):1484～1486.

李正,王慧贞,吉士俊.2000.先天畸形学.北京:人民卫生出版社.

马明福,张丹妍,侯志伟,等.2010.出生缺陷的现状与再生育监测.医学综述,16(7):1051～1053.

王虹,曾孝儒.2000.胚胎发育中的编程性细胞死亡与先天畸形.天津医科大学学报,6(1):123～125.

王雅楠,宋殿荣.2010.胚胎毒性体外试验的研究进展.国际生殖健康/计划生育杂志,29(4):277～280.

王志红,涂向东,曾健,等.2009.染色体部分三体两家系.中国优生与遗传杂志,17(10):57～57.

谢丹尼,黄莉.2006.17例9号染色体臂间倒位遗传学分析.中国计划生育学杂志,14(6):376～377.

徐滋凯,付克勤.2007.9号染色体臂间倒位遗传学分析.中华医学与健康,4(2):70～71.

袁虎,王秋菊,韩东一.2005.SOX家族基因的功能及其研究进展.国外医学遗传学分册,28(6):332～335.

张传东,李栋.2004.环境致畸影响因素的流行病学研究.中国预防医学杂志,5(2):155～157.

赵晓晴,黄国英,谢利剑,等.2005.Cx43基因剔除小鼠心脏锥干部的异常发育.中华医学杂志,85(38):2715～2718.

钟小华,熊莹,吴江.2008.先天畸形的现状病因及预防.基层医学论坛,12:657～658,660.

Ahzad H A, Ramli S F, Loong T M, et al. 2010. De novo ring chromosome 6 in a child with multiple congenital anomalies. Kobe J Med Sci, 56(2): E79～E84.

Azamian M, Lalani S R. 2016. Cytogenomic aberrations in congenital cardiovascular malformations. Mol Syndromol, 7(2): 51～61.

Copp A J, Greene N D. 2010. Genetics and development of neural tube defects. J Pathol, 220(2): 217～230.

Cox J J, Willatt L, Homfray T, et al. 2011. A SOX9 duplication and familial 46, XX developmental testicular disorder. N Engl J Med, 364(1): 91～93.

Czeizel A E, Bánhidy F. 2011. Vitamin supply in pregnancy for prevention of congenital birth defects. Curr Opin Clin Nutr Metab Care, 14(3): 291～296.

Daud A N, Bergman J E, Kerstjens-Frederikse W S, et al. 2016. The risk of congenital heart anomalies following prenatal exposure to serotonin reuptake inhibitors-is pharmacogenetics the key? Int J Mol Sci, 17(8).

Dundar M, Caglayan A O, Saatci C, et al. 2010. A case with a rare chromosomal abnormality: isochromosome 18p. Genet Couns, 21(1): 69～74.

Ebrahimi-Fakhari D, Wahlster L, Hoffmann G F, et al. 2014. Emerging role of autophagy in pediatric neurodegenerative and neurometabolic diseases. Pediatr Res,, 75(1/2): 217～226.

Elias-Assad G, Elias M, Kanety H, et al. 2016. Persistent Müllerian duct syndrome caused by a novel mutation of an anti-Müllerian hormone receptor gene: Case presentation and literature review. Pediatr Endocrinol Rev, 13(4): 731～740.

Fleck K, Erhardt G, Lühken G. 2016. From single nucleotide substitutions up to chromosomal deletions: genetic pause of leucism-associated disorders in animals. Berl Munch Tierarztl Wochenschr, 129(7/8): 269～281.

Gongal P A, French C R, Waskiewicz A J. 2011. Aberrant forebrain signaling during early development underlies the generation of holoprosencephaly and coloboma [J]. Biochim Biophys Acta, 1812(3): 390～401.

Jain R, Rentschler S, Epstein J A. 2010. Notch and cardiac outflow tract development. Ann N Y Acad Sci, 1188: 184～190.

Linask K K, Huhta J. 2010. Folate protection from congenital heart defects linked with canonical Wnt signaling and epigenetics. Curr Opin Pediatr, 22(5): 561～566.

Liu F, Millar S E. 2010. Wnt/beta-catenin signaling in oral tissue development and disease. J Dent Res, 89(4): 318～330.

Loeys B, Chen J, Neptune E R, et al. 2005. A syndrome of altered cardiovascular, craniofacial, neurocognitive and skeletal development caused by mutations in TGFBR1 or TGFBR2. Nat Genet, 37(3): 275～281.

Mattei J F, Taramasco H, Mattei M G, et al . 1977. A girl with mosaicism for a dicentric X chromosome (45, X/46, X, dic(X) (Xqter→p22:: p22→qter)). Human Genetics, 38, (1）: 39～48.

McCormack W M Jr, Shen J J, Curry S M, et al. 2003. Partial deletions of the long arm of chromosome 13 associated with holoprosencephaly and the Dandy-Walker malformation. Am J Med Genet, 118A(2): 384～389.

Moftakhar P, Hauptman J S, Malkasian D, et al. 2009. Cerebral arteriovenous malformations. Part 1: cellular and molecular biology. Neurosurg Focus, 26(5): E10.

Murdoch J N, Copp A J. 2010. The relationship between sonic Hedgehog signaling, cilia, and neural tube defects. Birth Defects Res A Clin Mol Teratol, 88(8): 633～652.

Ohazama A, Porntaveetus T, Ota M S, et al. 2010. Lrp4: A novel modulator of extracellular signaling in craniofacial organogenesis. Am J Med Genet A, 152A(12): 2974～2983.

Õunap K. 2016. Silver-Russell syndrome and Beckwith-Wiedemann syndrome: Opposite phenotypes with heterogeneous molecular etiology. Mol Syndromol, 7(3): 110～121.

Puvabanditsin S, Herrera-Garcia G, Gengel N, et al. 2016. Partial trisomy 4p and partial monosomy 13q: Case report and a literature review. Genet Couns, 27(1): 35～41.

Reisner D C, Elgethun M T, Heller M T, et al. 2016. Congenital and acquired disorders of ureteral course. Curr Probl Diagn Radiol, 46(2): 151～160.

Sasaki T, Ito Y, Bringas Jr. P, et al. 2005. TGF-beta-mediated FGF signaling is critical for regulating cranial neural crest cell proliferation during frontal bone development. Development, 133: 371～381.

Soo K, O'Rourke M P, Khoo P L, et al. 2002. Twist function is required for the morphogenesis of the cephalic neural tube and the differentiation of the cranial neural crest cells in the mouse embryo. Dev Biol, 247(2): 251～270.

Thomas J M, Surendran S, Abraham M, et al. 2016. Genetic and epigenetic mechanisms in the development of arteriovenous malformations in the brain. Clin Epigenetics, 22; 8: 78.

Uy N, Reidy K. 2016. Developmental genetics and congenital anomalies of the kidney and urinary tract. J Pediatr Genet, 5(1): 51～60.

Zong W X, Thompson C B. 2006. Necrotic death as a cell fate. Genes Dev, 20(1): 1～15.

第二十二章　胚胎发育与肿瘤的发生

肿瘤是一种由发育异常引发的疾病,从而将胚胎发育与肿瘤的发生联系在一起。发育生物学的观点认为,肿瘤是一种细胞分化异常疾病,应属于广义上的发育生物学研究范畴。在各种致癌因子的作用下,基因表达的某些环节出现问题,导致细胞增殖和分化异常。肿瘤细胞的增殖、分化、侵袭与转移等行为是一种特殊方式的"发育"。胚胎发育始于受精卵,其基因组按照特定的时空顺序选择性表达,进行细胞的增殖分裂以及不同种类细胞、组织和器官的分化,形成特异性分化产物和可检测的功能及形态特征。肿瘤细胞和胚胎细胞从细胞的增殖、生长与分化方面存在着诸多相似之处,它们都具有超常的分裂增殖能力和受原癌基因控制,所不同的是胚胎经过十个月的发育形成一个正常胎儿,而一个恶性变的细胞经过失控增殖在数月内形成致命的肿瘤组织。然而两者的细胞增殖又具有本质的区别,前者的细胞增殖与分化受胚胎整体性的控制,后者的细胞呈相对无限制地生长、分化失常。本章将探讨发育异常与肿瘤形成的关系;肿瘤干细胞研究的进展;以及胚胎细胞和肿瘤细胞在信号转导、生长分化和侵袭转移等方面的相似性。

第一节　发育异常与肿瘤

肿瘤的发生是由于持续存在于成体内的胚胎细胞的增殖。早在19世纪,肿瘤的胚胎来源学说得到广泛的支持。在当时的条件下,发现胚胎组织与肿瘤组织有许多相似之处。但后来有人将胚胎组织接种到成年动物体内,并出现肿瘤;随着显微技术的突飞猛进,人们对肿瘤进行了细致的分类,肿瘤的胚胎性起源的假说才逐渐被人们所遗忘。然而,最近半个世纪的时间里,随着细胞生物学、分子肿瘤学、实验胚胎学、实验肿瘤学以及免疫胚胎学的发展,累计了大量资料,表明肿瘤是胚胎性基因产物的表现,或者是人体中癌基因的激活和大量表达的结果。我们有必要重新评价胚胎发育异常与肿瘤形成的关系。

一、肿瘤细胞的扩散与胚胎细胞的迁移

肿瘤细胞从原发部位脱离下来,扩散到机体的其他部位与胚胎细胞的迁移颇为相似。原始生殖细胞最早见于胚胎的卵黄囊壁,以后迁移至生殖腺内,在此进一步增殖与分化。神经嵴细胞也要迁移到体内多个区域,成为周围神经系统中所有躯体和内脏感觉神经元的来源。视神经细胞也要迁移到视顶盖层(optic tectum)。

胚胎细胞迁移的机制可能也与肿瘤播散的机制相同。Barbera等曾提出视神经从视网膜迁移至视顶盖层可能与特异性黏附识别(specific adhesive recognition)机制有关。Nicolson和Winkelhake也提出从原发性肿瘤脱落下来的癌细胞在特殊部位形成继发性肿瘤是因为它们在这一特定区域有最佳的附着。譬如将恶性黑色素瘤细胞与正常体细胞一起旋转,结果显示黑色素瘤细胞与肺细胞比起与其他细胞来更容易黏附在一起。体内实验也证明,肺是发生继发性肿瘤最多的部位。因此,正如黏附识别控制了胚胎细胞迁移至胚胎特定部位一样,它也控制了继发性肿瘤形成的部位。

二、肿瘤细胞有胚胎性基因的表达

已有大量证据表明,肿瘤的形成是胚胎性基因重现与过表达的结果,癌基因本来就是生命必需的基因,尤其为早期胚胎发育所需要。这一点我们将在以后讨论。

现已证明许多恶性肿瘤可以分泌某些异位激素。目前认为异位激素的产生是正常失活的基因去抑制的缘故,也可能是由编码异位蛋白的mRNA增多所致。与胚胎发育有关的异位激素见表22-1。从表22-1中可以看出,能分泌异位激素的肿瘤涉及消化系统、呼吸系统、生殖系统以及神经系统等。肺癌也

是最常见的产生异位激素的肿瘤之一。一般认为,这类肺癌来自胚胎的神经嵴,而神经嵴在胚胎发育过程中可以衍生为多种内分泌器官的某些成分。

表 22-1　肿瘤细胞分泌的异位激素

激　素	肿　瘤
人促性腺激素	肺癌、肝癌、纵隔畸胎瘤
促红细胞生成素	肝癌、小脑血管瘤
ACTH-促肾上腺皮质激素	肝癌、甲状腺癌、甲状旁腺癌、胸腺癌、卵巢癌
MSH-黑色素细胞刺激素	乳腺癌、前列腺癌、胰腺癌、腮腺癌、食管癌、肝癌
ADH-抗利尿激素	肺癌、十二指肠癌、胰腺癌
PTH-甲状旁腺激素	肺癌、胰腺癌、肝癌、结肠癌、腮腺癌、卵巢癌、膀胱癌、肾癌
TSH-促甲状旁腺素	支气管癌
GnRH-促性腺激素释放激素	乳腺癌、卵巢癌、前列腺癌、胰腺癌、肝癌、垂体瘤、子宫内膜癌
SOM-生长激素释放抑制激素	胰腺癌、胃癌、肝癌
Leptin-瘦素	乳腺癌、卵巢癌、结肠癌、子宫内膜癌
Ghrelin-胃促生长素	胃癌、甲状腺癌、结肠癌

　　为什么特殊异位激素的产生仅限于某些肿瘤,而不是所有肿瘤都产生异位激素呢? 这个问题目前仍未完全阐明。一般认为,肿瘤或多或少地由于去分化而回到胚胎的形式。例如,几乎所有的肝细胞瘤、某些胰腺癌、胃癌、肺腺癌都可以产生 aFP,这些肿瘤的来源和胚胎卵黄囊内胚层有关,而卵黄囊内胚层则是 aFP 产生的胚胎位置。

　　肿瘤形成过程中有胚胎性基因表达另外一个强有力的证据是肿瘤与早期胚胎组织往往具有共同的抗原性及免疫现象。迄今在肿瘤中发现的胚胎抗原已有癌胚抗原、α-甲胎蛋白、γ-甲胎蛋白、硫糖蛋白、胎铁蛋白、T-球蛋白、乙胎蛋白等。肿瘤组织具有胚胎性抗原,以及胚胎细胞与肿瘤细胞表面的相似性,提示肿瘤细胞与胚胎细胞具有共同的免疫逃脱机制。例如,用胚胎细胞或经射线照射的肿瘤细胞都可使动物获得免疫性,这也证明肿瘤具有那些与免疫逃脱有关的早期胚胎发育基因产物的重现机制,从而使肿瘤细胞能够存活下来。有人认为,这些基因的重现可能是恶性转化必需的步骤。

三、胚胎发育异常与肿瘤形成关联的证据

　　畸胎瘤是从生殖细胞衍生而来的肿瘤。这些肿瘤常常与早期胚胎不易区别,而且事实上如果将它们置于体内适当的部位,它们可以像正常胚胎那样地分化发育。对畸胎瘤以及其他肿瘤细胞表面进行分析,可证明它们具有特异性的胚胎抗原。这便提示某些在肿瘤中处于激活状态的基因同样地也存在于胚胎中,但正常成体细胞极少有这些抗原的呈现。

1. 畸胎瘤

　　小鼠畸胎瘤可以从某些株系的幼年小鼠睾丸中分离得到,并且还可以移植于其他小鼠或以组织培养来维持。当把畸胎瘤细胞接种于小鼠体腔,它们可发育成为漂浮生长的细胞团,即胚胎样小体。这些细胞团与正常 6 天龄小鼠胚胎相似。若它们在小鼠的眼窝内生长,则可分化为多种组织。将它们保留在小鼠体腔内,胚胎样小体可继续很快地增殖,同时并形成腹水。Mintz 和 Illmansee 曾分离出畸胎瘤细胞并将它们移植至另一品系的小鼠早期胚胎的胚泡内。将这些胚泡植入至另一雌鼠的子宫内。这种胚胎可发育成为正常的、不长有肿瘤的成年小鼠。小鼠的某些成体组织从正常小鼠胚胎细胞发育而来,而另一些组织可以从畸胎瘤细胞发育而来。畸胎癌细胞有它自己的基因型的标志,正常胚泡细胞也有它们的基因型标志。这些标志包括株系特异的酶、血红蛋白、免疫球蛋白和色素等。因此,正常小鼠部分地是由癌细胞发育而来的,证明畸胎癌细胞能分化成为正常成体组织。由此证明正常胚胎细胞和某些肿瘤细胞之间的最终关系。在某种条件下两者都能分裂,保持相对不分化的状态,而在另一种条件下,它们能够分化成为正常的成体组织。

　　畸胎瘤还可用于其他方面的研究,如以它来探讨细胞生长和细胞分化所需的条件以及它们的良性和

恶性状态的转化。畸胎瘤细胞对于这些方面的研究是最好的材料，因为它们可以在小鼠体腔内，也可在体外培养条件下大量地生长。如果将这些细胞维持于体腔内自由悬浮的状态，它们保持恶性的性质，但如果将它们植入胚胎胚泡内或皮下，它们能分化成为正常组织。由于这些原因，畸胎瘤可以提供我们许多有关恶性和良性状态之间以及细胞生长和细胞分化关系方面的有用信息。

2. 印迹基因与胚胎性恶性肿瘤

（1）印迹基因及其功能：如果某个基因位点成为单等位基因表达，即父源性与母源性的基因拷贝不能同时表达，且通过某种特异的基因修饰机制特异地抑制另一父源或母源的染色体等位基因表达，称为印迹基因（imprinted gene）。父源性的基因拷贝表达，母源性的基因拷贝不能表达，称为父源性印迹基因；反之，母源性的基因拷贝表达，父源性的基因拷贝不表达，称为母源性印迹基因。

（2）印迹基因与胚胎性恶性肿瘤：印迹基因突变是肿瘤发生的诱因之一，即印迹的肿瘤抑癌基因仅需一次打击就可能使其得到抑制或消除，因而提高了肿瘤形成的易感性。印迹基因与肿瘤发生最直接的证据来自对肾母细胞瘤和横纹肌肉瘤的研究，这两种肿瘤中存在 $11P^{15}$ 母源性等位基因的绝对丢失。在一些儿童肿瘤如肝母细胞瘤中也有个别印迹基因丢失的现象，在成人乳腺癌和肺癌中同样观察到了这一现象。很多肿瘤中存在 $11P^{15.5}$ 上等位基因丢失的亲源性偏差现象提示，肿瘤的发生中可能有两种情况：一是母源性抑癌基因的丢失；二是通过基因的复制获得父源性生长启动子，亦可能是通过父源性生长启动子的获得促进了母源性抑癌基因的丢失，虽然迄今在 $11P^{15.5}$ 尚未发现公认的肿瘤抑制基因，但发现许多肿瘤抑制基因与肿瘤的发生相关。IGF-2是父源性印迹基因，其在一些恶性肿瘤中是重要的自分泌生长因子，70%的肾母细胞瘤病例中有IGF-2双等位基因的表达，说明存在印迹基因丢失或松弛现象（loss of imprinted gene，LOI）。H19为母源性印迹基因，属非转录RNA，是目前较公认的肿瘤抑制基因，在肾细胞瘤和其他肿瘤中存在H19的表达减少甚至消失。P57KIP2是目前CDKI家族中所知的唯一一个母源性印迹基因，由于人类P57KIPS是CDKI家族母源性印迹，人类P57KIPS定位于 $11P^{15.5}$，可能为一种抑癌基因，伴有母源性杂合性丢失而使P57KIPS不表达。P57KIPS表达减少在一些肾母细胞瘤中较为突出，但它的表达及印迹状态在大多数肿瘤中未见报道。TSSC3和TSSC5是最近在 $11P^{15.5}$ 发现的2个印迹基因，它们与胚胎性恶性肿瘤发生亦有一定的联系。

3. 癌胚抗原与胚胎发育和肿瘤发生

（1）癌胚抗原及其基因家族：癌胚抗原（carcinoembryonicantigen，CEA）是加拿大学者Gold和Freedman于1965年首次在人结肠癌组织中发现并提取出的糖蛋白，由于此抗原也存在于8～12周胚胎的胃肠、肝脏和胰腺等组织中，故名CEA。它在胚胎期间表达而在出生后显著减弱或消失，但在肿瘤发生、组织增生与修复时又重现，表明CEA在胚胎早期发育和肿瘤发生中起着重要作用。CEA的分子量为18 kDa；cDNA测序和分子克隆分析表明，CEA由5个区构成，C端由34个氨基酸构成前导肽，N端为108个氨基酸残基，中间为与免疫球蛋白（Ig）高度同源的3个重复序列。在弱碱性条件下，CEA具有β球蛋白电泳的活性，CEA基因位于人类19号染色体长臂上。CEA具有类似免疫球蛋白（Ig）的结构，其编码基因属Ig基因超家族，现已在CEA基因家族中发现30个基因，其中17个具有转录活性，且具有高度同源性。CEA基因家族可分为两个亚群，其中一个亚群主要为整合膜蛋白，包括编码CEA和非特异性交叉反应抗原（NCA）及胆汁糖蛋白（BGP）基因群，另一亚群为编码妊娠专一性的β-1糖蛋白（PSG1）基因。

（2）CEA在胚胎发育和肿瘤发生中的作用：对大鼠胚胎发育过程中CEA基因表达的研究发现，妊娠第10天的间充质细胞中即呈CEA阳性，妊娠第13天可在胚胎骨骼系统中检测到，从妊娠第15.5天开始，小肠、胃黏膜下层、肌层和结缔组织一直到出生后均呈CEA阳性，随后在支气管、平滑肌、血管壁以及真皮层、胎盘中均可测到。CEA在胚胎发育中起重要作用。其基本功能是作为嗜同种或嗜异种细胞黏附分子。CEA为 Ca^{2+} 非依赖性细胞间黏附分子，与细胞识别、黏着、器官的发生有关，这一点与其他钙非依赖性细胞黏附分子如神经细胞黏附分子和钙依赖黏附蛋白相似。实验研究证明，CEA可介导人结肠癌细胞（LS-180）和转染人CEA动物细胞的同型细胞凝集，并且可促进同源细胞群中的同型细胞类聚。在早期胚胎发育阶段，上皮为复层的人胃肠道上皮细胞可产生大量CEA，可持续到20周，且CEA分布于上皮细胞之间及细胞基底面，提示在胚胎发生过程中CEA是重要的细胞黏附分子。另有报道，未分化细胞表面CEA表达增加，并可促进未极化细胞形成细胞连接。CEA的异位表达可改变成肌细胞的功能，阻止成肌细胞的融合和分化机制，维持其分裂增生潜能。人CEA还可能作为辅助因子，调节胶原蛋白受体的功能活动，进而调节细胞与基质间的相互作用。此外，CEA还有免疫调节作用。CEA作为肿瘤标志物已用于临床肿瘤患者的诊断，特别是在胃肠道肿瘤诊断方面是一个重要的筛选指标之一。在妇科肿瘤患者的肿瘤组织及血浆中可检测到CEA，其中子宫颈原位癌占38%，子宫颈浸润癌占57%。子宫颈癌和卵巢肿瘤患者的血浆与肿瘤组织中的CEA水平与肿瘤分型有关。目前通过检测肿瘤的CEA阳性率，可了解一些肿瘤的分化程度、病理分级及临床分期，以此评价肿瘤的复发、疗效和预后。

胚胎CEA和肿瘤CEA在理化性质及氨基酸构成上相似，提示两者可能由相同基因编码和调控。随着胚胎的发育成熟，CEA基因关闭，患肿瘤时该基因又打开。深入研究CEA基因表达的调控和生物学作用，对揭示胚胎生长发育和肿瘤癌变的机制具有重要意义。

第二节　肿　瘤　干　细　胞

肿瘤干细胞（tumor stem cell，TSC）或称癌症干细胞（cancer stem cell，CSC）是指存在于肿瘤细胞系和肿瘤组织中具有自我更新、多向分化潜能、无限增殖、广泛转移及高致瘤性等特征的一小部分细胞，他们在肿瘤细胞的增殖、浸润和预后中发挥着关键作用。肿瘤有异质性，这可能是肿瘤细胞基因组不稳定，连续突变的结果，更可能是分化的结果。早在20世纪60年代Sterens便提出肿瘤起源于干细胞的理论。他最早观察并论证了小鼠睾丸畸胎癌来源于原始生殖细胞，从12天鼠胚的小鼠胚胎生殖嵴切下并移植至成年小鼠的睾丸中，结果有一半左右的移植物发展成为典型的畸胎癌，提出生殖嵴中的干细胞经突变成了肿瘤干细胞。本节主要探讨肿瘤干细胞的研究进展。

一、肿瘤干细胞概述

近年来，肿瘤干细胞理论的提出为肿瘤的发病机制及其靶向治疗提供了新的思路，杀灭肿瘤干细胞可有效治疗肿瘤。肿瘤干细胞是肿瘤组织中具有自我更新及多向分化潜能的干细胞样细胞。随着肿瘤干细胞理论的提出及越来越多肿瘤干细胞的发现，人们对于肿瘤的发生、发展、转移和复发有了新的认识，为制定肿瘤临床治疗的策略开辟了新路径。迄今已在白血病、乳腺癌、前列腺癌、结肠癌和肺癌等多种恶性肿瘤组织中成功分离培养出肿瘤干细胞。肿瘤干细胞特异性标志物的发现，对于肿瘤干细胞的分离、鉴定及研究具有重大作用，有望成为新的治疗靶点。肿瘤干细胞具有以下特征：自我更新，无限分裂和增殖的能力；多向分化潜能，能分化成表型不同的肿瘤细胞，其分化受所处微环境的影响；终生保持未分化或低分化状态，在肿瘤中的数目相对恒定，有强的迁徙能力；绝大多数肿瘤干处于静息期；其生长方式一种是对称分裂，另一种是非对称分裂，即分裂后的细胞一个保持亲代的特征，另外一个不可逆的走向分化的终端成为表型不同的肿瘤细胞；对药物和毒物的耐受性；抵御凋亡。其中多分化潜能和自我更新是肿瘤干细胞的重要特征。

二、肿瘤干细胞的来源和特性

1. 肿瘤干细胞的来源

肿瘤的产生源于正常细胞的恶性转化，但CSC的产生却不仅限于正常细胞。迄今为止，有三种学说。一是来自正常组织成体干细胞或是前体细胞由于基因或是表观水平的改变，又或是已经分化的肿瘤细胞可以通过EMT途径恶化成CSC。二是分化的细胞与组织干细胞发生融合，形成异倍体（aneuploidy）细胞。这个融合细胞的基因组不稳定，较容易产生突变导致CSC的出现。三是吸收外源DNA片段的细胞。肿瘤中有很多凋亡的细胞会释放出游离的DNA片段，如果这些DNA被邻近的细胞捕捉，随机整合到基因组，很可能导致某些基因的异位表达或是抑制，从而使得该细胞发生恶性转化，成为一个CSC的候选者。现在多数的研究集中在第一种假说上（图22-1）。肝癌中，有报道将肝祖细胞中异柠檬酸脱氢酶2（IDH2）突变阻止了该细胞向肝细胞分化的可能，若再有二次打击，如K-Ras突变可导致肿瘤的产生，这提示了胆管癌的CSC可能来自肝祖细胞。基质样乳腺癌中，K14阳性的细胞高表达Np63可导致该细胞的恶性转化，这样的研究在肠癌、前列腺癌和肺癌等都有进行，即在某种特定标志物的祖细胞中，将其原癌基因激活表达或是抑癌基因失活，利用转基因老鼠中种系追踪（lineage-tracing）的实验方法，准确确定最后发生转变的细胞种类。

2. 肿瘤干细胞的特性

CSC似乎是干细胞的一种，它可以通过非对称分裂的方式产生子代的CSC和非CSC，并且具有自我更新能力,此外它也共用着在成体干细胞中经典的三大信号通路——Wnt、Shh和Notch。但是CSC无法像干细胞那样产生类器官,这也是它迄今为止仍被质疑的根本原因,导致了有学者将这群细胞称为干细胞样肿瘤细胞(cancer stem-like cell)或是肿瘤起始细胞(tumor initiating cell)。然而除此之外,CSC的生物学特性基本同干细胞一致,所以如今研究CSC的主要方法基本是沿袭于干细胞。归纳现有针对CSC的研究成果,可以总结出它的三大特点:① CSC具有特定的生物学标志物。如,在脑胶质瘤中,CD133是个较为明确的标记分子;Lgr5在结肠癌中也较权威地代表了这群细胞。但是在某些肿瘤中,标志物并不唯一,如在肝癌中,有报道称CD133、CD24、CD90或CD47等都是肝癌干细胞的标记分子。这就意味着没有一种分子可以代表所有肿瘤中的这群细胞,即使是在同一种肿瘤中,标志物也有几种,所以我们不能仅仅依靠表面分子来识别CSC。② CSC具有自我更新和分化的能力。③ CSC具有较强的致瘤能力、转移能力和抗药能力。

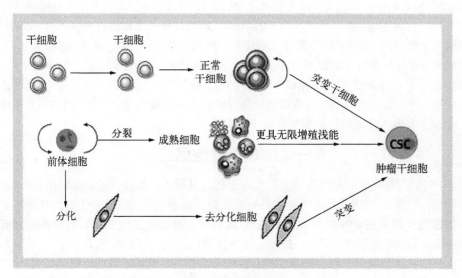

图22-1　肿瘤干细胞的来源与形成机制

三、肿瘤干细胞的标志物

成体干细胞和胚胎干细胞均表达未分化细胞特有的标志性基因,如生长因子Fgf-4、锌指蛋白Eex-1、碱性磷酸酶,以及转录因子Oct-4、Nanog、Sox-2等。肿瘤干细胞同样表达一些特定的标志基因产物,并且不同组织来源的肿瘤干细胞表面的标志物亦存在一定差异。

1. 急性髓性白血病

将分离出的细胞植入严重联合免疫缺陷的非肥胖型糖尿病(NOD/SCID)小鼠体内,发现表型为CD34⁻CD38⁻Thy1⁻细胞是唯一能在这种小鼠体内形成肿瘤的细胞,从而证实其为白血病干细胞。然而Taussig等发现CD38抗体对白血病细胞移植有明显的抑制作用,$CD34^+CD38^+$细胞同样具有自我更新、分化与增殖能力。他们认为白血病干细胞具有多种表面标志物。

2. 乳腺癌

Al-Hajj等将收集的乳腺癌细胞植入NOD/SCID小鼠,选取CD44和CD24作为分离乳腺癌TSC的表面标志物,发现100个表型为$CD44^+CD24^{-/low}$ Lineage⁻的乳腺癌细胞能在NOD/SCID小鼠中形成肿瘤,而10个其他细胞表型的细胞却不能形成肿瘤。

3. 脑肿瘤

Lenkiewicz等把$CD133^+$脑肿瘤细胞在NOD/SCID鼠脑内进行异种移植实验,结果证明只有$CD133^+$的肿瘤细胞才能移植成功,$CD133^+$脑肿瘤细胞具有自我更新和高度致瘤性。有学者用CD133作为标志物,通过流式细胞仪分别收集CD133阳性和阴性细胞,然后分别接种至SCID小鼠颅内、腹腔和皮下,结果发现CD133阴性细胞无致瘤能力,而CD133阳性细胞的致瘤率为50%～100%。有研究表明,从恶性脑肿瘤中分离获得的TSC均显示CD133染色阳性。这些均说明了$CD133^+$是脑TSC的表面标志物之一。

4. 前列腺癌

采用分离正常人前列腺上皮干细胞的细胞表面标志物，从前列腺癌细胞中分离出了表型为$CD44^+/\alpha_2\beta_1^{hi}/CD133^+$的细胞群。这群细胞数量少，约占总细胞数的0.1%，且具有分化增殖、自我更新能力和高度致瘤性，认为$CD44^+/\alpha_2\beta_1^{hi}/CD133^+$表型细胞为前列腺癌干细胞。

5. 视网膜母细胞瘤

Seigel等使用干细胞表面标志物分析人与鼠视网膜母细胞瘤中具有TSC特征的细胞亚群，发现少量的视网膜母细胞瘤细胞（<1%）表达干细胞的表面标记人腺苷三磷酸结合盒转运体G2（ATP-binding cassette transporter G2 subfamily，ABCG2）、乙醛脱氢酶1、微小染色体支持蛋白2、干细胞抗原1和p63，表现出干细胞样特性，尤其是ABCG2表达阳性的细胞不仅排斥Hoechst染色，而且对20多种化疗药物表现出耐药性。

6. 恶性黑色素瘤

用培养人胚胎干细胞的培养基培养原代恶性黑色素瘤细胞，发现约20%的细胞长成一种无黏着力的细胞球，小鼠移植实验显示，这些细胞球具有较强的致瘤性，这种具有干细胞性质的细胞仅存在于$CD20^+$的恶性黑素瘤细胞中。这说明$CD20^+$是恶性黑色素瘤的标志物之一。

7. 肺腺癌

Gutova等应用干细胞标志物CD34、CD90、CD133、ABCG2/BRCP1结合流式细胞仪（fluorescence-activated cell sorter，FACS）技术分离小细胞肺癌干细胞。Eramo等则以CD133作为干细胞标志物分离肺癌干细胞。Levina等结合临床化疗后肿瘤细胞耐药现象研究，将H460肺癌细胞株培养细胞通过阿霉素、顺铂、依托泊苷化疗后得到药物生存细胞，这些细胞培养能形成新的克隆，表达CD133、CD117、OCT-4等干细胞标志物，高表达血管内皮生长因子（VEGF）、碱性成纤维细胞生长因子（basic fibroblast growth factor，bFGF）、白细胞介素（IL-6、IL-8）和VEGF受体2（VEGFR2）、成纤维细胞生长因子2（FGFR2）等，致瘤力和侵袭力较强，分化后祖细胞失去CD133表达，重新表达细胞因子（CK8/18）和获得化疗药物敏感性，并认为这些细胞就是肺癌TSC。

8. 结直肠癌

用结直肠癌患者的肿瘤注入NOD/CID小鼠体内，结果$CD133^+$具有极强的成瘤能力。随后将携带$CD133^+$的NOD/SCID小鼠肿瘤细胞再次移植到新的NOD/SCID小鼠体内，结果新形成的肿瘤与原来肿瘤的表型相似。Ricci-Vitiani等也完成了同样的研究，他们认为占结直肠癌细胞总数约2.5%的$CD133^+$细胞是结直肠癌细胞的起始细胞。

9. 胰腺癌

以CD44、CD24和分泌抗原（excreted/secreted antigen，ESA）为表型分选细胞分别在6/9和3/11只小鼠中成瘤，而未分选的细胞需相应分选细胞数量的100倍才开始有肿瘤生长。因此认为CD44、CD24和ESA是胰腺癌TSC的标记物。最近Hermann等发现人的胰腺癌组织存在CD133阳性表达的干细胞，这类细胞具有致瘤性、能强烈抵抗化学药物的作用。

各类型的TSC均有其特异的标志物。CD133在脑TSC、大肠癌干细胞、前列腺癌干细胞、胰腺癌干细胞、肝癌干细胞均有所表达，目前发现的同源性抗原有CD133-1和CD133-2，其基因分别定位在人类的4号和2号染色体上。CD133也可以用来分选和鉴定其他的TSC，Bruno等报道在肾肿瘤组织中发现了$CD133^+$表达的肾TSC。Curley等利用FACS分离出了人$CD133^+$卵巢癌干细胞。TSC标志物的研究也面临着许多亟须解决的问题，如怎样找出特异性区别TSC与正常干细胞的标志物。有些已经发现的TSC在正常干细胞中同样表达，如Ponti等的研究发现，把乳腺癌组织和乳腺癌细胞株分离出的TSC同样表达公认的干细胞标志物Oct-4（一种干细胞相关基因）；其次，目前鉴定TSC的基本方法都只是富集了TSC，并未真正意义上将TSC分离出来，更好的鉴定方法还需进一步探索。

四、肿瘤干细胞与肿瘤细胞的侵袭转移

CSC因有很强的转移潜能，也有人将其命名为转移型的肿瘤干细胞。究其与转移的关系现在的热点集中在：原发瘤中的CSC通过与微环境的相互作用，影响干性因子或通路的变化，从而促进侵袭和转移特性的获得；同时转移前灶形成后，某些因子的升高会指导CSC"归巢"到特异的远端组织；而在转移灶形成的过程中，CSC自身的代谢变化与微环境的共同作用，又调节了干细胞的自我更新和定居。最后找

到这些过程中的驱动因素，进行CSC的靶向性治疗。肝癌中，有研究称CD44$^+$的肝癌干细胞与CD14$^+$的肿瘤相关巨噬细胞（tumor associated macrophage，TAM）共培养后，TAM产生的白介素6（IL-6）会促进这群肝癌干细胞的扩张和成瘤能力。而TAM与CD90^{high}的乳腺癌细胞相互作用后，肿瘤细胞表面分子EphA4上调，激活下游信号分子Src和NF-KB来调节CD90的乳腺癌细胞活性。此外，还发现CD110$^+$的肠癌干细胞有非常强的靶向肝转移的潜能，而且肝脏产生血小板生成素（thrombopoietin，TPO）是CD110的受体吸引了肠癌细胞迁移到肝，同时TPO可以激活这群细胞胞内赖氨酸（lysine）的降解，所产生的乙酰辅酶A（acetyl CoA）可以激活wnt信号通路，促进CSC的自我更新，产生的谷氨酸可以促进CSC的克隆定植和抗药能力等，从而使得肠癌成功发生肝转移。此外，在胰腺癌中，原发瘤中间质细胞分泌的外泌体会提前到达靶器官，改造靶器官中的微环境，使得转移型的胰腺癌细胞到达靶器官时更容易适应新环境，从而提高转移细胞的存活率。

当CSC发生播散进入血液循环时，就有可能成为CTC的组成部分。Yu等对11例乳腺癌患者进行CTC检测，发现间质型CTC的比例与患者疾病进展期相关，且间质细胞团簇中高表达的TGF-β会促进肿瘤细胞向间质型转变。无独有偶，Baccelli等发现与乳腺癌患者预后更具相关性的是EpCAM$^+$CD44$^+$CD47$^+$MET$^+$CTC，而不是所有的EpCAM$^+$CTC，同时小鼠模型中也证实EpCAM$^+$CD44$^+$CD47$^+$MET CTC具有更强的肿瘤形成能力和远端转移能力。这意味着循环肿瘤细胞中能成功地产生转移灶的组分，可能是CSC或是已具有CSC特性的细胞。肝癌中也发现EpCAM$^+$CTC具有干细胞特性，部分EpCAM$^+$CTC有CD133$^+$或者ABCG2$^+$的表达。而这也暗示着CSC可能是CTC的主要功能细胞，或是只有具有或获得CSC特性的细胞才能在转移的过程中存活下来。将CSC与CTC联合起来的研究也就应运而生。在结直肠癌中，报道发现双肾上腺皮质激素样激酶1（DCLK1）和Lgr5在原位瘤的CSC和循环肿瘤干细胞中都一致高表达。

五、肿瘤干细胞自我更新能力的信号转导途径

（一）Wnt/β-catenin信号通路与肿瘤干细胞自我更新

Wnt/β-catenin信号通路参与了各种组织干细胞的自我更新，在干细胞的分化、自我更新和维持等方面有非常重要的调节作用。在此主要阐述其对肿瘤干细胞自我更新的调节。有研究表明，前列腺肿瘤干细胞的自我更新和分化涉及Wnt/β-catenin信号通路。使用Wnt抑制剂可以减少CD44$^+$ABCG2$^+$CD133$^+$前列腺肿瘤干细胞的成球尺寸和自我更新能力。相反，Wnt 3α可以增加其成球尺寸和增强其自我更新能力。Malanchi等发现了皮肤肿瘤干细胞的Wnt/β-catenin信号通路异常活化，敲除Wnt/β-catenin基因后，肿瘤干细胞消失，肿瘤完全消退，提示Wnt/β-catenin基因对该肿瘤干细胞的自我更新是必需的。多种基因改变和表观遗传改变对于白血病干细胞获得无限自我更新和药物抵抗能力是必需的，研究表明Wnt/β-catenin信号通路对混合系白血病（MLL）干细胞的形成有非常重要的作用，抑制该通路可以逆转MLL干细胞至前白血病干细胞阶段，而基因敲除Wnt/β-catenin后，可以完全消除MLL细胞的干细胞特性。

（二）跨膜受体蛋白（Notch）信号通路与肿瘤干细胞自我更新

Dontu等研究表明，在正常的乳腺组织中，Notch的激活会促进乳腺干细胞的自我更新，却使乳腺祖细胞向肌上皮细胞分化。在造血系统中，Notch 1的激活可以抑制造血干细胞的分化并增强造血干细胞的自我更新，而当出现分化的时候，Notch 1的激活会有利于造血干细胞向淋巴系细胞分化，优于向髓系细胞分化。近年来，研究者开始关注Notch信号通路对肿瘤干细胞自我更新的调节。Zhu等研究表明，将人脑微血管内皮细胞与多形性成胶质细胞瘤干细胞共培养后，可以促进多形性成胶质细胞瘤干细胞微球的增长和自我更新能力。进一步研究发现这种提高自我更新的作用是通过肿瘤微环境中内皮细胞向成胶质细胞瘤干细胞提供Notch配体来激活后者Notch信号通路而实现的。利用RNA干扰技术降低人脑微血管内皮细胞Notch配体的表达可以消除内皮细胞诱导的成胶质细胞瘤干细胞自我更新和增殖。这提示靶向于肿瘤干细胞微环境可以为消除肿瘤干细胞和改善多形性成胶质细胞瘤的治疗提供新的研究策略。

最近研究发现，在人乳腺癌MCF-7细胞中过表达核基质结合区结合蛋白1抗体（SATB1）蛋白可以明显提高MCF-7细胞微球形成的数量，而利用核内小RNA慢病毒使得BT-549细胞低表达SATB 1可以

得到相反的结果。进一步研究证实SATB 1是通过增强Notch 1和Notch 4的表达而增强其自我更新能力的。Notch通路的活化涉及了多形性成胶质细胞瘤干细胞和乳腺癌肿瘤干细胞样细胞的自我更新，尚无证据表明Notch通路的激活可以使肿瘤干细胞向某一亚型的肿瘤细胞分化。

（三）Hedgehog信号通路与肿瘤干细胞自我更新

有研究表明，PTCH，锌指蛋白Gli-1和Gli-2在正常的人乳腺干细胞中高表达，Hedgehog/Gli-1、Gli-2信号通路通过增强Bmi-1的表达而参与乳腺干细胞的自我更新。从乳腺癌中分离到的CD44$^+$CD24$^{-/low}$人乳腺癌干细胞所表达的PTCH-1、Gli-1、Gli-2和Bmi-1是乳腺癌中其他亚型的肿瘤细胞所表达的1.7、30、6和5倍，这提示Hedgehog/Gli-1、Gli-2信号通路也可能通过增强Bmi-1的表达来维持CD44$^+$CD24$^{-/low}$乳腺肿瘤干细胞的自我更新能力。Clement等研究表明CD133$^+$神经胶质瘤干细胞的自我更新和致瘤性受Hedgehog/Gli信号通路的调节，该通路抑制剂环孢素可以有效降低神经胶质瘤微球的形成，相比于对照组下降50%～65%，表明抑制Hedgehog/Gli信号通路活性可以抑制神经胶质瘤干细胞的自我更新。Hedgehog/Gli信号通路也涉及黑色素瘤干细胞的自我更新调节。利用微球形成实验富集黑色素瘤干细胞后，可以检测到这些细胞高表达SOX 2，NANOG，干细胞多能性调节基因（OCT 4）和KLF 4这4种胚胎样多能干细胞因子，并有Hedgehog信号通路原件的高表达。分别利用SMO抑制剂环孢素，Gli抑制剂GANT61，使用shRNA低表达SMO或Gli 1都能减少黑色素瘤微球的形成数量。

（四）微小RNA与肿瘤干细胞自我更新

微小RNA（miRNA）可以调节细胞命运，Zhang等分析了具有自我更新能力的乳腺癌干细胞与已分化的一般乳腺癌细胞的miRNA表达谱，发现let-7 miRNA在前者的表达远低于后者；用let$^{-/-}$慢病毒感染乳腺癌干细胞，使let-7 miRNA表达增高可以在体外抑制乳腺癌干细胞的增殖和成球能力并减少非分化细胞数目，体内抑制NOD/SCID小鼠的肿瘤形成率。除了let-7 miRNA外，Yu等研究表明miRNA-30在乳腺癌干细胞中的表达明显下降，过表达该miRNA可以体外抑制乳腺癌干细胞的自我更新，并可以抑制乳腺癌干细胞在NOD/SCID小鼠内形成肿瘤。提示let7 miRNA和miRNA-30表达的降低参与了乳腺癌干细胞自我更新的维持。

Godlewski等检测了人神经胶质瘤样品与去除了肿瘤的人脑组织的miRNA表达，发现肿瘤miRNA-128的表达明显低于正常脑组织；在神经胶质瘤细胞中过表达miRNA-128可以明显抑制其体外增殖和裸鼠神经胶质移植瘤的增长；在神经胶质瘤干细胞中过表达miRNA-128可以明显抑制其自我更新。另外，Tu等发现，恢复miRNA-218在神经胶质瘤干细胞的表达可以抑制Bmi 1的表达而抑制其自我更新。

（五）参与肿瘤干细胞自我更新的其他通路

据报道，Nodal/Activin信号通路在成人组织中是失活的，Lonardo等检测到CD113$^+$胰腺肿瘤干细胞所表达的Nodal/Activin信号通路相关蛋白Nodal，Activin，畸胎瘤衍生生长因子-1（Cripto-1），FoxH1，Smad2，Smad4，Gdf1，Alk4远远高于CD133$^-$胰腺肿瘤细胞，并且该通路在CD133$^+$胰腺肿瘤干细胞中是活化的。使用Nodal特异性抑制剂Lefty或Alk4/7受体抑制剂SB431542可以有效地抑制微球的形成，而肿瘤坏死因子β抑制剂却没有这样的效果，说明是Nodal/Activin对CD133$^+$胰腺肿瘤干细胞自我更新的维持起非常重要的作用。

Shan等从肝癌组织中分离出了具有肿瘤干细胞特性的Nanog$^+$肝癌细胞，能够自我更新，100个细胞便能在SCID小鼠体内成瘤，具有高侵袭迁移能力，能分化成其他亚型的肝癌细胞。用互补DNA微阵列对Naong$^+$和Nanog$^-$肝癌细胞的全基因表达谱进行检测，发现胰岛素样生长因子2（IGF2），IGF结合蛋白（BP2，BP5）和反胰岛素样生长因子2（IGF2AS）在Naong$^+$细胞中的表达高于Nanog$^-$细胞。进一步研究发现，IGF1R特异性抑制剂PPP和AEW541可以有效抑制Naong$^+$肝癌干细胞的自我更新能力，并能减低Naong的表达。提示，IGF1受体信号通路参与了肝癌干细胞的自我更新。

（六）肿瘤干细胞自我更新的抑制剂

萝卜硫素可以抑制胰腺癌干细胞Hedgehog信号通路中Smo、Gli-1和Gli-2的表达，并使胰腺癌干细胞Nanog和OCT 4表达下降,从而抑制其自我更新和增殖,抑制前列腺癌干细胞NOD/SCID小鼠原位移植瘤的生长并诱导肿瘤细胞凋亡。二甲双胍主要用于非胰岛素依赖型糖尿病,有研究表明其有抑制甲状腺癌干细胞自我更新和增殖的作用,并能提高化疗药物多柔比星和顺铂对非分化甲状腺癌细胞的疗效,抑制肿瘤增殖。苄基异硫氰酸酯通过提高微小RNA128的含量而抑制Bmi-1的表达,从而抑制乳腺肿瘤细胞SUM159细胞和MCF-7细胞的微球形成和肿瘤增长。有研究表明甾类激素雌二醇能够通过增强乳腺导管癌细胞成球能力,增加肿瘤干细胞的数量,而IGF2细胞因子可能涉及此过程,这些通过雌二醇作用后的乳腺微球细胞的上皮间质转化标志物发生了改变,间质标志物表达增强而上皮标志物减弱,Valdez等研究表明,肿瘤干细胞的自我更新能力能够促进乳腺导管癌的侵袭,提示甾类激素雌二醇抑制剂将来有望通过抑制乳腺导管癌干细胞的自我更新而抑制乳腺导管癌的转移。

六、肿瘤干细胞在临床治疗中的应用

恶性肿瘤治疗失败的主要原因有肿瘤的耐药、复发和转移等。肿瘤干细胞的发现及肿瘤干细胞理论的提出为肿瘤的发生、耐药、复发和转移的基础研究提供了新的理论。自我更新能力是肿瘤干细胞诱发肿瘤的必要条件,是肿瘤干细胞维持分化的基础,靶向肿瘤干细胞的自我更新能力,有望有效地预防肿瘤的发生,抑制肿瘤的生长与复发。

肿瘤干细胞理论的提出有重要的理论意义以及临床治疗意义。它在理论上丰富了肿瘤为主的理论,在临床实践中它提示人们一味杀伤肿瘤细胞并不能治愈肿瘤,原因是肿瘤干细胞往往处于休眠状态,或者说停滞于细胞周期的G_0/G_1期。肿瘤干细胞的这种行为使得它们能逃逸当前的标准治疗方法,一旦"时机"成熟,或者一旦撤去抑制性药物,它们便会迅速增殖,成为复发的"源泉"。为此今后的研究方向应是寻找对肿瘤干细胞有特异性杀伤作用的分子或者在"唤醒"休眠干细胞的同时也予以标准的化疗或放疗,这样方便"根治"。

第三节　胚胎细胞与肿瘤细胞

肿瘤细胞与胚胎细胞具有很多相似性,不论从细胞信号转导,还是其生长与分化等方面,两者均存在许多共同之处。

一、胚胎细胞与肿瘤细胞增殖与分化的信号通路

（一）Wnt基因信号转导通路

1. Wnt基因对胚胎发育的调控作用

Wg作为Wnt1的同源基因在果蝇胚胎体节形成中起重要作用。在果蝇胚胎发育的前几小时内,果蝇的胚胎迅速被分成小的封闭区域称为副体节,而后这种副体节进一步发育成果蝇体节,这些过程是由一些体节极性基因控制的,这些基因的突变会引起体节极性的消失或角质层的镜像复制。Wg的胚胎致死等位基因有很强的体节极性表型,并且所有的无效突变都发生在Wg的蛋白编码功能区上。当该基因缺失时角质层的裸区就会被一层连续的锯齿状结构(denticle)所替代,使副体节和体节的界限消失。Wg的无效突变亦会引起中枢神经系统的细微缺陷。这些等位基因对果蝇胚胎的发育也具有重要的作用,如调控视神经盘和翅盘的形成。将Wnt家族中不同的mRNA注入蛙的受精卵会产生不同的诱导作用。如使原始轴从前端裂开,产生双头胚胎;当注射入二个卵裂球时有时会产生四个体轴;另外经紫外线照射过的胚胎亦可通过注射Wnt-mRNA而恢复活性;蛙的Wnt1、小鼠Wnt3A、Wg和蛙Wnt8的mRNA能诱导背轴形成。上述现象的部分是由于Wnt基因参与了蛙胚胎形成中缝隙连接的调节,Wnt-mRNA的注入使原来处于关闭状态的缝隙连接开放,因此产生细胞间信息传递。Wnt1基因在成年和胚胎期小鼠的特定部位均有表达,说明Wnt1基因在哺乳动物的发育中同样起调节作用。

2. Wnt基因与肿瘤细胞分化调控

Wnt基因在生物的正常发育中是组织分化的诱导信号,但它们在通过局部作用而引发的肿瘤发生过程中亦有很大的潜能,特别是在乳腺癌的发生中。Wnt基因在肿瘤发生中的作用可以用细胞转化实验得以证实。以小鼠3T3, rat-1及HeLa细胞系为供者细胞,一经转染Wnt1基因都能使来源于正常小鼠乳腺

的C57MG细胞系发生形态学变化,与直接用Wnt1转染C57MG细胞产生的形态学变化是一致的。除Wnt1、Wnt3能引起C57MG细胞转化外,用病毒载体分别将Wnt1、Wnt7A、Wnt4、Wnt7B等几种Wnt家族基因转入C57MG细胞系发现不同的Wnt基因引起细胞恶变的程度存在差别.小鼠转基因实验对阐明Wnt1在肿瘤发生过程中的潜在作用是一很好的证据,将Wnt1基因转入小鼠,能产生激素非依赖性的乳腺上皮细胞增生,一年后其乳腺癌与病毒引发的小鼠乳腺癌已无区别。由此可见,Wnt1蛋白在肿瘤发生早期是一种生长刺激因子,但在肿瘤发生晚期中的恶性转化、逃避激素依赖性及获得转移的潜能中的作用仍不清楚。

Wnt基因在多种恶性肿瘤中的表达情况已经相继被报道。有人对100多份正常和肿瘤组织及10个人类肿瘤细胞系的研究发现,在肺、乳腺、前列腺及黑色素瘤中存在Wnt5A mRNA的过度表达,并且证明Wnt5A的上调不是由基因重排或扩增引起的。利用半定量RT-PCR方法对不同分期的结肠直肠癌进行检测,Wnt2在正常结肠组织中表达量很低,而在肿瘤组织中有过高表达,说明Wnt2在消化系统肿瘤的发生发展中起一定的作用。

(二)Notch信号转导通路

哺乳细胞中已知的四个Notch/Lin12家族成员中有三个与肿瘤有关,它们是Tan1(Notch1)、Notck2及Int3(Notch4)。Notch是在果蝇中最早描述的,在果蝇中当Notch被邻近细胞的配体Delta或Serata激活后起分化抑制的作用。Notch的胞内近膜功能域与Su(H)(suppressor of hairless)相互作用。当Notch被配体激活后,Su(H)被释放并移至核内,诱导转录阻遏子bHLH的表达,阻断神经系分化。在哺乳细胞至少有4个Notch家族受体和一些配体如Jagged等,DNA结合蛋白RBP-Jk/CBFl/KBF2(CBF1)为Su(H)的同源物,bHLH蛋白所属的Hes家族则为转录阻遏子bHLH的同源物。无细胞外功能域的Notch影响爪蟾胚胎细胞的命运,小鼠Notch的可溶性细胞内功能域可阻断MyoD诱导的肌发生;140 tcb细胞外功能域的截去可导致Notch的结构性信号发放。在人类肿瘤中同样发现有Notch的细胞外功能域的缺失性改变。与果蝇Notch基因同源的Tan1(Notch1),最早是在人T淋巴母细胞性白血病的染色体t(7;9)易位中发现的。将表达Tan1的重组逆转录病毒转染骨髓细胞,然后将它再接种到小鼠体内,可引发T细胞白血病;在MMTV-c-Myc转基因小鼠中发生的胸腺瘤常有全长或截短型的Notch1的过度表达;Int3(Notch4)是MMTV诱发乳腺癌中MMTV原病毒的常见整合部位,这导致产生N末端截短型的蛋白,事实上已从表达Int3的转基因小鼠中诱发出了乳腺癌。Notch2是从病毒诱发的胸腺淋巴瘤中重组猫白血病病毒基因组中分离发现的,它编码的蛋白是N末端截短型Notch2,定位于核内。由此可见,截短的Notch蛋白呈结构性信号发放而阻断细胞分化和导致持续增殖。另一值得注意的发现是EBNA2与CBF1的相互作用。zB病毒编码蛋白EBNA2为病毒和细胞基因的激活因子,是EB病毒转化B淋巴细胞所必需的。但它并不与靶基因中的EBNA2反应序列直接作用,而是与CBF1相互作用后,再启动CBF1结合基因的反式激活,即将一种抑制因子转变为一种活化因子,如同Notch结合至CBF1那样。

二、胚胎植入与肿瘤细胞的侵袭转移

肿瘤的侵袭转移是一种高选择性的非随机的过程,其间涉及肿瘤细胞之间及肿瘤细胞与宿主组织之间一系列复杂的相互作用。肿瘤细胞要突破宿主细胞和间质屏障,从而获得侵袭转移能力,其自身必然发生一系列相应的生化特性的改变。目前已知肿瘤转移是个复杂的连续过程,包括以下步骤:① 肿瘤生长、浸润及肿瘤细胞从原位释放;② 肿瘤细胞向淋巴系统或血液系统运动;③ 肿瘤细胞在循环中存活,并与血小板和凝血系统相互作用;④ 肿瘤细胞通过与远位淋巴(或血管)内皮细胞和内皮下基质相互作用而在该处停留;⑤ 肿瘤细胞迁移入组织实质中;⑥ 肿瘤细胞在组织实质中生长。整个过程有多种基因产物参与,如多种细胞黏附分子、基质分解酶、细胞运动因子、血管新生因子、生长因子等。其中由细胞黏附分子介导的肿瘤细胞之间以及肿瘤细胞与宿主细胞间的相互作用在肿瘤转移中发挥着关键作用。

肿瘤细胞的浸润转移与胚胎细胞植入具有很大的相似性。① 它们具有相似的基质侵入行为,并用同种蛋白水解酶降解类似的细胞外基质结构;② 生长因子对这两种细胞可能具有相似的调节作用;③ 胚胎滋养层细胞和肿瘤细胞的免疫学特性类似,并可能具有共同的免疫逃避机制。胚胎植入和肿瘤浸润的相似性提示，学科间的交叉、渗透和相互借鉴对生物学基因理论的研究具有重要意义。本节将主要探讨胚胎细胞植入与肿瘤细胞浸润转移间的相似性。

卵子从卵巢的排放、胚胎在输卵管和子宫的运输，尤其是胚胎在子宫的植入，与肿瘤细胞从原发灶的脱离和在异位的浸润转移过程极为相似，具体体现在以下几方面：

1. 胚胎植入的生理过程与肿瘤浸润转移的病理过程的相似性

现已清楚，在形成血绒毛胎盘的人和哺乳动物中，胚泡从透明带孵出后，滋养外胚层开始向外扩展并对细胞外基质（ECM）产生黏附性。围绕胚泡腔的壁滋养层细胞分化形成初生滋养层，穿过子宫上皮基膜和内膜血管基底膜，刺激子宫基质细胞蜕膜化。与内细胞群相连的极滋养层细胞增殖形成外胚盘锥，进而衍生出次生滋养层，向大量表达基膜样ECM的蜕膜组织侵入，建立胎盘并使胚盘深深地植入到子宫内膜。与此相似，从原发灶游离出来的肿瘤细胞突破基膜浸润正常组织，然后在结缔组织基质中移行，黏着并穿过脉管基膜进入血液循环，其中少数肿瘤细胞黏着于毛细血管或小静脉内皮下基膜，再次穿过基膜侵入远处的结缔组织，在基质和基膜上粘着、增殖，从而形成转移灶。胚胎滋养层对子宫内膜的侵入在本质上与高度侵袭性肿瘤的浸润转移相似，而且滋养层组织失去控制的侵入会造成最具转移性的绒毛膜上皮癌。

2. 参与胚胎植入与肿瘤侵袭转移的蛋白水解酶的相似性

如上所述，胚胎植入或肿瘤浸润转移要多次穿过由Ⅳ型胶原（Col Ⅳ）、层粘连蛋白（LN）、纤维粘连蛋白（FN）等组成的基膜或基膜样细胞外基质（ECM）。已有充分证据表明ECM降解酶的表达与胚胎植入和肿瘤细胞浸润转移密切相关。胚胎滋养层细胞和肿瘤细胞均能合成纤溶酶原激活因子（PA）和基质金属蛋白酶（MMP）。PA有尿激酶型（u-PA）和组织型（t-PA）两种形式，t-PA主要介导血凝块溶解。u-PA则在组织重建过程中起作用。研究发现，u-PA的表达与胚胎植入在时空上一致，而与多数肿瘤细胞浸润转移相关的也是u-PA。MMPs是一类重要的组织蛋白水解酶，其活性依赖于活性中心的锌离子。MMPs在大多数细胞中合成后立即被分泌到ECM，参与ECM的降解和重建。根据底物相对特异性，MMPs可分为三类：① 间质胶原酶和多形核细胞胶原酶；② Ⅳ型胶原酶，又称明胶酶，分72 kDa的MMP$_2$和92 kDa的MMPs两种；③ 基质水解酶。研究表明，72 kDa的Ⅳ型胶原酶介导人类细胞滋养层的侵入，其组织抑制因子和功能干扰抗体可完全抑制细胞滋养层的侵入，而92 kDa的Ⅳ型胶原酶常常在恶性肿瘤细胞中高表达。Ⅳ型胶原酶在着床前人胚胎和恶性肿瘤细胞中的表达调节非常相似，均受LN和基膜基质蛋白（matrigel）的诱导，其差别可能是仅在程度上有所不同。

3. 胚胎滋养层细胞和肿瘤细胞与ECM作用机制的相似性

ECM是由一系列生物大分子组成的动态网络结构，能维持多细胞生物的结构完整性，并对细胞增殖、分化、黏附和迁移具有重要的调节作用。胚胎滋养层细胞和肿瘤细胞与基膜或基膜样ECM中的糖蛋白LN的相互作用对胚胎植入和肿瘤浸润转移极为重要。LN受体分整联蛋白和非整联蛋白两类。整联蛋白是一组二价离子依赖性细胞表面糖蛋白，介导细胞间及细胞与ECM间的黏附反应。每种整联蛋白都是由α、β亚单位以非共价键结合的异二聚体。整联蛋白分子结构或表达水平的改变与胚胎滋养层细胞的侵入或肿瘤细胞的浸润转移行为有密切关系，如α6、α7亚单位的表达与胚泡获得黏附和侵入能力相关，并分别在结肠癌和黑色素瘤中有高表达。非整联蛋白类的LN受体，如67 kDa的LN结合蛋白（LBP），参与胚胎滋养层细胞在LN上的扩展过程；67 kDa的LBP在乳腺癌、结肠癌和肺癌细胞中高表达，与肿瘤细胞的转移能力密切相关，例如高转移的人肺巨细胞癌细胞比低转移的肺腺癌细胞有更高的67 kDa的LBP基因表达水平。

4. 生长因子在胚胎植入与肿瘤浸润转移中作用的相似性

生长因子在胚胎植入和肿瘤浸润转移过程中均起着重要的作用。实验表明，胚胎植入依赖于卵巢激素诱导子宫内膜分泌表皮生长因子家族成员，如表皮生长因子（EGF）、转化生长因子α（TGF-α）和肝素结合表皮生长因子（HB-EGP）等。胚胎滋养层细胞存在EGF受体，EGF能通过诱导u-PA和MMP的表达促进滋养层细胞的侵入。EGF及其受体与细胞转化有密切关系。对EGF受体氨基酸顺序分析发现，EGF受体和一种引起鸟类成红细胞瘤的病毒癌基因（V-ver-B）产物有高度同源性。V-ver-B基因产物是一个"去两端"的EGF受体。EGF受体的持续激活可能是导致细胞癌变的原因之一，EGF可作为一种肿瘤促进因子增强病毒或化学致癌剂的致癌作用，并通过上调EGF受体的表达增强肿瘤的浸润转移能力。

5. 胚胎滋养层细胞与肿瘤细胞在免疫学上的相似性

肿瘤与早期胚胎组织往往具有共同的抗原性及免疫现象。迄今在肿瘤中发现的胚胎抗原已有癌胚抗原、α甲胎蛋白、γ甲胎蛋白、硫糖蛋白、胎铁蛋白、T球蛋白和乙胎蛋白等。肿瘤组织具有胚胎性抗原，以及胚胎细胞与肿瘤细胞表面的相似性,提示在胚胎植入和肿瘤浸润转移过程中胚胎滋养层细胞与肿瘤细胞具有共同的免疫逃脱机制。虽然胚胎对母体来说,在免疫学上是不相容的半抗原,但胚胎能顺利植入子宫内膜而不被排斥,胚胎滋养层细胞主要组织相容性抗原(HLA)表达的调节在其中起着重要作用。例如刺激移植排斥反应的多态性I类HLA-A、-B、-C基因在胚胎滋养层细胞不表达;而非多态性基因HLA-G在滋养层细胞则有表达。类似地,肿瘤细胞也选择性抑制HLA-A或HLA-B的表达。

6. 胚胎的血管建立与成瘤组织的血管生成的相似性

细胞在缺氧环境下可诱发一系列的生物学反应,其中就包括介导细胞增殖、血管生成及死亡信号途径的活化,肿瘤细胞同样对缺氧有这种反应,肿瘤的这种缺氧适应与其预后不良和对放疗不敏感有直接关系,因而,阻断肿瘤细胞缺氧适应的信号转导通路可能成为肿瘤治疗的重要方法之一。

总之,胚胎植入与肿瘤侵袭转移在发生过程、降解ECM的酶类、与ECM的作用机制、对生长因子的反应性以及免疫学特性等方面均具有惊人的相似之处,甚至在一定条件下,正常胚胎细胞可以发展成为肿瘤,而肿瘤细胞在一定条件下可以参与正常组织的形成。事实上,胚胎植入与肿瘤浸润转移的相似性有其内在的本质联系。

三、研究胚胎发育与肿瘤形成关系中应注意的问题

1. 在研究胚胎植入机制的同时,应密切关注肿瘤学的研究进展

人类血绒毛胎盘的形成非常类似于侵袭性肿瘤的浸润转移过程,以致正常滋养层被称为"假恶性的(pseudo maligant)"。滋养层细胞侵入和肿瘤浸润转移都必须具备对基膜的侵蚀能力,事实上,人们对滋养层细胞的认识许多是来自肿瘤细胞浸润转移的研究。因此,借鉴肿瘤学的研究成果,能拓宽生殖生物学家的研究视野。最近,已有研究者将阻止肿瘤细胞与LN相结合的物质可抑制实验性肺转移的思路应用于胚胎植入研究,发现LN抗体、LN受体抗体以及LN活性位点的合成肽段能抑制滋养层细胞黏附、扩散和迁移,并有抗植入效应。

2. 肿瘤浸润转移的防治研究不妨吸收胚胎置入机制的研究成果

在正常妊娠过程中,胚胎滋养层对于宫内膜的侵入受到精确调控。植入启动只能发生在特定的时间和特定的部位(子宫隐窝),而当胚胎植入到一定程度时,该过程即自动终止。肿瘤学家无疑将会从这一精确调控过程中得到极大的启发。例如TGF-β促进ECM的合成和人细胞滋养层细胞向非浸入性的合体滋养层细胞的分化、降低蛋白水解酶的分泌以及诱导PA和MMP抑制因子的表达,从而限制胚胎滋养层的过分侵入。已有将TGF-β用于抑制肿瘤细胞扩散并取得一定效果的报道。

小　　结

从发育生物学角度探讨胚胎发育与肿瘤发生的相关性,将有助于阐明生命早期的调控机制,更重要的是让我们从新的视角研究肿瘤的发生机制。随着分子生物学和分子胚胎学等学科的发展,尤其是原癌基因和肿瘤干细胞的发现,也使得人们认识到肿瘤形成与胚胎发育间的联系,从而使得肿瘤学与发育生物学又一次地紧密综合了起来。胚胎发育是播种生命之苗,肿瘤的发生则是叩击死亡之门,这两个不同的生理和病理过程研究的交叉与渗透,将促进生殖生物学和肿瘤学学科的发展和融合。肿瘤干细胞理论的提出大大促进了人类对肿瘤发生发展的认知,肿瘤干细胞的自我更新作为抗肿瘤药物研发的靶点有望成为一个有效的临床治疗策略。

(张金山)

主要参考文献

王方海主编.2011.发育生物学.广州:中山大学出版社,233～262.
王玉凤主编.2011.发育生物学.北京:科学出版社,156～166.

章静波主编.1991.胚胎发育与肿瘤.北京：北京医科大学与中国协和医科大学联合出版社,P87～97.

Chen X L, Chen X Z, Wang Y G, et al. 2016. Clinical significance of putative markers of cancer stem cells in gastric cancer: A retrospective cohort study. Oncotarget, 7(38): 62049～62069.

Gupta G P, Massague J. 2006. Cancer metastasis: building a framework. Cell, 127: 679～695.

Madamanchi N R, Hu Z Y, Li F, et al. 2002. A noncoding RNA regulates human protease-activated receptor-1 gene during embryogenesis. Biochim-Biophys-Acta, 1576(3): 237～245.

Maenhaut C, Dumont J. E, Roger P. P, et al. 2010. Cancer stem cell: a reality, a myth, a fuzzy concept or a misnomer? An analysis. Carcinogenesis, 31(2): 149～158.

Natoli T A, Liu J, Eremina V, et al. 2002. A mutant form of the Wilms' tumor suppressor gene WT1 observed in Denys-Drash syndrome interferes with glomerular capillary development. J-Am-Soc-Nephrol, 13(8): 2058～2067.

Oh J, Takahashi R, Kondo S, et al. 2001. The membrane-anchored MMP inhibitor RECK is a key regulator of extracellular matrix integrity and angiogenesis. Cell, 107(6): 789～800.

Pinto D and Clevers H. 2005. Wnt, stem cells and cancer in the intestine. Biol. Cell, 97: 185～196.

Preclikova H, Bryja V, Pachernik J, et al. 2002. Early cycling-independent changes to p27, cyclin D2, and cyclin D3 in differentiating mouse embryonal carcinoma cells. Cell-Growth-Differ, 13(9): 421～430.

Ribatti D, Vacca A, Nico B, et al. 2001. Postnatal vasculogenesis. Mech-Dev, 100(2): 157～163.

Ruland J, Sirard C, Elia A, et al. 2001. p53 accumulation, defective cell proliferation, and early embryonic lethality in mice lacking tsg101. Proc-Natl-Acad-Sci-U-S-A, 98(4): 1859～1864.

Toder V, Carp H, Fein A, et al. 2002. The role of pro- and anti-apoptotic molecular interactions in embryonic maldevelopment. Am-J-Reprod-Immunol, 48(4): 235～244.

Visvader JE. 2011. Cells of origin in cancer. Nature, 469: 314～322.

第二十三章　医学发育生物学相关技术

近年来由于分子生物学技术的迅速发展,发育生物学的研究也迅速得以突发猛进。特别是近几年干细胞研究的放开,分子生物学技术更是如虎添翼,基于发育与再生的医学领域研究攀上了新的高峰。在相关技术的运用方面,分子生物学的介入让医学发育生物学的研究形成了较为完备的系统,首先从临床上发现各种疾病致病的发病机制,再在体外环境中验证这种机制的可能性,然后从发育生物学的角度在体内实现基因干预,检验对生物发育的影响。而干细胞研究的开展有机地将发育与再生衔接在一起,不仅体现在在发育生物学研究多年的瓶颈终于被突破,还为临床的治疗研究开启了新的窗口。本章将从技术层面分析医学发育生物学研究的范式和新突破。

第一节　基因差异筛选

生物芯片技术的发展为研究人员提供了高通量研究的技术平台。DNA芯片技术是生物芯片的一种,是指利用大规模的集成电路手段控制合成成千上万个核苷酸探针按一定的顺序排列在固相载体的表面,探针可以是cDNA探针,也可以是寡聚核苷酸探针。

在检测差异表达基因时,首先将不同组别的cDNA分别用不同的荧光标记,然后一起和DNA芯片上的探针杂交。杂交结束后,两组同时表达的基因显示混合色,而每一种单独表达的基因则显示不同的颜色。这样利用DNA芯片与不同组织来源的cDNA进行杂交,比较不同的杂交结果,就可以得到两个或者是更多组织来源的差异显示基因。

虽然利用DNA芯片来获得差异表达基因简便、快捷、灵敏度较高,但目前DNA芯片的应用价格昂贵,且其本身还带有许多技术问题。其中最主要的问题是重复性、探针的灵敏度、信号检测的非线性和cDNA相似序列引起的探针交叉杂交以及数据的可比性等。更严重的甚至是在进行DNA芯片实验之前,cDNA中的序列就可能存在着30%的错误率。但总的来说,随着人和小鼠基因组计划的完成及进一步完善研究,目前各类芯片的发展为医学发育生物学领域各层面的研究提供了新的入手点。

一、CGH 芯片

染色体水平的缺失、扩增等已经作为疾病的一项生物标志。科学家以往通过运用传统的染色体核型分析方法来分析染色体结构的变异。但传统的方法分辨率低,不能覆盖全基因组,难以提供染色体变异位点的精确定位。基于基因芯片的比较基因组杂交技术(array-based comparative genomic hybridization,aCGH)能克服上述缺点。这种方法常用于比较物种内不同亚种或亚型差异,以发现基因组区段的变异,确定基因型特征。

aCGH以密集探针实现基因组覆盖,因此能够同时检测基因组中多个位点、细微的基因拷贝变化。检测通常采用不同荧光素分别标记两份样品(如对照样品和检测样品),混合后在一张芯片上进行杂交,从而快速、直观地检测两样品之间基因组DNA拷贝数差异,通过分析比较得出在检测样品中基因组发生的缺失或扩增。例如,肿瘤遗传学的研究中,aCGH可以提供一个全基因组扫描图,形象地表现出在整个染色体组的哪个部位存在DNA的缺失或扩增,而这些部位就可能包括了一些抑癌基因/癌基因。aCGH可以提供一个全基因组扫描图,形象地表现出在整个染色体组的哪个部位存在DNA的缺失,该方法可同染色体显微切割技术(chromosome microdissection)以及荧光原位杂交技术(fluorescence in situ hybridization,FISH)相结合,使越来越多的肿瘤相关基因被精确定位。

二、基因表达谱芯片

基因表达谱芯片一般采用cDNA或寡核苷酸片段作探针,固化在芯片上;将待测样品(处理组)与对照样品的mRNA以两种不同的荧光分子进行标记,然后同时与芯片进行杂交,通过分析两种样品与探针杂交的荧光强度的比值,来检测基因表达水平的变化。基因表达谱常被称为是某一生理/病理现象的"分子图像"。这类复杂的"分子图像",可用于同时检测成千上万个基因的表达水平,再经专门的计算机软件解读出来。研究人员通过比较源于不同病理条件下的"分子图像"的结果,可以识别出引发癌症等复杂疾病的标志物。目前,这些标志基因(marker gene)还有待于大量工作对其作进一步验证。许多科研人员已把注意力投向密度相对较低的功能分类基因芯片。如果研究对象是某一生物学通路的基因,使用针对该类基因的功能分类基因芯片比使用高密度表达谱芯片更加有效便利。这种将微列阵技术与特定生物学通路(specific biological pathway)最新知识有机结合而制成的功能分类基因芯片,可以大大缩短发现诊治各种疾病的生物学标志物的时间。

三、miRNA 芯 片

miRNA作为21世纪生命科学研究最为重大的发现,已经在短时间内成为世界顶尖科学家研究的焦点。这些发现为我们勾勒了一个全新的、原本不为人知的基因转录后调控系统,极大地扩展了人类对于基因调控方式的认识。miRNA通过RNA干扰这种独特的方式影响着生命活动中的诸多方面,包括胚胎的分化、发育,细胞的凋亡,肿瘤的发生、发展、耐药性等,以这些突破性进展为基础,而且miRNA也已经成为科学研究的重要工具和多种疾病治疗的新手段。

由于miRNA本身分子片段小,种类多,丰度低,要总览miRNA的全局表达和相互关系、不同条件下表达差异,特别是与疾病的关系,以及miRNA靶基因和功能研究等,芯片技术无疑是很好的选择。这一技术的原理是收集待测样品中的miRNA,通常待测样品中的miRNA 3′端会标记上荧光基团,再与特定芯片上互补的探针杂交,杂交洗涤后可扫描荧光强度,大量数据处理后便可筛选出有显著表达差异的miRNA。由于芯片技术采用大规模微阵列技术,一张芯片上可以同时分析成百上千的探针,大大提高了筛选的速度和通量,因此是miRNA高通量研究的首选。而且由于miRNA芯片的高通量特点,比较于Northern杂交、RT-PCR、液相杂交等方法,miRNA芯片技术是一种更理想的快速有效的检测miRNA表达图谱的方法。

不过需要指出的是,miRNA芯片方法并不适用于新miRNA的发现鉴定,此类研究可能需要用到一些新技术,比如miRNA研究奠基人新开发的True单分子测序技术(True single molecule sequencing),以及约翰霍普金斯大学等发现了新型分析技术——miRAGE等。

四、甲基化芯片

表观遗传改变可以定义为基因的遗传性或获得性改变,但是这种改变和DNA序列改变无关。DNA甲基化是最为常见的表观遗传改变;启动子或第一外显子CpG岛中的甲基化改变将导致基因表达失活。CpG岛的异常甲基化是导致基因沉默和过度表达的最主要的改变,常规的方法不能在全基因组水平上对甲基化进行检查,表观遗传分析与基因芯片技术结合起来则可以高通量进行甲基化的定性、定量分析。

目前建立了2种基于芯片的甲基化分析方法:一个是甲基化特异寡核苷酸芯片(methylation specific oligonucleotide arrays,MSO)方法,另一个是差异甲基化杂交法(differential methylation hybridization method,DMH)。第一种方法利用直接杂交原理,只是在标记前先用亚硫酸氢钠处理DNA,从而使所有未甲基化的胞嘧啶转变为尿嘧啶,而甲基化的胞嘧啶并不受该处理的影响,仍为胞嘧啶。这种方法一般针对已知个别基因的调控区进行研究,不能对大量基因尤其是未知基因的甲基化分析。

DMH法和表达谱基因芯片类似,最初,DMH应用于尼龙膜对人类乳腺癌细胞系中的CpG岛进行分析,后来被应用于玻璃芯片以提高检测通量。在对乳腺癌的表观遗传学改变分析中发现,CpG岛的过甲基化可以导致抑癌基因的沉默,以及在一些细胞表现下调。通常,低分化的肿瘤组织比中度分化或分化良好的正常组织表现更高的甲基化程度。不同的甲基化谱反映了肿瘤的不同阶段或不同类型。CpG岛的高甲基化位点与肿瘤发生相关,因此可以作为特定肿瘤亚型独特的后天标记。就像基因表达谱,基于甲基化谱的聚类分析也可以用于分析肿瘤的亚型。这些基础研究具有潜在的应用价值,应用研究的方向包括对肿瘤相关的DNA甲基化模式为基础的辅助诊断方法的研发和通过抑制肿瘤细胞的DNA甲基化的或组蛋白去乙酰基化的方法及药物来治疗肿瘤。

五、蛋白质芯片

基于DNA双链互补配对进行高通量杂交检测的芯片技术，目前主流的就是上述4种方法，分别对应于DNA不同层面的研究。随着蛋白质抗体的商品化进程大大的发展，蛋白质芯片也应时而生，基于抗原抗体反应通过靶分子和捕捉分子相互作用来监测蛋白分子之间的相互作用。捕获分子一般都预固定在芯片表面，由于抗体的高度特异性以及与抗原强结合特性，所以被广泛地用做捕获分子。对于蛋白芯片的研究表明在芯片表面有效固定抗体是非常关键的，G蛋白是一种抗体结合蛋白，特异结合抗体FC片段，因此已被广泛用于固定不同类型的抗体。

蛋白组学研究是继基因组学研究后的生命科学发展的一个大方向之一。蛋白质的结构和功能最终直接影响着生命活动的变化，基因转录水平的研究只能在一定程度上反映基因表达产物的变化，而真正发挥功能的蛋白要经过转录后加工、翻译调控以及翻译后加工等许多步骤和调控才能形成，因而对蛋白质的直接研究才能真实的解释各种生命现象。但是目前研究蛋白质的手段和方法还没有很大的发展，所以寻找有效、快捷的蛋白分析技术成为了至关重要的一个环节。蛋白芯片技术的出现给蛋白组学研究带来新思路。蛋白组学研究中一个主要的内容就是要研究在不同生理状态或病理状态下蛋白水平的量变，微型化，集成化，高通量化的抗体芯片就是一个非常好的研究工具，它也是蛋白芯片中发展最快的芯片，而且在技术上已经日益成熟。这些抗体芯片有的已经在向临床应用上发展，比如肿瘤标志物抗体芯片等，还有很多已经用在研究的各个领域里。

第二节　基因差异鉴定

各类商品化芯片的出现，不论是用于各种疾病的检测，还是用于不同层面的基础医学研究，芯片都提供了很好的工具。但是目前由于芯片技术的自身条件还不够完全成熟，所以在灵敏度，特别是重复性上都存在或多或少的问题。而且芯片的高通量差异筛查只是为医学检测或基础医学研究提供了依据，因此对于芯片的结果还需要进一步的常规实验方法进行验证。针对DNA芯片常用Northern blot方法进行鉴定，但由于实时荧光定量PCR方法对研究人员的技术操作要求不太高且方法相对简便，也是大多数研究人员用于鉴定的方法。针对蛋白质芯片结果的鉴定，主要是应用Western blot方法。

一、实时荧光定量PCR

实时荧光定量PCR技术于1996年由美国Applied Biosystems公司推出，由于该技术不仅实现了PCR从定性到定量的飞跃，而且与常规PCR相比，它具有特异性更强、有效解决PCR污染问题、自动化程度高等特点。实时定量PCR（real-time quantitative PCR）是指在PCR指数扩增期间通过连续监测荧光信号强弱的变化来即时测定特异性产物的量，并据此推断目的基因的初始量，不需要取出PCR产物进行分离。目前实时定量PCR作为一个极有效的实验方法，已被广泛地应用于分子生物学研究的各个领域。实时定量PCR的方法现已成为核酸水平定量检测的主要工具，一方面它与其他分子生物学技术相结合使定量极微量的基因表达成为可能；另一方面荧光标记核酸化学技术的发展，使定量PCR技术有一个足够的基础为广大临床诊断实验室所接受。

定时定量PCR常用的两种方法分别为SYBR green法（荧光染料掺入法）和Taqman probe法（探针法）。SYBR green法是指在PCR反应体系中，加入过量SYBR荧光染料，SYBR荧光染料特异性地掺入DNA双链后发射荧光信号，而不掺入链中的SYBR染料分子不会发射任何荧光信号，从而保证荧光信号的增加与PCR产物的增加完全同步。由于SYBR green法对DNA模板没有选择性，适用于任何DNA，且使用方便，不必设计复杂探针，非常灵敏又便宜，因此目前应用较广泛。

二、Northern印迹杂交

Northern印迹杂交（Northern blot）是一种将RNA从琼脂糖凝胶中转印到硝酸纤维素膜上的方法。继分析DNA的Southern杂交方法出现后，1977年Alwine等人提出一种与此相类似的、用于分析细胞总RNA或含poly（A）尾的RNA样品中特定mRNA分子大小和丰度的分子杂交技术，这就是与Southern相对应而定名的Northern杂交技术。这一技术自出现以来已得到广泛应用，成为分析mRNA最为常用的经典方法。

与Southern杂交相似，Northern杂交也采用琼脂糖凝胶电泳，将分子量大小不同的RNA分离开来，随后将其原位转移至固相支持物（如尼龙膜、硝酸纤维膜等）上，再用放射性（或非放射性）标记的DNA或RNA探针，依据其同源性进行杂交，最后进行放射自显影（或化学显影），以目标RNA所在位置表示其分子质量的大小，而其显影强度则可提示目标RNA在所测样品中的相对含量（即目标RNA的丰度）。但与Soughern杂交不同的是，总RNA不需要进行酶切，即是以各个RNA分子的形式存在，可直接应用于电泳；此外，由于碱性溶液可使RNA水解，因此不进行碱变性，而是采用甲醛等进行变性电泳。虽然Northern也可检测目标mRNA分子的大小，但更多的是用于检测目的基因在组织细胞中有无表达及表达的水平如何。

Northern blot曾经是应用得最广的技术之一，尽管其分辨率和操作简易性都不如PCR，但Northern blot依然是检测、定量mRNA大小及在组织中表达水平的标准方法，既是能直接提供有关RNA完整性、不同的剪接信息及mRNA大小等信息的唯一方法，也是在同一张膜上直接比较同一信息在不同样品中的表达丰度的首选方法。Northern blot的操作步骤相当烦琐，且对RNA酶污染非常敏感，任一步操作不当都会严重影响分辨率。

三、Western blot

Western blot与上述Northern印迹杂交方法类似，但Western blot采用的是聚丙烯酰胺凝胶电泳，被检测物是蛋白质，"探针"是抗体，"显色"用标记的二抗。该技术广泛应用于检测蛋白质水平的表达，经过PAGE分离的蛋白质样品，转移到固相载体（如PVDF膜）上，固相载体以非共价键形式吸附蛋白质，且能保持电泳分离的多肽类型及其生物学活性不变。以固相载体上的蛋白质或多肽作为抗原，与对应的抗体起免疫反应，再与酶标记的第二抗体起反应，经过底物显色或ECL显影以检测电泳分离的特异性目的基因表达的蛋白质成分。

Western blot首先是要将电泳后分离的蛋白从凝胶中转移到膜上，常用的电泳转移方法有湿转和半干转。两者的原理完全相同，只是用于固定胶/膜叠层和施加电场的机械装置不同。湿转是一种传统方法，这种方法是用有孔的塑料和有机玻璃板将凝胶和PVDF膜夹成"三明治"形状，而后浸入两个平行电极中间的缓冲液中进行电泳，选择适当的电泳方向就可以使蛋白质在电场力的作用下离开凝胶结合到膜上。这种方法有效但比较慢，需要大体积缓冲液且只能用一种缓冲液。半干转移，用浸透缓冲液的多层滤纸代替缓冲液槽。与湿转相比，这种方法要快（15～45 min）。

转移后的PVDF膜就称为一个印迹（blot），用于对蛋白质的进一步检测。在Western blot实验中有另一种方法，就是直接标记一抗，再用底物显色。这种方法叫直接法，与用二抗的间接法相比有诸多不足，标记二抗可用于很多种不同特异性的一抗，避免了标记很多一抗的需要，同时因为一抗结合不止一个二抗分子，所以二抗可以增强信号。所以，一般情况下都采用间接法进行检测。

第三节 差异调控机制

一、转 录 调 控

转录因子是一种具有特殊结构、行使调控基因表达功能的蛋白质分子，也称为反式作用因子。转录因子必须在核内作用，才能起到调控表达的目的。因此，转录因子上的核定位序列是其重要的组成部分。一般一个或多个核定位序列在转录因子中不规则分布，同时也存在不含核定位序列的转录因子，它们通过结合到其他转录因子上进入细胞核。核定位序列一般是转录因子中富含精氨酸和赖氨酸残基的区段。绝大多数转录因子结合DNA前需通过蛋白质—蛋白质相互作用形成二聚体或多聚体。所谓二聚体化就是指两分子单体通过一定的结构域结合成二聚体，是转录因子结合DNA时最常见的形式。由同种分子形成的二聚体称同二聚体，异种分子间形成的二聚体称异二聚体。这种多聚体的形成是转录因子上的寡聚化位点（oligomerization site）相互作用的结果，寡聚化位点的氨基酸序列很保守，大多与DNA结合区相连并形成一定的空间构象。除二聚化或多聚化反应，还有一些调节蛋白不能直接结合DNA，而是通过蛋白质—蛋白质相互作用间接结合DNA，调节基因转录，这样就形成了一个表达调控的复合物。目前针对蛋白质与DNA的相互作用研究方法主要是体外方法凝胶迁移或电泳迁移率实验(EMSA)和体内方法染色质免疫沉淀技术(ChIP)。

1. EMSA

该技术最初用于研究DNA结合蛋白,目前已用于研究RNA结合蛋白和特定的RNA序列的相互作用。通常将纯化的蛋白质和细胞粗提液和 ^{32}P放射性核素标记的DNA或RNA探针一同保温,在非变性的聚丙烯凝胶电泳上,分离复合物和非结合的探针。DNA–复合物或RNA–复合物比非结合的探针移动得慢。放射性核素标记的探针依研究的结合蛋白的不同,可以是双链也可以是单链。当检测如转录调控因子一类的DNA结合蛋白,可用纯化蛋白,部分纯化蛋白,或核细胞抽提液。在检测RNA结合蛋白时,依据目的RNA结合蛋白的位置,可用纯化或部分纯化的蛋白,也可用核或胞质细胞抽提液。竞争实验中采用含蛋白结合序列的DNA或RNA片段和寡核苷酸片段(特异),和其他非相关的片段(非特异),来确定DNA或RNA结合蛋白的特异性。在竞争的特异和非特异片段的存在下,依据复合物的特点和强度来确定特异结合。

凝胶迁移实验在理论上很简单也很快速,但要成功地进行凝胶迁移实验,需要优化一些参数,这主要受结合蛋白的来源和探针结合位点特点的影响。需要优化的因素包括:抽提液的制备(核酸酶和磷酸酶污染会使探针降解)、结合蛋白的浓度、探针的浓度、非特异性探针的浓度、缓冲液的配方和pH、聚丙烯凝胶电泳的特点和电泳条件、保温时间和温度、载体蛋白、是否有辅助因子(如锌、镉等金属离子,或激素)。总之,反应总体积应最小20 μL。

对每一个特定的结合蛋白和探针所用的部分纯化蛋白,粗制核抽提液需作优化,一般所用纯化蛋白的量在20～2 000 ng间(DNA的等摩尔比调整为蛋白质的摩尔数是DNA的5倍)。用粗制核抽提液,需要1～20 μg蛋白质形成特异的复合物。所加入反应的探针的量是50 000～200 000 cpm ^{32}P–标记的探针(高特异活性),反应体积为1～5 μL。这相当于10～50fmoles的DNA探针。探针应保存在−20 ℃以防止降解,在合成或标记后1～2周内必需使用。无论探针或是结合蛋白应避免多次冻融。

另外,为避免假复合物的出现,一般在凝胶迁移反应中加入poly(dI:dC)(dI:dC),可抑制粗制核抽提液中其他DNA结合蛋白结合,比如转录调节因子的非特异结合,结合溶液中的poly(dI:dC)(dI:dC)的量需作优化,但一般用0.05 mg/mL。

为确定所形成的复合物的特异性,在含或不含增量的非放射性的特异竞争DNA或非特异竞争DNA时,作结合反应的竞争实验。一般非放射性的特异DNA是非标记的DNA探针,非特异竞争DNA长度组成和DNA探针相同,但序列不同。用非放射性的特异DNA能竞争掉而用非特异竞争DNA不能竞争掉的复合物,表明目的蛋白和放射性核素标记探针的特异结合。非特异结合能用特异DNA和非特异的竞争DNA竞争掉。非放射性的(特异或非特异)的竞争DNA的用量也需优化或滴定,但竞争DNA通常是放射性核素标记的探针的10～1 000倍(w/w)。确定复合物中蛋白质的特征可能会困难,但有一些方法作这方面的研究。如有目的蛋白的抗体可进行超迁移实验,抗体和蛋白质/探针复合物中的蛋白质结合,使复合物的迁移延迟,形成超迁移。增量的抗体加入到结合反应中。抗体可加入到蛋白和探针反应后,也可将抽提物与抗体结合后,再加入探针。取决于抗体的特定的抗原决定簇,前者有利于超迁移复合物地形成,后者阻止复合物的形成导致原复合物的强度的减少。在大多数实验中,应对抗体作滴定,先使抗体:蛋白质的摩尔数比为1:1,然后应需要增加抗体的量。当有纯化的蛋白时,可用它们和实验的带型迁移复合物比较。

2. ChIP

ChIP利用抗原抗体反应的特异性,可以真实地反映体内蛋白质因子与基因组DNA结合的状况。特别是近年来由于该技术不断的发展和完善,其应用范围已经从研究目的蛋白与已知靶序列间的相互作用,发展到研究目的蛋白与整个基因组的未知序列的相互作用;从研究一个目的蛋白与DNA的相互作用,发展到研究两个蛋白质与DNA共同结合的相互作用;从研究启动子区域的组蛋白的修饰,发展到研究结合在DNA序列上的蛋白质复合物。随着对基因功能研究的不断深入,这项技术正越来越多地被应用于科研的各个领域。

染色质免疫沉淀技术的原理是在生理状态下把细胞内的DNA与蛋白质交联在一起,通过超声或酶处理将染色质切为小片段后,利用抗原抗体的特异性识别反应,将与目的蛋白相结合的DNA片段沉淀下来。染色质免疫沉淀技术一般包括细胞固定,染色质断裂,染色质免疫沉淀,交联反应的逆转,DNA的纯化，以及DNA的鉴定。因为ChIP实验涉及的步骤多，结果的重复性较低，所以对ChIP实验过程的每一步都应设计相应的对照，而且对结果的分析也需要有一定的经验。对于刚刚开始使用ChIP技术的研究人员来说，使用成熟的商品化试剂盒和相关的技术服务会达到事半功倍的效果，比如Millipore公司的EZ-ChIP试剂盒就是专门为初学者设计的入门产品。

目前，随着人类基因组测序工作的基本完成，研究目的蛋白和整个基因组的相互作用逐渐成为研究的热点。由于基因组中的信息量非常大，上述常规方法通常无法满足科研的需要。近年来发展起来的ChIP-chip技术将基因组DNA芯片（chip）技术与染色质免疫沉淀技术（ChIP）相结合，为研究目的蛋白与整个基因组相互作用提供了可能。ChIP-chip技术通过标记染色质免疫沉淀富集的DNA片段，和另一个被标记不同探针的对照组样品一起，与DNA芯片杂交，再利用各种生物信息学方法对收集到的信号进行分析。染色质免疫沉淀技术还可用于分析两种蛋白共同结合的DNA序列，即ChIP reChIP方法。ChIP reChIP是在第一次ChIP的基础上不解交联，而继续进行另一个目的蛋白的免疫沉淀，从而得到与两种目的蛋白都结合的DNA序列。值得注意的是，因为通过两次免疫沉淀富集的DNA量比较少，所以在分析时通常要把多次免疫沉淀的DNA浓缩后再进行操作。

随着染色质免疫沉淀技术受到广泛的关注，运用该技术发表的文章也逐渐增多，大家越来越多的开始关注如何改进ChIP的方法。Millipore最新推出的Magna ChIP试剂盒，利用磁珠分离DNA-蛋白-抗体复合物，提高了ChIP的效率，简化了操作的过程，缩短了实验的时间，还为同时进行多个目的蛋白的研究提供了可能，是经常使用ChIP技术的研究人员的理想选择。

近年来，ChIP技术也被用于研究RNA-蛋白的相互作用，其原理与DNA类似，也包括甲醛固定，超声波破细胞，免疫沉淀，交联逆转，RNA纯化和RNA鉴定等步骤。所不同的是，交联逆转只用Proteinase K，要进行RNA纯化和不含RNase的DNase处理，分析时用RT-PCR，芯片杂交要用cDNA芯片等。

3. 启动子功能性分析

顺式作用元件是转录调节因子的结合位点，包括启动子、增强子和沉默子。它们通过与转录因子结合而调控基因转录的精确起始和转录效率。启动子是DNA分子可以与RNA聚合酶特异结合的部位，也就是使转录开始的部位。在基因表达的调控中，转录的起始是个关键，常常某个基因是否应当表达决定于在特定的启动子起始过程。通常可以通过生物信息学方法对基因的启动子进行预测，然后结合报告基因分析启动子活性验证。

对基因启动子的瞬时转染分析研究必须经过下列步骤：① 确定需要转染的细胞系；② 鉴定目的基因的假定启动子区域；③ 选择报告基因和相应的报告基因分析方法；④ 将启动子插入到合适载体的报告基因上游；⑤ 选择合适的转染方法。

用于瞬时转染分析的细胞必须具备以下条件：① 细胞应表达含有目的启动子的内源基因；② 必须具备将质粒DNA转染人细胞的方法；③ 能使培养物中的细胞在2～3 d内保持数目恒定，以确保实验的完成。

基因组克隆分离启动子通常是以全长cDNA的5′末端为探针筛选基因组文库。从基因组中分离启动子区域后，确定转录起始位点，对起始位点周围序列测序并开展功能性分析，以鉴定相关的调控元件。对真核基因调控的了解，主要来自野生型和突变型的假定顺式作用调控元件的活性测定实验，这些实验是在转染的真核细胞中进行的。在大多数情况下不直接测定调控元件的调节转录速率的能力，而是把顺式调控元件与报告基因的基因序列连接起来，在基因的转录过程中，测定细胞内报告蛋白的含量或活性，来判断顺式调控元件的调控能力。虽然这是一个间接的方法，但却是一种可行，而且有时是唯一的方法。

要分析启动子的活性，就要将假定的启动子序列插入到报告基因的上游。插入报告基因的DNA片段，必须首先确定翻译起始密码子和转录起始位点的位置。一般来讲，研究启动子片段下游的界限应选在转录起始位点和ATG之间。插入报告载体启动子片段的上游界限很难确定，可以参考相关文献的报道，因为特定家族的基因间可能存在相似机制。如果目的调控区是一个启动子，且置于紧靠报告基因的上游，则这种启动子就能驱动报告基因的转录。如果目的调控区是在启动子的远距离处起作用的增强子或其他调控区，通常将分析较透彻的启动子插到报告基因的上游，将增强子插到启动子的上游或报告基因的下游。下游位置通常是首选的，因为在启动子的邻近部位安置一个增强子会改变其特性，使某个元件和附近的启动子元件发生异常协同作用。

目前有很多功能性分析方法用于研究转录调控，瞬时转染分析法快捷、简单，易于对结果定量，因此成为启动子功能分析的首选方法。瞬时转染分析法也有2个主要局限性：首先在被转染的细胞中，质粒的人工构象和拷贝数可能会导致特异性调控元件失活或具有特异功能；其次，瞬时转染分析法不能用于检测那些需诱导或分化时间超过48～72 h时间期限的研究。对在瞬时转染分析中未表现出预期活性的调控区，或依赖于特异染色质结构的调控区，可以采用稳定转染分析法，即将含有报告基因的目的基因调控质粒稳定地整合进基因组。稳定转染分析方法的主要优点是，进行分析的调控区及报道基因通常位于近乎天然的染色质构象中，具有近乎天然的拷贝数，这些特点使调控区能更精确地模拟正常功能。在稳定转染分析中，因对转染的细胞进行了选择性扩增，所以克服子瞬转细胞吸收DNA少的缺点。稳定转染分析的另一个特点是对随后的转录分析没有时间限制。因此，稳定转染对所需时间相对较长的研究非常有用。稳定转染分析的缺点是因为要进行药物筛选和细胞扩增，因此操作难度较大，需要的时间较长。

二、miRNA　调　控

miRNA是一种小的，类似于siRNA的分子，由高等真核生物基因组编码，miRNA通过和靶基因mRNA碱基配对引导沉默复合体(RISC)降解mRNA或阻碍其翻译。miRNA在物种进化中相当保守，在动、植物和真菌中发现的miRNA只在特定的组织和发育阶段表达，miRNA组织特异性和时序性，决定组织和细胞的功能特异性，表明miRNA在细胞生长和发育过程的调节过程中起多种作用。

miRNA基因通常是在核内由RNA聚合酶Ⅱ(polⅡ)转录的，最初产物为大的具有帽子结构(7MGpppG)和多聚腺苷酸尾巴(AAAAA)的pre-miRNA。pre-miRNA在核酸酶Drosha和其辅助因子Pasha的作用下被处理成70个核苷酸组成的pre-miRNA。RAN-GTP和exportin 5将pre-miRNA输送到细胞质中。随后，另一个核酸酶Dicer将其剪切产生约为22个核苷酸长度的miRNA：miRNA*双链。这种双链很快被引导进入沉默复合体(RISC)复合体中，其中一条成熟的单链miRNA保留在这一复合体中。成熟的miRNA结合到与其互补的mRNA的位点通过碱基配对调控基因表达。

与靶mRNA不完全互补的miRNA在蛋白质翻译水平上抑制其表达(哺乳动物中比较普遍)。然而，最近也有证据表明，这些miRNA也有可能影响mRNA的稳定性。使用这种机制的miRNA结合位点通常在mRNA的3′端非翻译区。如果miRNA与靶位点完全互补(或者几乎完全互补)，那么这些miRNA的结合往往引起靶mRNA的降解(在植物中比较常见)。通过这种机制作用的miRNA的结合位点通常都在mRNA的编码区或开放阅读框中。每个miRNA可以有多个靶基因，而几个miRNA也可以调节同一个基因。这种复杂的调节网络既可以通过一个miRNA来调控多个基因的表达，也可以通过几个miRNA的组合来精细调控某个基因的表达。随着miRNA调控基因表达的研究的逐步深入，将帮助我们理解高等真核生物的基因组的复杂性和复杂的基因表达调控网络。

miRNA研究的方法技术主要可概括为2类，即生物信息学方法和实验生物学方法。对目的miRNA全面系统的生物信息学分析，能为miRNA的功能研究提供重要线索，从而帮助研究者更好地进行目的RNA的相关功能与机制研究。一般通过芯片或测序得到差异的miRNA后，需要进入miRNA数据库miRBase获得序列对其进行分析，并通过软件对其靶基因预测。常用的靶基因软件有Targetscan、Pictar和miRanda等。

寻找miRNA调控的靶基因，并以此为线索研究miRNA在某一特定生理或病理条件下的作用是阐述miRNA功能所必需的。当研究者通过软件筛选可能的靶基因后需要克隆其调控位点，之后用报告基于分析系统进行验证分析。pMIR-REPORT miRNA Expression Reporter Vector可在细胞内准确、定量地测量miRNA的表达。这个已经验证的报告系统包含两个哺乳动物表达载体。pMIR-REPORT包含一个受哺乳动物启动子/终止子系统控制的荧光素酶，在荧光素酶基因序列下游带有一个miRNA靶标(miRNA结合区域)的克隆位点。这个载体特别为克隆miRNA靶点从而评估miRNA调控水平而设计。第二个载体，pMIR-REPORT β-gal Control Vector，可用于平衡转染效率。pMIR-REPORT miRNA Expression Reporter Vector用于克隆和验证潜在的miRNA结合位点。pMIR-REPORT转染哺乳动物细胞，可用于评估内源miRNA表达，也用于评估Pre-miRmiRNA Molecules和Anti-miR miRNA Inhibitor Molecules的上调或下调。pMIR-REPORT miRNA Expression Reporter Vector还可作为一个序列筛选工具来鉴定miRNA靶点，或筛选Pre-miR miRNA Molecules文库从而鉴别能调节表达的基因。

通过miRNA mimic和inhibitor从功能上进行实验鉴定。另外序列分析表明，至少有1/3的人类基因与miRNA调控相关，而且越来越多的试验证据表明miRNA还有很多功能未被发现。研究基因的功能通常是将其从基因组中敲除,然后观察敲除前后的变化,但对破译miRNA的功能我们一般不会采用这种策略,而是通过增强或减弱该miRNA的表达来鉴定其功能。

miRNA mimics是模拟生物体内源的miRNA,运用化学合成的方法合成的miRNA分子,用于上调细胞中的特定miRNA水平,增强内源性miRNA的功能,设计用于模拟细胞内的miRNA分子。miRNA mimic可直接进入miRNA加工途径,与细胞内源miRNA分子一样,严谨调控细胞内miRNA水平,以最小细胞毒性实现最佳的导入效率。miRNA mimic直接进入miRNA信号通路,可避免siRNA类设计会出现的非miRNA细胞应答。与质粒表达miRNA不同,miRNA mimic很容易转染,胞内应激反应极小,适用于通过严谨的剂量调控进行特定的剂量反应分析。

miRNA inhibitor是化学修饰的专门针对细胞中特异的靶miRNA的抑制剂。使用化学合成的方法合成miRNA inhibitor,特异地靶向和敲除单个的miRNA分子,可以削弱内源miRNA的基因沉默效应,提高蛋白质表达量,进行功能性缺失(loss-of-function)研究,可以用来筛选miRNA靶位点,筛选调控某一基因表达的miRNA,筛选影响细胞发育过程的miRNA。另外,对于小鼠中的miRNA研究科学家们开发出一些遗传学方法,来产生功能丧失的突变,目前主要有3种:① Dicer酶的突变,让所有成熟的miRNA都缺失;② 小鼠中miRNA基因的敲除;③ miRNA靶位点的突变。不过,miRNA的高度冗余让这种功能丧失研究面临不小的挑战。而且,许多miRNA是成簇排列的,一个miRNA的缺失或干扰可能会影响多顺反子转录本的正确折叠和加工,从而影响相邻miRNA的表达。

化学合成miRNA mimic和inhibitor是近年来研究的一个新热点,miRNA的过表达和沉默则是研究miRNA功能的一种有力的方法。这些研究应当在细胞内或体内进行,并与表型和基因表达分析相结合。上述方法提供了miRNA体外和体内功能研究的框架,在发育或分化的不同阶段以及疾病模型中,miRNA已经成为研究基因家族功能的有用工具,并有望成为癌症治疗和临床研究的一种新策略。

第四节 缺失性功能研究

一、基 因 敲 除

基因敲除(gene knockout)是指对一个结构已知但功能未知的基因,从分子水平上设计实验,将该基因去除,或用其他序列相近基因取代,然后从整体观察实验动物,推测该基因相应功能的方法。这与早期生理学研究中常用的切除部分—观察整体—推测功能的三部曲思想相似。基因敲除不仅可中止某一基因的表达,还包括引入新基因及引入定点突变。既可以是用突变基因或其他基因敲除相应的正常基因,也可以用正常基因敲除相应的突变基因。

基因敲除是20世纪80年代后半期应用DNA同源重组原理发展起来的一门新技术。80年代初,胚胎干细胞分离和体外培养的成功奠定了基因敲除的技术基础。1985年,哺乳动物细胞中同源重组存在的首次证实奠定了基因敲除的理论基础。到1987年,Thompsson建立了完整的ES细胞基因敲除的小鼠模型。此后的几年中,基因敲除技术得到了进一步的发展和完善。

基因敲除小鼠的出现至少是4种技术发展和综合应用的结果:一是ES细胞的成功分离,并证实这种细胞仍能重新参与处于胚泡阶段的胚胎发育;二是在哺乳动物细胞中,外源DNA可与内源基因组DNA中的同源区域发生重组(这种重组现象可称之为定点整合,或基因打靶)的发现;三是证实存在于ES细胞中的突变基因可以引入活体动物,并通过生殖系向后代传递;四是正负选择系统的应用,使小鼠ES细胞中内源基因的定点突变在技术上变得可行。

(一)基因敲除小鼠的制备

基因敲除的靶细胞目前最常用的是小鼠ES细胞。基因敲除的技术路线虽不复杂,但由于高等真核细胞内外源DNA与靶细胞DNA序列自然发生同源重组的概率非常低(约为百万分之一),所以要筛选出基因敲除成功的细胞非常困难。因此,同源重组的筛选和检测就成了基因敲除技术所要解决的关键问题。目前已有多种筛选方法,如正向选择法、正负双向选择法和PCR法等,其中1988年Utah大学的Capecchi教授的研究组设计了一套正负双向选择(positive-negative selection, PNS)系统,可适用于几乎所有基因的选择。因此,以PNS系统来介绍基因敲除的技术路线。

1. 构建重组基因载体

该载体中应含有一段与内源目的基因(target gene, 以"A"代表)同源的顺序(10~15 kb), 且该同源顺序内的一个外显子中插有新霉素抗性基因(neo^r), 以用作正选择的标志; 而在同源顺序3′端的载体顺序中还插有疱疹病毒胸苷激酶(HSV-tk)基因的顺序, 以作为负选择标记。虽然HSV-tk基因本身没有启动子, 但它很靠近靶基因同源顺序的3′端, 因而位于同源顺序中的neo^{r}基因的启动子可以对它起调节作用。

2. DNA导入

以一定的方法(显微注射、磷酸钙共沉淀、电穿孔或逆转录病毒介导等方法)将所构建的载体DNA导入胚胎干细胞, 继续培养。

3. 用选择性培养基筛选已击中的细胞

用药物新霉素(G418)和更昔洛韦(gancyclovir, GANC)作双重选择, 如果所导入的载体DNA与受体基因组DNA之间发生的是同源随机整合, 则外源DNA以从头到尾顺序整合入受体DNA中, 故其基因型就应为A*、neo^r、HSV-tk。此时neo^{r}基因和HSV-tk基因同时表达, neo^{r}基因的产物具有G418抗性, 但HSV-tk基因的产物可使GANC转变为一种有毒物质, 使细胞死亡。因而当发生非同源性重组时受体细胞不能存活。然而如果发生的是同源重组, 外源性的neo^{r}基因便可一并整合到受体细胞的靶基因A的座位上, 而位于其3′端包含有HSV-tk基因的非同源的载体顺序就丢失了。此时, 仅有neo^{r}基因表达, 其产物可使受体细胞具有G418抗性而存活下来。由此可见, 通过PNS的选择后, 所存活下来的细胞都是发生了同源重组的细胞, 也就是希望得到的、定点整合的细胞。以上几个方面的发展构成了对小鼠基因重组中特定基因进行人为破坏的技术体系。

4. 检测分析

将击中的细胞转入小鼠胚胎中, 使其生长成为转基因小鼠, 对转基因小鼠进行形态学观察及分子生物学检测。将通过筛选得到的同源重组的小鼠ES细胞在体外扩增, 并注射到宿主胚泡中, 再将胚胎植入假孕母体子宫内, 使其发育成目的基因缺陷(突变)的杂合的种系嵌合体, 将其自交后再筛选出目的基因缺陷型的纯合子即基因敲除小鼠。通过分析基因敲除小鼠体内单基因缺陷所产生的表型异常来研究基因调控和功能, 建立疾病的动物模型以及进行基因治疗等。

(二) 直接型与诱导型基因敲除

1. 直接型(也叫组成型)基因敲除

将目的基因在培养的ES细胞中直接去除或破坏, 再将这种ES细胞植入早期胚胎的胚泡腔内, 以得到嵌合体小鼠。然后采用经典遗传学方法筛选生殖系统是由所植入的ES细胞发育而来的个体, 进而培育出遗传上稳定的小鼠品系。然而, 此方法的最大问题是存在致死效应, 即当所敲除的基因在生长发育中起重要作用时, 常使胚胎致死。

2. 诱导型基因敲除

目的基因的敲除事件发生在诱导处理之后, 而且可以人为地控制在发育过程中的某特定阶段和特定的组织细胞内。大致的过程是: 利用同源重组原理在ES细胞中的目的基因(可以是整个基因, 也可以是基因中的一部分)的两侧各插入一个loxP位点(为很短的一段核苷酸顺序, 在重组酶Cre的催化下loxP位点之间可发生同源重组, 故可导致目的基因的缺失), 再将这种工程化ES细胞移植入早期胚胎的胚泡腔内, 使其参与胚胎的生长发育, 以得到遗传学上稳定的、目的基因的两侧带有loxP位点的小鼠品系。然后将这种小鼠个体与带有Cre基因的转基因小鼠(其Cre基因可被诱导性的启动子或组织特异性表达的启动子所控制)进行交配, 便可得到目的基因的两侧含有loxP位点、同时也含有Cre基因的小鼠个体, 再进一步适时的将此类小鼠作诱导处理, 便可实现目的基因定时、定位的缺失。这种做法的最大优点是能够有效地克服致死效应。通过基因敲除, 可以得到具有特定基因缺陷的小鼠品系, 以用作医药研究的动物模型。也可以观察到当所研究基因的表达产物(蛋白质)缺少时对小鼠的生长发育和生理现象的影响, 即能够从"反面"认识基因的功能。

(三) 基因敲除主要应用领域

随着通过ES细胞基因敲除途径建立转基因小鼠技术的成熟, 首次使体外精细的基因操作与小鼠的整个生长发育和生命过程直接结合，为探讨高等动物基因组结构和功能提供了有效的方法。基因敲除小鼠模型的建立为哺乳动物正常生物学研究提供一有力工具，该模型对发育生物学、肿瘤学、免疫学、神经生物学和人类遗传学等产生了深远的影响。理论上，基因敲除可适用于任何能产生 ES 细胞的物种，将来可在小鼠基因敲除成熟的基础上开展其他实验动物的基因敲除工作。基因敲除的应用领域目前主要有以下几个方面。

1. 建立人类疾病的转基因小鼠模型

基因敲除小鼠是研究疾病的发生机制、分子基础及诊断治疗的重要实验模型。如 1989 年囊性纤维化病（CF）的致病基因（CFTR）被成功地克隆，1992 年成功建立了敲除 CFTR 基因的 CF 小鼠模型，为 CF 基因治疗提供了很好的动物模型，得以顺利通过了基因治疗的动物试验，于 1993 年开始临床试验并获得成功。随后，基因敲除小鼠模型在生命科学的各个领域、各个学科都已得到广泛的应用。

2. 改造动物基因型、鉴定新基因和（或）其新功能

人类和动物的基因数目成千上万，对于人类来说，绝大多数基因的作用和表型仍是谜题。而深入研究基因敲除小鼠在胚胎发育及生命各期的表现，可以得到有关该基因在生长发育中详细的作用，为研究基因的功能和生物效应提供模式。目前人类基因组研究多由新基因序列的筛选检测入手，进而用基因敲除法在小鼠上观察该基因缺失引起的表型变化。如 Plum 和 Zhang 等分别在各自的实验室里，用基因敲除方法获得同样的结果：ApoE 蛋白具有抑制动脉硬化的作用。Shull 等培育的转化生长因子 β_1（$TGF\beta_1$）敲除小鼠，其纯合子直到成年也没有表现出炎症反应，而 MHC Ⅱ 抗原和 ICAM-1 水平正常，证明 $TGF\beta_1$ 在调节淋巴细胞的增生和活化方面起重要作用，对维持自身的耐受性也很重要。

3. 基因敲除小鼠在药物依赖性研究中的应用

近年来基因敲除小鼠在药物依赖性研究中也得到了广泛的应用。在传统的药物依赖性研究中，往往选取特异性的受体配体来研究该受体在依赖性中的作用，但这种特异性往往是相对的，剂量改变就可能影响其他受体的功能，所以难以真正确定该受体的作用。而基因敲除技术在这方面具有独特的优点，因为利用基因敲除技术可以选择性地敲除某一特定受体基因，获得先天缺陷该受体基因的小鼠，通过比较基因缺失动物和野生性动物在依赖性模型上的行为差别，可以准确判断该受体所发挥的作用。可以说，基因敲除技术的发展为药物依赖性研究带来了一场新的革命。目前已有学者利用基因敲除技术培育出 μ、κ 和 σ 阿片受体基因缺陷小鼠，还有实验室敲除了多巴胺受体或多巴胺递质转运体基因、组织纤维蛋白酶原激活因子基因等，为研究它们在药物依赖性中的作用提供了很好的实验模型。

（四）问题和展望

基因敲除技术允许人们极为精确地操作单个基因，遗传改变非常清楚，可以研究以前无法了解的基因表型效应，在基因研究方面无疑是一个重要的里程碑。但这一技术也带来了一些难以预见的问题。近年来人们争论的焦点是，基因敲除模型的表型是否是由突变的靶基因造成的。Gerlai 指出，目前基因敲除的结果忽略了背景基因的作用，由于敲除基因的缺失，机体可能产生一种雪崩式的代偿过程，引起基因的第二次改变；因此有理由相信一个复杂的表型改变与某一特定的基因不是完全的因果关系。Kim 和 Tanimoto 等在各自的实验室里敲除小鼠的高血压蛋白原基因（AGT），由于各自的遗传背景不同，所产生的表型不一样，Tanimoto 等得到的结果是 AGT 敲除对血压无影响，而 Kim 等得到的结果正好相反。Lathe 指出除基因背景外，还有其他许多因素使基因敲除结果复杂化，大部分研究将表型的变化归结为基因功能的丢失，这个说法是不准确的。

基因敲除小鼠模型的建立，为哺乳动物正常生物学研究提供一个很有力的手段。尤其是人类基因测序工作已完成，人类将进入后基因组时代，即研究人类功能基因各自的作用和表型。基因敲除动物模型的建立为这项浩繁的工程提供一种很好的方法。随着这项技术的应用和发展，今后将主要会围绕下列问题进行讨论：① 如何增加打靶效率；② 进一步发展可诱导型的组织特异性打靶效应；③ 选择不同的靶基因，从疾病模型的建立到基因治疗，从药物生产到改良动植物的品种等方面进行实践；④ 如何消除背景的影响效应。对这一问题现已提出许多方法：较经典的方法是利用回交以降低背景基因发挥作用的可能性；另一种方法是导入蛋白，恢复丢失的功能，如果突变动物模型转为正常，说明表型的改变与基因敲除有关；还有一种最简便的解决方法是避免同时使用背景不同的小鼠。随着 21 世纪这一生物世纪的到来，基因敲除动物模型建立技术将会更完善，用途会更广泛。

二、RNA 干 扰

RNA干扰(RNA interference, RNAi)是一种典型的转录后基因表达调控方式,是生物进化中的一种保守行为,具有抵抗病毒入侵和维持基因组稳定性的作用。RNAi技术为反向遗传学、发育生物学和功能基因组研究提供了一个有力的武器。

(一)生物学意义与机制

病毒等外源核酸和基因组内的转座因子能破坏宿主细胞基因组的稳定性。转录后基因沉默,就是宿主将这些核酸视为对自身有害的序列而抑制其表达,这种抑制作用具有序列特异性特点,是生物在进化过程中形成的一种维护自身基因组稳定性的防御手段。RNAi主要发生在胞浆中,部分发生在细胞核中。RNAi现象的机制还没有完全弄清楚,涉及很多不明功能的酶和蛋白质,其中最重要的是双链RNA(dsRNA)特异性核酸内切酶(dsRNA specific endonuclease, Dicer)。Dicer是RNAi作用的关键成分,具有解旋酶活性、dsRNA结合域和PAZ结构域,属于核糖核酸酶Ⅲ(ribonuclease Ⅲ)超家族的一员,进化上非常保守,能特异性切割dsRNA,产生小干扰RNA(small interfering RNA, siRNA)。siRNA是RNAi作用的重要中介分子。

目前,对RNAi现象较一致的看法是:dsRNA在Dicer的作用下,裂解成3′端带有2个游离核苷酸的21~23 nt的siRNA, siRNA与RNA诱导的基因沉默复合体(RNA induced silencing complex, RISC)结合。RISC含有核酸内切酶、核酸外切酶、解旋酶活性。在ATP参与下,RISC内的siRNA解链成单链,反义RNA引导RISC寻找互补的mRNA。这一过程是高度特异的,在核酸内切酶的作用下,mRNA被降解,起到特异的抑制基因表达的效果。在不同的生物中,RNAi现象具有不同的机制,表现的行为也不一样。在线虫、植物和某些真菌中,RNAi现象需要RNA依赖的RNA聚合酶(RNA dependent RNA polymerase, RDRP)参与。RDRP以siRNA为引物,目标mRNA为模板,合成互补RNA链,产生新的dsRNA。在Dicer作用下,dsRNA被特异性切割,产生新的siRNA参与诱导RNAi反应,因而RNAi的效果具有放大作用,能较长时间抑制基因表达。但在哺乳动物细胞中没有RDRP的参与,故没有放大作用,在内源性核糖核酸酶作用下,对基因表达的抑制持续时间也较短暂,在4~5 d天后mRNA的合成已完全恢复。在植物、线虫和果蝇中,直接注射长的dsRNA即能诱导特异的RNAi现象。在哺乳动物细胞中,大于30 nt的dsRNA具有两个效应:① 激活了dsRNA依赖的蛋白激酶(dsRNA dependent kinase, PKR)和干扰素系统;② 诱导合成多聚腺苷酸,激活非特异的RNA酶和RNA酶L,在诱导RNAi现象的同时产生非特异性的基因表达抑制。因此在哺乳动物细胞中RNAi现象的研究一直没有取得较大进展,直到2001年Elbashir等发现小于30 nt的dsRNA可以避免激活上述途径,他们把化学合成的21 nt siRNA转入哺乳动物细胞中引发了目的基因表达封闭,RNAi研究才取得进展。在哺乳动物细胞中,体外合成的siRNA诱导RNAi现象最多持续1周,通过构造表达载体,转入细胞后能不断表达siRNA,引起持续的基因表达沉默,即能长期研究某个失去功能的基因,又能保存基因的信息,为研究基因功能和分化发育开辟了一条新途径。

(二)实验方法

诱导RNA干扰有很多种方法,各有其优缺点。① 化学合成法:应用最广泛但成本昂贵,体外合成的长21 nt、3′端带有2个游离核苷酸的siRNA较其他形式合成的RNA具有更大效率的降解目的mRNA的效果,游离核苷酸为核糖核酸,较脱氧核糖核酸具有更大的诱导效果,一个碱基的错配能明显降低干扰效率;② siRNA表达载体:在质粒或病毒载体中,利用RNA聚合酶启动子U6或T7分别控制有义链和反义链的合成并退火形成双链siRNA,或在启动子下游设计带发夹结构的表达单位,自身退火形成双链siRNA;③ dsRNA表达载体:多用于果蝇、线虫等低等生物,在体内表达后被Dicer切割成21~23 nt的siRNA;或在体外利用Dicer、RNA酶Ⅲ切割dsRNA产生siRNA,纯化后使用;长的dsRNA在哺乳动物细胞中激发非特异性基因表达抑制,但有研究表明在鼠胚胎或胚胎细胞系中,长达500 nt的dsRNA也能诱发特异的基因表达抑制。

(三)RNAi技术在基因功能和发育生物学研究中的优势

越来越多的物种基因组测序的完成提供了前所未有的大量信息,但这些信息如一部部"天书",解析基因组中基因功能、基因的表达调控及基因之间的关系网络是今后很长一段时期的任务。虽然生物信息学为预测基因的功能提供了快捷方法，但仍有相当多的基因无法预测其功能，这是因为生物信息学的分析方法也是建立在实验基础上的。然而，目前对于基因功能知识的积累还相当匮乏，并且生物信息学分析结果最终还是要通过实验来验证。在实验室中，研究基因功能的传统方法有定向克隆及转基因技术等正向遗传学（forward genetics）方法，以及基因敲除、反义技术及核酶技术等反向遗传学（reverse genetics）方法等。定向克隆和基因敲除有周期长、成本和技术要求高等缺点，而反义技术及核酶技术的抑制基因表达效率低，远远满足不了大规模基因功能研究的需要。RNAi作为一种新的反向遗传学方法，由于具有如下优点，使其日益成为大规模高通量研究基因功能的强大武器。

（1）效率高：对基因表达抑制率达90%以上，能快速获得与基因敲除相近的缺失突变体表型，所需双链RNA的有效剂量低，甚至在单个细胞内只需几个分子的dsRNA即可强烈剔降基因表达，但仅见于少数物种（如线虫和植物）。dsRNA在细胞内比单链RNA或DNA更稳定，作用更持久。RNAi可实现在一个个体或一个细胞内同时沉默多个基因，也可以在个体发育的不同阶段沉默基因表达，在需要时又恢复基因的功能，因此操作可灵活多变。利用RNAi技术先封闭基因的表达，然后再激活，通过前后表型的变化，能方便地鉴定出基因的功能。

（2）特异性高：有两层含义，其一，只有针对编码区的dsRNA才能产生RNAi，而针对内含子或启动子区域的dsRNA不能产生RNAi；其二，指小干扰RNA与靶基因的结合严格遵循碱基配对规律，siRNA除反义链3′端两个尿嘧啶核苷不起识别作用外，序列中的任何一个碱基改变都会导致RNAi作用的大大减弱，甚至完全失效。但也有RNAi不完全遵循碱基配对规律而使基因沉默发生在翻译水平，需作进一步研究。

（3）简便易行：人工合成、体外转录、表达载体等产生dsRNA的方法技术要求不高。

（4）成本低：除人工合成外，相对于基因克隆及基因敲除产生dsRNA的成本较低。

（5）适用范围：适合于针对全基因组基因建立siRNA或其表达库。

以上优点使RNAi非常适用于在全基因组水平系统研究基因功能，特别是结合生物信息学及基因芯片等技术，将极大地加速功能基因组研究的进程。RNAi技术为研究发育过程中基因的功能提供了一个手段，能很容易地制造出突变型个体。Amdam等把dsRNA注入囊胚前期的蜜蜂卵或初生蜜蜂腹内中，封闭vitellogenin基因的表达（vitellogenin基因在成体后才出现表型），结果分别有15%和96%的个体出现突变型。15 d后，仍能检测到dsRNA片段。在进行反向遗传学研究时，RNAi技术也能用来寻找药物治疗靶点。Makimura等利用RNAi技术减少了丘脑下部AGRP（agouti-relatedpeptide）50%的表达量，AGRP使代谢率提高而不减少摄食量，从而减轻肥胖，为肥胖的治疗提供了一个靶点。为了明确Fas信号通路在肝脏疾病中的作用，在小鼠模型中，利用RNAi技术抑制Fas的表达能明显降低自身免疫性肝炎引起的肝衰竭和纤维化，说明Fas在肝脏疾病中所起的作用。

（四）RNAi技术在大规模基因功能研究中的应用

RNAi技术已经成功地用于各种生物体、各种组织细胞的基因功能研究，包括各种植物、真菌、低等和高等动物。RNAi在线虫中被发现，线虫也是技术应用最成功的模式生物，这是由于在线虫中，无论用注射或喂食dsRNA与siRNA，还是喂食表达dsRNA的细菌，都能很容易诱导RNAi。特别是应用RNAi技术在线虫全基因组范围内筛选表型相关基因，为其他生物体功能基因组的研究提供了很好的范例。早在2000年，Fraser与Gonczy等分别系统地研究了线虫第1号和第3号染色体（线虫共有6条染色体）大多数基因的功能。Fraser等所用方法是构建针对第1号染色体2 416个基因的dsRNA细菌表达文库，基因覆盖率达87.3%，给线虫喂食细菌，诱导RNAi而获得基因功能缺陷表型。这种方法的优点是，能够快速地获得大容量的表达文库，并能简便地扩增和保存文库，便于二次使用，较常规dsRNA制备方法要简单得多。他们共鉴定出339个与生长发育及生殖表型有关的基因，占被测试基因总数的13.9%，经生物信息学分析比较其同源基因，发现这些基因涉及物质和能量代谢、细胞周期、细胞结构、信号转导等。他们还发现，进化保守的基因更易于通过RNAi获得其缺陷表型，已知线虫中19%的基因与果蝇有同源性，然而却有43%具有RNAi表型的基因有同源性。Gonczy等用体外转录的方法合成了针对线虫第3号染色体2 232个基因的dsRNA（基因覆盖率达96%），性腺注射dsRNA，借助延时微分干涉相差显微摄影技术动态观察胚胎细胞分裂过程，发现133个基因（约占6%）与此有关。2003年，Kamath等用与Fraser同样的方法研究了线虫 16 757 个基因（占线虫全基因组基因总数的 86%）的 RNAi 表型，共鉴定出 1 722 个基因缺陷表型，其中 2/3 为首次发现。这是第 1 次用 RNAi 技术大规模高通量研究全基因组基因的功能。

Ashrafi 等用 Kamath 等建立的 dsRNA 细菌表达文库筛选与脂肪储存有关的基因，发现 417 个基因与脂肪储存有关，其中有许多脂肪代谢调节基因与哺乳动物中的同源。Lee 等利用 Kamath 等建立的 dsRNA 细菌表达文库筛选第 1 和第 2 号染色体上（共有 5 690 个基因）与寿命有关的基因，发现约 15% 经 RNAi 鉴定与寿命相关的基因是线粒体的功能基因，线虫寿命的延长与 ATP 的生成及氧的消耗降低有关，但不总是与自由基生成降低有关。Paddison 等利用建立的短发夹结构 RNA（short hairpin RNA，shRNA）载体表达文库，对人类的 9 610 个基因和鼠的 5 563 个基因进行了研究，发现此方法可快速、大量地筛选到与人类疾病相关的功能缺陷蛋白。Berns 等利用建立的 shRNA 载体表达文库对人类的 7 914 个基因进行了研究，发现参与 p53 途径中的另外 5 个新调节因子与细胞周期和细胞生长增殖密切相关。目前，用 RNAi 研究其他生物体基因功能仍然以小规模或单基因的操作模式为主，这种模式显然不能满足功能基因组研究的需要。dsRNA 表达文库在线虫中的成功应用，对于其他生物体功能基因组的研究具有很好的借鉴作用。

（五）RNAi 技术与基因芯片技术的优势结合

解析基因的功能必须同时考虑基因及其表达产物之间的广泛联系和相互作用网络，仅仅依靠 RNAi 是难于胜任的。基因芯片技术能够高通量地检测在特定条件下细胞所有基因的表达情况，把 RNAi 与基因芯片技术的优势结合起来，将能了解细胞内所有基因及其表达产物之间的相互关系，从而更全面、系统地解析基因的功能。先用 RNAi 技术在特定条件下下调或关闭某一基因的表达，然后利用基因芯片技术在全基因组范围内检测每次 RNAi 后所有基因的表达情况，以此了解被沉默基因与其他基因的关系。然后再沉默另一个基因，不断重复这样的工作，直至完成对全基因组所有基因的检测分析，总结出基因之间的网络关系。据报道，来自美国纽约冷泉港实验室癌症基因组研究中心的 Vivek Mittal 博士目前正按照这个思路，致力于研究血管生成调控机制，以期发现有价值的药物作用靶点。Mousses 等巧妙地将 RNAi 与基因芯片技术有机地结合在一起，建立了所谓 RNAi 微阵列技术。他们将 siRNA2 脂质体复合物点在玻璃片上制备成含 siRNA 的微阵列，将细胞铺在玻璃片上进行反向转染，然后整合其他检测技术（如化学发光、显色、放射活性检测等）对 RNAi 结果进行分析。由于在一张玻璃片上能点成千上万个不同的 siRNA 点，因此能够高通量地研究基因功能。针对一个基因的编码序列可以设计出多条 siRNA，但每条 siRNA 沉默基因的效能参差不齐，不同的 siRNA 与其效能之间仍没有明确的规律可循，常规的、盲目的 siRNA 筛选方法效率低下，严重阻碍了 RNAi 的应用，特别是在有干扰素反应的哺乳动物中的应用。为此，Mittal 实验室开发了一种能够针对任意基因快速筛选有效的 siRNA 或 shRNA 的半定量方法。Mittal 的方法与 Mousses 不谋而合，同样是基于微阵列的反向转染，通过检测报告基因的表达水平，判断不同 siRNA 或 shRNA 沉默目的基因的效能。

（六）RNAi 技术在基因功能研究中的缺陷

RNAi 在基因功能研究中的表现并非完美，这是因为：① 不同组织细胞或基因对 RNAi 的反应不一样，有的甚至拮抗 RNAi（如神经细胞、精细胞等），胚胎细胞对 RNAi 的反应也较低。组成型表达及高丰度表达的基因难于被沉默。能被转录但不表达蛋白质的功能基因能否被 RNAi 沉默也有待研究。在高等动物中，RNAi 沉默基因的效果往往难于达到基因敲除的水平，而理论上所有基因都可用基因克隆、点突变、转基因或基因敲除的方法研究其功能。因此，传统的方法仍然将在基因功能研究中发挥不可替代的作用。② RNAi 的作用是剔降与 dsRNA 或 siRNA 同源的基因表达，如果作用位点是保守序列，则有可能同时剔降几个基因的表达。因此，在全基因组范围内保证 RNAi 的特异性是必要的。③ 蛋白质的功能是在与其他组分（蛋白质、核酸、小分子化合物等）相互作用中体现出来的，特定的表型可能是某一蛋白质中的某一功能域的结果，而 RNAi 还无法特异地沉默某个功能域。④ 有些基因的功能表型还无法检测，如与神经活动有关的基因。⑤ 基因功能网络是一个复杂系统，干预其中一个或几个基因的功能有时并不出现可检测的表型变化，这也是其他基因功能研究方法还无法克服的困难，有待其他领域理论与技术的发展。但不管怎样，RNAi 技术应用于基因功能的研究正进行得如火如荼，基因功能的解析速度是过去所无法比拟的。

第五节 获得性功能研究

转基因技术是将外源基因导入早期胚胎细胞，使之整合于细胞基因组中建立携带该基因动物模型的技术。最早成功建立的转基因动物是转基因小鼠，转基因小鼠技术于20世纪60年代兴起，至80年代中期逐渐成熟。由于转基因小鼠的建立比其他大型转基因哺乳动物的建立要省时、省力，因此转基因小鼠作为生命科学研究的一个新体系已经得到越来越广泛的应用。

转基因技术关键是要实现外源基因的导入及整合。外源基因整合的结果可能有以下情况：① 能够有效地表达，且不影响动物的发育以及正常的生理功能。② 不能有效表达，整合入动物细胞基因组中的外源基因无功能。③ 外源基因的整合导致动物细胞正常基因的失活或激活癌基因，致使动物不能正常发育、繁殖。

而1987年出现的"基因打靶（gene targeting）"技术实现了导入外源基因的定点整合，从而避免了外源基因随机整合对内源基因的影响；同时，人们还可以利用基因打靶技术定点灭活一个内源基因，即"基因敲除"。然而，整合入的外源基因要随着生殖细胞的发育进入各种组织细胞，这样使外源基因的表达失去了组织特异性，无法研究某一基因在特异组织中的功能。但随着一系列组织特异性启动子的发现和应用，导入的外源基因逐步实现了在特定组织细胞内的表达。另外一个问题是，外源基因的导入可能影响动物的胚胎发育而导致动物在胚胎阶段死亡，因而必须要找到一种可以人为控制外源基因在特定发育阶段进行表达的方法。1993年有人利用重组酶系统实现了外源基因的时间特异性表达。这一系列的进展已能够在时空上控制特定外源基因的表达并观察其功能。

转基因技术为确定等位基因（cis-acting）的DNA序列提供了明确的实验方法，该DNA序列调控发育期动物的特异转录方式。另外，此技术为进一步研究特定位点控制小鼠发育基因产物的表达提供了途径。

一、动物基因转移的常用方法

实现动物基因转移的方法很多，较成熟和常用的有显微注射法、胚胎干细胞法、嵌合体小鼠、核移植、逆转录病毒基因转移法和电脉冲法及质粒转染法等。

1. 显微注射法

显微注射技术的不断发展和完善依赖于以下3点：① 显微操作系统的不断改进；② 重组DNA技术的发展；③ 注射基因在宿主基因组中整合率的提高。

目前，基因转移最成功的方法是直接将DNA注入小鼠受精卵的原核（pronuclei）中。此方法可使外源基因稳定地整合入10～40%的子代鼠染色体内。大多数情况下，整合发生在单细胞阶段（one-cell-stage），因此外源DNA在转基因动物包括原始干细胞的所有细胞内存在。另外，有20%～30%的转基因小鼠，外源DNA的整合发生较晚，这些鼠就成为嵌合体。整合的外源DNA序列拷贝数从一到几百不等，与注射进小鼠受精卵内的DNA分子数几乎没有关系。经常发现大量拷贝的整合发生在一个染色单体的位点上，但偶尔也可整合到两个不同染色体位点上。尽管某些整合比较复杂，但每个整合位点中外源DNA的拷贝基本按从头到尾的顺序排列。宿主基因组的整合位点似乎是多种多样的，而且大多数观点也认为这种整合是随机的，可发生在许多常染色体上，也可发生在性染色体上。随着靶向性DNA整合技术的发展，通过DNA显微注射可实现定点整合。近些年来转基因技术的迅速发展，已经实现了对外源基因的组织特异性表达和发育阶段特异性表达的控制。

某些实验可能需要将转移基因导入胚胎干细胞系（ES细胞系）产生嵌合体小鼠，而不是把基因注入小鼠受精卵中。这些实验包括：转移基因对胚胎具有显著性致死效应的实验；补偿ES细胞系中的一个突变并检测嵌合体小鼠中基因补偿作用的实验。另外，某些情况下，对相同转基因ES细胞系产生的嵌合体小鼠的转基因表达进行分析，可能比分析单纯的转基因系效率更高。

2. 胚胎干细胞法

胚胎干细胞（ES细胞）是从哺乳动物囊胚的内细胞团中取出培养得到的。小鼠ES细胞研究工作开展最早，成果也很多，ES细胞注入宿主囊胚，能参与胚胎发育并掺入嵌合体动物的生殖系；利用逆转录病毒基因转移法以及显微注射法可将外源基因导入ES细胞中，筛选出带有外源基因的细胞克隆，转入动物胚胎中参与发育。

3. 嵌合体小鼠

不同来源的八细胞期小鼠胚胎可以在体外重新组合,再移入母鼠体内经胚胎发育后产下的小鼠即为嵌合体小鼠。这种小鼠不同于品种间的杂交,它携带有两套截然不同但独立存在的遗传信息。嵌合体小鼠模型的建立,使得一系列发育生物学的研究得以开展,以阐明哺乳动物基因在不同发育阶段发挥的作用,并为今后转基因技术的不断完善奠定基础。

4. 核移植

通过核移植可将外源基因导入小鼠胚胎,但不能导入特异克隆基因或突变基因。转基因技术已用于检测早期胚胎胞核的各项潜能,比较核与胞浆传递遗传缺陷能力的差别,以及分析母本(maternal)或父本(paternal)基因在早期发育中的作用。

5. 逆转录病毒基因转移法

另一把基因导入鼠胚胎细胞系中的方法是用逆转录病毒载体转染鼠胚胎,野生株或稳定的重组逆转录病毒可转染植入前或植入后胚胎(pre- or post-implantation),使得病毒基因组稳定地整合入宿主染色体中。但逆转录病毒转移基因存在自身局限性:① 生产高滴定浓度重组逆转录病毒需另外附加程序;② 不能插入太长的外源 DNA 片段,否则会影响逆转录病毒的功能;③ 嵌合体及多拷贝插入的发生率较高;④ 导入逆转录病毒载体的基因表达较困难。然而在插入突变基因方面,用逆转录病毒或逆转录病毒载体转染还是有相当多的优点的,此方法允许转基因鼠的后代携带一个插入原病毒的单一而完整的拷贝,不会出现转基因插入中常有的重组或丢失。如,MoMuLV(Moloney 小鼠白血病病毒,一种 RNA 逆转录病毒)病毒转染的小鼠胚胎可发育成携带病毒基因的小鼠,并按孟德尔规律遗传给子代,MoMuLV 可以在成年小鼠体内被激活,并使小鼠发生白血病。

小鼠胚胎在着床前的阶段都可以浸泡在浓的病毒原液中,或者与产生病毒的单层细胞一起培养。另外,还可将病毒导入着床后的胚胎,即原肠期 8 ～ 12 d 的胚胎。逆转录病毒能感染许多体细胞,但对生殖细胞的感染频率很低。这个方法的主要优点是技术操作简便易行,而且病毒基因可转移到发育的各个时期。

6. 转基因小鼠的应用

转基因小鼠为发育生物学许多领域提供了极有价值的研究模型,它的两个最常用之处是:① 特异组织及特异发育阶段基因调控的研究;② 转基因表达对表型影响的研究。

在有关转基因表达对表型影响方面的应用,包括对发育调节基因、激素和受体、肿瘤基因以及有关免疫识别和免疫应答的基因和病毒基因的研究。总之,转基因小鼠中外源基因表达可提供功能获得性突变,而许多相同基因中的功能丧失性突变仅可通过基因打靶产生。但是,通过一些外源基因的表达可获得负性突变型,已经有实验证实,编码反义 RNA 的外源基因的表达可成功抑制内源基因的表达。

另外,转基因小鼠还应用于细胞谱系的分离、新细胞谱系标记物的产生、体细胞和减数分裂重组的研究、诱变实验中底物的导入、克隆基因补偿突变的能力检测,以及大动物中蛋白质生产方法的改进等方面。

二、转基因小鼠作为人类疾病的动物模型

人类疾病的动物模型广泛应用于探讨致病机制、研究和使用新的治疗方法等方面。然而,许多人类疾病并不发生于动物身上或仅仅发生在高等哺乳动物身上,因此使得研究者能够使用的模型少而昂贵。现在则可以利用转基因动物建立人类遗传疾病模型,也可通过基因打靶技术在 ES 细胞中诱导单个或多个基因突变,利用抗性标记筛选所需的 ES 细胞株,进一步利用由 ES 细胞参与形成的嵌合体动物建立人类疾病模型。下面列举一些转基因表达疾病模型的例子。

乙型肝炎(HBV)是一种缺乏可操作动力模型的人类疾病。将 HBsAg 基因导入小鼠产生转基因鼠,用于模仿 HBsAg 在人肝中表达但不发病的带毒状态。而 HBV 全基因组、S 基因、X 基因的转基因小鼠在国际上均有报道。我国屠亚军等用显微注射法制备转基因小鼠,建立了人乙型肝炎病毒 x(HBx)转基因小鼠模型,为从整体水平研究慢性乙型肝炎患者诱发肝癌的作用机制及 HBx 的反式激活作用机制提供了理想的动物模型。

丙型肝炎(HCV)是输血后肝炎及散发性非甲非乙型肝炎的主要类型,全球有 2% ～ 3% 的人感染

HCV,近70%人发展为慢性肝炎。长期慢性感染易导致肝纤维化、肝硬化,甚至原发性肝癌。由于缺乏稳定的感染细胞及实验动物模型,丙型肝炎发病机制的研究、抗病毒药物筛选及预防性或治疗性疫苗的研制都受到极大的限制。而上海交通大学医学院在国内外率先建立了HCV转基因动物模型,以阐明丙型肝炎发病机制,该研究采用受精卵显微注射法导入HCV结构基因,成功建立稳定表达与诱导表达HCV结构基因的转基因小鼠,并发现HCV结构基因在小鼠发育早期高表达,可导致死胎;中度表达可致多脏器组织严重损伤;低表达或不表达时小鼠幸存;低表达小鼠6月龄后80%以上可发生肝细胞脂肪变性。因此认为HCV明显的细胞毒作用与其基因表达水平密切相关。

另外,通过JC病毒基因组的显微注射可诱导小鼠出现渐进性多灶性脑白质炎。而通过导入编码HTLV-1的酪氨酸转氨酶基因可在小鼠体内诱导出神经纤维瘤。

同时,还有许多已用于研究高血压的动物模型,如自发性高血压小鼠和盐敏感性高血压小鼠等。Mullins等1990年首次将小鼠肾互基因($Ren-2$)注射于大鼠卵中,产生了因单一基因突变而致高血压的高血压鼠。研究发现,肝脏利用载脂蛋白-E(Apo-E)清除循环系统中的乳糜颗粒和极低密度脂蛋白(VLDL)等。Apo-E缺乏,可导致人类或动物的动脉粥样硬化。利用插入突变的方法破坏小鼠ES细胞中的Apo-E基因,出生的转基因小鼠血浆中胆固醇、甘油三酯的含量超过正常小鼠2~5倍,8个月后出现动脉粥样硬化的病症。另一种通过插入突变建立的疾病模型是Lesch-Nyhan病(HPRT缺乏),也是利用ES细胞建立起来的。这种动物模型的产生证明,利用插入突变的方法可以建立疾病模型。

第21对染色体上的铜锌超氧化物歧化酶(SOD1)基因是目前已知的唯一一个突变后可引起家族性肌萎缩侧索硬化(ALS)的基因。而G93A突变可使人类患ALS,而表达高水平突变SOD1(G93A)的小鼠产生的表型及疾病与人类的ALS相似。因此通过G93A突变可以构建变异的ALS转基因鼠。而且过度表达SOD1的G37R突变转基因小鼠也产生严重的进行性运动神经元病。导入小鼠SOD1、G86R(相当于人类的G85R)突变,可构建出另一种转基因鼠,G86R小鼠的脊髓、脑干、新大脑皮层的运动神经元亦呈现变性改变。这3种SOD1突变转基因鼠的共同特征是,具有较多突变SOD1基因拷贝数和较高活性的小鼠,瘫痪出现较早。变异的ALS转基因鼠模型的建立充分证明ALS的发病受突变的SOD1蛋白量的影响。

三、转基因小鼠作为基因治疗的模型

将基因插入到转基因动物中,可起到减轻病症的作用。如生长激素缺乏的小鼠个体明显小,雄性小鼠没有生殖能力,将生长激素基因导入这些小鼠后,发现它们生长超过正常小鼠且雄性小鼠的生殖能力得到恢复。但由转基因起作用的生长激素释放模式似乎与雄性动物生殖能力的恢复并不相关。

而在MHC编码区基因缺失的小鼠不能对合成抗原poly(Glu-Lys-Phe)产生应答。若将编码Ia的基因引入小鼠卵中,小鼠对于抗原的免疫应答能力将得到恢复。

另外,插入小鼠或人β-globin基因将减轻小鼠β-库利氏贫血(β-thalassermia)症状。有趣的是,与转移小鼠globin基因相比,转移人globin基因产物能够与小鼠α-链具有协同作用,因此在治疗库利氏贫血病症方面效果更好。

因此,转基因小鼠作为疾病基因治疗的模型被广泛应用,为基因治疗提供了有力的实验依据。

四、转基因小鼠用于肿瘤学研究

由于培养的细胞系已经是一类被转化的细胞,将癌基因引入细胞系后,癌基因的转化潜能有可能被培养细胞的异常增殖能力所掩盖,因此,实际上培养细胞不适于进行癌基因转移的研究。因而目前,人们将癌基因或原癌基因显微注射到胚胎中,以研究它们对完整生命体中正常分化细胞的影响。这些研究的结果为了解肿瘤疾病以及它们与异常基因表达之间的关系提供了巨大的帮助。

除了直接导入肿瘤基因外,细胞原癌基因以及它们的转化体与各种不同的启动子连接后,也被注射到了小鼠中。带有小鼠乳腺瘤病毒(MMTV)启动子的c-myc癌基因经显微注射产生了一批转基因小鼠。这些小鼠在乳腺、睾丸和淋巴组织中产生肿瘤,证明原癌基因的畸变调节更易使生物体致癌。

转基因小鼠在癌基因研究中最主要的贡献之一就是对于癌基因致癌是"多步骤—出击"假说的支持。但目前仍不清楚"多步骤—出击"假说是否适用于动物体中所有的癌基因序列。

五、转基因小鼠在发育遗传学上的应用

转基因小鼠的研究在了解生物发育及其遗传学方面有着重要的作用。早期的试验也证明,在受精卵发育为成熟个体的过程中,父本和母本的等位基因都是必不可少的。人们一直认为母本和父本基因的区别在于它们有不同的甲基化模式,从而导致了基因亚型活性的不同,反之也表现出二者在发育过程中的差别。另外,利用转基因技术可以很好地了解父本和母本基因在发育过程所起的作用。如由母本遗传得到的 *HBsAg* 基因表现出很强的甲基化作用和/或很弱的表达,而当这些基因来自父方时,结果则相反。

外源DNA整合进X染色体对于认识X染色体的失活作用机制提供了独特的视角。有研究发现转基因的长串连体结构能够避开X染色体的失活作用,这可能是由于它破坏了分布在X染色体中GC丰富区域的几何结构的缘故。

第六节 基于干细胞的发育再生研究

一、干细胞在发育和疾病中的作用研究

1. 干细胞提取和培养方法

对于干细胞的功能研究,研究和应用的首要是对其进行充分、无伤的提取和合适的培养。干细胞在体内存在于细胞龛(微环境,niche)中,被周围组织所包裹。因此,干细胞的提取首先是将其与组织进行分离。干细胞与组织的分离需要依托于干细胞的特性,如,骨髓间充质干细胞具有贴壁特性,而骨髓中的造血系细胞多不具备这样的特性,就可以借助简单的贴壁进行初步的提取。

干细胞提取和培养的步骤可简要总结如下:① 采用切割组织、物理去除可见的组织块的方法初步分离含有干细胞的最小组织单位(如对于骨髓间充质干细胞的提取即分离皮肤、肌肉,冲出骨髓);② 采用酶消化法分散组织,使干细胞易于释放(如对于脂肪干细胞的提取即采用胶原酶等消化脂肪组织块);③ 利用干细胞特性进行初步筛选(如贴壁或悬浮生长特性、依赖某种细胞因子刺激生长的特性);④ 借助表面标志进行进一步纯化(如流式细胞术、免疫磁珠法等);⑤ 最终获取纯化的干细胞并在合适条件下进行培养(多采用37 ℃恒温、5% CO_2、含一定血清浓度和细胞因子的基本培养液)。

2. 干细胞自我更新能力差异的检测

自我更新能力指干细胞通过对称或不对称分裂产生至少一个保留干细胞特性子细胞的过程,是干细胞区别于多数体细胞的重要特征。干细胞自我更新能力的强弱、数目的多少对于发育和衰老等疾病的产生具有重要作用。干细胞自我更新能力检测的标准是分离单个细胞并植入动物体,观察其能否形成完整组织;再行从再生形成的组织中分离细胞,并重复这个过程。对于离体干细胞,自我更新能力的差异也可以在克隆形成能力、增殖能力、细胞周期进展、衰老状态等细胞生物学行为状态中间接反映。

对于克隆形成能力,干细胞以一定密度分散接种于培养器皿中,使单个细胞能够有充分的空间分裂扩增,一定时间后采用结晶紫、甲苯胺蓝等方法染色,计数形成的克隆集落比率。对于增殖能力,干细胞以一定密度接种于多孔板中,根据其增殖能力的强弱进行7~10个时间点、间隔0.5~2天的均匀连续观察,可采用计数板计数、MTT法染色并测吸光度(贴壁细胞)、CCK-8法染色并测吸光度(悬浮细胞)等方法描绘生长曲线,并依托生长曲线计算群体倍增时间。对于细胞周期,干细胞收集、固定后可进行PI染料染色,流式细胞术检测细胞周期G1、S、G2等各期比率情况,这种方法同时也可对新鲜分离、未经培养的干细胞联合表面标志染色检测。对于衰老状态,最经典的方法是进行衰老相关β-半乳糖苷酶染色检测,这种方法同样也可应用于在体切片样本的检测。

除上述细胞行为学检测方法之外,对于干细胞自我更新能力关键基因的表达水平也可以进行辅助检测。如对于离体干细胞可进行Nanog、Sox2、Oct4等基因表达水平的PCR(mRNA表达)、western blot(蛋白水平表达)检测;对于在体干细胞可进行上述基因及增殖相关基因Ccnd1等、衰老相关基因p53等的免疫组化/荧光切片检测。

3. 干细胞多向分化特性差异的检测

干细胞的多向分化潜能是其形成多样化的组织、器官的关键所在。研究认为,在发育异常的个体中,

干细胞的多向分化能力出现异常，或分化不足，也可出现分化异常增强（如畸胎瘤）。在疾病的发生发展中，干细胞的多向分化偏移也被认为是重要病因，如骨质疏松的发病中，骨髓间充质干细胞由骨向分化向脂向分化的转换导致骨形成减少、脂肪空腔增多。对于干细胞多向分化特性的检测，多是在一定的诱导条件下诱导离体干细胞向不同方向分化，检测其分化终末细胞的特性。

以上述骨髓间充质干细胞为例，从正常个体和骨质疏松个体中分别分离、培养并获取纯化的骨髓间充质干细胞，以较高密度接种培养器皿。在含有β-甘油磷酸钠、维生素C、地塞米松的条件下诱导其骨向分化，1周内检测其碱性磷酸酶（成骨必须）活性、2~4周茜素红染色检测矿化情况；在含有吲哚美辛、IBMX、胰岛素和地塞米松的条件下诱导其脂向分化，1~2周油红染色检测脂滴形成情况。同时，采用PCR、western等方法进行成骨、成脂关键分化基因Runx2、Ppar γ等的表达水平检测。当然，也可在新鲜分离纯化或不经诱导的干细胞中直接检测其多向分化相关基因的表达水平，并可采用免疫组化/荧光等方法检测在体干细胞的多向分化潜能差异。

对于干细胞的多向分化特性，最为直观的证据应来源于干细胞移植后的组织分化结果检测，即将干细胞异位植入裸鼠皮下或肾被膜下，一定时间后切片观察形成的组织种类和分布。

4. 干细胞旁分泌效应差异的检测

由于干细胞在体内总细胞中所占比例较小，目前认为，干细胞通过旁分泌的形式向周围组织、细胞中传递信号是调控发育和组织稳态的重要手段。干细胞旁分泌的特性包括细胞因子的分泌和借助外泌体等微囊泡进行RNA、蛋白质的分泌。

对于细胞因子分泌水平的检测，需要分离、培养干细胞，收集其培养上清液并去除细胞成分，ELISA检测细胞因子浓度。同时，也可与标的细胞进行共培养，检测标的细胞的生物学特性改变。外泌体研究是近年来干细胞分泌功能研究的热点，外泌体中可含有RNA、蛋白质等生物大分子，被受体细胞所吞噬并发挥作用。干细胞外泌体的分离前首先要采用去除外泌体成分的培养液培养，收集培养上清液后去除细胞成分，可采用多步超速离心法或专业提取试剂辅助提取法分离外泌体，再进行PCR、western等方法进行内含物检测。同时，分离的外泌体也可加入标的细胞培养液中刺激，观察标的细胞吞噬内含物后的表达水平，也可对外泌体、标的细胞分别荧光标记不同颜色荧光后观察外泌体传递情况。

5. 干细胞相关缺失性功能研究模型的建立和应用

鉴于干细胞在发育和疾病中的关键作用，不仅需要对其生物学特性和基因表达水平差异进行检测，也需要构建细胞水平的缺失性功能调控模型。目前，这种方法还仅仅适用于表面标志较为清楚的干细胞群体（如造血干细胞）或新鉴定表面标志的干细胞群体（如骨髓间充质干细胞）。构建方法为对于某种表面标志构建cre-loxp等系统，进行谱系示踪或在发育特定阶段注射诱导药物进行条件性去除。相关内容请参考前文。

二、干细胞在再生医学中的应用策略

1. 干细胞功能调控的机制研究

对于发育异常和疾病状态中干细胞功能的异常，可以通过使用药物等方法进行功能调控，达到治疗疾病的目的。药物应用的选择，应基于对干细胞功能异常的分子机制的研究，选择潜在的分子靶点用药。具体研究方法谨举一例说明。

Li等2015年发表在*Journal of Clinical Investigation*杂志的一篇论文揭示了在衰老骨质疏松情况下骨髓间充质干细胞的分化异常中，microRNA-188发挥重要的介导作用。该文在衰老个体与年轻个体来源的离体骨髓间充质干细胞中明确了骨向分化的抑制和脂向分化的激活，并在此基础上提取全基因组microRNA，通过芯片筛查的方法筛选差异性表达最为明显的microRNA，并在离体细胞中进行表达差异验证。功能学干预方面，通过microRNA缺失性、获得性功能实验明确了microRNA-188在骨髓间充质干细胞分化方向选择中的关键作用。基于上述结果，microRNA-188很可能是干细胞功能异常的一个重要调控靶点，该文也确实采用了靶向骨髓间充质干细胞的小分子药物antagomir-188进行调控，收到了较好的治疗效果。

如该文所述，探讨疾病状态下干细胞功能异常的分子机制，需要对在体或离体干细胞首先明确功能异常表型，继而检测差异性表达的分子，并进行功能性干预实验明确该分子对于干细胞功能的调控效果。这就为靶向调控干细胞的药物应用奠定了良好的基础。

2. 靶向调控干细胞的药物应用

基于对发育异常或疾病状态下干细胞功能异常的分子机制的明确，就可选择相应药物进行干预。对于药物作用靶点和效果明确的，如白藜芦醇可调控SIRT1，可以直接应用药物；对于药物作用靶点或效果不明确的，还需要进行小分子化合物的作用效果筛查。分别示例如下。

2013年发表在*Cell Death and Disease*杂志上的一篇文章，首先明确了衰老来源骨髓间充质干细胞中线粒体功能异常导致内源性氧化应激，活性氧分子的大量产生损伤了正常蛋白质功能，是骨质疏松的重要病因。据此，该文采用了动物口服经典抗氧化物NAC的方法，观察到内源干细胞功能的恢复和骨质疏松的改善。对于小分子化合物先进行筛查的文章可见于一篇2016年发表于*Nature Medicine*的文章。前人的工作明确了衰老疾病状态下衰老细胞的重要病理作用，并提出清除衰老细胞有助于正常干细胞的功能发挥，但药物调控方法并不清楚。该文筛选了一系列可以诱导凋亡的小分子化合物，并明确ABT263（抗凋亡蛋白BCL-2和BCL-xL的特异性抑制剂）可选择性大量杀伤衰老细胞，包括衰老的造血干细胞和肌肉干细胞。这种清除显著恢复了衰老中造血干细胞和肌肉干细胞的整体功能水平。

目前，对于干细胞功能的药物调控还缺少靶向特定组织中的干细胞本身，而不影响其他体细胞或其他组织干细胞的措施，这限制了药物的临床应用。新近出现的适配子技术是一个解决方案，方法可简述为筛选与特定干细胞表面具有极强亲和力的核酸序列，用其引导药物包裹靶向输注。其应用效果还在进一步明确中。

3. 外源干细胞局部移植方法

对于局限性发育异常或创伤导致的缺损，可进行外源正常干细胞的局部移植。具体移植方法往往不需通过血运，可直接将干细胞悬液注射于标的部位，也可采用组织工程的方法复合一定的细胞支架和生长因子进行移植修复。

当前，细胞膜片或称细胞聚合体技术可显著提高移植干细胞的再生功能，得到了研究的重视。细胞膜片的诱导较为简便易行，如骨髓间充质干细胞诱导的常规方法为仅在维生素C一定浓度刺激下数日即可完成。形成的细胞膜片可用于修复大块骨组织缺损，收到良好效果，也见于皮肤大面积创口和神经损伤的连接修复。药物辅助外源干细胞移植也已见报道，如2012年*Nature Medicine*报道联合应用阿司匹林（抑制免疫）和骨髓间充质干细胞膜片可修复动物大面积颅骨缺损。

另外一种热点应用方法是将外源干细胞复合组织或器官的脱细胞基质，促进组织或器官的整体再生。该方法首先是选择合适的动物组织或器官供体，采用SDS等化学物质序列洗脱供体细胞和抗原成分，再进行外源干细胞的复合。如对于肾脏再生，2013年Nature Medicine采用动物源肾脏制备脱细胞肾支架，经尿道和动脉灌流成体细胞成分再造组织，收到了不错的效果，该方法也可适用于干细胞的移植。

4. 外源干细胞系统输注方法

对于系统性疾病的治疗，可选择外源干细胞经血运系统输注的方法，该方法同样也可应用于与血液循环相联通的局部组织修复。输注入路的选择可为静脉或动脉，前者安全易行但会在肺、肝等组织中大面积细胞栓塞；后者干细胞易于扩散至标的组织但操作难度较大。输注所需干细胞应尽量减少体外扩增，尽量选择状态良好的早期代数干细胞。输注应采用较低密度细胞、在短时间内注射完毕，也可视情进行多次序列注射。

外源干细胞系统输注的经典应用是造血干细胞移植术。对于白血病等造血系统癌变异常的患者，临床已采用辐照清除骨髓和血液细胞、注射正常个体来源造血干细胞的方式进行治疗。输注的造血干细胞可归巢至患者骨髓中发挥造血功能。对于免疫相关疾病，骨髓间充质干细胞系统输注是不错的选择，已见于系统性红斑狼疮、硬皮病、免疫性肠炎、移植物抗宿主病等多种免疫相关疾病的治疗中。此外，骨髓间充质干细胞静脉输注也已被报道可治疗骨质疏松、心肌梗死等局灶性疾病。

除直接输注外源干细胞之外，基于干细胞旁分泌作用对于组织稳态的重要意义，也可收集干细胞培养的条件培养液，系统输注，也能对骨质疏松等疾病产生不错的治疗效果。外源干细胞系统输注作为一种微创、成熟的技术，在干细胞再生医学应用中具有良好的前景。

小　　结

随着分子生物学技术和其他学科及技术的相互交叉和渗透，使医学发育生物学得以迅速发展。其研究模式也逐渐成熟起来，"从临床中来，到临床中去"，现已成为大多医学研究者的研究思路。借助分子生物学与组织病理学的相关技术，研究者试图发现临床中病例的发病机制，但病例的特殊性，加上生物伦理学的考虑局限了研究者的研究。因此，从发育生物学的角度来阐述相关机制，利用模式动物的活体研究为研究人员打开了新的窗口。

（胡成虎　金　岩）

主要参考文献

Akiyama K, Chen C, Wang DD, et al. 2012. Mesenchymal stem cell induced immunoregulation involves FAS ligand/FAS-mediated T cell apoptosis. Cell Stem Cell, 10(5): 544～555.

Benes, V. and M. 2010. Castoldi, Expression profiling of microRNA using real-time quantitative PCR, how to use it and what is available. Methods, 50(4): 244～249.

Breman, A. M., W. M. Bi, and S. W. Cheung. 2009. Prenatal diagnosis by array-based comparative genomic hybridization in the clinical laboratory setting. Beijing Da Xue Xue Bao, 41(4): 500～504.

Chang J, Wang Y, Shao L, et al. 2016. Clearance of senescent cells by ABT263 rejuvenates aged hematopoietic stem cells in mice. Nat Med, 22(1): 78～86.

Chen, X., E. Jorgenson, and S. T. Cheung. 2009. New tools for functional genomic analysis. Drug Discov Today, 14(15～16): 754～760.

Costa, A., C. Osorio, and S. Dias. 2009. MicroRNA expression profiling in bone marrow: implications in hematological malignancies. Biotechnol J, 4(1): 88～97.

Creighton, C. J., J. G. Reid, and P. H. Gunaratne. 2009. Expression profiling of microRNAs by deep sequencing. Brief Bioinform, 10(5): 490～497.

Geissler S, Textor M, Schmidt-Bleek K, et al. 2013. In serum veritas-in serum sanitas? Cell non-autonomous aging compromises differentiation and survival of mesenchymal stromal cells via the oxidative stress pathway. Cell Death Dis, 4: e970.

Lee, D., P. J. Chen, and G. B. Lee. 2010. The evolution of real-time PCR machines to real-time PCR chips. Biosens Bioelectron, 25(7): 1820～1824.

Li CJ, Cheng P, Liang MK, et al. 2015. MicroRNA−188 regulates age-related switch between osteoblast and adipocyte differentiation. J Clin Invest, 125(4): 1509～1522.

Liu S, Liu D, Chen C, et al. 2015. MSC Transplantation Improves Osteopenia via Epigenetic Regulation of Notch Signaling in Lupus. Cell Metab, 22(3): 1～13.

Liu Y, Wang L, Kikuiri T, et al. 2012. Mesenchymal stem cell-based tissue regeneration is governed by recipient T lymphocytes via IFN−γ and TNF−α. Nat Med, 17(12): 1594～1601.

Mallanna, S. K. and A. Rizzino. 2010. Emerging roles of microRNAs in the control of embryonic stem cells and the generation of induced pluripotent stem cells. Dev Biol, 344(1): 16～25.

Mosher, R. A. and C. W. Melnyk. 2010. siRNAs and DNA methylation: seedy epigenetics. Trends Plant Sci, 15(4): 204～10.

Nelson, P. T. and B. R. Wilfred. 2009. In situ hybridization is a necessary experimental complement to microRNA (miRNA) expression profiling in the human brain. Neurosci Lett, 466(2): 69～72.

Savas, J. N. and N. Tanese. 2010. A combined immunoprecipitation, mass spectrometric and nucleic acid sequencing approach to determine microRNA-mediated post-transcriptional gene regulatory networks. Brief Funct Genomics, 9(1): 24～31.

Sui B, Hu C, Liao L, et al. 2016. Mesenchymal progenitors in osteopenias of diverse pathologies: differential characteristics in the common shift from osteoblastogenesis to adipogenesis. Sci Rep, 6: 30186.

Soleimani M, Nadri S. 2009. A protocol for isolation and culture of mesenchymal stem cells from mouse bone marrow. Nat Protoc, 4(1): 102～106.

Song JJ, Guyette JP, Gilpin SE, et al. 2013. Regeneration and experimental orthotopic transplantation of a bioengineered kidney. Nat Med, 19(5): 646～651.

Sorensen, K. D. and T. F. Orntoft. 2010. Discovery of prostate cancer biomarkers by microarray gene expression profiling. Expert Rev Mol Diagn, 10(1): 49～64.

Sorensen, A. L. and P. Collas. 2009. Immunoprecipitation of methylated DNA. Methods Mol Biol, 567: 249～262.

Taneyhill, L. A. and M. S. Adams. 2008. Investigating regulatory factors and their DNA binding affinities through real time quantitative PCR (RT-QPCR) and chromatin immunoprecipitation (ChIP) assays. Methods Cell Biol, 87: 367～389.

Thomas, M., J. Lieberman, and A. Lal. 2010. Desperately seeking microRNA targets. Nat Struct Mol Biol, 17(10): 1169～1174.

Wark, A. W., H. J. Lee, and R. M. Corn. 2008. Multiplexed detection methods for profiling microRNA expression in biological samples. Angew Chem Int Ed Engl, 47(4): 644～652.

Wu, J. Smith, L. T. Plass, C. et al. 2006. ChIP-chip comes of age for genome-wide functional analysis. Cancer Res, 66(14): 6899～6902.

Zhang, X., Y. Zhou, and A. Klibanski. 2010. Isolation and characterization of novel pituitary tumor related genes: a cDNA representational difference approach. Mol Cell Endocrinol, 326(1-2): 40～47.

Zhao H, Feng J, Seidel K, et al. 2014. Secretion of shh by a neurovascular bundle niche supports mesenchymal stem cell homeostasis in the adult mouse incisor. Cell Stem Cell, 14: 160～173.

索　引

P

潘氏细胞，Paneth cell） 285

旁分泌因子（paracrine factor） 75

胚极（embryonic pole） 97

胚盘（blastoderm） 13

胚泡（blastocyst） 96

胚胎干细胞（embryonic stem cell，ES cell） 8

胚胎或新生型肌球蛋白重链（embryonic or neonatal myosin heavy chain） 322

胚胎期（embryonic period） 297

胚胎生殖细胞（embryonic germ cell，EG cell） 54

胚胎细胞微团培养（embryonic cell micromass culture） 366

胚胎诱导（embryonic induction） 21

胚胎肿瘤细胞（embryonal carcinoma cell，EC cell） 54

胚芽（blastema） 156

配对盒转录因子（paired-box transcription factor） 319

配体干细胞因子（stem cell factor，SCF） 220

配子（gamete） 35

配子印记（gametic imprinting） 109

喷墨生物打印（inkjet bioprinting） 160

膨胀（expansion） 353

皮质醇（cortisol） 205

皮质反应（cortical reaction） 50

皮质颗粒（cortical granule） 37

皮质前板（preplate） 181

皮质索（cortical cord） 269

皮质下板（subplate） 181

皮质下母源复合物（subcortical maternal complex，SCMC） 103

脾集落（spleen colony） 234

脾集落形成单位（colony forming unit-spleen，CFU–S） 232

偏分裂（obliquely） 98

平衡易位（balanced translocation） 352

Q

脐动脉（umbilical artery） 222

脐静脉（umbilical vein） 222

气管憩室（tracheal diverticulum） 297

气管缺失（agenesis of trachea） 297

气管食管隔（esophagotracheal septum） 277

气管食管瘘（tracheoesophageal fistula） 277

气管狭窄与闭锁（tracheal stenosis and atresia） 297

启动（initiation） 127

启动子（promoter） 4

器官原基（organ anlage） 81

前B细胞（pre–B cell） 252

前肠（foregut） 276

前腭（primary palate） 326

前腭突（frontalpalatal process） 331

前—后轴（anterior-posterior，A–P） 184

前聚集期（precondensation） 310

前列腺囊（prostatic utricle） 273

前脑不分叶（holoprosencephaly） 363

前脑无裂畸形（holoprosencephaly） 351

前软骨组织（protochondral tissue） 311

前神经孔（anterior neuropore） 179

前肾（pronephros） 260

前肾管（pronephric duct） 260

前肾小管（pronephric tubule） 260

前肾原基（pronephrotic rudiments） 21

前体细胞（progenitor cell） 10

前突（leading process） 187

前脏壁内胚层（anterior visceral endoderm，AVE） 71

前主静脉（anterior cardinal vein） 222

前自噬体（pre-autophagosome） 129

嵌合体（chimera） 55

敲除（knockout） 12

鞘氨醇磷酸酯（sphingosine–1–phosphate） 322

切线式迁移（tangential migration） 187

切牙管（incisive canal） 331

青灰因子（steel factor，SLF） 132

球室襻（bulboventricular loop） 211

球状突（globular process） 326

曲线运动速度（curve linear velocity，VCL） 41

去获能（decapacitation） 39

去获能因子（decapacitation factor） 39

全能细胞（totipotent cell） 85

全能性（totipotency） 79

全胚胎培养（whole embryo culture，WEC） 365

缺失（deletion） 351

R

染色体显微切割技术（chromosome microdissection） 381

染色质溶解（chromatolysis） 114

染色质重塑（chromatin remodeling） 90

热休克蛋白（heat shock protein，HSP） 104

人绒毛膜促性腺激素（human chorionic gonadotrophin，HCG） 267

人受精ES细胞（human fertilization embryonic stem cell，hfES cell） 57

软骨雏形（cartilage model） 312

软骨糖蛋白（cartilage proteoglycan） 311

S

数字及外文